LES

GRANDS ÉCRIVAINS

DE LA FRANCE

NOUVELLES ÉDITIONS

PUBLIÉES SOUS LA DIRECTION

DE M. AD. REGNIER

Membre de l'Institut

MÉMOIRES

DE

SAINT-SIMON

TOME XI

CHARTRES. — IMPRIMERIE DURAND
Rue Fulbert, 9

MÉMOIRES

DE

SAINT-SIMON

NOUVELLE ÉDITION

COLLATIONNÉE SUR LE MANUSCRIT AUTOGRAPHE

AUGMENTÉE

DES ADDITIONS DE SAINT-SIMON AU JOURNAL DE DANGEAU

et de notes et appendices

PAR A. DE BOISLISLE

Membre de l'Institut

Et suivie d'un Lexique des mots et locutions remarquables

TOME ONZIÈME

DEUXIÈME TIRAGE

PARIS

LIBRAIRIE HACHETTE

BOULEVARD SAINT-GERMAIN, 79

1924

MÉMOIRES

DE

SAINT-SIMON

1703*. Marcin chevalier de l'Ordre, Marlborough duc d'Angleterre, etc.

Le premier jour de cette année 1703[1] fut celui de la déclaration que fit le Roi au chapitre de l'Ordre de la distinction sans exemple qu'il fit, comme je l'ai déjà dit ailleurs d'avance[2], en[3] faveur du cardinal Portacorrero, qu'il nomma à la première place vacante de cardinal dans l'Ordre, et toutes quatre étoient alors remplies, et de lui permettre de porter l'Ordre en attendant[4], dont il lui envoya une croix de diamants de plus de cinquante mille écus, grâce à laquelle il fut extrêmement sensible[5]. Marcin reçut au même chapitre la récompense de son ambassade, et du mérite qu'il s'étoit fait du refus de la Toison et de

1. *Journal de Dangeau*, tome IX, p. 81 ; *Mémoires de Sourches*, tome VIII, p. 1 ; *Gazette* de 1703, p. 21 ; *Mercure* de janvier, p. 365-367.
2. Tome X, p. 203-204. — 3. *En* surcharge *du*.
4. Nous verrons plus loin, p. 135, cette expectative prendre fin par la mort du cardinal Bonsy.
5. Saint-Simon put admirer plus tard cette croix dans le trésor de la cathédrale de Tolède : voyez la suite des *Mémoires*, éd. 1873, tome XVIII, p. 345.

* La date d'année est placée sept lignes trop haut dans le manuscrit.

la grandesse[1] : il fut seul[2] nommé chevalier de l'Ordre, et reçu seul à la Chandeleur suivante[3]. En même temps le comte de Marlborough fut fait duc en Angleterre[4] avec cinq mille livres sterling de pension[5], qui est une[6] somme prodigieuse[7].

Mariage de Marillac avec une sœur du duc de Beauvillier.

M. de Beauvillier maria sa sœur du second lit[8] au fils unique de Marillac conseiller d'État[9], qui étoit colonel et brigadier d'infanterie, fort estimé dans les troupes quoique encore fort jeune, et qui devoit être fort riche étant unique[10]. Il étoit de mes amis dès notre jeunesse, et je puis

1. Tome X, p. 235.

2. Ce *seul* et celui qui vient à la ligne suivante ont été ajoutés après coup, l'un en marge, l'autre en interligne.

3. *Dangeau,* p. 79, 81 et 111 ; *Sourches,* p. 1 et 16 ; *Mercure* du mois, p. 367-371.

4. Création déjà annoncée en 1702, tome X, p. 191.

5. *Dangeau,* p. 82 ; *Gazette,* p. 8 ; *Gazette d'Amsterdam,* 1702, n° CII. La livre anglaise était estimée alors l'équivalent de treize à quinze livres de France (notre tome VII, p. 516, note 2 ; *Mémoires de Sourches,* tomes III, p. 125, et VII, p. 25, note 6).

6. *Un,* par mégarde, dans le manuscrit.

7. La femme du nouveau duc objectant qu'un titre si relevé leur imposerait de lourdes obligations, Anne essaya d'obtenir du parlement une pension de cinq mille livres sterling, puis, ayant échoué de ce côté-là, constitua la pension sur sa propre liste civile, plus une autre de deux mille livres pour la nouvelle duchesse. Il est vrai que celle-ci refusa de toucher les arrérages jusqu'au jour où la disgrâce vint les frapper l'un et l'autre en 1710, comme nous le verrons à cette époque. Le texte du message de la reine se trouve dans la *Gazette d'Amsterdam* de 1702, n° CIV, et celui de l'adresse des Communes dans le n° VII de 1703. Voyez aussi les *Mémoires de Lamberty,* tome II, p. 289, le *Mercure historique et politique* de janvier 1703, p. 85-86, etc.

8. Marie-Françoise de Beauvillier, née le 6 avril 1681.

9. René de Marillac, seigneur d'Ollainville, fils d'un maître des requêtes, baptisé le 28 février 1639, conseiller au Parlement en 1661, avocat général au Grand Conseil en 1663, maître des requêtes en 1671, intendant des troupes envoyées en Bretagne en août 1675, intendant en Poitou dès 1673 et à Rouen de 1684 à 1686, conseiller d'État semestre en 1682, ordinaire en 1691, mourut, doyen du Conseil, le 15 septembre 1719. Il avait été un des promoteurs des dragonnades.

10. Jean-François, dit le marquis de Marillac, d'abord capitaine d'infan-

dire qu'il avoit tout ce qu'il falloit pour se faire aimer, pour réussir à la guerre, et pour plaire à la famille où on vouloit bien le recevoir[1]. Le duc de Saint-Aignan, veuf d'une Servien mère du duc de Beauvillier[2], avoit fait la folie d'épouser, dix-huit mois après[3], une créature de la lie du peuple qui, après avoir[4] eu longtemps le soin des chiens de sa femme, étoit montée à l'état de sa femme de chambre[5]. Il mourut six ans après, parfaitement [Add. St-S. 455]

terie au régiment de la Fare, fait colonel en 1695, avait acheté le régiment de Languedoc en 1696 et était passé brigadier en juillet 1702. Son oncle Champigny lui céda, pour le mariage, le gouvernement de Béthune, et nous le verrons périr à Hochstedt, le 13 août 1704. Sa veuve se remariera en 1710 au marquis de l'Aubespine, cousin germain de notre auteur, et ne mourra que le 18 novembre 1748, à Varize. — Voyez ci-après, dans l'appendice VII, p. 505, la lettre de Mme de Beauvillier à Louville.

1. Le marié devait avoir plus de cinquante mille livres de rente; Mlle de Saint-Aignan n'apportait qu'une pension de quatre mille livres du Roi, et une rente de deux mille livres de M. de Beauvillier.

2. Antoinette Servien, fille d'un trésorier des parties casuelles et petite-nièce du surintendant des finances, mariée à François de Beauvillier le 2 janvier 1633, morte le 22 janvier 1680, à soixante-trois ans.

3. Moins de six mois après, en juin ou juillet 1680. On avait cru d'abord qu'il épouserait Mlle de Saumery ou trouverait quelque autre grand parti. « Moi, répondait son ami Bussy, je le marie à une petite femme de chambre de sa femme dont il y a quinze ans qu'il est amoureux et bien traité.... Il y a longtemps qu'il l'aime sans en jouir; elle a de la naissance, de la vertu et de l'esprit, et notre ami est encore vigoureux.... » Après bien des hésitations, le mariage fut célébré clandestinement en Orléanais; mais le Roi n'en eut l'avis officiel qu'au printemps suivant, lorsqu'une grossesse ne permit plus de le cacher, et l'on recourut alors à une nouvelle célébration à Saint-Sulpice, le 26 mars 1681, tout comme il avait été procédé, en 1683, entre le comte de Soissons et la belle Beauvais (tome X, p. 553-556).

4. Cet infinitif est en interligne.

5. Selon la *Gazette* (1728, p. 180), elle s'appelait Françoise Geré de Laubépine de Rancé, et était dans sa quatre-vingt-sixième année lorsqu'elle mourut le 3 avril 1728. Ailleurs, on lui donne dix ans de moins. Le duc de Luynes (*Mémoires*, tomes I, p. 206, et II, p. 23) dit qu'elle était « demoiselle, » c'est-à-dire de noblesse, et qu'elle avait été placée chez Mme de Livry, sœur de M. de Saint-Aignan, au temps où cette dame avait aussi à son service la femme de chambre qui devait

ruiné[1], et laissa deux garçons et une fille de ce beau mariage[2]. La mère avoit de l'esprit et de la vertu ; le Roi même, qui aimoit M. de Saint-Aignan[3], l'avoit pressé plus d'une fois de lui faire prendre son tabouret : elle n'y voulut jamais consentir, et se borna à plaire, et à avoir soin de M. de Saint-Aignan dans l'intérieur de sa maison, sans vouloir se produire, mais portant la housse et le manteau ducal[4]. Sa conduite gagna la vertu de M. et de Mme de Beauvillier, qui, à la mort de M. de Saint-Aignan, prirent soin d'elle, et de leurs enfants comme des leurs, avec qui ils furent élevés, et avec la même amitié. Ce trait, soutenu en tout et toute leur vie, n'en est pas un des moindres traits. Le[5]

devenir duchesse de Grammont. Selon les *Mémoires de Sourches* (tome I, p. 74, 207 et 338), elle portait le nom de demoiselle de Lucé (ou Lussey, en Berry) et avait été chez Mme de Saint-Aignan elle-même ; boiteuse et fort petite, d'ailleurs très vertueuse, pleine de respect pour la mémoire de la défunte et d'égards pour son fils. Voyez aussi les généalogies de Guillard et leur réfutation dans le *Cabinet historique*, tomes IV, 1re partie, p. 184, et V, p. 231, la *Correspondance de Bussy*, tome V, p. 60, 119, 132, 174, 175, 182, 185, 216, 234, 247 et 251, et le ms. Lancelot 23, fol. 332 et suivants.

1. Une première fois, le Roi l'avait tiré d'affaire en lui donnant la dépouille du traitant Monnerot ; mais il s'était ruiné de nouveau, et si bien, que M. de Beauvillier avait dû racheter le duché aux créanciers avec l'argent de sa propre femme, fille de Colbert. Mme de Saint-Aignan se trouva fort heureuse d'avoir une pension de deux mille écus.

2. L'abbé de Saint-Aignan (1682-1751), que nous verrons devenir évêque de Beauvais ; un second fils (1684-1776), d'abord chevalier de Malte, mais qui sera pris comme héritier du titre par M. de Beauvillier, et la fille dont il s'agit ici.

3. On sait quel rôle de confident intime et de complaisant Saint-Aignan avait joué au temps des premières amours du Roi.

4. Comparez une Addition au *Journal de Dangeau*, sur la transmission de la dignité ducale, tome XII, p. 275, et la suite des *Mémoires*, tome X de 1873, p. 275. Quoique M. de Saint-Aignan eût déjà passé le duché à son fils, le Roi invita la nouvelle mariée à prendre les honneurs du Louvre, que d'ailleurs elle déclina par modestie. Au contraire, disent les *Mémoires de Luynes*, il refusa absolument cette distinction à la duchesse de Grammont, parce qu'elle était de basse extraction et avait réellement servi comme femme de chambre.

5. La première lettre de cet article corrige un *c*.

mariage se fit à petit bruit[1] à Vaucresson, petite maison de campagne que le duc avoit achetée à portée de Versailles et de Marly, où il se retiroit le plus souvent que ses emplois le lui pouvoient permettre[2].

Mariage du duc de Gesvres avec Mlle de la Chesnelaye. [Add. S^t^S. 456]

Le vieux duc de Gesvres, à quatre-vingts ans[3], se remaria peu de jours après à Mlle de la Chesnelaye, du nom de Rommilley[4], belle et bien faite, et riche[5], que l'ambition d'un tabouret y fit consentir. Le Roi l'en détourna tant qu'il put, lorsqu'il lui en vint parler[6]; mais le bonhomme, ne sachant faire pis à son fils[7], à qui ce mariage fit grand tort, n'en put être dissuadé. Il voulut faire le gaillard au souper de la noce; il en fut puni, et la jeune mariée encore plus : il fit partout dans le lit, tellement qu'il en fallut passer une partie à les torcher et à changer de tout. On peut juger des suites d'un tel mariage[8]. La belle en usa

1. Le 23 janvier : *Dangeau*, p. 87 et 103; *Sourches*, p. 7 et 8; *Mercure* du mois, p. 253-256 ; *Contrat du 22* (*Archives de l'Aisne. B 22*).

2. Tome VIII, p. 5. Comparez éd. 1873, tome VII, p. 338-339.

3. Il était veuf depuis trois mois : tome X, p. 356-358.

4. Marie-Renée de Rommilley (ici, *Romillé*), âgée de dix-sept ans, fille du marquis de la Chesnelaye, filleul du Roi et gouverneur de Fougères, et d'une Belleforière-Soyecourt, fut mariée le 29 janvier 1703 (contrat des 23 et 24 : Arch. nat., Y 276, fol. 273 ; *Dangeau*, tome IX, p. 101, 103 et 107 ; *Mercure* de février, p. 80-88 ; *Gazette de Bruxelles*, p. 79), et mourut le 7 mars 1742. Voyez la généalogie dans le *Moréri* et l'article cité du *Mercure*. Par sa tante paternelle, Mlle de la Chesnelaye était cousine de Tourville. Le mariage fut célébré chez Mme de Soyecourt : ms. Nouv. acq. fr. 3618, n° 3671.

5. Ces deux derniers mots ont été ajoutés en interligne, parce que Dangeau insistait sur la fortune. Il en sera encore parlé à la fin.

6. C'est encore Dangeau qui rapporte cela. Le Roi, néanmoins, signa au contrat, et la nouvelle mariée prit son tabouret chez Mme de Maintenon le 8 février : *Sourches*, p. 11, 12 et 22.

7. Il a déjà été parlé de cette hostilité déclarée : tome VI, p. 412.

8. En 1730, Mathieu Marais racontant au président Bouhier qu'il a dîné chez la duchesse de Gesvres, « dame qui se connoît bien au simple, au naturel, aux grâces, sait toutes les bonnes choses, et il n'y paroît point, » Bouhier répond : « C'est apparemment celle qui avoit épousé le vieux duc grand-père de votre gouverneur d'aujourd'hui. Je ne l'avois pas ouï mettre au rang des beaux esprits ; mais il me semble qu'elle

pourtant bien et en femme d'esprit : elle se rendit si bien maîtresse de celui de son mari, qu'elle le raccommoda avec son fils, lui fit signer une cession de ses biens, pour qu'il ne se ruinât pas davantage, et la démission de son duché avant l'année révolue[1] ; on admira comment elle avoit pu en venir à bout. Aussi l'union entre elle et le marquis de Gesvres a-t-elle été constante depuis, et s'est[2] continuée avec ses enfants, qui tous ont toujours eu une grande considération pour elle. Du reste, elle ne se contraignit pas[3] : d'elle-même elle étoit riche.

Rétablissement de M. le duc d'Orléans dans l'ordre de succession à la couronne d'Espagne, où il envoie l'abbé Dubois.

M. le duc d'Orléans avoit toujours sur le cœur d'avoir été oublié dans le testament du roi d'Espagne, et Monsieur, fils d'Anne fille et sœur de Philippe III et de Philippe IV rois d'Espagne, avoit trouvé fort mauvais de n'avoir pas été appelé au défaut des descendants du duc d'Anjou. M. le duc d'Orléans en avoit fort entretenu Louville au voyage qu'il fit ici pour celui du roi d'Espagne en Italie[4]. Maintenant que ce prince en étoit de retour à Madrid[5], M. le duc d'Orléans voulut travailler tout de bon à son rétablissement dans l'ordre de la succession. Il avoit envoyé l'abbé Dubois au passage du roi d'Espagne à Montpellier[6], pour y prendre des mesures avec Louville et y faire entrer

avoit de très beaux yeux. C'est elle, je pense, à qui le vieux duc son mari crioit, le soir de ses noces, en se faisant porter à quatre dans son lit : « Ma chère, je vole à vous ! » (*Mémoires de Marais*, tome IV, p. 157.) Monseigneur contrefit son habillement et sa démarche au bal masqué du mardi gras suivant, et le Roi en rit fort (*Dangeau*, p. 123).

1. Cession du 9 juillet 1703 : Arch. nat., Y 276, fol. 270 ; *Dangeau*, p. 236-237 et 239 ; *Sourches*, p. 123-125 ; *Mercure*, p. 398. Le nouveau duc prit le nom de Tresmes, laissant à son père les quatre-vingt mille livres d'appointements et pensions dont il jouissait, même les biens venus de la feue duchesse, et accordant « de petites grâces » à la nouvelle, qui effectivement, selon Dangeau, avait fort contribué à terminer cette affaire. Le démissionnaire et sa femme conservèrent les honneurs du Louvre par brevet du 15 juillet : Arch. nat., O[1] 47, fol. 112.

2. Le manuscrit porte : *ses*. — 3. Elle n'eut pas d'enfants.

4. Tome IX, p. 34 et 401. — 5. Tome X, p. 392, note 2.

6. Du 5 au 8 décembre 1702 : *Gazette*, p. 611.

ce prince, et il y fut réglé que, deux mois après son retour dans son royaume, pendant lesquels les choses se prépareroient en faveur de M. le duc d'Orléans, l'abbé Dubois iroit à Madrid pour finir cette affaire[1], que le Roi aussi desiroit, et qui eut en effet son exécution quelques mois ensuite, telle que M. le duc d'Orléans la pouvoit desirer[2]. [*Add. S^t^S. 457*]
C'est ce même abbé Dubois dont il a été parlé à l'occasion du mariage de M. le duc d'Orléans[3], et dont il n'y aura que trop à dire dans les suites.

Le dimanche 14 janvier[4], le Roi fit dix maréchaux de Promotion de

1. Voyez la note 7 de notre tome IX, p, 33-34, et les *Mémoires de Louville*, tome II, p. 117-120. Ce que dit Saint-Simon est résumé du *Journal de Dangeau*, 11 janvier 1703, p. 88.

2. *Dangeau*, 9 novembre 1703, p. 344 : « Le roi d'Espagne a fait une déclaration en interprétation du testament du feu roi Charles II, qui est telle que M. le duc d'Orléans le pouvoit souhaiter, et par laquelle il est appelé à la succession de la couronne d'Espagne en cas que les descendants de la reine Thérèse vinssent à manquer, et cela comme petits-fils de la reine Anne, qui ont droit à cette couronne préférablement à tous les autres princes qui ne sont point de la maison de France. Cette déclaration sera jointe au testament et reçue dans tous les tribunaux où le testament a été autorisé. » Comparez la *Gazette*, p. 588. On sut ensuite que cet entérinement avait été exécuté (*Mémoires de Sourches*, p. 215 et 218). Voyez ci-après, p. 500, la lettre du duc d'Orléans à Mme des Ursins, 23 juin 1703, et celle de la princesse, 21 octobre, p. 502. Peu de jours auparavant, le duc d'Orléans avait demandé à aller commander l'armée en Espagne, mais n'avait pu obtenir le consentement du Roi (*Dangeau*, p. 342).

3. Tome I, p. 67.

4. *Dangeau*, p. 90-92, avec la première rédaction, en Addition, des portraits qui vont suivre ; *Sourches*, p. 8 ; *Gazette*, p. 34 ; *Mercure* de février, p. 289-380 ; Chansonnier, ms. Fr. 12693, p. 171 ; *Nouveau siècle*, tome III, p. 111-118, etc. Les provisions se trouvent aux Affaires étrangères, vol. *France* 378, et aux Archives nationales, O¹47, fol. 121 v° à 138, 264-265 et 293 ; les notices biographiques et les filiations, dans le tome VII de l'*Histoire généalogique*, p. 639-676, que Saint-Simon va paraphraser ; les états de services militaires, dans la *Chronologie* de Pinard, tome III, p. 113-166, et presque tous les portraits, dans les mss. Clairambault 1173, 1174 et 1239. Nous publierons ci-après, appendice I, les notices que Saint-Simon avait consacrées à ces maréchaux dans sa série des GRANDS OFFICIERS DE LA COURONNE.

dix maréchaux de France ; leur fortune et leur caractère. [Add. St-S. 458]

France, qui, avec les neuf qui l'étoient, firent dix-neuf : c'étoit pour n'en pas manquer[1].

Les neuf étoient MM. de :

1675.	Duras.
1681.	Estrées père.
1693[2].	Choiseul.
	Villeroy.
	Joyeuse.
	Boufflers[3].
	Noailles.
	Catinat.
1702.	Villars[4].

Les dix nouveaux furent MM. de :

1703.	Chamilly,	lieutenant	général en	1678.
	Estrées fils,	—	—	1684*.
	Châteaurenault,	—	—	février 1688.
	Vauban,	—	—	août 1688.
	Rosen,	—	—	*id.*
	Huxelles,	—	—	*id.*
	Tessé,	—	—	1692.
	Montrevel,	—	—	1693.
	Tallard,	—	—	*id.*
	Harcourt,	—	—	*id*[5].

1. Les deux tableaux qui suivent, et que Saint-Simon emprunte à Dangeau, sont disposés parallèlement sur le manuscrit, avec la note marginale que nous plaçons ici au bas de la page.

2. Il a raconté cette promotion à sa date (tome I, p. 114-117), mais en ne donnant que quelques détails sur les motifs qui avaient fait exclure le duc de Choiseul, Maulévrier et Montal. Le premier seul est encore vivant en 1703.

3. En 1693, Boufflers n'avait eu que le septième rang, après Tourville, que l'on a vu mourir en 1702, et après le duc de Noailles.

4. Tome X, p. 305.

5. Le *Mercure* de février donne un pareil tableau, p. 290.

* *Note de Saint-Simon :* « Qui prit le nom de maréchal de Cœuvres pour le distinguer de son père : rare singularité de l'être tous deux, et plus encore de trois maréchaux d'Estrées de père en fils, tous trois gens de

Le Roi n'en dit rien jusqu'après son dîner[1]. Au sortir de table, il envoya chercher le duc d'Harcourt, Tallard, Rosen et Montrevel. Le premier et le dernier se trouvèrent à Paris. Tallard arriva le premier dans le cabinet du Roi, qui lui dit qu'il le faisoit maréchal de France. Vint après Rosen, qui fut reçu avec la même grâce. Les deux autres mandés à Paris vinrent sur-le-champ remercier. Chamillart dépêcha des courriers aux autres qui étoient absents[2], et Pontchartrain un à Châteaurenault, en Espagne, et un au comte d'Estrées, malade à Paris[3] : il avoit quarante-deux ans et six semaines, étant né le 30 novembre 1660. Il faut dire un mot de ces Messieurs, dont plusieurs ont figuré dans la suite[4].

1. Ce qui suit est encore emprunté à Dangeau. Comparez, dans notre tome I, p. 115, ce qui avait été fait à la promotion de 1693.

2. Les prestations de serment ne se firent que successivement, du 18 janvier au 25 février; celle de Chamilly seulement le 4 décembre 1704.

3. Il a été parlé de cette maladie en 1702 : tome X, p. 380.

4. Avant que la promotion ne se fît, Broglie-Revel, le héros de Crémone (tome X, p. 69, etc.), écrivait au président de Lamoignon : « .... Si on en croit le bruit public, on parle d'une promotion de maréchaux de France qui ont chacun leurs protecteurs. M. de Tessé a Mme la duchesse de Bourgogne; M. de Tallard sera fort porté par M. le maréchal de Villeroy; quoique M. le marquis d'Huxelles semble déplacé et hors de toute voie, Monsieur le Premier n'oubliera rien pour lui attirer ce grade; M. d'Harcourt a plus d'une corde à son arc et est sur les lieux; M. Rose ne laisse pas d'avoir ses relations, et les galions, malgré les accidents qui leur sont arrivés en dernier lieu, ne laisseront pas de parler fortement en faveur de M. de Châteaurenault. Tous ces prétendants sont mes cadets, et ce qu'on vient de faire pour M. de Villars, qui étoit de ce nombre, sembleroit devoir parler pour moi; mais je ne sais qu'en espérer.... » (*Correspondance de Boileau et Brossette*, p. 439, fin de note.)

guerre et de mérite, et tous trois morts doyens des maréchaux de France, le grand-père nombre d'années, les deux autres quelques-unes. » La *Gazette d'Amsterdam* dit (nº IX) que le Roi l'avait nommé sous le titre de maréchal de Tourbes, mais qu'il préféra prendre celui de Cœuvres, porté par lui dans sa jeunesse, et antérieurement par son père et son aïeul. Comparez les *Mémoires de Sourches*, p. 8, le *Journal de Dangeau*, p. 92, et les Gazettes du P. Léonard, Arch. nat., M 766, nº 2, 15 et 19 janvier 1703. La maison de Montmorency avait seule eu un père et un fils maréchaux en même temps.

Chamilly.

Chamilly s'appeloit Bouton, d'une race noble de Bourgogne dont on en voit servir avant 1400 avec des écuyers sous eux, et, dès les premières années de 1400, des chambellans des ducs de Bourgogne. Ils ont toujours servi depuis, et aucun d'eux n'a porté robe[1] ; quelques-uns ont été gouverneurs de Dijon[2]. Le père[3] et le frère aîné du maréchal s'attachèrent à Monsieur le Prince, le suivirent partout, en furent estimés. Cet aîné[4], depuis son retour de Flandres, se distingua tellement aux guerres de Hollande sous les yeux du Roi, qu'il en acquit assez de part dans son[5] estime et dans sa confiance pour encourir la jalousie et de là la haine de Louvois, malgré lequel pourtant il alloit être maréchal de France, lorsqu'il mourut, et que le Roi a dit depuis qu'il lui avoit destiné la première compagnie de ses gardes du corps qui viendroit à vaquer[6]. Sous ce frère, celui dont je parle, de six ans plus jeune[7],

1. M. Beauvois a fait quelques observations sur ce point, dans *la Jeunesse du maréchal de Chamilly*, p. 19-20.

2. *Histoire généalogique*, tome VII, p. 639-647 ; *Mercure*, février 1703, p. 297-304. En 1671, le généalogiste bourguignon Pierre Palliot avait publié une *Histoire généalogique des comtes de Chamilly de la maison de Bouton*, précédée par un volume de Preuves (1665). J'ai déjà indiqué les notices modernes de M. E. Beauvois sur les trois Chamilly du règne de Louis XIV.

3. Nicolas Bouton, comte de Chamilly, né le 26 juillet 1598, élevé page de Marie de Médicis, fit son éducation militaire en Hollande, devint colonel d'infanterie, commandant du régiment d'Enghien et gentilhomme de la chambre en 1638, maréchal de camp en 1644, élu de la noblesse de Bourgogne et conseiller d'État en 1645, fut un des principaux généraux de Condé pendant et après la Fronde, défendit Stenay pour lui en 1654, la Capelle en 1656, et mourut en octobre 1662. C'est lui qui obtint l'érection du comté de Chamilly en avril 1664.

4. Érard II, comte de Chamilly : tome X, p. 398.

5. *Son* est en interligne, sur l'élision *l'*, biffée; puis, *sa* corrige *la*, *p^r* surcharge *de*, et, à la ligne suivante, *pourtant* est en interligne.

6. Tout cela a déjà été dit en 1702, à propos du neveu du maréchal (tome X, p. 398), sauf la « jalousie et la haine de Louvois. »

7. Tome II, p. 152, note 4. Il porta d'abord le titre de comte, puis celui de marquis à partir de 1667.

commence à se distinguer[1]. Il avoit servi avec réputation en Portugal et en Candie[2]. A le voir et à l'entendre on n'auroit jamais pu se persuader qu'il eût inspiré un amour aussi démesuré que celui qui est l'âme de ces fameuses *Lettres portugaises*, ni qu'il eût écrit les réponses qu'on y voit à cette religieuse[3]. Entre plusieurs commandements

1. Voyez les notes de notre tome IX, p. 8.

2. Il fut blessé au siège de Candie: *Gazette* de 1669, p. 138.

3. C'est en 1669 que furent publiées chez Barbin les fameuses *Lettres portugaises*, les *Portugaises*, comme les appelait simplement Mme de Sévigné. Elles étaient au nombre de cinq seulement, et les réponses au nombre de onze. Plusieurs critiques ont étudié cette énigme littéraire, s'accordant tous à ne point reconnaître d'authenticité aux *Réponses*, quoi qu'en dise Saint-Simon, presque tous à considérer les *Lettres* elles-mêmes comme une œuvre d'origine française, et non portugaise. C'est aussi l'opinion du traducteur qui les a mises en portugais dans notre siècle, ainsi que les Espagnols l'ont fait pour le *Gil Blas* de notre Lesage. Cependant un éditeur hollandais de 1690 les avait présentées comme traduites du portugais par Guilleragues, que nous connaissons déjà en qualité d'ambassadeur à Constantinople; d'autres bibliographes disent Subligny. Quant à la tradition qui représente Chamilly comme le destinataire de ces lettres si passionnées, c'est en 1678 et 1682 qu'un éditeur avait indiqué : *le ch^r de C.*, et c'est celui de 1690 qui a donné tout au long le nom de *chevalier de Chamilly*. De notre temps, Monmerqué a même attribué à Chamilly en personne l'édition originale de 1669. A cela il a été répondu, d'une part, que jamais Chamilly ne porta le titre de chevalier, et qu'il y aurait lieu de chercher si quelque chevalier de Malte dont le nom commençait par la même initiale (Clermont-Lodève, par exemple) ne faisait pas partie du même corps d'armée dans l'expédition du Portugal ; d'autre part, que Chamilly ne put certainement avoir, entre l'époque où il quitta le Portugal et celle où il partit pour Candie, le temps de préparer et de faire paraître l'édition de 1668-69, en supposant qu'il ne vît aucune indiscrétion à dévoiler le secret de ses amours de cloître. Parmi les critiques qui ont examiné le plus récemment ces points divers, je citerai M. Augustin Filon, qui, en 1863, fit une lecture sur *les Portugaises* à la conférence du Rez-de-Chaussée, sans d'ailleurs combattre l'attribution à Chamilly; M. Beauvois, dans *la Jeunesse de Chamilly*, lequel conteste l'authenticité des cinq lettres ; enfin, M. Maurice Paléologue (*Revue des Deux Mondes*, 15 octobre 1889, p. 914-928), qui, au contraire, l'admet, sans être convaincu quant au destinataire. Mais, tout dernièrement, en 1891, un écrivain portugais, M. Luciano Cordeiro, est par-

qu'il eut pendant la guerre de Hollande, le gouvernement de Grave[1] l'illustra par cette admirable défense de plus de quatre mois, qui coûta seize mille hommes au prince d'Orange, dont il mérita les éloges, et à qui il ne se rendit qu'avec la plus honorable composition sur les ordres réitérés du Roi[2]. Ce fameux siège l'avança en grades et en divers gouvernements sans cesser de servir, malgré la haine de Louvois, qu'il avoit héritée de son frère, qui toutefois ne put empêcher que, lorsque le Roi se saisit de Strasbourg au printemps de 1685[3], il ne lui en donnât le gouvernement[4] ; mais le ministre s'en vengea en y tenant

venu à établir complètement l'identité de la religieuse elle-même, et la *Revue hebdomadaire* vient de nous faire connaître ses découvertes (n° du 14 octobre 1893, p. 271-300). Déjà, en 1810, Boissonade avait lu sur un exemplaire de l'édition originale le nom de Maria Alcoforado, religieuse à Beja, dans la province d'Alemtejo, et l'on avait prouvé en 1874 et 1876 l'existence d'une religieuse de ce nom dans ce couvent au temps où le corps français de Chamilly était cantoné à Beja. M. Cordeiro a complété la restitution. Marianna Alcoforado, fille d'un patricien important de Beja, née le 22 avril 1640, entra en religion et fit profession de très bonne heure au couvent de la Conception (Clarisses ou Franciscaines) qui subsiste encore. M. Cordeiro a suivi avec soin les événements qui firent cantonner à Beja la partie de la petite armée où Chamilly servait d'abord comme capitaine au régiment de Briquemault, puis comme colonel d'un régiment organisé par lui. La religieuse avait vingt-cinq ans, lui trente. M. Cordeiro démontre que rien ne s'oppose à ce que le colonel et la religieuse aient pu se voir et nouer les relations passagères dont les *Lettres* font une peinture passionnée. Celles-ci furent écrites, comme le prouve mainte allusion, vers la fin de 1667 et au commencement de 1668, avant la paix du 13 février, que Chamilly n'avait pas attendue pour revenir en France. Mais rien n'atteste positivement que ce soit lui qui ait été le héros de cette aventure, et la question, résolue à l'égard de la religieuse, reste encore ouverte à l'égard de son amant. Soror Marianna mourut seulement le 28 juillet 1723, dans les pratiques d'une profonde piété.

1. *De Grave* a été ajouté en interligne.

2. Voyez notre tome IX, p. 8, note 4, et ci-après, p. 413-414.

3. Lisez : *1681*, et voyez notre tome V, p. 49, note 3.

4. Voyez *Louis XIV et Strasbourg*, par M. Legrelle, dernière édition (1883), p. 562, 570 et 579. On estimait le produit de ce gouvernement, vers la fin du règne, à plus de trente mille livres.

le commandant en chef de l'Alsace[1], dont le dégoût bannit presque toujours Chamilly de Strasbourg[2]. La même cause l'empêcha d'être du nombre de tant de militaires qui furent chevaliers de l'Ordre à la fin de 1688[3], et Barbezieux ne lui fut pas plus favorable que son père. La femme de son successeur[4] se trouva amie de celle de Chamilly[5], qui étoit une personne singulièrement accomplie, à[6] qui Louvois même avoit eu peine à résister. C'étoit une vertu et une piété toujours égale dès sa première jeunesse, mais qui n'étoit que pour elle[7] ; beaucoup d'esprit, et du plus aimable, et fait exprès pour le monde ; un tour, une aisance, une liberté qui ne prenoit jamais rien sur la bienséance, la modestie, la politesse, le discernement, et, avec cela, un grand sens ; beaucoup de gaieté, de la noblesse, et même de la magnificence : en sorte que, toute occupée de bonnes œuvres, on ne l'auroit crue attentive qu'au monde, et à ce qui y avoit rapport. Sa conversation et ses manières faisoient oublier sa singulière laideur.

1. Tome X, p. 336.

2. Voyez ci-après, p. 39. Le Chansonnier de Gaignières dit absolument de même (ms. Fr. 12 690, p. 39) que, non content de faire oublier M. de Chamilly dans la promotion de l'Ordre en 1688, Louvois lui donna le tire-laisse de voir arriver en Alsace, comme commandant de la province, son inférieur Huxelles, qui était alors favori du ministre, et que celui-ci eut ordre de s'établir à Strasbourg même, sous les yeux de Chamilly.

3. Selon Dangeau (tome II, p. 341), Louvois fut chargé d'écrire à MM. de Magalotti et de Chamilly que le Roi était fâché de n'avoir pu leur donner l'Ordre et se souviendrait d'eux aux premières vacances.

4. Mme Chamillart.

5. Déjà dit aux tomes IX, p. 7, et X, p. 119.

6. Le manuscrit porte : *et*.

7. Ses tendances au jansénisme empêchèrent plus tard qu'elle ne fût bien traitée du Roi et pensionnée (*Mémoires de Luynes*, tome II, p. 94 ; Sainte-Beuve, *Port-Royal*, tome VI, p. 8). En Alsace, les deux époux déployèrent un zèle si vif pour la conversion des protestants, que Louvois lui-même dut les retenir (Legrelle, *Louis XIV et Strasbourg*, p. 583 ; Rousset, *Histoire de Louvois*, tome III, p. 46, note ; Gazettes du P. Léonard, ms. Fr. 10 265, fol. 85 v°, etc.).

L'union entre elle et son [mari[1]] avoit toujours été la plus intime[2].

C'étoit un grand et gros homme[3], le meilleur homme du monde, le plus brave et le plus plein d'honneur[4], mais si bête et si lourd, qu'on ne comprenoit pas qu'il pût avoir quelque talent pour la guerre. L'âge et le chagrin l'avoient fort approché de l'imbécile[5]. Ils étoient riches chacun de leur côté, et sans enfants. Sa femme, pleine de vues, séchoit pour lui de douleur. Dans les divers commandements et gouvernements où elle l'avoit suivi, elle avoit eu l'art de tout faire, de suppléer jusqu'à ses fonctions, de laisser croire que c'étoit lui qui faisoit tout jusqu'au détail domestique, et partout ils s'étoient fait aimer et respecter, mais[6] elle singulièrement. Par Chamillart elle remit son mari à flot, qui lui procura ce commandement de la Rochelle et des provinces voisines qu'avoit eu le maréchal d'Estrées[7] avant qu'il allât en Bretagne[8], et le porta ainsi au bâton d'autant plus aisément que le Roi avoit toujours eu pour lui de l'estime et de l'amitié. Sa promotion, trop retardée, fut généralement applaudie.

Estrées. Le comte d'Estrées[9] fut heureux[10]. Son père[11], qui s'étoit fort distingué à la guerre, et lieutenant général dès 1655, fut choisi pour passer au service de mer lorsque Colbert

1. Le mot *mari* a été oublié en passant de la page 376 à la page 377.
2. On retrouvera le même éloge en trois autres endroits des *Mémoires*, éd. 1873, tomes IX, p. 295, XIII, p. 127, et XIX, p. 166. La maréchale était « fort des amies » de M. et Mme de Saint-Simon.
3. Comme son neveu l'ambassadeur : tome X, p. 399. On a un portrait à mi-corps du maréchal, dessiné et gravé par Scüpel.
4. Un brave homme, dit Madame (recueil Brunet, tome I, p. 157).
5. Comparez la suite des *Mémoires*, éd. 1873, tome XI, p. 56, et *la Jeunesse de Chamilly*, par M. Beauvois, p. 13-15.
6. Le manuscrit porte : *et mais.* — 7. Le père : ci-dessous, note 11.
8. Déjà dit aux endroits indiqués des tomes IX et X.
9. Victor-Marie : *Mercure* de février, p. 297-304.
10. Plus heureux que Chamilly, dit-il dans l'Addition, ci-après, p. 377.
11. Jean, aussi comte et maréchal d'Estrées, qui mourra en 1707. C'est le premier marin qui fût parvenu au bâton de maréchal.

fit prendre au Roi la résolution de rétablir la marine en 1668[1]. Il y acquit de la gloire dès sa première campagne, qui fut en Amérique, au retour de laquelle il fut vice-amiral[2]. M. de Seignelay, ami du comte d'Estrées, contribua fort à lui faire donner la survivance de cette charge [Add. StS. 459] en 1684, à l'âge de vingt-quatre ans[3], mais à condition de passer un certain nombre d'années par les degrés[4], et que son ancienneté de lieutenant général ne lui seroit comptée que du jour qu'il lui seroit permis d'en servir. Seignelay, maître de l'expédition[5], et ministre audacieux qui savoit nuire et servir mieux que personne, omit exprès cette dernière condition. Le comte d'Estrées, servant à terre au siège de Barcelone, prise en 1697 par M. de Vendôme[6], prétendit, sinon ne pas rouler avec les lieutenants généraux comme vice-amiral ayant amené là une escadre, au moins être le premier d'entre eux. Sur cette dispute, Pontchartrain[7], encore secrétaire d'État de la marine, et ami particulier de tous les Estrées, trancha la difficulté en faisant remonter l'ancienneté du comte d'Estrées à la date de sa survivance ; il l'emporta sur la mémoire du Roi, qui se souvenoit très bien de la condition qu'il avoit commandée, et qui se trouva omise[8] ; et, de cette façon,

1. Voyez les *Lettres de Colbert*, tomes II et III, les *Mémoires de Villette*, la *Milice françoise* du P. Daniel, tome II, p. 679-681, et la Vie des deux maréchaux d'Estrées père et fils, par Richer (1786).

2. Le 12 novembre 1669. Plus tard, en 1686, il fut nommé vice-roi d'Amérique. C'est lui qui bombarda Alger en 1688.

3. *Journal de Dangeau*, avec l'Addition, tome I, p. 79-80 ; comparez l'ouvrage de Richer, p. 74-75. Quelques mois avant (*Gazette*, p. 84), le Roi, en donnant cent mille livres au père, avait accordé au fils une pension de quatre mille livres.

4. « A condition, dit alors Dangeau, qu'il feroit encore une année la charge de capitaine de vaisseau, et trois ans celle de chef d'escadre. »

5. Maître de faire expédier à son gré les provisions.

6. Tome IV, p. 146, 148 et 149. Là, au contraire, il est dit que le comte d'Estrées demeura seul sur la flotte.

7. Le Chancelier.

8. Tout ce dernier membre de phrase, depuis *sur la mémoire*, est ajouté en interligne.

cette ancienneté demeura fixée à l'année 1684[1]. Lorsqu'il fut question de faire ces maréchaux de France, Châteaurenault, l'autre vice-amiral qu'on voulut faire[2], se trouva moins ancien lieutenant général et vice-amiral que le comte d'Estrées[3]. Ce dernier avoit pour lui Pontchartrain père et fils, qui, pour la marine, vouloient avoir deux bâtons, et, mieux qu'eux alors, le groupe[4] des Noailles, dont la faveur étoit à son plus haut point, la considération du maréchal et du cardinal d'Estrées, celle des enfances de la comtesse d'Estrées, dont le Roi s'amusoit beaucoup[5]. Le sujet, de plus, n'avoit contre lui qu'un âge disproportionné de celui des autres candidats[6] : il avoit vu beaucoup d'actions par terre et par mer[7], et commandé en chef en la plupart des dernières avec succès, réputation et beaucoup de valeur ; il entendoit bien la marine, étoit appliqué,

1. Selon Pinard (*Chronologie militaire*, tome III, p. 119-120), les premières lettres de survivance, du 12 décembre 1684, donnant rang de ce jour comme lieutenant général, furent confirmées par un brevet du 15 mars 1694. Comparez les Papiers du P. Léonard, Arch. nat., MM 824, fol. 139.

2. Qu'on voulut faire maréchal : ci-après, p. 22.

3. Il n'était devenu vice-amiral que le 1er juin 1701, en place de Tourville : tome VIII, p. 293.

4. *Grop*, dans le manuscrit, au lieu de *group*, que nous trouvons d'ordinaire (tome II, p. 217 ; *Écrits inédits*, tome IV, p. 341). Venu de l'italien *groppo*, le mot était d'introduction récente.

5. Tout cela a été dit à propos de sa grandesse : tome X, p. 151.

6. Il avait été candidat à la succession de M. d'Harcourt comme ambassadeur. Louville représenta (lettre à M. de Torcy, 9 mai 1702) qu'il « avoit de fort bonnes choses » et serait fort propre à rétablir la marine espagnole, mais était personnellement un terrible compagnon avec les Noailles derrière lui.

7. Il avait commencé par servir sous Turenne, et n'était entré dans la marine qu'en 1661, sous le titre de chevalier d'Estrées. Blessé à Gigeri, nommé capitaine en 1672, il détruisit les corsaires salétains, passa chef d'escadre en 1673, battit plusieurs fois les Hollandais, prit part au bombardement d'Alger, puis, dans la guerre suivante, aux combats de Bantry, de Béveziers et de Lagos, et ensuite aux opérations de M. de Noailles. Entre temps, lors du siège de Philipsbourg, il avait voulu y servir comme volontaire et avait été blessé à la cuisse.

avec de l'esprit et du savoir[1]. Tout cela ensemble, fondé sur le bonheur de sa survivance à vingt-quatre ans et du trait hardi de Seignelay[2], le fit, dix-huit ans[3] après, maréchal de France[4]. C'étoit un fort honnête homme, mais qui, ayant été longtemps fort pauvre, ne s'épargna pas à se faire riche du temps[5] du fameux Law, dans la dernière régence, et qui y réussit prodigieusement[6], mais pour vivre dans une grande magnificence et fort désordonnée. Ce qu'il amassa de livres rares et curieux, d'étoffes, de porcelaines, de diamants, de bijoux, de curiosités précieuses de toutes les sortes, ne se peut nombrer, sans en avoir jamais su user[7]. Il avoit cinquante-deux mille vo-

1. Cet éloge se répétera à l'année 1715 : éd. 1873, tome XI, p. 254, En dehors des Dépôts de la guerre, de la marine et des affaires étrangères, la bibliothèque de l'Arsenal possède un recueil des lettres adressées par le comte d'Estrées aux secrétaires d'État pendant les campagnes de 1695 et de 1696 (ms. 4568), et la bibliothèque Mazarine sa correspondance de 1691-93. — Rigaud peignit son portrait en 1690, et, plus tard, J. Audran en grava un autre d'après Largillière.

2. Les six derniers mots sont en interligne.

3. Saint-Simon a corrigé *19* en *18*. En effet, la dix-neuvième année ne commença qu'en décembre 1703. On lisait jusqu'ici : *8 ans*.

4. Voyez l'article publié sur cette promotion dans le *Mercure* de février 1703, p. 304-315.

5. L'*e* de *temps* surcharge un *a*. — 6. Nous verrons cela en son temps.

7. Voyez les *Mémoires de Luynes*, sur sa mort, tome II, p. 243-244, les *Mémoires du président Hénault*, p. 102, et l'éloge académique du maréchal, par d'Alembert, dans l'*Histoire des membres de l'Académie françoise*, tome IV, p. 619-628. En 1729, les d'Estrées héritant d'une belle maison et de cinquante mille livres de rente, Saint-Simon écrivait à la maréchale-duchesse de Noailles, leur belle-sœur : « J'étendrai mon effronterie jusqu'à complimenter ici M. et Mme la maréchale d'Estrées, moins de la maison que du dépit qu'en ont les médecins, qui enrageoient bien de sa gloire en leur art, mais qui sont tout autrement sensibles à une belle maison qui en est le fruit. Au moins y verrons-nous au jour et en ordre ces cinquante mille volumes. Je me borne à cet ornement pour Paris, et laisse aux dames à le presser d'y étaler le monde de curiosités qu'il préserve de l'air depuis si longtemps, et dont il oublie sans doute la meilleure partie. » (Lettre publiée pour la première fois, par feu Francis Monnier, dans *le Chancelier d'Agues-*

lumes, qui toute sa vie restèrent en ballots, presque tous à l'hôtel de Louvois[1], où Mme de Courtenvaux[2], sa sœur, lui avoit prêté où les garder[3]. Il en étoit de même de tout le reste. Ses gens, lassés d'emprunter tous les jours du linge pour de grands repas qu'il donnoit, le pressèrent tant un jour d'ouvrir des coffres qui en étoient pleins, et qu'il n'avoit jamais ouverts depuis dix ans qu'il les avoit fait venir de Flandres et de Hollande[4], qu'il y consentit; il y en avoit une quantité prodigieuse. Il y consentit: on les ouvrit, et on les trouva tous coupés à tous leurs plis, en sorte que, pour les avoir gardés si longtemps, tout se trouva perdu. Il alloit toujours brocantant[5]. Il se souvint

seau, p. 495-496, et, en dernier lieu, dans le tome XIX des *Mémoires*, éd. 1873, p. 333.) — Ces détails et ceux qui suivent ne se trouvent pas dans la notice du duché d'ESTRÉES (*Écrits inédits*, tome VI, p. 144-147), antérieure à la mort du maréchal.

1. L'ancien hôtel de l'abbé Basile Foucquet, dans la rue Richelieu, acheté par Louvois le 8 juin 1669, et auquel le ministre joignit les maisons voisines des rues Richelieu, Neuve-Saint-Augustin et Sainte-Anne. Voyez *la Maison mortuaire de Molière*, par Vitu, p. 377-381.

2. Marie-Anne-Catherine d'Estrées, mariée le 28 novembre 1691 à Michel-François le Tellier, marquis de Courtenvaux, devenue veuve en 1721, et morte le 22 avril 1741, à soixante-dix-huit ans. Son fils releva le titre de comte d'Estrées, comme héritier du maréchal.

3. Quoique fort lettrée, elle aussi, et liée avec les savants, Mme de Courtenvaux se lassa, en 1734, de garder cette bibliothèque, et les Bénédictins en acceptèrent le dépôt à Saint-Germain-des-Prés, espérant au fond que le maréchal leur en laisserait la propriété sur l'exemple de son frère l'abbé; mais il n'en fut rien. A la mort de M. d'Estrées, la vente des objets curieux ou précieux, en dehors de la bibliothèque, estimée deux cent mille livres et dont il fut fait un magnifique catalogue, produisit six ou sept cent mille livres dans les neuf premiers mois. (L. Delisle, *le Cabinet des manuscrits*, tome II, p. 46; le prince de Broglie, *Bernard de Montfaucon*, tome I, p. 174-180.)

4. Selon Savary, Courtray était le centre de production le plus estimé pour le linge de Flandre ouvré, de pur lin, très fin et très blanc, qui se vendait par services de douze serviettes et deux nappes, toutes coupées et ourlées. Le célèbre linge de Hollande, pour chemises, s'expédiait par assortiment de onze pièces, d'une trentaine d'aunes chacune, pliées dans des caisses ou roulées dans des tonneaux.

5. *Brocanter*, « acheter, vendre et troquer des curiosités : « C'est

d'un buste de Jupiter Ammon[1], d'un marbre unique et de la première antiquité, qu'il avoit vu quelque part autrefois, bien fâché de l'avoir manqué, et mit des gens en campagne pour le rechercher. L'un d'eux lui demanda ce qu'il lui donneroit pour le lui faire avoir ; il lui promit mille écus. L'autre se mit à rire, et lui promit de le lui livrer pour rien, ni pour achat, ni pour sa peine, et lui apprit qu'il étoit dans son magasin, où sur-le-champ il le mena et le lui montra[2]. On ne tariroit point sur les contes à en rapporter, ni sur ses distractions. Avec de la capacité, du savoir et de l'esprit, c'étoit un esprit confus ; on ne le débrouilloit point quand il rapportoit une affaire[3]. Je me souviens qu'un jour, au conseil de régence, M. le comte de Toulouse, qui, avec bien moins d'esprit, étoit la justesse, la précision et la clarté même, et auprès duquel j'étois toujours assis par mon rang, me dit, en nous

« un homme qui ne fait que *brocanter* » (*Académie*, 1718). Voyez BROCANTEUR dans le *Dictionnaire du Commerce* de Savary, tome I, col. 667, et M. Bonnaffé, *les Collectionneurs de l'ancienne France*, p. 77-79.

1. Ce buste était de porphyre et représentait Alexandre, comme le disent, avec les détails les plus précis, les *Mémoires de Luynes*, tome II, p. 211-212. On le considérait comme une œuvre de Praxitèle, ou plutôt de Lysippe, l'unique sculpteur du temps autorisé par le conquérant à reproduire ses traits. La tête seule, à ce qu'il semble, était antique ; mais Girardon, en étant devenu possesseur dans les dernières années du siècle, y avait adapté un buste orné d'une figure de Jupiter Ammon et recouvert d'une cuirasse et d'une draperie de bronze doré. On sait qu'Alexandre s'était fait proclamer fils de ce dieu par les prêtres du sanctuaire célèbre où il avait voulu se rendre dans le désert Libyque. Ce buste avait figuré ainsi au Salon de 1699, et Nicolas Chevalier lui avait donné place dans son *Cabinet des sculptures antiques et modernes de Girardon*. C'est à la mort de celui-ci, en 1715, que M. d'Estrées l'acheta pour quinze mille livres ; il fut payé dix-huit mille livres en 1738, et placé dans la collection royale. On l'a classé maintenant au musée de la Sculpture moderne, n° 213.

2. Il est fait aussi allusion à cette anecdote dans les *Mémoires du président Hénault*, p. 102.

3. Comme marin, Villette lui reprochait d'être de caractère « peu enviable, » méfiant, soupçonneux, écoutant à peine ses officiers et les dénigrant par-derrière.

mettant à la table, que le maréchal d'Estrées alloit rapporter une affaire du conseil de marine qui étoit importante, mais où je n'entendrois rien à son rapport, et qu'il me prioit qu'il me la pût expliquer tout bas. Comme cela se faisoit à l'oreille pendant que le maréchal rapportoit, j'entendis assez l'affaire pour être de l'avis du comte de Toulouse, mais non pas assez distinctement pour bien parler dessus, de manière que, quand ce fut à moi à opiner, qui parlois toujours immédiatement avant le Chancelier, et le comte de Toulouse immédiatement après, je souris, et dis que j'étois de l'avis dont seroit M. le comte de Toulouse. Voilà la compagnie bien étonnée, et M. le duc d'Orléans à me dire en riant que ce n'étoit pas opiner. Je lui en dis la raison que je viens d'expliquer, et conclus à ce que j'avois déjà fait, ou que la voix de M. le comte de Toulouse fût comptée pour deux ; et l'affaire passa ainsi[1]. La Vrillière disoit de lui que c'étoit une bouteille d'encre[2] qui, renversée, tantôt ne donnoit rien, tantôt filoit menu, tantôt laissoit tomber de gros bourbillons[3], et cela étoit vrai de sa manière de rapporter et d'opiner[4]. Il étoit, avec cela, fort bon homme, doux et poli dans le commerce, et de bonne compagnie[5], mais, bien[6] que glorieux et aisé à égarer, grand courtisan quoique non corrompu. Il faut achever de lui donner quelques moindres traits. Il aimoit fort Nanteuil[7]

1. Il répétera exactement la même anecdote, avec la comparaison qui suit, en 1715.

2. *Ancre* corrigé en *encre*.

3. *L'Académie* de 1718 ne donnait que cette définition de *bourbillon* : « Pus épaissi qui sort d'une apostume, d'un clou, d'un javar, etc. »

4. L'élision *d'* surcharge un premier *d'*.

5. Mme de Sévigné fait l'éloge de son esprit et de son instruction en 1689 (tome IX, p. 349) : fort joli, fort vif, donnant toutes ses nuits aux sciences et aux lettres, sans nuire à la marine. « C'étoit un plaisir de l'entendre causer avec mon fils, et sur les poètes anciens et modernes, l'histoire, la philosophie, la morale. Il sait tout, il n'est neuf sur rien. Cela est joli... »

6. *Bien* est en interligne, au-dessus de *quoy*, biffé.

7. Nanteuil-le-Haudouin, en Valois, sur la Nonette, à quarante-neuf

et y avoit dépensé follement à un potager. Il y menoit souvent du monde ; mais ni portes ni fenêtres qui tinssent. Il fit boiser toute sa maison. Sa boiserie[1] prête à poser toute entière, on l'amena, et on la mit en pile tout plein une grande salle : il y a bien vingt-cinq ans ; elle y est encore ; et, le pont d'entrée, il y en a autant que personne n'a osé y passer qu'à pied. Il s'impatienta d'ouïr toujours vanter ces veaux de Royaumont[2] que Monsieur le Grand y faisoit nourrir d'œufs avec leur coque et de lait, dont il donnoit des quartiers au Roi, et qui étoient excellents[3] : il en voulut faire engraisser un à Nanteuil de même. On le fit, et, quand il fut bien gras, on le lui manda. Lui compta qu'en continuant à le nourrir il engraisseroit bien davantage. Cela dura ainsi plus de deux ans, et toujours en œufs et en lait, dont les

kil. N. de Paris, et dix-neuf de Senlis ; châtellenie érigée en comté en 1544, achetée en 1556 par le duc de Guise, puis par le maréchal de Schonberg en 1578, enfin par le premier maréchal d'Estrées, des héritiers duquel celui-ci l'acquit en 1710, pour près de cinq cent mille livres, avec la capitainerie voisine de Villers-Cotterets. Louis XIV y avait séjourné plusieurs fois, en allant à la frontière, le 25 septembre 1651, le 13 novembre 1681, le 15 juillet 1692, etc. ; peut-être aussi y avait-il passé en avril 1672, pendant que Mme de Montespan était retirée au Génitoy. Plusieurs des lettres de Loret sont datées de ce château en 1650.

1. *Boiserie* surcharge des lettres illisibles, peut-être *mai*[*s*].

2. L'abbaye de Royaumont, fondée par saint Louis, dès le commencement de son règne, à l'extrémité N. de l'Ile-de-France, au N. E. de Beaumont-sur-Oise, et tenue par des religieux de Cîteaux, appartint successivement à deux abbés de Lorraine, frère et fils cadets de Monsieur le Grand, et celui-ci y fit de magnifiques aménagements pour donner des fêtes à la cour (*Dangeau*, tome IV, année 1693, p. 242 ; *Histoire de Royaumont*, par l'abbé Duclos, 1867, tome II, p. 245-331). Une partie des bâtiments de l'abbaye a été restaurée, de nos jours, par une congrégation religieuse.

3. C'était aussi une passion chez Mazarin, comme on peut le voir dans sa correspondance avec Colbert, au tome I du recueil publié par P. Clément. p. 220, 223, 224, dans le *Voyage de deux jeunes Hollandais*, p. 175, dans *Mazarin et Colbert*, par le comte de Cosnac, tome II, p. 244-245, etc. Colbert veillait de très près à ce que l'élevage ne se prolongeât pas outre mesure.

comptes allèrent fort loin pour en faire enfin un taureau, qui ne fut bon qu'à en faire d'autres. Avec cela, grand chimiste, grand ennemi des médecins, il donnoit de ses remèdes et y dépensoit fort à les faire, et, de la meilleure foi du monde, se traitoit lui-même le premier[1]. Il vécut[2] toujours fort bien avec sa femme, elle avec lui, chacun à leur manière.

Châteaurenault.

Châteaurenault, du nom de Rousselet[3], inconnu entièrement avant le mariage de son bisaïeul avec une sœur du cardinal et du maréchal-duc de Retz, à l'arrivée obscure des Gondy en France[4], fut le plus heureux homme de mer de son temps, où il gagna des combats et des batailles, et où il exécuta force entreprises difficiles et fit beaucoup de

1. Voyez la lettre de Saint-Simon citée ci-dessus, p. 17, note 7.

2. *Vi[voit]* corrigé en *vescut*.

3. Voyez ci-après, appendice I, sa notice inédite, rédigée par Saint-Simon d'après le tome VII de l'*Histoire généalogique*, p. 650-652.

4. François Rousselet, fils d'un receveur général et échevin de Lyon en 1539, épousa, le 16 décembre 1533, Méraude de Gondy, fille d'Antoine de Gondy, qui n'était alors que receveur ordinaire du domaine à Lyon, comme Saint-Simon le racontera plus longuement sous l'année 1705, mais qui, par sa femme, Marie de Pierrevive, devenue plus tard la favorite de Catherine de Médicis, obtint une charge de maître d'hôtel auprès du roi Henri II. Quant à leurs fils dont il est question ici, le maréchal-duc de Retz a été déjà nommé à propos des Rohan (tome V, p. 224), et le cardinal est Pierre de Gondy, évêque de Langres, puis de Paris, chancelier et premier aumônier de la reine Élisabeth de Lorraine, ambassadeur à Rome, chef du conseil royal, commandeur dans la première promotion de l'Ordre (1578), prélat de grand mérite et tout dévoué à la royauté, que Sixte-Quint fit cardinal en 1587, et qui mourut le 17 février 1616, à quatre-vingt-quatre ans. Voyez la notice GONDY dans les *Écrits inédits de Saint-Simon*, tome V, p. 402-410, l'*Histoire de la maison de Gondy*, par Corbinelli, tome II, p. 14-17, et les preuves faites pour Châteaurenault, dans le dossier bleu ROUSSELET, au Cabinet des titres, n° 15 433, fol. 49. Bien entendu, on ne fit pas remonter ces preuves jusqu'à l'échevin de Lyon, ni jusqu'à son père, receveur général en Languedoc, et le *Mercure*, moins difficile que les généalogistes (mars 1703, p. 387), attribua cinq cents ans d'ancienneté à la famille. L'érection de la terre de Châteaurenault en marquisat remontait à 1620.

belles actions[1]. L'aventure de Vigo, racontée ailleurs[2], ne dut pas lui être imputée, mais à l'opiniâtreté des Espagnols, à qui il n'en put persuader le danger; elle eut pourtant besoin de toute la protection de Pontchartrain[3] auprès du Roi : ce secrétaire d'État s'étoit coiffé de Châteaurenault, et il étoit, de plus, bien aise de décorer la marine[4]. La[5] promotion de ce vice-amiral fut fort applaudie : il y avoit longtemps qu'il avoit mérité le bâton[6]. C'étoit un petit homme goussaut[7], blondasse, qui paroissoit hébété[8], et qui ne trompoit guères. On ne comprenoit pas à le voir qu'il eût pu jamais être bon à rien : il n'y avoit pas moyen de lui parler, encore moins de l'écouter, hors

1. Voyez ses états de services à la suite des preuves qui viennent d'être indiquées et dans la *Chronologie militaire*. Les provisions de 1703 (O[1] 47, fol. 128 v°) commencent ainsi : « Son zèle infatigable pour notre service et son affection particulière pour notre personne, soutenus d'une extrême valeur et d'une capacité suprême, lui ont fait accepter avec joie et exécuter avec succès tout ce que nous lui avons confié de plus grand et de plus difficile dans les campagnes qu'il a faites sans discontinuer pendant quarante-quatre ans, et nous pouvons dire qu'il ne nous a pas été moins utile dans la paix, par la protection qu'il a donnée au commerce de nos sujets et par les richesses immenses qu'il a conduites dans les ports de notre royaume, que par les avantages qu'il a remportés sur nos ennemis pendant la guerre.... »

2. Tome X, p. 239-243; comparez p. 533-535.

3. Le fils, secrétaire d'État de la marine.

4. En effet, il fut dit, dans les provisions de ce maréchal, que les commandants espagnols s'étaient opposés à ce qu'il conduisît les galions dans un port de France, et que le désastre qui s'ensuivit ne fit qu'ajouter à sa gloire. Philippe V, n'ayant pu lui faire accepter vingt-cinq mille écus, lui envoya cependant une rose de diamants.

5. *La* corrige *sa*.

6. Voyez l'article du *Mercure*, février 1703, p. 315-322.

7. Ni *goussaut*, ni *blondasse* ne se trouvent dans les premières éditions du *Dictionnaire de l'Académie*. *Goussaut* (et non *goussant*, comme a écrit aussi Littré, puisque nous avons ici l'orthographe *goussault*, et plus loin, p. 49, le féminin *goussaude*) signifiait, au propre, un cheval à encolure lourde et épaisse. — Littré ne donne pas, de *blondasse*, d'autres exemples que ceux qu'il a relevés dans nos *Mémoires*.

8. On a à Versailles, n° 1090, son portrait par Graincourt; d'autres se trouvent dans le ms. Clairambault 1173, fol. 196 et 198.

quelque récit d'action de mer; d'ailleurs, bon homme et honnête homme[1]. Depuis qu'il fut maréchal de France[2] il alloit assez souvent à Marly, où, quand il s'approchoit de quelque compagnie, chacun tournoit à droit ou gauche. Il étoit Breton[3], parent de la femme de Cavoye[4], qui avoit une maison charmante à Luciennes[5], tout auprès de Marly, où Cavoye alloit souvent dîner avec bonne compagnie, et la plupart gens de faciende[6] et de manège,

1. Au sens d'homme de bonne compagnie. Comparez un autre portrait dans la suite des *Mémoires*, tome XIII, p. 188.

2. Il avait protesté, en 1682, contre la nomination de Tourville au grade de lieutenant général.

3. Non pas Breton d'origine, mais Dauphinois, et rattaché seulement à la Bretagne par les établissements que les Retz y avaient procurés à son père, gouverneur de Machecoul et de Belle-Isle.

4. Louise-Philippe, fille du marquis de Coëtlogon (tome III, p. 52), dont une nièce avait épousé le conseiller du Han, parent maternel de la femme du maréchal, Marie-Anne-Renée de la Porte, morte en 1696.

5. Luciennes, Louciennes ou Louveciennes, à trois kil. de Marly, sur un coteau élevé d'où l'on a une vue magnifique sur la vallée de la Seine. Depuis 1685 environ, les travaux de Marly et de la Machine avaient nécessité de nombreuses acquisitions de terres en cet endroit, des terrassements, etc., notamment l'achat de la maison appartenant à un sieur Duchaunoy, avec trente et un arpents alentour, et l'on avait payé des indemnités considérables de non-jouissance aux seigneurs ou propriétaires (*Comptes des bâtiments*, publiés par M. J. Guiffrey, tome II, *passim*). Le Roi finit par acquérir la seigneurie en 1701, et, à la même époque, pour que Cavoye pût rendre ses jardins « tout à fait aimables, » on expropria les possesseurs des terrains situés entre sa maison et la Seine (*Dangeau*, tome VII, p. 238-239; Arch. nat. O[1] 45, fol. 36 v° à 41; arrêts du 27 juillet 1700 et du 1er février 1701, Arch. nat., E 1912 et 1916; Lebeuf, *Histoire du diocèse de Paris*, tome VII, p. 177-183). Quoique cette maison fût petite (*Mémoires du duc de Luynes*, tome VII, p. 6), il arriva fréquemment que Cavoye y logeât des invités qui ne trouvaient pas de place à Marly (*Dangeau*, tome IX, p. 395 et 402; *Lettres de Mme de Maintenon à Mme des Ursins*, tome II, p. 140); le Roi en avait dédaigné pour lui-même la belle situation, et, comme nous le verrons, avait préféré construire dans le vallon de Marly. La maison existe encore.

6. Ce terme était emprunté sans doute à la langue espagnole. « Cabale, intrigue; ne se dit qu'en mauvaise part; il est du style familier »

où tout se savoit, où il se brassoit[1] mille choses avec sûreté, parce que le Roi aimoit Cavoye et ne se défioit point de ce qui alloit chez lui. C'étoit un monde trayé, et ce qui étoit hors de se cercle ne s'exposoit pas à l'y troubler. M. de Lauzun, trop craint pour être jamais de quelque chose, et qui le trouvoit fort mauvais, voulut au moins se divertir aux dépens de gens avec qui il n'avoit point d'accès: il se mit, au commencement d'un long voyage de Marly, à accoster Châteaurenault[2], puis à lui dire que, comme son ami, il vouloit l'avertir que Cavoye et sa femme, qui se faisoient honneur de lui appartenir, se plaignoient de ce[3] qu'il ne les voyoit point et qu'il n'alloit jamais chez eux à Luciennes, où ils avoient toujours bonne compagnie; que c'étoit des gens que le Roi aimoit, qui étoient considérés, qu'il ne falloit point avoir contre soi quand on en pouvoit aussi aisément faire ses amis, et qu'il lui conseilloit, comme le sien, d'aller à Luciennes et souvent et longtemps, et de les laisser faire et dire; qu'il l'avertissoit qu'ils avoient la fantaisie de recevoir froidement et de faire tout ce qu'il falloit pour persuader aux gens qu'ils ne leur faisoient pas plaisir d'aller chez eux, mais que c'étoit un jargon[4] et une marotte[5]; que chacun avoit ses manières et sa fantaisie, que telle étoit la leur, mais qu'aux fonds[6] ils seroient outrés qu'on les en

(*Académie*, 1718). On le trouve dans Sully et dans Richelieu, comme dans la Fontaine. P. de l'Estoile et Richelieu employaient aussi *faciendaire*, au sens d'*homme de faciende*.

1. *Brasser*, au sens de négocier, tramer secrètement, ne se disait qu'en mauvaise part, selon *l'Académie* de 1718. Je le trouve aussi dans les *Mémoires de Cheverny*, éd. Buchon, p. 265. Saint-Simon l'emploiera souvent.

2. *Chasteaurenaud* corrigé en *Chasteaurenauld*.

3. *De ce* est ajouté en interligne.

4. *Jargon*, « langage corrompu ; signifie aussi un langage concerté que l'on fait pour n'être entendu que de ceux avec qui on a intelligence » (*Académie*, 1718). Voyez ci-après, p. 47.

5. *Marotte* « se dit figurément de l'objet de quelque affection violente et déréglée » (*ibidem*). « Objet de quelque folie, » dit Littré.

6. Ainsi, au pluriel, dans le manuscrit.

crût, et qu'on s'y arrêtât, et que la preuve en étoit au monde qui partout, et surtout à Luciennes, abondoit chez eux. Le maréchal fut ravi de recevoir un avis si salutaire, se prit à se disculper sur Cavoye[1], à remercier, et surtout à assurer M. de Lauzun qu'il profiteroit de ses bons conseils[2]. Celui-ci lui fit entendre qu'il ne falloit jamais faire semblant qu'il lui eût donné cet avis, et le quitta bien résolu au secret et à s'établir promptement à Luciennes. Il ne tarda pas à y aller. A son aspect, voilà tout en émoi, puis en silence : ce fut une bombe[3] tombée au milieu de cet élixir de cour[4]. On crut en être quitte pour une courte visite : il y passa l'après-dînée ; ce fut une grande désolation. Deux jours après, il arrive pour dîner ; ce fut bien pis. Ils firent tout ce qu'ils purent pour lui faire entendre qu'ils étoient là pour éviter le monde et demeurer en particulier ; à d'autres ! Châteaurenault connoissoit ce langage, et se savoit le meilleur gré du monde. Il y persévéra jusqu'au soir, et les désespéra ainsi presque tous les jours, quelque clairement que pussent s'expliquer des gens poussés à bout. Ce ne fut pas tout : il se mit à ne bouger de chez eux dès qu'il étoit à Versailles, et les infesta toujours depuis à Luciennes toutes les fois qu'il étoit de Marly. Ce fut une lèpre[5] dont Cavoye ne put jamais se purifier : il disoit que c'étoit un sort, et s'en plaignoit à tout le monde, et ses familiers aussi, qui n'en étoient pas moins affigés que lui. Enfin, longtemps après ils découvrirent celui qui leur avoit jeté ce sort. L'histoire en fut au Roi, qui en pensa mourir de rire, et Cavoye et ses familiers de désespoir.

1. Ici, *Cávois,* avec accent aigu.
2. *Bons conseils* est en interligne, au-dessus d'*avis,* biffé.
3. Le commencement de *bombe* surcharge *tom,* inachevé.
4. *L'Académie* de 1718 ne donnait *élixir* qu'au sens propre de quintessence, extrait, substance la plus pure qu'on puisse tirer de certaines choses. Nous avons déjà rencontré « élixir de vanité » (tome VI, p. 234, note 1). Voyez ci-après, p. 333.
5. Nous avons déjà eu un emploi de *lèpre* au figuré, tome II, p. 101.

Vauban[1] s'appeloit le Prestre, petit gentilhomme de Bourgogne tout au plus[2], mais peut-être le plus honnête homme et le plus vertueux de son siècle, et, avec la plus grande réputation du plus savant homme dans l'art des sièges et de la fortification, le plus simple, le plus vrai et le plus modeste. C'étoit un homme de médiocre taille, assez trapu, qui avoit fort l'air de guerre, mais en même temps un extérieur rustre et grossier, pour ne pas dire brutal et féroce[3]. Il n'étoit rien moins : jamais homme plus doux, plus compatissant, plus obligeant, mais respectueux sans nulle politesse, et le plus avare ménager de la vie des hommes[4], avec une valeur qui prenoit tout sur soi et Vauban.

1. Les études abondent sur Vauban, depuis la notice de Fontenelle et l'éloge fait par Carnot pour l'Académie de Dijon, en 1784, jusqu'aux ouvrages ou articles modernes de Camille Rousset et de Pierre Clément, de M. Roy, de M. Georges Michel, du général Ambert, etc. Jal lui a consacré plusieurs pages de son *Dictionnaire critique*; M. Allaire a parlé de lui aussi au tome II de *La Bruyère dans la maison de Condé*, p. 306-314. J'ai publié dès 1881 la notice que Saint-Simon lui avait consacrée comme maréchal de France.

2. M. Georges Michel a protesté contre cette appréciation dans son *Vauban*, p. 2-3. Voyez aussi le *Dictionnaire* de Jal, p. 1225, le *Bulletin de la Société héraldique*, année 1887, col. 529-532, les notes publiées par M. le comte de Chastellux dans le *Bulletin de la Société d'Avallon*, année 1880, p. 48-54, la filiation des collatéraux donnée par P. Potier de Courcy dans son Supplément à l'*Histoire généalogique*, tome IX, 2e partie, p. 578, et une généalogie conservée aux Archives nationales, dans le carton M 600.

3. Rigaud le peignit, à la fin de sa vie, en 1704, pour le prix de cinq cents livres, et ce portrait fut transporté, en 1779, de Bazoches à Tours, chez le comte de Beaumont, héritier de la petite-fille de Vauban. Il n'est guère probable que ce soit celui qui a été donné en 1886 au Ministère de la guerre, par une dame le Prestre, religieuse à l'hôpital militaire de Caen. Un buste fait par Coysevox est au musée de Versailles, n° 1897. Chacun connaît la belle gravure, en manière noire, exécutée par L. Bernard, d'après une peinture de Fr. de Troy. Dans tous ces portraits, on remarque sur la joue droite l'emplâtre qui dissimulait une blessure reçue au siège de Douay.

4. C'est un des traits les plus caractéristiques chez Vauban. « J'aimerais mieux avoir conservé cent soldats à Votre Majesté, disait-il,

donnoit tout aux autres[1]. Il est inconcevable qu'avec tant de droiture et de franchise, incapable de[2] se prêter à rien de faux ni de mauvais, il ait pu gagner au point qu'il fit l'amitié et la confiance de Louvois et du Roi[3]. Ce prince s'étoit ouvert à lui, un an auparavant, de la volonté qu'il avoit de le faire maréchal de France[4] : Vauban l'avoit

que d'en avoir ôté mille à l'ennemi. » Voyez les *Lettres historiques* de Pellisson, tome III, p. 245, 246 et 329, les *Œuvres de Racine*, tome VII, p. 49, les *Lettres de Mme de Sévigné*, tome VIII, p. 217, le *Journal de Dangeau*, tomes III, p. 312, et IV, p. 104, le *Vauban* de M. Georges Michel, p. 121, 123 et 249-251, etc.

1. Foucault et Fontenelle le qualifiaient de « véritable Romain ; » Voltaire l'a appelé « le meilleur des citoyens. » Voici en quels termes les *Nouveaux portraits et caractères... de la cour de France* publiés en 1703 saluèrent sa promotion (p. 90-91) : « C'est un homme rare par ses lumières naturelles et acquises. Son poste ne fut jamais rempli si dignement. Je doute qu'on puisse trouver un successeur qui lui ressemble. Bon et généreux ami, fidèle à son maître, qu'il sert avec affection. Le voici maréchal de France : digne salaire de ses grands services, effet de la fortune qui, toute aveugle et toute bizarre qu'elle est, ne laisse pas quelquefois de faire triompher le mérite. » Vingt-huit ans auparavant, Mme de Maintenon écrivait déjà à son frère : « Un bon office de cet homme-là est plus utile que de tous les courtisans » (*Correspondance générale*, tome I, p. 281).

2. *De* et la première lettre de *prester* corrigent *à r[ien]*.

3. Il avait toute la confiance et l'amitié du Roi, mais rien que la confiance de Louvois. On connaît les lettres brutales que celui-ci lui écrivit, et la rudesse des réponses de Vauban, qui refusait aussi bien de baisser la tête devant le ministre que de se prêter aux indélicatesses.

4. Maréchal de camp depuis 1676 et commissaire général des fortifications, Vauban avait cru pouvoir solliciter dès 1684 le grade de lieutenant général, et s'était attiré cette réponse de Louvois : « Il faut regarder derrière soi, et, pour peu que vous fassiez réflexion, vous aurez sujet d'être content des grâces que S. M. vous a faites, et vous devez attendre avec patience et soumission celles que vous lui demandez. » (*Lettres de Vauban* communiquées par le lieutenant-colonel de Rochas au Comité des travaux historiques, année 1888, p. 236 ; comparez le *Dictionnaire critique* de Jal, p. 1231, l'*Histoire de Louvois*, tome III, p. 258-261, et *Vauban*, par M. G. Michel, p. 196-197.) Louvois faisait surtout allusion aux grâces pécuniaires, dons, gouvernements, à vendre, etc., dont le Roi ne manquait pas de gratifier Vauban après chaque siège heureux, comme on peut le voir soit dans l'état de ses

supplié de faire réflexion que cette dignité n'étoit point faite pour un homme de son état, qui ne pouvoit jamais commander ses armées, et qui les jetteroit dans l'embarras, si, faisant un siège, le général se trouvoit moins ancien maréchal de France que lui[1]. Un refus si généreux, et appuyé de raisons que la seule vertu fournissoit, augmenta encore le desir du Roi de la couronner. Vauban avoit fait cinquante-trois sièges en chef, dont une vingtaine en présence du Roi[2], qui crut se faire maréchal de France soi-

services dressé par lui-même, soit dans un relevé incomplet du *Mercure* d'avril 1707. Quoi qu'il en soit, la lieutenance générale ne vint qu'en septembre 1688, au grand étonnement des gens de bien. Un peu auparavant, Boileau écrivait à Racine (lettre du 26 mai 1687, dans le *Catalogue de la collection d'autographes de M. Sensier,* n° 502) : « Vous avez raison d'estimer comme vous faites M. de Vauban. C'est un des hommes de notre siècle, à mon avis, qui a le plus prodigieux mérite, et, pour vous dire en un mot ce que je pense de lui, je crois qu'il y a plus d'un maréchal de France qui, quand il le rencontre, rougit de se voir maréchal de France. » A la lieutenance générale Louvois fit ajouter une gratification de vingt mille livres, et il faut avouer que le grand ingénieur n'était pas insensible à ces profits-là. Son passé même n'avait peut-être pas été absolument exempt de compromissions fâcheuses ; au temps où il protestait avec le plus d'horreur contre les friponneries des officiers employés aux travaux d'Alsace (1670-71), son propre rôle dans ceux de Philipsbourg avait paru très suspect : voyez l'*Histoire de Louvois,* tome I, p. 275-278 et 315-318, les *Lettres de Colbert,* tome V, p. 441, note, *Vauban, Colbert et Louvois,* par P. Clément, p. 4-12, l'*Histoire de Vauban,* par M. Georges Michel, p. 52-64, etc.

1. Dès 1693, il manifestait son découragement de ne pas obtenir le bâton (*Mémoires de Catinat,* tome II, p. 136). Le 2 janvier 1702, tout en le demandant, il reconnaissait qu'une telle élévation, quoique réclamée pour lui par bien des gens, pouvait devenir embarrassante pour un emploi ambulant comme le sien, « dans une obligation continuelle d'être si souvent mêlé parmi les ouvriers. » (*Vauban, Louvois et Colbert,* par P. Clément, p. 3-4 ; *Bulletin du Comité des travaux historiques*, année 1888, p. 249-250.)

2. Ceci est pris de la notice de l'*Histoire généalogique,* tome VII, p. 653 : « Il a porté la manière de fortifier les places, de les attaquer et de les défendre à un degré de perfection auquel personne jusqu'à lui n'étoit encore parvenu. Il en a fortifié plus de trois cents et a eu

même et honorer ses propres lauriers en donnant le bâton à Vauban[1]. Il le reçut avec la même modestie qu'il avoit marqué de désintéressement[2]. Tout applaudit à ce comble d'honneur, où aucun autre de ce genre n'étoit parvenu avant lui et n'est arrivé depuis[3]. Je n'ajouterai rien ici sur cet homme véritablement fameux ; il se trouvera ailleurs occasion d'en parler encore.

Rosen.

Rosen[4] étoit de Livonie[5]. M. le prince de Conti me conta qu'il avoit eu la curiosité de s'informer soigneusement de

la conduite principale et la direction en chef des attaques à cinquante-trois sièges, à vingt desquels le roi Louis XIV commanda en personne, et Mgr le Dauphin à trois autres. Mais ce qui le rend bien plus recommandable est l'attachement extrême qu'il eut toujours au bien de l'État, et qui lui fit mépriser les richesses et les égards dus aux dignités dont il fut revêtu. » Saint-Simon a déjà dit (tome I, p. 36) qu'il avait été « l'âme de tous les sièges que le Roi a faits. » La liste de ces sièges a été dressée par un de ses premiers biographes, le lieutenant-colonel Augoyat.

1. La promotion eut lieu un an, jour pour jour, après la requête de Vauban indiquée ci-dessus.

2. Voyez sa réponse aux félicitations d'un prince, dans le *Bulletin du Comité des travaux historiques*, 1888, p. 250, note. Le 22 décembre (ou plutôt janvier) suivant, il écrivait de Namur à Mme de Ferriol, une de ses bonnes amies : « Je crois que la nouvelle promotion des maréchaux de France ne vous aura guère moins surprise que moi d'y avoir trouvé mon nom. J'ai bien fait ce que j'ai pu pour m'en défendre auprès du Roi, connoissant bien son intention ; mais je puis vous assurer de n'avoir jamais fait un pas, directement ni indirectement, pour y parvenir autrement que par mes services. » (*Catalogue des autographes de feu M. Monmerqué*, 1884, n° 152.)

3. Voyez l'article du *Mercure* de février 1703, p. 322-326.

4. Conrad de Rosen : voyez, en dernier lieu, notre tome X, p. 181, 182, etc. Il y a un article sur lui dans le *Mercure* de février, p. 328-336. Selon les *Caractères* de 1703 et de 1706, ce témoignage de l'estime du Roi se produisait un peu tard. En effet, nous avons vu (tome X, p. 182, note 2) que Rosen, un des quatre lieutenants généraux portés pour le bâton sur la liste de 1702, ne songeait plus qu'à se retirer, et, aussitôt promu, il vendit son unique charge.

5. Famille originaire de Bohême, mais établie en Livonie depuis le milieu du treizième siècle. Saint-Simon a parlé d'abord (tome II, p. 240) de Poméranie. Voyez ci-après, p. 419, la notice inédite.

sa naissance, en son voyage de Pologne[1], à des gens qui lui en auroient dit la vérité de quelque façon qu'elle eût été. Il apprit d'eux qu'il étoit de très ancienne noblesse, alliée à la meilleure de ces pays-là, et qui avoit[2] eu de tout temps des emplois considérables[3] : ce qui se rapporte aux certificats de la noblesse de Livonie et du roi de Suède Charles XII que Rose[4] dont il s'agit ici obtint, et dont celui du czar Pierre Ier, donné à Paris, confirme la forme[5]. Rosen s'enrôla tout jeune, et servit quelque temps de simple cavalier. Il fut pris avec d'autres en maraude, et tira au billet[6]. Le maréchal ferrant de la compagnie où il étoit se trouva de sa chambrée ; il survécut leurs autres camarades, et finit aux Invalides. Tous les ans, Rosen, même maréchal de France, l'envoyoit querir, lui donnoit bien à dîner et dînoit avec lui : ils parloient de leurs vieilles guerres ; et le renvoyoit avec de l'argent assez considérablement. Outre cela il avoit soin de s'en informer dans le reste de l'année, et de mettre ordre qu'il eût de tout et fût à son aise. Rosen, devenu officier, et attiré[7] et protégé en France par Rosen[8] son parent de même nom,

1. En 1697, dans notre tome IV. — 2. Le *t* d'*avoit* surcharge *en*.

3. M. E. Lehr a publié en 1865, à Strasbourg, une *Notice sur la famille de Rosen*, et M. E. Gasser a donné l'inventaire des titres de la famille dans la *Revue d'Alsace*, tome XI (1882), p. 39-60. La filiation se trouve aussi dans l'*Histoire généalogique*, tome VII, p. 656-662, et elle est accompagnée de notices biographiques dans le *Dictionnaire de la Noblesse*, tome XVII, col. 678-702.

4. Forme francisée du nom.

5. Suivant l'usage, il ne fut fourni que des preuves testimoniales, quand Rosen reçut le cordon bleu en 1705. Ces pièces sont analysées dans l'*Histoire généalogique*, p. 656-657, et données textuellement dans le *Dictionnaire de la Noblesse*.

6. Cette anecdote a déjà été racontée, mais seulement en quelques mots : tome II, p. 210. On la trouve aussi dans la notice de M. Lehr, p. 17-18, dans celle du *Dictionnaire de la Noblesse*, tome XVII, col. 687-693, où sont relatées les premières aventures de Rosen, et dans *la France protestante*, tome IX, p. 68.

7. Pour que la phrase fût complète, il faudrait ici *fut attiré*.

8. Reinhold de Rosen Gross-Ropp, mort au château de Dettwiller

qui avoit un régiment et mille chevaux sous le grand Gustave-Adolphe à la bataille de Lützen[1], puis sous le duc de Weimar, commanda en chef pour le Roi en Alsace[2], et mourut en 1667, ayant donné sa fille[3] en mariage à Rosen dont je parle. C'étoit un grand homme sec[4], qui sentoit son reître[5] et qui auroit fait peur au coin d'un bois, avec une jambe arquée d'un coup de canon, ou plutôt du vent du canon, qu'il amenoit tout d'une pièce; excellent officier de cavalerie, très bon même à mener une aile, mais à qui la tête tournoit en chef[6], et fort brutal à

le 8 décembre 1667. Il a aussi une longue notice dans l'étude de M. Lehr et dans le *Dictionnaire de la Noblesse*, tome XVII, col. 687-693.

1. Bataille livrée les 15 et 16 novembre 1632, et où le roi Gustave-Adolphe mit en déroute l'armée impériale commandée par Waldstein, mais reçut trois blessures dont il mourut le lendemain (*Gazette*, p. 498 et 500-506).

2. L'armée dont Bernard de Saxe-Weimar était le principal chef passa à la solde de la France par un traité conclu avec le maréchal de Guébriant le 9 octobre 1639. Reinhold de Rosen, comme général-major, fut chargé de commander la cavalerie de l'armée d'Allemagne le 16 avril 1647 (ms. Fr. 4175, fol. 275 v°), et, comme lieutenant général, reçut le commandement de l'armée weimarienne le 19 avril 1648. C'est en avril 1652 qu'il eut le commandement des haute et basse Alsace; mais ses différends avec Turenne le forcèrent à quitter le service. Il mourut le 8 juillet 1667.

3. Marie-Sophie de Rosen épousa, le 3 février 1660, Conrad, qui était alors capitaine au régiment de son oncle, et mourut au château de Bollwiller, le 8 octobre 1686, ayant eu huit enfants, mais ne s'étant pas convertie, tandis que son mari et ses enfants avaient embrassé la religion catholique en 1681.

4. Sa maigreur paraît effectivement extraordinaire dans deux dessins lavés de son portrait de l'Ordre : mss. Clairambault 1174, fol. 83, et 1239, fol. 56.

5. Ceci a déjà été dit en 1702, quand Rosen fut adjoint au duc du Maine : tome X, p. 181.

6. Serait-ce un souvenir des conversations de Berwick, qui fait ce portrait dans ses *Mémoires* (éd. 1778, tome I, p. 64-65) : « Excellent officier, fort brave et fort appliqué, très propre pour être à la tête d'une aile, mais incapable de commander une armée par la raison qu'il craignoit toujours les événements. Et, quoique très civil dans la société et très noble dans sa manière de vivre, il étoit fort sujet à se mettre en colère, et même à un tel point, qu'il en devenoit furieux; et alors il

l'armée[1] et[2] partout ailleurs qu'à table, où, sans aucune ivrognerie, il faisoit une chère délicate, et entretenoit sa compagnie de faits de guerre qui intruisoient avec plaisir. C'étoit un homme grossier à l'extérieur, mais délié au dernier point, et qui connoissoit à merveilles à qui il avoit affaire[3], avec de l'esprit, du tour et de la grâce en ce qu'il disoit du plus mauvais françois du monde, qu'il affectoit. Il connoissoit le Roi et son foible, et celui de la nation, pour les étrangers : aussi reprochoit-il à son fils[4] qu'il parloit si bien françois qu'il ne seroit jamais qu'un sot. Rose fut toujours bien avec les ministres et au gré de ses généraux, par conséquent du Roi, qui l'employa toujours avec distinction, et qui pourvut souvent à sa subsistance[5]. Châteaurenault, Vauban et lui étoient grands-croix[6] de Saint-Louis[7], et il fut mestre de camp général à la mort de Montclar[8], qu'il vendit à Montpey-

n'étoit plus capable de rien écouter que sa passion »? Saint-Simon n'avait plus que la première édition de 1737, où cela ne se trouve point.

1. Ses cruautés en Irlande avaient fait grand bruit : Macaulay, *Guillaume III*, tome II, p. 85, etc.

2. *Et* est en interligne.

3. Ceci a encore été dit dans notre tome X, p. 181.

4. Reinhold-Charles, né le 10 janvier 1666, page du Roi en 1681, se convertit alors avec son père, commença à servir en 1682, devint lieutenant-colonel en 1693, mestre de camp en 1694, brigadier en 1704, maréchal de camp en 1709, lieutenant général en 1718. Il mourut le 13 juin 1744, à Bollwiller, qui venait d'être érigé en marquisat.

5. Voyez nos tomes V et X, et le *Journal de Dangeau*, tomes V, p. 345 et 440, VI, p. 29 et 356, et VIII, p. 254.

6. Saint-Simon a écrit : *grand croix*, sans accord ni trait d'union.

7. Première promotion de mai 1693. Châteaurenault était grand prieur de l'ordre de Saint-Lazare depuis 1680.

8. Joseph de Pons de Guimera, baron de Montclar (Saint-Simon écrit : *Monclar*), né en 1625, entré au service en 1652, était déjà lieutenant général (1677), commandant en Alsace et grand bailli d'Haguenau (1679), lorsqu'il fut fait mestre de camp général de la cavalerie légère, le 6 octobre 1679. Il eut l'Ordre à la promotion de 1688, et mourut en avril 1690, ayant servi jusqu'à la fin de ses jours, notamment dans la dévastation du Palatinat et dans les opérations contre les protestants, et ayant commandé assez longtemps le régiment Royal-Roussillon, celui où nous avons vu

roux[1] lorsqu'il fut maréchal de France[2]. En tout c'étoit un homme qui avoit voulu faire fortune, mais qui en étoit digne, et bon homme et honnête homme, avec la plus grande valeur[3]. Il m'avoit pris en amitié pendant la campagne de 1693, qui avoit toujours continué depuis, et me prêtoit tous les ans sa maison toute meublée à Strasbourg[4]. Nous lui verrons faire une fin tout à fait digne, sage, et chrétienne[5].

Huxelles. Huxelles[6], dont le nom étoit de Laye, et par adoption du Blé, du[7] père du trisaïeul de celui dont il s'agit ici. Malgré ce nombre de degrés ce ne fut que vers l'an 1500 que cette adoption fut faite par le grand-oncle maternel de ce bisaïeul, dont la femme devint[8] par l'événement héritière de sa famille à condition, comme il a été exécuté, de prendre le nom et les armes du Blé et de quitter celles de Laye[9]. Avant cela on ne connoît pas trop ces de

Saint-Simon débuter plus tard. Un dessin de son portrait de l'Ordre est dans le ms. Clairambault 1164, fol. 149. Voyez ci-après, p. 39.

1 François-Gaspard-Léonor de Dyo-Palatin, marquis de Montpeyroux et de Roquefeuil, comte de Saligny-Coligny, mestre de camp en 1691, brigadier en 1702, avait perdu presque entièrement, à la surprise de Crémone, le régiment de cavalerie que son père lui avait passé en 1691, et ensuite il avait été blessé à Luzzara. Il fut nommé mestre de camp général le 25 mars 1703, passa maréchal de camp en 1704, lieutenant général en 1710, et mourut le 25 février 1714. Sur sa nomination de 1703, voyez le *Mercure* de mars, p. 236-242. Il signait : *Montperrous*.

2. Il y eut entre le vendeur et l'acheteur un assaut de générosité que relatent le *Journal de Dangeau*, tome IX, p. 141, et les *Mémoires de Sourches*, tome VIII, p. 43-44.

3. Nous avons vu, au camp de Compiègne (tome V, p. 373 ; ci-après, p. 420), qu'il « n'aimait point à faire le personnage de battu. »

4. Tomes II, p. 142, et IV, p. 174-175. Il ne faut pas confondre cette maison de ville avec les châteaux de Bollwiller, en haute Alsace, et de Dettwiller, en basse Alsace, qui lui venaient de son beau-père.

5. En 1715.

6. Article dans le *Mercure* de février 1703, p. 336-344 ; lettre du cardinal d'Estrées à la mère de ce nouveau maréchal, dans la *Revue rétrospective*, 2e série, tome II, p. 184.

7. *Du* semble surcharger *pèr[e]*, effacé du doigt.

8. *Devint* est en interligne, sur *fut*, biffé.

9. Le dernier membre de phrase, depuis *à condition*, est en inter-

Laye ; il y avoit plusieurs familles de ce nom[1]. Depuis, ils ont eu une Bauffremont[2] et quelques bonnes alliances ; mais, avant d'aller plus loin, il faut expliquer celles dont notre marquis d'Huxelles sut faire les échelons de sa fortune.

Son père et[3] son grand-père, qui furent tués à la guerre, et son bisaïeul eurent le gouvernement de Chalon et cette petite lieutenance générale de Bourgogne[4]. Le grand-père

ligne, et, avant *Laye*, Saint-Simon a biffé *Ly*. — Voyez la filiation de l'*Histoire généalogique*, tome VII, p. 661-667, que suit notre auteur. Le père du trisaïeul du maréchal y est appelé Huguenin de Laye, seigneur de Cussy-la-Colonne et de Mandelot, en Bourgogne, substitué aux nom, armes et biens de la maison du Blé (*de Oblato*), de Cormatin et d'Huxelles, par Huguenin du Blé, son grand-oncle maternel ; mais c'est la grand'mère de cet Huguenin de Laye, Catherine du Blé, veuve de Jean de Mandelot et remariée à Claude de Laye, seigneur de Rotilia, qui lui valut cette succession. Les armes des du Blé étaient : de gueules à trois chevrons d'or ; celles des de Laye de Meximieux, en Beaujolais : d'argent à la croix de sable.

1. « M. le Laboureur, en ses *Masures de l'Ile Barbe*, tome II, p. 400 et suivantes, rapporte la généalogie de différents seigneurs du nom de Laye sans marquer la jonction des seigneurs de Rotilia avec les seigneurs de Meximieux » (*Histoire généalogique*, p. 664). La filiation de ces derniers est dans le *Dictionnaire de la Noblesse*. Sur l'origine des ancêtres du maréchal d'Huxelles, voyez les *Généalogies du sieur Guillard*, avec la réfutation, dans le *Cabinet historique*, tomes IV, 1re partie, p. 187, et V, 1re partie, p. 237. Le château d'Huxelles, situé au sommet d'une colline qui domine Chapay et Cormatin, près de Saint-Gengoux (Saône-et-Loire), fut reconstruit par l'héritier du maréchal. Celui-ci y avait réussi une collection de portraits historiques gravés, qui est maintenant au Cabinet des estampes.

2. Catherine-Aimée de Bauffremont (Saint-Simon a écrit : *Beauffremont*), fille du baron de Senecey, épousa, par contrat du 9 septembre 1580, Antoine du Blé, baron d'Huxelles, et mourut le 20 juin 1616, un mois après son mari (*Histoire généalogique*, p. 666).

3. *Et* est ajouté en interligne.

4. Le père est Louis-Chalon du Blé, marquis d'Huxelles, comte de Bussy et de Tenare, né à Chalon-sur-Saône le 25 décembre 1619, qui hérita de la charge de gouverneur de cette ville en 1634, servit à partir de 1637, devint lieutenant général en 1650, et mourut devant Gravelines, le 17 août 1658, ayant un double brevet pour recevoir le

épousa une Phélypeaux[1], par où notre marquis d'Huxelles se trouva fort proche de Châteauneuf, secrétaire d'État[2], et de Pontchartrain, depuis chancelier, et du maréchal d'Humières : c'est-à-dire que son père étoit cousin germain de Châteauneuf, issu de germain de Pontchartrain, et germain du maréchal d'Humières[3]. La sœur du père du marquis d'Huxelles[4] avoit fort étrangement épousé Beringhen, premier écuyer, qui avoit été premier valet de chambre, dont le fils[5], premier écuyer aussi et cousin germain de notre marquis d'Huxelles, avoit bien plus étrangement encore épousé une fille du duc d'Aumont et de la sœur de M. de Louvois[6]. L'intrigue ancienne de tout cela mèneroit trop loin ; il suffit de marquer la proximité des alliances, et d'ajouter que l'amitié de la vieille Beringhen pour son neveu, et l'honneur que son mari tiroit d'elle, firent élever ce neveu avec leurs enfants comme frères, que l'amitié a subsisté entre eux à ce même degré, et que Beringhen, neveu de Louvois par une alliance si

bâton de maréchal et l'Ordre. Le grand-père Jacques, qui figure dans Tallemant, mourut au siège de Privas en 1629, et fut inhumé à Chalon le 26 mai, ayant également eu ce gouvernement, avec la lieutenance générale et un brevet de l'Ordre. L'arrière-grand-père, Antoine, baron d'Huxelles, mari de Mlle de Bauffremont, se distingua dans les armées dès l'âge de dix-sept ans, reçut en 1601 le gouvernement de Chalon, avec la lieutenance générale de Chalonnais et de Bourgogne, l'Ordre en 1611, et mourut le 19 mai 1616. On a un éloge historique de lui.

1. Jacques d'Huxelles épousa, le 9 juillet 1617, Claude Phélypeaux d'Herbault, fille du trésorier Raymond, baptisée le 16 février 1603. Elle mourut le 18 juillet 1642.

2. Le père de Louis II de la Vrillière.

3. Cette dernière parenté venait d'Isabelle Phélypeaux, sœur de Claude, mariée en 1627 au père du maréchal d'Humières.

4. Anne d'Huxelles épousa, le 6 janvier 1646, Henri de Beringhen (tome I, p. 192 et 194), et mourut le 8 juin 1676.

5. Jacques-Louis, marquis de Beringhen : tomes I, p. 265, et III, p. 68.

6. Marie-Madeleine-Élisabeth-Fare d'Aumont : tome IV, p. 303 ; fille de Madeleine le Tellier de Louvois, laquelle avait épousé par contrat du 20 novembre 1660 le marquis de Villequier, fils du maréchal d'Aumont, et était morte le 22 juin 1668, à vingt-deux ans.

distinguée pour tous les deux, entra dans sa plus étroite confiance et d'affaires et de famille, fut, après sa mort, sur le même pied avec Barbezieux, et, tant par là que par sa charge, fut une manière de personnage. Il protégea son cousin d'Huxelles de toutes ses forces auprès de Louvois, puis de Barbezieux, et l'a soutenu toute sa vie. Ce préambule étoit nécessaire pour bien[1] faire entendre ce qui suivra ici et ailleurs; ajoutons[2] seulement que le marquis de Créquy, fils du maréchal, avoit épousé l'autre fille du duc d'Aumont et de la sœur de Louvois, et que MM. de Créquy[3] vivoient fort unis avec M. d'Aumont, les Louvois et les Beringhen. Revenons maintenant à notre marquis d'Huxelles.

Son père n'avoit que dix ans quand il perdit le sien, et vingt lorsqu'il perdit sa mère. C'étoit un homme d'ambition, qui, trouvant Beringhen dans la plus intime faveur de la Reine régente, qui le regardoit comme son martyr, l'avoit, pour prémices de son autorité, rappelé des Pays-Bas, où il s'étoit enfui, et, de valet, l'avoit fait premier écuyer[4], Huxelles[5] crut se donner un fort appui en l'honorant à bon marché du mariage de sa sœur, duquel il étoit seul le maître, et ne s'y trompa pas. Il servit avec réputation et distinction; il eut même le grade singulier de capitaine général, qui ne fut donné qu'à quatre ou cinq personnes en divers temps, et qui commandoit les lieutenants généraux[6], et il n'étoit pas loin du bâton lorsqu'il fut tué, avant cinquante ans, devant Gravelines, en 1658[7]. Sa veuve, fille du président Bailleul, surintendant des

1. *Bien* surcharge *mi*[*eux*].
2. Avant ce verbe, il a biffé *revenons*, reporté quatre lignes plus loin.
3. *Crequi* corrigé en *Crequy*. — 4. Voyez notre tome I, p. 191-194.
5. Tel est bien le texte du manuscrit, avec sa ponctuation.
6. Tomes VII, p. 27, et VIII, p. 262. Voyez les *Mémoires de Bussy*, t. II, p. 9, année 1656, et la *Milice françoise*, tomes I, p. 190-191, et II, p. 25.
7. *Gazette*, p. 758 et 795. Il touchait alors à la quarantaine, et non à la cinquantaine. — C'est son cuisinier la Varenne qui lui avait dédié en 1651 *le Cuisinier françois*, réimprimé souvent jusqu'en 1738.

finances lors de leur mariage[1], étoit une femme galante[2], impérieuse, de beaucoup d'esprit et de lecture[3], fort du grand monde, dominant sur ses amis, se comptant pour tout et les autres, ses plus proches mêmes, pour fort peu, qui a su se conserver une considération et une sorte de tribunal chez elle jusqu'à sa dernière vieillesse, où la compagnie fut longtemps bonne et trayée, et où le prix se distribuoit aux gens et aux choses[4]. A son seul aspect, tout cela se voyoit en elle. Son fils et elle ne purent être longtemps d'accord, et ne l'ont été de leur vie : il se jeta aux Beringhens, qui le reçurent comme leur enfant. Il avoit près de vingt-cinq ans quand il la perdit[5]. La plus intime liaison s'étoit consolidée entre ses enfants et son neveu, et le vieux Beringhen, qui ne s'étoit pas moins conservé d'autorité dans sa famille que de considération[6] dans le

1. Marie de Bailleul : tome IX, p. 13. M. d'Huxelles avait perdu une première femme à peine marié.

2. *Historiettes de Tallemant des Réaux*, tome V, p. 404-405, et Chansonnier, ms. Fr. 12618, p. 313. Elle fut fort mêlée aussi aux affaires de Foucquet.

3. C'est Domitia du *Dictionnaire des Précieuses*.

4. Comparez un autre passage sur sa mort, dans la suite de nos *Mémoires*, éd. 1873, tome IX, p. 299, et l'Addition correspondante, au tome XIV du *Journal de Dangeau*, p. 138. — Le comte Éd. de Barthélemy a publié, en 1881, un livre sur *la Marquise d'Huxelles et ses amis*, et l'on a un recueil de ses papiers et correspondances donné par elle à Gaignières (Bibl. nat., mss. Fr. 12769, 24983 et 24984), une copie léguée à Jarzé (mss. Arsenal 3202 et 7080), plus trois volumes de lettres au marquis de la Garde (1704-1712), acquis par le musée Calvet, d'Avignon, en 1878, et dont les éditeurs du *Journal de Dangeau*, feu François Ravaisson, M. Frédéric Masson et Monmerqué, entre autres écrivains, se sont souvent servis. Nous avons déjà fait des emprunts à ces documents, et nous en ferons surtout par la suite.

5. Il s'agit de la tante Beringhen, morte en 1676, et non de la mère. — Jusqu'en 1669, époque où le futur maréchal perdit un frère aîné mort à Candie, il avait été destiné à l'Église, et même pourvu d'une abbaye. Cette mort lui fit revenir le gouvernement du Chalonnais, et il entra au service en 1671.

6. *De considération* est en interligne, sur un second *d'autorité*, biffé, et, plus loin, *et auprès du Roy* est aussi en interligne.

monde et auprès du Roi jusqu'à l'extrême vieillesse, eut d'autant plus de soin de l'entretenir, qu'il aimoit ce neveu comme son fils. Il ne mourut qu'en 1692, et, dès 1677, il avoit marié son fils à Mlle d'Aumont[1].

Avec tous ces avantages, Huxelles sut cheminer. Il devint l'homme de M. de Louvois, à qui il rendoit compte, et qui le mena vite[2]. Il lui fit donner le commandement de ce malheureux camp de Maintenon, pour l'approcher du Roi, dont les inutiles travaux ruinèrent l'infanterie, et où il n'étoit pas permis de parler de malades, encore moins de morts[3]. A trente-cinq ans[4], n'étant que maréchal de camp, Louvois lui procura le commandement de[5] l'Alsace[6] sous Montclar, puis en chef, à sa mort, au commencement de 1690[7], et le fit résider à Strasbourg pour

1. Les Beringhen héritèrent du maréchal d'Huxelles, dont le corps fut inhumé dans leur chapelle des Feuillants.

2. Mme de la Fayette le présente aussi comme l'officier d'infanterie à la mode et la créature de Louvois : *Mémoires*, éd. Asse, p. 201 et 244. Saint-Pouenge avait été son premier protecteur, si l'on en croit les *Mémoires de Sourches*, tome I, p. 149, et l'avait poussé à prendre une inspection de l'infanterie, comme Harcourt, alors que ces charges n'étaient pas encore appréciées à leur vraie valeur.

3. Il y a une chanson (ms. Fr. 12 620, p. 465) sur la faveur que ce commandement assura à M. d'Huxelles. Les travaux d'adduction des eaux de l'Eure jusqu'à Versailles se firent entre 1685 et 1690, pendant la paix. Saint-Simon en parlera plus longuement dans le résumé du règne. Voyez une lettre de Boileau (*Œuvres de Racine*, tome VI, p. 570), les *Mémoires de Mme de la Fayette*, p. 142, 151 et 171, *le Gouvernement de Louis XIV*, par P. Clément, p. 167-177, l'*Histoire de Louvois*, tome III, p. 382-391, 400-401 et 405-415, *Madame de Maintenon*, par le duc de Noailles, tome II, p. 43-95, et le tome II des *Comptes des bâtiments*. Le travail comprenait un canal de quarante kilomètres et un aqueduc de six, avec cent cinquante-deux arcades, quelques-unes hautes de vingt-cinq mètres, dont les débris seuls subsistent. La dépense perdue fut, dit-on, de huit millions et demi.

4. Il était né en 1652.

5. Avant *de*, il a biffé *en chef*, et il a ajouté en interligne le membre de phrase suivant, depuis *sous Monclar* jusqu'à *1690*.

6. La seconde lettre d'*Alsace* surcharge une *s*.

7. Ci-dessus, p. 33. Ce fut la récompense de sa vaillante défense de

mortifier Chamilly, à qui le Roi en venoit de donner le gouvernement[1], et, quatre ans après, le fit lieutenant général[2], et chevalier de l'Ordre à la fin de 1688. Il résida toujours à Strasbourg jusqu'en 1710, roi plutôt que commandant d'Alsace[3], et servit, toutes les campagnes sur le Rhin, de lieutenant général, mais avec beaucoup d'égards et de distinctions[4]. C'étoit un grand et assez gros homme tout d'une venue, qui marchoit lentement et comme se traînant[5]; un grand visage couperosé, mais assez agréable, quoique de physionomie refrognée[6] par de gros sourcils, sous lesquels deux petits yeux vifs ne laissoient rien échapper à leurs regards[7]. Il ressembloit tout à fait à ces gros brutaux de marchands de bœufs[8]; paresseux, voluptueux à l'excès en toutes sortes de commodités, de chère exquise, grande, journalière[9], en choix de compagnie, en

Mayence en 1689, dont les circonstances ont été exposées dans notre tome X, p. 348 et 594-597.

1. Ci-dessus, p. 12-13. Nous avons vu, en 1698 (tome V, p. 140-141), Huxelles recevoir le duc de Lorraine à Strasbourg.

2. Il fut fait lieutenant général le 24 août 1688, et non après 1690, comme le ferait croire l'addition en interligne faite plus haut.

3. Nous le verrons obtenir en 1713 le gouvernement de cette province, avec celui de Brisach. Le commandement ne lui avait valu jusque-là que dix ou douze mille écus. En 1715, il succédera à Chamilly comme gouverneur de Strasbourg.

4. C'est dans la précédente guerre et pendant la campagne de 1702 qu'il servit sur le Rhin, avec le commandement de Strasbourg en l'absence de Chamilly; mais il n'eut plus d'emploi après 1703, et nous ne le verrons reparaître que dans les affaires diplomatiques ou au Conseil, à partir de 1710, comme Saint-Simon vient de l'indiquer.

5. Il était déjà surchargé de chair et de graisse en 1700 : *Mémoires de Sourches,* tome VII, p. 280.

6. *Refrogner* ou *renfrogner,* « se faire des rides sur le visage, se faire des plis au front, qui marquent du mécontentement, du chagrin » (*Académie,* 1718). L'emploi, ici, est à remarquer à cause du régime indirect.

7. Nous avons deux dessins lavés de son portrait de l'Ordre dans les mss. Clairambault 1168, fol. 25, et 1238, fol. 97.

8. Ce qui précède, depuis *Il ressembloit,* est en interligne.

9. Mme de la Fayette rapporte que, nommé chevalier des ordres, « il ne remercia que M. de Louvois et recommanda au courrier de lui dire

débauches grecques, dont il ne prenoit pas la peine de se cacher[1] et accrochoit de jeunes officiers, qu'il adomestiquoit[2], outre de jeunes valets très bien faits, et cela sans voile, à l'armée et à Strasbourg ; glorieux jusqu'avec ses généraux et ses camarades et ce qu'il y avoit de plus distingué, pour qui, par un air de paresse, il ne se levoit pas de son siège ; alloit peu chez le général, et ne montoit presque jamais à cheval pendant les campagnes ; bas, souple, flatteur auprès des ministres et des gens dont il croyoit avoir à craindre ou à espérer, dominant sur tout le reste sans nul ménagement : ce qui mêloit ses compagnies et les esseuloit[3] assez souvent. Sa grosse tête sous une grosse perruque, un silence rarement interrompu, et toujours en peu de mots, quelques sourires à propos, un air d'autorité et de poids, qu'il tiroit plus de celui de son corps et de sa place que de lui-même, et cette lourde tête, offusquée[4] d'une perruque vaste, lui donnèrent la réputation d'une bonne tête, qui toutefois étoit meilleure à peindre par le Rembrandt[5] pour une tête forte, qu'à consulter. Timide de cœur et d'esprit, faux, corrompu dans le cœur comme dans les mœurs, jaloux, envieux, n'ayant que son but, sans contrainte des moyens pourvu qu'il pût se conserver une écorce de probité et de vertu

en même temps que, si l'Ordre l'empêchoit d'aller au cabaret et tels autres lieux, il le lui renverroit. »

1. Voyez une anecdote dans le *Journal de Barbier*, tome I, p. 445.

2. Vieux mot, que les dictionnaires ne relèvent plus que dans Saint-Simon ; mais je le trouve dans une lettre de Philippe de la Hoguette, 3 avril 1637.

3. Littré cite cet exemple d'*esseuler*, mais sans explication.

4. *Offusquer*, « empêcher de voir et empêcher d'être vu » (*Académie*, 1718).

5. Hermanszoon Van Ryn Rembrandt (Saint-Simon écrit ici : *Rheinbrand ; Rhinbrand*, dans l'Addition, p. 379), le grand peintre hollandais de portraits et d'intérieurs, né en 1608, mort en 1669. Il avait rompu avec les traditions italiennes pour se donner tout entier à la magie des couleurs et à la vigueur de l'expression, avec un relief extraordinaire des objets.

feinte, mais qui laissoit voir le jour à travers, et qui cédoit même au[1] besoin véritable; avec de l'esprit et quelque lecture, assez peu instruit, et rien moins qu'homme de guerre, sinon quelquefois dans le discours; en tout genre, le père des difficultés, sans trouver jamais de solution à pas une; fin, délié, profondément caché, incapable d'amitié que relative à soi, ni de servir personne, toujours occupé de ruses et de cabales de courtisan, avec la simplicité la plus composée que j'aie vue de ma vie; un grand chapeau clabaud[2] toujours sur ses yeux, un habit gris dont il couloit la pièce à fonds[3], sans jamais d'or que les boutons, et boutonné tout du long sans vestige de cordon bleu, et son Saint-Esprit[4] bien caché sous sa perruque; toujours des voies obliques, jamais rien de net, et se conservant partout des portes de derrière; esclave du public, et n'approuvant aucun particulier[5]. Jusqu'en[6] 1710 il ne venoit à Paris et à la cour que des moments, pour se conserver les amis importants qu'il se savoit ménager. A la fin il s'ennuya de son Alsace, et, sans en quitter le commandement, moins encore les appointements, car, avec une grande dépense que sa vanité et ses voluptés tiroient de lui, il étoit avare, il trouva le moyen de venir demeurer à Paris pour travailler à sa fortune[7]. Sous un masque d'indifférence et de paresse[8], il brûloit d'envie

1. *Aux*, au pluriel, dans le manuscrit.

2. *Clabaud*, nom d'un chien à oreilles pendantes, se disait figurément et bassement d'un chapeau qui a les bords pendants (*Académie*, 1718).

3. Cet emploi, dérivé de « *couler à fond* une question ou une personne, » n'a pas été relevé ici. Le *Dictionnaire de Trévoux* le signale au sens de prendre et employer des corps de troupes l'un après l'autre.

4. La plaque du Saint-Esprit attachée sur son habit.

5. Nous n'avons d'autre portrait à mettre en regard de celui-ci que quelques lignes du marquis d'Argenson, dans ses *Essais*, p. 220. Madame reproche au maréchal d'avoir détesté le duc d'Orléans, puis « fait le chien couchant » (recueil Brunet, tome I, p. 432).

6. *Jusq.*, en abrégé, surcharge des lettres illisibles.

7. Le détail viendra dans la suite, éd. 1873, tome VII, p. 265-267.

8. Ces huit derniers mots sont en interligne, sans point après *fortune*.

d'être de quelque chose, surtout d'être duc. Il se lia étroitement aux bâtards par le premier président de Mesmes[1], esclave de M. et de Mme du Maine, et le plus intime ami de Beringhen, par conséquent le sien. Par M. du Maine, qui fut la dupe de sa capacité et des secours qu'il pourroit trouver en lui, il eut quelques secrets accès auprès de Mme de Maintenon. Il ne négligea pas le côté de Monseigneur. Beringhen et sa femme étoient fort amis de la Choin : ils lui vantèrent Huxelles ; elle consentit à le voir. Il devint son courtisan jusqu'à la bassesse[2] d'envoyer tous les jours, de la rue Neuve-Saint-Augustin, où il logeoit[3], auprès du Petit Saint-Antoine[4], où elle demeuroit, des têtes de lapins à sa chienne[5]. Par elle il fut approché de Monseigneur ; il eut avec lui des entretiens secrets à Meudon, et ce prince, à qui il n'en falloit pas tant pour l'éblouir, prit une estime pour lui jusqu'à le croire propre à tout et à s'en expliquer autant qu'il le

1. Jean-Antoine de Mesmes, comte d'Avaux, etc., né le 18 novembre 1661, fut successivement substitut du procureur général au Parlement (1679), conseiller (1687), président (1688), enfin premier président (5 janvier 1712). Il eut en outre, en 1703, la charge de prévôt et grand maître des cérémonies des ordres du Roi (ci-après, p. 169), un fauteuil à l'Académie française en 1710, et mourut le 23 août 1723.

2. *Basse* corrigé en *bassesse*.

3. M. d'Huxelles acheta le n° 22 actuel de cette rue, où le partisan Cotteblanche avait fait construire une maison, passée ensuite à la Touanne, aux d'Estrées et à l'ambassadeur Ferriol, plus tard à Lallemand de Betz. Il posséda aussi à Ivry l'ancienne propriété du prévôt des marchands Bosc du Bois, où étoit restée une réplique de la statue royale faite par Coysevox, en 1689, pour l'hôtel de ville de Paris.

4. Ce couvent, ainsi surnommé pour le distinguer de l'abbaye de femmes situées dans le faubourg de même nom, était une ancienne commanderie transformée en séminaire pour l'instruction des jeunes religieux de l'ordre de Saint-Antoine de Viennois fondé au onzième siècle pour le soulagement des malades atteints du *feu sacré* ou *mal des ardents*. Il était situé entre la rue Saint-Antoine et la rue du Roi-de-Sicile, presque en face de l'hôtel de Beauvais. La maison habitée par Mlle de Choin appartenait à son cousin le receveur général Delacroix.

5. Cette anecdote reviendra jusqu'à trois fois.

pouvoit oser[1]. Dès qu'il fut mort, la pauvre chienne fut oubliée : plus de têtes de lapins ; la maîtresse le fut aussi. Elle avoit eu la sottise de compter sur son amitié : surprise et blessée d'un abandon si subit, elle lui en fit revenir quelque chose. Lui-même fit le surpris : il ne pouvoit comprendre sur quoi ces plaintes étoient fondées. Il dit effrontément qu'il ne la connoissoit presque pas, et qu'il ne l'étoit de Monseigneur que par son nom ; ainsi, qu'il ne savoit pas ce qu'elle vouloit dire. De cette sorte[2] finit ce commerce avec la cause de la faveur, et elle n'en a pas ouï parler depuis[3]. En voilà assez, pour le présent, sur un homme dont j'ai déjà parlé ailleurs, et[4] que nous verrons, toujours le même, figurer en plus d'une sorte, et se déshonorer enfin de plus d'une façon. Nous aurons donc aussi occasion d'en parler plus d'une fois encore. Il suffira de dire ici que la tête lui pensa tourner de ne voir point de succès de tant de menées[5], et qu'il y avoit plusieurs mois qu'il étoit enfermé chez lui dans une farouche

1. Le *Nouveau siècle de Louis XIV* renferme cette épigramme sur Huxelles (tome IV, p. 290) :

Censeur public du ministère,
En secret flatteur mercenaire,
Méprisant la guerre et la cour,
Ou par la Choin ou par la table
Prétend-il devenir un jour
Surintendant ou connétable ?

2. Ces trois mots sont en interligne, au-dessus d'*ainsy*, biffé.

3. Madame dit, dans une lettre de 1719 (recueil Brunet, tome II, p. 98) : « Monseigneur faisait beaucoup de cas du maréchal d'Huxelles, parce que celui-ci feignait d'être ami intime de cette femme ; mais, dès que le Dauphin eut fermé les yeux, le maréchal a cessé de la voir, et n'a pas remis le pied chez elle, tandis que, tant que le Dauphin a vécu, il passait toutes les journées chez elle. » Notre auteur s'est souvenu sans doute d'avoir entendu raconter cela par Madame.

4. Ces sept derniers mots sont ajoutés en interligne. — Il n'a guère été parlé d'Huxelles, jusqu'ici, qu'à l'occasion des opérations militaires, et aussi pour raconter son impatience brusque contre d'Harcourt qui avait fait manquer la promotion en 1702 (tome X, p. 40). Il attendait le bâton depuis 1690 : *Relation du Spanheim*, p. 345.

5. En 1706, il se mettra sur les rangs pour l'ambassade de Rome,

et menaçante mélancolie, ne voyant presque et qu'à peine Beringhen, lorsque l'espérance d'aller traiter la paix[1] raffermit son cerveau déjà fort égaré.

Tessé, dont j'ai eu occasion de parler plus d'une fois[2]. Sa mère étoit sœur du père du marquis de Lavardin ambassadeur à Rome, excommunié par Innocent XI pour les franchises, chevalier de l'Ordre, etc., duquel, par l'événement, il a beaucoup hérité[3]. Le frère cadet de son père étoit le comte de Froullay, grand maréchal des logis de la maison du Roi, chevalier de l'Ordre en 1661, mort en 1671, grand-père de Froullay ambassadeur à Venise, de l'évêque du Mans et du bailli de Froullay ambassadeur de son ordre en France[4]. Une autre alliance fut plus utile à la fortune de Tessé. La mère de son père étoit Escoubleau[5], sœur du père[6] de Sourdis chevalier de l'Ordre en 1688, puis commandant en Guyenne, duquel j'ai parlé, ami intime de Saint-Pouenge, au fils duquel il donna enfin sa fille unique[7], et créature de Louvois, auprès duquel il produisit Tessé encore tout jeune[8]. C'étoit un grand homme Tessé.

contre Saint-Simon lui-même, mais à la condition d'être préalablement fait duc et pair.

1. En 1710, lorsqu'on envoya des plénipotentiaires à Gertruydenberg.

2. Il va se servir de l'*Histoire généalogique,* tome VII, p. 667-673. Lui-même, dans ses écrits antérieurs, n'avait pas consacré de notice à Tessé comme maréchal de France, mais seulement comme grand d'Espagne : vol. *Espagne* (mémoires et documents) 92, fol. 172.

3. Voyez notre tome III, p. 131.

4. Tous ces personnages ont déjà été nommés, à propos des Navailles, dans notre tome VII, p. 23-24.

5. Marie d'Escoubleau de Sourdis, fille du marquis d'Alluyes et veuve du baron de Vatan, épousa, par contrat du 22 juillet 1596, René de Froullay, premier comte de Tessé, chevalier de l'ordre de Saint-Michel.

6. Charles d'Escoubleau, marquis de Sourdis et d'Alluyes, maréchal de camp, mestre de camp général de la cavalerie légère, gouverneur de l'Orléanais, conseiller d'État d'épée, chevalier des ordres à la promotion de 1633, mort le 21 décembre 1666, à soixante-dix-huit ans.

7. Ces faits ont été racontés dans notre tome X, p. 110-112.

8. Entré au service à dix-huit ans, Tessé n'eut une compagnie de cavalerie qu'en 1672, un régiment de dragons en 1674.

bien fait, d'une figure fort noble et d'un visage agréable[1], doux, liant, poli, flatteur, voulant plaire à tout le monde, surtout à la faveur et aux ministres. Il devint[2] bientôt, comme Huxelles, mais dans un genre différent, l'homme à tout faire de Louvois, et celui qui, de partout, l'informoit de toutes choses[3]. Aussi en fut-il promptement et roidement[4] récompensé : il acheta pour rien la charge nulle de colonel général des carabins, qui le porta, pour la supprimer, à celle de mestre de camp général des dragons qui fut créée pour lui, dès 1684, étant à peine brigadier ; et il venoit d'être fait maréchal de camp en 1688, quand Louvois le fit faire chevalier de l'Ordre. Trois ans après, il eut le meilleur gouvernement de Flandres, qui est Ypres, et, en 1692, il fut tout à la fois lieutenant général et colonel général des dragons[5]. C'étoit un Manceau[6] digne de son pays, fin, adroit, ingrat à merveilles, fourbe et artificieux de même. On en a vu ci-devant un étrange échantillon avec Catinat, auquel il dut le comble de sa fortune, pour s'élever sur ses ruines[7]. Il avoit le

1. Déjà dit au tome III, p. 128. Outre le portrait lavé que j'ai indiqué là, il s'en trouve d'autres dans le ms. Clairambault 1238, fol. 98 et 99 ; une peinture de Rigaud fut gravée par Tardieu fils pour la collection Odieuvre, et le comte de Rambuteau a placé une reproduction de cette planche en tête de ses *Lettres du maréchal de Tessé* (1888).

2. La première lettre de *devint* surcharge une *f* effacée du doigt.

3. « Gentilhomme du Maine, d'un génie facile et agréable, et d'ailleurs brave homme et bien fait ; étant colonel de dragons, il avoit trouvé moyen de faire ériger pour lui la charge de mestre de camp général, ayant mis dans ses intérêts M. de Louvois, qui l'employa depuis dans les affaires des huguenots, » dit en 1688 l'annotateur des *Mémoires de Sourches*, tome II, p. 208. Tessé fut en effet un des principaux exécuteurs du plan de dévastation du Palatinat de 1688 à 1691, aussi bien que du plan de persécution des protestants opiniâtres.

4. Vivement, vite, extraordinairement. Littré ne cite pas d'exemple.

5. Déjà dit en 1696 : tome III, p. 129-130. Comparez t. V, p. 361-364.

6. Tome III, p. 129. On peut voir, sur le caractère des Manceaux, une suite d'extraits de lettres du marquis de Sourches, dans *le Château de Sourches*, par M. l'abbé Ledru, p. 193-194.

7. Tomes VIII, p. 262-264, et IX, p. 47-52, 78-79 et appendice VII.

jargon des femmes, assez celui du courtisan, tout à fait l'air du seigneur et du grand monde, sans pourtant dépenser; au fonds, ignorant à la guerre, qu'il n'avoit jamais faite par un hasard d'avoir été partout et de s'être toujours trouvé à côté des actions et de presque tous les sièges[1]; avec un air de modestie, hardi à se faire valoir, et à insinuer tout ce qui lui étoit utile; toujours au mieux avec tout ce qui fut en crédit ou dans le ministère, surtout avec les puissants valets[2]. Sa douceur et son accortise le firent aimer; sa fadeur et le tuf, qui se trouvoit bientôt pour peu qu'il fût recherché[3], le firent mépriser[4]. Conteur quelquefois assez amusant, bientôt après plat et ennuyeux[5], et toujours plein de vues et de manèges. Il

1. Allégation déjà présentée dans notre tome VIII, p. 263, et réfutée en note. Depuis ce temps-là, nous avons encore vu Tessé défendre vaillamment et intelligemment la place de Mantoue pendant un long blocus, essuyer trois coups de feu dans la sortie du 22 mars 1702, puis recevoir également une blessure à Luzzara.

2. L'abbé de Choisy précise une des causes du succès de Tessé. Jeune encore, dit-il (*Mémoires*, tome I, p. 208-209), mais promettant beaucoup, avec une prestance agréable, du courage, de l'ambition, de l'esprit et de la diligence, à défaut d'expérience, il eut l'excellente inspiration de s'attacher aux princes de Conti lorsqu'ils firent leur équipée, mais pour les ramener au devoir, et s'assura ainsi la gratitude du Roi.

3. *Rechercher* corrigé en *recherché*.

4. Sept mois après la promotion, le 28 août 1703, Louville écrivait à M. de Torcy : « Je vous dois un très ample remerciement de nous avoir défaits des durs et fades maréchaux d'Harcourt et de Tessé, et d'avoir substitué le neveu à l'oncle malgré toute leur cabale. Celui des deux qui est le fade, et qui n'est pas moins méchant que l'autre, a écrit aujourd'hui à Monsieur le cardinal (d'Estrées) la plus jolie et la plus fade petite lettre que vous ayez jamais vue de votre vie. Elle roule presque toute sur l'esprit de Pavese (?), qu'il mande à Monsieur le cardinal avoir vu et entretenu longtemps, et il assure qu'il a trouvé dans ce valet ce qui arrive toujours à ceux qui approchent d'elle, c'est qu'ils ont dans leur sphère beaucoup plus d'esprit que les autres hommes. Cela n'est-il pas bien troussé?... »

5. On peut apprécier la valeur de ce jugement d'après les pièces de sa correspondance publiées soit dans les *Mémoires de Tessé*, soit dans le recueil de M. de Rambuteau, dans les *Mémoires militaires*, etc.

sut profiter de ses bassesses auprès du maréchal de Villeroy, de Vendôme, de Vaudémont, et par ses souplesses auprès de Chamillart, de Torcy, des Pontchartrains, de Desmaretz, surtout auprès de Mme de Maintenon, chez qui Chamillart d'un côté, et Mme la duchesse de Bourgogne de l'autre, l'initièrent. Il sut tirer un merveilleux parti du mariage de cette princesse qu'il avoit conclu, et de toute la privance que la tendresse du Roi et de Mme de Maintenon lui avoit donnée avec eux : elle se piqua d'aimer et de servir Tessé comme ayant été l'ouvrier de son bonheur[1] ; elle sentit qu'en cela même elle plaisoit au Roi, à Mme de Maintenon, à Mgr le duc de Bourgogne, et Tessé en sut bien profiter[2]. Elle ne laissoit pas d'être quelquefois peinée, et même embarrassée[3] des pauvretés qui lui échappoient souvent, et de l'avouer à quelques-unes de ses dames du palais. L'esprit n'étoit pas son fort ; un grand usage du monde y suppléoit, et une fortune toujours riante, et ce qu'il avoit d'esprit tout tourné à l'adresse, la ruse et les souterrains, et tout fait pour la cour[4]. Il se retrouvera en plus d'un endroit dans la suite.

1. C'est ainsi qu'en 1702, elle s'était opposée à ce que le Roi fît une promotion de maréchaux où Tessé avait été oublié : tome X, p. 42. On avait parlé ensuite de lui pour la charge de capitaine des gardes : ci-après, p. 70, note 4.

2. A la fin d'une lettre publiée en premier lieu par la Beaumelle, Mme de Maintenon, parlant de la promotion de 1703, écrivait au cardinal de Noailles : « Ce que vous me dites de la promotion m'afflige, Mme la duchesse de Bourgogne a fait M. de Tessé, et moi, je n'ai pu faire le cousin de 59 ! Il me semble que le public n'auroit point été surpris : il a plus de service, de réputation, de capacité, et un plus beau nom que le comte de Rosen et d'autres, etc. » Lavallée nous apprend (*Correspondance générale*, tome V, p. 186-187) que toute cette fin n'existe pas dans l'original et doit être de la fabrication de la Beaumelle. M. le comte de Rambuteau a publié les lettres de remerciement du maréchal à ses deux protectrices.

3. Le *b* d'*embarrassée* semble surcharger un *p*.

4. Avant de consacrer à Tessé une partie de l'article de février 1703 sur les nouveaux maréchaux, p. 345-355, le *Mercure* avait publié, le mois précédent, p. 7-16, une épître de Bellocq, le valet de chambre-

Montrevel.

Montrevel[1] primoit de loin cette promotion par la naissance ; il se pouvoit dire aussi que, jointe à une brillante valeur, et à une figure devenue courte et goussaude[2], mais[3] qui avoit enchanté les dames[4], elle suppléoit en lui à toute autre qualité. Le Roi, qui se prenoit fort aux figures (et celle de Tessé ne lui fut pas inutile), et qui avoit toujours du foible pour la galanterie, s'étoit fort prévenu pour Montrevel[5]. La même raison le lia avec le maréchal de

poète, à Tessé, sur le blocus de Mantoue, sur son affection pour la duchesse de Bourgogne, etc. Il n'arriva à Versailles que le 5 février, ayant abandonné le commandement et croyant ne plus retourner en Italie, mais refusant d'aller en Espagne (sa lettre du 9 février au duc de Vendôme ; *Mémoires de Sourches*, p. 34). Nous allons le voir vendre sa charge de colonel général des dragons et repartir pour la Lombardie.

1. La maison de la Baume était regardée comme une des plus anciennes de la Bresse, avec de très bonnes alliances, ainsi que le prouvent les filiations données par Guinechon, par les continuateurs du P. Anselme, par le *Dictionnaire de la Noblesse*, etc. La terre de Montrevel lui était venue d'une héritière de la maison de Châtillon des Dombes, et avait été érigée en comté, en 1427, au profit de Jean de la Baume, maréchal de France sous Charles VI, puis gouverneur de Paris pour les Anglais. Le père du maréchal de 1703 a sa notice, comme chevalier du Saint-Esprit, dans le recueil inédit de Saint-Simon. Lui-même, étant cadet, avait été reçu chevalier de Malte le 12 mai 1663.

2. Ci-dessus, p. 23. — 3. *Mais* est en interligne.

4. Homme de fort grande qualité, dit le Chansonnier (mss. Fr. 12620, p. 118, et 12688, p. 277 et 283), très bien fait, très vigoureux, brave et spirituel, mais fanfaron, hâbleur, présomptueux et entreprenant, il se trouva amené par son ambition et son peu de bien à tirer parti des femmes (entre autres, en 1681, la duchesse de Vitry), quoique ses habitudes d'infidélité fussent notoires. C'est le héros du libelle *le Taureau banal de Paris*, publié sous le couvert de P. Marteau en 1689, et, en 1691, sous le titre nouveau de : *l'Homme à bonne fortune, ou le Galant à l'épreuve*. En 1680, Bussy-Rabutin écrivait à la marquise de Montjeu (*Correspondance*, tome V, p. 87) : « Si le marquis de Montrevel n'est pas empoisonné de quelques-unes de ses maîtresses, il mériteroit bien de l'être. C'est un bohémien, qui, en leur prenant toujours leur argent, ne leur a jamais donné son cœur. Il en peut bien avoir fait sa provision maintenant, car, si cela n'étoit pas encore fait, il n'attraperoit plus personne : il est trop décrié. »

5. On a deux dessins lavés de son portrait de l'Ordre dans les ma-

Villeroy, qui fut toujours son protecteur. C'étoit raison : jamais deux hommes si semblables, à la différence du désintéressement du maréchal de Villeroy et du pillage de [Add. St-S. 460] Montrevel, né fort pauvre et grand dépensier, qui auroit dépouillé les autels. Une veine de mécontentement du duc de Chevreuse résolut le Roi à le faire défaire de la compagnie des chevau-légers de sa garde en faveur de Montrevel. Il lui en fit la confidence sous le plus entier secret. Montrevel, enivré de sa fortune, ne se put contenir ; il en fit confidence à la Feuillade, son ami. Celui-ci, qui ne l'étoit que de la fortune, et que sa haine pour Louvois avoit lié avec Colbert, courut l'avertir du danger de son gendre. Colbert en parla au Roi, qui, moins touché en faveur de Chevreuse que piqué contre Montrevel d'avoir manqué au secret, rassura la charge à Chevreuse[1], et fut longtemps à faire sentir son mécontentement à Montrevel[2]. Mais le goût y étoit. Sa sorte de fatuité, qui pourtant étoit extrême, étoit toute faite pour le Roi. Les dames, les modes, un gros jeu, un langage qu'il s'étoit fait de phrases comme en musique, mais tout à fait vuides de sens, et fort ordinairement de raison[3], les grands airs, tout cela imposoit aux sots, et plaisoit merveilleusement au Roi, soutenu d'un service très assidu, dont toute l'âme n'étoit qu'ambition et valeur, sans avoir jamais su distinguer sa droite d'avec sa gauche, mais couvrant son ignorance universelle d'une audace que la faveur, la mode et la naissance pro-

nuscrits Clairambault 1174, fol. 76, et 1239, fol. 54. Rigaud le peignit en 1711, pour le prix de cinq cents livres.

1. *Rassurer quelque chose à quelqu'un* ne paraît pas avoir été relevé par les lexicographes. C'est assurer de nouveau.

2. J'ignore la source et la valeur de cette anecdote, que Saint-Simon avait insérée déjà, non seulement dans l'Addition placée ici, n° 460, mais aussi dans la notice du duché de LA FEUILLADE, tome VI des *Écrits inédits*, p. 380-381.

3. « Montrevel, outre la naissance, la valeur et le talent des dames, n'en eut jamais qu'un esprit de travers et un galimatias en musique » (*Écrits inédits*, tome VI, p. 380). Nous verrons qu'il était aussi d'une superstition puérile.

tégeoient. Il fut commissaire général de la cavalerie avant Villars[1], il eut le gouvernement de Mont-Royal[2], il commanda en chef dans les pays de Liège et de Cologne, où il ne s'oublia pas[3]. Sa probité ne passoit pas ses lèvres, son peu d'esprit découvroit ses bas manèges et sa fausseté. Valet et souverainement glorieux, deux qualités fort opposées, qui néanmoins se trouvent très ordinairement unies, et qu'il avoit toutes deux suprêmement. Tel étoit celui[4] que le Roi se complut à faire maréchal de France[5], et,

1. En 1677, n'étant encore que brigadier de cavalerie, mais ayant marqué dans la journée de Cassel. Cette charge de commissaire général, dont les attributions sont expliquées dans *la Milice françoise* du P. Daniel, avait été érigée en 1656 pour M. d'Esclainvilliers, avec le consentement de Bussy-Rabutin. Montrevel ne la paya que cent vingt mille livres; mais elle se vendit, à la fin du règne de Louis XIV, entre deux cent et deux cent soixante mille livres, avec un brevet de retenue à peu près équivalent, quoiqu'elle ne donnât que quatre mille livres de revenu environ. Le titulaire avait rang au-dessus de tous les brigadiers, sans toutefois pouvoir commander ni à l'infanterie, ni aux dragons, s'il n'était brigadier lui-même (*Mémoires de Bussy*, tomes I, p. 356, et II, p. 5; sa *Correspondance*, tome III, p. 260 et 265; *Dangeau*, tome XVI, p. 310, 312, 313 et 315; *Sourches*, tome II, p. 213; *Luynes*, tomes I, p. 67, et II, p. 46). Montrevel n'avait pas obtenu de s'en défaire en 1679 (*Correspondance de Bussy*, tomes IV, p. 377, et V, p. 71, 73 et 79); c'est seulement en 1688 qu'il la vendit à Villars, pour passer maréchal de camp. L'année suivante, après une aventure qui eût pu lui coûter cher puisqu'il y tua deux archers (*Sourches*, tome III, p. 38-39), il fit agir le duc du Maine auprès de Mme de Maintenon pour qu'on lui donnât le gouvernement de Narbonne, sans obligation de résidence. « Il est de mes amis, écrivait le prince, n'a pas grand bien, est très honnête homme, et le Roi le connoît mieux que moi. » (*Correspondance générale de Mme de Maintenon*, tome III, p. 196-197.) Les *Mémoires de Villars* disent (tome I, p. 162) que Barbezieux le favorisa, en 1693, comme « fort ami d'une maison où le ministre étoit amoureux. »

2. Tome III, p. 122, note 5.

3. Tome IX, p. 317-319. Voyez l'état de services fourni par lui-même en 1705 : Cabinet des titres, dossier bleu 1584, LA BAUME, fol. 98.

4. Après avoir d'abord écrit : « tel qu'il estoit le Roy se complut à le faire Ml de Fr », il a mis en interligne *celuy que* avant *le Roy*, et biffé *le* avant *faire*, mais a oublié d'effacer *qu'il* avant *estoit*.

5. Voyez sa notice dans le *Mercure* de février, p. 355-365, et une

n'osant lui confier d'armées, à le faire subsister par des commandements de provinces[1], qu'il pilla sans en être mieux. Il se retrouvera plus d'une fois dans ces[2] *Mémoires*[3]. Rien[4] de plus ridicule que sa fin[5].

Tallard.

Tallard[6] étoit tout un autre homme. Harcourt et lui se pouvoient[7] seuls disputer d'esprit, de finesse, d'industrie, de manèges et d'intrigues, de desir d'être, d'envie de plaire, et de charmes dans le commerce de la vie et dans le commandement. L'application, la suite, beaucoup de talents étoient en eux les mêmes, l'aisance dans le travail, et tous deux jamais un pas sans vue, en apparence même le plus indifférent; l'ambition pareille, et le même[8] peu d'égards aux moyens; tous deux doux, polis, affables, accessibles en tous temps, et capables de servir quand il n'y alloit de guères et de peu de dépense de crédit; tous deux les meilleurs intendants d'armée et les meilleurs munitionnaires[9], tous deux se jouant du détail, tous deux adorés de leurs généraux, et, depuis qu'ils le furent, adorés aussi de [leurs][10] officiers généraux et particuliers et des troupes, sans abandonner la discipline; tous deux arrivés par le service continuel[11] d'été et d'hiver, et enfin par les

réponse aux félicitations de la marquise d'Huxelles (ci-dessus, p. 38), en date du 22 janvier 1703, dans la *Revue rétrospective*, 2e série, tome II, p. 185.

1. Après le Languedoc, la Guyenne, puis l'Alsace.

2. *Ses*, par erreur dans le manuscrit.

3. Particulièrement pour ses prétentions de préséance et ses conflits avec Saint-Simon lui-même en Guyenne.

4. La troisième lettre de *rien* corrige une *n*.

5. Il mourra de peur d'une salière renversée.

6. Article dans le *Mercure* de février 1703, p. 365-371.

7. *Pouvoit* corrigé en *pouvoient*. — 8. Il y a une virgule après *mesme*.

9. Tallard a réussi à tirer de grosses contributions du pays de Cologne (*Dangeau*, tome IX, p. 10); mais son principe, à lui, est de n'imposer des sauvegardes que pour assurer l'approvisionnement de son armée (*Sourches*, tome VIII, p. 205).

10. Les dix mots qui précèdent sont en interligne, mais sans un second *leurs*, ou sans changer *de* en *des*.

11. *Continuel* surcharge un premier *d'esté*.

ambassades : Harcourt plus haut, avec Mme de Maintenon en croupe, Tallard plus souple[1] ; tous deux avec la même[2], et la même sorte d'ambition[3], et le dernier porté par le maréchal de Villeroy, et à la fin par les Soubises. Une alliance, point extrêmement proche, commença et soutint sa fortune dans un temps où les parents se piquoient de le sentir : la mère de Tallard[4] étoit fille d'une sœur du premier maréchal de Villeroy remariée depuis à Courcelles[5], sous le nom duquel elle fit tant de bruit en son temps par ses galanteries[6] ; elle mourut en 1688, et le maréchal son

1. Dans son ambassade de 1698-1701 auprès de Guillaume III (nos tomes IV-VIII), Tallard n'a pas montré moins d'indépendance que de finesse, particulièrement pour que Louis XIV acceptât un projet de traité de partage qui eût, selon lui, affermi la paix.

2. Faut-il suppléer ici *habileté*, ou simplement *ambition* ?

3. Voyez la suite des *Mémoires*, éd. 1873, tome IX, p. 446.

4. Catherine de Bonne d'Auriac et de Tallard, mariée à Roger d'Hostun, marquis de la Baume, le 18 mai 1648, et morte deux mois avant son mari, qu'elle étoit venue voir à Lyon, dans le mois de septembre 1692 (*Dangeau*, tome IV, p. 174 et 197 ; *Sourches*, tome IV, p. 128). C'est à cette marquise de la Baume, fort maigre, galante, débauchée, friponne, espionne, méchante langue, une des maîtresses de Bussy, à qui elle déroba le manuscrit de l'*Histoire amoureuse des Gaules*, maîtresse aussi de Louvois et son agente, qu'on attribue définitivement le cynique billet à Foucquet : « Offrez-moi dix mille écus, et je verrai ce que j'aurai à faire, » que Conrart avait mis au compte de Mme Scarron, d'autres à celui de Mme d'Offémont. Une lettre d'elle est imprimée dans les *Lettres des Feuquières*, tome III, p. 288. Son portrait est dans les *Mémoires de Mademoiselle*, dans ceux de *Daniel de Cosnac*, de *Bussy-Rabutin*, etc. Tallard, son fils, avait dû la chasser en 1679 et lui refuser tout secours (*Lettres des Feuquières*, tome V, p. 27).

5. Marie de Neufville-Villeroy, sœur du gouverneur de Louis XIV, épousa en premières noces, le 15 juillet 1631, Alexandre de Bonne, comte d'Auriac et de Tallard, lieutenant général au gouvernement de Lyonnais, et en secondes noces, le 13 mars 1640, Louis de Champlais, baron de Courcelles. Elle mourut à Paris, le 17 juillet 1688, âgée de près de quatre-vingts ans, ayant une pension de trois mille livres depuis 1686. Son second mari était mort à Courcelles, le 23 avril 1659, portant un titre de maréchal de camp et possédant une charge de lieutenant général de l'artillerie de France.

6. Il confond cette dame de Courcelles avec sa belle-fille Sidonie

frère en 1685. La mère de Tallard étoit fort du grand monde. Tallard, nourri dans l'intime liaison des Villeroy et courtisan du second maréchal, s'initia dans toutes les bonnes compagnies de la cour[1]. C'étoit un homme de médiocre taille, avec des yeux un peu jaloux[2], pleins de feu et d'esprit, mais qui ne voyoient goutte; maigre, hâve[3], qui représentoit l'ambition, l'envie et l'avarice; beaucoup d'esprit, et de grâces dans l'esprit, mais sans cesse battu du diable[4] par son ambition, ses vues, ses menées, ses détours, et qui ne pensoit et ne respiroit autre chose. J'en ai parlé ailleurs, et j'aurai lieu d'en parler plus d'une fois encore. Il suffira de dire ici que qui que ce soit ne se fioit en lui et que tout le monde se plaisoit en sa compagnie.

Harcourt.

Harcourt[5] : j'en ai beaucoup parlé en divers endroits, et j'aurai occasion d'en parler bien encore; je pense en avoir assez dit pour le faire connoître[6]. C'étoit un beau et vaste génie d'homme, un esprit charmant, mais une ambition sans bornes, une avarice sordide, et, quand il pouvoit prendre le montant[7], une hauteur, un mépris des autres, une domination insupportable; tous les dehors de la vertu, tous les langages; mais, au fonds, rien ne lui coûtoit pour arriver à ses fins; toutefois[8], plus honnêtement corrompu qu'Huxelles, et même que Tallard et Tessé; le plus adroit de tous les hommes en ménagements et en souterrains[9], et

de Lenoncourt, mariée en 1666 et morte en 1685, dont les galanteries remplissent des *Mémoires* édités plusieurs fois depuis 1805.

1. Comparez la suite des *Mémoires*, éd. 1873, tomes IV, p. 443, et IX, p. 445-446.

2. Des yeux qui se regardent l'un l'autre, comme jalousement.

3. Il y a un portrait de lui à Versailles, n° 4330.

4. Locution relevée par Littré, mais non expliquée.

5. Article du *Mercure* de février 1703, p. 371-380.

6. Voyez, en dernier lieu, notre tome X, p. 30-33.

7. Terme de fauconnerie signifiant que l'oiseau prend le dessus sur sa proie, s'élève dans les airs, pour la saisir en retombant (*Trévoux*).

8. *Touttefois* est en interligne, sur *mais*, biffé.

9. Les *Caractères de la cour* publiés en 1702, avant la promotion, disaient (p. 46) : « C'est un excellent officier, le sujet le plus mûr

à se concilier l'estime et les vœux publics sous une écorce d'indifférence, de simplicité, d'amour de sa campagne[1] et des soins domestiques, et de faire peu ou point de cas de tout le reste. Il sut captiver Louvois, être ami de Barbezieux, et s'en faire respecter[2], plus encore de Chamillart, jusqu'à ce qu'il trouva son bon[3] à le culbuter[4], et de Des-

pour la première promotion des maréchaux, et le plus subtil négociateur de toute la cour. » Comparez le jugement ironique de Louville, dans sa lettre du 29 août 1701 (notre tome IX, appendice IV, p. 350).

1. Sans doute la belle terre de la Mailleraye, sur la Seine, entre Duclair et Caudebec (*Sourches*, tome III, p. 295).

2. En lui annonçant une gratification de six mille livres, Barbezieux lui écrivait, le 22 août 1693 : « Vous croyez, dites-vous, m'avoir obligation sur ce qui regarde votre fortune. Je voudrois y contribuer de tout mon cœur, et je le ferai autant qu'il me sera possible; mais, pour un homme qui m'a obligation de la vie, vous êtes bien méconnoissant de ne m'en point parler, car, si l'on en veut croire Paris, vous devez avoir la tête coupée sur un échafaud pour avoir quitté votre poste sans permission. Mais, à ce que dit Paris aussi, ayant pris la liberté de représenter au Roi la belle action que vous avez faite, S. M. a bien voulu me recommander de vous en expédier une grâce que l'on dit pareillement que je vous ai envoyée[a]. Je ne sais si vous l'avez reçue. En vérité, des obligations si essentielles ne devroient pas être oubliées; jugez si, après cela, nous ne devons pas être bons amis. » (Dépôt de la guerre, vol. 1201.) Le marquis répond, le 6 septembre : « Quelques canailles ont fait ce qu'ils ont pu pour décrier ma conduite dans le monde, dont je suis assuré que la partie la plus saine ne m'aura pas condamné. Cela ne m'a pas empêché de dormir, étant bien assuré que S. M. ne n'aura pas blâmé, ni vous non plus, de vous avoir mandé un fait très simple et très avéré, et dans lequel il me semble que la modestie qui doit accompagner les gens de notre métier n'est point blessée. Vous savez que ce n'est pas mon style ordinaire. J'ai lieu d'être aussi content de M. de Luxembourg là-dessus, que je suis mal satisfait de quelques valets de cour qui lui ont fait d'infidèles rapports sur ce sujet.... » (Dépôt de la guerre, vol. 1208.)

3. Saisir son avantage. Littré ne cite que cet exemple. Brantôme avait dit (*Œuvres*, tome VI, p. 332) : « *Voyant son bon*, et qu'il étoit temps. »

4. C'est ce que nous verrons en 1709.

[a] Il s'agit évidemment du mouvement heureux que d'Harcourt avait fait le jour de Nerwinde, sans attendre l'ordre de M. de Luxembourg : voyez notre tome I, p. 246-247, avec la note, le *Journal de Dangeau*, tome IV, p. 334 et 336, et les *Mémoires de Sourches*, tome IV, p. 237-238.

maretz ; fort bien avec Monseigneur et la Choin[1], et, avec eux tous, sur un pied de seigneur, et de grande estime. On a vu pourquoi et comment il étoit si bien avec Mme de Maintenon[2]. Cela même l'écarta des ducs de Chevreuse et de Beauvillier, et de Mgr le duc de Bourgogne même, sans rien perdre du côté de Mme la duchesse de Bourgogne. Il savoit tout allier, et se rallier jusqu'aux bâtards[3], quoique ami de toute sa vie de M. de Luxembourg, de Monsieur le Duc et de M. le prince de Conti[4]. Il étoit assez supérieur à lui-même pour sentir ce qui lui manquoit du côté de la guerre, quoiqu'il en eût des parties ; mais, les grandes, il n'y atteignoit pas. Aussi, fort dissemblable en tout au maréchal de Villeroy[5], tourna-t-il court vers le Conseil[6] dès qu'il espéra y pouvoir entrer[7]. Aucun seigneur n'eut le monde et la cour si généralement pour lui, aucun n'étoit plus tourné à y faire le premier personnage, peu ou point de plus capables de le soutenir ; avec cela, beaucoup de hauteur et d'avarice, qui toutefois ne sont pas des qualités attirantes. Pour la première, il la savoit ménager ; mais l'autre[8] se montroit à découvert jusque par la singulière frugalité de sa table à la cour, où fort peu de gens étoient reçus, et qu'il avoit avancée à onze heures le matin pour en bannir mieux la compagnie[9]. Il mêloit avec

1. Tome X, p. 39.

2. A cause du souvenir de son père. Les lettres que Mme de Maintenon lui écrivait sont conservées maintenant au Musée britannique ; Lavallée avait commencé à les publier dans la *Correspondance générale* à partir du 3 décembre 1700, et M. Geffroy en a reproduit une partie.

3. Nous avons vu que Mme de Maintenon l'avait lié avec le duc du Maine (tome X, p. 28).

4. Tome II, p. 64, 134, 246 et 247. — 5. Tome X, p. 377-378.

6. La majuscule initiale corrige une minuscule.

7. C'est ce que nous avons vu en 1702 ; comparez, ci-après, p. 235.

8. Sur son état de fortune, voyez l'appendice V de notre tome IX, p. 359-360.

9. Selon M. Franklin (*la Vie privée d'autrefois : Variétés gastronomiques*, chap. II), le principal repas, qui se prenait à neuf heures du matin dans le temps de Rabelais, et, un peu plus tard, à dix heures,

grâce un air de guerre à un air de cour d'une façon tout à fait noble et naturelle. Il étoit gros, point grand, et d'une laideur particulière et qui surprenoit, mais avec des yeux si vifs et un regard si perçant, si haut, et pourtant doux, et toute une physionomie qui petilloit d'esprit et de grâces, qu'à peine le trouvoit-on laid[1]. Il s'étoit démis une hanche d'une chute qu'il fit du rempart de Luxembourg en bas, où il commandoit alors[2], qui ne fut jamais bien remise, et qui le fit demeurer fort boiteux, et fort vilainement parce que c'étoit en arrière. Naturellement gai et aimant à s'amuser. Il prenoit autant de tabac que le maréchal d'Huxelles, mais non pas si salement que lui, dont l'habit et la cravate en étoient toujours couverts[3]. Le Roi [*Add. St-S. 461*]

avec des variations suivant les saisons (voyez ci-après, p. 466, notice sur R. de Beaune), fut retardé jusqu'à midi par Louis XIII, jusqu'à une heure par Louis XIV ; mais les courtisans dînaient encore à midi, pour être en mesure de se trouver au couvert royal, de même qu'ils soupaient entre sept et huit heures, et le mot de midi était même devenu synonyme de dîner. Quant à onze heures, c'était le moment le plus favorable selon les bons hygiénistes, et, pour cela, Montaigne l'avait adopté.

1. Une gravure du portrait peint par Rigaud en 1694 a été placée par feu M. Hippeau en tête du tome II de *l'Avènement des Bourbons* (1875). Le dessin au lavis du portrait de la collection de l'Ordre est dans les mss. Clairambault 1173, fol. 127, et 1239, fol. 53.

2. En effet, il commanda dans Luxembourg à partir de 1690 ; mais on voit, par le *Journal de Dangeau* (tome II, p. 230; comparez la *Gazette* de 1688, p. 569 et 570), que, deux ans auparavant, il avait fait une chute grave au siège de Philipsbourg.

3. L'usage du tabac à priser était devenu très commun, même parmi les jeunes gens, même devant les femmes: voyez une chanson de Coulanges sur les manières du temps présent, dans le Chansonnier, ms. Fr. 12692, p. 57, et les répugnants détails donnés dans une lettre de Madame (recueil Brunet, tome I, p. 179). Callières, dans ses *Mots à la mode*, éd. 1698, p. 70-71 et 209-210, nous renseigne sur la manière de priser; mais tous les hommes ne se servaient pas de tabatière comme le duc de Savoie (notre tome IX, p. 84), et, par exemple, le grand prieur de Vendôme prenoit le tabac à pleine poche (*Mémoires de d'Argenson*, éd. Jannet, tome I, p. 136). Guillet de Saint-Georges rapporte que le P. de Tournemine, admirant le médaillon du grand Condé fait par Girardon, regrettait cependant qu'il y manquât un peu de tabac au bout du nez.

haïssoit fort le tabac[1] : Harcourt s'aperçut, en lui parlant souvent, que son tabac lui faisoit peine ; il craignit que cette répugnance n'éloignât ses desseins et ses espérances : il quitta le tabac tout d'un coup. On attribua à cela les apoplexies qu'il eut dans la suite, et qui lui causèrent une terrible fin de vie. Les médecins lui en firent reprendre l'usage, pour rappeler les humeurs à leur ancien cours, et les détourner de celui qu'elles avoient pris[2]; mais il étoit trop tard. L'interruption avoit été trop longue, et le retour au tabac ne lui servit de rien.

Je me suis étendu sur ces dix maréchaux de France ; le mérite de quelques-uns m'y a convié, mais plus encore la nécessité de faire connoître des personnages qu'on verra beaucoup figurer en plus d'une façon, comme les maréchaux d'Estrées, d'Huxelles, de Tessé, de Tallard et d'Harcourt. Reprenons maintenant le courant.

Comte d'Évreux colonel général de la cavalerie. Son caractère. [*Add. St-S. 462*]

Les Bouillons, uniquement attentifs à leur maison, et toujours et en toutes sortes de temps et de conjonctures, firent en ce temps-ci une grande affaire pour elle malgré la profonde disgrâce du cardinal de Bouillon. Le comte d'Auvergne avoit eu la charge de colonel général de la cavalerie à la mort de M. de Turenne[3], dans laquelle M. de Louvois, ennemi de M. de Turenne et de tout ce qui lui appartenoit, lui avoit, tant qu'il avoit vécu, donné tous les dégoûts imaginables, et Barbezieux après lui. Le

1. Voyez les *Mémoires de Luynes,* tome XVI, p. 348. Le Roi dit un jour qu'il ne donnerait plus d'abbayes aux abbés qui prisaient ou qui portaient perruque (*Annuaire-Bulletin de la Société de l'Histoire de France*, année 1868, 2e partie, p. 19).

2. Beaucoup de médecins croyaient le tabac à priser souverain contre le rhume, les humeurs, l'apoplexie. D'autres, au contraire, tels que Fagon, ou que Boudin, celui-ci cependant en abusait, le considéraient comme un poison ; la thèse de Fagon fut soutenue à la Faculté le 26 mars 1699. Madame, plus pratique, trouvait au tabac l'avantage de masquer « l'horrible odeur des dents pourries » (recueil Brunet, tome II, p. 98).

3. En août 1675 (*Gazette*, p. 606). Sur cette charge, voyez *la Milice françoise*, par le P. Daniel, tome II, p. 445-457, les *Mémoires du duc de Luynes*, tome I, p. 88-90, etc.

Roi, piqué d'avoir longtemps inutilement travaillé à l'engager de la vendre à M. du Maine, qu'il en consola enfin par mettre les carabiniers en corps sous sa charge[1], avoit continué à maltraiter le comte d'Auvergne dans ses[2] fonctions, et à le traiter médiocrement bien d'ailleurs[3]. C'étoit une manière de bœuf ou de sanglier fort glorieux et fort court d'esprit, toujours occupé, et toujours embarrassé de son rang, et pourtant fort à la cour et dans le monde; d'ailleurs honnête homme, fort brave homme, et officier jusqu'à un certain point. Il étoit fort ancien lieutenant général[4], il avoit bien et longtemps servi; lui et M. de Soubise, quoique se voulant donner pour princes, avoient été fort mortifiés de[5] n'être point maréchaux de France, et tous deux ne servoient plus[6]. Le comte d'Auvergne, par les tristes aventures de ses deux fils laïcs[7], n'en avoit plus que deux, l'un et l'autre dans l'Église[8]; des trois fils de M. de Bouillon, les[9] deux aînés étoient fort mal avec le Roi: restoit le comte d'Évreux[10], dont la figure et le jar-

1. Voyez notre tome I, p. 131, 282 et 560. Dès 1689, le jeune prince avait demandé à Mme de Maintenon de lui faire faire le troc de ses galères contre la cavalerie (*Correspondance générale*, tome III, p. 197); mais le comte d'Auvergne ne s'était débarrassé que du régiment Colonel-général, et, l'acheteur en ayant été tué quatre ans plus tard, il l'avait revendu encore plus cher que la première fois, cent dix mille livres. Sur la charge de colonel général, il avait obtenu, en novembre 1697, un brevet de retenue de trois cent mille livres.

2. *Ses* corrige *les*, et, plus loin, *à le traitter* est en interligne.

3. Saint-Simon a parlé déjà (tome II, p. 210) des « couleuvres dont on le nourrissait. » Jusque-là, le comte avait joui des entrées les plus familières, joué avec le Roi, etc. Voyez la *Relation de Spanheim*, en 1690, p. 128-129, et, en 1700, p. 414.

4. Depuis février 1689.

5. *Ne* dans le manuscrit.

6. Depuis la campagne de 1692 : *Dangeau*, tome IV, p. 267.

7. Tomes IV, p. 17, et X, p. 247-254.

8. L'abbé d'Auvergne et le prince Frédéric : tomes IV, p. 75, et VII, p. 82.

9. *Les* corrige *d[eux]*.

10. Henri-Louis de la Tour-d'Auvergne, né en 1679 : tome VII, p. 54.

gon plaisoient aux dames[1]. Avec un esprit médiocre, il savoit tout faire valoir, et n'étoit pas moins occupé de sa maison que tous ses parents. Il en tiroit fort peu ; il n'avoit qu'un nouveau et méchant petit régiment d'infanterie[2]. Il étoit assidu à la guerre et à la cour ; il savoit se faire aimer. On étoit touché de le voir si mal à son aise, si reculé, si éloigné d'une meilleure fortune. Il s'attacha au comte de Toulouse : cela plut au Roi, de qui il tira quelquefois quelque argent pour lui aider à faire ses campagnes. Le comte de Toulouse prit de l'amitié pour lui : il en profita[3]. Le Roi fut bien aise d'acquérir à ce[4] fils un ami considérable, et de lui en procurer d'autres par un coup de crédit, et cela valut au comte d'Évreux la charge de son oncle, qui, par sa persévérance à la garder, la conserva ainsi dans sa maison. Il la vendit six cent mille livres comme à un étranger[5] : il étoit mal dans ses affaires. La somme parut monstrueuse pour un cadet qui n'avoit rien, et pour un effet de vingt mille livres de rente[6]. Le cardinal de Bouillon lui donna cent mille francs[7] ; M. le comte de Toulouse, qui lui avoit fait donner l'agrément, s'intéressa pour lui faire trouver de l'argent, et il consomma promptement son affaire. Le Roi voulut qu'il servît quelque temps de brigadier de cavalerie avant que de

1. Il a déjà été parlé de sa liaison avec la duchesse de Villeroy (tome VII, p. 54-56) ; sa cousine germaine la marquise de Richelieu avait eu aussi de grandes bontés pour lui (Chansonnier, ms. Fr. 12692, p. 199), et nous le verrons se lier avec la jeune duchesse de Lesdiguières pour le reste de sa vie.

2. Il avait le régiment de Blaisois depuis 1698 et le grade de brigadier depuis 1702.

3. Comme Dangeau (tome VIII, p. 26-27), la *Gazette d'Amsterdam* de février 1701, nº XII, rapporte qu'il est le favori du comte de Toulouse et a obtenu par cette voie une pension de deux mille écus.

4. *Ce* surcharge *s[on]*.

5. *Dangeau*, tome IX, p. 105-106 ; *Sourches*, tome VIII, p. 15.

6. C'est-à-dire pour une charge vénale qui ne rapportait que vingt mille livres par an. Le produit total dépassait vingt et une mille livres.

7. Au moins cent mille livres, dit Dangeau, d'où est tiré tout ceci.

faire aucune fonction de colonel général ; ce temps-là même fut encore abrégé par la même protection qui lui avoit valu la charge[1]. Il n'avoit que vingt-cinq ans[2], n'avoit servi que dans l'infanterie[3]. Le Roi étoit piqué contre le cardinal de Bouillon, contre le comte d'Auvergne, contre la fraîche désertion de son fils, contre le chevalier de Bouillon, de propos fort impertinents qu'il avoit tenus[4] ; et, malgré tant de raisons, il fit, en faveur du comte de Toulouse, la faveur la plus signalée au comte d'Évreux, tandis qu'aucun des quatre fils de France[5] n'auroit pas osé lui demander la moindre grâce pour personne, et que, s'ils l'avoient hasardé, outre le refus certain, celui pour qui ils se seroient intéressés auroit été perdu sans ressource.

Mariage de Beaumanoir avec une fille du duc de Noailles. [*Add. S^tS. 463*]

La cour venoit de voir un mariage fait sous d'étranges auspices, auxquels[6] aussi le succès[7] répondit promptement : ce fut du marquis de Beaumanoir avec une fille du duc de Noailles[8]. Lavardin, son père, avoit épousé en première noces une fille du duc de Luynes, dont une fille unique, mariée à la Chastre. Il s'étoit remarié à une sœur du duc et du cardinal de Noailles, dont il fut encore veuf,

1. Le 7 août suivant, il obtint le justaucorps vacant par la mort du duc de la Ferté (ci-après, p. 147) : Arch. nat., O[1] 47, fol. 151 v°.

2. *Ans* a été ajouté en interligne.

3. Il se contenta de vendre son régiment trois mois plus tard, pour quarante-quatre mille livres, obtint, en décembre 1703, que le brevet de retenue fût augmenté de cinquante mille livres, eut, l'année suivante, en attendant la conclusion de l'affaire, une commission pour commander la cavalerie en Flandre, se fit nommer maréchal de camp, et enfin signa son traité en 1705, conformément à un arrêt du Conseil du 3 février : après quoi le brevet de retenue fut encore augmenté de cent mille livres de plus qu'en 1703.

4. Les quatre derniers mots ont été ajoutés après coup sur la marge, au bout de la ligne.

5. Le Dauphin et ses trois fils. — 6. *Auxquelles*, dans le manuscrit.

7. *Succès*, ici encore, ne signifie que résultat, suite.

8. Mariage déjà annoncé en 1701, à propos de la mort du père du marquis : tome IX, p. 70-72, où sont nommés tous les personnages qui vont reparaître ici.

et en laissa un fils unique, seul reste de son illustre nom, et deux filles[1], et aucun des trois établi. En mourant, il défendit à son fils d'épouser une Noailles sous peine de sa malédiction, et conjura le cardinal de Noailles, à qui il[2] le recommanda, de ne le pas souffrir. Je ne sais quel mécontentement il avoit eu d'eux ; mais il comprit que, son fils étant riche et ayant besoin de protection pour entrer dans le monde, pour avoir un régiment, et surtout pour obtenir la lieutenance générale de Bretagne, sur laquelle il n'avoit que cent cinquante mille livres de brevet de retenue[3], les Noailles, à l'affût des bons partis, tâcheroient bien de ne pas manquer celui-là, qui s'y livreroit volontiers pour trouver ces avantages, et c'est ce qui l'engagea à y mettre tout l'obstacle que l'autorité paternelle, la religion, et la confiance forcée en son beau-frère pour le piquer d'honneur, lui purent suggérer ; mais Lavardin[4] eut le sort des rois, dont les volontés sont, après leur mort, autant méprisées que redoutées de leur vivant. Il mourut en août[5] 1701. Les Noailles empêchèrent que le Roi disposât de la charge, quoique fort demandée, et laissèrent croître le petit garçon, qui n'avoit que seize ans à la mort de son père, et aucun parent proche en état de s'opposer à leurs volontés[6]. Ils[7] en prirent soin comme en étant eux-mêmes les plus proches, ils le gagnèrent, ils

1. Il n'a parlé, en 1701, que de celle qui épousera le duc de Chaulnes en 1704. La seconde, Marie-Louise-Henriette, sera mariée, le 9 février 1708, avec Jacques-Louis, marquis de Beringhen, deviendra veuve le 1er novembre 1723, et mourra le 14 décembre 1755, à soixante-cinq ans.

2. *A quil il*, dans le manuscrit.

3. Sur cette charge et sur sa valeur, voyez notre tome IX, p. 6, note 6, et p. 72, note 2, le *Journal de Dangeau*, tomes VIII, p. 180, et XIV, p. 335-336, les *Mémoires de Luynes*, tomes II, p. 424, VIII, p. 427, XII, p. 420, et les Papiers du Contrôle général, G[7] 172, 23 juin 1865.

4. Avant *Lavardin*, le manuscrit porte un *la* biffé.

5. Saint-Simon ayant écrit deux fois : *en aoust*, a biffé le second.

6. Personne ne douta, dès le premier jour, que la chose ne se fît : *Lettres de Mme de Sévigné*, tome X, p. 468.

7. *Il*, au singulier, dans le manuscrit.

effacèrent[1] ou affoiblirent dans son esprit la défense et l'imprécation que son père lui avoit prononcée à la mort, ils lui montrèrent un régiment, la charge de son père, les cieux ouverts à la cour en épousant une de leurs filles. Le jeune homme ne connoissoit qu'eux : il se laissa aller, et le mariage se conclut et s'exécuta moyennant la charge[2]. On fut surpris, avec raison, de la mollesse du cardinal de Noailles. Ceux qui, comme moi, savoient avec quelle résistance il avoit soutenu toutes les attaques qui[3] lui avoient été portées lors de l'affaire de Monsieur de Cambray[4], et que lui seul avoit empêché le Roi de chasser le duc de Beauvillier, et de donner ses places du Conseil au duc de Noailles son frère[5], ne purent comprendre sa complaisance pour sa famille en une occasion qui demandoit toute sa fermeté. Mais les saints ne font pas toujours des actions vertueuses : ils sont hommes, et ils le montrent quelquefois. Le cardinal de Noailles put dire, sur cette occasion, et sur quelque autre qui se retrouvera en son temps, mais qui furent épurées par de longues souffrances, ce que

1. Le commencement d'*effacèrent* surcharge une *l* et des jambages.

2. Le 19-20 février 1703, dans la chapelle de Versailles (*Dangeau*, tome IX, p. 103-104 et 122-123 ; *Sourches*, tome VIII, p. 13 et 30 ; *Gazette d'Amsterdam*, n° XI ; *Mercure* de mars, p. 29-48). Marie-Françoise de Noailles, née le 13 mars 1687, passait pour bien faite, spirituelle et sage. Elle avait deux cent mille livres de dot. Le duc de Chevreuse n'avait pas voulu la demander pour son fils, en 1701, à cause de l'inimitié du cardinal (*Correspondance de Fénelon*, tome I, p. 114), et c'est d'elle aussi, sans doute, qu'il avait été question alors pour le comte d'Ursel (notre tome IX, p. 349). En enregistrant la première nouvelle du projet de mariage, le 24 janvier 1703, Dangeau dit ceci : « Le Roi donne au marquis de Lavardin, qui n'a que dix-huit ans, la lieutenance générale de Bretagne qu'avoit son père, qui vaut plus que quarante mille livres de rente, et sur laquelle il n'avoit qu'un brevet de retenue de cinquante mille écus. Il épouse Mlle de Noailles, fille du duc, et c'est en partie en faveur de ce mariage que le Roi donne la charge. Voilà cinq filles de M. de Noailles mariées à de grands seigneurs ; il en a encore trois ou quatre à marier. » Celle-ci ne mourut que le 28 novembre 1761, à Puteaux.

3. *Que* corrigé en *qui*.

4. Tome IV, p. 66 et suivantes. — 5. Tome V, p. 149-155.

Paul III Farnèse[1] dit avec plus de raison, et dans la plus juste amertume de son cœur, en mourant : *Si mei non fuissent dominati, tunc immaculatus essem, et emundarer a delicto maximo*[2]. Ce mariage ne dura pas un an : le jeune Beaumanoir fut tué à la fin de la campagne, à la bataille de Spire[3], finit son nom et sa maison, laissa ses deux sœurs héritières, et sa charge en proie aux Noailles, qui en marièrent une autre fille[4] à Châteaurenault[5] fils de celui que nous venons de voir faire maréchal de France, et qui eut la lieutenance générale[6] de Bretagne[7].

Généraux des armées. Ridicules de Villars sur sa femme.

Les dispositions ne tardèrent pas à être faites pour les armées[8] : il n'y eut pas à toucher à celle d'Italie, où le duc de Vendôme étoit demeuré[9] ; le maréchal de Villeroy, [qui] passoit presque tout l'hiver à Bruxelles[10], eut avec le maréchal de Boufflers l'armée de Flandres[11] ; le maréchal

1. Alexandre Farnèse, né le dernier février 1468, cardinal en 1493, évêque d'Ostie et doyen en 1524, élu pape le 13 octobre 1534, mourut le 10 novembre 1549. Voyez la suite des *Mémoires*, sur les Farnèse, tome XVI, p. 327-328. C'est ce Paul III qui lança la bulle *In cœna Domini*, qui convoqua le concile de Trente, autorisa la fondation de la Société de Jésus, confia la construction de Saint-Pierre à Michel-Ange, et quitta le Vatican pour le Quirinal.

2. Imitation libre du psaume XVIII, verset 14. L'*Art de vérifier les dates*, tome I, p. 334, en parlant de Paul III, donne cette traduction : « Si je n'avois point fait princes mes parents, je serois maintenant sans reproche devant Dieu et exempt d'un grand péché. » C'était une allusion au duché de Parme constitué par ce pape pour son fils naturel.

3. Ci-après, p. 303-304.

4. Marie-Émilie de Noailles, née le 30 juin 1689, mariée le 26 février 1713, morte le 7 mai 1723. Voyez M. Ernest Bertin, *les Mariages dans l'ancienne société*, p. 255.

5. Emmanuel Rousselet, marquis de Châteaurenault, troisième fils, capitaine des vaisseaux du Roi et lieutenant général en Bretagne, qui mourut le 1er mai 1739, à quarante-quatre ans, ayant épousé en secondes noces Anne-Julie de Montmorency-Fosseuse, et ayant eu d'elle deux filles.

6. *G'*, en abrégé et au masculin, au manuscrit. — 7. Ci-après, p. 304.

8. Pelet, *Mémoires militaires*, tome III, p. 4.

9. Tome X, p. 361-362.

10. Il n'y arriva que le 25 avril, ayant passé tout l'hiver à la cour.

11. Tome X, p. 378 ; *Mémoires militaires*, p. 14.

de Tallard, une sur la Moselle, et le maréchal de Villars, resté à Strasbourg, celle d'Allemagne. Il y avoit fait venir sa femme, dont il étoit également amoureux et jaloux[1], à qui il avoit donné pour duègne une de ses sœurs[2], qui ne la perdit guères de vue nulle part nombre d'années, et qui se trouvoit mieux là qu'à mourir de faim dans sa province, avec Vogüé son mari[3], où elle ne retourna plus[4]. Les ridicules furent grands[5], et les précautions pas toujours heureuses[6].

1. Tome X, p. 318. « Nul bonheur sans mélange dans ce monde, écrivait Mme de Coulanges à Mme de Grignan ; la passion de M. le maréchal de Villars pour sa femme est au-dessus de celle qu'il a pour la gloire, et sa délicatesse lui persuade que la gloire le traite mieux. » Et ailleurs : « Villars est si amoureux de sa belle maréchale, qu'il est difficile qu'il soit heureux. Cette passion est ordinairement suivie d'une autre, qui trouble le repos lors même qu'on a tout lieu de ne se point inquiéter. » (*Lettres de Mme de Sévigné*, tome X, p. 477, 483, 490 et 506.)

2. Charlotte de Villars, mariée par contrat du 26 novembre 1695, à Condrieux, avec le comte de Vogüé, et morte à Paris, le 14 septembre 1748, à l'âge de quatre-vingt-quatre ans. Il y avait trois autres sœurs : 1° Mme de Frétat de Boissieux ; 2° Mme de Choiseul-Traves (tome X, p. 302) ; 3° une religieuse à Vienne. Charlotte, quand elle avait quinze ans, avait accompagné ses parents à Madrid, en 1679, et, à la fin de leur ambassade, elle avait reçu un titre de *dama* de la reine Marie-Louise (*Gazette* de 1680, p. 526).

3. Jacques de Vogüé, comte de Gourdan, né le 29 février 1660 dans ce château, près Saint-Clair (Ardèche), y mourut le 18 février 1750 et fut inhumé à Annonay. Saint-Simon écrit : *Vaugué*, comme le *Moréri*.

4. Voyez le *Mercure* de juillet 1706, p. 131-132. C'est par suite de cet attachement au ménage du maréchal que les Vogüé héritèrent plus tard de ses papiers : tome X, p. 313, note 4.

5. *Grandes*, par mégarde, dans le manuscrit.

6. Voyez ci-après, p. 86-87. Dès le commencement de la campagne, Villars, se sentant « troublé par des inquiétudes » qui cependant n'avaient pas encore de fondement sérieux, demanda à emmener sa femme à l'armée. Chamillart eut ordre de lui faire observer que cette question conjugale deviendrait un danger pour les affaires militaires, si la maréchale passait avec lui en Bavière contre toutes raisons de politique, de sagesse, et même de prudence, puisque c'était la rapprocher du trop galant Électeur. Mais Villars insista, disant qu'il n'y

Fanatiques. Montrevel en Languedoc.

Montrevel fut envoyé en Languedoc, où les religionnaires commençoient à donner de l'inquiétude[1]. Leur nombre et les rigueurs de Bâville, intendant moins que roi de[2] la province[3], les avoient encouragés[4]. Plusieurs

avait aucun motif de le forcer de la reléguer dans quelque vieux château du Dauphiné, et que d'ailleurs il n'était pas question de la mener jusqu'à Munich. « J'avoue, écrivait-il au ministre, que je crains pour elle le séjour à Paris, où elle doit vivre avec des compagnies très dangereuses. Elle est mal avec ma mère et ma sœur, et je ne saurois lui donner entièrement tort sur cela. J'ai fait venir auprès d'elle une autre de mes sœurs que j'ai toujours tendrement aimée, et qui lui est une compagnie qu'elle ne sauroit avoir à Paris. » Le Roi fit répondre, le 8 juin, qu'il agtt à sa convenance; mais la maréchale, qui était installée à Strasbourg, avec sa belle-sœur, depuis février, et qui y vit le duc de Bourgogne à son passage, ne put obtenir un passeport pour rejoindre son mari à travers les armées belligérantes. « La voilà bien malade d'être la reine de tant de guerriers; elle représentera Armide et les enchantera tous, » écrivait Mme de Grignan. Voyez aussi les *Mémoires du duc de Luynes*, tomes II, p. 201, et XI, p. 84, les *Mémoires de Villars*, tome II, p. 298, *Saint-Simon historien*, par Chéruel, p. 558-559, et surtout le livre de Ch. Giraud sur *la Maréchale de Villars et son temps*, p. 19-69. Ce dernier auteur a cherché à établir que la jalousie du maréchal n'avait aucune raison d'être; mais tout ce que nous apprennent de sa femme, outre Saint-Simon, les Coulanges, Hénault, Madame, les Chansonniers, etc., contredit cette thèse, au moins pour d'autres temps.

1. *Dangeau*, tome IX, p. 107 et 112; *Sourches*, tome VIII, p. 14.

2. *De* corrige *dans*. Ensuite, il manque un *c* à *Provine*, et *avoit* est au singulier.

3. Voyez nos tomes II, p. 223, note 2, et III, p. 326, 327 et 330.

4. Depuis la guerre précédente, le gouvernement était préoccupé de l'état du pays; on s'était donc résolu à déporter les principaux agitateurs et à faire élever des forts ou tracer des routes stratégiques dans les montagnes (*Histoire de Louvois*, tome III, p. 498-500). A la fin de 1702, les soulèvements nouveaux coïncidèrent avec la guerre extérieure; mais Mme de Maintenon fit cacher la gravité des faits au Roi jusqu'en janvier 1703, temps où les choses prirent un caractère tout à fait sérieux, et pour longtemps. Voyez les Papiers du P. Léonard, Arch. nat., TT 464, et les gazettes qu'il recevait de Languedoc, M 766, n° 1, la *Gazette d'Amsterdam*, la *Gazette de Bruxelles*, celle-ci dans le sens catholique, l'*Histoire du Fanatisme renouvelé*, par le protestant converti Brueys (Toulouse, 1703), l'*Histoire de la guerre des Camisards*, par Court de Gébelin (1760 et 1819), l'*Histoire des Camisards* publiée à Londres

avoient pris les armes, et fait de cruelles exécutions sur des curés et sur d'autres prêtres. Les protestants étrangers attisèrent et soutinrent sourdement ce feu, qui pensa devenir un embrasement funeste[1]. Broglio[2], qui y commandoit en chef, mais il se peut dire sous Bâville son beau-frère[3], y demeura quelque temps[4] sous le nouveau maréchal[5]. On y envoya quelques troupes avec un nommé Julien qu'on avoit débauché du service de Savoie, et qui

en 1744, *les Dragonnades*, par Eugène Bonnemère (1869 et 1877), et les autres publications modernes dont une bibliographie partielle a été donnée dans le *Bulletin de la Société de l'Histoire du Protestantisme français*, année 1892, p. 668-670, sans parler des volumes publiés sur cette époque par M. Roschach, dans la nouvelle édition de l'*Histoire du Languedoc*, tomes XIII et XIV, ni des documents encore inédits, tels que la correspondance de M. de Grignan avec le ministre de la guerre et la correspondance de l'intendance de Languedoc, notamment les mss. de la bibliothèque Méjanes n°s 672-674, à Aix, etc. Dès le commencement de 1703, les réfugiés mirent en vente à Rotterdam et à Amsterdam un *Théâtre de la guerre des Cévennes*, avec un manifeste en faveur des populations soulevées.

1. Un premier projet d'intervention anglaise avait été préparé dès 1691, par le ministre Claude Brousson. Ceux de 1703 furent dressés soit par Ruvigny-Gallway, soit par d'autres réfugiés, Belcastel et le marquis de Miremont.

2. Après *Broglio*, Saint-Simon a biffé *beau frère*. Nous avons déjà trouvé (tome I, p. 270) l'ancienne orthographe piémontaise *Broglio*, quoique la signature fût francisée en *Broglie* dès les premières années du dix-huitième siècle. Dangeau se servait tantôt de *Broglia* ou de *Broglio*, tantôt de la forme *Broille*, conforme à la prononciation, et que l'on trouve dès 1647, dans la *Gazette*, p. 620. Cent ans plus tard, le duc de Luynes écrivait encore : *Broglio*.

3. Victor-Maurice, comte de Broglie (tome I, p. 270), avait épousé, le 29 août 1666, Marie de Lamoignon de Bâville, fille aînée du premier président, née le 2 août 1645. Elle mourut à Paris le 12 janvier 1733.

4. *Quelque temps* est en interligne.

5. En annonçant le départ du maréchal, Dangeau ajoutait (p. 107) : « On dit que M. le comte de Broglio reviendra de ce pays-là, pour ne pas servir sous M. de Montrevel, qui étoit moins ancien lieutenant général que lui. » Bâville ne pouvait pas non plus souffrir le nouveau commandant : voyez l'*Histoire du Languedoc*, tome XIV, col. 1638-1639. Broglie revint en effet : ci-après, p. 84.

avoit bien fait du mal pendant la dernière guerre en brave aventurier qui connoissoit le pays[1].

Encouragement aux officiers.

Le Roi répandit pour cent cinquante mille [livres] en petites pensions dans les corps[2], et releva l'émulation pour l'ordre de Saint-Louis[3] en le conférant à Mgr le duc de Bourgogne, non seul et en particulier, comme il avoit fait à Monseigneur, et seul[4], mais en public, avec et à la tête d'un nombre d'officiers qu'il fit en même temps chevaliers de Saint-Louis[5]. Il donna peu

1. Jacques de Julien, d'une famille d'Orange, ancien protestant et ancien page du roi Guillaume, commandant des Barbets en Piémont pour le duc de Savoie, fait colonel par le même prince après la mort de Schonberg à la Marsaille, s'était converti en 1693 et était entré au service du roi de France avec une pension et la promesse d'un régiment d'infanterie, avait été fait brigadier en 1694, et, après avoir commandé en 1701 dans son pays d'origine, avait passé l'hiver de 1702 en Flandre, d'où on le rappela, avec le grade de maréchal de camp, pour opérer contre les mauvais convertis des Cévennes (*Dangeau*, tome IX, p. 77, 78, 84, 86, 121, 122, 124 et 170; *Sourches*, tome VIII, p. 6 et 29-31; Roschach, *Histoire du Languedoc*, tome XIV, col. 1640, 1657, 1660-1662; lettres de Julien, dans les gazettes réunies par le P. Léonard, M 766, n° 1, etc.). Il fut récompensé en 1704 par le grade de lieutenant général, et mourut en 1711. Voyez ci-après, p. 84.

2. *Dangeau*, p. 111, 3 février : « Le Roi a donné aujourd'hui pour vingt-cinq ou trente mille écus de pensions à plusieurs officiers ; la plus considérable de ces pensions n'est que de cinq cents écus.... » La liste parut dans le *Mercure* du mois, p. 145-161.

3. Il a parlé de cet ordre en 1693, tome I, p. 302-303.

4. Monseigneur avait été reçu dans le cabinet du Roi à la Pentecôte de 1693, mais en compagnie de Monsieur et de son fils, du prince de Conti et du maréchal de Bellefonds (*Dangeau*, tome IV, p. 281-282).

5. Il y avait eu d'abord, le 4 janvier, distribution de quarante croix pour la marine et réception de quatorze chevaliers. Le 21, au soir, le Roi « fit une promotion de cinq cent quarante chevaliers de l'ordre de Saint-Louis, et il y en eut encore plus de quatorze cents mécontents ; mais il n'étoit pas possible qu'il contentât tout le monde » (*Sourches*, p. 3 et 11). Selon *Dangeau*, p. 101, ces croix étaient au nombre de cinq cent douze, pour des officiers estropiés ou ayant plus de trente ans de service, et le Roi déclara que cette dernière condition serait dorénavant exigée rigoureusement. Le *Mercure* du mois, p. 91-145, en compte plus de six cent soixante. Le 28 janvier, « le duc de Bourgogne

après[1] le gouvernement d'Aire[2] à vendre[3] à Marcin, vacant par la mort du chevalier de Tessé frère du maréchal, mort l'été précédent à Mantoue, où il commandoit[4], et cent mille francs au maréchal de Villeroy pour faire son équipage[5], puis disposa enfin de la charge de capitaine des

Gouvernement d'Aire à Marcin, à vendre. 100 000# au maréchal de Villeroy.

reçut du Roi l'ordre de Saint-Louis à la tête d'une quarantaine d'officiers vieux ou estropiés. Quelques jours auparavant, ce prince avoit dit au Roi que, puisqu'il lui faisoit l'honneur de lui donner les armées à commander, il se regardoit comme maréchal de France, et que, comme S. M. donnoit aux maréchaux de France l'ordre de Saint-Louis, il la supplioit de le lui vouloir aussi donner. D'abord le Roi n'avoit pas compris qu'il le lui demandât pour lui ; mais, le prince s'étant expliqué plus clairement, le Roi lui avoit dit que cette affaire ne seroit pas difficile à faire pour lui, et, lui ayant demandé quel jour il vouloit qu'il lui donnât cet ordre, le prince lui avoit répondu qu'il seroit bien aise d'être reçu avec les autres chevaliers ; et effectivement c'étoit là le moyen de s'attirer l'amitié de tous les officiers des armées. » (*Sourches*, p. 13.)

1. *Dangeau*, p. 137.

2. Ce petit gouvernement rapportait de quatorze à quinze mille livres, plus un droit de trois mille livres : *Dangeau*, tomes III, p. 140, et IX, p. 137. Un capitaine aux gardes en donna quarante-cinq mille écus : *Sourches*, tome VIII, p. 45, 47 et 64.

3. L'initiale minuscule de *vendre* corrige un V majuscule.

4. Ce gouvernement venait du commandeur de Tilladet, mort en août 1702, et non du chevalier de Tessé (tome IV, p. 145), mort en 1701. Celui-ci avait servi en Irlande sous Saint-Ruhe, en Italie sous Catinat, était lieutenant général depuis 1696, et, ayant été blessé au siège d'Ath en 1697, avait reçu le gouvernement de cette ville. Dans la nouvelle guerre, il était revenu, avec son frère et son neveu, en Italie, et était mort de la dysenterie, le 19 août 1701, non à Mantoue, comme Saint-Simon le dit d'après Dangeau (tome VIII, p. 181), parce qu'il avait le commandement de cette ville (*ibidem*, p. 78), mais à Crémone : *Sourches*, tome VII, p. 113 ; *Gazette d'Amsterdam*, 1701, n° LXXI (de Paris), Extr. LXXI et n° LXXIII (de Paris) ; Bibl. nat., *Pièces originales*, dossier 28111, fol. 24. Son corps fut inhumé au château de la Vernie, le 2 novembre. Le maréchal l'avait pour compagnon d'armes depuis 1669.

5. *Dangeau*, p. 138 : « Le Roi a donné à M. le maréchal de Villeroy cent mille francs pour faire son équipage : il en avoit perdu la plus grande partie quand il fut pris à Crémone, et S. M. lui a fait ce présent-là sans qu'il lui demandât rien, et il n'a quasi pas voulu recevoir son remerciement. » Villars, en apprenant cette nouvelle, réclama pour son propre compte une semblable indemnité.

Harcourt capitaine des gardes du corps.

gardes de mon beau-père en faveur du maréchal d'Harcourt, qui, de tous les candidats, étoit le moins en état de l'exercer, et celui de tous aussi qui la desiroit le moins ardemment[1] : il étoit sans cela fort[2] approché du Roi ; mais Mme de Maintenon, sa protectrice, qui n'avoit pas moins de desir que lui-même de le voir dans le Conseil, jugea que l'assiduité nécessaire et les détails de cette charge seroit[3] une ressource pour l'y conduire[4].

Électeur de Bavière déclaré pour la France et l'Espagne.

En conséquence du traité que Puységur, de qui j'ai eu souvent occasion de parler[5], avoit fait, dès la Flandres, avec l'électeur de Bavière, ce prince étoit retourné dans ses États préparer à l'Empereur une guerre fâcheuse à l'ombre d'une neutralité suspecte[6]. On avoit grand besoin d'une pareille diversion. L'Électeur enfin venoit de lever le masque[7] nonobstant la déclaration de la diète de Ratisbonne que la guerre de la succession d'Espagne étoit guerre d'Empire[8]. Il falloit soutenir l'Électeur et lui four-

1. A voir arriver Tessé « tout pimpant, » on avait cru que les chances étaient pour lui (*Dangeau*, p. 116 ; *Sourches*, p. 4, 21 et 22 ; lettre de la duchesse de Beauvillier à Louville, 18 février). Nous verrons plus tard que le comte de Roucy avait voulu aussi se mettre sur les rangs.

2. *Fort* surcharge une *n*. — 3. Ainsi, au singulier, dans le manuscrit.

4. Cette nouvelle fut sue un mois plus tôt que la précédente, le 10 février. M. d'Harcourt n'avait rien demandé ; il eut un brevet de retenue de cinq cent mille livres, égal à ceux du défunt : Arch. nat., O[1] 47, fol. 33 v° et 35 v°, 26 et 28 février. Tessé écrivit de Versailles, le 12 février, au duc de Vendôme (ms. Fr. 14177, fol. 268 v°) : « Votre Altesse aura su comme M. d'Harcourt a été déclaré capitaine des gardes. Les courtisans croyoient, six heures avant cette déclaration, qu'il en étoit exclus. » Au contraire, dès la mort même du maréchal de Lorge, la duchesse de Beauvillier avait annoncé à Louville (lettre du 22 octobre 1702) que la succession serait pour M. d'Harcourt, tandis que la *Gazette de Rotterdam* avait parlé de Tessé et de M. de Roucy dans une correspondance du 6 novembre suivant. Une lettre du nouveau capitaine à la marquise d'Huxelles a été imprimée dans la *Revue rétrospective*, 2e série, tome II, p. 186.

5. En dernier lieu, tome VIII, p. 51, à propos de l'occupation des places espagnoles des Pays-Bas ; voyez ci-après son portrait, p. 316-319.

6. Tome VIII, p. 251, année 1701. — 7. Tome X, p. 256, 293 et 307.

8. Voyez les *Mémoires de Lamberty*, tome II, p. 213-214, et le recueil

nir un puissant secours suivant l'engagement réciproque[1]. Villars, plus occupé de sa femme que d'exécuter les ordres dont il étoit chargé[2], passa enfin le Rhin au commencement de février, après force délais, et fut remplacé au deçà par Tallard, fortifié d'un gros détachement de Flandres. L'Électeur cependant faisoit force petites conquêtes en attendant qu'il se fût formé une armée impériale pour s'opposer à lui[3]. Cependant Villars assiégea le fort de Kehl, qui se rendit le 9 mars ; on y perdit fort peu de monde, et la défense fut molle[4]. Trois mille hommes, ou environ, qui

Kehl pris par Villars. Générosité de Vauban.

de 1703 intitulé : *Lettres, mémoires et actes concernant la guerre présente,* ou *Lettres d'un Suisse,* 5e et 6e lettres, p. 94, 212, etc.

1. L'Électeur s'était fait longtemps prier avant de conclure le traité secret du 23 juin 1702, en addition à celui du 9 mars, quoiqu'il lui assurât, outre les subsides, le gouvernement héréditaire des Pays-Bas sans vicaire général, la royauté des pays qu'il conquerrait en Allemagne, une moitié des contributions, et, en cas de perte de ses propres États, la propriété éventuelle des Pays-Bas. Il ne s'était même résigné que le 18 août à ratifier les conventions que son envoyé Monasterol avait signées depuis deux mois avec les ministres français, et le fait réel est que, jusqu'au dernier moment, il avait cru trouver de meilleures conditions à Vienne. A partir de septembre 1702, il avait pris Ulm, Memmingen et plusieurs petites places, « pour s'élargir et se donner des contributions et des subsistances, » mais avait manqué ou fait manquer la jonction espérée par les généraux français (tome X, p. 304 et 307), et il demandait au moins quelque argent pour lever cinq ou six mille hommes de plus. On estimait l'ensemble de ses troupes à environ cinquante mille hommes, en comptant les garnisons et les milices. Nous avons au Cabinet des manuscrits, ms. Nouv. acq. fr. 496, un recueil des lettres que lui écrivirent, de 1701 à 1715, les généraux français, Tallard, Huxelles, Vendôme, Villars, Puységur, etc.

2. Ci-dessus, p. 65.

3. Sur toute cette campagne, on doit suivre particulièrement la publication allemande du baron Ph. de Röder de Diertburg : *Kriegs und Staatschriften des markgrafen L.-W. von Baden ueber den spanischen Erbfolgekrieg* (1850), tome I, p. 122-287.

4. *Dangeau,* tome IX, p. 124-141 ; *Sourches,* tome VIII, p. 39-44, *Gazette,* p. 132 et 141-142 ; *Mercure* de février, p. 427-438, et de mars, p. 247-322 ; *Gazette de Bruxelles,* p. 165-182 ; *Gazette d'Amsterdam,* nos XIX-XXV et XXVII ; lettres de Villars au Roi et à Mme de Varengeville, 19 février 1703, Arch. nat., M 647, no 1, et dans le *Mercure* ; Quincy,

en sortirent furent conduits à Philipsbourg. On y trouva vingt-six milliers de poudre ; mais les paysans tuèrent une infinité de maraudeurs[1]. Vauban avoit proposé au Roi de l'envoyer à Kehl[2], qui trouva que cela seroit au-dessous de la dignité où il venoit de l'élever, et, quoique Vauban insistât avec toute la reconnoissance, la modestie et la bonne volonté possible, le Roi ne voulut pas le lui permettre[3] ; et, peu de jours après, il l'en récompensa par des entrées moindres que celles des brevets, mais plus grandes que celles de la chambre[4].

Barbezières pris déguisé. Sa ruse heureuse.

Barbezières, envoyé de l'armée d'Italie conférer avec l'électeur de Bavière sur divers projets[5], et qui étoit excellent officier général[6], fort hasardeux avec de l'esprit, et fort avant dans la confidence du duc de Vendôme, fut pris déguisé en paysan près du lac de Constance, passant pays à pied, et fut conduit à Inspruck, jeté dans un cachot,

Histoire militaire, tome IV, p. 45-57 ; *Villars d'après sa correspondance*, tome I, p. 193-198 ; *Mémoires de Villars*, tome II, p. 60-72 et 277-280. Une médaille fut frappée pour prendre place dans l'*Histoire métallique*.

1. Ces détails sont donnés par Dangeau.

2. *Mercure* de février, p. 443-444. Il avait donné un mémoire, sur les opérations à faire par chaque armée en 1703, qui est imprimé dans le livre de l'abbé Esnault sur *Chamillart*, tome I, p. 255-261.

3. C'est à cette occasion, le 28, que Vauban répliqua au Roi : « Sire,... je laisserai le bâton de maréchal de France à la porte, et j'aiderai peut-être à la prise de la place. Plus vous nous élevez, et plus nous devons avoir envie de vous servir » (*Dangeau*, p. 129 ; comparez une autre version dans la *Gazette d'Amsterdam*, n° XXI). Le Roi persista dans son refus ; mais l'ingénieur Terrade, qui avait fortifié Kehl, sous les ordres de Vauban, de quatre bastions et deux grands ouvrages à cornes, aida Villars à s'en emparer contre toutes les règles posées par Vauban, et beaucoup plus vite. Nous verrons Vauban agir encore de même lors du siège de Turin, et Tessé aussi, dans la campagne de 1704.

4. C'est le lendemain de la scène du 28 février que Vauban avait obtenu ces entrées, semblables à celles de Chamlay : *Dangeau*, p. 130. En juin 1701 (*ibidem*, tome VIII, p. 134), le Roi avait tenu à lui faire voir lui-même les plus belles fontaines de Marly.

5. M. de Vendôme l'avait choisi pour aller étudier un plan de jonction par le Tyrol : *Mémoires militaires*, tome III, p. 150-151 et 160.

6. Saint-Simon a écrit, en abrégé : *off g*[x].

puis gardé à vue[1]. Ne sachant comment donner de ses nouvelles, et craignant d'être pendu comme un espion, il fit le malade, et demanda un capucin, à qui il tira bien fort la barbe pour voir si ce n'étoit point un moine supposé. Quand il s'en fut assuré, il essaya de le toucher, et de l'engager à faire avertir M. de Vendôme de l'état misérable et périlleux où il se trouvoit. Le capucin se trouva charitable, et il fit sans perdre de temps. Aussitôt M. de Vendôme manda au comte de Stahremberg[2], qui commandoit l'armée impériale en l'absence du prince Eugène, qu'il feroit au commandant et à toute la garnison de Bercello[3] les mêmes traitements qu'on feroit à Barbezières, qu'ils savoient bien être lieutenant général des armées du Roi[4].

1. *Dangeau*, tome IX, p. 131 ; *Sourches*, tome VIII, p. 38 et 168 ; *Gazette*, p. 120 ; *Gazette d'Amsterdam*, nos XVII, XIX, XXII, XXV et XXIX *Mémoires du duc de Luynes*, tome X, p. 131-132.

2. Guidobaldo, comte de Stahremberg, cousin du défenseur de Vienne mort en 1701, a une longue notice dans le *Moréri*. Né le 11 novembre 1657 et destiné d'abord à l'Église, toute la première partie de sa carrière militaire s'était écoulée aux armées de Hongrie, en guerre contre les Turcs, et il avait été, comme lieutenant-feld-maréchal (1691) et comme grand maître de l'artillerie, l'un des plus utiles auxiliaires du prince Eugène. Aussi, bien que pourvu du commandement général en Esclavonie depuis 1697, il avait suivi Eugène en Italie, avait dirigé la surprise de Crémone, pris une part brillante au combat de Luzzara et reçu le commandement, en place du prince, après la campagne de 1702. Il passera feld-maréchal général et commandant général du Piémont en 1704, sera fait conseiller intime de l'empereur Joseph en 1706, et, après un court séjour à l'armée de Hongrie, il ira commander les troupes impériales en Espagne, contre Philippe V et le duc de Vendôme, jusqu'à la fin de la guerre, quittera alors le service, et mourra à Vienne, le 7 mars 1737. Il était commandeur de l'ordre Teutonique.

3. Aujourd'hui Brescello, sur la rive droite du Pô. Cette place, la seule un peu considérable que possédât le duc de Modène, était bloquée depuis la fin de 1702, et se rendit le 26 juillet 1703 (*Gazette*, p. 414 ; *Mercure* d'août, p. 193-198 ; *Mercure historique et politique*, tome XXXV, p. 241-243 ; Quincy, *Histoire militaire de Louis XIV*, tome IV, p. 146-147 et 174). Nous verrons les alliés la reprendre en 1706.

4. Au lieu de passeport, le duc de Savoie ne lui avait envoyé qu'un chiffon de papier ; aussi M. de Vendôme proposa-t-il de démolir les

Peut-être cela lui sauva-t-il la vie ; mais la prison fut longue et extrêmement dure, surtout d'être jour et nuit gardé à vue, pour un homme[1] aussi vif et aussi pétulant que l'étoit Barbezières, qu'ils renvoyèrent à la fin[2]. Parlant d'Italie[3], M. du Maine obtint avec grand peine que le Grand Prieur allât servir sous son frère en Italie, où son ancienneté le faisoit premier lieutenant général[4].

Grand Prieur en Italie sous son frère.

Tessé, devenu maréchal de France, ne se soucioit plus de sa charge de colonel général des dragons[5]. Il la vendit quatre cent quatre-vingt mille livres au duc de Guiche, qui en étoit mestre de camp général et se défit de cette dernière charge à Hautefeuille[6]. Par même raison Villars fit aussi de l'argent de la sienne de commissaire général de la cavalerie, et en eut gros du comte de Verue[7], que sa triste situation avoit banni depuis longtemps de son pays, et qui se voulut lier tout de bon au service de France[8].

Duc de Guiche et Hautefeuille colonel général et mestre de camp général des dragons*. Comte de Verue commissaire général de la cavalerie.

places de ce prince qui se croyait tout permis comme beau-père du duc de Bourgogne.

1. *Ho*e est en interligne.

2. Ci-après, p. 262. La même anecdote reviendra en 1704.

3. L'ingénieur Baillieu avait mis en vente un *Grand théâtre de la guerre en Italie*, en six feuilles, donnant les marches et contremarches de l'armée.

4. *Dangeau*, p. 142; *Gazette de Bruxelles*, p. 300 et 315. Nous avons vu, en 1702, qu'après un premier refus, le Grand Prieur avait obtenu de l'emploi à l'armée de Catinat (tome X, p. 91 et 203).

5. Ci-dessus, p. 46.

6. Gabriel-Étienne-Louis Texier, dit le marquis d'Hautefeuille, neveu et filleul du bailli (ci-après, p. 93), né le 11 mars 1671, reçu à l'ordre de Malte le 13 juin 1687, mestre de camp des dragons de la Reine en 1692, brigadier en 1702, maréchal de camp en 1704, lieutenant général en 1718, mourut à l'abbaye de Saint-Victor, le 14 juin 1743. La charge de mestre de camp général fut payée par lui deux cent quatre-vingt mille livres, dont quarante mille livres fournies par son oncle.

7. Le mari de la Dame de volupté : tome VII, p. 216-229. Comparez le *Mercure* d'avril 1703, p. 385, et de mai, p. 210-215.

8. Il paya cette charge cent quatre-vingt mille livres, comme le disent les *Mémoires de Sourches*, p. 70, et non vingt mille livres, comme

* *L'o* de ce mot surcharge une *n*.

Bachelier. [Add. S^t^S. 464]

M. de la Rochefoucauld obtint, en même temps, la survivance de la charge de premier valet de garde-robe du Roi qu'avoit Bachelier pour son fils[1]. Il aimoit extrêmement le père, qui avoit été son laquais, et que, de là, il avoit poussé à cette fortune. Il faut dire aussi que ce Bachelier étoit un des plus honnêtes hommes qu'on pût voir, le plus modeste, le plus respectueux[2], le plus reconnoissant pour son maître. Il avoit conservé un crédit sur lui dont ses amis, et plus souvent encore ses enfants, avoient besoin. M. de la Rochefoucauld aimoit bien mieux ses valets que ses enfants, et ruinoit ces derniers pour eux. Bachelier se comporta toujours avec tant de droiture et d'attachement entre le père et les enfants, qu'ils l'aimoient presque autant que le père[3], que j'ai ouï M. de la Rocheguyon et le duc de Villeroy, son ami intime et son beau-frère, en faire de grandes louanges ; et, quoique Bachelier fût devenu riche, jamais on n'a soupçonné sa probité. Son fils ne vaut pas moins. Il acheta de Blouin, après la mort du Roi, sa charge de premier valet de chambre, et il y a apparence qu'après le premier ministre, auquel il a pu résister malgré la toute-puissance de ce cardinal[4], il figurera beaucoup

on l'a imprimé par mégarde dans le *Journal de Dangeau*, p. 176. Il avait vendu son régiment de dragons au prince de Montauban, en 1694, pour soixante mille livres, et s'était arrangé une jolie habitation dans une maison des Jacobins de la rue Saint-Dominique.

1. Gabriel Bachelier, valet de chambre du duc de la Rochefoucauld comme il va être dit, avait été pourvu de la charge de premier valet de la garde-robe le 24 mai 1683 (Arch. nat., O¹ 27, fol. 133), et avait été anobli en août 1693 (Arch. nat., E 1881, 19 mars 1694 ; Cabinet des titres, dossier bleu 3357, fol. 70). Son fils, François-Gabriel, nommé en survivance le 24 mars 1703 (O¹ 47, fol. 48), acheta plus tard, le 22 septembre 1715, la charge de premier valet de chambre qu'avait Blouin, devint le confident tout-puissant de Louis XV, fut substitué aux Noailles, en 1730, comme inspecteur général des châteaux de Versailles et Marly, et mourut le 8 mai 1754, dans sa soixante-neuvième année, gouverneur du Vieux-Louvre et de la conciergerie de Saint-Germain.

2. *Respecteux*, dans le manuscrit.

3. *Que le père* est en interligne, au-dessus d'*et*, biffé mal à propos.

4. Fleury, qui vit encore quand Saint-Simon écrit ceci.

300 000 [#] de brevet de retenue à M. de la Rochefoucauld. [*Add. St-S. 465*]

dans l'intérieur des cabinets[1]. Bientôt après[2], M. de la Rochefoucauld eut trois cent mille [livres] de brevet de retenue sur ses charges. M. de la Rocheguyon, son fils, en avoit les survivances depuis longtemps : ce fut donc ses dépens, à quoi il fut obligé de consentir[3].

Mort et héritage de la vieille Toisy. [*Add. St-S. 466*]

La vieille Toisy dont j'ai parlé à l'occasion du mariage de la comtesse d'Estrées[4], dont elle avoit fourni la[5] plus grande partie de la dot, mourut fort vieille[6], s'étant toujours conservé son tribunal chez elle, et tout son air d'autorité, a force d'esprit[7]. Elle n'avoit point d'enfants, et, toute bourgeoise qu'elle étoit, elle n'estima pas ses parents dignes d'hériter d'elle[8]. Elle avoit donné en mariage à la duchesse de Guiche et à la comtesse d'Estrées. Les Noailles, qui sentoient la succession bonne, lui avoient toujours fait soigneusement leur cour[9] ; ce ne fut pas en

1. Effectivement, on le regarda, après la mort de Fleury, comme une espèce de successeur de ce cardinal. Les *Mémoires du marquis d'Argenson* (tomes I et II) lui reconnaissent, ainsi que les nôtres, toutes sortes de qualités sérieuses. Saint-Simon parlera encore du père et du fils à propos de la retraite et de la mort du duc de la Rochefoucauld.

2. Toute cette phrase a été ajoutée après coup, dans le blanc qui restait à la fin du paragraphe et en interligne, et la manchette est placée un peu plus haut.

3. *Dangeau*, tome IX, p. 240, avec une Addition que nous reprendrons plus tard ; *Sourches*, tome VIII, p. 128, juillet 1703 ; Arch. nat., O[1] 47, fol. 160 v°, brevet du 29 août, donnant le détail des dettes du vieux duc, qui s'élevaient à peu près à trois cent mille livres, et en assurant le payement. Déjà nous avons vu le Roi en payer d'autres une première fois en 1698, puis augmenter considérablement les appointements de la charge de grand veneur, en 1699.

4. Tome V, p. 28-29. — 5. *La* surcharge *une*.

6. Le 20 mars, et non le 23, comme nous l'avons dit dans sa notice : elle avait soixante-dix-huit ans : *Dangeau*, p. 150 ; *Sourches*, p. 47 ; *Mercure* du mois, p. 322-331, reproduit par les éditeurs du *Dangeau* ; épitaphe dans la *Notice sur la paroisse Saint-Paul*, par D. de Hansy, p. 56.

7. Le *Mercure* cite, parmi ses amis, Monsieur le Prince, l'évêque de Langres, Mlle de Gesvres, Mme d'Épernon.

8. Son mari avait trois frères, l'un doyen de Beauvais, le second conseiller au Parlement, le troisième auditeur des comptes.

9. Selon l'annotateur des *Mémoires de Sourches*, elle était parente

vain[1] : elle donna presque tout ce qu'elle avoit à la duchesse de Noailles[2], et fit une amitié de quarante mille livres au cardinal d'Estrées, son bon ami, pour qu'en revenant d'Espagne[3] il trouvât à acheter quelque petite maison pour aller prendre l'air autour de Paris[4].

Mme Guyon en liberté, mais exilée en Touraine. [*Add. St-S. 467*]

Un personnage du même sexe, plus rare et plus célèbre, obtint[5] en ce temps-ci sa liberté. Les amis de Mme Guyon, toujours attentivement fidèles, en furent redevables à la charité toujours compatissante du cardinal de Noailles, qui la fit sortir de la Bastille, où elle étoit depuis plusieurs années sans voir personne[6], et lui obtint la permission de se retirer en Touraine[7]. Ce ne fut pas la dernière époque de l'illustre béate ; mais la liberté lui fut toujours depuis conservée. Le cardinal de Noailles n'en recueillit rien moins que la reconnoissance de tout ce petit troupeau.

Procès sur la

Le cardinal de Bouillon n'étoit pas en repos dans son

de la maréchale de Noailles, d'origine bourgeoise comme elle, et portait un titre de marquise.

1. Malgré les soins de son exécuteur testamentaire, le président Lamoignon, qui recevait dix mille écus, on fit des épigrammes sur les obsèques : Chansonnier, ms. Fr. 12693, p. 131.

2. Comme légataire universelle. « Il lui en revieudra environ deux cent mille francs, » écrivait Mme de Beauvillier à Louville, le 25 mars.

3. Ci-après, p. 314.

4. Une « *vigne* à la manière d'Italie, » dit le *Mercure* ; la testatrice substituait cette donation au nouveau maréchal de Cœuvres. Sur le terme de *vigne*, voyez le *Dictionnaire de l'Académie*. Sous le règne suivant, le duc de Chaulnes en arrangea une à Bercy, qui passa ensuite à M. Pajot d'Onsembray.

5. Avant *obtint*, il a biffé une répétition de *du mesme sexe*.

6. Tome V, p. 165.

7. Le 21 mars. Cette permission était donnée en raison de son état de maladie, pour six mois seulement, mais renouvelable, et sous caution que le fils de Mme Guyon la représenterait à toute requête et qu'elle ne communiquerait avec personne, ni par écrit, ni verbalement : *Dangeau*, p. 153 ; *Sourches*, p. 52 ; Arch. nat., O[1] 47, fol. 46 v° et 174 ; Depping, *Correspondance administrative*, tome II, p. 747-748, 803 et 833 ; Ravaisson, *Archives de la Bastille*, tome IX, p. 11 et 96-98 ; Guerrier, *Madame Guyon*, p. 469-490 ; Tamizey de Larroque, *l'Abbé J.-J. Boileau*, p. 64-65.

coadjutorerie de Cluny gagné par l'abbé d'Auvergne.

exil[1]. Les moines de Cluny en avoient voulu profiter. Il leur avoit arraché la coadjutorerie pour son neveu, plutôt qu'il ne l'avoit obtenue[2] : ils n'avoient osé résister au nom du Roi, et à la présence du cardinal allant à Rome dans la faveur où il étoit pour lors ; mais ils s'étoient[3] ménagé des moyens à la pouvoir contester un jour. Il y avoit eu du bruit et des oppositions[4] étouffées par autorité : les moines étoient fort affligés de se voir[5] toujours hors de mains régulières ; ils étoient encore plus outrés de se voir passer des cardinaux à un abbé, qui n'avoit pas même le privilège, que le sacré collège se donne, de pouvoir tout posséder et régir. Ils ne virent donc pas plus tôt le cardinal en disgrâce, qu'ils attaquèrent la coadjutorerie au Grand Conseil, et donnèrent bien à courir aux Bouillons[6]. Outre les raisons du procès, le meilleur moyen des moines étoit de persuader aux juges que le Roi, mécontent de leur abbé, y prenoit part pour eux : tellement que les Bouillons voulurent se parer de leurs proches, faire effort de crédit, et faire comprendre par cette assistance ouverte que le Roi demeuroit neutre entre eux. Je ne pus leur refuser d'aller avec eux à l'entrée des juges[7], et les solliciter avec le duc d'Albret et l'abbé d'Auvergne, et de dire à chacun bien affirmativement que le Roi n'y prenoit aucune part. Ces sollicitations durèrent, ainsi que les entrées des juges, où la compagnie étoit assez nombreuse[8] ; enfin, le 30 mars,

1. Voyez, en dernier lieu, notre tome VIII, p. 96-98.
2. Tomes IV, p. 108, et VII, p. 82.
3. *S'estoient* est en interligne, sur *y avoient*, biffé.
4. *Opposions*, dans le manuscrit.
5. *De se voir* est en interligne, au-dessus de *d'estre*, biffé.
6. Voyez la correspondance du cardinal et de son principal agent, l'avocat le Vaillant, dans les mss. Nouv. acq. fr. 774-776, 779, 5089 et 5090, et les factums réunis dans les mss. Clairambault 772 et 773.
7. Comme parent proche par les Lorge.
8. C'est-à-dire que les solliciteurs, après être allés en grand train, suivant l'usage, chez chacun des juges (voyez notre tome II, p. 72-75), vinrent encore les saluer à l'entrée de la salle d'audience. Brancas *le Distrait* alla une fois à une autre chambre que celle où se jugeait

l'abbé d'Auvergne gagna en plein tout d'une voix[1]. Ils me surent un gré infini d'avoir toujours été avec eux partout, dont plusieurs s'étoient très souvent dispensés. Je les retrouvai après bien à point dans une autre affaire, où ils me servirent très utilement et avec la dernière chaleur[2]. On est fort quand on se soutient dans les familles et les parentés, et on est toujours la dupe et la proie de s'abandonner : c'est ce qui se voit et se sent tous les jours avec un dommage irréparable. L'arrêt signé, l'abbé d'Auvergne fut bien étonné de ne le pas trouver tel que tous les juges l'avoient dit en les allant remercier. Il s'en plaignit à Verthamon, premier président. La dispute fut forte. Les Bouillons crièrent, menacèrent de se plaindre au Roi et au Grand Conseil ; les juges s'émurent : il fallut leur porter l'arrêt ; ils le réformèrent, aux hauts cris de Verthamon, à qui, pour l'honneur de la présidence, on laissa dans l'arrêt quelque chose de ce qui n'y avoit pas été prononcé[3].

Verthamon plus que mortifié.

son affaire. Mme d'Aulnoy (*Mémoires*, tome I, p. 321) prétend qu'en Espagne, pour éviter cet abus, on n'annonçait pas quel tribunal serait chargé du procès.

1. *Dangeau*, tome IX, p. 157 : « M. l'abbé d'Auvergne gagna tout d'une voix, au Grand Conseil, un procès que lui faisoient quelques moines de Cluny sur la coadjutorerie. Ainsi voilà une affaire finie sans retour. » L'original du jugement se trouve dans le registre du Grand Conseil V[5] 967, à la date, signé par M. de Verthamon et par le conseiller Marsollier. La Cour déclarait qu'il n'y avait pas abus et condamnait les moines à cent cinquante livres d'amende, plus neuf cent livres d'épices et six écus pour les petits commissaires, mais leur réservait le droit de former telles demandes qu'ils aviseraient quant à la juridiction.

2. Dans son procès de 1705, à Rouen.

3. Il nous racontera, à l'année 1705 (éd. 1873, tome IV, p. 273), que, sur la plainte portée alors contre le premier président, les magistrats du Grand Conseil, quoique mal avec lui, ne changèrent rien au texte incriminé (l'original ne porte en effet que quelques corrections de pur style), et que l'arrêt fut encore maintenu par le conseil des dépêches, mais en laissant les voies ouvertes pour un nouveau recours au cardinal et à son neveu. En 1708 (tome V, p. 424-425), un autre arrêt du Grand Conseil, auquel Cluny avait toutes ses affaires commises, arrêt confirmé par le conseil des dépêches et par celui des finances, donnera gain de cause

Fanatiques. Raison de ce nom.

Montrevel ne trouva pas les Fanatiques si aisés à réduire qu'il avoit cru[1]. On leur avoit donné ce nom[2] parce que chaque troupe considérable de ces protestants révoltés avoient[3] avec eux quelque prétendu prophète ou prophétesse, qui, d'intelligence avec les chefs, faisoient les inspirés et menoient ces gens-là où ils vouloient, avec une confiance, une obéissance et une furie inconcevable.

Bâville; son caractère, sa puissance en Languedoc. [*Add. S^tS 468*]

Le Languedoc gémissoit depuis longues années sous la tyrannie de l'intendant Bâville, qui, après avoir culbuté le cardinal Bonsy, comme on le dira en son lieu[4], tira toute l'autorité à lui, et qui, pour que rien ne lui en pût échapper, fit donner le commandement des armes dans toute la province à son beau-frère Broglio[5], qui n'avoit pas servi depuis la malheureuse campagne de Consarbrück[6], du maréchal de Créquy, où il étoit maréchal de camp[7]. Par ce

aux religieux contre leur abbé. Enfin, en 1710 (tome VIII, p. 56); un dernier échec amènera le cardinal à passer à l'étranger.

1. Ci-dessus, p. 66-68.

2. « L'école de prophétie (de Jurieu) s'était établie dans les montagnes du Dauphiné, du Vivarais et des Cévennes, pays tout propre aux prédictions, peuplé d'ignorants et de cervelles chaudes échauffées par la chaleur du climat, et plus encore par leurs prédicants » (*Siècle de Louis XIV*, p. 712). Les cas d'extase devenant endémiques, Bâville réunit dans les prisons d'Uzès trois cents jeunes voyants, que la Faculté de Montpellier déclara *fanatiques*, c'est-à-dire atteints de folie religieuse, et dont les uns furent envoyés aux galères, les autres au régiment. Bâville se sert, dès 1701, de cette expression : « les prédicants phanatiques, » et M. de Broglie, de celle de « fanatisme. » Quarante ans avant, on désignait de même « du nom équivoque de *Fanatiques* » les « zélateurs » anglais soulevés par Ludlow (*Gazette* de 1661, p. 109-110).

3. *Avoient* est bien au pluriel dans le manuscrit.

4. Ci-après, p. 141-147. — 5. Ci-dessus, p. 67.

6. Kons-Saarbrück, presque au confluent de la Sarre et de la Moselle.

7. Défaite du 11 août 1675 : *Gazette*, p. 635, 636 et 638 ; Pellisson, *Lettres historiques*, tome II, p. 406-409 ; D. Calmet, *Histoire de Lorraine*, tome III, p. 727-733, et Preuves, col. DCV-DCXI ; *Écrits inédits de Saint-Simon*, tome VI, p. 163 ; lettre du duc de Hanovre, dans *Sophie de Hanovre*, p. 104-105 ; Rousset, *Histoire de Louvois*, tome II, p. 173-178 ; *Lettres de Mme de Sévigné*, tome IV, p. 48, 60, 93, 108, 112, 153, etc. C'est à cette occasion que Condé aurait dit du maré-

moyen [1], le commandement et toute considération des lieutenants généraux de la province tombèrent, et tout fut réuni à Bâville, devant qui son beau-frère, d'ailleurs très incapable, ne fut qu'un petit garçon. Bâville étoit un beau génie, un esprit supérieur, très éclairé, très actif, très laborieux. C'étoit un homme rusé, artificieux, implacable, qui savoit aussi parfaitement servir ses amis et se faire des créatures ; un esprit surtout de domination, qui brisoit toute résistance, et à qui rien ne coûtoit parce qu'il n'étoit arrêté par rien sur les moyens [2]. Il avoit fort augmenté le produit de la province ; l'invention de la capitation l'avoit beaucoup fait valoir [3]. Ce génie vaste, lumineux, impérieux, étoit redouté des ministres, qui ne le laissoient pas approcher de la cour, et qui, pour le retenir en Languedoc, lui laissoient toute puissance, dont il abusoit sans ménagement [4]. Je ne sais si Broglio et lui se voulurent faire valoir Ressources

chal : « Il ne lui manquait plus que cette disgrâce pour le rendre un des plus grands généraux de l'Europe. » Quelques jours après, Créquy rachetait sa défaite par une belle résistance dans Trèves, qui fut livrée malgré lui.

1. C'est en janvier 1689 que le comte de Broglie a reçu ce commandement : *Dangeau*, tome II, p. 286.

2. Villars disait de lui : « C'est un général. » Berwick l'a qualifié un « homme des plus sensés qu'il y eût en France. » Les *Mémoires de Noailles* le présentent (p. 226) comme « un de ces hommes rares qu'un roi doit s'estimer heureux d'employer aux grandes affaires. » Au contraire, Soulavie, dans ses *Mémoires du règne de Louis XVI*, tome II, p. 319, prétend que M. de Malesherbes eût voulu rayer le nom de Bâville des fastes de sa famille.

3. Voyez, en dernier lieu, notre tome VIII, p. 246-247.

4. Mme de Maintenon, dont il était un très ancien ami, lui écrivait en 1706 (recueil Geffroy, tome II, p. 74 ; comparez p. 41 et 257) : « Je croirai cette année fort heureuse, si je conserve l'estime que vous voulez bien avoir pour moi ; je ne connois guère rien de meilleur que d'en avoir donné à un homme tel que vous. Vous savez celle que j'ai eue toute ma vie pour vous, et qui augmente tous les jours. » Treize des lettres qu'elle lui adressa, conservées à la bibliothèque de la ville de Genève, ont été imprimées en 1877. Beaucoup de lettres de lui, relatives au Languedoc, et particulièrement à la guerre des Cévennes, ont été publiées soit par Depping, soit par M. Monin, par M. Joret, ou

secrètes des Fanatiques. Triste situation du Languedoc.

du côté des armes ; mais ils inquiétèrent fort les non ou mauvais convertis, qui, à la fin, s'attroupèrent [1]. On sut après que Genève d'une part, le duc de Savoie d'autre, leur fournirent des armes et des vivres dans le dernier secret : l'une [2], des prédicants [3] ; l'autre, quelques gens de tête et de main, et de l'argent [4] ; tellement qu'on fut très

par M. Rosbach, dans leurs travaux sur l'administration de cette province, soit dans la *Correspondance des Contrôleurs généraux des finances*. Selon Barbier (*Journal*, tome V, p. 18), l'intendance, une des plus belles du Royaume, rapportait jusqu'à cinquante mille livres. Nous verrons Roquelaure se maintenir, lui aussi, dans le commandement de cette province, mais seulement pendant huit ans, tandis que Bâville resta à l'intendance de 1685 à 1718, sans revoir Paris.

1. Sur la valeur des conversions et sur les causes qui avaient retardé l'explosion des événements, on peut voir quelques pages des *Mémoires sur le Languedoc*, par Bâville lui-même (1698), p. 79-83, et son mémoire de décembre 1702, avec une lettre confidentielle du 6 mars 1703, dans le tome XIV de la nouvelle édition de l'*Histoire du Languedoc*, col. 1635-1638 et 1700-1705. Saint-Hilaire dit, dans ses *Mémoires*, tome II, p. 341 : « Le zèle des catholiques, et surtout des ecclésiastiques, contre les religionnaires, fut la cause principale. » Voyez aussi des réflexions du *Mercure historique et politique*, 1703, tome XXXIV, p. 195-200, 303-306, 427-438, etc., et même celles de Villars, dans ses *Mémoires*, tome II, p. 145 et suivantes, à l'année 1704.

2. *L'une* corrige *les uns*.

3. « On appelle ainsi, par mépris, un ministre de la religion prétendue réformée, dont la fonction est de prêcher » (*Académie*, 1718). Surtout à l'origine, c'étaient de simples illuminés, des voyants, sans caractère sacerdotal. Le mot se trouve, dès le siècle précédent, dans P. de l'Estoile, etc.

4. Il a été dit plus haut (p. 67) que les Fanatiques comptaient surtout sur l'appui de l'Angleterre. Voyez leur appel aux États protestants (Bibl. nat., Lb[37] 4244) et le projet de descente d'une armée anglaise, préparé par un officier réfugié en Prusse, que feu Gustave Masson a publié dans le *Bulletin de la Société de l'Histoire du Protestantisme français*, 15 juillet 1880, p. 307-317. Le 23 septembre 1701, M. de Broglie écrivait (*Histoire du Languedoc*, tome XIV, col. 1551) : « Ils sont entretenus dans leur religion et dans l'esprit de révolte par les chefs de cette secte qui sont dans les grosses villes, lesquels étant dans une relation continuelle avec des réfugiés d'Hollande, Angleterre et Genève, inspirent par leurs émissaires tous les mouvements qu'ils croient propres à animer ces religionnaires. »

longtemps dans la surprise de les[1] voir en apparence dénués de tout, et néanmoins se soutenir et entreprendre[2]. On eut grande obligation à ce fanatisme qui s'empara d'eux, et qui bientôt leur fit commettre les derniers excès en sacrilèges, en meurtres et en supplices sur les prêtres et les moines[3]. S'ils s'en étoient tenus à ne maltraiter personne que suivant les lois de la guerre, à demander seulement liberté de conscience et soulagement des impôts, force catholiques, qui par crainte, par compassion, ou par espérance que ces troubles forceroient à quelque diminution de subsides, auroient persévéré, et peut-être levé le masque sous leur protection, et en auroient entraîné le grand nombre[4]. Ils avoient des cantons entiers, et presque quelques villes de leur intelligence, comme Nîmes, Uzès, etc.[5], et force gentilshommes distingués et accrédités dans le pays qui les recevoient clandestinement dans leurs châteaux, qui les avertissoient de tout, et à qui ils s'adressoient avec sûreté, qui, eux-mêmes, pour la plupart, avoient leurs ordres et leurs secours de Genève ou de Turin[6]. Les Cévennes et les pays voisins, pleins de montagnes et de déserts, étoient une merveilleuse retraite pour

1. *Les* est en interligne.

2. Dès le commencement de 1703, la *Gazette de Bruxelles* annonce (p. 188) qu'un gentilhomme a été pris porteur de quatre-vingt mille livres en lettres de change de Hollande. Comparez les *Mémoires de Sourches*, p. 26 et 31.

3. Déjà dit ci-dessus, p. 67. Le meurtre qui fit le plus d'éclat fut celui de l'archiprêtre des Cévennes, François de Langlade du Chayla, ancien missionnaire à Siam, curé de Saint-Germain-de-Calverte et prieur de Laval, inspecteur des missions, massacré au Pont-de-Montvert, le 24 juillet 1702 : *Bulletin de la Société de l'Histoire du Protestantisme français*, 1891, p. 167-168 ; *Histoire du Languedoc*, éd. Roschach, tomes XIII, p. 736-747, et XIV, col. 1564-1583 ; *Correspondance des Contrôleurs généraux*, tome II, n° 231 ; relation publiée en 1855, par M. Rescossier, etc.

4. La phrase paraît incomplète à cause du dernier *et*, à moins qu'on n'interprète, à la quatrième ligne, le pronom *qui* par *les uns*.

5. *Dangeau*, tome IX, p. 175.

6. Voyez ci-après, p. 371-372.

ces[1] sortes de gens, d'où ils faisoient leurs courses[2]. Broglio, qui y voulut faire le capitaine, y fut traité et s'y conduisit en intendant : ni troupes, ni artillerie, ni vivres, ni amas nulle part[3] ; en sorte que Montrevel fut obligé de demander de toutes ces choses, en attendant lesquelles les Fanatiques désoloient toujours la province, en recevant aussi de temps en temps quelques petites pertes de la part de Julien[4]. Broglio, qui n'entendoit rien qu'à dominer sous l'ombre de Bâville[5], fut rappelé, et eut l'imprudence de répandre[6] que c'étoit avec parole d'être fait chevalier

1. *Ses*, dans le manuscrit.

2. Bâville, en annonçant l'arrestation du prophète Daniel Raoul par l'entremise d'un nouveau converti, écrivait au contrôleur général, le 1er septembre 1701 : « On ne peut prendre ces sortes de gens-là autrement, et toutes les forces du monde ne servent de rien, parce qu'ils ont des retraites assurées Il faut, pour de l'argent, trouver quelqu'un de ceux qui les suivent, qui les découvre et les livre. » (Arch. nat., G7 305.)

3. M. de Broglie avait été battu sur la Vistre, le 12 janvier ; le jeune Roland s'était mis à la tête des « Enfants de Dieu » et avait tout ravagé autour de lui ; le soulèvement descendait jusqu'à la mer. C'est pourquoi on se décida à envoyer Montrevel, avec dix mille soldats rappelés des armées, vingt canons et six cents miquelets des Pyrénées (*Dangeau*, tome IX, p. 107, 112, 121, 122 et 124 ; *Sourches*, tome VIII, p. 26 et suivantes ; *Annuaire-Bulletin de la Société de l'Histoire de France*, 1868, 2e partie, p. 41 et 42). Montrevel arriva à Nîmes le 14 février 1703, et les exécutions commencèrent aussitôt (*Histoire du Languedoc*, tome XIV, col. 1678-1681 ; *Gazette d'Amsterdam*, 1703, nos XII et suivants).

4. Julien montra la plus inflexible rigueur. Ernest Moret a cité de lui, dans *Quinze ans du règne de Louis XIV*, tome I, p. 337, note, cette lettre à Chamillart, février 1703 : « Comme, dans nos marches, nous aurions été embarrassés de garder les prisonniers, je pris la peine de leur faire casser la tête à mesure qu'on me les conduisoit. Le Roi épargne les frais de justice et ceux de l'exécution. Ce sont des serpents dangereux, auxquels il est bon d'écraser la tête le plus tôt qu'il est possible. » Il proposa, en arrivant, de passer tout au fil de l'épée et d'incendier les localités suspectes ; mais Bâville résista.

5. Ses lettres au ministre de la guerre sont dans le tome XIV de l'*Histoire du Languedoc*.

6. *De répandre* a été ajouté après coup, en interligne.

de l'Ordre[1]. On envoya trois ou quatre lieutenants généraux ou maréchaux de camp à Montrevel[2], avec vingt bataillons et de l'artillerie, dont il sut très médiocrement s'aider[3]. On pendit quelques chefs qui furent pris en divers petits combats ou surprises. Ils se trouvèrent tous de la lie du peuple, et leur parti n'en fut ni effrayé ni ralenti. Tant d'occupations étrangères et domestiques n'empêchèrent pas le Roi de s'amuser à des bals à Marly[4]. Bals à Marly.

Kehl pris[5], et les comtes Schlick[6] et Stirum[7] à la tête

1. Du moins, il reçut quatre mille livres de pension pour ses deux fils, qui étaient colonels : *Dangeau*, p. 130, 135, 137 et 159.

2. En premier lieu, MM. de Caraman et de Gévaudan, originaires de la province; mais M. de Caraman ne partit point (*Dangeau*, p. 134 et 137).

3. Au mois de mai, on lui donna un pouvoir général pour commander dans toute la province comme autrefois le duc de Noailles, convoquer la noblesse, tenir les états, etc. Sa correspondance est conservée à la bibliothèque de l'Arsenal, ms. 3854, et des extraits en ont été publiés en 1891, dans les *Mémoires de l'Académie de Toulouse* Voyez aussi les tomes XIII et XIV de l'*Histoire du Languedoc*, éd. Roschach, les *Annales de la Faculté des lettres de Bordeaux*, tome I, p. 86-96, et l'*Histoire de Nîmes*, par Ménard, à l'année 1703. Le P. Léonard nous a conservé le compliment que l'archevêque de Narbonne adressa au maréchal lors de l'ouverture des états de 1703 : Arch. nat., MM 826, fol. 84.

4. *Dangeau*, p. 118 et 123 : « Il y aura des bals à ce voyage, et on a amené tous les danseurs et toutes les danseuses de la cour. » « Il y aura cinq bals en six jours, écrivait la duchesse de Beauvillier à Louville (18 février), dont un en masque, où tout le monde sera masqué, même le Roi. » Ce dernier bal eut lieu le mardi gras ; Dangeau, les *Mémoires de Sourches*, p. 32-33, et le *Mercure*, p. 277-289, donnent des détails.

5. Ci-dessus, p. 71-72.

6. *Schick*, par erreur, dans le manuscrit. — Léopold-Antoine-Joseph Schlick, né le 10 janvier 1663, marié en 1687 à une Kaunicz, nommé au commandement des armées impériales en décembre 1702, venait de commencer ses opérations sur la rive droite de l'Inn, d'après un plan de campagne qui est publié dans l'ouvrage de M. de Röder sur le prince de Bade, tome I, 15 février 1703. Son peu de succès le fit rappeler en juillet et diriger sur la Hongrie, où il fut battu encore. C'est lui qui, en 1702, avait commencé avec l'Électeur les négociations secrètes. Il mourut le 8 avril 1723, étant conseiller d'État ordinaire, chambellan, colonel d'un régiment de cavalerie et grand chancelier de Bohême.

7. Hermann-Otto, comte de Limbourg et Bronchorst-Stirum, ban-

Honteux délais de Villars de passer en Bavière, jaloux de sa femme ; refusé de* la mener

des troupes impériales pour contenir l'électeur de Bavière, il devenoit fort pressé de faire passer une armée à son secours[1]. Villars et la sienne y étoient destinés[2]. Il étoit revenu à Strasbourg après sa conquête[3] ; il fut difficile de l'en faire sortir : il ne pouvoit s'éloigner de sa femme[4]. Le prince Louis rassembloit des troupes, et se retranchoit aux passages des montagnes. Le maréchal lui envoya demander un passeport pour sa femme ; il en fut refusé[5], et il s'en vengea depuis honteusement en brûlant et ravageant les terres de ce prince, lorsqu'il y passa en allant en Bavière[6]. Le Roi, à qui il demanda permission

neret héréditaire de Gueldre et Zütphen, chambellan de l'Empereur, fait colonel de dragons en 1678, avait pris part aux campagnes de Charles de Lorraine contre les Turcs, était passé lieutenant général en 1688, commandant dans la Souabe et les pays du haut Rhin en 1692, feld-maréchal général en mai 1696. Nous le verrons bientôt battu à Hochstedt, et il mourra le 9 juillet 1704, de blessures reçues au combat de Schellenberg.

1. *Dangeau*, p. 99 et 117. — 2. Ci-dessus, p. 65 et 71.

3. *Dangeau*, p. 150. Quelques-uns de ses colonels étant revenus à la cour, on les fit repartir sous peine d'aller à la Bastille.

4. C'est Monasterol surtout, l'agent de l'Électeur dont il va être parlé dix-sept lignes plus loin, qui répandait ces accusations contre le maréchal. Celui-ci se défendait vivement et représentait la nécessité d'agir avec prudence et de bien préparer les ressources dont il aurait besoin pour s'enfoncer au cœur de l'Allemagne vers les premiers jours de mai (*Mémoires de Villars*, tome II, p. 74, 75 et 282-289 ; *Villars d'après sa correspondance*, tome I, p. 198-206 ; *Mémoires militaires*, tome III, p. 326-347 et 552 ; *Dangeau*, p. 154 et suivantes).

5. C'est bien plus tard, et après être entré en Allemagne, que Villars fit cette démarche, qui fut connue à Versailles le 17 juin (*Dangeau*, p. 216 ; *Sourches*, p. 111) : « Le prince Louis de Bade... a refusé un passeport pour la maréchale de Villars, qui vouloit aller joindre son mari sur le Danube, et a renvoyé la lettre que ce maréchal lui avoit écrite, toute ouverte et sans lui faire réponse. » Saint-Simon reviendra sur ce fait ci-après, p. 154-155, sans se rappeler qu'il avait devancé les temps.

6. Ceci est du mois de février. « Ce prince a mandé à M. de Villars qu'il le prioit de se ressouvenir de leur ancienne connoissance et

* *Refusé de* corrige des lettres effacées du doigt.

de se faire accompagner par sa femme, ne se montra pas plus galant que le prince Louis[1] : tellement que Villars, en furie, ne songea qu'à différer. L'approvisionnement, les recrues, l'arrivée des officiers, mille détails dont il sut profiter furent ses prétextes[2]. Cinquante bataillons et quatre-vingts escadrons, avec force officiers généraux, destinés à passer avec lui, se morfondirent longtemps, peu touchés des charmes de la maréchale[3]. Le comte

avec lui ; joint enfin l'Électeur.

d'épargner ses terres, particulièrement sa maison de Rastadt ; il l'a fait rebâtir depuis peu et y faisoit sa résidence » (*Dangeau*, p. 127 ; *Sourches*, p. 36 et 39). Selon la *Gazette d'Amsterdam*, n° XX, le prince promettait de faire payer les contributions de guerre, si l'on évitait les ravages, et Villars envoya au Roi cette lettre, qu'on affecta, à l'étranger, de regarder comme apocryphe. Des sauvegardes furent placées à Rastadt et dans les dépendances ; mais elles ne pouvaient empêcher les désordres des maraudeurs, et c'est alors que, de part et d'autre, on usa de représailles (*Dangeau*, p. 193 ; *Sourches*, p. 83 et 88 ; *Gazette de Bruxelles*, p. 143 et 325). Comme compensation, l'Empereur assigna au prince des terres de Silésie valant soixante-neuf mille écus (*Gazette d'Amsterdam*, n° XLI).

1. Cette autre nouvelle fut connue deux jours avant celle du passeport sollicité (*Dangeau*, p. 214) : « M. de Villars a demandé au Roi, avec de si grandes instances, que la maréchale sa femme pût passer en Allemagne et le joindre, que S. M. y a enfin consenti. Elle s'en ira à Ulm ; mais on ne croit pas qu'on lui permette d'aller à Munich. » La dernière lettre de Villars au ministre publiée par M. de Vogüé (tome II, p. 293-299) est datée du 30 mai, à Riedlingen, et c'est le 8 juin que le Roi fit répondre que Mme de Villars pouvait faire « ce qui conviendrait. » Comme Saint-Simon le racontera p. 154, elle était partie pour Strasbourg depuis le 10 février ; là, son mari lui donna, le 1er avril, le « divertissement d'une bataille feinte » dans la plaine voisine. De même la maréchale de Boufflers avait passé l'hiver avec son mari à Bruxelles ; mais elle en revint à la fin d'avril. (*Gazette de Bruxelles*, p. 111, 245, 246 et 264.)

2. *Furent ses prétextes* a été ajouté en interligne, et un point mis après *différer*, deux lignes plus haut.

3. Villars écrivait au prince de Conti, le 14 avril : « Si, dans l'exécution de ce dessein auquel je marche présentement, je fais quelques fautes, envoyez-moi les grands raisonneurs ; nous les mènerons aux retranchements de M. de Bade.... Ils seront plus traitables.... que sur les terrasses de Versailles et Marly, où l'on traite un pauvre diable

d'Albert, que le Roi ne voulut jamais rétablir, non pas même le laisser colonel réformé [1], eut permission d'aller chercher fortune en Bavière au service de l'Électeur, et alla, avec Monasterol [2], son envoyé ici, joindre ces troupes pour passer avec elles [3]. A la fin, Villars, poussé à bout d'ordres pressants, et ne pouvant plus trouver d'excuses sous les yeux de tant de témoins, passa le Rhin et se mit sérieusement en marche [4]. Il poussa devant lui Blainville, avec une vingtaine de bataillons [5], qui emporta le château

d'extravagant ou par l'amour, ou par l'avarice, ou par la vanité; car j'ai ouï dire qu'il n'y avoit que ces trois petits points dans mon procédé.... » (*Mémoires*, éd. Vogüé, tome II, p. 288.) Comparez les lettres publiées dans le *Mercure* de mai, p. 277-290.

1. Tome X, p. 381.

2. Ferdinand-Auguste Solaro, comte de Monasterol (on prononçait, et l'on écrivait même parfois : *Monastrol*), Piémontais attaché au service de l'Électeur et gentilhomme de sa chambre, était venu faire une mission de compliments à Versailles et à Madrid, de février à mai 1698, puis, devenu capitaine des gardes du prince, était revenu à Paris en 1699, avait négocié le traité d'alliance de 1701-1702, et cherchait sans succès, depuis lors, à rejoindre l'armée de son maître pour y prendre rang de lieutenant général. Il mourut à Munich, peut-être par suicide, en mars 1718, ayant épousé à Paris la veuve de M. de la Chétardye. Villars le considérait comme l'ennemi le plus perfide pour lui, et le serviteur le plus pernicieux pour son propre maître. M. le marquis de Vogüé s'est beaucoup servi de sa correspondance secrète, conservée aujourd'hui dans les archives de la famille Törring.

3. *Dangeau*, tome IX, p. 154, 159, 160 et 165; *Sourches*, p. 60. Recommandé chaudement par Villars à l'Électeur (*Villars d'après sa correspondance*, tome II, p. 279-280), le colonel reparut à Versailles en décembre, avec une mission de son nouveau maître.

4. Le 16 avril : *Dangeau*, p. 170 et suivantes; *Sourches*, p. 66 et suivantes; Pelet, *Mémoires militaires*, tome III, p. 563 et suivantes; *Villars d'après sa correspondance*, tome I, chap. III et IV, p. 183-264; correspondance de Villars communiquée à Soulavie par MM. de Vogüé, et publiée dans le tome I des *Pieces inédites sur les règnes de Louis XIV et de Louis XV*, p. 226-292; correspondance avec l'Électeur, septembre 1702 à septembre 1703, dans le ms. Nouv. acq. fr. 496, fol. 48-246. En passant le Rhin, il promit à l'Électeur de percer aussi loin que la terre pourrait le porter, et le pain le suivre.

5. Blainville venait d'être rappelé de Namur sur la demande de Vil-

d'Hasslach[1], où cent quatre-vingts hommes demeurèrent prisonniers, dans la vallée de la Quinche[2], à trois lieues de Gegenbach[3], où étoit le prince Louis, qui, par toutes les lenteurs du maréchal, étoit sur le point d'être joint par vingt bataillons que lui envoyoient les Hollandois. Ces retranchements, examinés et tournés, furent trouvés de digestion trop dure ; il fallut prendre des détours : on réussit[4], et Villars, capitaine de vaisseau[5], qui avoit eu permission de faire la campagne auprès du maréchal son frère, arriva le 6 mai, après dîné, à Versailles, dans le temps que le Roi travailloit avec Chamillart dans son cabinet, qui l'y fit entrer d'abord[6]. Il apportoit la nouvelle que

lars : *Dangeau*, p. 165, 174, etc. ; *Sourches*, p. 63 ; *Mémoires militaires*, p. 573-577 ; Quincy, *Histoire militaire*, tome IV, p. 77-80.

1. Petite ville qui est aujourd'hui du grand-duché de Bade.

2. Pour *Kinzig*. Cette rivière va se jeter dans le Rhin auprès de Kehl.

3. Ville libre impériale, démantelée par nous en 1643.

4. Tout cela est pris de *Dangeau*, p. 175, 177, 179 et 182 ; comparez le *Mercure* d'avril, p. 411-424. L'insuccès de cette tentative fit mauvais effet au premier moment. De même que Villars dans ses *Mémoires* et dans ses lettres, M. de Vogüé, dans son livre sur le maréchal, a décrit *de visu* les difficultés extraordinaires que put offrir cette marche à travers les défilés de la Kinzig, tandis que Saint-Simon affecte de n'y pas même faire allusion, non plus qu'à l'entrain déployé par le maréchal à la tête de ses soldats. Il est vrai que Dangeau n'en avait dit rien de saillant. Le *Mercure* de mai, p. 277-326, la *Gazette d'Amsterdam*, nos XXXVIII et suivants, et celle de *Bruxelles*, p. 296, 301-304, 309, 310, 312, 317, donnent force détails. M. le duc d'Aumale a raconté (tome IV, p. 239-244) l'expédition pareille du maréchal de Guébriant en 1643.

5. Armand, dit le chevalier puis le comte de Villars, était un officier « amphibie, » qui avait débuté sur mer, comme volontaire, en 1672, s'était distingué à la bataille navale de Palerme, avait pris part à la descente de Gênes, en 1684, comme capitaine de vaisseau, et, en même temps, occupait le rang de brigadier dans les armées de terre. Par égard pour son frère, on le promut successivement chef d'escadre en 1705, et lieutenant général en 1708. Nous le verrons mourir devant Douay, le 19 août 1712, ayant obtenu le gouvernement de Gravelines en 1709. Son frère avait songé déjà à lui pour porter la nouvelle de la prise de Kehl ; mais il ne voulut pas lui confier une mission analogue après Hochstedt : Soulavie, *Pièces inédites*, tome I, p. 228 et 263-264.

6. *Dangeau*, p. 185-186 ; *Sourches*, p. 74-75.

l'armée avoit surmonté tous les obstacles et les défilés, qu'[on] avoit attaqué le château d'Hornberg[1], à côté de Wolfach[2], et que trois ou quatre mille hommes qui étoient derrière Hornberg s'étoient retirés précipitamment ; qu'ils avoient perdu trois cents hommes, et nous une trentaine ; qu'on n'avoit pas voulu s'amuser à les poursuivre ; que l'armée étoit, le 2, campée à Saint-Georges[3], entrée sur trois colonnes dans la plaine ; qu'elle n'étoit plus qu'à trois lieues de Rottweil[4] et de Villingen[5] ; qu'on n'entendoit point parler du prince Louis depuis qu'on l'avoit tournoyé[6] et laissé à côté ; qu'enfin la jonction avec l'Électeur étoit désormais sûre et certaine[7]. Il ajouta des détails sur les vivres, les convois et l'artillerie, qui furent satisfaisants, et que Saint-Mauris[8] et Clérambault[9], lieutenants généraux, étoient demeurés, avec quatre bataillons et vingt-trois escadrons, à Offenbourg, où le maréchal de Tallard venoit d'arriver[10]. Villars ne voulut point attaquer Villingen, qu'il

1. Ce château, sur le ruisseau de Gutach, dans une situation très facile à défendre, domine le passage de la Forêt-Noire. Turenne était passé par là en 1645. Dangeau ou ses éditeurs ont écrit : *Hornbourg*. Deux lignes plus loin, notre texte porte : *Horneberg*.

2. Petite ville au confluent d'une rivière de même nom et de la Kinzig.

3. C'est dans les environs de ce village que prend naissance un des cours d'eau qui se réunissent plus loin pour former le Danube.

4. Ville impériale de la Souabe, sur le Necker, devant laquelle le maréchal de Guébriant, en arrivant au but, avait reçu la mort en 1643.

5. Petite ville au débouché des montagnes, entre les sources du Danube et celles du Necker, défendue par une enceinte à tours et un double fossé.

6. Littré a relevé, comme particulier, cet emploi de *tournoyer* à l'actif, et au sens d'écarter, dit-il ; mais ne serait-ce pas plutôt tourner au sens militaire du mot, laisser de côté, comme il est dit immédiatement après ?

7. Voyez les *Mémoires de Villars*, tome II, p. 78-84, et *Villars d'après sa correspondance*, tome I, p. 209-213, et tome II, p. 269-275.

8. Charles-César, marquis de Saint-Mauris : tome X, p. 53.

9. Le second fils du défunt maréchal ; tome I, p. 273.

10. *Dangeau*, p. 171 et 186. On a imprimé là, par erreur : *trois* escadrons.

laissa sur sa gauche, pour ne point retarder sa marche[1]. Il détacha, le 4, de Donaueschingen[2], d'Aubusson, mestre de camp de cavalerie[3], avec cinq cents chevaux, pour aller porter de ses nouvelles à M. de Bavière[4]. Ce prince avoit aussi envoyé cinq cents chevaux au devant du maréchal. Les détachements se rencontrèrent, se reconnurent, et ce fut grand joie des deux côtés[5]. Villars avoit avec lui cinquante bons bataillons et soixante escadrons, avec pouvoir de faire des brigadiers et de donner amnistie aux déserteurs voulant revenir[6]. Enfin[7] le maréchal de Villars vit, le 12 mai, l'électeur de Bavière, qui pleura de joie en l'embrassant, et le combla, en son particulier, de tout ce qui se peut de plus flatteur, et témoigna[8] une grande reconnoissance pour le Roi. Il lui fit voir ses troupes, et faire trois salves de canon et de mousqueterie, jetant le premier son chapeau en l'air et criant : *Vive le Roi !* ce qui fut imité par toute son armée. Deux jours après, l'Électeur

1. *Mémoires militaires*, p. 579-580 ; *Mémoires de Villars*, tome II, p. 82-85. Le commandant ayant reçu quelques volées de boulets rouges sans se rendre, on passa outre, et Villars le regretta plus tard.

2. Donaueschingen (Saint-Simon a écrit : *Donnawsching*) est situé au débouché de la gorge par où sort le Danube (*Donau*), formé de la réunion du Brigach et du Breg. C'est encore la résidence des princes de Fürstenberg, dont le manoir originel est tout proche.

3. Tome X, p. 98. — 4. Ici, *Bavières*.

5. *Dangeau*, p. 190 ; *Sourches*, p. 82-83 ; *Mercure* de mai, p. 298-325 et 392-398. Comparez l'*Histoire militaire* de Quincy, tome IV, p. 84-85, avec un état des effectifs de chaque armée.

6. Tout cela est pris des nouvelles enregistrées par Dangeau le 13 mai, p. 190. Voyez les *Mémoires de Sourches*, p. 87, et les *Mémoires militaires*, p. 604. Au retour, en décembre, le Roi ratifia les nominations ainsi faites (*Mercure* de décembre, p. 261 ; *Gazette de Bruxelles*, p. 821-822).

7. *Dangeau*, p. 190 et 196-197 ; *Sourches*, p. 84 et 93-94. Comparez la *Gazette*, p. 251, les *Mémoires de Villars*, tome II, p. 84-86, *Villars d'après sa correspondance*, tome I, p. 213, les *Œuvres de Louis XIV*, tome VI, p. 115, et la lettre de Villars dans les *Mémoires militaires*, p. 582-598. On était convaincu qu'il n'exécuterait la jonction qu'à contre-cœur. Elle eut lieu le 11, comme on le verra aux Additions et corrections, p. 560.

8. *Tesmoigna* est ajouté en interligne.

vint dîner chez le maréchal, et voir une trentaine de nos bataillons, qui le reçurent avec de grands cris de *Vive le Roi et Monsieur l'Électeur !* Il les trouva parfaitement belles[1]. Contentons-nous de les avoir mis ensemble pour le présent[2], et allons voir ce qui se passa ailleurs.

Mort de la comtesse d'Almond à SaintGermain. [*Add. St-S. 469*]

La reine d'Angleterre[3], fort incommodée d'une glande au sein dont elle guérit à la longue par un régime très sévère[4], eut une nouvelle affliction : elle perdit la comtesse d'Almond, Italienne et Montecuculli[5], qu'elle avoit amenée et mariée en Angleterre, qui ne l'avoit jamais quittée, et pour qui elle avoit eu la plus grande amitié et la plus grande confiance toute sa vie[6]. C'étoit une grande femme très bien faite, et de beaucoup d'esprit, dont notre cour s'accommodoit extrêmement[7]. La reine l'aimoit tant,

1. Il fait accorder cet adjectif avec l'idée sous-entendue de *troupes*. — C'est Villars qui s'exprimait ainsi (comparez le *Dangeau*, p. 197) : « M. l'Électeur a vu l'armée de Votre Majesté ce matin (16 mai) et l'a trouvée parfaitement belle. Elle l'est aussi, et a un air de guerre qui promet des avantages certains. » M. de Vogüé a publié (tome I, p. 219-220) le compte rendu de cette visite adressé par l'Électeur à sa maîtresse.

2. Il y reviendra bientôt, p. 152.

3. La veuve de Jacques II, et non la reine Anne.

4. *Dangeau*, p. 319, 320 et 343; *Sourches*, p. 196. Voyez une lettre pieuse de cette princesse à ses amies de Chaillot : Arch. nat., K 1302, n° 81. Il sera encore parlé de sa tumeur en 1705.

5. Victoire Montecuculli, femme de Virgile Davia, créé comte d'Almond (Saint-Simon écrit : *Dalmont*), frère du cardinal Davia (1660-1740), sénateur de Bologne et grand écuyer du roi Jacques jusqu'en 1686[a].

6. Elles avaient été nourries ensemble, dit Dangeau (tome VI, p. 326). La comtesse, qui s'était refusée à rejoindre son mari en Italie, mourut à Saint-Germain, le 13 avril, âgée de quarante-sept ans environ : *Dangeau*, tome IX, p. 168; *Mercure* du mois, p. 270-272; acte d'inhumation. Almond était le nom d'une petite pairie d'Écosse.

7. Elle montait dans le carrosse du Roi, dînait avec lui à Marly, etc. (*Dangeau*). J'ai déjà indiqué (tome VIII, p. 511, note 3) les lettres que nous possédons d'elle à la mère Priolo.

[a] « Le roi (d'Angleterre) a ôté la charge de grand écuyer au comte d'Almond, sa créature, parce que, dans une débauche, il dit en buvant la santé du roi : « Que Dieu le bénisse ! mais que le diable emporte celui qui l'a fait « papiste ! » (Gazettes du P. Léonard, ms. Fr. 10265, fol. 105, 2 février 1686.)

qu'elle lui avoit fait donner un tabouret de grâce, comme je crois l'avoir déjà remarqué ailleurs[1].

Mort du bailli d'Hautefeuille, ambassadeur de Malte.

Le bailli d'Hautefeuille[2], ambassadeur de Malte, mourut en même temps[3]. C'étoit un vieil homme, qui avoit fort servi et avec valeur[4], qui ne ressembloit pas mal à un spectre, et qui avoit usurpé et conservé quelque familiarité avec le Roi, qui lui marqua toujours de la bonté. Il étoit farci d'abbayes et de commanderies[5], de vaisselles

1. Pas dans les *Mémoires*, mais seulement dans l'Addition placée ici.

2. Étienne Texier d'Hautefeuille, d'une famille de Poitou, admis à l'ordre de Malte le 30 mai 1633, grand'croix et bailli depuis le 12 novembre 1669, ambassadeur de l'ordre depuis 1671, avait d'abord reçu du Roi le grade de capitaine de ses galères, puis, en 1658, une compagnie du régiment des gardes, en 1665 le commandement des gendarmes écossais, en 1668 le grade de brigadier, celui de maréchal de camp en 1674, celui de lieutenant général en 1677, et avait été élu grand prieur d'Aquitaine en 1691. Voyez les Additions et corrections, p. 562.

3. Le 3 mai, des suites d'une chute, dans sa soixante-dix-septième année : *Dangeau*, p. 116, 121, 153, 178, 182, etc.; *Sourches*, p. 70 et 73; *Mercure* du mois, p. 90-95; *Gazette*, p. 227. Son épitaphe est dans le ms. Clairambault 945, fol. 308.

4. Selon l'annotateur des *Mémoires de Sourches*, tome IV, p. 117, note 3, « il avoit été capitaine de vaisseau, ensuite capitaine au régiment des gardes, avec distinction, et dans les plaisirs du Roi pendant sa jeunesse; depuis, il avoit acheté du maréchal de Schonberg la compagnie de gendarmes écossois, et l'avoit rendue si belle, qu'il avoit donné envie au Roi de faire un corps de gendarmerie; après cela, il avoit servi de brigadier, de maréchal de camp et de lieutenant général, et il s'étoit retiré étant vieux, mais toujours de bonne mine, et comblé des bénéfices que le Roi lui avoit donnés. » Sur sa compagnie écossaise, voyez *ibidem*, tome I, p. 166 et notes. Comparez la *Chronologie militaire*, tome IV, p. 287.

5. Depuis 1670, il avait, avec le gouvernement du Mont-Saint-Michel, la commende de cette célèbre abbaye, les commanderies de la Croix-en-Brie, de Pezénas, de Châlons, Vitry, la Roche et Villedieu, et il touchait une pension de six mille livres depuis qu'il avait vendu la compagnie des gendarmes écossais, en 1676. Les clefs des *Caractères* le désignent (tome I, p. 316 et 528), avec M. de Villeroy archevêque de Lyon et le diplomate Saint-Romain, comme étant de ces avides amphibies qui « se revêtent de toutes les conditions pour en avoir les avantages..., vivent de l'Église et de l'épée, et auront le secret d'y joindre la robe. »

et de beaux meubles, surtout de beaucoup de beaux tableaux[1]; fort riche et fort avare. Se sentant fort mal et voulant recevoir ses sacrements, il envoya lui-même chercher le receveur de l'ordre et quelque chevaliers, à qui il fit livrer et emporter ses meubles, ses tableaux, sa vaisselle, et tout ce qui se trouva chez lui, pour que l'ordre ne fût frustré de rien après lui[2].

Mort de Béchameil; sa fortune et son caractère. [*Add. St-S. 470*]

Béchameil le suivit immédiatement, assez vieux aussi[3]. Il étoit père de la femme de Desmaretz, qui venoit de revenir sur l'eau, et qui ne tarda guères à y voguer en plein[4], et de la femme de Cossé qui devint duc de Brissac, comme je l'ai expliqué en son lieu[5]. Béchameil avoit été fort dans les affaires, mais avec bonne réputation autant qu'en peuvent conserver des financiers qui s'enrichissent[6]. Il avoit succédé à Boisfranc, beau-père du mar-

1. Germain Brice, dans sa *Description de Paris* de 1684, tome II, p. 185, vante l'habitation occupée par le bailli derrière les Petites-Maisons et les collections qu'il y avait réunies; on y admirait, dit aussi le *Mercure*, des toiles des plus grands maîtres.

2. C'est Dangeau qui rapporte cela; les *Mémoires de Sourches* donnent d'autres détails. Selon le *Mercure*, il y eut trente mille livres pour Saint-Sulpice, vingt mille pour les religieuses récollettes de la rue du Bac, cent mille écus pour la Religion. Les nominations qui se firent dans l'ordre par suite de cette mort sont énumérées dans la *Gazette*, p. 383.

3. Louis Béchameil mourut le 4 mai, à soixante-treize ans : *Dangeau*, p. 183; *Mercure* du mois, p. 220-222.

4. Ci-après, p. 252-257.

5. Tomes VI, p. 61, et VII, p. 132. On trouve cette anecdote dans le recueil d'ana copié par Gaignières (ms. Nouv. acq. fr. 4529, p. 62) : « Dans le temps que le comte de Cossé épousa Mlle Béchameil, Mme de la Meilleraye disoit : « Enfin, M. Béchameil est gentilhomme; on ne peut « pas lui ôter cela » (quoiqu'elle eût jeté feu et flamme contre ce mariage). Le duc de la Meilleraye, qui écoutoit ce discours, lui répondit : « C'est un mauvais garçon de s'être mis laquais, pouvant se faire « page. » — En sortant de la boutique de son père, à l'enseigne du roi Priam (notre tome VI, p. 61, note 6), il avait commencé, dit ailleurs Gaignières (Chansonnier, ms. Fr. 12620, p. 259), par être commis, puis était devenu sous-fermier, fermier général, secrétaire du Roi, enfin secrétaire du Conseil, par la protection de son allié Colbert.

6. Voyez, dans le ms. Fr. 7754 et dans la *Correspondance admi-*

quis de Gesvres, dans la surintendance de la maison de Monsieur, quand ce dernier en fut chassé[1]. Béchameil s'y fit aimer, estimer et considérer[2]. Il étoit fort lié avec le marquis d'Effiat et le chevalier de Lorraine, et, par ce dernier, avec le maréchal de Villeroy[3]. C'étoit un homme d'esprit et fort à sa place[4], qui faisoit une chère délicate, et choisie en mets et en compagnie[5], et qui voyoit chez

nistrative, tome III, p. 229-232, des propositions d'affaires extraordinaires faites par lui à Colbert, en 1672. Après la mort du ministre, la bienveillance de Monsieur lui fut utile pour amortir en partie l'effet de poursuites où il risquait de se voir enlever une portion de sa grosse fortune, soit dans un procès contre les Galland où il s'agissait de sept cent mille livres, soit lorsque la justice l'actionna, ainsi que les héritiers Berryer, en restitution de plusieurs millions perçus par les deux financiers aux dépens du Roi. Béchameil, pour son compte, n'eut à payer que quelque trois cent mille livres, au lieu de seize cent mille que le contrôleur général le Peletier réclamait. Il est vrai que, deux ans auparavant, il avait déjà été condamné à restituer au Roi cinq cent mille livres, avec les intérêts d'un assez long temps. (*Dangeau*, tomes I, p. 118, 119 et 362, et II, p. 159; *Sourches*, tomes I, p. 180-181, et II, p. 198 ; notre tome IV, p. 421, note 4, et notre tome VII, p. 644-645.) Vers la fin du ministère de Pontchartrain, il fut encore poursuivi par une cabale qui voulait le chasser des bureaux du Contrôle général et de la maison de Monsieur.

1. Tome VII, p. 132. C'est l'abbé Dubois qui le proposa, comme on le voit par un mémoire reproduit dans le livre du comte de Seilhac, *le Cardinal Dubois*, tome I, p. 83 et 294-298.

2. L'*i* de *considérer* a été ajouté après coup. — La faveur de Béchameil fut assez grande, pendant un temps, pour qu'il obtînt le privilège extraordinaire d'entrer en carrosse dans la maison de Monsieur, comme les ducs et pairs au Louvre (*Mercure*, février 1688, p. 126-127 ; *Dangeau*, tome II, p. 104).

3. En août 1699, la cabale dont il a été parlé tout à l'heure, et que d'Effiat et l'abbé de Grancey appuyaient auprès du prince, parvint à enlever à son surintendant toutes les fermes de l'apanage : ce qui était une affaire d'un demi-million (*Histoire journalière* ou *Gazette de la Haye*, année 1699, n° 75).

4. C'est-à-dire qui traitait respectueusement les gens de la caste supérieure, chose que Saint-Simon prisait avant tout : ci-après, p. 125, note 6.

5. Il a laissé son nom à la sauce au roux-blanc, et c'est, dit-on, lui aussi qui inventa les ragoûts à la financière et le vol-au-vent : voyez le *Dictionnaire* de Jal, p. 162-163

lui la meilleure de la ville et la plus distinguée de la cour[1]. Son goût étoit exquis en tableaux, en pierreries, en meubles, en bâtiments, en jardins, et c'est lui qui a fait tout ce qu'il y a de plus beau à Saint-Cloud[2]. Le Roi, qui le traitoit bien, le consultoit souvent sur ses bâtiments et sur ses jardins, et le menoit quelquefois à Marly[3]. Sans Mansart, qui en prit beaucoup d'inquiétude, le Roi lui auroit marqué plus de confiance et de bonté. Son fils, qui portoit le nom de Nointel, fut intendant en Bretagne, et fort honnête homme[4], que Monsieur fit faire conseiller d'État[5]. Béchameil fit de prodigieuses dépenses à faire des beautés en cette terre en Beauvoisis[6]. Le comte de Fiesque

1. Voyez l'article nécrologique que le *Mercure* lui consacra en mai 1703, p. 220-222. Béchameil avait cependant un parler fade, plein d'afféterie et ennuyeux, qui l'avait fait surnommer *Bec-à-miel*, et, comme il faisait profession d'être amoureux de la galante, mais très médisante duchesse de Brissac, sœur de notre auteur, les plaisants disaient que c'était *bec à miel* sur *bec à fiel* (Chansonnier, mss. Fr. 12618, p. 383, et 12620, p. 265 ; *Lettres de Mme de Sévigné*, tome VI, p. 415 ; *Nouveau siècle de Louis XIV*, tome IV, p. 193-194). Est-ce cette liaison qui fit marier la seconde fille de Béchameil avec l'héritier présomptif du duché de Brissac ? Les libellistes du temps prêtaient au financier une autre galanterie avec la maréchale de la Ferté, qu'il aurait entretenue assez largement (*Histoire amoureuse des Gaules*, tome III, p. 321 et suivantes).

2. Comme surintendant des bâtiments de Monsieur, ainsi que de ses finances.

3. *Dangeau*, 2 juin 1697 (tome VI, p. 127) : « Il n'y eut point de Conseil le matin, et le Roi prit plaisir à faire voir ses jardins et ses fontaines (de Marly) à M. de Béchameil, qui a beaucoup de goût pour l'embellissement des maisons. »

4. Ces quatre derniers mots sont en interligne.

5. Déjà dit au tome VI, p. 62.

6. Nointel est situé dans le Valois, sur le bord de la forêt de Carnelle, entre l'Isle-Adam, Luzarches et Beaumont-sur-Oise. Érigée une première fois en marquisat (septembre 1654) pour Édouard Ollier, conseiller au Parlement et père de l'ambassadeur à Constantinople, cette terre fut achetée par Béchameil le dernier août 1671, augmentée de plusieurs fiefs, et érigée une seconde fois en marquisat, pour le nouveau seigneur, au mois d'octobre 1697 (Arch. nat., X[1A] 8692, fol. 4 v°, enregistrement du 22 novembre). Le château, environné de fossés,

fit sur son entrée en ce lieu la plus plaisante chanson du monde[1], dont le refrain étoit : *Vive le Roi et Béchameil, son favori, son favori !* dont le Roi pensa mourir de rire, et le pauvre Béchameil de dépit[2]. Il étoit bien fait et de bonne mine, et croyoit avoir de l'air du duc de Gramont[3]. Le comte de Gramont, le voyant se promener aux Tuilleries : « Voulez-vous parier, dit-il à sa compagnie, que je vais donner un coup de pied au cul à Béchameil, et qu'il m'en saura le meilleur gré du monde ? » En effet, il l'exécuta en plein. Béchameil, bien étonné, se retourne ; et le comte de Gramont à lui[4] faire de grandes excuses sur ce qu'il l'a pris pour son neveu. Béchameil fut charmé, et les deux compagnies encore davantage[5]. Louville, peu après son retour absolu d'Espagne[6], épousa une fille de

avec un parc de haute futaie qui seul subsiste encore, a été détruit en 1810 ; on en trouve une vue dans le *Voyage pittoresque de France* publié en 1792.

1. Sur Fiesque et son esprit railleur, voyez, en dernier lieu, notre tome IX, p. 310.

2. Comparez la suite des *Mémoires*, éd. 1873, tome VI, p. 182. Cette imitation des ponts-neufs se trouve dans tous les Chansonniers (mss. Fr. 12620 p. 259-268, et 12688, p. 437-445 ; Papiers de Tallemant des Réaux, à la Rochelle, ms. 673, fol. 216-217, etc.), et M. Ernest Bertin en a donné une partie dans les pages de ses *Mariages dans l'ancienne société* consacrées à Béchameil, p. 557-560. Elle devint le type, « le timbre, » d'une foule de vaudevilles ou de couplets analogues, et Béchameil en garda le sobriquet de *favori du Roi* (*Mémoires de l'abbé de Choisy*, tome I, p. 25-26). Un siècle plus tard, Voltaire écrivait encore à Mme du Deffant (lettre du 30 mars 1768) : « J'ai bâti un château comme Béchameil, et une église comme Lefranc de Pompignan. » Gaignières a fait sur la chanson un commentaire dont il faut signaler l'analogie avec le présent passage des *Mémoires*.

3. L'ancien comte de Louvigny, dont nous aurons le portrait au début de 1704 : le plus beau visage que l'on pût voir, le plus mâle, etc.

4. L'initiale de *luy* surcharge une *s*.

5. Cette anecdote se retrouve dans le commentaire de Gaignières, ms. Fr. 12620, p. 268, dans les *Lettres de Mme Dunoyer*, lettre XXXVIII, tome II, p. 49-50 (où c'est le duc de Roquelaure, et non le comte de Gramont), et dans le dossier BÉCHAMEIL, au Cabinet des titres, n° 1748, fol. 13

6. Ci-après, p. 314.

son fils, qui se trouva une personne très vertueuse et d'une très aimable vertu[1].

Prince d'Auvergne pendu en Grève en effigie.

Le samedi 28 avril[2], le prince d'Auvergne fut pendu en effigie en Grève, à Paris, en vertu d'un arrêt du Parlement sur sa désertion aux ennemis dont j'ai parlé en son temps[3], et le tableau, avec son inscription, y demeura près de deux fois vingt-quatre heures[4].

Défection du duc Molès.

Le duc Molès, Napolitain d'assez peu de chose[5], ambassadeur d'Espagne, c'est-à-dire de Charles II, à Vienne, et qui y étoit demeuré sans carractère et sans mission depuis la mort de son maître jusqu'à la déclaration de la guerre, qu'il fut arrêté[6], déclara, en ce temps-ci[7], qu'il ne l'avoit été que de son consentement, qu'il avoit été toujours dans le parti de l'Empereur, publia un manifeste sur sa conduite[8], et fut récompensé d'une des premières

1. Hyacinthe-Sophie Béchameil de Nointel ne se mariera que plusieurs années après le retour de Louville, le 18 juin 1708 (suite des *Mémoires*, éd. 1873, tome VI, p. 9). Elle mourut à l'âge de soixante-neuf ans environ, et fut inhumée à Louville le 29 janvier 1757. C'est par sa fille que les papiers de Louville parvinrent aux du Roure, comme il a été expliqué dans notre tome VIII, p. 571, note 6.

2. *Dangeau*, p. 179; *Sourches*, p. 67.

3. Tome X, p. 247-254. Comparez ci-après, Appendice, p. 481-482, la dégradation de chevaliers des ordres.

4. La première fois, il a dit : trois jours.

5. Il avait commencé par administrer le Milanais en l'absence de M. de Fuensalida, puis avait été régent de la Vicairie de Naples, envoyé du roi Charles II à Gênes, etc.

6. Tome VIII, p. 254-255.

7. C'est immédiatement après l'effigiement du prince d'Auvergne que Dangeau donne cette autre nouvelle, p. 180. Comparez la *Gazette*, p. 195. Les gazettes hollandaises placent au 25 mars la déclaration de fidélité de Molès à l'Empereur, qui le fit tout aussitôt conseiller d'État.

8. Ce manifeste, du 19 mars, se trouve dans le *Mercure historique et politique*, tome XXXIV, p. 489-507, et dans le recueil de Lamberty, p. 629-637. Un texte italien en a été donné par le feu prince de Belmonte, dans son livre *la Congiura di Macchia*, tome II, p. 31 et 69-79, où se trouvent aussi d'autres détails sur le rôle de Molès, grand ami de l'Amirante.

charges dans la maison de l'Archiduc[1], où il ne fit jamais aucune figure[2].

Duc de Bourgogne déclaré pour l'armée sur le Rhin, avec Tallard sous lui et Marcin auprès* de lui.

Le maréchal de Villeroy partit pour la Flandres, où le maréchal de Boufflers l'attendoit[3], le maréchal d'Estrées pour son commandement de Bretagne, et le maréchal de Cœuvres, son fils, pour Toulon, préparer tout en attendant M. le comte de Toulouse[4]; et Mgr le duc de Bourgogne, au lieu de sa première destination en Flandres, fut déclaré pour l'Allemagne[5], où le maréchal de Tallard étoit avec une armée, et Marcin choisi pour être auprès de la personne de ce prince[6].

Duchesse de Ventadour quitte Madame; ses vues. Duchesse de Brancas dame d'honneur

La duchesse de Ventadour, voyant la maréchale de la Motte, sa mère, vieillir, et Mme la duchesse de Bourgogne donner des espérances d'avoir bientôt des enfants[7], jugea qu'il étoit temps de quitter Madame pour s'ôter le prétexte de la considération de cette princesse et s'aplanir la voie à la survivance de gouvernante des enfants de

1. L'Archiduc le déclara son majordome-major lorsqu'il se prépara à partir pour l'Espagne : *Dangeau*, p. 270; *Gazette*, p. 195 et 389 (*pour* 399); *Gazette d'Amsterdam*, Extr. XXIX et n° XXX; ci-après, p. 262-263. En représaille, les tribunaux de Naples le condamnèrent pour rébellion et félonie, et confisquèrent ses biens : *Gazette* de 1703, p. 292, et de 1704, p. 78 et 102.

2. Devenu premier ministre du prétendu Charles III, à la place d'Oropesa, en 1708, il soutint la lutte jusqu'au bout à Barcelone, ne repassa à Naples qu'en 1713, et y mourut au mois de décembre de la même année, d'une attaque d'apoplexie, ou bien d'un accès de fureur contre le vice-roi impérial (*Gazette*, de 1713, p. 175, 187, 199, 222, 292, et de 1714, p. 44). L'Empereur l'avait désigné, disait-on, pour le cardinalat (*Gazette* de 1712, p. 175).

3. Le 19 avril : *Dangeau*, p. 172; *Sourches*, p. 67.

4. *Dangeau*, p. 172 et 193. Voyez ci-après, p. 152.

5. *Dangeau*, p. 175, 180, 188, 192 et 193; *Sourches*, p. 83, 87, 93, 96, 99 et 102.

6. Ci-après, p. 217. Il n'est pas question de ce choix dans le *Journal*. Nous avons vu Marcin très bien accueilli à son retour d'Espagne : tome X, p. 391.

7. On annonça plusieurs fois qu'il y avait une grossesse.

* *Auprès* semble surcharger des lettres illisibles.

de Madame pour son pain ; son caractère et ses malheurs.

France [1]. Son ancien ami le maréchal de Villeroy [2] étoit parvenu à la mettre bien dans l'esprit de Mme de Maintenon, auprès de laquelle elle avoit les grâces de la ressemblance qui la touchoient le plus, c'est-à-dire celles des aventures galantes plâtrées après de dévotion. Madame, qui l'aimoit fort [3] et qu'elle avoit bien servie à la mort de Monsieur [4], entra dans ses vues, et chercha quelque duchesse sans pain, et brouillée avec son mari, comme étoit la duchesse de Ventadour quand elle fit l'étrange [*Add. St-S. 471*] planche d'entrer à elle au scandale public, à l'étonnement du Roi, qui eut peine à l'accorder aux instances de Monsieur, et qui voulut savoir si sa famille y consentoit [5]. Madame fut quelque temps à trouver cette misérable duchesse. A la fin, la duchesse de Brancas [6] se présenta, et fut acceptée avec une grande joie [7]. [*Add. St-S. 472*] Elle étoit sœur de la princesse d'Harcourt, et lui étoit parfaitement dissemblable. C'étoit une femme de peu d'esprit sans toutefois manquer de sens et de conduite, très vertueuse et très véritablement dévote dans tous les temps de sa vie [8], et la

1. *Dangeau*, p. 199 ; *Mercure* de juillet, p. 258-260. Nous verrons la duchesse obtenir cette survivance en 1704.

2. Tome IX, p. 39.

3. Madame regretta beaucoup que la « vieille guenipe, » aidée de Mme de Soubise, lui enlevât cette *belle Dondon*, bonne et agréable, sinon très adroite. Mme de Maintenon écrivit à la duchesse, le 14 juin (*Correspondance générale*, tome V, p. 209) : « Je ne suis pas surprise de la douleur de Madame. Elle ne peut vous remplacer ; mais je comprends parfaitement que vous ne vouliez pas d'une place dont vous ne pouvez remplir les devoirs, et que vous songiez à vous rétablir et à vous occuper de quelque chose de meilleur.... »

4. Tome VIII, p. 350, 352 et 354.

5. Voyez la note 2 de notre tome VIII, p. 350. Par la grand'mère de son mari, duquel elle s'était séparée en 1679, la duchesse était cousine des Condés (*Dangeau*, tomes I, p. 432, et III, p. 291).

6. Tome II, p. 339. Elle était née en 1651.

7. *Dangeau*, p. 236, 10 juillet 1703 ; *Sourches*, p. 124. Elle était séparée de son mari depuis 1698 : *Sourches*, tome VI, p. 31. Voyez ce que M. Bertin a dit de ce ménage dans ses *Mariages*, p. 609-610.

8. Nous avons vu, en 1695 (tome II, p. 338-339, et Addition n° 126,

plus complètement malheureuse. Elle[1] et son mari[2] étoient enfants des deux frères, lesquels étoient fils du premier duc de[3] Villars[4], frère de l'amiral[5], et d'une sœur de la

p. 410), que c'est chez elle, au bout de la rue Cassette, que se réunissaient les principaux amis de Fénelon suspects de jansénisme. Comparez les *Écrits inédits*, tome IV, p. 449, où notre auteur dit qu'elle lui fournissait des anecdotes.

1. Ici, l'encre et l'écriture changent.

2. Louis de Brancas, troisième duc de Villars, né le 14 février 1663, tenu sur les fonts le 1er mars 1665, par le Roi et Mademoiselle, et devenu duc en octobre 1679, avait à peine passé sa dix-septième année lorsqu'il épousa, à Fontainebleau, le 5 juillet 1680 (ci-après, p. 103, note 5), Marie de Brancas, fille de son oncle paternel. Après s'être distingué sur la flotte de Du Quesne en août 1682 (*Sourches*, tome I, p. 140), il reçut le régiment nouveau de Luxembourg-infanterie en septembre 1684, mais fut forcé par sa mauvaise santé de le vendre en février 1691. Saint-Simon expliquera, en 1716, ce qu'était ce personnage, « roué, » débauché et prodigue, avec des alternatives de dévotion et d'expiations pieuses. C'est ainsi qu'il se retira à l'abbaye du Bec au milieu de la Régence et en pleine faveur (1721), puis en sortit après la mort de sa femme (1731), se remaria en 1738 avec une Clermont-Gallerande, entra néanmoins à l'Oratoire, et y mourut le 24 janvier 1739. Dès 1703, il a été obligé d'abandonner son bien à ses créanciers, ne se réservant que deux mille écus, et, en 1709, il passera le duché à son fils.

3. *De* est écrit deux fois en fin de ligne et au commencement de la ligne suivante.

4. Georges de Brancas, d'abord chevalier d'Oise, puis marquis de Villars, s'étant distingué en plusieurs occasions comme son frère aîné, qui suit, et en sa compagnie, lui succéda en 1595 au gouvernement du Havre, fut désigné chevalier des ordres en 1619, lieutenant général au gouvernement de Normandie en 1626, duc de Villars en septembre 1627, duc et pair en juillet 1652, et mourut à Maubec, le 23 janvier 1657, à quatre-vingt-neuf ou quatre-vingt-douze ans (*Gazette*, p. 117), sans avoir été reçu dans l'Ordre. On a un dessin lavé de son portrait dans le recueil des *Pièces originales*, vol. 491, fol. 196. Il signait : BRANQUAS VILLARTZ.

5. André-Baptiste de Brancas, seigneur de Villars, second fils du baron d'Oise, ancien chevalier de Malte et fougueux ligueur, gouverneur du Havre depuis juin 1588, défendit Rouen contre Henri IV, puis lui rendit cette ville, en garda le gouvernement avec ceux du Havre et de Calais et la lieutenance générale de Normandie, succéda au maréchal de Biron, comme amiral de France, le 23 août 1594, ayant exercé cette charge pour la Ligue depuis décembre 1592, et reçut une promesse de l'Ordre, mais périt massacré par les Espagnols, près de Doullens, le 24 juillet 1595.

belle et fameuse Gabrielle et du premier maréchal-duc d'Estrées[1]. Le duc de Brancas avoit perdu son père et sa mère à seize ans, qui n'avoient jamais figuré[2]. Son oncle le comte de Brancas[3] avoit fort paru à la cour et dans le monde, et parmi la meilleure, la plus galante et la plus spirituelle compagnie de son temps, et fort bien avec le Roi et les Reines[4]. Nous avons vu, en son lieu, qu'il fut encore mieux avec Mme Scarron, depuis la fameuse Mme de Maintenon, qui s'en souvint toute sa vie. Le comte de Brancas est encore célèbre pour ses prodigieuses distractions, que la Bruyère a immortalisées dans ses *Caractères*[5].

1. Tome VII, p. 14. Georges de Brancas épousa, par contrat du 7 janvier 1597, Julienne-Hippolyte d'Estrées, fille du grand maître de l'artillerie et de Françoise Babou. Elle a une historiette, comme femme galante et effrontée, et comme « la plus grande escroqueuse du monde, » dans Tallemant des Réaux. Elle mourut à Maubec, en 1657, âgée de quatre-vingt-neuf ans. Ces époux, dit Tallemant, « ont mangé huit cent mille écus d'argent comptant et soixante mille livres de rente en fonds de terre dont il n'en est resté que dix-sept qui étoient substituées. »

2. Louis-François de Brancas, second duc de Villars en 1657, servit pendant la Fronde comme maréchal de camp, et se maria : 1° le 26 décembre 1649 (contrat du 9 novembre : Arch. nat., Y 187, fol. 159 v°), avec Madeleine-Claire de Lenoncourt-Marolles, femme adroite, ambitieuse et voulant à toute force être duchesse, mais qui mourut sans postérité le 16 août 1661, âgée de quarante-huit ans; 2° le 22 avril 1662, avec Marie-Madeleine Girard de Villetaneuse, fille du procureur général en la Chambre des comptes, laquelle mourut le 20 avril 1674, laissant trois fils et une fille; 3° le 10 septembre 1678, avec Louise-Catherine-Angélique Fautereau de Maisnières, qui mourut à Paris le 11 février 1701, âgée de cinquante et un ans, et veuve depuis le mois d'octobre 1676. Le mari est ce « gobin ridicule de corps et d'esprit, bossu, quasi imbécile, et gueux par-dessus cela, » que Mme de Richelieu prétendit faire épouser à la veuve de Scarron en 1674.

3. Charles, comte de Brancas : tome VI, p. 74. Comparez un passage de la notice du duché d'ELBEUF, dans les *Écrits inédits*, tome VIII, p. 43.

4. Il s'était brillamment conduit à la guerre, particulièrement à Lens. Avant ce temps-là, il s'était attaché au parti de Gaston d'Orléans; plus tard, il fut un des pensionnaires de Foucquet. C'est sur la démission du duc d'Uzès qu'il devint chevalier d'honneur d'Anne d'Autriche en 1661 ; la prestation de serment eut lieu le 19 juin.

5. *Œuvres de la Bruyère*, tome II, p. 281-289. Il faut voir aussi

Il l'est encore par la singularité de sa retraite à Paris, au dehors des Carmélites, qu'il exhortoit à la grille depuis qu'il fut dans la dévotion, qui ne l'empêchoit pas de voir toujours bonne compagnie et de conserver du crédit à la cour[1]. Il avoit marié l'aînée de ses deux filles au prince d'Harcourt[2]. N'ayant pas grand chose à donner à l'autre, il jeta les yeux sur son neveu, qui étoit assez pauvre et encore plus abandonné, n'ayant que cet oncle qui en pût prendre soin ; il étoit plus jeune de plusieurs années que sa cousine : son oncle, partie par amitié, partie par autorité, l'engagea à l'épouser, et lui en fit même parler par le Roi[3]. A dix-sept ans et sans parents à qui avoir recours, il n'en faut pas tant pour paqueter[4] un homme : il se maria malgré lui, en 1680, avec cent mille livres que le Roi donna à sa femme, et fort peu de son beau-père[5],

une historiette de Tallemant des Réaux, tome II, p. 366-368, et plusieurs endroits de la correspondance de Mme de Sévigné, de Madame, de Bussy, etc. La comédie *le Distrait* a été faite par Regnard d'après le même type. Bussy et Madame prétendent cependant que cette distraction était outrée de parti pris, pour faire rire le Roi.

1. Il est fait allusion à cette singularité dans le passage indiqué plus haut de la notice Elbeuf. En qualité de dévot, Brancas passa pour être l'auteur des *Réflexions sur la miséricorde de Dieu* attribuées par d'autres à la duchesse de Longueville ou à Mlle de la Vallière ; et cependant, quand il avait à faire une oraison, la seule formule qu'il sût trouver était : « Seigneur, je suis votre très humble et très obéissant serviteur » (notes de Gaignières, ms. Clairambault 290, p. 507 et 527). Voyez ce que disent de lui et de sa femme, à propos de leur disgrâce de 1664, les *Mémoires de Mme de Motteville*, tome IV, p. 353-355.

2. Tome X, p. 362 et suivantes.

3. La mère, Suzanne Garnier, ayant passé pour galante, on prétendait que ç'avait été une des passades du Roi, qui, pour ce motif, avait montré le même empressement à marier la fille aînée.

4. *Paqueter*, dans ce sens, que nous retrouverons, n'est pas expédier quelqu'un, ainsi que l'a dit Littré, mais l'emmailloter comme un enfant (voyez l'Addition à *Dangeau*, tome XVI, p. 175), le mettre en paquet, et le réduire à ne plus faire résistance. Saint-Simon écrit : *pacqueter*.

5. La copie du contrat de mariage, des 2 et 4 juillet, est dans le registre des Insinuations de 1680 coté Y 239, fol. 376 v°. Les parents de l'épousée lui donnaient une rente de sept mille cinq cents livres par an et

qu'il perdit six mois après, et avec lui tout le frein qui pouvoit le retenir[1].

C'étoit un homme pétillant d'esprit, mais de cet esprit de saillies, de plaisanterie, de légèreté et de bons mots, sans la moindre solidité, sans aucun sens, sans aucune conduite, qui se jeta dans la crapule et dans les plus infâmes débauches, où il se ruina dans une continuelle et profonde obscurité[2]. Sa femme devint l'objet des regrets d'un mauvais mariage fait contre son goût et son gré, dont elle n'étoit pas cause ; elle passa sa vie le plus souvent sans pain et sans habits, et souvent encore parmi les plus fâcheux traitements, que sa vertu, sa douceur et sa patience ne purent adoucir. Heureusement pour elle, elle trouva des amies qui la secoururent, et, sans la maréchale de Chamilly, elle seroit morte souvent de toutes sortes de besoins. Elle persuada enfin une séparation au duc de Brancas, qui, pour y parvenir solidement[3], et de complot fait, battit sa femme et la chassa à coups de pieds devant Mme de Chamilly, d'autres témoins et tous les valets, qui[4] l'emmena chez elle, où elle la garda longtemps. De pain, elle en eut comme point par la séparation, parce qu'il ne se trouva pas où en prendre. Elle en étoit là depuis plusieurs années, quand, pour son pain, elle se mit à Madame, et encore chargée d'enfants[5], dont son mari se mettoit fort peu en peine. Madame, qui s'en trouvoit fort honorée, la traita jusqu'à sa mort avec beaucoup d'égards et de distinctions, et elle se fit aimer et considérer à la cour par sa douceur et sa vertu[6].

dix mille livres comptant, avec le logement pendant quatre ans et la moitié à venir de leur succession.

1. Les *Mémoires* reviendront sur ces Brancas et sur leur famille.

2. Les généalogies de Guillard disent (*Cabinet historique*, tome IV, 1re partie, p. 187-188) « qu'il a toujours vécu dans le désordre et est le plus débauché de tous les hommes. »

3. *Solidemt* a été ajouté en fin de ligne.

4. Mme de Chamilly. — 5. On ne lui connaît que deux fils.

6. Comparez la suite des *Mémoires*, éd. 1873, tome VII, p. 472.

Mort de Félix. Mareschal premier chirurgien du Roi en sa place; son caractère.

Félix, premier chirurgien du Roi, mourut vers ce temps-là[1], laissant un fils qui n'avoit point voulu tâter de sa profession[2]. Fagon, premier médecin du Roi, qui avoit toute sa confiance et celle de Mme de Maintenon sur leur santé[3], mit en cette place Mareschal, chirurgien de la Charité[4] à Paris, le premier de tous en réputation et en habileté, et qui lui avoit fait très heureusement l'opération de la taille[5]. Outre sa capacité dans son métier[6],

1. *Dangeau*, p. 199, 25 mai : « M. Félix, premier chirurgien du Roi, mourut aux Moulineaux. S. M. le regrette fort; c'étoit le plus habile homme de sa profession, et il avoit beaucoup de mérite d'ailleurs. » Comparez les *Mémoires de Sourches*, p. 95, et le *Mercure* du mois, p. 366-368. Boileau écrivait à Brossette, le 3 juillet suivant (*Correspondance*, p. 144 et 147) : « La mort de M. Félix m'a d'autant plus douloureusement touché, que c'est lui, pour ainsi dire, qui s'est tué lui-même en se voulant sonder pour une rétention d'urine qu'il avoit. Nous nous étions connus dès nos plus jeunes ans. Il étoit un des premiers qui avoit battu des mains à mes naissantes folies, et qui avoit pris mon parti à la cour contre M. le duc de Montausier. Il a été universellement regretté, et avec raison, puisqu'il n'y a jamais eu d'homme plus obligeant, plus magnifique et plus noble de cœur. »

2. Charles-Louis Félix, né à Paris le 29 juillet 1676, avait eu depuis 1690 la survivance de la charge de premier valet de la garde-robe achetée par son père, depuis 1697 la charge de contrôleur général de la maison, et, en 1699, il s'était marié avec une fille du joaillier Montarsy. A la mort de son père, sa mère et lui eurent chacun une pension de trois mille livres (O[1] 47, fol. 104, 20 juin ; *Journal de Dangeau*, p. 218 ; *Mémoires de Sourches*, p. 107). Il ne mourut que le 27 juillet 1749, étant encore contrôleur général de la maison du Roi et secrétaire du grand maître.

3. Tome I, p. 287, etc.

4. Hôpital élevé en 1607 par les frères de la Charité autour de la vieille chapelle paroissiale de Saint-Père ou Saint-Pierre, et devenu le chef-lieu des établissements du même ordre. On y comptait trois salles, de cinquante lits chacune. Les nominations se faisaient par les religieux eux-mêmes. Mareschal, devenant premier chirurgien ou chirurgien major, fut remplacé par Lardy, chirurgien du duc d'Orléans : *Mercure* de juin, p. 325, 326, 355, 356, et de juillet, p. 302-303.

5. Tome IX, p. 315-316.

6. Il s'agit maintenant de Mareschal. Ses provisions, du 14 juin, se trouvent dans le registre de la maison du Roi coté O[1] 47, fol. 96. Voyez le *Journal de Dangeau*, tome IX, p. 212, les *Mémoires de Sourches*,

c'étoit un homme qui, avec fort peu d'esprit, avoit très bon sens, connoissoit bien ses gens, étoit plein d'honneur, d'équité, de probité, et d'aversion pour le contraire, droit, franc et vrai, et fort libre à le montrer, bon homme et rondement homme de bien[1], et fort capable de servir, et, par équité ou par amitié, de se commettre très librement à rompre des glaces auprès du Roi quand il se fut bien initié; et on l'étoit bientôt[2] dans ces sortes d'emplois familiers auprès de lui. On verra dans la suite que ce n'est pas sans raison que je m'étends sur cette espèce de personnage des cabinets intérieurs, que sa faveur laissa toujours doux, respectueux, et, quoique avec quelque grossièreté, tout à fait en sa place[3]. Mon père, et moi après lui, avons logé toute notre vie auprès de la Charité[4]. Ce voisinage avoit fait Mareschal le chirurgien de notre maison; il[5] nous étoit tout à fait attaché, et il le demeura dans sa fortune. Je me souviens qu'il nous conta, à Mme de Saint-Simon et à moi, une aventure qui lui arriva, et qui mérite d'être rapportée. Moins d'un an depuis[6] qu'il fut premier chirurgien, et déjà en familiarité et en

Curieux fait d'un voyage de Mareschal à Port-Royal-des-Champs.

tome VIII, p. 104, et le *Mercure* de juin, p. 325-326. Les appointements n'étaient que de quinze cents livres, avec mille livres de gages.

1. Les cinq derniers mots sont en interligne.

2. Après avoir écrit d'abord : « ce qui estoit bientost fait », il a biffé *ce qui* et *fait*, et écrit en interligne : *et on l'estoit*, mais a oublié de biffer le premier *estoit*.

3. Déjà dit dans le tome VI, p. 29-30. Je rappellerai de nouveau que Mareschal fournit plus tard des anecdotes à Saint-Simon, comme à Voltaire pour le *Siècle de Louis XIV*, et lui rendit même de réels services.

4. Il a été parlé de leur hôtel tome I, p. 21, 483 et 486. Il donnait sur la rue Taranne, et, en même temps, sur la partie de la rue Saint-Père ou des Saints-Pères où étaient l'entrée principale de l'hôpital et les bâtiments remplacés plus tard par le monument où siège encore l'Académie de médecine. — Saint-Simon a tort de dire qu'il a habité là toute sa vie, puisque, dès 1715, il quitta l'hôtel de la rue Taranne pour s'aller installer rue Saint-Dominique, dans une maison des Jacobins, et qu'il changea encore deux fois de logis.

5. Avant *il*, le manuscrit porte un *et* biffé.

6. *Depuis*, en interligne, remplace *après*, biffé.

faveur, mais voyant, comme il a toujours fait, tous les malades de toute espèce qui avoient besoin de sa main dans Versailles et autour, il fut prié par le chirurgien de Port-Royal-des-Champs d'y aller voir une religieuse à qui il croyoit devoir couper la jambe. Mareschal s'y engagea pour le lendemain. Ce même lendemain, on lui proposa, au sortir du lever du Roi, d'aller à une opération qu'on devoit faire : il s'en excusa sur l'engagement qu'il avoit pris pour Port-Royal. A ce nom, quelqu'un de la Faculté le tira à part, et lui demanda s'il savoit bien ce qu'il faisoit d'aller à Port-Royal. Mareschal, tout uni[1], et fort ignorant de toutes les affaires qui, sous ce nom, avoient[2] fait tant de bruit[3], fut surpris de la question, et encore plus quand on lui dit qu'il ne jouoit pas à moins qu'à se faire chasser : il ne pouvoit comprendre que le Roi trouvât mauvais qu'il allât voir si on y couperoit ou non la jambe à une religieuse. Par composition, il promit de le dire au Roi avant d'y aller. En effet il se trouva au retour du Roi de sa messe, et, comme ce n'étoit pas une heure où il eût accoutumé de se présenter, le Roi, surpris, lui demanda ce qu'il vouloit. Mareschal lui raconta avec simplicité ce qui l'amenoit, et la surprise où il en étoit lui-même. A ce nom de Port-Royal, le Roi se redressa comme il avoit accoutumé aux choses qui lui déplaisoient, et demeura deux ou trois *Pater* sans répondre, sérieux et[4] réfléchissant ; puis dit à Mareschal : « Je veux bien que vous y alliez, mais à condition que vous y alliez tout à l'heure[5] pour avoir du temps devant vous ; que, sous prétexte de curiosité, vous voyiez toute la maison, et les

1. Nous avons eu, au tome III, p. 182, « un gentilhomme tout uni. » Ici, nous rentrons dans l'acception donnée par *l'Académie* : homme simple et sans façon. Nous aurons plus loin, p. 139, *un air uni*.

2. Le pluriel a été ajouté après coup à *avoit*.

3. Il avait cependant soigné Racine.

4. *Et* est en interligne.

5. *Tout à l'heure*, au sens d'immédiatement, sans délai ni remise, qui a vieilli, disent nos dictionnaires modernes.

religieuses au chœur et partout où vous les pourrez voir; que vous les fassiez causer, et que vous examiniez bien tout de très près, et que, ce soir, vous m'en rendiez compte. » Mareschal, encore[1] plus étonné, fit son voyage, vit tout, et ne manqua à rien de tout ce qui lui étoit prescrit. Il fut attendu avec impatience; le Roi le demanda plusieurs fois, et le tint, à son arrivée[2], près d'une heure en questions et en récits. Mareschal fit un éloge continuel de Port-Royal. Il dit au Roi que le premier mot qui lui fut dit fut pour lui demander des nouvelles de la santé du Roi, et à plusieurs reprises; qu'il n'y avoit lieu où on priât tant pour lui, dont il avoit été témoin aux offices du chœur. Il admira la charité, la patience et la pénitence qu'il y avoit remarquée; il ajouta qu'il n'avoit jamais été en aucune maison dont la piété et la sainteté lui eût fait autant d'impression. La fin de ce compte fut un soupir du Roi, qui dit que c'étoient des saintes qu'on avoit trop poussées, dont on n'avoit pas assez ménagé l'ignorance des faits et l'entêtement, et à l'égard desquelles on avoit été beaucoup trop loin[3]. Voilà le sens droit et naturel, produit par un récit sans fard d'un homme neuf et neutre, qui dit ce qu'il a vu, et dont le Roi ne se pouvoit défier, et qui eut par là toute liberté de parler. Mais le Roi, vendu à la contre-partie, ne donnoit d'accès qu'à elle. Aussi cette impression fortuite du vrai fut-elle bientôt anéantie; il ne s'en souvint plus quelques années après, lorsque le P. Tellier lui fit détruire jusqu'aux pierres et aux fondements matériels de Port-Royal, et y passer partout la charrue[4].

Comtesse de Gramont; son caractère.

Félix avoit eu pour sa vie une petite maison dans le parc de Versailles, au bout du canal où aboutissoient toutes

1. *Encre* ou *enore*, au manuscrit.
2. Ces trois mots sont ajoutés en interligne.
3. Sainte-Beuve s'est borné à reproduire cette anecdote dans son *Port-Royal*, tome VI, p. 166-168, sans justification aucune.
4. C'est ce que nous verrons en 1709.

les eaux[1]; il l'avoit rendue fort jolie[2]. Le Roi la donna à la comtesse de Gramont. Les étranges[3] Mémoires du comte de Gramont écrits par lui-même[4] apprennent

sa courte disgrâce. Le Roi lui donne Pontalie.

1. Cette maison, qui s'appelait primitivement les Moulineaux ou le Moulineau, comme il va être dit p. 112, était située à l'extrémité occidentale du parc, dans le Val-de-Gallie, près de la porte dite de Maintenon : voyez le plan annexé à l'ouvrage de feu M. Dussieux, *le Château de Versailles*, tome II, p. 272, et les *Comptes des bâtiments du Roi*, tome III, p. 130 et 131.

2. C'est par lettres du 7 mai 1689 que Félix avait reçu la jouissance à vie des Moulineaux, avec leurs cours, canaux, jardins, moulin à eau, écluses, cours d'eau, ferme, etc. (Arch. nat., O[1] 33, fol. 131 v°). Le Roi venait d'acquérir ce petit domaine de la succession de Jean Solu, financier condamné dans l'affaire des pièces de quatre sols (tome VII, Appendice, p. 541-554). En outre, le 17 février 1685, il avait donné un terrain de la rue de la Paroisse à Félix, pour s'y construire une maison entre celle de Fagon et celle de Dionis, et il lui avait fait présent de cent cinquante mille livres en 1687.

3. Le commencement d'*estranges* surcharge *mé*[*moires*].

4. Ces mémoires ne sont pas de leur héros lui-même, mais du frère de sa femme, Antoine Hamilton. Madame, en ayant eu le manuscrit en 1712, et le prêtant à la duchesse de Hanovre, disait (recueil Jœglé, tome II, p. 178) : « Si vous aviez connu comme nous le comte et la comtesse de Gramont, le livre vous eût amusée davantage encore. Le caractère des deux époux y est parfaitement bien rendu. » La première édition, celle que Saint-Simon avait dans sa bibliothèque, parut en 1713, sous la rubrique de Cologne et le titre de : *Mémoires de la vie du comte de Gramont contenant particulièrement l'histoire amoureuse de la cour d'Angleterre sous le règne de Charles II*. Duclos raconte ce qui suit, dans ses Notes et matériaux pour servir à l'histoire de Louis XIV (*Œuvres*, éd. 1821, tome III, p. 462) : « Le Gramont dont les Mémoires ont été écrits par Antoine Hamilton, son beau-frère, étoit un roué de la première classe, avec beaucoup d'esprit, et très mordant ; il étoit redouté des ministres même, parce qu'il amusoit le Roi.... Ce fut lui qui vendit quinze cents livres le manuscrit où il étoit si clairement traité de fripon. Fontenelle, censeur de l'ouvrage, refusoit de l'approuver, par égard pour le comte de Gramont. Celui-ci s'en plaignit au Chancelier, à qui Fontenelle dit les raisons du refus d'approbation. Le comte de Gramont, moins délicat sur son honneur, et ne voulant pas perdre les quinze cents livres, força Fontenelle d'approuver pour l'impression. Je tiens le fait de Fontenelle lui-même. » Voltaire a dit de cet « étrange » livre : « Son héros n'a guère d'autre rôle que celui de friponner ses amis au jeu, d'être volé par son valet de chambre, et de dire quelques

qu'elle étoit Hamilton[1], et comment il l'épousa en Angleterre. Elle avoit été belle et bien faite; elle en avoit conservé de grands restes, et la plus haute mine[2]. On ne[3] pouvoit avoir plus d'esprit, et, malgré sa hauteur, plus d'agrément, plus de politesse, plus de choix. Elle l'avoit orné, elle avoit été dame du palais de la Reine, avoit passé sa vie dans la meilleure compagnie de la cour, et toujours très bien avec le Roi, qui goûtoit son esprit[4], et qu'elle avoit accoutumé à ses manières libres dans les particuliers de ses maîtresses. C'étoit une femme qui avoit eu ses galanteries[5], mais qui n'avoit pas laissé de se respecter, et qui, ayant bec et ongles[6], l'étoit fort à la cour,

prétendus bons mots sur les aventures des autres. » Mais tous les critiques ont reconnu chez Hamilton une ingénieuse habileté à faire valoir les petites choses. Chamfort appelait son livre le bréviaire de la jeune noblesse. La meilleure édition est celle de Londres, 1792, avec notes et portraits; il s'en fait encore de notre temps.

1. Voyez, sur cette maison, la notice du duché de CHÂTELLERAULT, au tome VII des *Écrits inédits*, notamment p. 173 et 175, et les pièces anglaises conservées au Cabinet des titres, dossier bleu GRAMONT, n° 18333, en tête desquelles est un certificat donné par le roi Jacques II, à Saint-Germain, le 21 janvier 1696, portant que les deux familles Hamilton et Ormond étaient les plus considétables de l'Écosse.

2. Déjà dit en 1699, tome VI, p. 216-217. Le portrait conservé à Hampton-Court a été récemment gravé pour une édition des *Mémoires de Gramont* publiée en 1888 et pour le livre de M. Jusserand : *le Comte de Cominges*. La comtesse fut défigurée, pendant un temps, par des dartres très douloureuses, « sépulture de son orgueil, » disait Fénelon. Voyez les *Lettres de Mme de Sévigné*, tome X, p. 242 et 329.

3. *Ne* est en interligne.

4. Après *esprit*, Saint-Simon a biffé *et ses manières*.

5. En Angleterre, elle avait dédaigné le duc d'York, puis repoussé le duc de Richmond et les héritiers de Norfolk et de Saint-Albans. En France, le Chansonnier (mss. Fr. 12618, p. 55, 12620, p. 67, et 12688, p. 235) prétend que, à défaut de Monsieur, elle se contenta de d'Effiat; mais il insiste surtout sur une liaison très intime avec le comte du Charmel. Étant donné ce que nous savons déjà du caractère et de la conversion sincère de celui-ci (tome V, p. 380-386), on ne peut douter qu'il n'y ait eu communauté d'action et de tendances entre lui et la comtesse.

6. Nous avons déjà rencontré (tome VIII, p. 31) la locution *avoir bon*

et jusque par les ministres, qu'elle cultivoit même très peu[1]. Mme de Maintenon, qui la craignoit, n'avoit pu l'écarter : le Roi s'amusoit fort avec elle[2]. Elle sentoit l'aversion et la jalousie de Mme de Maintenon : elle l'avoit vue sortir de terre, et surpasser rapidement les plus hauts cèdres[3]; jamais elle n'avoit pu se résoudre à lui faire sa cour. Elle étoit née de parents catholiques, qui l'avoient mise toute jeune à Port-Royal, où elle avoit été élevée[4]. Il lui en étoit resté un germe qui la rappela à une solide dévotion avant même que l'âge, le monde, ni le miroir, la pussent faire penser à changer de conduite[5]. Avec la piété, instruite comme elle l'avoit été, l'amour de celles à qui elle devoit son éducation, et qu'elle avoit admirées dans tous les temps de sa vie, prit en elle le dessus de la politique. Ce fut par où Mme de Maintenon espéra éloigner le Roi d'elle[6]. Elle y échoua toujours avec un extrême dépit : la comtesse s'en tiroit[7] avec tant d'esprit et de grâces, souvent avec tant de liberté, que les reproches du Roi se tournoient à rien, et qu'elle n'en étoit que mieux et plus familière avec lui, jusqu'à hasarder quelquefois quelques

bec. Celle-ci est donnée par l'*Académie* de 1718 « pour dire qu'une personne sait se défendre de toute manière. »

1. Comparez l'année 1708, sur la mort de la comtesse.

2. Cela a été déjà dit en 1699, tome VI, p. 216. Dans l'affaire des Poisons, elle fut dénoncée (*Archives de la Bastille*, tome VI, p. 33) comme une des femmes galantes qui avaient visé à gagner les bonnes grâces du Roi par des manœuvres magiques.

3. Les cèdres du Liban, comme il dira ailleurs. Allusion au psaume XXXVI, versets 35-36 : *Vidi impium..... elevatum sicut cedros Libani ; et transivi, et ecce non erat.*

4. Ceci encore a été dit en 1699.

5. C'est en 1687, à quarante-six ans, que, selon Dangeau (tome II, p. 53), elle commença à ne plus faire mystère de la dévotion qu'elle avait longtemps dissimulée.

6. Selon Mme de Caylus (*Souvenirs*, p. 500), Mme de Maintenon voulut profiter, pour convertir la comtesse, du même coup qui avait décidé son bon ami du Charmel, quoique jusque-là on ne vît rien en elle « qui tendît à la piété. »

7. Après *tiroit*, il a biffé un second *toujours*.

regards altiers à Mme de Maintenon, et quelques plaisanteries salées jusqu'à l'amertume. Trop enhardie par une longue habitude de succès, elle osa s'enfermer à Port-Royal toute une octave de la Fête-Dieu[1]. Son absence fit un vuide qui importuna le Roi, et qui donna beau jeu à Mme de Maintenon sur la découverte. Le Roi en dit son avis au comte de Gramont fort aigrement, et le chargea de le rendre à sa femme. Il en fallut venir aux excuses et aux pardons, qui furent mal reçus. Elle fut renvoyée à Paris, et on alla à Marly sans elle. Elle y écrivit au Roi, par son mari[2], sur la fin du voyage; mais on ne la put jamais résoudre à écrire à Mme de Maintenon, ni à lui faire dire la moindre chose[3]. La lettre demeura sans réponse, et parut sans succès. Peu de jours après le retour à Versailles, le Roi lui fit dire par son mari d'y venir : il la vit dans son cabinet par les derrières, et, quoique très expressément elle tînt ferme sur Port-Royal, ils se raccommodèrent à condition de n'y plus faire de ces disparades, comme lui dit le Roi, et d'avoir pour lui cette complaisance. Elle n'alla point chez Mme de Maintenon, qu'elle ne vit qu'avec le Roi comme elle avoit accoutumé[4], et fut mieux avec lui que jamais. Cela s'étoit passé l'année précédente[5]. Le présent des Moulineaux, cette petite maison

1. C'est l'anecdote qui suit qui a déjà donné lieu de parler de la comtesse en 1699.

2. L'initiale de *mari* surcharge une *s*.

3. Ces détails et ceux qui suivent n'ont été qu'indiqués en 1699.

4. Cependant Dangeau a dit, le 26 juillet 1699 (tome VII, p. 120) : « Le soir, chez Mme de Maintenon, le Roi vit la comtesse de Gramont; le Roi lui parla fort honnêtement et lui rendit ses bonnes grâces. » Depuis lors, nous trouvons fréquemment la comtesse en tiers entre le Roi et Mme de Maintenon, et dans les meilleurs termes avec Saint-Germain; le 6 janvier 1704, c'est elle que la veuve de Jacques II choisit pour être reine du festin annuel (*Sourches*, tome VIII, p. 257). Une lettre de Louville au duc de Beauvillier, du 28 juillet 1703, prouve qu'elle se considérait toujours comme chargée de défendre les jansénistes, et, pour cette raison, en voulait au confident de Philippe V.

5. En 1699, et non en 1702.

revenue à la disposition du Roi par la mort de Félix[1], qu'elle appela Pontalie[2], fit du bruit, et marqua combien elle étoit bien avec le Roi. Ce lieu devint à la mode; Mme la duchesse de Bourgogne, les Princesses l'y allèrent voir, et assez souvent[3]. N'y étoit pas reçu qui vouloit, et le dépit que Mme de Maintenon en avoit, mais qu'elle n'osoit montrer, ne fut capable de retenir que bien peu de ses plus attachées, qui même, sur les propos du Roi à elles dans l'intérieur, et sur l'exemple de ses filles, n'osèrent s'en dispenser tout à fait; et le Roi, jaloux de montrer qu'il n'étoit pas gouverné, suivoit[4] en cela d'autant plus volontiers son goût pour la comtesse de Gramont, qui, avec toute la cour, ne s'en haussa ni baissa.

Mort d'Aubigné. Aversion du Roi pour le deuil. [*Add.* St-S. 473]

Mme de Maintenon se consola de cette petite peine par la délivrance d'une[5] bien plus grande : ce fut celle de son frère, qui mourut aux eaux de Vichy[6], toujours gardé a

1. Ci-dessus, p. 108-109.

2. Les quatre derniers mots sont en interligne. — C'est sous son nouveau nom (Saint-Simon écrit : *Pontali*) que cette petite maison, comparable à celle d'Horace, fut célébrée par Hamilton dans la dédicace de son conte du *Bélier*, ou dans ses chansons et ses lettres, et par la Fare, dans une pièce de vers adressée à la nymphe du lieu.

3. *Dangeau*, tome IX, p. 294; *Œuvres d'Hamilton*, éd. 1825, tome II, p. 559, vers sur une fête donnée à la reine d'Angleterre. C'était, selon Dangeau, une habitation « très aimable » par ses jardins et ses eaux. A la mort de Mme de Gramont, le Roi la donna au maréchal d'Harcourt (*Dangeau*, tomes XII, p. 152, XIII, p. 245, et XIV, p. 397; *Sourches*, tomes XI, p. 93, et XII, p. 273; *Madame de Maintenon*, par M. Geffroy, tome II, p. 167); on la démolit, par économie, en 1732, sauf le moulin. Les derniers occupants avaient été l'intendant Bignon et sa femme.

4. Les deux premières lettres de *suivoit* surchargent *et y*, biffé.

5. *D'une* corrige *de s[on]*.

6. Le 22 mai, selon le registre paroissial des Célestins de Vichy. Voyez *Dangeau*, p. 199; *Sourches*, p. 96; le *Mercure*, p. 359-366; les *Mémoires sur Mme de Maintenon*, par la Beaumelle, livre VIII, chap. VIII, etc. Les lettres que Mme de Maintenon adressa au comte d'Ayen, gendre du défunt, montrent qu'elle ne resta pas longtemps sur la première émotion de cette mort, quoi qu'en dît alors Mme de Coulanges (*Lettres de Mme de Sévigné*, tome X, p. 488). « Mon frère est mort à Vichy le 22 de ce mois, écrivait-elle; c'est une consolation pour moi de

vue par ce Madot prêtre de Saint-Sulpice, qui en fut bientôt après récompensé d'un bon évêché[1]. Je ne dirai rien ici de ce M. d'Aubigné, parce que j'en[2] ai parlé suffisamment ailleurs[3]. Le Roi, qui haïssoit tout ce qui étoit lugubre, ne voulut pas que Mme de Maintenon drapât comme on faisoit encore alors pour les frères et les sœurs, non pas même que ses valets de chambre ni ses femmes fussent vêtus de noir, et elle-même en porta un deuil fort léger et fort court[4]. Il ne vaqua, par cette mort, qu'un collier de l'Ordre[5], et le gouvernement de Berry,

pouvoir le recommander à vos prières, et de vous conjurer de lui en procurer. On me mande qu'il a eu de grands sentiments de piété : j'espère que Dieu lui aura fait miséricorde. La comtesse d'Ayen, que j'ai vue un moment ce matin, m'en a paru fort touchée. Mme de Noailles l'a emmenée à Paris pour voir sa mère. On ne peut trop tôt finir ces scènes-là, qui sont inutiles aux morts et à charge aux vivants.... » Et le 9 juin : « J'ai pleuré M. d'Aubigné. Il étoit mon frère, et il m'aimoit fort. Il étoit bon dans le fond ; mais il avoit vécu dans de si grands désordres, que je puis dire qu'il ne m'a donné de joie que dans la manière dont il est mort. C'est un des grands exemples de la bonté et de la miséricorde de Dieu. Il a tenu des discours très édifiants, et qui partoient de son cœur. Vous savez qu'il n'étoit pas grand parleur. Mme la comtesse d'Ayen a paru véritablement affligée, sans rien exagérer. Il faut louer Dieu de tout.... » (Recueil Lavallée, tome V, p. 196-197 et 199-200 ; recueil Geffroy, tome II, p. 17-18.)

1. Tome IV, p. 300. Voyez les lettres de Mme de Maintenon, à Madot, sur la maladie, la mort et la succession de son pénitent, publiées dans le recueil de Lavallée, tome V, p. 187-191, 193-194, etc. Au commencement de 1705, elle lui fit donner l'évêché de Belley, qui ne valait que quatre à cinq mille livres (*Dangeau,* tome X, p. 242). C'est lui qui s'était chargé de rompre les relations entre M. d'Aubigné et Mme Ulrich, sa dernière maîtresse. Il était le confesseur de Monsieur de Noyon et avait des relations avec Bossuet.

2. *En* est en interligne.

3. Tomes IV et V. Nous donnons ci-après, à l'Appendice, n° II, deux lettres du comte et une de sa femme.

4. Cela étonna beaucoup les courtisans. Le maréchal de Noailles, en l'absence de son fils, malade à Bourbon, fit célébrer un service aux Récollets ; mais il y vint à peine deux ou trois personnes de distinction.

5. J'ai dit (tome IV, p. 294, note 1) comment Mme de Maintenon était parvenue à obtenir pour son frère ce collier. Quant à l'argent, outre la

dont le comte d'Ayen son gendre avoit la survivance[1].

Maladie du comte d'Ayen, singulièrement visité.

Ce gendre étoit tombé dans une langueur où les médecins ne purent rien connoître, et qui, sans maladie autre qu'un grande douleur au creux de l'estomac, le réduisit à l'extrémité. Il ne fut pas question de songer à faire la campagne ; il passa l'été au coin du feu, enveloppé comme dans le plus rigoureux hiver[2]. Mme de Maintenon l'alloit voir souvent, et, ce qui parut[3] de bien extraordinaire, Mme la duchesse de Bourgogne y passoit des après-dînées, et quelquefois sans elle. Soit fantaisie de malade, soit[4] raisons domestiques, il se lassa d'être dans l'appartement de son père et de sa mère, où lui et sa femme étoient très commodément logés, et si vaste que cela s'appelait la *rue de Noailles*[5] et tenoit toute la moitié du haut de la galerie

pension de vingt-quatre mille livres qui avait été renouvelée en 1698 (Arch. nat., O¹ 42, fol. 36), le gouvernement du Berry, de trente mille livres, et le pot-de-vin annuel de dix-huit mille livres imposé aux fermiers généraux, la marquise avait promis de lui laisser Maintenon. Elle s'était même chargée, sans aucun scrupule, d'élever les bâtards qu'il avait eus avant son mariage (notre tome IV, p. 293, note 1 ; recueil Geffroy, tomes I, p. 98 et 161 ; recueil Lavallée, tome II, p. 24, 34, etc. ; ms. Clairambault, 1165, p. 183), tenant ainsi la promesse faite à ce frère bien avant le temps des grandeurs (lettre du 18 septembre 1671, dans le recueil Lavallée, tome I, p. 157) : « Nos fortunes seront communes, et elles ne seront pas si malheureuses qu'elles ont été. » La veuve reçut une pension de six mille livres : Arch. nat., O¹ 47, fol. 92 v°, 5 juin 1703.

1. Tome V, p. 126.

2. *Correspondance générale de Mme de Maintenon,* tome V, p. 192-206. Le comte d'Ayen alla passer les mois de mai et de juin aux eaux de Bourbon, précédemment conseillées par Fagon à son beau-père, et, à la suite de cette cure, en octobre, il eut une rechute inquiétante, mais courte (*Dangeau,* p. 320 et 322 ; *Sourches,* p. 197).

3. *Parut* surcharge *fut,* effacé du doigt.

4. Ayant répété deux fois, par mégarde, « soit fantaisie de malade », il a biffé les trois derniers mots, mais non *soit,* qui se trouvait en fin de ligne, et qui est ainsi répété deux fois.

5. A propos d'un incendie survenu dans ce logement en 1707, l'annotateur des *Mémoires de Sourches* dit (tome X, p. 323) : « Il étoit si grand, qu'on l'appeloit la *rue de Noailles,* parce qu'il y avoit un corridor très long qui communiquoit à toutes les pièces. »

de l'aile Neuve[1] : il fit demander à l'archevêque de Reims son logement à emprunter, qui étoit à l'autre extrémité du château[2]. Il n'en avoit point d'autre, et la demande étoit d'autant plus incivile que, l'archevêque étant lors au plus mal avec le Roi[3], et le comte d'Ayen n'étant pas le maître de lui céder celui que[4] M. le duc de Berry avoit quitté depuis quelque temps[5] sous celui du duc de Noailles, où il s'étoit mis[6], c'étoit déloger tout à fait l'archevêque. J'avance ce délogement pour ne pas séparer le raccommodement de l'archevêque de Reims de trop loin de sa disgrâce[7], et rapporter de suite l'une et l'autre : ce sont de ces curiosités de cour dont les époques ne sont pas importantes dans leur[8] exactitude lorsque les matières

1. L'aile du Midi, construite en 1679, s'appelait l'*Ancienne aile*, et celle du Nord, plus récente de six ans, l'*aile Neuve*.

2. L'archevêque avait troqué avec les Chevreuse, en 1689, son logement de l'aile Neuve, pour se rapprocher de la Surintendance et de son frère, comme il sera dit ci-après, p. 123.

3. Nous l'avons vu, en 1700, diriger l'assemblée du clergé contre Fénelon et contre la morale relâchée des jésuites, puis s'aliéner tous les prélats, malgré sa doctrine et sa capacité, par des brusqueries et des brutalités de « bourgeois porphyrogénète. » Plus anciennement, Saint-Simon a déjà dit que les jésuites le détestaient. Quant à la cour elle-même, on peut juger s'il y était mal vu par une lettre de Mme de Maintenon, qui est de 1703, mais que Lavallée a placée à tort en 1702 dans le tome V de la *Correspondance générale*, p. 145-146. Nous nous souvenons enfin qu'il avait eu le tort grave de refuser une appellation de courtoisie au fils bien-aimé de Mme de Soubise (tome V, p. 291).

4. *Que* corrige *de*.

5. En 1699, le Roi ayant fait construire dans l'une des petites cours intérieures du Sud un appartement d'où le duc de Bourgogne pût passer de plain-pied chez sa femme, en y ajoutant le logement du cardinal de Fürstenberg et une moitié de celui de la maréchale de la Motte, le duc d'Anjou avait hérité de celui de son aîné, et le duc de Berry de celui du duc d'Anjou ; puis, après le départ de ce dernier, le troisième frère avait pris définitivement l'ancien appartement de l'aîné (*Dangeau*, tomes VII, p. 123, et IX, p. 65-66 ; *Sourches*, tome VI, p. 190).

6. *Où il s'estoit mis* est en interligne.

7. Il a écrit, par mégarde : *disgrâces*, au pluriel.

8. *Leur* corrige l'élision *l'*.

portent à ne pas s'y arrêter, pourvu qu'on ait celle de les remarquer. Voici donc la cause de la disgrâce de l'archevêque de Reims, dont la source arriva la veille de la Pentecôte de cette année[1].

Papiers du P. Quesnel pris,

Le fameux Arnauld[2] étoit mort à quatre-vingt-deux ans, à Bruxelles, en 1694. Le P. Quesnel[3], toujours connu sous

1. C'est bien la veille de la Pentecôte, 26 mai, qu'était arrivée la nouvelle de la mort du comte d'Aubigné ; mais l'affaire du Quesnel, dont il va être parlé, se produisit plusieurs jours après, comme on le verra. Il n'y en a pas un mot dans le *Journal de Dangeau,* tandis que les *Mémoires de Sourches* renferment ce passage intéressant, à la date du 11 juin, p. 103 : « On parloit.... des nouveaux mouvements que les jansénistes se donnoient de tous côtés. Le Pape avoit été forcé de faire cesser une thèse qu'un minime soutenoit à Rome et d'en faire enlever tous les exemplaires ; à Louvain, on avoit soutenu une thèse toute pareille, qu'on avoit aussi été obligé de faire cesser, et dont on avoit enlevé sept cents exemplaires qu'on vouloit envoyer de tous côtés. Mais ce qui faisoit le plus de bruit étoit qu'on avoit fait arrêter à Bruxelles un nommé Quesnel, prêtre de l'Oratoire, et un bénédictin réformé, nommé Gerberon, lequel avoit même été pris revenant de Hollande en habit de séculier, et chez lequel on avoit trouvé plus d'une charretée d'écrits contre la religion et contre l'État, parmi lesquels on assuroit qu'il y avoit un grand nombre de lettres qui découvroient toute la suite de la cabale, et divers projets de guerre, par lesquels il paroissoit qu'aussitôt que les ennemis se seroient emparés de Bruxelles et de Louvain, on établiroit en ce pays-là, pour patriarche, un certain évêque de***, lequel avoit gouverné longtemps les catholiques de Hollande, et qui, depuis peu, venoit d'être déposé par le Pape[a]. L'archevêque de Malines, qui avoit pris connoissance de cette affaire, comme étant arrivée dans un lieu de sa juridiction, avoit, en même temps, établi des gens fidèles pour copier tous ces dangereux écrits, afin d'en envoyer une copie au Pape, une au Roi, et une au roi d'Espagne. » Ce dernier détail se trouve aussi dans la *Gazette d'Amsterdam,* n° LVI ; mais il semble (voyez ci-après, p. 119, note 1) que les originaux furent remis aux jésuites.

2. Tome V, p. 285.

3. L'auteur des *Réflexions morales* : tome II, p. 359.

a L'annotateur a mis ici en note : « C'étoit un évêque *in partibus infidelium* qu'on avoit établi à Utrecht pour gouverner les catholiques de Hollande, et qui avoit donné fortement dans la cabale du jansénisme. » Il s'agit de l'archevêque de Sébaste ; mais c'est son vicaire apostolique, qui fut suspendu, puis déposé le 3 avril.

et lui arrêté, qui s'échappe. [*Add. St-S.* 474]

ce nom pour avoir été longtemps dans l'Oratoire[1], avoit succédé à ce grand chef de parti[2]. Il se tenoit caché comme son maître, en butte aux puissances remuées par tous les ressorts des jésuites et de leurs créatures[3]. Également possesseurs de la conscience du Roi et du roi d'Espagne[4], ils jugèrent la conjoncture favorable pour tâcher de se saisir, par leur concours, de la personne du P. Quesnel et de tous ses papiers[5]. Il fut vendu, découvert, et arrêté à Bruxelles la veille de la Pentecôte de cette année[6]. J'en laisse le curieux détail aux annalistes jansénistes. Il me suffira ici de dire qu'il se sauva en perçant une maison voisine, et gagna la Hollande à travers mille dangers[7]; mais ses papiers furent pris, où il se trouva force marchandise dont le parti moliniste[8] sut grandement profiter : on y

1. L'Oratoire le répudia à partir de son refus de signer le Formulaire.

2. On a de nombreux écrits de lui sur Arnauld. Sa correspondance, conservée au séminaire d'Amersfoort, a été utilisée en 1892 par M. Albert le Roy, pour le livre intitulé : *la France et Rome de 1700 à 1715.*

3. Voyez ce qu'a dit de cette lutte acharnée le P. Bliard, dans son livre sur *le Père le Tellier*, p. 87 et suivantes. Le confesseur du Roi publia en 1699 l'*Histoire des cinq propositions de Jansénius*, et, en 1705, *le Père Quesnel séditieux et hérétique.*

4. C'est l'archevêque de Malines, diocésain de Bruxelles, qui avait requis l'intervention de Madrid. On a publié deux lettres de Philippe V au marquis de Bedmar sur cette affaire, et nous trouvons dans les papiers de Louville, au 17 juin 1703, une lettre de l'abbesse de Loo, en Flandre, le priant d'intercéder auprès du roi Philippe pour le P. Quesnel, alors incarcéré. Voyez ses *Mémoires*, tome II, p. 89-90.

5. Quesnel avait fait un voyage très secret à Paris, en 1700 : Sainte Beuve, *Port-Royal*, tome VI, p. 271-275.

6. Non pas le samedi 26 mai, mais le mercredi 30 : comparez le chapitre IV du livre de M. Albert le Roy, p. 117 et suivantes, le ms. Fr. 19736 de la Bibliothèque Nationale, et les *Mémoires chronologiques et dogmatiques* du P. d'Avrigny (1720), tome IV, p. 227-237 et 249-256.

7. Cette évasion eut lieu le 12 septembre. Quesnel arriva à Liège au bout d'un mois de marches et de contremarches, comme le racontent deux relations imprimées du temps. Le procès ayant été continué par contumace, il fut condamné à la reclusion dans un monastère.

8. Tome IV, p. 273. On appelait alors molinistes, jésuites ou ultra-

trouva des chiffres, quantité de noms avec la clef, et beaucoup de lettres et de commerces[1]. Un bénédictin de l'abbaye d'Hautvillers[2], en Champagne, s'y trouva fort mêlé, qui avoit déjà eu des affaires sur la doctrine : on résolut de l'arrêter et de faire saisir tout ce qui se trouveroit d'écrits dans ce monastère. Le moine se sauva, et pas un papier dans sa cellule ; mais on fut dédommagé par l'ample moisson qu'on fit dans celle du sous-prieur, qui

montains les partisans de la cour de Rome et des mesures prises par elle contre les jansénistes, quesnellistes ou gallicans.

1. Après Sainte-Beuve (*Port-Royal*, tome VI, p. 175-181), M. Albert le Roy a raconté tout ce que l'on peut savoir jusqu'ici de ces papiers, dont la trace est perdue, et a conclu (p. 132) qu'il ne « s'agissait, en fin de compte, que de bavardages ecclésiastiques et de quelques vivacités de style dans une correspondance toute privée. » Quesnel lui-même, dans sa *Lettre au P. de la Chaise*, défia ses adversaires de relever dans ses papiers autre chose que « de rares paroles, ambiguës peut-être, et moins réservées à l'égard de quelques prélats, mais cachées dans l'obscurité d'un chiffre et la poussière d'un coffre. » On a vu, par le passage cité des *Mémoires de Sourches*, passage que confirme la *Gazette d'Amsterdam*, n° LVI, que la saisie de papiers avait eu lieu chez D. Gerberon, non chez Quesnel, et que le Roi en reçut des copies. Selon les correspondances recueillies par le P. Léonard, avec beaucoup d'autres pièces (Arch. nat., L 14, n° 4), les originaux furent remis, par les soins de l'archevêque de Malines, aux jésuites, qui en donnèrent communication au Roi, cahier par cahier, à partir de février 1704. Mme de Maintenon, dans une lettre à sa nièce Caylus (original du 6 avril 1717, publié dans le *Catalogue Morrison*, tome IV, p. 89), dit avoir passé ses soirées à cette lecture pendant dix ans, et y avoir vu « les intrigues et les commencements de tout ce que nous voyons aujourd'hui. » De tout cela, nous ne connaissons qu'une pièce, plutôt burlesque que sérieuse, la requête des « Disciples de saint Augustin » à l'ambassadeur d'Avaux, pour être compris et traités sur le pied de puissance reconnue et souveraine dans la trêve de Ratisbonne (1684). Mais le reste, quoi que ce fût, suffit pour animer le Roi et le pousser à une action énergique contre un parti aussi régulièrement constitué. Voyez, d'ailleurs, sur toute cette affaire, les tomes I et IV de l'*Histoire du cas de conscience* publiée en 1705.

2. L'abbaye d'Hautvillers (Saint-Simon écrit : *Auvillé*), dans la vallée de la Marne, en face d'Épernay, avait un revenu de plus de vingt mille livres, et possédait un des meilleurs vignobles de la Champagne. C'est

en étoit farcie. Tout fut apporté à Paris et bien examiné. Il s'y trouva une étroite correspondance entre le P. Quesnel et ce religieux, et une fort grande aussi, par son canal, entre le même P. Quesnel et Monsieur de Reims. Le pis fut qu'on y trouva aussi les brouillons, de la main du moine, d'un livre imprimé depuis peu en Hollande, qui confondoit fort la monarchie avec la tyrannie, et qui sentoit fort le républicain[1], tout à fait dans les sentiments dont le fameux Richer[2], si odieux à Rome et aux jésuites, s'étoit solennellement retracté depuis, mais qu'il avoit imprimés durant les fureurs de la Ligue[3]. Ce moine d'Hautvillers[4] fut donc avéré être l'auteur de ce livre qui venoit de paroître contre la monarchie[5]. Il n'en fallut pas

Disgrâce de l'archevêque de Reims, et son raccommodement.

un de ses moines, le P. Pérignon, qui trouva, vers 1710, le procédé industriel pour rendre le vin mousseux.

1. *Répulicain,* dans le manuscrit.

2. Edmond Richer (1559-1630), syndic de la faculté de théologie de Paris en 1608, connu surtout pour son traité *De ecclesiastica et politica potestate* (1611) et pour une *Apologie de Gerson* (1616), dont les énonciations hardies au sujet des droits politiques et des libertés gallicanes furent condamnées en France et à Rome. Les jésuites, attaqués par lui sans relâche, le forcèrent, dès 1612, à se démettre du syndicat et poussèrent à le faire incarcérer quelque temps à Saint-Victor. Malgré l'appui secret du Parlement, il fut poursuivi jusqu'à sa mort, dans la retraite où il s'était réfugié. Saint-Simon avait sa *Vie,* publiée par Adrien Baillet en 1734.

3. Richer, faisant et régentant la classe de logique au collège du Cardinal-Lemoine, eut l'audace, dans une de ses thèses, comme plus tard le jésuite Mariana, de justifier l'attentat de Jacques Clément contre un roi prétendu hérétique ; mais il revint ensuite de cette erreur, et, reçu docteur en 1590, il donna tout son concours pour ramener la Faculté au roi légitime. Voyez le livre de l'abbé Puyol (1876) : *Edmond Richer ; étude historique et critique sur la rénovation du gallicanisme au commencement du XVIIe siècle,* la thèse de M. Aristide Douarche, en 1888 : *De tyrannicidio apud scriptores XVI^i^ sæculi,* et le livre récent de M. Fagniez : *le Père Joseph et Richelieu,* tome II, p. 3-18.

4. Ici, *Auvilé,* dont l'initiale majuscule corrige un *a* minuscule.

5. Aucun des auteurs que j'ai consultés ne parle de cette découverte ; mais on verra aux Additions et corrections, p. 562-564, ce qu'il y a d'exact dans les dires de notre auteur.

davantage pour faire soupçonner au moins le P. Quesnel d'être du même avis, et Monsieur de Reims d'être au moins le confident de l'ouvrage, s'il n'étoit pas[1] dans les mêmes sentiments. On peut juger de tout l'usage que les jésuites, ses ennemis, et qu'il avoit toujours maltraités impunément[2], surent faire d'un si grand avantage. Le Roi entra dans une grande indignation. La famille de l'archevêque, tout à fait tombée de crédit et de considération depuis que le ministère en étoit sorti[3], et ses amis, furent alarmés. Il en donnèrent avis à l'archevêque, qui étoit à Reims, et que la frayeur y retint, au lieu de venir essayer de se justifier. Son séjour dans une telle conjoncture fut un autre sujet de triomphe et de mauvais offices contre lui, qui, à la fin, le forcèrent au retour. Il obtint avec peine une audience du Roi : elle fut fâcheuse ; il en sortit plus mal encore avec lui qu'il n'y étoit entré, et sa disgrâce, très marquée, dura jusqu'à ce hasard[4], longtemps après, que je viens de raconter du comte d'Ayen. L'archevêque savoit trop bien la cour pour ne pas saisir cette occasion favorable : il comprit dans l'instant que Mme de Maintenon, plus contente alors de sa nièce qu'elle ne l'avoit été, raffolée[5] du comte d'Ayen malade[6], et plus qu'importunée de la duchesse de Noailles, dont elle n'aimoit pas[7] la personne, et moins encore les vues et les demandes continuelles pour une vaste famille, fatiguée[8] même du duc de Noailles, seroit ravie d'être en retraite à son aise et loin

1. Après *pas*, Saint-Simon a biffé *mesme*.
2. Tomes IV, p. 83, et VII, p. 160-165.
3. Depuis la mort de son neveu Barbezieux, remplacé à la guerre par Chamillart.
4. *Hard* corrigé en *hazard*.
5. Nous avons déjà eu *raffolé* (tome V, p. 405), mais sans régime ; le présent emploi, qui se retrouvera plus tard, est le seul cité par Littré. — Avant *raffolée*, Saint-Simon avait biffé *et impor[tunée]*.
6. Ci-dessus, p. 115.
7. *Pas* est en interligne, au-dessus de *ny*, biffé ; ensuite, *et*, au-dessus d'un autre *ny*, biffé, est aussi en interligne.
8. *Fatiguée* est en interligne.

d'eux, chez le comte et la comtesse d'Ayen, dans son appartement, qui étoit séparé de ceux du père et du fils de tout le château. Il répondit donc en envoyant ses clefs avec toute la politesse d'un rustre en disgrâce, et protesta que, quand il n'iroit pas dans son diocèse, il ne rentreroit point dans son appartement. Dès le même jour il en fit ôter tous les meubles, sans y rien laisser, et s'en alla loger dans sa maison à la ville[1]. Le[2] lendemain, le Roi, rencontrant l'archevêque sur son passage, alla droit à lui, le remercia le plus obligeamment du monde, lui dit qu'il n'étoit pas juste qu'il fût délogé, lui ordonna d'aller voir l'appartement que M. le duc de Berry avoit quitté[3], qui avoit été prêté au comte d'Ayen, de voir s'il s'en pourroit accommoder, d'y ordonner tous les changements et tous les agréments qu'il lui plairoit ; et ajouta que, contre ce qu'il avoit établi depuis quelque temps[4], il ne vouloit pas qu'il lui en coûtât rien, et qu'il ordonneroit aux bâtiments[5] de tout exécuter sous ses ordres[6]. Monsieur de Reims, comblé bien au-dessus de ses espérances, profita de cet heureux moment : il obtint une audience du Roi, qui lui fut aussi favorable que la dernière avoit été affligeante. Elle fut longue, détaillée ; le Roi lui rendit ses bonnes grâces premières, et il promit aussi au Roi les siennes pour les jésuites, sans que le Roi l'eût exigé. Il fit accommoder aux dépens du Roi, qui lui en demanda souvent des nouvelles, ce logement de M. le duc de Berry, qui, un peu moins grand que le sien qu'il quittoit, étoit de plain pied[7] à la galerie haute de l'aile Neuve et aux appartements du

1. Cet hôtel, qui passa plus tard aux Souvré, occupe le n° 12 actuel de la rue des Bons-Enfants, selon l'*Histoire des rues de Versailles*, tome I, p. 61.

2. Avant *Le*, il a biffé *Dès*. — 3. Ci-dessus, p. 116.

4. En 1700 : tome VII, p. 1. — 5. A la surintendance des bâtiments.

6. Sur ces installations, voyez les *Comptes des bâtiments du roi Louis XIV*, publiés jusqu'en 1695 par M. J.-J. Guiffrey.

7. La dernière lettre de *pied* surcharge un *m*, et, à la ligne suivante, avant *aux*, Saint-Simon a biffé *de plein pied*, répété encore par mégarde.

Roi, est un des beaux qui ont vue sur les jardins, au lieu que le sien étoit au haut du château à l'opposite, et qu'il n'avoit rien à y perdre pour le voisinage de la Surintendance, où son père et son neveu étoient morts[1], qui étoit occupée par Chamillart et sa famille, successeur de leur charge[2]. Et voilà comment, dans les cours, des riens raccommodent souvent les affaires les plus désespérées ; mais ces hasards heureux y sont pour bien peu de gens[3].

Mort de Gourville ; son mariage secret

Gourville[4] mourut en ce temps-ci[5], à quatre-vingt-quatre ou cinq ans[6], dans l'hôtel de Condé, où il avoit été[7] le maître toute sa vie. Il avoit été laquais de M. de la

1. Tomes V, p. 332, et VIII, p. 7. Voyez l'*Histoire des rues de Versailles*, p. 387-393. Il faut lire *frère*, et non *père*, puisque le chancelier le Tellier était mort à Paris.

2. La secrétairerie d'État de la guerre.

3. L'affaire ne fut régularisée que dix-huit mois plus tard. Dangeau dit, le 19 janvier 1705 (tome X, p. 235) : « Le Roi donne à M. l'archevêque de Reims l'appartement qu'avoit autrefois M. le duc de Berry et qu'avoit occupé depuis la maréchale de la Motte, et donne au duc de Noailles (Ayen), qui se porte un peu mieux, l'appartement de l'archevêque de Reims. » En attendant, le duc de Noailles avait été autorisé à se servir du logement inoccupé du duc de Vendôme (Geffroy, *Mme de Maintenon*, tome II, p. 63). Mais celui de l'archevêque ne lui était pas attribué définitivement, puisque Dangeau dit en 1710 (tome XIII, p. 122 ; comparez les *Mémoires de Sourches*, tome XII, p. 158, et la suite de nos *Mémoires*, éd. 1873, tome VII, p. 321) : « Le Roi a prêté aux enfants de M. le duc du Maine le logement de M. l'archevêque de Reims, qu'il n'avoit aussi que par emprunt. » Le duc du Maine habitait alors au-dessous de ce logement.

4. Jean Hérauld de Gourville. Il a été parlé de lui dans le tome IX, p. 308, à propos du château de Saint-Maur.

5. Le 14 juin 1703 : *Dangeau*, tome IX, p. 213 ; *Sourches*, tome VIII, p. 105 ; Papiers du P. Léonard, Arch. nat., MM 825, fol. 53 ; *Lettres de Mme de Sévigné*, tome X, p. 488, etc. « On sut au lever du Roi à Versailles, dit Dangeau, que le vieux Gourville étoit mort à Paris, subitement. Il y avoit longtemps qu'il ne sortoit plus de sa chambre. C'étoit un homme de grand sens, et il a laissé des mémoires curieux, mais qui ne sont point imprimés. »

6. Né le 10 juillet 1625, il n'atteignait que sa soixante-dix-huitième année.

7. *Esté* a été ajouté après coup en interligne.

et sa sage disposition. [*Add. St-S.* 475]

Rochefoucauld père du grand veneur[1], qui, lui trouvant de l'esprit, et étant de ses terres de Poitou[2], en voulut faire quelque chose[3]. Il s'en trouva si bien pour ses affaires domestiques, et pour ses menées aussi, à quoi il étoit fort propre, qu'il s'en servit pour les intrigues les plus considérables de ces temps-là. Elles [le] firent bientôt connoître à Monsieur le Prince[4], à qui M. de la Rochefoucauld le donna, et qui[5] demeura toujours depuis dans la maison de Condé. Les[6] *Mémoires* qu'il a laissés[7], et ceux de tous ces temps de troubles de la minorité du Roi jusqu'à son mariage et au retour de Monsieur le Prince par la paix des Pyrénées, l'ont assez fait connoître pour que je n'aie rien à y ajouter. Gourville, par son esprit, son grand sens, les amis considérables qu'il s'étoit faits[8], étoit

1. C'est-à-dire l'auteur des *Maximes*.

2. Il était né à la Rochefoucauld, et son surnom venait d'une terre voisine qu'il acheta en 1660 des Longueville, et où sa famille possédait sans doute quelque petit bien dès avant cette époque.

3. Lui-même, dans ses *Mémoires*, ne se défend pas d'avoir porté la casaque rouge de livrée. Le fait était bien connu des contemporains.

4. Le grand Condé. — 5. Gourville, et non plus Condé.

6. *Les* corrige *S[es]*.

7. *Mémoires de M. de Gourville concernant les affaires auxquelles il a été employé par la cour depuis 1642 jusqu'en 1698*. Il les dicta dans la dernière année de sa vie, et l'abbé Foucher en fit dès 1724 une édition que Saint-Simon avait dans sa bibliothèque. Malgré les fautes qui la déparent, et qui sont passées dans les éditions successives, ces *Mémoires* ont toujours été fort goûtés, surtout comme divertissants en même temps qu'instructifs (*Lettres de Mme de Sévigné*, tome X, p. 491-492; *Correspondance de Mme du Deffand*, tome I, p. 464) : aussi la Société de l'Histoire de France a-t-elle entrepris tout récemment d'en donner une édition critique d'après les manuscrits, et elle s'est adressée, pour cette tâche, au dévoué collaborateur qui me seconde ici depuis huit ans, M. Léon Lecestre. Le tome I a paru cette année. Je ne puis mieux faire, comme commentaire des pages qui vont suivre, que de renvoyer aux notes de l'édition nouvelle, et surtout à l'introduction, où tous les points de la biographie de Gourville, comme toutes les faces de son caractère, sont définitivement mis en lumière.

8. Parmi ses amis, citons le grand-père maternel de notre auteur, le marquis d'Hauterive : *Mémoires de Gourville*, tome I, p. 227.

devenu un personnage[1]; l'intimité des ministres l'y[2] maintint, celle de M. Foucquet l'enrichit à l'excès[3]. L'autorité qu'il acquit, et qu'il se conserva à l'hôtel de Condé, où il étoit plus maître de tout que les deux princes de Condé qui eurent en lui toute leur confiance[4], tout cela ensemble le soutint toujours dans une véritable considération. Il n'oublia pas[5], en aucun temps, qu'il devoit tout à M. de la Rochefoucauld, ni ce qu'il avoit été en sa jeunesse, et, quoique naturellement assez brutal, il ne se méconnut jamais, quoique mêlé toute sa vie avec la plus illustre compagnie. Le Roi même le traitoit toujours avec distinction[6]. Ce qui est prodigieux, il avoit secrètement épousé une des trois sœurs de M. de la Rochefoucauld[7]; il étoit

1. Les contemporains vantent surtout son aptitude extraordinaire à « se prévaloir des occasions et à se tourner d'une extrémité à l'autre suivant les mouvements de son intérêt. » Voyez son portrait par Mme de Motteville, par Lenet, et, dans les critiques modernes, un article de Sainte-Beuve, au tome V des *Causeries du lundi*.

2. *Le* corrigé en *l'y*.

3. Quoique bien prompt à changer de patron, Gourville resta reconnaissant pour Foucquet, et fit en sa faveur des efforts qui lui valurent pour longtemps le ressentiment de Colbert. Sur le moment même, il se trouva compris dans les poursuites de la Chambre de justice pour malversations, péculat, etc., et une prompte et longue retraite à l'étranger put seule le soustraire aux suites de la condamnation.

4. A ce titre, M. Allaire a parlé assez longuement de lui au tome II de *La Bruyère dans la maison de Condé*, p. 112-120 et 438-441. Selon le témoignage des contemporains (*Sophie de Hanovre*, p. 129 et 131), les Condés le traitaient avec beaucoup d'égards, allaient dîner chez lui, lui permettaient de s'asseoir devant eux, etc. Ils lui faisaient aussi des donations comme celle de Saint-Maur dont il a été parlé au tome IX.

5. *Pas* est en interligne.

6. Au beau temps de la comtesse de Soissons, Gourville avait été admis à jouer chez elle avec le jeune souverain. Ce que Saint-Simon appréciait le plus sincèrement chez ces parvenus de mérite, on le voit ici encore, c'était de ne « se point méconnaître, » c'est-à-dire de n'oublier jamais la distance qui les séparait des grands seigneurs, comme faisaient Vauban, Bachelier, Béchameil, Mareschal, Ducasse, etc. : ci-dessus, p. 27, 75, 95, 106, et ci-après, p. 335 et 342.

7. Le duc avait trois sœurs : Marie-Catherine, née le 22 février 1637;

continuellement chez elle à l'hôtel de la Rochefoucauld, mais toujours, et avec elle-même[1], en ancien domestique de la maison. M. de la Rochefoucauld et toute sa famille le savoient, et presque tout le monde ; mais, à les voir, on ne s'en seroit jamais aperçu[2]. Les trois sœurs filles, et celle-là, qui avoit beaucoup d'esprit, et[3] passant pour telles[4], logeoient ensemble dans un coin séparé de l'hôtel de la Rochefoucauld, et Gourville à l'hôtel de Condé[5]. C'étoit un fort grand et gros homme, qui avoit été bien fait, et qui conserva sa bonne mine[6], une santé parfaite, sa tête entière jusqu'à la fin[7]. Il avoit peu de domesti-

Henriette, née le 15 juillet 1638 ; Françoise, née le 9 août 1641 (suite de nos *Mémoires*, éd. 1873, tome IX, p. 400). On voit dans les *Mémoires de Gourville* lui-même ces trois demoiselles, avec l'abbé de Marcillac leur frère, l'accompagnant à Aix-la-Chapelle en 1687, et, en 1688, il leur abandonna une créance de près de trois cent cinquante mille livres qu'il avait sur leur père. C'est sans doute de l'aînée, dite Mlle de la Rochefoucauld, qu'il s'agit ici. Elle mourut le 5 octobre 1711 : « Fille d'un fort grand mérite, dit Dangeau (tome XIV, p. 6), et qui n'avoit jamais voulu être mariée. » Comme Gourville, elle fit des fondations à la Rochefoucauld pour l'instruction de la jeunesse et pour l'assistance des jeunes filles incurables. La seconde sœur, dite Mlle de Marcillac, mourut le 3 novembre 1721, ayant légué tout son bien à ses domestiques ; la troisième, dite Mlle d'Anville, était morte le 22 mars 1708. Il fut question, en 1668, de marier une de ces trois demoiselles avec le duc Jean-Frédéric de Brunswick.

1. La virgule est avant *mesme*.

2. Si l'affection de Gourville pour le maître de la maison était « estimable et adorable au delà de ce qu'on a jamais vu, » la reconnaissance de ces Messieurs n'était pas moins bien établie.

3. *Et* est en interligne.

4. Passant pour filles d'esprit, ou pour filles non mariées?

5. Il habitait un pavillon de cet hôtel, que l'on appela, même après lui, le pavillon Gourville : mais, auparavant, en 1659, Mme de Guénegaud avait fait construire pour lui, derrière sa propre demeure (ancien hôtel de Nevers), une jolie maison qui passa ensuite aux Sillery, et qui était encore plus proche que l'hôtel de Condé de la rue de Seine et de l'hôtel de la Rochefoucauld : voyez ses *Mémoires*, tome I, p. 162.

6. Rigaud fit de lui, en 1703, c'est-à-dire au temps de sa dernière maladie, un portrait qui fut gravé par Edelinck en 1705. Une gravure en a été jointe au tome IX de l'édition de *Saint-Simon* donnée en 1840.

7. Il avait soixante-dix-sept ans lorsque, dans sa dernière maladie,

ques, bien choisis. Lorsqu'il se vit fort vieux, il les fit tous venir un matin dans sa chambre : là, il leur déclara qu'il étoit fort content d'eux, mais qu'ils ne s'attendissent pas un d'eux qu'il leur laissât quoi que ce fût par testament, mais qu'il leur promettoit d'augmenter à chacun ses gages tous les ans d'un quart et de plus, s'ils le servoient bien et avec affection ; que c'étoit à eux à avoir bien soin de lui, et à prier Dieu de le leur conserver longtemps ; que, par ce moyen, ils auroient de lui, s'il vivoit encore plusieurs années, plus qu'ils n'en auroient pu espérer par testament. Il leur tint exactement parole[1]. Il n'avoit point d'enfants, mais des neveux et des nièces qu'on ne voyoit point[2], hors un neveu[3], qui même se pro- [Add. St S. 476] [Add. St S. 477]

il dicta ses *Mémoires* en quelques mois. L'épitaphe suivante aurait été faite, dit-on, pour lui, par Boileau :

> Ci-gît justement regretté,
> Un savant homme sans science,
> Un gentilhomme sans naissance,
> Un très bon homme sans bonté.

Il était tel que ces vers le représentent, dit le commentateur du *Nouveau siècle de Louis XIV* (tome IV, p. 235) : parlant bien, quoiqu'il ne sût pas grand'chose, ayant un caractère et des manières nobles, quoique d'une naissance obscure, et caressant tout le monde, sans aimer personne ; mais nous devons reconnaître aussi, soit dans ses *Mémoires*, soit dans les différentes phases de sa vie, qu'il avait un grand talent naturel pour les affaires financières et pour les spéculations économiques. Cela était si bien établi, que l'on songea un instant à lui attribuer la succession de Colbert comme contrôleur général des finances.

1. Comparez ci-après, p. 564-566, Additions et corrections, une relation recueillie par le P. Léonard.

2. « Quatre-vingt-dix neveux ou nièces, arrière-neveux et nièces, d'un frère et de cinq sœurs, » dit-il lui-même dans ses *Mémoires*.

3. Ce neveu-là, François Hérauld, sieur de Gourville, fils du frère aîné, qui avait été maître d'hôtel de M. de la Rochefoucauld évêque de Lectoure, avait eu de son oncle, dès 1690, la terre de Gourville. Il acheta une charge de conseiller au parlement de Metz en 1678, eut une mission diplomatique en Allemagne en 1688 et 1689, fut l'un des témoins qui signèrent l'acte de décès de Ninon de Lanclos, ancienne amie de son oncle, et mourut le 5 mars 1718, à Paris, âgé de cinquante-trois ans (*Dictionnaire critique* de Jal, p. 649; *Dangeau*, tome XVII, p. 259,

duisoit[1] peu, qui furent ses héritiers, et qui sont demeurés dans l'obscurité[2].

Bonn rendu par d'Alègre.

En Flandres, les Hollandois perdirent le comte d'Athlone, de maladie, qui commandoit leurs troupes en chef[3]. Ils mirent en sa place Opdam[4], frère d'Owerkerque[5], bâtard des princes d'Orange qui avoit été dans la faveur et l'intime confidence du roi Guillaume, duquel il étoit grand écuyer[6]. Les ennemis firent le siège de Bonn, que d'Alègre leur rendit le 17 mai après trois semaines de siège[7]. Ils

avec l'Addition placée ici). Par reconnaissance pour son oncle, Monsieur le Prince lui avait donné la terre de la Barde, en Périgord, la capitainerie de Saint-Maur et une jolie maison dans les jardins dont il a été parlé au tome IX, p. 308-310.

1. *Produisit* corrigé en *produisoit*.

2. La gazette à la main publiée dans l'*Annuaire-Bulletin de la Société de l'Histoire de France*, année 1868, 2e partie, p. 57, donne ces détails : « M. de Gourville a fait des legs dans sa famille et aux pauvres pour quatre-vingt mille livres. M. Maret, son neveu, intendant de Monsieur le Duc, est légataire universel. Cette succession lui sera peu avantageuse, parce qu'une bonne partie des biens de M. de Gourville étoient à fonds perdu. Il avoit assuré, plusieurs années avant sa mort, vingt mille livres de rente à M. de Gourville, son neveu. » Gourville avait fondé aussi un hôpital pour la ville de la Rochefoucauld, dans l'ancien prêche (arrêt du Conseil du 28 avril 1702). Du reste, M. Lecestre publiera le testament même dans l'Appendice de son édition des *Mémoires*.

3. Godard de Guinckel, comte d'Athlone (tome I, p. 259), était feld-maréchal général de l'armée hollandaise. Il mourut à Utrecht, le 11 février : *Dangeau*, tome IX, p. 120 ; *Sourches*, tome VIII, p. 28 ; *Gazette* de 1703, p. 93 ; *Gazette d'Amsterdam*, Extr. XIII ; *Mercure* du mois de mars, p. 202-207. Il n'avait pas une réputation de vrai homme de guerre.

4. Les mots *à* (en trop) *Obdam frère* ont été ajoutés après coup en interligne, et la préposition élidée *d'* a été ajoutée de même avant *Auverkerke*.

5. Tome X, p. 360. Celui-ci aussi était feld-maréchal général depuis le commencement de l'année. Sur l'attribution des emplois et dignités du défunt, voyez les *Mémoires de Sourches*, p. 35, et le recueil de Lamberty, tome II, p. 431, 432, 435 et 472.

6. Tome II, p. 329.

7. *Dangeau*, tome IX, p. 182, 186, 192, 193, 195 et 196, et *Sourches*,

avoient grande envie de faire celui d'Anvers. Coëhorn[1], leur Vauban, força nos lignes en trois endroits avec sept ou huit mille hommes, et entra dans le pays de Waës[2], ayant, à une lieue d'Anvers[3], Opdam avec vingt-huit bataillons, et la commodité de nos lignes forcées pour leur servir[4] de circonvallation pour ce siège[5]. Le maréchal de

p. 68-93, du 23 avril au 16 mai; *Mercure* de mai, p. 341-349; *Gazette d'Amsterdam*, n°s XXXVII-XLII et XLVI; *Gazette de Bruxelles*, p. 286-328 et 335; *Lamberty*, p. 435-440; *Mémoires militaires*, tome III, p. 17-20, 35 et 748-753. La prise de cette place, que d'Asfeld avait défendue bien plus longtemps en 1689 (notre tome VII, p. 367, note 2), livrait l'électorat de Cologne à Marlborough. On s'en consola cependant, selon la lettre de Mme de Maintenon au comte d'Ayen datée du 22 mai.

1. Saint-Simon, comme Dangeau, écrit : *Cohorn*, et la signature était : *Coehoorn*. — Menno, baron de Coëhorn, né dans la Frise en 1641, d'une famille d'origine suédoise attachée aux princes d'Orange, débuta comme capitaine à seize ans, puis se distingua comme ingénieur dans la guerre de Hollande, et, de ce jour-là, devint le rival de Vauban. C'est lui qui défendit le château de Namur en 1692, et qui le reprit en 1695, toujours en déployant toute la force là où Vauban ne cherchait qu'à réduire l'effectif de l'artillerie et à épargner ses hommes. Dans la nouvelle guerre, il a pris Venloo, Kaiserswerth, Ruremonde, Liège, etc., de même que Bonn, en écrasant les assiégés sous une grêle de grenades lancées par les petits mortiers de son invention. Depuis 1701, il fortifie d'ouvrages de terre toutes les places hollandaises. Son chef-d'œuvre, en ce genre, fut Berg-op-Zoom. Nous le verrons mourir à la Haye, le 17 mars 1704, étant général de l'artillerie, ingénieur général et gouverneur de la Flandre hollandaise.

2. Ce pays de prairies et de pâturages, au N. de Gand, est circonscrit par le canal du Sas, la mer et l'Escaut. Dans les précédentes guerres, par exemple en 1676, nous l'avions mis plusieurs fois à contribution et dévasté. Son histoire a été faite en 1848, par J.-J. de Smet.

3. *D'Anvers* est en interligne, au-dessus d'un autre *d'Anv[ers]*, biffé, qui surchargeait *de luy*.

4. *Servir* est répété deux fois dans le manuscrit.

5. *Dangeau*, tome IX, p. 227 et 304; *Sourches*, tome VIII, p. 115; *Gazette*, p. 320 et 358. Saint-Simon a rendu peu intelligible, par ses arrangements, le texte de Dangeau, qui est ainsi conçu : « On eut des lettres de Flandre qui portent que M. de Cohorn (*sic*), avec un corps de sept ou huit mille hommes, avoit forcé nos lignes en trois endroits et étoit entré dans le pays de Waës, dont il alloit tirer de grandes contributions; que M. d'Opdam, autre général hollandois, étoit à une lieue

Combat d'Eckeren*.

Boufflers, sur ces[1] nouvelles, quitta le maréchal de Villeroy sur le Demer[2], et marcha, avec trente escadrons et trente compagnies de dragons, vers le corps du marquis de Bedmar[3], avec lequel il attaqua, le samedi dernier juin, les vingt-cinq bataillons et les vingt-neuf escadrons qu'avoit Opdam près du village d'Eckeren[4], à trois heures après midi, deux heures avant l'arrivée de son infanterie, dans la crainte que les ennemis se retirassent[5]. Le combat, fort vif et fort heureux pour le maréchal, dura jusqu'à la nuit, qui empêcha la défaite entière de ces troupes hollandoises. Elles y perdirent quatre mille hommes, huit cents prisonniers, quatre cents chariots, cinquante charrettes d'artillerie, presque tout leur canon, quatre gros mortiers, et quarante petits[6]. La comtesse de Tilly[7], qui étoit venue dîner avec son mari assez mal à

d'Anvers avec vingt-huit bataillons, et que, s'ils entreprennent le siège de cette importante place, les lignes que nous avions faites, et qu'ils ont forcées, leur serviroient à une partie de leur circonvallation. » Comparez le recueil de Lamberty, p. 443-445.

1. *Ces* corrige *cett[e]*.

2. Affluent de la Dyle venu du Limbourg et se dirigeant sur Louvain.

3. *Dangeau*, p. 227. — 4. Ou Eeckeren, à huit kil. N. d'Anvers.

5. *Dangeau*, p. 230-232; *Sourches*, p. 116-120 et 122; *Annuaire-Bulletin* de 1868, 2e partie, p. 61-65; *Gazette*, p. 322-324; *Gazette de Bruxelles*, p. 424-447; *Gazette d'Amsterdam*, nos LIV-LXII; *Mercure* de juin, p. 420-454, et de juillet, p. 268-290; *Mercure historique et politique*, tome XXXV, p. 93-116, 158-161, 173-177, 215-224, 322-337; Quincy, *Histoire militaire de Louis XIV*, tome IV, p. 20-25; Pelet, *Mémoires militaires*, p. 64-79, 83, 84, 764-769; recueil de Lamberty, p. 445-460; *Mémoires de Berwick*, tome I, p. 211-217, etc. Le Roi, dit Dangeau, eut la bonté de lire tout haut la relation de M. de Boufflers devant les courtisans qui étaient dans son cabinet.

6. Les petits mortiers à la Coëhorn, qui lançaient des grenades.

7. Anne-Antoinette d'Aspremont de Reckheim de Lynden, femme de Claude de Tserclaës, comte de Tilly, frère cadet de celui dont nous avons rencontré le nom en 1693 (tome I, p. 236) et qui reviendra ci-après, p. 315. Celui-ci était lieutenant général dans l'armée hollandaise. Il devint général de la cavalerie en avril 1704, puis général commandant toutes les troupes des États, feld-maréchal, lieutenant et

* *Eckeren*, dans le texte; *Eckern*, à la manchette.

propos[1], y fut aussi prise. Nos troupes y eurent près de deux mille tués ou blessés, et n'y perdirent de marque que le comte de Bryas[2], neveu du dernier archevêque de Cambray[3], colonel d'un régiment wallon, que je connoissois fort. Opdam prit une cocarde blanche[4], et se retira avec ce qu'il put à Breda[5]; le reste s'embarqua à Lillo[6]. On intercepta une lettre qu'il écrivoit de Breda au duc de Marlborough, par laquelle il lui mandoit que, n'ayant plus d'armée, il alloit à la Haye rendre compte aux États-Généraux de son malheur, et se plaignoit fort de Coëhorn[7]. Le reste de la campagne se passa en campements et en subsistances; les ennemis prirent Huy et la garnison pri-

chambellan de l'Empereur, gouverneur d'Arnheim et de Veluwe, fut fait gouverneur de Namur le 19 mai 1713, de Bois-le-Duc en juin 1714, de Maëstricht en mai 1718, et mourut le 10 avril 1723. Nous l'avons déjà vu en face de Boufflers : tome X, p. 191, note 8.

1. Elle était venue pour une partie de chasse et fut rendue au prince de Tserclaës, avec les amazones ses compagnes : *Annuaire-Bulletin*, p. 64; *Mémoires militaires*, p. 77.

2. Voyez le *Mercure* de juillet, p. 291-294. Engelbert-Frédéric, IIIe comte de Bryas, marquis de Molenghem, etc., premier pair de Liège, grand bailli héréditaire des bois et forêts de Hainaut, baptisé le 1er novembre 1677, avait épousé une Mérode en 1695, et était colonel d'un régiment d'infanterie depuis le 6 février 1702. Bryas, seigneurie d'Artois, avait été érigé en comté en 1649.

3. Tome II, p. 337.

4. Nous avons déjà vu que c'était l'insigne distinctif des troupes françaises (tome V, p. 362, note 3), tandis que la cocarde espagnole était rouge. Comparez *Dangeau*, tome IX, p. 231 et 232, *Sourches*, tomes XI, p. 148, et XII, p. 10, les *Mémoires de Tessé*, tome I, p. 257, etc.

5. Les ennemis se retirèrent en bon ordre malgré la fuite d'Opdam, et l'armée des deux couronnes ne put les couper : aussi réclamèrent-ils l'honneur de la journée, comme on le voit dans les feuilles de leur parti. Il en avait été de même après Luzzara. Le *Mercure* répondit en juillet, p. 285-290. Une médaille fut frappée pour l'*Histoire métallique*.

6. Ce fort, surnommé *la Bride d'Anvers*, sur la rive droite de l'Escaut, à douze kil. au-dessous de la ville, commande l'entrée du fleuve. Il y avait eu des offres de nous le livrer : *Mémoires de Sourches*, tome VIII, p. 65.

7. Cette lettre et une de Coëhorn sont reproduites dans la *Gazette*, la *Gazette de Bruxelles*, les *Mémoires de Sourches*, le *Mercure*, etc.

sonnière de guerre tout à la fin d'août[1]. Il ne se fit plus rien de part ni d'autre. Cette victoire d'Eckeren fut si agréable au Roi et au roi d'Espagne, que le maréchal de Boufflers en eut la Toison d'or[2], et le marquis de Bedmar le brevet de conseiller d'État[3], qui est le comble de la fortune en Espagne et ce que nous appelons ici ministre d'État[4]. Chamillart profita de la bonne humeur : il avoit cent mille écus de brevet de retenue sur sa charge de secrétaire d'État, qu'il avoit payés aux héritiers de Barbezieux : il en eut encore autant de plus[5].

Toison d'or à Boufflers. Bedmar conseiller d'État en Espagne. 300 000 [#] de brevet de retenue, outre 300 000 autres, à Chamillart.

Coëtlogon[6], avec cinq vaisseaux, prit, le 22 juin[7], vers la rivière de Lisbonne, cinq vaisseaux hollandois, après un grand combat et fort opiniâtré[8], qui dura jusqu'à la

Succès de mer. Waldstein, ambassadeur de l'Empereur

1. Le 25 août : *Dangeau*, p. 279 ; *Sourches*, p. 158, 161, 163 et 164 ; *Gazette*, p. 443 ; *Mercure* d'octobre, p. 61-85 ; *Mémoires militaires*, p. 118-120 ; *Gazette d'Amsterdam*, n° LXXI ; *Mercure historique*, tome XXXV, p. 225-226 et 337-339 ; Quincy, *Histoire militaire*, tome IV, p. 32-37, etc.

2. *Dangeau*, p. 272 et 407. La lettre par laquelle Boufflers remercia Louville de lui avoir procuré cette distinction, en date du 3 septembre 1703, a passé dans une vente d'autographes faite par M. Étienne Charavay le 27 décembre 1890. Celle par laquelle Philippe V lui avait annoncé sa nomination, et le compte rendu de sa réception, 15 janvier 1704, sont dans le ms. Clairambault 1163, fol. 162 et 167 v°. Comparez la *Gazette* de 1704, p. 47, et le *Mercure* de janvier, p. 323-324.

3. *Dangeau*, p. 280-281 et 294. Comme on avait déjà délivré plusieurs brevets ou promesses de places dans le Conseil, il fallut justifier cette distinction exceptionnelle. M. de Bedmar demandait alors la vice-royauté de Sicile : lettre de Mme des Ursins à Torcy, 30 août 1703.

4. Cette assimilation se reproduit chaque fois ; en dernier lieu, dans notre tome X, p. 220 et 384.

5. *Dangeau*, p. 234 ; *Mercure* de juillet, p. 254-258 ; brevet du 8 juillet : Arch. nat., O[1] 47, fol. 110 v°.

6. Le chef d'escadre, nommé lieutenant général et capitaine général par Philippe V : tome I, p. 268.

7. Lisez : *mai*. La nouvelle arriva le 10 juin : *Dangeau*, p. 240 et 246 ; *Sourches*, p. 104 ; *Gazette de Bruxelles*, p. 377, 383, 386, 391-392, 396, 403-404 et 434 ; *Gazette d'Amsterdam*, n° LVIII ; *Mercure* de juin, p. 284-294, 295-301, etc.

8. « L'on dit qu'un combat a été fort *opiniâtré*, pour dire qu'il a été soutenu longtemps avec vigueur de part et d'autre » (*Académie*,

nuit[1]. Ces vaisseaux hollandois escortoient cent voiles marchandes, qui eurent le temps de se sauver. Le comte de Waldstein[2], ambassadeur de l'Empereur à Lisbonne[3], fut pris sur un des vaisseaux de guerre avec un envoyé de l'électeur de Mayence[4], qui s'en retournoient en Allemagne. Waldstein fut amené à Vincennes[5], et, quelque temps après, envoyé à Bourges, où il demeura assez longtemps avec Saint-Olon, gentilhomme ordinaire, chargé de pren-

en Portugal, prisonnier.

1718). Voyez la *Gazette* de 1643, p. 865, de 1644, p. 228, de 1650, p. 1688, de 1666, p. 671, de 1678, p. 747, etc.

1. Ce détail, qui n'est pas fourni par Dangeau, est inexact. Le combat, engagé avant midi, dura deux heures environ. Voyez la relation officielle, imprimée par Fr. Ravaisson dans les *Archives de la Bastille*, tome XI, p. 94-95.

2. Charles-Ernest, comte de Waldstein ou Wallenstein-Dobrowicz, né le 13 mai 1661, fils d'un grand chambellan de l'Empereur et chevalier de l'ordre de Saint-Jacques, avait été fait chambellan et chargé d'une mission extraordinaire à Madrid en mars 1689, puis était allé à Turin comme envoyé extraordinaire (décembre 1692). Après la paix, en 1698, on avait pensé qu'il viendrait représenter l'Empereur en France (*Dangeau*, tome VI, p. 375); mais c'est pour Lisbonne qu'il fut désigné en février 1699, et il y eut sa première audience le 13 juillet 1701, ayant été, au passage, très bien reçu par Louis XVI (*ibidem*, tome VII, p. 287; *Gazette*, p. 388-389). Quand il sortit de la captivité dont Saint-Simon va parler, l'Empereur le nomma conseiller d'État secret (22 juillet 1704). Il fut ensuite grand maître de la maison de l'Impératrice, puis grand chambellan de l'empereur Joseph (août 1709), et mourut le 7 janvier 1713. Il avait épousé une Losenstein, sœur de la duchesse d'Arschot; sa mère était une Harrach, et son père, ancien ambassadeur lui-même, venait de mourir en 1702. Il avait reçu la Toison d'or le 31 décembre 1698.

3. Son titre, en Portugal, était envoyé extraordinaire, et non ambassadeur.

4. Les premières lettres de *Mayence* surchargent *Bavi[ère]*. — Cet envoyé s'appelait le baron Kock. L'archevêque-électeur était Lothaire-François de Schœnborn, né le 24 septembre 1655, évêque-prince de Bamberg en 1693, élu coadjuteur de Mayence le 3 septembre 1694, devenu électeur le 30 mars 1695. Il mourut sur ce siège le 30 janvier 1729.

5. *Vincennes* est en interligne, au-dessus de *Paris à la Bastille*, biffé.

dre garde à sa conduite[1]. Saint-Pol Hécourt[2], avec quatre vaisseaux, prit ou[3] coula à fonds quatre vaisseaux de guerre hollandois au nord d'Écosse, qui escortoient la pêche du hareng, dont il brûla cent soixante bateaux ; un des vaisseaux coula aussi à fonds. Cela se passa à la fin de juin[4]. Dans cette même campagne Saint-Pol eut un autre avantage aussi considérable et de la même espèce vers le Nord[5].

Cardinal Bonsy; son extraction, son caractère,

Le cardinal Bonsy mourut à Montpellier vers la mi-juillet de cette année[6], à soixante-treize ans[7]. Il étoit archevêque de Narbonne et avoit cinq abbayes[8], et comman-

1. *Dangeau*, p. 216, 236, 246 et 255; *Sourches*, p. 124; *Archives de la Bastille*, tome XI, p. 95-120. La mauvaise attitude de ce diplomate à l'égard de la France décida le Roi à lui faire subir le même traitement qu'avait essuyé en Autriche le maréchal de Villeroy. Nous le verrons reconduire à la frontière en 1704. Quant à Kock, mis à la Bastille le 18 juillet 1703, avec l'interprète italien du comte de Waldstein, il n'en sortit que le 1er janvier 1709.

2. Ce chevalier de Saint-Pol, nommé Marc-Antoine, gentilhomme originaire des environs de Bâville, où il avait été pris comme page par le comte de Broglie, avait été nommé lieutenant de vaisseau en 1691, capitaine en 1693, et venait de faire plusieurs captures (*Mercure* d'avril, p. 37-42, 365-368 et 378-385). A la suite d'autres succès, on lui donna une pension de mille livres en août 1703 ; mais nous le verrons périr en attaquant un convoi et son escorte dans la mer Baltique, le 31 octobre 1705. Le *Mercure* nous renseigne sur sa famille (juin 1708, p. 168-170).

3. Avant *prit*, il a biffé *en*, et *ou* surcharge *et*.

4. Les 22, 28 et 29 juin : *Dangeau*, p. 239-240 ; *Sourches*, p. 121-122, 125-126 ; *Gazette*, p. 359-360 et 371 ; *Mercure* de juillet, p. 395-398, et d'août, p. 392-395.

5. *Dangeau*, p. 275-277 ; *Sourches*, p. 159-160 ; *Gazette*, p. 432 ; *Gazette de Bruxelles*, p. 557-560, 599, 687, etc.

6. Le 11 juillet : *Dangeau*, p. 243 ; *Sourches*, p. 127 ; *Gazette*, p. 371 ; *Mercure* de juillet, p. 294-299, et d'août, p. 153-183.

7. *Ans* est ajouté en interligne.

8. L'archevêché valait quatre-vingt mille livres. Dangeau ne nomme que trois abbayes : Mortemer, en Normandie, rapportant douze mille livres ; Aniane, en Languedoc, rapportant sept mille livres, et Valmagne, dont le cardinal avait gardé les fruits tout en faisant passer le titre à son neveu Castries ; de même, pour l'abbaye du Monestier-Saint-Chaffre, valant dix mille livres. Il avait abandonné Saint-Sauveur de Lodève depuis quarante et un ans.

deur[1] de l'Ordre[2]. Ainsi le cardinal Portocarrero eut cette place, qui lui avoit été assurée d'avance, avec la permission, en attendant[3], de porter le cordon bleu[4]. Ces Bonsy sont des premières familles de Florence ; ils ont eu souvent les premières charges de cette république, et des alliances directes avec les Médicis[5]. Ce fut un Bonsy évêque de Terracine qui fit le funeste mariage de Catherine de Médicis[6], qui en amena en France, avec les Strozzi, les Gondy et d'autres Italiens[7]. Un Bonsy[8] eut l'évêché de Béziers du cardinal Strozzi, son oncle[9], qui a été possédé par six[10] Bonsy d'oncle à neveu, dont deux ont été cardi-

sa fortune, sa mort. [*Add. S^t^S. 478*]

1. La première lettre de *Comd^r^* (sic) surcharge des lettres effacées.
2. De 1688. Voyez ci-après, appendice III, sa notice inédite.
3. Ces deux mots sont ajoutés en interligne.
4. Tome X, p. 203-204, et ci-dessus, p. 1-2. Comparez un mémoire du règne suivant sur les prélats-commandeurs : Arch. nat., M 64, n° 45.
5. Voyez la généalogie du *Moréri* que suit Saint-Simon, un article publié dans le *Mercure* de décembre 1703, p. 144-152, et un tableau de quartiers de noblesse dans le ms. Clairambault 1160, fol. 67 v°. C'était le dernier de son nom.
6. « Antoine de Bonzi, évêque de Terracine, fut envoyé nonce extraordinaire par le pape Clément VII vers le roi François Ier, pour traiter le mariage de Catherine de Médicis, sa nièce, avec Henri de France, duc d'Anjou, qui depuis fut roi » (*Moréri*). Il fut évêque de l'ancienne capitale des Volsques de 1528 à 1533.
7. Nous avons déjà eu à parler des Gondy comme ducs de Retz ; le nom des Strozzi, qui cependant fournirent à la France plusieurs capitaines illustres, ne fera que passer trois ou quatre fois dans les *Mémoires*.
8. Thomas de Bonsy, évêque de Béziers de 1576 à 1596, fut envoyé par Henri III à Florence, comme ambassadeur, et mourut le 22 décembre 1603, à quatre-vingts ans.
9. Laurent Strozzi, né à Florence en 1523, fils d'une Médicis qui était la propre tante de la reine Catherine, porta les armes en France avant d'embrasser l'état ecclésiastique, et se fit d'Église à l'instigation de Catherine. En France, il eut successivement l'évêché de Béziers en 1548, celui d'Albi en 1561, et l'archevêché d'Aix en 1568. Paul IV lui avait donné le chapeau en 1557. Il mourut le 14 décembre 1571, et eut alors pour successeur Julien de Médicis.
10. Le chiffre *6* corrige *5*. — Le sixième Bonsy fut seulement coadjuteur, et mourut avant le titulaire son oncle.

naux[1]. Le second Bonsy évêque de Béziers[2] fit le triste mariage de Marie de Médicis. Sa parenté avec elle engagea Henri IV à le faire grand aumônier de la Reine, c'est-à-dire à ériger cette charge pour lui, l'unique qui, chez les Reines, ait le titre de grand[3]. C'étoit un homme de grand mérite, et qui avoit habilement traité beaucoup d'affaire dehors et dedans, et qui[4] eut la nomination de France au chapeau, que Paul V[5] lui donna en 1611[6]. Pierre Bonsy dont il s'agit ici, élevé auprès de l'évêque de Béziers[7] son oncle[8], auquel il succéda[9], plut de bonne heure au cardinal Mazarin[10].

1. L'évêché valait vingt-cinq ou vingt-six mille livres, et comprenait cent paroisses. Voyez le *Mercure* d'avril 1702, p. 336-338.

2. Jean, qui vécut jusqu'en 1621, était fils d'un premier ministre du grand-duc, et, sénateur lui-même, il avait déjà une réputation de juriste à Florence, lorsque le roi Henri IV le nomma évêque de Béziers à la place de Thomas, en 1598. Il obtint la naturalité en France, ainsi que son neveu et coadjuteur Dominique, qui mourut avant lui ; leurs lettres furent vérifiées à la Chambre des comptes de Paris le 29 décembre 1601 et le 4 octobre 1603. Jean mourut à Rome. Il avait écrit des poésies héroïques.

3. Cette charge n'avait de gages que trois cents livres, avec une pension de trois mille six cents. Du Peyrat en a parlé dans ses *Antiquités de la chapelle et oratoire du Roi*, liv. I, chap. XVII, p. 105-113 ; voyez aussi Oroux, *Histoire ecclésiastique de la cour*, tome II, p. 290.

4. *Qu'il* corrigé en *qui*.

5. Camille Borghèse, né à Rome le 17 septembre 1552, cardinal en 1596, élu pape le 16 mai 1605, mort le 28 janvier 1621.

6. Tout cela est pris presque textuellement au *Moréri* ; mais notre auteur omettra le troisième évêque, Thomas (1621-1628), frère et prédécesseur de Clément, qui suit.

7. Clément de Bonsy, évêque à partir de 1628, fit plusieurs fondations pieuses et se distingua surtout par la défense du pays contre le duc de Montmorency et les Epsagnols, et par son assiduité exemplaire à la résidence. Mort le 6 octobre 1659, à soixante et un ans.

8. *Ocle* corrigé en *oncle*.

9. En octobre 1659 : *Gazette*, p. 1117-1118. Il ne fut sacré que le 12 décembre 1660 : *Gazette*, p. 1249.

10. Quoique élevé par son oncle pour être d'Église, le jeune Bonsy s'en alla faire le cavalier à Florence, sous le nom de baron de Castelnau jusqu'à ce qu'une prédiction le fit revenir au petit collet (*Lettres de Mme Dunoyer*, lettre XI). Le grand-duc lui donna alors des béné-

Ces Bonsy n'ont été[1] heureux en mariage que pour eux-mêmes. Il fit celui du Grand-Duc[2] avec une fille de Gaston[3], qu'il conduisit à Florence[4], d'où il fut ambassadeur à Venise[5]; de là en Pologne, pour empêcher le roi Casimir d'abdiquer[6]. Il en rapporta la nomination de Pologne au cardinalat. Après son départ[7], Casimir abdiqua[8]; Bonsy fut renvoyé en Pologne, où il rompit les mesures des Impériaux et fit élire Michel Wisniowiecki[9].

fices, le nomma gentilhomme de sa chambre, et le fit son résident auprès du roi de France (*Gazette* de 1658, p. 144). Il quitta ces fonctions pour négocier le mariage de l'héritier de son maître, en décembre 1660, n'étant pas encore sacré évêque. Il avait été promoteur de l'assemblée du clergé en 1657, et Mazarin le remarqua aux conférences de Saint-Jean-de-Lutz et de Fontarabie, où il représentait le grand-duc.

1. *N'ont esté* est en interligne, au-dessus de *ne sont,* biffé.

2. Côme III de Médicis, qui n'était encore que prince héritier : tome III, p. 60.

3. Marguerite-Louise d'Orléans : *ibidem*, p. 59. C'est elle que nous connaissons sous le titre de Grande-Duchesse, et Saint-Simon a commencé par dire que son mari n'avait pu la retenir à Florence. Jal a donné, dans son *Dictionnaire,* p. 249 et 854, l'acte de mariage de 1661, portant la signature : P. de Bonsy, *É. de Béziers.*

4. Il eut son audience de congé, à Paris, le 23 avril 1661, et resta à Florence jusqu'en septembre, sur la demande du Roi lui-même : *Œuvres de Louis XIV*, tome V, p. 27. Mais, en même temps, il fut chargé de conduire quelques négociations à Rome pour le surintendant Foucquet : voyez son rapport dans les *Mémoires sur Foucquet,* par Chéruel, tome II, p. 146-156.

5. Il y négocia le libre passage de l'expédition envoyée en Hongrie, et son séjour dura des derniers jours de 1662 aux premiers jours de 1665. Les *Mémoires de Sophie de Hanovre* parlent (p. 75) de certaine aventure galante qu'il y aurait eue.

6. Voyez ci-après, Additions et corrections, p. 566-567.

7. Ces trois mots ont été ajoutés sur la marge.

8. On verra que ceci est inexact.

9. Michel Korybut Wisniowiecki (Saint-Simon écrit, selon la prononciation ordinaire, ou a peu près : *Wiesnowiesk*i), né en 1638, élu inopinément roi de Pologne le 19 juin 1669, comme piaste d'origine, mourut le 10 novembre 1673, la veille même du jour où son rival Sobieski battit à Choczim les Turcs jusque-là triomphants. Règne tyrannique et pitoyable. Ci-après, p. 567.

A son retour il eut l'archevêché de Toulouse[1], et alla ambassadeur en Espagne[2]. Bientôt après il eut l'archevêché de Narbonne, le chapeau, que Clément X lui donna en 1672[3], et fut grand aumônier de la Reine[4]. Il se trouva aux conclaves d'Innocent XI, Alexandre VIII et Innocent[5] XII, et partout il brilla et réussit[6]. C'étoit un petit homme trapu, qui avoit eu un très beau visage[7], à qui

1. En décembre 1669.

2. Il fit une splendide entrée à Madrid, le 29 mars 1670, et eut son audience de congé le 27 mai 1671. Sur cette période de sa carrière diplomatique, voyez les ouvrages de Mignet, *Négociations relatives à la succession d'Espagne*, tome III, p. 636-646, et de M. Legrelle, tome I, p. 189-197. Il en est parlé aussi dans les *Mémoires de Gourville*. Au retour, M. de Lionne étant mort, il fut fort question de donner son héritage à l'ambassadeur; mais les autres ministres l'écartèrent : voyez la lettre de Mme de Maintenon au maréchal d'Albret datée du 3 septembre [1671], le *Journal d'Olivier d'Omesson*, tome II, p. 613, les *Mémoires du président Hénault*, p. 48, et le 3e *Entretien de M. Colbert avec Bouin*, p. 154-159. Bonsy convoita également la grande aumônerie de France, qui fut donnée au cardinal de Bouillon.

3. Le Roi ayant renouvelé ses instances en 1671 (*Instructions aux ambassadeurs à Rome*, tome I, p. 240 et 252-253), Clément X se décida à faire enfin ce cardinal le 22 février 1672 (voyez les *Mémoires de Pomponne*, tome II, p. 2 et 13, le livre de feu Ch. Gérin, *Louis XIV et le Saint-Siège*, tome II, p. 437-460, et une notice italienne de Bonsy, dans le ms. Ital. 368, fol. 109-110), tandis que l'on espérait pour M. d'Estrées, évêque de Laon, et le Roi tint à lui en donner lui-même la première nouvelle. C'est seulement alors que le cardinal alla s'installer dans son archevêché de Toulouse (*Gazette* de 1672, p. 844), et en octobre 1673 qu'il passa à Narbonne. Il ne reçut le chapeau que le 13 octobre 1676, après l'exaltation d'Innocent XI (*Gazette*, p. 790 et 808).

4. Le 10 août 1671. Ci-dessus, p. 136.

5. Ici, *Innocent* surcharge *Clément*, effacé du doigt.

6. Ici s'arrête l'emprunt au *Moréri*. Les *Mémoires de Coulanges* donnent des détails sur l'action de Bonsy dans le dernier conclave de 1691.

7. On a nombre de portraits de ce prélat, dont un gravé par Lenfant en 1661, d'après une peinture de Dieu, et d'autres gravés par Nanteuil ou un de ses élèves en 1678, par Larmessin en 1689, par Van Schuppen en 1692, d'après la peinture de l'Italien Bachichi, par Albert Clouwet, etc.; un enfin, de très grandes dimensions, gravé par P. Simon d'après la peinture de Simon Vouet. Le ms. Clairambault 1160 en contient plusieurs, fol. 65-70.

l'âge en avoit laissé de grands restes, avec les plus beaux yeux noirs, les plus parlants, les plus perçants, les plus lumineux, et le plus agréable regard, le plus noble et le plus spirituel que j'aie jamais vus à personne ; beaucoup d'esprit, de douceur, de politesse, de grâces, de bonté, de magnificence, avec un air uni et des manières charmantes[1] ; supérieur à sa dignité, toujours à ses affaires, toujours prêt à obliger ; beaucoup d'adresse, de[2] finesse, de souplesse sans friponnerie, sans[3] mensonge et sans bassesse[4], beaucoup de grâces et de facilité[5] à parler. Son commerce, à ce que j'ai ouï dire à tout ce qui a vécu avec lui[6], étoit délicieux, sa conversation jamais recherchée et toujours charmante ; familier avec dignité, toujours

1. Mme de Scudéry écrivait, en 1672, à propos de la « galanterie de l'habillement » des cardinaux qui se montraient en habits courts et élégants : « Le cardinal de Bouillon et celui de Bonsy sont les plus jolis de la cour » (*Correspondance de Bussy-Rabutin*, tome II, p. 87). L'abbé Arnauld rapporte (*Mémoires*, p. 545) que, Bonsy ayant plu beaucoup à Mme de Choisy, il reprit le petit collet par amour pour elle. Le *Mercure historique et politique* d'août 1703, en annonçant sa mort, dit (p. 125) : « C'étoit un homme doux, paisible, affable, populaire, rendant du service à tout le monde. Il faisoit une dépense extraordinaire. A cela près, et une galanterie qui fit de l'éclat, il a eu toujours une approbation générale. » Voyez aussi la notice indiquée du ms. Ital. 368.

2. *De* semble corriger *d'o*.

3. Avant cette préposition, il y a un *et* biffé.

4. Délié et habile à louvoyer du côté du plus fort, disait Coulanges (*Mémoires*, p. 144-145). Guillart écrivait, en 1689, dans ses *Généalogies* (publiées au tome IV du *Cabinet historique*, 1re partie, p. 187) : « Un des plus adroits courtisans du Royaume. On l'a vu logé dans un quatrième étage en un collège de l'Université, faisant venir sa portion de la gargote. Il alloit souvent aussi manger chez des prélats, qui le recevoient agréablement parce qu'il avoit beaucoup d'esprit. C'est un homme d'intrigues, et qui, avec beaucoup d'adresse, s'est insinué partout où il a cru avancer sa fortune. »

5. Il a écrit, par mégarde : *faciliter*.

6. Saint-Simon ne put le rencontrer que dans les derniers temps de sa vie, quand le cardinal venait passer l'été à Paris. En 1697, il habitait en location un hôtel de son voisinage, rue Saint-Dominique : *Gazette d'Amsterdam*, n° XLI.

ouvert, jamais enflé de ses emplois ni de[1] sa faveur. Avec ces qualités et un discernement fort juste, il n'est pas surprenant qu'il se soit fait aimer à la cour et dans les pays étrangers[2]. Sa place de Narbonne le rendoit le maître des affaires du Languedoc[3]; il le fut encore plus par y être adoré, et y avoir gagné la confiance des premiers et des[4] trois ordres, que par son siège[5]. Fleury, receveur des décimes du diocèse de[6] Lodève, s'insinua dans le domestique du cardinal, parvint jusqu'à lui, et à lui oser présenter son fils, qui plut tellement à cette Éminence italienne, qu'il en prit soin, et fit ce qu'on pourroit bien affirmativement[7] dire sa fortune, si elle[8] n'avoit pris plaisir d'en insulter la France en l'en établissant roi absolu, et unique, et public, et dans un âge où les autres radotent quand il font tant que d'y parvenir[9]. Bonsy jouit longtemps d'une faveur à la cour, et d'une puissance en Languedoc qui, établie premièrement sur les cœurs, n'étoit contredite de personne. M. de Verneuil, gouverneur, n'y

1. *Ny de* est en interligne, au-dessus d'un *de* qu'il a oublié de biffer.

2. On peut comparer à ce portrait et à la notice inédite placée ci-après à l'Appendice, n° III, deux pages de la *Relation de la cour de France en 1690,* par Ézéchiel Spanheim, p. 260-262. Les *Caractères* ou *Portraits de la cour* de 1702, 1703 et 1706 ne font plus mention de lui.

3. Tomes III, p. 326, et X, p. 407, fin de note. Presque toujours l'archevêque de Narbonne recevait l'Ordre, comme M. de Bonsy l'eut en 1688.

4. Ces quatre mots sont en interligne, au-dessus d'un premier *des,* que Saint-Simon a oublié de biffer. La conjonction *et* semble être de trop.

5. Comparez le *Mercure* de juillet 1703, p. 295.

6. Ici l'écriture change, comme si l'auteur avait suspendu son travail pour se reporter au passage de l'année 1698 (tome VI, p. 46-47) qu'il va paraphraser.

7. Les lettres *ve* surchargent une *m.*

8. La fortune.

9. Ceci est écrit en 1741, au moment où, le cardinal Fleury, premier ministre de fait, sinon de titre, depuis 1726, arrive à l'âge de quatre-vingt-huit ans et semble cependant déjouer tous les pronostics de mort prochaine. Comparez ci-dessus, p. 75, et ci-après, p. 257.

existoit pas[1]; M. du Maine en bas âge, puis en jeunesse, qui lui succéda, et[2] ne s'en mêla pas davantage. Bâville, intendant de Languedoc[3], y vouloit régner, et ne savoit comment supplanter une autorité si établie, lorsque, bien averti de la cour d'un accès de dévotion qui diminua depuis, mais qui, dans sa ferveur, portoit le Roi[4] à des réformes d'autrui[5], [il] lui fit revenir, par des voies de conscience[6], des choses qui le blessèrent sur la conduite du cardinal Bonsy. Les Lamoignons, de tout temps livrés aux jésuites, réciproquement disposoient d'eux, et ces Pères n'ont jamais aimé des prélats assez grands pour n'avoir pas besoin d'eux, et dont étant néanmoins ménagés et bien traités, comme ils l'étoient de Bonsy, se trouvoient en posture de les faire compter avec eux[7], si d'aventure il leur en prenoit envie. Le bon cardinal, quoique en âge où les passions sont ordinairement amorties[8], étoit éperdument amoureux d'une Mme de Ganges[9] belle-sœur de celle[10]

1. Henri, légitimé de France, duc de Verneuil (tome I, p. 94 et 331), nommé au gouvernement de Languedoc en 1666, mort en 1682, ne parut jamais dans sa province,

2. Cette conjonction devrait être supprimée pour faire la phrase complète.

3. A partir de 1685.

4. Avant *portoit*, il a biffé *se*, et il a écrit : *le Roy*, en interligne.

5. A réformer chez autrui les écarts, les dérèglements dont il avait lui-même donné l'exemple.

6. Par le confesseur qui dirigeait sa conscience.

7. Phrase irrégulière comme les deux précédentes.

8. La lettre XI de Mme Dunoyer qui sera encore citée plus loin parle de relations galantes du prélat avec la reine de Pologne qui lui avait procuré le chapeau. Nous verrons qu'il avait également été compromis dans les affaires criminelles de Pennautier et des Poisons.

9. Jeanne de Gévaudan, qui mourut en janvier 1719, était femme de François de Vissec de la Tude, comte de Ganges, un des lieutenants de Roi du Languedoc, gouverneur de Carcassonne et colonel du premier régiment de dragons de la province de 1685 à 1698, lequel mourut à Avignon en novembre 1741.

10. Diane de Joannis de Roussant épousa en premières noces, le 1er mai 1647, Dominique de Castellane, marquis d'Ampus, qui se noya sur mer en 1655, et, en secondes noces, le 8 août 1658, Charles de

dont la vertu et l'horrible catastrophe a fait tant de bruit[1]. Les Soubises ne sont pas si rares qu'on le croit[2]. Cet amour étoit fort utile au mari : il ne voulut donc jamais rien voir, et profitoit grandement de ce que toute la province voyoit, et qu'il avoit bien résolu de ne voir jamais quoique sous ses yeux. Le scandale étoit en effet très réel, et, sans l'affection générale que toute la province portoit au cardinal, cela auroit fait beaucoup plus de bruit[3].

Vissec de la Tude, colonel d'infanterie, gentilhomme ordinaire de la chambre, qui obtint en juin 1663 l'érection en marquisat de la baronnie de Ganges, située près de l'Hérault, au N. O. de Montpellier. Deux de ses beaux-frères, l'abbé et le chevalier, attentèrent à sa vie, dans ce château, le 13 mai 1667, et elle mourut le 5 juin, laissant un fils et une fille. Sa beauté avait été célébrée, comme incomparable, sous le nom de PHILISMÈNE, dans les *Portraits des plus belles dames de la ville de Montpellier*, publiés par De Rosset, 1660. Mignard l'avait peinte avant son second mariage, et Mérimée a signalé un portrait d'elle à l'hôpital de Villeneuve-lès-Avignon.

1. Ce dernier membre de phrase, depuis *belle sœur*, a été ajouté après coup en interligne. — L'assassinat de la marquise de Ganges a fait l'objet d'une quantité de publications plus ou moins historiques, depuis les deux relations qui parurent en 1667 et 1668, dans le pays même, et depuis les *Causes célèbres* de Gayot de Pitaval (éd. 1738, tome V, p. 367-436), jusqu'à l'*Histoire* publiée en 1810 par le marquis de Fortia d'Urban, au roman d'Alexandre Dumas (1840), ou aux *Chroniques du crime et de l'innocence*, par Champagnac (1833), tome II, p. 198-213. Le numéro 91 du catalogue des manuscrits de la bibliothèque publique de Vitry-le-François contient une histoire de la marquise, suivie du procès intenté au marquis de Ganges en 1704.

2. Allusion au rôle qu'il a prêté au mari de la princesse de Soubise dans la grande digression sur les Rohans : tome V, p. 257, etc.

3. Voyez les *Lettres galantes et historiques de Mme Dunoyer*, éd. 1738, tome I, p. 18-21, 78-87, 110-121 et 138-140, lettres XI et XIII. Saint-Simon avait ces lettres sous les yeux, comme nous l'avons déjà constaté plusieurs fois ; ici, la correspondante de Montpellier commençait en ces termes : « Les amours de la comtesse de Ganges avec le cardinal ont fait grand bruit dans le monde. Il a toujours beaucoup d'honnêteté pour elle, et je crois qu'il se retranche présentement (vers 1699 ou 1700) sur l'estime et la considération. Voilà par où presque tous les longs commerces finissent. Celui-là a fait bien du tort au cardinal et l'a bien gâté dans l'esprit du Roi.... » Suivent un croquis de la vie de M. de Bonsy, puis le récit de ses amours avec Mlle de Gévaudan, sous le cou-

Bâville l'excita tant qu'il put : il procura au cardinal des avis fâcheux de la part du Roi, puis des lettres du P. de la Chaise par son ordre, enfin quelque chose de plus par Châteauneuf, secrétaire d'État de la province[1]. Bonsy alla à la cour espérant tout de sa présence ; il y fut trompé : il trouva le Roi bien instruit, qui[2] lui parla fort franchement, et qui, par son expérience[3], ne se paya point de l'aveuglement volontaire du mari[4]. Bonsy, rappelé à Mont-

vert d'une sœur de celle-ci, et du mariage avec le comte de Ganges. D'autre part, commentant les chansons du temps (mss. Fr. 12689, p. 307, et 12690, p. 503-505), Gaignières, dont nous savons également les relations avec Saint-Simon, a raconté dans quelles conditions le mariage se conclut, malgré le bruit terrible fait par ces amours publiques et par les prodigalités du cardinal, et comment on revêtit l'époux d'une des lieutenances de Roi nouvellement créées en Languedoc, celle des diocèses de Carcassonne, Saint-Papoul, Lavaur et Albi. M. de Bonsy obtint même, pour faire pièce à Bâville, que les états envoyassent une députation féliciter les deux époux pendant la première session où ils parurent, celle de 1692 ; mais l'orateur, M. de Grignan, évêque de Carcassonne, resta court lorsqu'il s'agit de parler de leurs vertus.

1. Selon la correspondance de Mme Dunoyer, l'intrigue du cardinal s'étant croisée avec celle de M. de Bâville et d'une jeune et belle dame, Mlle de Gévaudan eut le tort grave d'en envoyer des mémoires aux gazettes de Hollande, et de provoquer ainsi le ressentiment du tout-puissant intendant : « L'on vit arriver une lettre de cachet pour faire enfermer la pauvre Gévaudan. Le cardinal, au désespoir, partit en poste pour détourner cet orage, et se jeta aux pieds du Roi pour le prier d'épargner la demoiselle, et de l'accabler plutôt de toute sa disgrâce. Le Roi étoit trop prévenu : il ne voulut rien écouter, et le cardinal ne put rien faire de mieux que de conseiller à sa maîtresse d'épouser au plus vite le comte de Ganges. »

2. Avant *qui*, le manuscrit porte un *et* biffé.

3. Autre allusion au couple Soubise.

4. On vient de voir que, selon le récit Dunoyer, le mariage n'était pas encore fait. « Le comte étoit trop amoureux pour ne pas accepter la première proposition qu'on lui en fit... Ce mariage lui a fait grand tort. On auroit cru que les grands biens de sa femme l'auroient tenté, si, en restituant à son neveu la confiscation des biens (de son père), il n'avoit donné une grande marque de désintéressement. » Selon le *Journal de Dangeau*, tome II, p. 361, ce mariage se fit en mars 1689 : « Mlle de Gévaudan, fort connue par sa beauté, a épousé à Montpellier

pellier pour les états, ne put se contenir. Il avoit découvert que le coup lui étoit porté par Bâville. Il le trouva plus hardi et plus ferme dans le cours des affaires, qu'il n'avoit encore osé se montrer; il fit des parties[1] contre le cardinal, qui s'attira des dégoûts sur ce qu'il ne changeoit point de conduite avec sa belle. Il étoit accusé de ne lui rien refuser, et, comme il disposoit, dans les états et hors leur tenue, de beaucoup de choses pécuniaires, et de bien des emplois de toutes les sortes, Mme de Ganges étoit accusée de s'y enrichir, et il y en avoit bien quelque chose[2]. Cette espèce de déprédation fut grossie à la cour par Bâville, dont le but étoit d'ôter au cardinal tout ce qu'il pourroit de dispositions de grâces à faire, et d'autorité, d'y entrer en part d'abord, comme par un concert nécessaire contre l'abus, et de s'en emparer dans la suite. Il n'en fallut pas davantage pour les brouiller. Bâville fit

M. le comte de Ganges, colonel de dragons de Languedoc, qui en étoit amoureux depuis longtemps. » — « M. de Ganges, dit encore la lettre adressée de Montpellier à Mme Dunoyer, se voyant méprisé dans les troupes, quitta le service et acheta, pour mieux remplir la vanité de sa femme, une lieutenance de Roi dans la province et le gouvernement de la cité de Carcassonne, où il fit dessein de mener son épouse.... Mais Mme de Ganges ne fut pas de cet avis, et ce fut là-dessus qu'ils se brouillèrent.... Enfin, rebuté par tant de sortes de mortifications, il quitta Montpellier, et suivit son frère aîné dans son second exil. » Il y a une allusion à tout cela, mais assez peu claire, dans une lettre de Mme de Sévigné de juillet 1689 : Capmas, *Lettres inédites*, tome II, p. 322-323.

1. *Faire une partie contre quelqu'un*, dit *l'Académie* de 1718, c'est comploter contre lui.

2. Elle s'était fait construire à Montpellier un hôtel comparable aux plus belles demeures de Paris ou de Gênes, avec meubles splendides, riche vaisselle, etc. (*Lettres de Mme Dunoyer*). J'ai déjà signalé (tome III, p. 327, note 2) une lettre de 1692 où Bâville accusait en propres termes les « amies » du cardinal, et même son neveu Castries, de se faire des revenus considérables aux dépens de la ville de Montpellier; on trouvera ci-après, appendice III, p. 437, une réplique du cardinal. D'ailleurs, M. H. Monin a raconté cette lutte des deux rivaux dans son *Essai sur l'histoire administrative du Languedoc pendant l'intendance de Bâville* (1884), p. 8-12, et il n'y a plus à y revenir après lui.

valoir le service du Roi et le bien de la province, intéressés dans l'abus que le cardinal faisoit d'une autorité que sa maîtresse tournoit toute à la sienne et à un honteux profit. Peu à peu cette autorité, toujours butée et mise en compromis[1], s'affoiblit en l'un, et crût en l'autre. L'intérêt, qui souvent est préféré à tout autre sentiment, fit des créatures à Bâville, qui commença à se montrer utile ami, et dangereux ennemi. Cette lutte dura ainsi quelques années, Bâville croissant toujours aux dépens du cardinal malgré ses voyages à la cour. Enfin le cardinal eut l'affront et la douleur de voir arriver une lettre de cachet à Mme de Ganges, qui l'exiloit fort bien[2]. Son cœur et sa réputation en souffrirent également. De cette époque son crédit et son autorité tombèrent entièrement[3], et Bâville devint le maître, qui sut bien le faire sentir au cardinal et à tout ce qui lui demeura attaché[4]. Porté par terre, il espéra se relever par le mariage de Castries, fils de sa sœur et gouverneur de Montpellier, avec une fille du feu maréchal-duc de Vivonne frère de Mme de Montespan, qui n'avoit rien vaillant qu'une naissance et des alliances qui faisoient grand honneur aux Castries[5], et la protection du duc du Maine, qui la promit toute entière à l'oncle et au neveu, mais l'accorda à son ordinaire, quand le mariage fut fait en 1693, qui fut son ouvrage[6]. Il redonna pourtant, par l'opi-

1. Nous avons déjà eu *se buter à*, dans le tome VI, p. 45. « En parlant de deux personnes qui sont toujours contraires l'une à l'autre, on dit que ce sont des gens qui *se butent*, qui *se sont butés* l'un contre l'autre. » — « On dit figurément : *mettre quelqu'un en compromis*, pour dire : le compromettre ; et l'on dit dans le même sens : *mettre la dignité et l'autorité de quelqu'un en compromis*. » (*Académie*, 1718.)

2. Ci-dessus, p. 143, note 1.

3. *Entièremt* est en interligne, au-dessus de *par terre*, biffé.

4. Cependant la *Gazette de Bruxelles*, très peu de temps avant que le cardinal ne mourût, en février 1703 (p. 119), annonça que Bâville allait, sur sa propre demande, céder son intendance à M. Guyet, de Lyon.

5. Déjà dit au tome X, p. 266-267.

6. Ceci a été raconté plus longuement et plus clairement en 1696, à propos de Mme de Castries : tome III, p. 325-331.

nion, quelque vie au cardinal et quelque mesure à Bâville, qui n'en fut pas longtemps la dupe. Le cardinal, qui se la vit de l'appui qu'il avoit espéré, tomba peu à peu en vapeurs, qui dégénérèrent en épilepsie, et qui lui attaquèrent la tête. La tristesse l'accabla, la mémoire se confondit, les accès redoublèrent[1]. Le dernier voyage qu'il fit à la cour, ce n'étoit plus lui en rien ; il étoit même singulièrement rapetissé[2], et, quelque part qu'il allât, même chez le Roi, il étoit toujours suivi par son médecin et son

1. En octobre 1693, une attaque d'apoplexie, qui était la troisième, survint, du fait de trois pintes d'eau de Bourbon qui lui étaient restées dans le corps, au dire des *Mémoires de Sourches*, tome IV, p. 282, et il ne parut plus à la cour que dans les étés de 1696, 1697 et 1698 (*Dangeau*, tomes V, p. 416, 422 et 476, et VI, p. 119 et 186; *Sourches*, tome V, p. 147 et 351 ; *Mercure* de mai 1698, p. 282-283). On le dispensa de se rendre au conclave de 1699, et il passa l'été aux eaux de Bourbon. Par la correspondance de Mme de Maintenon (recueil Geffroy, tome I, p. 327), on voit que, en novembre 1700, il réclamait instamment un coadjuteur. A cette époque, deux nouveaux accidents, pendant la session des états à Montpellier, le « mirent à la dernière extrémité » (*Dangeau*, tome VII, p. 451 ; livre cité de M. Monin, p. 409). A en croire la lettre XIII de Mme Dunoyer, l'évêque de la ville profita de l'occasion pour tirer du cardinal une espèce d'amende honorable et la promesse de rompre entièrement avec Mme de Ganges. Celle-ci en sut mauvais gré au cardinal, et la rupture fut effective; mais le cardinal, dit la lettre en question, fut fâché de ce divorce : « La tendresse qu'il a eue pour cette dame-là est usée par un commerce de longues années, et ses indispositions lui donnent des pensées plus sérieuses. Son horoscope, je ne sais par quel hasard, s'est trouvée (*sic*) juste en tous ses chefs : ce cardinal a été attaqué dès sa soixante-troisième année d'une apoplexie de laquelle il ne se seroit point tiré, si, se souvenant de ce que cet homme lui avoit prédit (de prendre garde à son année climatérique), il n'avoit eu la précaution, dès qu'il en fut temps, de se faire veiller toutes les nuits.... Ces dames y ont pris beaucoup de part; mais, ayant eu soin de remplir leurs coffres, elles se consoleront aisément de tout ce qui en pourra arriver. » Le *Mercure* d'août (p. 151-190) donne de longs détails sur la maladie et la mort.

2. C'est en juillet 1697 qu'on avait remarqué que la déchéance du corps était aussi complète que celle de l'esprit, « car, par un effet extraordinaire de ses maladies, il étoit devenu plus petit de quatre doigts » (*Sourches*, tome V, p. 296 et note 4).

confesseur, qui passoit pour un aumônier[1]. Il mourut bientôt après son retour en Languedoc, consommé par Bâville, devenu tyran de la province[2].

Mort du duc de la Ferté. [Add. St-S. 479]

Le duc de la Ferté mourut aussi cet été[3], d'hydropisie, à quarante-sept-ans[4]. Sa valeur l'avoit avancé de bonne heure; il avoit toujours servi, il[5] étoit devenu très bon officier général, et faisoit espérer qu'il ne seroit pas moins bon à la tête d'une armée que le maréchal son père[6]. Il avoit beaucoup d'esprit, ou plutôt d'imagination ou de saillies; gai, plaisant, excellent convive; mais le vin et la crapule le perdirent après en avoir bien tué à table[7]. Le

1. Voyez ci-après, p. 391 et 437.

2. *Dangeau*, tome IX, p. 243, 15 juillet 1703 : « Il y a déjà quelques années qu'il ne se mêloit plus d'aucunes affaires ; il étoit presque tombé en enfance. » Le 21, le secrétaire d'État Pontchartrain écrivit à Bâville (Depping, *Correspondance administrative*, tome IV, p. 210) : « J'ignorois son testament, qui ne me paroît pas bien avantageux pour ses neveux. Je souhaite que la disposition universelle qu'il a faite en faveur des pauvres soit assez considérable pour que leurs prières opèrent abondamment pour lui : il a fourni, depuis sept ou huit ans, bien des sujets de réflexion à tous les gens du monde. » C'est la Charité de Narbonne qui était instituée légataire universelle.

3. Le 1er août : *Dangeau*, tome IX, p. 247 et 256 ; *Sourches*, p. 135 ; *Mercure* du mois, p. 203-208 ; *Gazette*, p. 383.

4. Le chiffre *47* corrige *43*. Le *Mercure* et la *Gazette* ne lui donnent que quarante-six ans, et, en effet, il était né en 1657 et avait seize mois lorsqu'on le baptisa à Saint-Eustache, le 10 juin 1658. Il avait d'abord porté le titre de marquis de Châteauneuf.

5. *Il* surcharge *et*.

6. Henri II de Senneterre, marquis de la Ferté, fait gouverneur de Lorraine et lieutenant général après Rocroy, maréchal de France en 1651, chevalier des ordres en 1661, duc et pair de la Ferté en novembre 1665, mourut à la Ferté-Nabert, le 27 septembre 1681, âgé de quatre-vingt-deux ans. Voyez la notice de son duché, d'après l'*Histoire généalogique*, dans le tome VI des *Écrits inédits*, p. 290-293. Homme très vaillant, mais jaloux et d'esprit étroit, selon l'historien des Condés.

7. C'est le jugement que Spanheim porte sur lui dans ses notes cryptographiques de 1700. Voyez aussi les Caractères de 1703 cités dans notre tome V, p. 303, note 1, les *Souvenirs du président Bouhier*, p. 21-22, les *Mémoires de Villars*, tome II, p. 165, note 3, les *Mariages dans l'ancienne société*, par M. Bertin, p. 220, l'*Histoire amoureuse*

Roi, qui avoit du goût pour lui, fit tout ce qu'il put pour le corriger de ses débauches : il lui en parla souvent dans son cabinet, tantôt avec amitié, tantôt avec sévérité[1]. Il lui manquoit peu, en 1688, de l'âge nécessaire pour être chevalier de l'Ordre[2] ; le Roi lui fit dire qu'il l'eût dispensé, s'il avoit voulu profiter de ses avis[3]. Il étoit incorrigible, et même, les dernières campagnes qu'il fit[4], peu capable de servir par une continuelle ivresse[5]. Il avoit passé sa

des Gaules, éd. Livet, tome II, p. 424, 447, etc., le Chansonnier, ms. Fr. 12620, p. 113, etc., surtout une lettre publiée dans la *Correspondance politique du Magistrat de Strasbourg*, p. 304-305. Quand il fut reçu duc et pair au Parlement, le curé de Saint-Roch, qui ne l'avait jamais vu quoiqu'il fût son paroissien, put tout juste attester sa catholicité (Arch. nat., MM 825, fol. 13). A chaque instant, ses créanciers ou ses gens faisaient quelque esclandre. Colonel d'infanterie à quinze ans, il s'était signalé au siège de Nimègue (*Gazette*, 1672, p. 740) : aussi son père s'était-il démis en sa faveur, dès 1674, du gouvernement des Trois-Évêchés, et, en 1678, du titre de duc et pair. Le nouveau duc, brigadier depuis 1675, vendit son régiment en 1685, et accompagna alors le maréchal d'Humières à Londres, mais ne réussit point à cette cour, et, rentré en France, fut soigneusement tenu à l'écart de Monseigneur et de ses armées, aussi bien commé volontaire que comme brigadier. Il alla alors servir un an ou deux à Venise, le séjour des plaisirs par excellence, puis eut l'idée de se jeter comme volontaire dans Casal assiégé, et, par suite, obtint de reprendre son rang de brigadier dans l'armée de Catinat. Blessé à la prise de Villefranche et chargé d'apporter au Roi la nouvelle de la prise de Nice, il fut promu maréchal de camp l'année suivante, eut de l'emploi en 1693 et 1694 dans les armées de MM. de Choiseul et de Lorge, où Saint-Simon put le connaître (nos tomes III et IV), et enfin fut fait lieutenant général à la promotion de janvier 1696, non sans que le Roi lui expliquât sévèrement, pourquoi, bien que servant avec autant de cœur que d'esprit, il avait été exclu des précédentes promotions (*Sourches*, tome V, p. 96).

1. Voyez la note qui précède et force traits réunis dans la notice des *Écrits inédits*, tome VI, p. 294 et 296-297.

2. Ci-après, p. 198.

3. Comparez l'Addition n° 6, dans notre tome I, p. 318, et la notice de Saint-Simon sur cette promotion publiée dans notre tome V, p. 575.

4. Celles, sans doute, où Saint-Simon le vit sur le Rhin.

5. Voici comment il est dépeint dans la première série de *Portraits de la cour* publiée en 1702 (p. 45) : « On peut l'appeler le Pair du cabaret ;

vie brouillé et séparé de sa femme, fille de la maréchale de la Motte[1], dont il n'eut que deux filles[2]. On ne savoit ce qu'étoit devenu son frère le chevalier de la Ferté, qu'on a cru péri, et dont on n'a jamais ouï parler, qui étoit un étrange garnement[3]; son autre frère[4], séduit enfant par les

[Add. StS. 480]

P. de la Ferté, jésuite.

raffinant sur la débauche piquante, et délicat sur celle de sa Messaline, avec laquelle il est toujours brouillé; fougueux et emporté jusqu'à la dernière violence, en opprobre à la cour par son travers d'esprit et de conduite, ne fréquentant personne de son rang, si vous en exceptez quelques petits-maîtres qui, comme lui, turlupinent la religion. Avec cela, bon officier : ce qui lui a procuré du commandement. » Voyez aussi, dans les *Lettres de Mme de Sévigné,* tome V, p. 499, le couplet que sa femme fit sur lui en 1678, et la *Correspondance de Bussy,* tome V, p. 46, 47 et 52. Selon Villars (Soulavie, *Pièces inédites,* tome I, p. 294), après boire, il se mettait à parler anglais sans qu'on le pût comprendre.

1. Déjà dit au tome V, p. 302-303. Sur les singulières circonstances de ce mariage, voyez le Chansonnier, ms. Fr. 12 619, p. 233. C'est pour payer ses dettes, en se séparant de sa femme, que le jeune duc vendit en 1683 l'hôtel de Senneterre, sur l'emplacement duquel la Feuillade érigea le monument de la place des Victoires. Quoique la duchesse eût une réputation tout aussi mauvaise, quand elle devint veuve, le Roi porta de six mille à dix mille livres la pension qu'elle avait depuis 1690 : Arch. nat., O^1 47, fol. 156 v°.

2. Mmes de Mirepoix et de la Carte.

3. Annibal-Jules de Senneterre, né le 20 août 1665, pourvu de l'abbaye de Saint-Jean-d'Angely en décembre 1678, est cité avec son frère, dans *le Parnasse françois,* comme protecteur de la poésie, et lui-même faisait des vers et des comédies; mais, nous dit Dangeau, sa conduite n'était pas celle d'un homme de condition. En avril 1692, on le trouve détenu au château de Nantes, sans doute pour avoir dérobé des assiettes d'argent chez son général le comte d'Estrées (Arch. nat., G^7 552, 22 avril 1692; Chansonnier, ms. Fr. 12690, p. 347; voyez l'Addition n° 480); en 1698, il est exilé de Paris pour des actes de violence commis chez la duchesse sa belle-sœur (*Dangeau,* tome VI, p. 426-427); en août 1702, sur la requête de sa mère, le Roi le fait conduire au château de Dijon, et de là à Malte (*Dangeau,* tomes VIII, p. 482, et IX, p. 247; Arch. nat., O^1 363, fol. 200, 214 v° et 233 v°) : il avait poursuivi de ses obsessions sa nièce que nous avons vu devenir marquise de la Carte, et s'était vengé d'elle par une pièce de vers (Chansonnier, ms. Fr. 12 692, p. 485). C'est dans la traversée qu'il se noya, mais sans qu'on en eût la certitude, et, malgré les années écoulées depuis, on lui écrivit à Malte la mort de son aîné.

4. Louis-Joseph de la Ferté-Senneterre, né à Paris le 2 janvier 1653,

jésuites, se l'étoit fait malgré son père, qui, le rencontrant jeune novice sur le Pont-Neuf, avec le sac de quête sur le dos, comme faisoient encore alors les jeunes jésuites, le fit courre par ses valets, dont il se sauva à grand peine. Il avoit aussi beaucoup d'esprit et devint célèbre prédicateur; mais il aimoit la bonne chère et la bonne compagnie, et n'étoit pas fait pour être religieux. Il mécontenta les jésuites, qui, à la fin, le reléguèrent à la Flèche, où il mourut longtemps après son frère, non, je pense, sans regretter ses vœux, qui l'exclurent de succéder à la dignité de son frère, qui demeura éteinte trente-huit ans après son érection[1]. Le gouvernement de Metz, Verdun[2], et de leurs évêchés, vacant par cette mort, fut donné au maréchal de Joyeuse[3].

Maréchal de Joyeuse gouverneur des Évêchés.

entré dans la Compagnie de Jésus en 1676, prêcha de très bonne heure « avec un succès au-dessus de son âge et de sa qualité, » et obtint « la voix et l'approbation du peuple, » qui le considérait comme un rival de Bourdaloue. Cependant sa ressemblance avec son frère le duc débauché était telle, que parfois les discours sortis de sa bouche donnaient à rire (*Sévigné*, tome X, p. 369-370, 379-380 et 384). En mai 1699, un sermon imprudent sur les affaires d'État le fit exiler (*Dangeau*, tome VII, p. 89; *Bourdaloue*, par le P. Lauras, tome II, p. 252, note 1). Beaucoup plus tard, sous la Régence, en 1716, un Avent lui suscita encore des ennuis (*Dangeau*, tome XVI, p. 480-482, 486 et 487; *Journal de Buvat*, tome I, p. 190-191), et il s'en alla à Nancy, où ses sermons parurent à la duchesse de Lorraine les plus beaux et les plus touchants du monde. Il mourut aux Jésuites de la Flèche, le 7 mai 1732. Il y a des notes sur lui dans les Papiers du P. Léonard, Arch. nat., M 243, tome I, et la bibliographie de ses œuvres ou des pièces qui le concernent se trouve dans la *Bibliothèque de la Compagnie de Jésus*, nouvelle édition, tome III, col. 702.

1. Comparez la notice du duché de LA FERTÉ, p. 295, et la suite des *Mémoires*, tome XIII, p. 186-187.

2. Toul, le troisième des Évêchés, faisait un gouvernement à part, quoique ne comptant que quelques bourgades.

3. *Dangeau*, p. 263. Ce maréchal avait conservé les appointements de gouverneur de Nancy depuis la remise de cette ville au duc de Lorraine. Ceux du gouvernement des Évêchés s'élevaient de vingt-deux à vingt-huit mille livres (*Dangeau*, tomes IX, 256, et XIV, p. 359; *Mémoires du duc de Luynes*, tome XII, p. 446).

Bailli de Noailles ambassadeur de Malte; marquis de Roye lieutenant général des galères.

Le bailli de Noailles[1], frère du duc et du cardinal de Noailles, succéda au bailli d'Hautefeuille[2] à l'ambassade de la Religion en France[3]. Il étoit lieutenant général des galères de France[4], qu'il vendit au marquis de Roye[5], capitaine de vaisseau, lors à la mer, qui avoit épousé la fille unique de Ducasse[6]. Pontchartrain, mari de sa sœur, en fit le marché, et en eut l'agrément pour lui en son absence : ce qui le fit tout d'un coup lieutenant général des armées navales[7].

1. *Noailles* surcharge *Mesmes*. — 2. Ci-dessus, p. 93.

3. *Dangeau*, p. 249-250; *Gazette*, p. 383. Sur les ambassadeurs de l'ordre de Malte, ou Religion, comme on disait alors, voyez le Cérémonial de Sainctot imprimé dans le Supplément du *Corps diplomatique*, tome IV, p. 63-64. Ils n'étaient nommés qu'avec l'agrément du Pape, et ne recevaient que six mille livres de l'ordre, plus deux commanderies « magistrales » de gros revenu. On leur adjoignait, comme « camarades, » deux chevaliers de distinction (*Dangeau*, tomes IX, p. 250, et XIV, p. 214 et 276; *Luynes*, tome I, p. 171-172), et, pour l'entrée solennelle, tous les chevaliers présents à Paris devaient leur faire cortège. Leur traitement était à peu près celui des ambassadeurs de tête couronnée quant à la couverture.

4. Cette charge était vénale, et fut payée cent quatre-vingt mille livres (*Dangeau*, tome IX, p. 371). Saint-Simon en fera créer une seconde, mais non vénale, et avec les simples appointements de chef d'escadre, pour le chevalier de Rancé, en 1718.

5. Louis de la Rochefoucauld-Roye, sixième fils des deux émigrés que nous connaissons déjà (tome IV, p. 47), appelé d'abord le chevalier de Roucy et le marquis de la Ferté, ne prit le titre de marquis de Roye qu'en se mariant. Nommé garde-marine en 1688, enseigne en 1689, capitaine en 1693, il venait de se distinguer dans le combat de l'escadre de Ducasse contre l'amiral Bembow et avait ramené de grosses prises anglaises (*Gazette*, p. 384 et 408). Il fut déclaré lieutenant général des galères le 11 décembre 1703, eut un premier brevet de retenue de cent mille livres en 1708, un second à la fin de 1720, et ne se retira que le 15 août 1748.

6. Marthe Ducasse ne sera mariée que le 12 janvier 1704, comme on le verra ci-après, p. 334-336. Elle apportait plus de deux cent mille écus de dot: *Dangeau*, tome IX, p. 371, 397 et 405; *Sourches*, tome VIII, p. 242; *Mercure* de janvier 1704, p. 252-260; *l'Amiral Ducasse* (1876), p. 263 et 268-274. Elle mourut le 7 décembre 1743, à quatre-vingt-deux ans. Le fils issu de ce mariage succéda à la charge des galères et fut créé duc d'Anville en 1732.

7. Détail donné par Dangeau; comparez la *Gazette* de 1704, p. 35-36.

Comte de Toulouse à Toulon; duc de Bourgogne sur le Rhin.

M. le comte de Toulouse étoit parti pour Toulon[1], et Mgr le duc de Bourgogne pour aller prendre le commandement de l'armée du maréchal de Tallard sur le Rhin[2], où le prince Louis de Baden et les autres généraux en chef de l'Empereur, occupés, à la tête de divers corps, à[3] s'opposer aux progrès déjà faits de l'électeur de Bavière, et à ceux qu'ils en craignoient bien plus depuis que Villars l'avoit joint[4], n'étoient pas en état de s'opposer beaucoup aux projets du maréchal de Tallard, qui fut assez longtemps à observer le prince Louis et à subsister, tandis que l'Empire trembloit dans son centre par les avantages que l'Électeur avoit remportés sur les Impériaux, et que la diète de Ratisbonne ne s'y continuoit que sous ses auspices[5]. L'Électeur comptoit bien de profiter de la jonction des François, et il n'y eut complaisances qu'il n'eût pour leur général. Celui-ci, dont l'audace [étoit] excitée par son bâton, et par la faveur où il se croyoit, et la gloire d'autrui

Villars fait demander par l'électeur

1. Ci-dessus, p. 99. Le jeune prince avait déclaré qu'il était temps pour lui d'apprendre son métier d'amiral, la campagne de 1702 (tome X, p. 118 et suivantes), n'ayant été qu'une promenade ou une croisière : *Dangeau*, tome IX, p. 229; *Mercure* de juillet 1703, p. 303.

2. Il arriva le 6 juin à Strasbourg, et en partit le 9 pour l'armée : *Gazette de Bruxelles*, p. 380, 389, 391, 395 et 510. Son voyage est raconté dans le ms. Arsenal 3215, p. 158-166, et dans le *Mercure*.

3. *A* est en interligne ici, sur *de*, biffé, de même qu'à la fin de la ligne suivante; puis, *il* est au singulier, au lieu du pluriel.

4. Ci-dessus, p. 91. Une lettre du 14 mai, par laquelle le Roi l'avait félicité de cette jonction, en lui en démontrant les avantages et lui recommandant de vivre en bonne entente avec le prince, est imprimée dans les *Œuvres de Louis XIV*, tome VI, p. 115-119. Une autre, du 23 mai, à l'Électeur, se trouve en original autographe dans le ms. Nouv. acq. fr. 486, fol. 23.

5. L'Électeur avait occupé Ratisbonne le 8 avril, sans que la Diète se séparât : *Dangeau*, tome IX, p. 173; *Sourches*, p. 30, 53, 59 et 68; *Gazette de Bruxelles*, p. 253-254 et 271; *Mercure historique et politique*, tome XXXIV, p. 509-513 et 690-692, etc. L'Empereur s'était refusé à neutraliser la ville, et déclara nulles les délibérations que la Diète pourrait prendre à son préjudice : *Gazette d'Amsterdam*, nos XXXII, XXXIII, XXXVI et XLI; recueil de Lamberty, tomes II, p. 296-298, 586-597, 608-611, et XII, p. 441-486; *Gazette de Bruxelles*, p. 436 et 589, etc.

qu'il avoit revêtue par la bataille de Friedlingue[1], s'oublia jusqu'à croire pouvoir atteindre à tout, et ne se trompa pas dans la suite; mais le moment n'en étoit pas arrivé. Il profita du besoin que l'électeur de Bavière avoit de son concours pour le forcer à demander[2] au Roi de le faire duc: la proposition parut telle qu'elle étoit, et fut refusée à plat[3]. Alors Villars, n'espérant plus rien de l'Électeur, songea à remplir ses coffres. Il mit dans tous les pays où ses partis purent atteindre des sauvegardes et des contributions, qui n'épargnèrent pas même les pays de l'Électeur, dont il fit peu de part à la caisse militaire, et se fit à lui des millions[4]. Des millions ne sont pas ici un terme en

de Bavière d'être duc; est refusé; remplit ses coffres.

1. Tome X, p. 300-301 et 304-305.
2. La première lettre est un *D* majuscule, corrigé en minuscule.
3. C'est d'après Kehl, et avant la jonction, que Villars avait demandé lui-même cette récompense à Chamillart et à Mme de Maintenon, se fondant sur ce que son adversaire le prince de Bade, quoique battu, venait d'obtenir de l'Empereur le comté d'Ortenau; Chamillart répondit qu'il eût à mériter le titre ducal en faisant une campagne triomphale avec l'Électeur, et Villars se montra très vexé de cette remise (*Mémoires de Villars*, tome II, p. 65, 72-74 et 79, note; *Michel Chamillart*, par l'abbé Esnault, tome I, p. 251-252; Pelet, *Mémoires militaires*, tome III, p. 547). Plus tard, en juin, l'Électeur intervint et réclama cette récompense pour l'audacieuse expédition de Villars dans la Forêt-Noire: un moment ils crurent la chose faite; puis il n'en fut plus question (*Mémoires de Villars*, tome II, p. 300; *Villars d'après sa correspondance*, tome I, p. 220 et 222-223, et tome II, p. 291, 343, 344 et 358).
4. Comparez ce qu'il a déjà dit dans le portrait de Villars, tome X, p. 310. Celui-ci, le 16 mai 1703, écrivait au Roi (*Mémoires militaires*, p. 594-595): « M. le duc de Würtemberg a fait répondre, sur la demande des contributions, comme un jeune étourdi qui n'a point de pays et regarde comme son premier grade la charge de lieutenant-feld-maréchal de l'Empereur, qu'il aimoit mieux que son pays fût pillé par les Impériaux que de donner de l'argent aux François. Il faudra commencer des exécutions, desquelles je dois attendre d'autant plus d'effet que nos soldats n'ont rien brûlé jusqu'à présent, et que les ennemis verront que c'est par ordre, quand ils ressentiront les rigueurs de la guerre.... Il faut leur donner la loi. Je sais comment l'on mène ces Allemands. » Et plus tard (p. 598): « J'avoue, Sire, que je ne suis pas

Villars échoue encore à faire venir sa femme le trouver; se brouille avec l'Électeur. Vues et conduite pernicieuses de Villars. [Add. StS. 481]

l'air pour exprimer de grandes sommes; je dis: des millions très réels[1]. Ce pillage déplut extrêmement à l'Électeur[2]; mais ce qui l'outra fut l'opposition qu'il trouva en Villars à tout ce qu'il lui proposa de projets et de mouvements de guerre. Villars vouloit s'enrichir, et rejetoit tout ce qui pouvoit resserrer ses contributions et ses sauvegardes par l'éloignement de son armée, et par des entreprises faciles et utiles, mais qui, le tenant près de l'ennemi, le mettoient hors de portée de ce gain immense[3]. D'autre part, loin de craindre de se brouiller avec l'Électeur, c'étoit tout son but depuis qu'il avoit échoué à une dernière tentative de faire venir sa femme le trouver. Le Roi, à force d'importunité, y avoit consenti[4]; là-dessus, Villars avoit demandé un passeport pour elle au prince Louis de Bade, qui, piqué du ravage de ses terres sur son premier refus,

insensible à la joie de commencer à mettre les Pays héréditaires sous contribution et une province (le Tyrol) qui n'a pas vu de guerre depuis Charles-Quint, et qui est entre l'Autriche et l'Italie. » Selon la *Gazette de Bruxelles*, p. 333, la Souabe fut taxée à dix-huit cent mille livres et onze cents chevaux. Voyez aussi notre *Gazette*, p. 273, et le *Dangeau*, p. 189. Quand l'Électeur fut en plein Tyrol, Villars insista sur le butin qu'on pouvait faire dans une ville où il y avait un toit d'or et un trésor célèbre : « Que Votre Altesse m'en donne quelque chose, mais de bon. Je ne veux point de curiosités..., mais quelques gros rubis des anciens ducs d'Autriche, ou quelque statue d'argent des Empereurs. » (*Villars d'après sa correspondance*, tome I, p. 228 et 229, et tome II, p. 301.)

1. Ci-après, p. 287, il précisera le chiffre pour la seule Bavière : deux millions. Au contraire, Tallard, devant Landau, affectera de distribuer aux travailleurs des tranchées le produit des sauvegardes : *Gazette de Bruxelles*, p. 740.

2. Une fois la jonction faite, l'Électeur avait compté régler seul les impositions, où chacun de ses familiers, ses créanciers en même temps, eût eu sa part du butin ; mais il fallut se résigner à les laisser faire par Villars et à n'en prendre que la moitié, sous un exact contrôle : *Mémoires militaires*, p. 587, 588 et 595 ; *Mémoires de Villars*, tome II, p. 89.

3. Voyez les lettres par lesquelles il combattait les propositions et les objurgations du Roi lui-même, et comparez, dans le livre de l'abbé Esnault, tome I, p. 255-257, des réflexions de Vauban.

4. Ci-dessus, p. 86-87. Il y a des épigrammes du temps dans le tome III, du *Nouveau siècle de Louis XIV*, p. 105 et 107.

renvoya à Villars la lettre qu'il en[1] avoit reçue, toute ouverte, sans lui faire un seul mot de réponse[2]. La jalousie le poignardoit[3]; à quelque prix que ce fût, il vouloit aller rejoindre sa femme[4]: ni les succès sur le Danube, ni le concert avec l'Électeur n'étoient pas propres à avancer son dessein; il réduisit donc ce prince[5] à ne pouvoir demeurer avec lui, ni à espérer de rien exécuter en Allemagne. Cette étrange situation lui fit concevoir le dessein, pour ne pas demeurer inutile spectateur des trésors que Villars amassoit, de se rendre maître du Tyrol. Villars, ravi de se délivrer de lui et de ses troupes pour avoir ses coudées plus franches, et qu'on se prît moins à lui d'une si fatale inaction dans le cœur de l'Empire, admira et confirma ce projet, qu'il avoit peut-être fait naître[6]. La difficulté du

Projet insensé du Tyrol.

1. *En* est ajouté en interligne.

2. Ce fait a été déjà remis à sa vraie date de juin, p. 86.

3. Voyez ce verbe, 2°, dans le *Dictionnaire de Littré*. « Figurément, causer une extrême douleur, une extrême affliction, » disait *l'Académie* en 1718.

4. Après *vouloit*, il a biffé un premier *l'aller*, qui surchargeait l'élision *l'a*, et il a ajouté *sa femme* en interligne. — Avant que le maréchal ne s'engageât dans la vallée de la Kinzig, sa femme alla passer une journée avec lui à Offenbourg, sous la protection d'une escorte donnée par M. de Tallard, comptant le rejoindre plus tard en Bavière (*Gazette de Bruxelles*, p. 302 et 317); mais Mme de Maintenon et Chamillart se concertèrent pour l'en empêcher (*Villars d'après sa correspondance*, tome I, p. 221 et 223, note 1).

5. *Ce Prince* est en interligne, sur *l'Él.*, biffé.

6. Dès la fin de 1702, on avait ordonné à M. de Vendôme de prendre des mesures pour envoyer par le Tyrol un corps d'armée à l'Électeur; mais, sur ses représentations, le projet avait été ajourné. De son côté, Villars songea à une jonction en janvier 1703 (*Mémoires militaires*, tome III, p. 499; *Mémoires de Villars*, tome II, p. 53), en croyant alors l'exécution plus aisée que celle de tout autre plan. Plus tard, au milieu du mois de mai, quand l'Électeur lui représenta que l'attaque du Tyrol serait un coup de partie pour délivrer tout d'un coup de la guerre d'Italie, à la seule condition que M. de Vendôme marchât de son côté, ou du moins envoyât un corps considérable vers Trente, Villars chercha son avantage de ce côté-là : *Mémoires militaires*, tome III, p. 589, 592-593, 613, 614, 629, 633 et 951-952. « Il me semble, disait-il,

passage des Alpes gardées et[1] retranchées partout, ni celle des subsistances, qui pouvoient faire périr l'Électeur et ses troupes, comme il en fut au moment, ne parurent rien à Villars. Pour mieux faire goûter au Roi un projet si insensé, il lui proposa celui d'une communication avec l'Électeur par Trente[2], qui affranchiroit des dépenses, des difficultés et des dangers de porter par l'Allemagne des recrues, des secours et les besoins aux troupes françoises en Bavière, du moment que, par Trente et le Tyrol, la communication seroit ouverte en tout temps de[3] l'armée d'Italie jusqu'en Bavière, par où on auroit le choix de faire les grands et certains efforts en Allemagne par des déta-

que le projet du Tyrol est le plus solide, puisque, par là, Votre Majesté est soulagée certainement de la guerre d'Italie, et que nous pouvons mettre tout d'un coup un prodigieux corps de troupes qui bordera sans péril le Danube depuis sa source jusque bien près de Vienne, et cela sans bataille, si nous le voulons, puisque je n'ai qu'à me bien poster pendant que l'on occupe le Tyrol. » Mais il se défendit d'avoir été le promoteur de ce plan désastreux, et soutint que c'était une imposture de Monasterol : Soulavie, *Pièces inédites des règnes de Louis XIV*, etc., tome I, p. 260, 278 et 279. En effet, M. de Vogüé a établi, dans *Villars d'après sa correspondance*, tome I, p. 216-218, 223-226 et 284-286, que le plan primitif du maréchal était de converger sur Vienne avec l'Électeur, comme Napoléon Ier le fit en 1809, mais qu'il y eut revirement chez le prince, sous l'inspiration de Ricous, entre le 15 et le 27 mai, et qu'il ne resta qu'à accepter le nouveau plan comme « convenable » et même pouvant produire des avantages infinis par la communication avec l'Italie, toujours à condition que M. de Vendôme y aidât activement. Voltaire a dit, à propos de cette campagne (*Siècle de Louis XIV*, p. 342) : « Villars était plus fait pour bien servir l'État en ne suivant que son génie, que pour agir de concert avec un prince. Il mena, ou plutôt il entraîna l'Électeur au delà du Danube, et, quand le fleuve fut passé, l'Électeur se repentit, voyant que le moindre échec laisserait ses États à la merci de l'Empereur. » Sur cette entreprise, voyez le *Mercure* de septembre, p. 138-218 et 333-345.

1. *Et* surcharge une *r*.

2. Trente, sur l'Adige, aux limites du Tyrol entre l'Italie et l'Allemagne, était chef-lieu d'une principauté épiscopale relevant du patronage de l'Empereur comme comte du Tyrol.

3. *De* est en interligne, au-dessus de *par*, biffé, et à côté d'un premier *par*, également biffé.

chements d'Italie, ou en Italie par ceux de l'Allemagne[1]. Rien toutefois n'étoit si palpablement insensé[2]. Par la jonction de Villars on étoit au comble des desirs qu'on avoit formés : toute l'Allemagne trembloit ; les forces ennemies étonnées, moindres que les nôtres ; un pays neuf, ouvert ; point de ces places à tenir plusieurs mois comme sur le Rhin et en Flandres ; la confusion portée en Allemagne, et les princes de l'Empire jetés par leur ruine, ainsi que les villes impériales[3], dans le repentir de leur complaisance pour l'Empereur, et dans la nécessité de s'en retirer[4] ; l'Empereur dans la dernière inquiétude des succès des Mécontents[5] d'Hongrie, grossis, organisés, maîtres de la haute Hongrie, et dont les contributions s'étendoient jusqu'autour de Presbourg[6]. Quels autres succès pouvoient être comparables à ceux qu'on avoit lieu de se promettre dans le cœur de l'Allemagne, et pour les plus sûrs avantages, et pour forcer l'Empereur d'entendre à une paix qui conservât la monarchie d'Espagne à celui qui déjà y régnoit? En quittant ce certain pour le projet du Tyrol, outre les difficultés d'y atteindre et de s'y maintenir avec les seules forces de l'Électeur, dont l'armée françoise auroit toujours

1. Voyez, dans le ms. Nouv. acq. fr. 486, fol. 25, une lettre autographe du Roi à l'Électeur, à la date du 3 juillet. Il exprimait le souhait que l'entreprise réussît, et surtout que le public fût convaincu de son opportunité.

2. C'est cependant le plan qui devait réussir si merveilleusement à Bonaparte, en 1797, et amener les préliminaires de Léoben, puis la paix de Campo-Formio.

3. Les villes impériales, relevant immédiatement de l'Empereur et de l'Empire, avec une juridiction aussi indépendante que celle des princes de l'Empire, et formant le troisième collège, étaient au nombre d'une cinquantaine, divisées en banc du Rhin et banc de Souabe. Ce dernier comprenait Ratisbonne, Augsbourg, Nüremberg, Ulm, Memmingen, Offenbourg, Rottweil, etc. (*Moréri*, tome I, p. 394.)

4. Un passage de la *Gazette* de 1734, p. 159-160, montre quel était l'effectif à fournir par chaque État dans une guerre contre la France.

5. *Mécontentents*, au manuscrit.

6. Capitale de la haute Hongrie, sur la rive gauche du Danube, au-dessous de Vienne.

le pays électoral[1] à garder, et ce qu'il y venoit d'ajouter, quel chemin le détachement de l'armée d'Italie n'auroit-il point à faire, avec les difficultés des subsistances, des rivières à passer, des lacs à tourner, des montagnes et des défilés bien gardés à franchir! Combien de temps, à bien employer ailleurs, et en Allemagne[2] et en Italie, perdu à faire ce long et fâcheux trajet des deux côtés jusqu'à Trente! Et cependant quel temps de respirer et d'entreprendre donné aux ennemis sur le Pô et sur le Danube, et pour achever la folie, dans un temps où on commençoit à se défier du duc de Savoie! Mais il étoit arrêté dans les décrets de la Providence que l'aveuglement qui mit l'État si près du précipice devoit commencer ici. La communication des nouvelles de Bavière n'étoit pas facile: aucun officier général n'osoit se commettre à écrire ce qu'ils voyoient tous, et dont ils gémissoient; tout se discutoit et se décidoit, pour la guerre, entre le Roi et Chamillart uniquement, et presque toujours en présence de Mme de Maintenon. On a vu[3] ce qu'elle étoit à Villars: elle vouloit qu'il fût un héros. Chamillart n'avoit garde d'oser penser autrement. Son apprentissage dans les projets de guerre étoit nouveau; le Roi, qui se piquoit d'y être maître, se complaisoit[4] en un ministre novice, qu'il comptoit former, et à qui les grandes opérations ne pourroient être attribuées. Friedlingue, la jonction, plus que tout cela Mme de Maintenon l'avoit ébloui sur Villars. Ils voyoient l'Électeur aussi ardent que lui au projet du Tyrol; le moyen de ne les en pas croire sans réflexion, sans avisement[5] des motifs, sans contradicteur[6]? La carte blanche leur fut donc

1. L'É d'*Électoral* surcharge une *l*.
2. *En Allemagne* surcharge *en Bav[ière]*, effacé du doigt.
3. En dernier lieu, tome X, p. 301, 304, 320, etc.
4. *Plai[soit]* corrigé en *complaisoit*.
5. *Avisement* n'est pas donné par le *Dictionnaire de l'Académie* de 1718. Littré en ayant relevé deux exemples dans Saint-Simon, l'Académie française lui a fait place dans son *Dictionnaire historique*.
6. Le Roi lui avait laissé pleine liberté pour l'exécution de ses plans

laissée[1], et les ordres en conséquence envoyés en Italie pour l'exécution de la jonction par Trente[2]. Vendôme amusoit le Roi de bicoques emportées, de succès de trois ou quatre cents hommes, de projets qui ne s'exécutoient point. Ses courriers étoient continuels[3], qui ne satisfaisoient que [le[4]] Roi, par le mérite de sa naissance et les soins attentifs de M. du Maine, et, par lui, de Mme de Maintenon, qui lui avoient dévoué Chamillart. Vendôme, qui aimoit à faire du bruit, fut ravi de se trouver chargé de percer jusqu'à Trente. C'étoit un homme qui ne doutoit de rien, quoique souvent arrêté, qui soutenoit ses fautes avec une audace que sa faveur augmentoit, et qui ne convenoit jamais d'aucune méprise : il fit donc un très gros détachement, avec lequel il se mit en chemin de Trente, laissant M. de Vaudémont à la tête de l'armée[5].

Le Roi amusé par Vendôme.

(*Mémoires de Villars*, tome II, p. 47-56), et Chamillart lui avait écrit : « S. M. a une confiance si entière en vous, que, sans consulter les officiers généraux de son armée que pour leur faire honneur quand vous le jugerez à propos, elle desire que vous preniez sur vous ce que vous croirez du bien de son service. Elle m'a assuré que M. de Turenne en usoit ainsi, et, comme vous marchez sur ses traces, et que vous êtes en train de vous rendre redoutable autant que lui en Allemagne, vous ne devez vous contraindre en rien.... » (Ch. Giraud, *la Maréchale de Villars*, p. 46.)

1. *Donner la carte blanche à quelqu'un*, c'est « le laisser maître d'une affaire, lui offrir d'en passer par ce qu'il voudra » (*Académie*, 1718). Voyez des exemples dans le *Journal de P. de l'Estoile*, tomes VI, p. 289, et XI, p. 92, dans les *Mémoires de Bassompierre*, tome III, p. 317, dans la *Gazette de Leyde*, 2 décembre 1683, 4e colonne, dans les *Mémoires de Luynes*, tome VII, p. 376, etc.

2. *Gazette*, p. 391-394, 407, etc. Voyez les correspondances dans le tome III des *Mémoires militaires*, p. 185 et suivantes, et dans la copie des papiers de M. de Vendôme, ms. Fr. 14177, fol. 274-283.

3. Déjà dit en 1702, tome X, p. 117-118.

4. L'article a été oublié en passant de la page 395 à la page 396.

5. M. de Vendôme essaya d'abord de détourner le Roi d'un projet qui lui semblait aussi dangereux pour les affaires d'Allemagne que nuisible pour celles d'Italie, et représenta qu'il valait mieux faire occuper le Tyrol par Villars, ce à quoi suffiraient une vingtaine de bataillons et autant d'escadrons, pour peu que le projet fût mûri davantage;

Legall bat à Minderkingen le général la Tour; est fait lieutenant général.

Pendant le voyage de l'Électeur en Tyrol, les Impériaux rassemblèrent leurs troupes, et tinrent[1] toujours le maréchal de Villars de fort près. Lui cependant projeta de surprendre le général la Tour[2], campé avec cinq mille chevaux près de la petite ville de Minderkingen[3], qui a un pont sur le Danube à six lieues d'Ulm[4], où Legall[5] étoit allé

il se déclarait pourtant prêt à entrer dans le Trentin lorsque l'ordre lui en viendrait (*Mémoires militaires*, tome III, p. 185-193; ms. Fr. 14177, fol. 265-267). Mais, quand l'Électeur le fit aviser d'agir dans ce sens, il demanda à terminer préalablement ses propres opérations sur la Secchia et sur la rive droite du Pô. C'est seulement au mois de juillet que, sachant l'Électeur déjà parvenu à Inspruck, il se détermina à marcher vers le Trentin par les chemins que M. de Médavy lui indiquait, avec trente-deux bataillons et vingt-neuf escadrons. Les ordres de Versailles lui parvinrent le 15 (*Mémoires militaires*, p. 231-234; Quincy, *Histoire militaire*, tome IV, p. 159 et suivantes).

1. *Tirent*, au manuscrit.

2. Ce doit être Iñigo-Lamoral, comte de la Tour, Valsassine, Tassis, etc., frère cadet du premier prince de la Tour-et-Tassis. Il venait de quitter le service de l'Électeur, pour lequel il était venu en France annoncer la prise de Belgrade en 1680, et, entré au service de l'Empereur, il avait reçu le gouvernement de Constance, de Rheinfelden et des villes forestières, avec un régiment de cuirassiers, équivalent de ce qu'il avait en Bavière. Il fut général de la cavalerie et épousa une comtesse Fugger. L'affaire qui va être racontée prouva que cet officier était sans valeur. Les Français le tinrent prisonnier pendant un quart d'heure. Il mourut en 1713, chevalier de la Toison d'or depuis mars 1712.

3. Forme francisée de Münderkingen.

4. Cette ville impériale, grande, riche, bien fortifiée et située sur le Danube, qui commençait à être navigable en cet endroit, avait été prise par l'Électeur, comme nous l'avons dit au tome X, p. 307, note 2. C'était le siège des diètes du cercle de Souabe.

5. François-René, baron de Legall, d'origine bretonne, peu connu à la cour, mais cependant estimé pour son savoir et son mérite, avait débuté sous Turenne, Luxembourg et Créquy, puis avait eu, en 1688, un des régiments étrangers du cardinal de Fürstenberg, et était devenu brigadier de cavalerie en mars 1693, maréchal de camp en janvier 1702. Il passa lieutenant général à la suite du combat qui va être raconté, avec une pension de mille écus, qui fut doublée en 1704. Nous le verrons servir en Espagne de 1705 à 1707, puis en Flandre en 1709, sous Villars, et prendre alors le titre de marquis. Il mourut le 8 janvier 1724, à l'âge de soixante-douze ans, ayant le gouvernement des

avec douze escadrons sous prétexte de garantir cette dernière ville des courses des ennemis qui en empêchoient le commerce et les marchés[1]. Il eut ordre de marcher sans bruit[2] à huit heures du soir[3]. Du Héron[4] le joignit avec six escadrons de dragons; il prit en croupe sept cents hommes d'infanterie, et cinq cents chevaux le joignirent en chemin avec Fonbeausard[5]. Quoiqu'ils eussent marché sans bruit toute la nuit, un parti d'hussards[6] les découvrit: tellement qu'ils trouvèrent le général en bataille dans une belle prairie devant son camp, et son bagage ayant passé le Danube. Ils avoient quinze cents chevaux plus que Legall, et le débordoient des deux côtés : aussi attaquèrent-ils les premiers par une grande décharge. Il ne leur fut répondu que l'épée à la main. L'affaire fut disputée, et notre gauche avoit ployé : le peu d'infanterie qu'avoit Legall marcha la baïonnette au bout du fusil, et arrêta en

port et fort de Brescou depuis 1721. Villars le proclame, dans ses *Mémoires*, très sage et vaillant, avec beaucoup de sens, d'audace, et les qualités les plus désirables dans un officier général. — Saint-Simon écrit : *Legall*, et : *Legal*; les nobiliaires modernes : *Le Gall*.

1. Ces détails et ceux qui suivent sont extraits d'une relation venue d'Ulm et insérée par Dangeau dans son *Journal*, p. 265-267, de même que par l'auteur des *Mémoires de Sourches*, p. 142-147. Comparez la *Gazette*, p. 403-405, le *Mercure* d'août, p. 216-217 et 231-238, le *Mercure historique et politique* d'août, p. 146-148, les *Mémoires de Villars*, tome II, p. 104-106, ceux de *Saint-Hilaire*, tome II, p. 322-323, l'*Histoire militaire* de Quincy, p. 92-94, les *Mémoires militaires*, p. 644-646, et *Villars d'après sa correspondance*, tome II, p. 337-340.

2. Après *bruit*, Saint-Simon a biffé *le p^r aoust*.

3. Dans la nuit du 30 au 31 juillet.

4. L'ancien envoyé à Wolfenbüttel que nous avons vu expulsé de Pologne en 1702, et qui a été nommé brigadier (tome X, p. 382). On trouvera ci-après, aux Additions et corrections, p. 558-560, une lettre de lui.

5. Philippe-André de Forest de Fonbeausard (Saint-Simon écrit : *Fonboisart*, à peu près comme Dangeau), mestre de camp depuis 1690, brigadier de la promotion de janvier 1702, passa maréchal de camp en 1704, se retira en 1708, après une dernière campagne en Espagne, et mourut en 1715 (*Chronologie militaire*, tome VI, p. 562-563).

6. Nous avons donné une note sur ces cavaliers au tome IV, p. 162. On voit que Saint-Simon ne tenait pas compte de l'initiale aspirée.

plaine la cavalerie qui avoit poussé cette gauche, qui se rallia; et alors la victoire ne balança plus. Ils se jetèrent dans Minderkingen, où la quantité de gens tués sur le pont les empêcha d'être poursuivis dans la ville, parce qu'ils eurent le temps de hausser le pont-levis[1]. Quatre de leurs escadrons furent renversés dans le Danube; ils[2] perdirent environ quinze cents[3] hommes tués, peu de prisonniers, tant l'acharnement fut grand, et sept étendards[4]. Du Héron, dont ce fut grand dommage, y fut tué avec cinquante officiers et quatre ou cinq cents hommes[5]. Legall se retira le lendemain, 1er août, en bon[6] ordre, craignant quelque gros détachement du prince Louis de Bade. Cette action, qui fut belle, fit grand plaisir au Roi, qui en fit compliment à la femme de Legall, qu'il rencontra dans la galerie, venant de la messe, et fit son mari lieutenant général[7].

Triste succès du* projet du Tyrol.

La course vers Trente eut le succès qu'on en devoit attendre[8]. L'Électeur et M. de Vendôme furent, chacun de leur côté, arrêtés à chaque pas. Ce ne furent que pas retranchés dans les montagnes, châteaux escarpés et bicoques très fâcheuses à prendre, à chacune desquelles M. de Vendôme se panadoit[9] et amusoit le Roi, tantôt d'un

1. Ce dernier membre de phrase a été ajouté en interligne.

2. *Il*, au singulier, dans le manuscrit.

3. Le premier zéro de *1500* surcharge une *h* effacée du doigt.

4. Ensuite, on en retrouva quatre de plus.

5. Il mourut trente-cinq jours après le combat; il allait être promu maréchal de camp sur la demande de son général (*Dangeau*, p. 274 et 279; *Sourches*, p. 184; *Gazette de Bruxelles*, p. 632; *Mercure* de septembre, p. 279-281; *Mémoires de Villars*, tome II, p. 105-106).

6. *Bonne* corrigé en *bon*.

7. *Dangeau*, p. 267 et 279; *Gazette*, p. 456; *Gazette de Bruxelles*, p. 542; *Mercure* de décembre, p. 262. Cette dame s'appelait Françoise-Marie de Vitart Saint-Clair et était fille du major du Havre. Elle venait d'accoucher d'un fils, à Versailles, le 4 septembre 1702. On la trouve vivant encore vers 1775, âgée de quatre-vingt-huit ans.

8. *Mercure* de septembre, p. 138-218 et 335-345.

9. *Se panader*, déjà signalé dans notre tome V, p. 362, note 4.

* *Du* corrige *des*, et, ensuite, *Tyrol* corrige *Tyrl*.

courrier, tantôt d'un officier pour apporter ces grandes nouvelles. Il ne put jamais recevoir qu'une seule fois des nouvelles de l'Électeur[1]. On s'épanouissoit déjà de ces succès comme d'une communication sûre et établie[2], lorsque l'Électeur, qui étoit maître d'Inspruck, où il avoit fait chanter le *Te Deum,* auquel[3], par une étrange singularité, la mère de l'Impératrice[4] et l'évêque d'Augsbourg[5], frère de l'Impératrice, qui y avoient été pris, assistèrent[6], l'Électeur, dis-je, avancé vers Brixen[7], trouva toute la

comme employé par la Fontaine, n'était pas dans le *Dictionnaire de l'Académie* de 1718, et Littré ne l'a point relevé dans Saint-Simon.

1. Ses lettres se trouvent en partie analysées, en partie reproduites, dans les *Mémoires militaires,* tome III, p. 253-266, comme dans le *Journal de Dangeau,* août et septembre, dans les *Mémoires de Sourches* et dans la *Gazette.* M. de Vogüé remarque qu'il mit vingt-sept jours pour faire dix-sept lieues, et cinquante pour arriver en vue de Trente. Villars rejeta tout l'insuccès sur ces retards.

2. Villars félicitait l'Électeur en ces termes chaleureux, le 30 juin : « Quelle rapidité de conquêtes! Jamais Alexandre ni César n'ont, en si peu de jours, emporté des provinces. Voilà une bonne acquisition, quand même M. de Vendôme n'enverroit pas sur-le-champ une armée, dont j'ai pris la liberté de presser bien fort S. M. »

3. *Auquel* est en interligne, sur *où,* biffé.

4. L'électrice palatine douairière, Élisabeth-Amélie-Madeleine, fille du landgrave Georges II de Hesse-Darmstadt, née le 19 mars 1635, mariée le 24 août 1653 à Philippe-Guillaume de Bavière-Neubourg, qui devint électeur palatin en 1685, mourra le 4 août 1709.

5. Alexandre-Sigismond de Bavière-Neubourg, né le 19 avril 1663, mort le 23 janvier 1737. Il avait pris possession de l'évêché d'Augsbourg en 1690. La mère et le fils avaient été déjà arrêtés à Neubourg par les Bavarois, le 2 février, et conduits à Munich (*Mercure historique et politique,* tome XXXIV, p. 189 et 281 ; Quincy, *Histoire militaire,* p. 62-65). D'Inspruck ils se transportèrent à Constance.

6. Après *assistèrent,* Saint-Simon a biffé un second *à ce Te Deum.* — C'est Dangeau (p. 249) qui rapporte cette « singularité » comme la tenant de lettres datées du 14. Elle fut annoncée par notre *Gazette* du 21, p. 357, après la *Gazette de Bruxelles* du 13, p. 454, puis par le *Mercure* du mois, p. 378-379.

7. Cette ville, au confluent de la Rienz et de l'Eisack, à soixante-dix kil. S. d'Inspruck, siège d'un évêché et État d'Empire, avait été indiquée comme rendez-vous au duc de Vendôme (*Dangeau,* p. 279).

milice et toute la noblesse du pays en armes[1] : tellement que, craignant de manquer de tout, et de trouver sa communication avec son pays coupée, il s'en retourna tout court. Il étoit temps : le pain manqua ; nul moyen d'en avoir du pays, où tout leur couroit sus, et les défilés déjà assez occupés pour se remercier de n'avoir pas différé de vingt-quatre heures ; encore y perdit-on assez de monde, et même autour de l'Électeur[2]. Il rejoignit le maréchal de Villars[3] avec ses troupes diminuées, et horriblement fatiguées d'une course dont il ne tira, pour tout fruit, que la perte de tout le temps qu'il y employa, et qui eût pu l'être bien utilement en Allemagne ; mais on a vu à qui en fut la faute[4]. M. de Vendôme eut au moins le plaisir de bombarder Trente, à qui il ne fit pas grand mal[5]. Il revint comme il put. Stahremberg tourmenta fort ce retour, sur lequel il sut gagner trois marches, faire perdre force monde en détail à son ennemi, et pousser à bout ses troupes de fatigues[6]. Vaudémont, qui cependant avoit fait battre Mursay[7],

Conduite

1. *Dangeau*, p. 275 ; *Sourches*, p. 143 et suivantes ; *Gazette*, p. 403, 411, 422, 430 et 435.

2. Ces derniers détails (sept lignes) paraissent n'être pas pris à Dangeau. Saint-Simon fait allusion à la mort du comte d'Arco, grand écuyer de l'Électeur et mari de sa maîtresse, tué à ses côtés le 23 juillet (*Villars d'après sa correspondance*, tome II, p. 326, 329, 331, 336, 342 et 343 ; *Sourches*, p. 148).

3. *Mémoires militaires*, p. 258-270 et 656 ; *Dangeau*, p. 290 et 294. Cette nouvelle produisit un vrai soulagement à Versailles.

4. Un peu plus tôt, disait Villars, « les armées auroient traversé le Tyrol comme l'on va de Paris à Orléans. » M. de Vendôme essaya de se justifier dans une lettre à Ricous, du 11 octobre : ms. Fr. 14177, fol. 327.

5. Ce bombardement fut continué du 6 au 8 septembre : *Dangeau*, p. 288-291 et 295 ; *Sourches*, p. 176, 179 et 181 ; *Gazette*, p. 450 et 474-477 ; *Mémoires militaires*, p. 261-266 ; lettre de Vendôme, du 2 septembre, dans le ms. Fr. 14177, fol. 283. On trouvera dans les *Mémoires militaires*, p. 261 et 841, une description de Trente prise du haut des montagnes qui dominent cette ville.

6. Ces détails, non plus, ne sont pas empruntés à Dangeau.

7. Philippe de Valois-Villette, comte de Mursay, qui tenait le petit domaine de ce nom, situé proche de Niort, de son grand-père maternel

avec un gros détachement, d'une manière plus que grossière[1], étoit à San-Benedetto[2], faisant fort le malade pressé d'aller aux eaux[3]. Sa conduite, toujours soutenue, rendra toujours difficile à croire qu'il ne fût pas dans la bouteille[4], de Vaudémont.

Agrippa d'Aubigné, était neveu à la mode de Bretagne de Mme de Maintenon, fils du marquis de Villette et frère de Mme de Caylus. Il avait débuté comme mousquetaire après l'abjuration de son père, puis avait eu une cornette dans les chevau-légers du Roi (novembre 1684), une commission de mestre de camp (septembre 1688), le régiment du Dauphin (mars 1689), le grade de brigadier (juin 1694), un titre d'aide de camp du duc de Bourgogne au camp de Compiègne (juillet 1698), les fonctions d'inspecteur général de la cavalerie (1er août 1701), le grade de maréchal de camp (janvier 1702), et était venu servir en Italie, à l'armée de M. de Vaudémont. Il y resta depuis lors et passa lieutenant général le 10 février 1704. Nous l'y verrons mourir des suites de blessures reçues devant Turin, le 9 novembre 1706. Saint-Simon citera de lui des traits qui témoignent d'une étrange naïveté.

1. Le 11 juin : *Dangeau*, p. 222 ; *Sourches*, p. 112 ; *Annuaire-Bulletin de la Société de l'Histoire de France*, 1868, 2e partie, p. 59-60 ; *Gazette*, p. 318-319 ; *Gazette d'Amsterdam*, n° LV ; *Gazette de Bruxelles*, p. 421 ; Quincy, *Histoire militaire*, p. 154-155 ; lettres d'Albergotti et de Mursay lui-même, publiées dans les *Mémoires militaires*, p. 816-821. Mursay, légèrement blessé, reçut force louanges de sa conduite. La responsabilité incombait plutôt à Albergotti, son supérieur et chef du détachement, qu'au prince de Vaudémont.

2. Localité située sur la grande route de Mantoue à Modène, avant Novi et la Mirandole. On l'avait fortifiée en mars. Le duc de Vendôme y arriva le 15 septembre, et trouva les deux armées sur la défensive, dans une complète inaction (*Mémoires militaires*, p. 270).

3. Voyez, dans le ms. Fr. 14177, fol. 335, la copie de sa lettre au duc de Vendôme, du 2 septembre. Il avait déjà fait une première cure en avril, une autre en juin, à Masino, sur le lac de Côme, et était revenu sur la Secchia. Le Roi, voulant lui marquer un retour sincère, lui avait adressé en avril, la lettre la plus flatteuse, accompagnée de son portrait en bracelet : *Dangeau*, tome IX, p. 172, note ; *Sourches*, p. 76 ; *Mercure* de mai, p. 166-169 ; lettres du Roi et de Vaudémont à M. de Vendôme, dans le ms. Fr. 14177, fol. 273 v°. Mais ses lettres à Chamillart, des mois de juillet et août suivants, publiées par l'abbé Esnault, tome I, p. 278-303, le montrent de plus en plus suspect aux Espagnols.

4. Expression singulière, que nous rencontrerons souvent, et qu'on peut croire prise à Molière, qui, dit-on, l'avait empruntée au latin de Plaute. Elle signifie être au courant. Voyez ci-après, Additions, p. 568.

et qu'il ne fût pressé de se mettre à quartier[1] de ce qui alloit arriver. Dès que le duc de Vendôme fut à San-Benedetto, il en partit pour s'aller mettre à l'abri de tous événements[2]. L'aveuglement sur lui fut tel, qu'il eut sur-le-champ qu'il le demanda le régiment d'Espinchal[3], tué à ce détachement de Mursay, pour le prince d'Elbeuf, neveu de sa femme[4]. M. de Vendôme manda au Roi une belle et singulière action de Du Quesne-Mosnier[5], qui commandoit les vaisseaux du Roi dans le golfe de Venise[6]. Il

Du Quesne brûle les magasins d'Aquilée.

1. Saint-Simon se servait aussi volontiers de cette locution, au sens de se mettre à part, se garer, s'écarter, de même que *demander quartier* ou *faire quartier*. Nous trouvons *se jeter à quartier* dans les *Lettres de Pellisson*, tome II, p. 316, *se tirer à quartier* dans les *Mémoires de Mademoiselle*, tome III, p. 361, et dans ceux de *Nicolas Goulas*, tome I, p. 122.

2. Son premier soin fut cependant de publier un appel aux armes pour le cas d'une attaque de la Savoie (*Gazette d'Amsterdam*, Extr. xc).

3. Ce fils cadet du marquis d'Espinchal mort en Bavière, où on l'avait envoyé négocier le mariage du Dauphin, avait acheté en décembre 1701 le régiment de Sibour, dont il était lieutenant-colonel. Voyez le *Mercure* de juillet 1703, p. 128-131, et la *Gazette*, p. 308.

4. *Gazette d'Amsterdam*, n° LVIII, correspondance de Paris. — Le prince Philippe d'Elbeuf, né en 1678, et que nous verrons périr en Italie, le 18 juin 1705, étant brigadier depuis octobre 1704, avait fait la campagne de 1702 comme capitaine et aide de camp du roi d'Espagne, et tenait les mêmes fonctions auprès de son cousin Vaudémont.

5. Abraham Du Quesne, qu'on surnommait *Mosnier* ou *Monier*, du nom de sa mère, pour le distinguer des autres neveux ou parents de l'illustre marin mort en 1688, était né vers 1654, et avait pris du service sous son oncle en 1678. Jal a donné un sommaire de sa carrière dans l'Appendice du tome II d'*Abraham Du Quesne*, p. 567-574; comparez le *Mercure* d'août 1703, p. 104. Il était capitaine de vaisseau depuis 1685, et, quoiqu'il eût abjuré la religion protestante et pris une part active à toutes les campagnes de la précédente guerre sur mer, où même il avait perdu le bras droit en 1697 et reçu pour sa belle conduite la croix de Saint-Louis, il ne parvint au titre de chef d'escadre que le 5 août 1715, après trente ans de grade, et se retira alors dans le commandement de Toulon, son port d'attache, où il mourut le 17 novembre 1726.

6. Il n'avait sous ses ordres qu'un vaisseau et un brûlot. Sa correspondance de 1703 est conservée au Dépôt de la marine, registre B^4 24; mais le rapport sur l'expédition qui va suivre ne s'y trouve pas.

sut que les Impériaux avoient de grands magasins dans Aquilée, qui est à sept lieues dans les terres[1]. Il s'embarqua sur des chaloupes avec cent vingt soldats, remonta la petite rivière qui vient d'Aquilée, et qui est si étroite, qu'il y avoit des endroits où il ne pouvoit passer qu'une chaloupe à la fois. Il trouva deux forts sur son passage, mit pied à terre avec ses gens, les emporta, et, au dernier, Beauquaire[2], capitaine de frégate, qui commandoit les cent vingt soldats, poursuivit ceux du fort jusque dans Aquilée, qu'il pilla, brûla les magasins malgré deux cents hommes de troupes réglées et beaucoup de milice qui étoient là, ne perdit presque personne, et revint trouver Du Quesne, qui l'attendoit vis-à-vis du dernier fort qu'il avoit pris. Cela arriva vers la fin de juillet[3].

Naissance du duc de Chartres ; sa pension. Duc d'Orléans

Le samedi 4 août, le Roi étant à Marly[4], Mme la duchesse d'Orléans accoucha d'un prince à Versailles[5]. M. le duc d'Orléans vint demander au Roi la permission de lui faire porter le nom de duc de Chartres et l'honneur d'être son

1. Cette ville du Frioul, jadis capitale de la Vénétie sous les Romains, mais détruite par Attila, est au confluent de l'Ansa et du Tor, à six kilomètres des lagunes de l'Adriatique. Elle fut, jusqu'en 1751, le siège d'un patriarcat dont la nomination appartenait aux Vénitiens quoique le pays fût à l'Empereur.

2. Claude de Beauquaire, originaire du Bourbonnais, garde-marine en 1681, enseigne de vaisseau en 1690, lieutenant en 1696, capitaine de frégate depuis le 1er janvier 1703, venait déjà de participer à d'autres prises faites par son chef (*Mercure* de juin, p. 418-419). Il passa capitaine de vaisseau en mai 1705, fut nommé inspecteur des troupes de la marine en 1709, eut le commandement de ces mêmes troupes le 10 avril 1730, celui du port de Toulon en mai 1733, un titre de chef d'escadre le 10 mars 1734, et mourut le 20 août 1735.

3. On le sut à la cour par une lettre que M. de Vendôme avait écrite le 30 juillet, et dont Saint-Simon copie presque textuellement l'analyse donnée par Dangeau, p. 262-263. Comparez les *Mémoires de Sourches*, p. 141, la *Gazette*, p. 376 (*pour* 396) et 401-402, le *Mercure* d'août, p. 94-104 (rapport de Du Quesne), la *Gazette de Bruxelles*, p. 520, l'*Histoire militaire*, p. 209-210, et *Abraham Du Quesne*, par Jal, tome II, p. 572.

4. *Dangeau*, p. 259 ; *Sourches*, p. 138.

5. Louis, duc d'Orléans, déjà nommé dans notre tome VI, p. 73.

tire du Roi plus d'un million par an.

parrain[1]. Le Roi lui répondit[2] : « Ne me demandez-vous que cela ? » M. le duc d'Orléans dit que les gens de sa maison le pressoient de demander autre chose, mais qu'il y auroit, dans ces temps-ci, de l'indiscrétion. « Je préviendrai donc votre demande, répliqua le Roi, et je donne à votre fils la pension de premier prince du sang de cent cinquante mille livres[3]. » Cela faisoit un million cinquante mille francs à M. le duc d'Orléans, savoir : six cent cinquante mille livres de sa pension[4], cent mille livres pour l'intérêt de la dot de Mme la duchesse d'Orléans, cent cinquante mille livres de sa pension[5], et cent cinquante mille livres de celle de M. le duc de Chartres, âgé de deux jours[6], sans compter les pensions de Madame[7].

Règlement sur l'artillerie.

Le Roi fit, quelques jours après, un règlement sur l'artillerie, dont il vendit les charges : c'étoit un objet de cinq millions[8]. Il en laissa quelques-unes à la disposition de M. du Maine, grand maître de l'artillerie, augmenta ses appointements de vingt mille livres, et lui donna cent

1. *Dangeau*, p. 260. Le baptême n'eut lieu que le 3 juillet 1710 : Arch. nat., K 543, n° 123. Le *Mercure* d'août rendit compte, p. 337-358, des réjouissances que l'on fit partout en l'honneur de cette naissance. La lettre par laquelle le père remercia M. de Vendôme de ses félicitations est en copie dans le ms. Fr. 14177, fol. 335.

2. Dans une première visite, il n'avait été question que du titre de duc de Chartres, créé en 1528 pour la duchesse de Ferrare, et le Roi avait répondu qu'il souhaitait au fils de le porter aussi dignement que le père. Celui-ci revint le 6, et demanda alors le parrainage (*Dangeau*, p. 261).

3. Tout cela est presque textuellement pris à Dangeau, comme ce qui suit. Comparez les notes des *Mémoires de Sourches*, p. 139.

4. Elle était portée à ce chiffre « prodigieux » depuis la mort de Monsieur : tome VIII, p. 357.

5. *Ibidem*.

6. Les lettres n'en furent expédiées que le 17 août : Arch. nat., K 543, n° 60, et O[1] 47, fol. 172.

7. Deux cent cinquante mille livres et deux mille pistoles d'étrennes : tome VIII, p. 361, note 3.

8. *Dangeau*, p. 264 ; Forbonnais, *Recherches sur les finances*, tome II, p. 135. Ce règlement, daté d'août 1703, est imprimé en placard du temps. Voyez les Papiers du Contrôle général, G[7] 1789-1793.

mille écus[1]. Le besoin d'argent, qui fit faire cette affaire et plusieurs autres[2], fit prêter l'oreille à un invalide qui prétendit avoir travaillé autrefois à faire à Meudon une cache pour un gros trésor, du temps de M. de Louvois. Il y fouilla donc, et longtemps et en plusieurs endroits, maintenant toujours qu'il la trouveroit[3]. On en fut pour la dépense de raccommoder ce qu'il avoit gâté[4], et pour la honte d'avoir sérieusement ajouté foi à cela[5].

Trésor inutilement cherché à Meudon.

M. d'Avaux[6] vendit en ce temps-ci, au président de Mesmes, son neveu[7], sa charge de prévôt et grand maître des cérémonies de l'Ordre, avec permission de continuer à porter le[8] cordon bleu[9]. D'Avaux l'avoit eue en 1684[10], du président de Mesmes son frère[11], qui lui-même avoit

Président de Mesmes prévôt et grand maître des cérémonies de l'Ordre.

1. C'est Dangeau qui raconte cela. M. le duc du Maine, jusque-là, avait la libre disposition des charges et en tirait de gros profits.

2. Voyez les mêmes *Recherches sur les finances*, par Forbonnais, et la *Correspondance des Contrôleurs généraux*, année 1703.

3. *Dangeau*, p. 285 et 293; *Sourches*, p. 158-159 et 180; *Gazette d'Amsterdam*, n°s LXXIV et LXXVIII. Nous avons déjà vu l'archevêque de Reims faire chercher en vain un autre trésor enfoui, disait-on, par M. le Tellier (tome VI, p. 118-119), et les Frémont des millions cachés par leur père en Normandie (tome III, p. 492).

4. Après *gasté*, il a biffé *en plusieurs endroits*.

5. On trouva, disent les *Mémoires de Sourches*, beaucoup plus détaillés que le *Journal de Dangeau*, neuf cadavres qui avaient été inhumés, tout habillés, à vingt-huit pieds de profondeur.

6. Jean-Antoine, IIe du nom, qui est revenu de Hollande en 1701, et qui mourra en 1709 : tome IX, p. 74-76.

7. Le futur premier président : ci-dessus, p. 43.

8. *Le* surcharge *l'O[rdre]*, non achevé et effacé du doigt.

9. *Dangeau*, p. 282 et 306; *Sourches*, p. 165. Le prix de vente n'était que de cent soixante mille livres. La prestation de serment se fit le 30 septembre.

10. Septembre 1684 : *Dangeau*, tome I, p. 57; *Gazette*, p. 679. M. d'Avaux, étant alors en Hollande, avait été autorisé à prendre néanmoins le cordon, comme l'archevêque d'Embrun l'avait fait à Madrid en 1662. On a son portrait gravé par Vermeulen d'après Largillière.

11. Jean-Jacques de Mesmes d'Avaux, IIIe du nom, conseiller au Parlement en 1649, maître des requêtes en 1657 et intendant à Soissons, lecteur de la chambre du Roi de décembre 1668 à février 1677, con-

obtenu la même permission de continuer à porter l'Ordre, et ce président de Mesmes l'avoit eue en 1671, lors de la déroute de la Bazinière[1], son beau-père, fameux financier, puis trésorier de l'Épargne, qui fut longtemps en prison[2], puis revint sur l'eau, mais sans emploi[3], et à qui il ne fut pas permis de porter l'Ordre depuis qu'il eut donné sa charge[4] à son gendre lors de son malheur[5]. J'ai

seiller d'État semestre en août 1670, pourvu de la charge de président, sur la démission de son père, le 20 avril 1671, et de celle de prévôt des ordres, en remplacement de son beau-père, le 20 septembre suivant, membre de l'Académie française en 1676, mort le 9 janvier 1688, à cinquante-huit ans. On a son portrait gravé par Poilly, d'après la peinture de Mignard, et par Antoine Masson ; il est représenté en prévôt de l'Ordre dans le ms. Clairambault 1111, fol. 134. — Tous ces personnages de la famille de Mesmes seront expliqués plus amplement dans la suite des *Mémoires*, en 1712 : éd. 1873, tome IX, p. 167-169.

1. Macé Bertrand, seigneur de la Bazinière et de Clichy-la-Garenne, baron de Mouvant, etc., succéda à son père, comme trésorier de l'Épargne, en avril 1643, fut pourvu de la charge de prévôt de l'Ordre le 12 avril 1661, et mourut le 3 novembre 1688. Tallemant des Réaux parle du père et des sœurs. Voyez aussi le *Bulletin de la Société archéologique de Touraine*, année 1885, p. 425-431. Clairambault nous a transmis deux dessins lavés du portrait de ce prévôt (mss. 1145, fol. 152, et 1236, fol. 68). Il avait épousé, le 10 mai 1644, la « belle gueuse » Chemerault, qui mourut le 3 janvier 1679, à soixante-dix ans environ. Leur fille, Marguerite Bertrand de la Bazinière, épousa M. de Mesmes le 9 mars 1660, et mourut le 27 septembre 1688, à quarante-trois ans ; c'est cette dame que la marquise de Sévigné appréciait si fort pour son admiration des Grignan et de leur hospitalité princière. Saint-Simon, qui avait vu le trésorier en visite chez son père, fera un plus ample portrait de lui en 1712.

2. A la suite des affaires de Foucquet, d'avril 1664 à mai 1667 ; la Chambre de justice le taxa à six millions. Voyez les *Archives de la Bastille*, tome III, p. 10, 47, etc.

3. Il restait encore fort riche. Sa fille passait jadis pour avoir cinq cent mille écus de dot. Il avait bâti la maison d'Issy que plus tard le prince de Conti embellit, et l'hôtel du quai Malaquais qui passa ensuite aux Bouillons. Ce fut un des premiers fervents de Molière.

4. Il avait d'abord écrit : *qu'il l'eut donnée*, puis a biffé le féminin de *donnée*, mais non le pronom élidé, et mis *sa charge* en interligne.

5. Il fallut lui réitérer, comme à Jeannin de Castille, l'ordre de se démettre de cette charge : *Lettres de Colbert*, tome VI, p. 281 ; *Archives*

parlé plus d'une fois[1] de ces ventes de charges de l'Ordre, et, emporté par d'autres matières, je ne me suis pas étendu sur celle-là, qui ne laisse pas d'avoir sa curiosité[2] par cela même qu'on voit arriver tous les jours cette multiplication de cordons bleus par la transmission de ces charges. Une fois pour toutes il est à propos de l'expliquer. J'irois trop loin, si j'entreprenois de traiter ici ce qui regarde l'ordre du Saint-Esprit[3]; la disgression seroit longue et déplacée : je me renfermerai aux charges, puisque l'occasion en a été manquée plus haut, et qu'elle se présente ici naturellement[4].

Henri III, en créant l'ordre du Saint-Esprit[5], y établit Disgression

de la Bastille, tome III, p. 97. C'est pour trouver l'argent des subsides à donner aux princes allemands que Foucquet avait imaginé d'offrir à des financiers les charges de l'Ordre.

1. Tomes III, p. 143, V, p. 136, VI, p. 251-252, VIII, p. 19 et 21, et X, p. 108.

2. La troisième lettre de *curiosité* surcharge une *n* ou un *u*.

3. Il n'en parlera que par occasion, sur des points spéciaux, mais assez longuement et en suivant toujours le tome IX et dernier de l'*Histoire généalogique* (1733), consacré par les continuateurs du P. Anselme aux chevaliers et officiers de l'Ordre, auquel nous devons joindre maintenant le Supplément donné par P. Potier de Courcy, 1re partie (1890), p. 389-454. En 1760, l'historiographe officiel Saint-Foix fit paraître une *Histoire* plus spécialement consacrée à une partie des détails sur lesquels porteront les diverses digressions de Saint-Simon.

4. On trouve, dans ses *Remarques sur l'Ordre* et dans ses *Légères notions des chevaliers du Saint-Esprit*, des premières rédactions dont je donne des fragments ci-après, appendice IV.

5. Sur les motifs de cette création de 1578, voyez les *Écrits inédits*, tomes III, p. 47-48, et V, p. 87-89, et l'Addition n° 6, dans notre tome I, p. 310-311. Saint-Simon avait dans sa bibliothèque l'édition des Statuts donnée par l'Imprimerie royale en 1703, l'*Armorial* de Fr. de la Pointe (1689), les *Statuts et catalogue* publiés par le P. Simplicien (1733), le recueil de d'Hozier de 1633, et celui de François la Fleiche (1643). De plus, il avait formé trois volumes de textes de statuts, règlements, projets de réformes, etc., qui sont les nos 32, 33 et 34 de ses Papiers aujourd'hui vol. *France* 187, 188 et 189. On y voit qu'il s'était tout spécialement occupé des différences du texte primitif de 1578 avec les textes postérieurs, ainsi que des modifications qu'on eût dû y apporter selon lui. Dans les notes qui vont suivre, je ne citerai que les statuts originaux

sur les charges de l'Ordre.

Grand aumônier; pourquoi sans preuves.

Amyot privé de sa charge de grand aumônier.

en même temps cinq charges[1] : celle de grand aumônier de l'Ordre[2], qu'il unit dès lors à celle de grand aumônier de France, et sans preuves[3]. Ce fut pour gratifier M. Amyot, évêque d'Auxerre[4], qui avoit été son précepteur et des rois ses frères, et que Charles IX fit grand aumônier[5]. Il étoit aussi porté par les Guises, et se livra depuis à la Ligue avec tant d'ingratitude, que, quelque débonnaire que fût Henri IV, une des premières marques qu'il donna de son autorité fut de le priver de la charge de grand aumônier de France à la fin de 1591[6], et de la donner au

de 1578 (exemplaire conservé dans le recueil Thoisy, vol. 362), en LXXXVII articles, et non les remaniements postérieurs avec articles additionnels. Je me servirai aussi du registre du greffe d'après la copie venant de MM. de Mesmes, ms. Fr. 3968.

1. Comme dans l'ordre de Saint-Michel, le seul qui existât alors (ci-après, p. 179), et dont les officiers furent pris pour celui du Saint-Esprit. On les voit assistant Henri III dans les reproductions figurées de la première réception : ms. Clairambault 1111, fol. 171-173.

2. Le titulaire (tome VII, p. 157) recevait mille écus comme commandeur, et autant comme aumônier de l'Ordre.

3. Sur ces preuves, voyez la note 3 de notre tome VIII, p. 282, et un mémoire dressé par Clairambault et imprimé en 1724.

4. Jacques Aymot, le traducteur de Plutarque, de Longus, d'Héliodore, de Diodore, etc., né à Melun le 30 octobre 1514, dans une famille d'artisans, fut fait abbé de Bellozane (1546), précepteur des enfants d'Henri II (1554), sur la proposition du cardinal de Tournon, puis grand aumônier de France (1560), abbé des Roches (1560) et de Saint-Corneille de Compiègne (1564), doyen de Sainte-Croix (1565), évêque d'Auxerre (1570), enfin grand aumônier de l'Ordre (1578). Son épitaphe est dans le ms. Clairambault 942, fol. 22. Brantôme a fait son éloge : *Œuvres*, tome V, p. 282-285. Voyez sa notice inédite, ci-après, p. 458.

5. Le duc de Luynes dit, de même que notre auteur, qui le répétera trois fois, qu'on dispensa Aymot des preuves parce qu'il n'eût pu les faire (*Mémoires*, tomes VI, p. 259-260, et XIII, p. 200).

6. Comme nous avons vu destituer le cardinal de Bouillon en 1700 (tome VII, p. 196-198). « Après les états de Blois de 1588..., taxé d'avoir eu trop de liaisons avec le parti de la Ligue contre son bienfaiteur et contre le roi Henri IV, il se retira dans son évêché, où il eut beaucoup à souffrir des habitants et de son clergé. Enfin, cassé de vieillesse, et plus encore de ses ennuis, ayant été privé de la charge de grand aumônier dès l'année 1591, il mourut le 6 février 1593 » (*Histoire généalogique*,

célèbre Renaud de Beaune[1], archevêque de Bourges alors, puis de Sens : en conséquence de quoi M. Amyot fut en même temps privé de porter l'Ordre, et M. de Beaune le reçut le dernier jour de cette année, dans l'église de Mantes, des mains du maréchal de Biron père[2], qui fit en même temps son fils[3] chevalier du Saint-Esprit par commission d'Henri IV, qui n'étoit pas encore catholique[4]. Les quatre autres charges furent : chancelier, garde[5] des sceaux et surintendant des deniers[6] de l'Ordre, en une seule et même charge, qui a été quelquefois, quoique rarement, partagée[7]; prévôt et grand maître des cérémonies

tome VIII, GRANDS AUMÔNIERS DE FRANCE, p. 284; comparez Oroux, *Histoire ecclésiastique de la cour de France,* tome II, p. 204-227).

1. Petit-fils de Semblançay : ci-après, appendice IV, p. 465.

2. Armand de Gontaut, baron de Biron, ancien page de Marguerite de Navarre et guidon du maréchal de Brissac, devint mestre de camp de la cavalerie légère, maréchal de camp et grand maître de l'artillerie en 1569, maréchal de France le 2 octobre 1577, chevalier du Saint-Esprit à la promotion de 1581 (ms. Fr. 3968, p. 34-35). Il se déclara des premiers pour Henri IV, mais fut tué au siège d'Épernay, le 26 ou le 27 juillet 1592, à soixante-huit ans. Son portrait est dans le ms. Clairambault 1115, fol. 152 et 153 v°. Sa notice par Saint-Simon, dans les *Duchés éteints,* est imprimée au tome V des *Écrits inédits,* p. 486-491. On le considérait comme un homme universel. La légende rapporte que, pour faire ses preuves de l'Ordre, il ne présenta que cinq ou six vieux titres, mais dit au Roi, en montrant sa propre épée : « Voici ma noblesse encore mieux. » Brantôme a fait un long éloge de lui.

3. Charles de Gontaut : tome II, p. 14. Son portrait est dans le ms. Clairambault 1120, fol. 3 et 9.

4. *Histoire généalogique,* tome IX, p. 104. La première condition pour entrer dans l'Ordre était de professer la religion catholique, et le Roi ne pouvait faire aucune promotion qu'après avoir été sacré. Celle-ci eut lieu à Darnetal, et non à Mantes, comme le dit à tort l'*Histoire;* voyez le ms. Fr. 3968, p. 90. — Tout ce qui vient d'être dit sur Jacques Aymot, Renaud de Beaune et les deux Biron sera répété en 1710, en 1717, en 1722, et se retrouve encore dans une lettre écrite par notre auteur, le 7 février 1722, au cardinal Dubois, et publiée par M. Drumont dans l'*Ambassade de Saint-Simon en Espagne,* p. 259.

5. *Gardes,* au pluriel, dans le manuscrit.

6. *Deniers* corrige l'abréviation d^{rs}.

7. Il a déjà été parlé de cette division en deux dans notre tome X,

Grands officiers des grands ordres n'en portent point de marques comme ceux du Saint-Esprit.

en une seule charge, qui n'a jamais souffert de division; grand trésorier, et greffier. Henri III fit ces charges en faveur de ses ministres, ou plutôt les Guises, qui se les voulurent dévouer de plus en plus[1], les lui firent établir en leur faveur d'une manière sans exemples dans les deux autres grands ordres, la Jarretière et la Toison, et même l'Éléphant[2], dont les officiers, qui sont des ministres, des évêques, et des personnes au moins aussi considérables dans leurs cours, depuis l'institution de ces ordres jusqu'à aujourd'hui, que l'ont été et[3] le sont nos grands officiers de l'Ordre, ne portent aucune marque de la Toison et de l'Éléphant[4], et ceux de la Jarretière une marque entièrement différente en tout de celle des chevaliers[5], au lieu que les grands officiers de celui du Saint-Esprit eurent, par leur institution, les mêmes marques sur leurs personnes, hors les jours de cérémonie de l'Ordre, que les chevaliers du Saint-Esprit[6]. Je dis les grands officiers, parce

p. 107-108. A la mort de Louvois, en attendant de pouvoir disposer de sa charge de chancelier de l'Ordre, le Roi remit les sceaux au chancelier Boucherat : « ce qui lui donnera le droit de porter le cordon, » disait alors Dangeau (tome III, p. 371). Voyez ci-après, p. 203 et 210.

1. Pierre de l'Estoile croyait, au début, que l'Ordre serait une ressource contre la Ligue naissante, aussi bien que les mignons et les gardes du Roi : voyez ses *Journaux*, tome I, p. 297.

2. Tome IV, p. 50. Les rois de Danemark ne donnaient cet ordre qu'à des princes ou hauts fonctionnaires luthériens.

3. *L'ont esté et* est ajouté en interligne.

4. Les robes des officiers de la Toison étaient de velours cramoisi comme celles des chevaliers, mais tout unies, sans broderies. Dans l'ordre de Saint-Michel, le chancelier avait le manteau de velours blanc, et les autres officiers l'avaient de satin blanc, tandis que celui des chevaliers était de drap d'argent, avec une riche bordure de coquilles, croissants, etc., en broderie d'or.

5. Comparez un passage de la notice COISLIN, dans les *Écrits inédits*, tome VI, p. 263, et voyez la fin de l'article JARRETIÈRE dans le *Moréri*. Le ruban de la Jarretière, étant bleu aussi, prêtait à la confusion avec notre Saint-Esprit, quoique mis de gauche à droite : *Lettres de Mme de Sévigné*, tome VIII, p. 494-495. Sur les costumes, voyez la *Gazette* de 1633, p. 514.

6. Ce sont les articles LXXVII et LXXVIII des Statuts qui imposaient

qu'Henri III en créa en même temps de petits, tels que le héraut, l'huissier[1], etc., tout différents des grands officiers[2], et qui, pour marque de leurs charges, n'ont porté, jusqu'à la dernière régence, qu'une petite croix du Saint-Esprit attachée d'[un][3] petit ruban bleu céleste à leur boutonnière[4]. Ces mêmes petits officiers se trouvent aussi dans les autres trois grands ordres cités ci-dessus, à la différence de leurs grands officiers.

Différences des grands officiers d'avec les chevaliers, et des grands officiers entre eux, et de l'abus du titre de

Cette introduction de similitude entière de porter ordinairement l'ordre du Saint-Esprit, entre les chevaliers et les grands officiers, fut d'autant plus aisée à établir qu'excepté les magistrats, tout le monde étoit alors en pourpoint et en manteau[5], dont la couleur et la simplicité seule distinguoit les gens les uns d'avec les autres, et que le cordon bleu se portoit au col[6]; mais, avec toute cette parité journalière entre les chevaliers et les grands

aux membres de l'Ordre l'obligation de porter toujours la croix d'or suspendue au cou par un ruban bleu céleste, et une croix de velours orange sur le côté gauche du manteau, bordée d'un passement d'argent, avec fleurs de lis aux quatre angles. L'article LXVII réglait le costume de cérémonie, chausses et pourpoint de toile d'argent, souliers et fourreau d'épée de velours noir, grand manteau de velours noir brodé comme il sera dit p. 176, note 5, mantelet de toile d'argent verte brodé de même et supportant le grand collier d'or (*ibidem*); pour coiffure, une barrette de velours noir, avec aigrette et pierreries. Voyez la description de la première cérémonie dans les *Journaux de P. de l'Estoile,* tome I, p. 296-306. La croix portait d'abord un Saint-Esprit sur ses deux faces; c'est sous Louis XIV qu'un saint Michel fut placé au revers (*Mémoires de Luynes,* tome XIII, p. 265).

1. L'intendant et le généalogiste en plus.
2. Articles LVII-LIX des Statuts.
3. *Un* a été omis en passant d'une ligne à l'autre.
4. Comme Saint-Pouenge : Addition n° 347, dans notre tome VIII, p. 380-381. Dans l'Addition n° 6 (tome I, p. 347), et ci-après, p. 450-451, on voit que l'innovation dont il est parlé ici fut accordée à l'intendant des Chiens de la Neuville. Les Statuts parlaient d'une petite croix d'or pendue à deux petites chaînettes. Primitivement, le ruban était noir.
5. Voyez ci-après, Additions et corrections, p. 568.
6. On verra plus tard que le vieux Beringhen resta le dernier à porter ainsi son cordon.

commandeur; d'où venues.

officiers, ceux-ci étoient[1] fort distingués des chevaliers les jours de cérémonies[2], comme ils le sont encore, en ce qu'ils n'ont point de collier, et ils le sont encore entre eux quatre par la différence de leurs grands manteaux[3]. Celui du chancelier[4] est en tout et partout semblable à celui des chevaliers[5]. Le prévôt et grand maître des cérémonies n'a point de collier de l'Ordre brodé autour du sien ni de son mantelet; mais, du reste, il est pareil[6] à ceux des chevaliers. Ceux du grand trésorier et du greffier ont les flammes de la broderie de leurs manteaux et

1. Après *estoient*, il avait écrit en interligne : *et sont encore*, puis a biffé ces trois mots.

2. Le premier *é* de *cérémonies* surcharge une *r*.

3. Ces manteaux leur étaient simplement remis après la prestation de serment dans le cabinet du Roi, et non en chapitre solennel; *Dangeau*, tome III, p. 254; *Saint-Foix*, p. 173-175. Ils subsistent encore, ainsi que celui du Roi, et on les a vus jadis exposés au musée des Souverains, avec les dais, le prie-Dieu et la belle chapelle d'orfèvrerie qu'Henri III avait fait faire pour l'Ordre. Aujourd'hui, ils sont au musée de Cluny.

4. Ci-après, p. 205.

5. Selon l'article LXVII des Statuts (comparez les *Journaux de P. de l'Estoile*, sur la réception du 1er janvier 1579, tome I, p. 296), les manteaux des chevaliers devaient être de velours noir doublé de satin orange et semé de « flambes d'or, » avec une riche bordure de fleurs de lis, de nœuds et de chiffres alternants, en broderie d'or et d'argent. Sur le manteau, se posait le mantelet de toile d'argent verte, brodé de même, mais avec des colombes en place des chiffres, et, sur le tout, on passait le grand collier d'or massif formé d'un entrelacs de chiffres du Roi, de fleurs de lis, de langues de feu, et supportant la croix de l'Ordre. Pour le chancelier, ce collier était supprimé, et il ne portait que la croix de broderie cousue sur le manteau et l'autre croix suspendue au cou par le cordon bleu. Les manteaux des prévôt, trésorier et greffier ne devaient être brodés que de simples « flambes ». On constate cette différence sur ceux qui subsistent actuellement. Il y en a d'ailleurs des aquarelles dans le ms. Clairambault 1111, fol. 130-131. On voit, par les *Lettres de Mme de Sévigné*, tome VIII, p. 361, et par les *Mémoires de Luynes*, tome XI, p. 13, que les manteaux de chevalier se prêtaient ou se passaient de l'un à l'autre, contrairement aux décisions de 1580. Le coût en était évalué à six cents écus.

6. Ayant d'abord écrit : *ils sont pareils*, il a biffé *sont*, et écrit : *est*, en interligne, puis biffé le pluriel de *pareils*, mais sans corriger *ils*.

mantelets considérablement plus clairsemées et un peu moins larges, et, entre ces deux derniers manteaux, il y a[1] encore quelque petite différence à l'avantage du grand trésorier sur le greffier[2]. Les grands officiers eurent encore cette ressemblance avec les chevaliers qu'Henri III, qui avoit compté donner à son nouvel ordre des bénéfices en commande comme en ont ceux d'Espagne[3], en destina aussi aux grands officiers pour appointements de leurs charges[4]. Cette destination rendit dès lors commune aux chevaliers et aux grands officiers cette dénomination de commandeurs, dont le fonds n'ayant pas eu lieu d'abord par les désordres de la Ligue, ni depuis[5], cette dénomination de commandeurs est demeurée propre aux huit cardinaux et prélats de l'Ordre[6]. Les grands officiers ont continué de l'affecter, qui, pour s'assimiler tant qu'ils peuvent aux chevaliers, la leur donnent, quoiqu'aucun d'eux ne la[7] veuille et ne se donne que la qualité de chevalier des ordres du Roi, tandis que les grands officiers sont très jaloux de la prendre, quoiqu'elle soit demeurée vaine pour tous, puisqu'aucun n'a de commanderie, et que les grands officiers sont suffisamment désignés par le titre de

1. On lirait plutôt *en* ou *est*.

2. L'abus continuant toujours, on remarque, dans le procès-verbal de la réception de 1724, que les manteaux des officiers, même celui de l'huissier, étaient alors « semés en plein de flammes brodées en or. »

3. Saint-Jacques, Calatrava, Alcantara, le Christ et Montesa.

4. Henri III eût voulu constituer ainsi cent mille écus de rentes en commanderies formées de biens ecclésiastiques ; mais le clergé et Rome l'en empêchèrent. Voyez les articles XXXV-XL des Statuts, les *Journaux de P. de l'Estoile,* tome I, p. 297.

5. *Ny depuis* est en interligne.

6. Voyez notre tome X, p. 204, note 2, et comparez un passage du mémoire de 1711 sur les *Changements arrivés à la dignité de duc et pair,* dans le tome III des *Écrits inédits,* p. 195-196. Les prélats, ne prenant point l'ordre de Saint-Michel, ne se qualifiaient que commandeurs du Saint-Esprit, et les autres, commandeurs des ordres du Roi.

7. Ayant d'abord écrit : *n'en,* il a biffé l'élision *n',* mis *ne* en interligne, surchargé *en* en *la,* et retranché ensuite le pluriel à *donnent.*

leurs charges sans y joindre le vain et inutile titre[1] de commandeur. On verra[2], outre cette similitude, l'usage particulier dont ils se le sont rendu[3]. Outre les distinctions susdites des charges entre elles, les deux premières font les mêmes preuves que les chevaliers. Le chancelier de Cheverny[4], qui l'étoit de l'ordre de Saint-Michel après des cardinaux de Bourbon et de Lorraine[5], le fut de celui du Saint-Esprit à son institution[6], auquel celui de Saint-

1. *Tiltre* surcharge un *d.* — 2. En interligne, sur *va voir*, biffé.

3. *Rendus,* au pluriel, dans le manuscrit.

4. Philippe Hurault : tome VI, p. 359. On trouvera ci-après, appendice IV, p. 448 et 460, sa notice inédite. Un dessin lavé de son portrait, avec mantelet et croix pendante au cou, est dans le ms. Clairambault 1114, fol. 94 et 95. Nous avons une médaille de lui, datée de 1580.

5. Ce premier ministre de François II (tome II, p. 284) fut chancelier de Saint-Michel de 1547 à 1561, selon l'*Histoire généalogique.* Quant au cardinal de Bourbon, il y en eut trois de ce nom au seizième siècle ; mais le seul qui paraisse pouvoir convenir ici est Louis (1493-1557), quatrième fils du comte de Vendôme, évêque-duc de Laon en 1510, cardinal en 1517, premier abbé commendataire de Saint-Denis en 1529, lieutenant général de l'armée de Picardie en 1552. Il fut parrain du Béarnais, et, sans quitter l'évêché de Laon, eut en même temps ceux du Mans (1519), de Luçon (1524), de Tréguier (1537), et même l'archevêché de Sens (1536). Un des deux autres cardinaux, petit-neveu de celui-ci, dans la branche de Condé, n'étant né qu'en 1562, et fait cardinal en 1583, doit être laissé de côté ; il mourut en 1594. Le dernier était propre neveu du premier : c'est Charles, frère cadet du roi Antoine de Navarre, celui qui fut choisi par les Ligueurs comme le plus ardent adversaire du protestantisme et proclamé roi sous le nom de Charles X. Né le 22 décembre 1523, successivement évêque de Nevers (1540) et de Saintes (1544), cardinal en 1548, archevêque de Rouen en 1550, il mourut à Fontenay-le-Comte le 9 mai 1590. C'est lui qui fit nommer Cheverny chancelier de l'ordre de Saint-Michel, en septembre 1574, comme remplaçant du défunt cardinal de Créquy. Jusque-là, dit Cheverny lui-même dans ses *Mémoires* (éd. Buchon, p. 235), cette dignité avait été réservée aux ecclésiastiques de haut rang. L'*Histoire généalogique* place ce cardinal de Bourbon dans la seconde promotion du Saint-Esprit, en 1579, avec les cardinaux de Guise et de Birague et les autres prélats. L'*Histoire des ordres monastiques* de 1719 ne cite (tome VIII, p. 374), comme chanceliers de Saint-Michel, que les cardinaux de Lorraine et le Veneur, avant Cheverny.

6. *Instution,* dans le manuscrit.

Michel fut uni[1]. Son nom étoit Hurault[2]. Il étoit garde des sceaux dès 1578, lorsque le chancelier Birague fut fait cardinal[3], et chancelier à sa mort, en 1585[4]. Il l'avoit été du duc d'Anjou[5], l'avoit suivi en Pologne, étoit attaché à Catherine de Médicis, et tellement aux Guises, qu'il perdit

1. Article XLI des Statuts. — L'ordre de Saint-Michel avait été créé plus d'un siècle auparavant, en 1469, par Louis XI, pour trente-six gentilshommes, sous la grande maîtrise du Roi; mais, avec le temps, principalement sous Henri II et Catherine de Médicis, il fut si prodigalement conféré et prostitué à la « canaille, » que les seigneurs ne voulaient plus l'accepter, et c'est pour le relever, mais en l'absorbant presque entièrement, que le roi Henri III ordonna (art. XXXVIII des Statuts) que les chevaliers de son nouvel ordre recevraient le collier à coquilles de Saint-Michel la veille de leur réception au Saint-Esprit : de là l'usage d'entourer de l'un et l'autre collier l'écu des chevaliers des deux ordres du Roi. L'ordre de Saint-Michel continua cependant de subsister et de se discréditer de plus en plus : si bien qu'en 1665, Louis XIV le détourna de sa destination première, et, tout en restreignant le nombre des chevaliers à cent, réserva le cordon de ce qui était depuis près de deux siècles l' « ordre du Roi » à des hommes d'épée tout d'abord, puis, à partir de 1693, à des personnages distingués de condition secondaire, artistes, gens de lettres, gens de mer, etc. On possède encore aujourd'hui un des beaux exemplaires des statuts primitifs de 1469, orné d'un frontispice de Jean Foucquet (Bible nat., ms. Fr. 19819), et un autre exemplaire splendide, exécuté au siècle suivant, pour le cardinal de Lorraine dont il vient d'être parlé (bibliothèque de la ville de Saint-Germain-en-Laye, n° 4 du catalogue). Le ms. Clairambault 1125, fol. 73, renferme une représentation à l'aquarelle du collier de Saint-Michel. Brantôme, qui a fait une longue digression sur cet ordre à propos du maréchal de Tavannes (tome V de ses *Œuvres*, p. 91-114), nous le présente comme tout autant avili et discrédité que l'ancien, dès les premières années.

2. Voyez la notice déjà indiquée ci-dessus : ci-après, p. 461.

3. René de Birague (1507-1583) : *ibidem*, p. 459. Le ms. Clairambault 1111, fol. 237-241, renferme des dessins de son portrait, de ses armes, du mausolée que son successeur lui fit élever par Germain Pilon, aujourd'hui au musée du Louvre, etc. On y trouve aussi, fol. 110 v°, le dessin du coffret de velours orangé, orné d'argent doré, qui servait à renfermer les sceaux de l'Ordre. Le Musée monétaire possède une médaille de ce chancelier, datée de 1577.

4. Lisez : *1583*.

5. Le futur roi Henri III.

les sceaux et fut exilé, ainsi que M. de Villeroy[1], etc., lorsqu'en 1588, après les Barricades de Paris[2], Henri III eut pris la tardive résolution de se défaire des Guises[3]. C'étoit un personnage en toutes façons, à qui Henri IV rendit les sceaux dès 1590[4]. Sa mère[5] étoit sœur du père[6] de Renaud de Beaune dont je viens de parler, et qui donna l'absolution à Henri IV, à Saint-Denis, et[7] le reçut dans l'église catholique[8]. Son fils aîné[9] étoit gendre, dès le commencement de 1588, de Chabot comte de Charny, grand écuyer de France[10], et par conséquent beau-frère

1. Nicolas III de Neufville, mort le 12 décembre 1617 : tome VI, p. 414, et ci-après, p. 193. Notre auteur a sous les yeux le livre de Fauvelet du Toc sur *les Secrétaires d'État*, p. 53 et 131-141.

2. La journée du 12 mai, qui força Henri III à abandonner Paris aux ligueurs et à se retirer à Chartres. Voyez dans les *Papiers Pot de Rhodes*, publiés par le président Hiver (1864), p. 111, la lettre écrite de Chartres, le 28 mai, par Villeroy, à M. de Rhodes.

3. Ci-après, p. 196, et Addition n° 6, dans notre tome I, p. 341.

4. Pendant ces deux années, les sceaux avaient été confiés à François de Montholon, qui mourut le 12 avril 1590.

5. Marie de Beaune, fille de Semblançay et d'une Ruzé, épousa Raoul II Hurault, seigneur de Cheverny, Vibraye, etc., général des finances, mort devant Naples en août 1527, et elle mourut en 1567.

6. Guillaume de Beaune, fils du surintendant, seigneur de Semblançay et de la Carte, vicomte de Tours, trésorier de Mesdames de France en 1517, général des finances en 1521, condamné avec son père en 1527, réhabilité en 1529, mourut en 1534.

7. *Et* surcharge *en*. — 8. Le 25 juillet 1593.

9. Henri Hurault, comte de Cheverny (titre créé pour le père en 1577), né à Paris le 13 août 1575, filleul du Roi : tome VI, p. 359, note 3. On a son portrait du temps, dessiné aux crayons de couleur.

10. Léonor Chabot, comte de Charny, fils de l'amiral, grand écuyer de France en 1570 après son beau-père Boisy, lieutenant général au gouvernement de Bourgogne, mourut en août 1597, ayant eu pour fille aînée Françoise Chabot, qui épousa Henri Hurault le 27 février 1588 et mourut en janvier 1602, étranglée par ordre de son mari et avec l'assentiment du Roi, si l'on en croit P. de l'Estoile (tome VIII, p. 10-11). Le veuf se remaria avec une Gaillard de la Morinière. Il avait douze ans et demi lors de son premier mariage, et Mlle de Charny onze ans et demi (*Mémoires de Cheverny*, p. 247). Brantôme a fait l'éloge de ce comte de Charny (*Œuvres*, tome III, p. 200-201).

du duc d'Elbeuf[1]. Son autre fils[2] étoit gendre de Mme de Sourdis[3], si importante alors, et tante de la trop fameuse Gabrielle d'Estrées, sur l'esprit de laquelle elle avoit un grand ascendant[4]. Un troisième avoit cinq grosses abbayes avec l'évêché de Chartres, et fut après premier aumônier de Marie de Médicis[5]. Les filles de ce chancelier étoient mariées dès avant l'institution de l'Ordre : l'aînée, au marquis de Nesle[6] Laval, puis au brave Givry d'Anglure[7];

1. *Mémoires de Cheverny*, p. 252. Charles Ier de Lorraine (1556-1605), fils de René de Lorraine, marquis d'Elbeuf, et petit-fils de Claude, duc de Guise, fut duc et pair au titre d'Elbeuf en 1582, grand écuyer, grand veneur, chevalier des ordres. Il épousa la fille aînée de Charny en février 1583 : d'où le duc Charles II d'Elbeuf et le premier comte d'Armagnac. Voyez notre tome I, Addition n° 6, p. 334.

2. Louis Hurault, comte de Limours, bailli de Chartres, né à la Roquette le 17 juillet 1584, mort sans postérité en 1639, quoique ayant eu deux ou trois femmes.

3. Isabeau Babou de la Bourdaisière, mariée à François d'Escoubleau, marquis d'Alluyes et de Sourdis, chevalier des ordres en 1585, premier écuyer, lieutenant du Roi au gouvernement du pays Chartrain, mort le 20 mars 1602, d'où vinrent : 1° le cardinal François de Sourdis ; 2° Virginal (ci-après, p. 182, note 2) ; 3° le fameux archevêque de Bordeaux, qu'elle-même, nous disent P. de l'Estoile et Tallemant, prétendait être fils du chancelier de Cheverny.

4. Par cette voie elle fit sa propre fortune et celle de ses amis, tels que Cheverny, qui fut son amant attitré pendant son veuvage. Elle figure, sous le pseudonyme de Lydie, dans *les Amours du grand Alcandre*. Voyez les *Mémoires de Cheverny*, p. 246, 256, 345-347, 359, etc. C'est chez elle que Gabrielle mourut si singulièrement le 10 avril 1599.

5. Philippe Hurault, né à Paris le 19 septembre 1579, d'abord baron d'Huriel, puis abbé de Pontlevoy, la Valasse, Royaumont, Saint-Père et Saint-Florent de Bonneval, sur la nomination du roi Henri IV, doyen de Saint-Germain-l'Auxerrois, nommé évêque de Chartres en 1598 premier aumônier de la Reine en 1601, mourut le 27 mai 1620. Il était né cinq ans avant son frère Louis, et avait été destiné à remplacer dans l'Ordre son père, dont il continua les *Mémoires*. Ceux-ci, que Saint-Simon n'avait pas dans sa bibliothèque, renferment de curieux détails sur la manière dont lui furent conférés ses abbayes, alors qu'il n'avait que seize ans, et son évêché, deux ans plus tard.

6. *Néèle*, dans le manuscrit.

7. Marguerite Hurault, née à Paris le 21 août 1574, dame d'honneur

la seconde, en 1592, au marquis de Royan la Trémoïlle[1]; la dernière, au marquis d'Alluyes Escoubleau, puis au marquis d'Aumont[2]. Avec ces alliances, quoique fort nouvelles pour ce chancelier[3], et la figure personnelle qu'il faisoit, il se prétendit homme à faire des preuves; et véritablement il ne faut pas [se] lever de grand matin[4] pour faire celles de l'ordre du Saint-Esprit[5], autre distinction des autres grands ordres, où il ne faut pas de preuves[6],

de la reine Louise en 1584, épousa : 1° en 1585, Guy de Laval, marquis de Nesle et comte de Joigny, mort sans postérité le 12 avril 1590, de blessures qu'il avait reçues à Ivry; 2° le 20 janvier 1593, Anne d'Anglure, seigneur de Givry, mestre de camp de la cavalerie légère, qui périt glorieusement au siège de Laon, le 7 juillet 1594, à trente-quatre ans environ, très vanté par Brantôme, Papipe Masson, Pierre de l'Estoile, Passerat, Cheverny et les autres contemporains; 3° Arnaud le Dangereux, comte de Maillé. Elle mourut le 13 juin 1614.

1. Anne Hurault, née à Cheverny le 4 juin 1577, épousa : 1° le 12 septembre 1592, Gilbert de la Trémoïlle, marquis de Royan, chevalier des ordres en 1597, grand sénéchal de Poitou, etc., mort le 25 juillet 1603; 2° le 7 janvier 1612, Charles, marquis de Rostaing, comte de la Guerche et de Bury (22 septembre 1573-4 janvier 1660), filleul de Charles IX, chevalier des ordres en 1619, etc. Elle mourut le 16 avril 1635, à la Roquette, et son cœur fut déposé aux Feuillants, dans la chapelle des Rostaing dont les restes sont conservés au musée du Louvre. Nous connaissons déjà son fils Bury et sa fille la marquise de Lavardin.

2. Catherine Hurault, née le 3 juillet 1583, épousa : 1° Virginal d'Escoubleau, marquis d'Alluyes; 2° Antoine d'Aumont, marquis de Nolay et baron d'Étrabonne, chevalier des ordres en 1597, gouverneur du Boulonnais. Elle mourut à la Roquette le 13 avril 1615, et son second mari en 1635, âgé de soixante-treize ans, s'étant remarié à une Angennes.

3. Les Hurault étaient de Touraine et ne pouvaient pas remonter par filiation authentique au delà de la première moitié du quatorzième siècle, mais avaient quelque prétention à une origine anglaise ou bretonne. Leurs premières alliances furent toutes dans la haute domesticité des ducs d'Orléans à Blois. Voyez ce que le Chancelier lui-même en dit dans ses *Mémoires*, éd. Buchon, p. 220, et une généalogie imprimée en 1636.

4. « On dit proverbialement, d'un homme fin et précautionné, qu'il faudroit *se lever bien matin* pour le surprendre » (*Académie*, 1718).

5. C'est-à-dire qu'il n'était pas difficile de trouver des connivences parmi les examinateurs des titres, ou de les tromper : nous le savons déjà.

6. Le *p* initial de *preuves* surcharge un *b* ou une *l*.

parce que les instituteurs[1] ont[2] cru, sur l'exemple qu'ils en donnoient, que tous ceux qui y[3] seroient admis dans la suite seroient d'une naissance trop grandement connue pour qu'on pût leur en demander. Cheverny donc voulut[4] faire des preuves comme les chevaliers[5], et cette nécessité de preuves, ou, pour mieux dire, cette distinction, est demeurée à cette charge de l'Ordre[6]. Quoique chancelier de France, il prit sa place aux cérémonies de l'Ordre comme en étant chancelier, c'est-à-dire après le dernier chevalier et avec une distance entre-deux, s'y trouva toujours, et n'en fit jamais difficulté[7]. Mais je pense que l'office de la couronne dont il étoit revêtu lui procura, et, par lui, à ses successeurs chanceliers de l'Ordre, la distinction sur les trois autres charges de parler assis et couvert aux chapitres de l'Ordre[8], où le prévôt, le grand trésorier et le[9] greffier sont debout et découverts[10], et de

1. Ceux qui ont institué chaque ordre. — 2. *On*, au manuscrit.

3. Il a mis un premier *y* en finissant la ligne, un second en commençant la suivante.

4. Après *voulut*, il a biffé un second *donc*.

5. C'est ce que rappelait encore, en 1682, l'annotateur des *Mémoires de Sourches*, tome I, p. 66, note 6. L'article XLI des Statuts dit que le chancelier « fera vœu et preuves de noblesse ne plus ne moins que les commandeurs. » « Ce fut donc à moi, dit Cheverny (*Mémoires*, p. 239), de commencer de faire ma preuve tout le premier, laquelle fut jugée des mieux faite et vérifiée, tant par extraits envoyés des Chambres des comptes de Bretagne, qu'autres vieux aveux, contrats de mariage et sépultures. »

6. Voyez, dans les papiers du généalogiste Beaujon (Arch. nat., M 64, n° 33), un mémoire sur la charge de chancelier des ordres, fait en 1756 pour le ministre Saint-Florentin.

7. Aux séances solennelles, le Roi était accosté du chancelier et du grand trésorier à droite, du prévôt et du secrétaire à gauche, comme on le voit dans les représentations du temps et sur le sceau de l'Ordre.

8. L'article XXIII des Statuts prescrivait deux tenues de chapitre par an, le 31 décembre et la veille de la Pentecôte; mais on n'en compte que cinquante-cinq de 1578 à 1728, dans le registre du greffe.

9. *Et le* surcharge *sont*.

10. Comparez la suite des *Mémoires*, éd. 1873, tome XIX, p. 77, l'Addition n° 6, dans notre tome I, p. 315-316, l'*Histoire de l'Ordre*, par

manger au réfectoire du Roi à la dernière place des chevaliers, mais comme eux, tandis que les trois autres charges mangent, dans le même temps, dans une autre pièce, avec les petits officiers de l'Ordre[1]. C'est aussi cette différence que les ministres accrédités, revêtus dans la suite de ces trois autres charges, n'ont pu supporter, qui, par leur crédit, a fait tenir les chapitres[2] debout, découverts et sans rang, pêle-mêle[3], et qui a banni l'usage du repas du Roi avec les chevaliers[4]. Cette même raison de l'office de chancelier de France donna force à cette autre, que, les papiers de l'Ordre étant[5] chez le chancelier de l'Ordre, de[6] tenir toutes les commissions pour les affaires

Saint-Foix, p. 136-139, et les pièces réunies dans le volume 34 des Papiers de Saint-Simon, vol. *France* 189, fol. 19, etc. Une estampe de Sébastien le Clerc, représentant la tenue d'un chapitre aux Grands-Augustins, a été reproduite dans la *Topographie historique du vieux Paris*, tome V, p. 258. Au lit de justice de 1723, le chancelier de l'Ordre ayant prétendu, en vertu de deux précédents et d'un brevet royal, s'asseoir sur le même banc que les chevaliers, ceux-ci s'abstinrent de venir.

1. En revenant de la messe du 1er janvier aux Grands-Augustins, tous les chevaliers dînaient ensemble, « à la table et aux dépens du grand maître (le Roi), en signe d'amour, » le Roi à une table plus élevée, les cardinaux et prélats à une table séparée à main droite, le reste à main gauche, et les prévôt, grand trésorier, greffier, héraut et huissier en un lieu à part (art. LXIX des statuts de 1578 et LXXIV des statuts remaniés). Une déclaration postérieure, du 26 août 1603, assimila au chancelier les prévôt, trésorier et greffier, mais ne put être représentée en 1661. Des plans du réfectoire, avec l'explication de la « forme de seoir à table, » sont dans le vol. 34 des Papiers de Saint-Simon, fol. 17, 21 et 22. Un dessin du banquet, fait à la plume par Sébastien le Clerc, se trouve dans le ms. Clairambault 1123, fol. 65. On peut voir une relation imprimée, de 1662, dans le recueil Thoisy, vol. 362, fol. 57.

2. *Chapitre*, au singulier, dans le manuscrit.

3. Chapitre du 3 décembre 1661 : ms. Fr. 3968, p. 316 et 321.

4. La promotion de 1661 est la dernière qui fut suivie du festin royal et de l'anniversaire célébré pour les chevaliers défunts : Addition n° 6, p. 314-316, et ci-après, p. 446, 447 et 480. Saint-Simon et le duc de Bourgogne étaient d'avis (*Projets*, p. 144) de rétablir ce repas, avec une petite table pour les prélats, le grand aumônier et le chancelier.

5. *Estant* est en interligne, au-dessus d'*estoient*, biffé.

6. Avant *de*, il a biffé *mit en usage*, et rendu la phrase incomplète.

de l'Ordre chez le chancelier de l'Ordre, de quelque dignité et qualité que soient les commandeurs et chevaliers [*Add. St-S. 482*] commissaires, cardinaux, ducs et princes de maison souveraine, car les princes du sang seuls ne le sont jamais[1]. Sur cet exemple, la même chose s'est continuée chez les chanceliers de l'Ordre toujours depuis[2], et, à l'appui de cette raison des papiers, les grands trésoriers de l'Ordre[3] ont obtenu le même avantage que les commissions de l'Ordre se tiennent aussi chez eux.

Quoique ces charges de l'Ordre fussent destinées à la [*Add. St-S. 483 et 484*] décoration des ministres, celle de prévôt et grand maître des cérémonies de l'Ordre[4] fut donnée à M. de Rhodes[5], qui eut le choix de la prendre ou d'être chevalier de l'Ordre. Le goût d'Henri III pour les cérémonies décida M. de Rhodes, du nom de Pot et d'une grande naissance[6] : un Pot[7] avoit été chevalier de la Toison à l'institu-

1. Ne sont jamais commissaires. Voyez ci-après l'Addition n° 482 et l'appendice IV, p. 447 ; comparez le ms. Fr. 3968, p. 58, 59, 70, 77-79 et 166.

2. Saint-Simon et le duc de Bourgogne voulaient encore faire tenir les assemblées chez le doyen (*Projets de gouvernement*, p. 145).

3. Ci-après, p. 192.

4. Voyez l'*Histoire généalogique*, tome IX, p. 310-320, et les articles XLVI-XLVII des Statuts. La pension du prévôt s'élevait à dix mille livres, et le prix d'achat était généralement de trois cent mille, sur quoi le Roi donnait un brevet de retenue de cinquante mille écus. J'ai déjà dit qu'une représentation de M. de Mesme en costume de cérémonie se trouve dans le ms. Clairambault 1111, fol. 134.

5. Guillaume Pot, seigneur de Rhodes et de Chemeaux, premier écuyer, tranchant et porte-cornette blanche du Roi, avait succédé à son père comme prévôt et maître des cérémonies de l'ordre de Saint-Michel. Devenu prévôt du nouvel ordre en 1578, grand maître des cérémonies de France en 1585, il mourut en 1603. Il était ligueur comme Amyot, a dit Saint-Simon dans l'Addition n° 6, tome I, p. 311. Les portraits de ce prévôt et de son fils se trouvent dans le ms. Clairambault 1114, fol. 119-120, et le président Hiver a publié en 1864, avec une généalogie sommaire, une petite partie de leurs papiers.

6. Voyez ci-après, appendice IV, p. 475.

7. Regnier Pot, seigneur de la Prugne et de Thoré, lieutenant général du duc Jean sans Peur, chambellan de Philippe le Bon, chevalier de la Toison d'or en 1430. C'est son fils Philippe Pot (1428-1494), filleul et

tion[1] de cet ordre, et reçu à la première promotion qu'en fit Philippe le Bon[2]. C'est ce même M. de Rhodes pour qui fut faite la charge de grand maître des cérémonies de France[3]. Il voulut, en seigneur qu'il étoit, faire les mêmes preuves que les chevaliers, et cela est demeuré à cette charge comme à celle de chancelier de l'Ordre[4].

Origine des honneurs du Louvre et de la singulière distinction du chancelier de l'Ordre. [*Add. St-S. 485*]

Ce qu'on appelle les honneurs du Louvre[5] étoit inconnu avant le connétable Anne duc de Montmorency[6], et réservé aux seuls fils et filles de France qui montoient[7] et descendoient de cheval ou de coche, comme on disoit alors, et qui étoient même peu en usage aux plus grandes dames[8], dans la cour du logis du Roi[9]. Ce fut ce célèbre Anne qui,

favori de Philippe le Bon, premier chambellan de son successeur, chevalier de la Toison, etc., qui s'attacha dans la suite à Louis XI, devint sénéchal de Bourgogne et joua un beau rôle aux états généraux de 1484. Un dessin du tombeau qui lui fut élevé à la Roche se trouve dans le ms. Clairambault 942, fol. 69^A, et le monument de son père à Cîteaux (*ibidem*, fol. 69^B) a été transporté au musée du Louvre.

1. *Instution*, encore une fois, dans le manuscrit.

2. Philippe III, dit *le Bon*, fils de Jean sans Peur, né le 30 juin 1396, devint duc de Bourgogne le 10 septembre 1419, et mourut le 15 juin 1467. Il créa l'ordre de la Toison d'or le 10 janvier 1430.

3. Création du 2 janvier 1585 : Bibl. nat., ms. Brienne 267, fol. 1, et Arch. nat., Papiers de la Pairie, KK 596, fol. 189. A la mort de Guillaume Ier, Guillaume II, son fils aîné et survivancier, recueillit la succession ; puis, en 1616, le cadet François, qui quitta la prévôté pour devenir chevalier de l'Ordre en 1619. La grande maîtrise des cérémonies fut donnée au marquis de Rhodes que nous connaissons, lorsque Guillaume II mourut devant Montpellier : ci-après, p. 201.

4. Les *Mémoires de Luynes*, tome X, p. 176 (année 1750), rappellent la même chose. C'est ce privilège honorifique qui faisait la principale valeur de la charge, et qui justifiait le prix considérable auquel elle fut presque toujours portée dès qu'elle entra dans le commerce. Voyez ce qu'en a dit M. Valfrey, dans son livre : *Hugues de Lionne, ses ambassades en Italie*, p. XLIII-XLV, et une note de J. le Laboureur, dans le dossier bleu POT, au Cabinet des titres, fol. 47.

5. Tome IX, p. 171. — 6. Celui qui mourut en 1567 : tome II, p. 21.

7. Le second *o* surcharge *er*.

8. Ce sont les coches qui « étoient même peu en usage. »

9. Voyez, dans le ms. de l'Institut 511 in-folio, fol. 436, une liste des dames ayant ce privilège, arrêtée le 1er février 1611.

décoré de ses services, de ses dignités et sa[1] faveur, entra un beau jour à cheval dans la cour du logis du Roi, et y monta ensuite, et se maintint dans cet usage[2]. Quelque temps après, son émule M. de Guise[3] hasarda d'en faire autant. Les uns après les autres, ce qu'il y eut de plus distingué imita par émulation, et la tolérance de l'entreprise étendit peu à peu cet honneur aux personnes à qui il est maintenant réservé. Les officiers de la couronne y arrivèrent aussi : tellement que le chancelier de Cheverny en jouissoit comme chancelier de France[4]. A sa mort en 1599[5], l'archevêque de Rouen[6] fut chancelier de l'Ordre[7]. Il étoit bâtard du roi de Navarre[8] et de Mlle du Rouet[9],

Distinction unique de l'archevêque de Rouen

1. *Sa* semble corriger *se* ou *ses*.

2. Brantôme, qui s'est étendu longuement sur cet illustre personnage, ne parle pas de l'usage introduit par lui.

3. François de Lorraine, tué par Poltrot : tome V, p. 208.

4. Ci-dessus, p. 183.

5. Après avoir écrit ici : *1606*, au commencement d'une ligne, puis corrigé en *1599*, il a biffé ce dernier millésime, pour le récrire enfin sur la marge extrême de la ligne précédente.

6. Charles de Bourbon : ci-après, appendice IV, p. 448 et 463-464, et tome V des *Écrits inédits de Saint-Simon*, p. 444. C'était, par sa naissance, le neveu du cardinal de même nom cité p. 178.

7. *Histoire généalogique*, tome IX, p. 302 ; *Journaux de P. de l'Estoile*, tome VIII, p. 191.

8. Antoine de Bourbon, né à la Fère le 22 avril 1518, d'abord duc de Vendôme en 1537, marié le 20 octobre 1548 à Jeanne d'Albret, devint, par elle, roi de Navarre en 1555, et mourut aux Andelys, le 17 novembre 1562.

9. Louise de la Béraudière, fille du seigneur de l'Ile-Rouet ou Rouhet, en Poitou, et de Madeleine du Fou du Vigean, était connue sous le nom de « la belle Rouet » dans la troupe des filles de la reine Catherine. Brantôme, comme beaucoup d'autres, fut son galant, et il fit des poésies amoureuses en son honneur. Plus tard, elle se maria deux fois : 1° avec Louis de Madaillan, baron d'Estissac, mort en 1565, dont une fille, qui porta Estissac dans la maison de la Rochefoucauld ; 2° en 1573, avec Robert de Combaut, seigneur d'Arcis-sur-Aube, familier et premier maître d'hôtel d'Henri III jusqu'en 1580, chevalier des ordres en 1583. Elle fut dame d'atour de la reine Louise ; mais les deux époux partagèrent la disgrâce des ministres en septembre 1588. Voyez les *Journaux de P. de l'Estoile*, tomes I, p. 350-351, et II, p. 47, et les *Mémoires de Cheverny*, p. 251.

frère bâtard d'Henri IV.

par conséquent frère bâtard d'Henri IV. Ce prince, qui l'aimoit extrêmement, fit tout ce qu'il put pour le faire cardinal. Quoique beaucoup de bâtards, non seulement de papes, mais de particuliers, et depuis, du temps d'Henri IV même, M. Sérafin, bâtard du chancelier Olivier[1], fût cardinal, le premier de la dernière promotion de Clément VIII[2], en 1604, qui fut la même du cardinal du Perron[3] (il s'appeloit Sérafin Olivier ; mais il ne s'appeloit que M. Sérafin, avoit été auditeur de rote pour la France, dont il devint doyen, et eut après le titre de patriarche d'Alexandrie)[4], Clément VIII, ayant tenu bon à refuser le chapeau à Henri IV pour l'archevêque de Rouen, fit en sa faveur une chose bien plus extraordinaire et sans aucun exemple devant ni depuis : ce fut de lui donner, par une bulle du mois de juin 1597, tous les honneurs des cardinaux, rang, habit, distinctions, privilèges, en sorte qu'excepté le nom, le chapeau, qui ne se prend qu'à Rome, où il ne fut point, les conclaves et les consistoires, il eut en tout et partout le même extérieur des cardinaux avec la calotte et le bonnet rouges[5]. On peut juger qu'avec ces distinctions, il eut

1. François Olivier, fils d'un premier président, parvenu au grade de président à mortier en 1543, fut chargé des sceaux en 1544, puis nommé chancelier de France le 18 avril 1545, quitta cette dignité en 1551, mais y fut rétabli en 1559, et mourut à Amboise, le 30 mars 1560. Il fit de belles réformes dans la justice. Voyez les *Écrits inédits*, tome VII, p. 184. — Son bâtard Séraphin, né à Lyon et élevé à Bologne, fut fait auditeur de rote par Pie IV, remplit cette fonction pendant quarante ans, eut l'évêché de Rennes après le cardinal d'Ossat, de 1600 à 1602, le patriarcat d'Alexandrie en 1602, le chapeau en 1604, et mourut le 9-10 mars 1609, âgé de soixante et onze ans.

2. Hippolyte Aldobrandini, ancien auditeur de rote, créé cardinal par Sixte V en 1585, puis grand pénitencier en 1586 et légat en Pologne, fut élu pape le 30 janvier 1592, prit le nom de Clément VIII, et mourut le 3 mars 1605, à soixante-neuf ans.

3. Jacques Davy : tome IX, p. 321.

4. Sur ce patriarcat d'Afrique, voyez le *Trésor de chronologie*, par M. le comte de Mas Latrie, col. 1859 et 1865.

5. Voyez ci-après, p. 464, et les *Projets de gouvernement pour le duc de Bourgogne*, p. 145.

aussi celle des honneurs du Louvre. Deux ans après avoir rougi[1] de la sorte, c'est-à-dire en 1599[2], il fut chancelier de l'Ordre par la mort du chancelier de Cheverny. Il en fit toutes les fonctions sans difficulté comme avoit fait son prédécesseur. En 1606, Henri IV s'avisa que cette charge étoit au-dessous de ce frère décoré de tout ce qu'ont les cardinaux, quoiqu'il fût dans ce même état deux ans avant qu'elle lui fût donnée. Ce n'est pas ici le lieu de s'écarter sur les bâtards. Henri IV le déclara donc l'un des prélats associés à l'Ordre, et donna sa charge de chancelier à l'Aubespine[3] père du garde des sceaux de Châteauneuf[4], de l'évêque d'Orléans[5], qui fut commandeur de l'Ordre en 1619[6], et du père de ma mère[7]. Il avoit été ambassadeur en Angleterre, et étoit ministre d'État[8],

1. Avoir revêtu la pourpre.

2. Avant *1599*, il a biffé *1606*, corrigé en *1506*. C'est la même hésitation que p. 187, entre la date d'entrée en charge et la date de sortie.

3. Guillaume de l'Aubespine, baron de Châteauneuf (1547-1629), fils du secrétaire d'État Claude (ci-après, p. 190), fut conseiller au Parlement en 1568, maître des requêtes en 1572, ambassadeur en Angleterre et en Italie, chancelier de la Reine, surintendant des finances de 1611 à 1615, doyen du conseil d'État : *Histoire généalogique*, tome IX, p. 302 ; *Histoire de Berry*, par la Thaumassière, p. 829-830. Son portrait aux deux crayons, fait par Daniel Dumonstier le 6 septembre 1612, se trouve dans le ms. Clairambault 1129, fol. 177. Sa statue et celle de Marie de la Chastre, sa femme, faites pour le mausolée de leur fils le garde des sceaux, sont encore dans la cathédrale de Bourges, et il y en a des moulages au musée de Versailles, n°s 1311 et 1312. Un dessin lavé de cette statue, un autre portrait, les preuves fournies à l'Ordre, etc., sont réunis dans le ms. Clairambault 1126, fol. 121-137.

4. Tomes I, p. 167, et V, p. 294 ; ci-après, p. 203.

5. Ici, l'écriture change.

6. Gabriel de l'Aubespine, prélat illustre, antiquaire et écrivain renommé, né le 26 janvier 1579, abbé de Saint-Éloi de Noyon et de Saint-Pierre de Préaux, succéda à son parent Jean, comme évêque d'Orléans, en 1599. En 1615, l'évêque de Luçon, Richelieu, lui fut préféré pour être premier aumônier de la Reine. Son portrait est dans le ms. Clairambault 1129, fol. 197. Voyez sa notice, ci-après, appendice IV, p. 469.

7. François de l'Aubespine, marquis d'Hauterive : tome I, p. 212.

8. Seulement doyen du conseil d'État, selon les généalogies.

beau-frère du premier maréchal de la Chastre et de M. de Villeroy, le célèbre secrétaire d'État[1]. Ses filles avoient épousé MM. de Saint-Chamond et de Vaucellas[2], ambassadeur en Espagne, et tous deux chevaliers de l'Ordre, et son père[3] étoit celui qui avoit mis les secrétaires d'État hors de page, signé le premier : *le Roi*, et qui fut en si grande et longue considération sous Henri II, François II

1. Guillaume de l'Aubespine, « un des vertueux et honnêtes seigneurs de son temps, et qui aimoit la noblesse très tant, » selon Brantôme, avait épousé, le 31 décembre 1572, Marie de la Chastre, dont le frère Claude, ambassadeur en Angleterre en 1575, chevalier des ordres en 1588, maréchal de France en 1594, fit les fonctions de connétable au sacre de Louis XIII et mourut le 18 décembre 1614, âgé de soixante-dix-huit ans, laissant plusieurs œuvres historiques d'un vif intérêt. Elle mourut le jour de Pâques de 1626. Quant à la sœur de l'Aubespine, Madeleine, femme de Nicolas III de Noufville, seigneur de Villeroy, il en sera parlé plus loin (p. 193). Cette dame de Villeroy, aussi célèbre par son esprit et par son talent poétique que par sa beauté, traduisit Ovide et eut l'honneur d'être chantée par Ronsard.

2. Élisabeth de l'Aubespine, fille de Guillaume, épousa André de Cochefillet, comte de Vauvineux et baron de Vaucellas, chevalier des ordres en 1619, maréchal de camp, ambassadeur en Savoie, en Espagne, etc., et mourut en septembre 1656, à soixante-neuf ans (*Muse historique*, tome II, p. 244) ; mais c'est son frère, Claude IV de l'Aubespine, baron de Châteauneuf, qui épousa en 1606 Gasparde de Saint-Chaumont ou Chamond, fille de Jacques Mitte, comte de Miolans, chevalier des ordres en 1598, et veuve en premières noces du marquis de Canillac. Cette erreur ne se retrouve pas dans la notice consacrée au garde des sceaux Châteauneuf, dans les Chanceliers, ci-après, p. 486. Une seconde fille avait épousé M. de Leuville.

3. Claude II de l'Aubespine, baron de Châteauneuf, d'abord simple secrétaire des finances, nommé secrétaire d'État en survivance de son beau-père Guillaume Bochetel (1542), remplaça M. de Villandry dans une des autres charges et fut un des quatre secrétaires des commandements et finances qui, réservés par le règlement de 1547, devinrent enfin secrétaires d'État en 1559. Il remplit diverses missions diplomatiques et avait toute la confiance de la cour quand il mourut, le 11 novembre 1567. Henri II lui avait conféré des lettres de chevalerie d'honneur. Le *Moréri* lui a consacré un article à part. C'est lui qui aurait, le premier, emprunté aux Espagnols l'appellation définitive de secrétaire d'État : voyez le livre du comte de Luçay sur *les Secrétaires d'État*, p. 17-18. On a son portrait du temps, aux crayons de couleur.

et Charles IX[1]. Établi de la sorte, il obtint une singularité, pour sa charge de chancelier de l'Ordre, qui subsiste encore aujourd'hui[2], qui est d'entrer en carrosse dans la cour du logis du Roi en son absence, même la Reine y étant, ce que n'ont pas les chevaliers de l'Ordre, ni aucun autre que, longtemps depuis, le chevalier d'honneur[3] et les dames d'honneur et d'atour de la Reine[4].

Ces grands[5] officiers de l'Ordre n'étoient pas compris dans le nombre de cent dont l'ordre du Saint-Esprit est composé, et les statuts premiers et originaux les en excluent[6]. Les Guises, qui les firent changer par deux différentes fois[7], toujours à leur avantage à mesure que leur puissance augmenta, et qui voulurent toujours favoriser les ministres pour les mieux sceller[8] dans leur dépendance pour leurs vues sur les projets de la Ligue, qui, de jour en jour, les approchoient du succès de leur dessein sur la couronne, les firent comprendre dans le nombre

1. L'anecdote à laquelle Saint-Simon fait allusion est dans les *Mémoires de l'abbé de Choisy*, tome I, p. 165, mais appliquée à Villeroy, et non à l'Aubespine; comparez les *Mémoires de Pontchartrain*, p. 396.

2. Dangeau en fait mention à propos de Torcy : *Journal*, tome VIII, p. 15, avec l'Addition n° 485. Comparez l'Addition n° 6, dans notre tome I, p. 318, les *Mémoires de Luynes*, tome XV, p. 139, et les *Projets de gouvernement*, p. 145.

3. Voyez ce qu'en disent le *Journal de Dangeau*, tomes III, p. 111, et X, p. 252, et les *Mémoires de Luynes*, tomes I, p. 431, et XI, p. 99-100.

4. Ce dernier membre de phrase, depuis *que longtemps*, a été ajouté après coup dans le blanc qui restait à la fin du paragraphe, et sur la marge. — Dans le mémoire fait pour M. de Saint-Florentin, en 1756, sur la charge de chancelier de l'Ordre et sur les cas exceptionnels qui avaient pu se présenter depuis l'origine, il est dit (Arch. nat., M 64, n° 33, p. 147) que Louis XIV, en juillet 1702, se souvint d'avoir décidé que Mmes de Louvois et de Torcy jouiraient du même privilège que leurs maris.

5. Le *G* initial de *G^ds^* surcharge un *O*.

6. Art. XXXVI de 1578. Voyez l'Addition n° 6, au tome I, p. 310-311.

7. Voyez nos tomes V, p. 570, 574 et 581, et IX, p. 256 et note 7, et, ci-après, appendice IV, p. 475, une note de Saint-Simon inédite. Dans l'Addition n° 6, p. 307-311 et 341, il compte trois changements faits pour les rangs et un quatrième pour l'âge, dont il parlera p. 192 et 198.

8. Il a écrit : *scééler*.

de cent[1]. Outre ce motif de les assimiler de plus en plus aux chevaliers de l'Ordre[2], ils eurent encore celui de diminuer le nombre de grâces qu'Henri III s'étoit proposé de pouvoir faire. C'est ce qui porta les Guises à faire comprendre en même temps dans le nombre des cent les huit cardinaux ou prélats, et les chevaliers étrangers non regnicoles, qui n'y étoient pas d'abord compris[3] : ce qui ôtoit treize places de chevaliers au Roi, sans compter les incertaines des chevaliers étrangers non regnicoles. Il est resté jusqu'à présent une trace de cette innovation, en ce que ces derniers ne sont point payés des mille écus de pension comme tous les autres chevaliers du Saint-Esprit regnicoles[4], et que les Guises, qui firent après coup fixer un âge, à leur avantage, pour tous les chevaliers de l'Ordre[5], qui ne l'étoit point par les premiers statuts, comme il ne l'est point encore dans aucun autre ordre de l'Europe, n'en firent point fixer aux charges de l'Ordre.

Les deux charges de grands officiers de l'Ordre, de grand trésorier[6] et de greffier[7], qui ne font point de

1. Le 2 janvier 1586 : ms. Fr. 3968, p. 69 et 75.

2. Ce pronom est en interligne, et, ensuite, *celuy* surcharge *le*.

3. Art. XXXII : « Nuls étrangers, s'ils ne sont regnicoles et naturalisés..., ne pourront entrer en quelque sorte que ce soit. » L'article suivant exceptait les prélats et les seigneurs français déjà décorés de la Jarretière ou de la Toison. On avait craint, dit Brantôme (*Œuvres*, tome V, p. 112), que les étrangers « n'eussent découvert l'institution peu honorable au prix des autres ordres anciens. » La dérogation à cet article fut proposée en 1597 ; mais c'est une déclaration du 31 décembre 1607 qui, sur la demande de Paul V, admit les rois, princes et seigneurs étrangers (*L'Estoile*, tome IX, p. 395-399 et 403-408 ; ms. Fr. 3968, p. 112, 113, 129-148).

4. Ci-dessus, p. 177.

5. Ci-après, p. 198 et note 4. Voyez le ms. Fr. 3968, p. 69, année 1585.

6. Art. XLVIII-LII des Statuts. La charge de grand trésorier se vendit jusqu'à quatre cents et quatre cent cinquante mille livres, avec un brevet de retenue à peu près équivalent (*Dangeau*, tome VIII, p. 8 ; notre tome III, p. 143). Cet officier ne faisait que le vœu de religion. Les registres, habits et ornements étaient confiés à sa garde.

7. La charge de greffier-secrétaire (art. LIII-LV des Statuts) donnait

preuves, furent données, la première à M. de Villeroy secrétaire d'État[1], l'autre à[2] M. de Verderonne[3], lors en pays étrangers pour les affaires du Roi[4]. Il étoit l'Aubespine, cousin germain de la femme de M. de Villeroy[5] et de son frère M. de l'Aubespine que nous venons de voir troisième chancelier de l'Ordre[6]. M. de Verderonne étoit gendre de M. de Rhodes qui fut en même temps premier prévôt et grand maître des cérémonies de l'Ordre[7]. M. de Villeroy n'a pas besoin d'être expliqué.

environ quinze mille livres par an et comportait un brevet de retenue de quatre-vingt mille livres. Voyez notre tome VII, p. 188, le *Journal de Dangeau,* tomes VII, p. 301, et IX, p. 198, et un mémoire de 1756, dans le carton des Archives déjà cité, M 64, n° 32. Cet officier préparait les promotions avec le Roi, dressait la commission pour examiner les preuves et envoyait par un courrier le cordon bleu et la croix aux chevaliers domiciliés en pays étranger (*Luynes,* tomes IV, p. 405, VIII, p. 425, et XVII, p. 75-76).

1. Nicolas III de Villeroy (ci-dessus, p. 180 et 190), survivancier de son beau-père le secrétaire d'État Claude de l'Aubespine de Châteauneuf, qui mourut le 11 novembre 1567, resta en exercice jusqu'au 8 septembre 1588, jour où Henri III le destitua, ainsi qu'il a été dit p. 180, et qu'il sera répété ci-après, p. 195-196. Son père Nicolas II avait été trésorier de l'ordre de Saint-Michel. Lui-même fut employé, avec Cheverny, à la rédaction des statuts de 1578 et chargé de l'impression de 1584.

2. La préposition *à* est en interligne.

3. Claude de l'Aubespine, seigneur de Verderonne, président à la Chambre des comptes de 1597 à 1616, pourvu greffier des ordres le 31 décembre 1579, résigna en 1608. C'est le grand-père de celui que nous avons vu périr par accident en 1701 : voyez l'*Histoire généalogique,* tome VI, p. 561-563, le livre de Saint-Foix, 2e partie, p. 166-168, et la notice inédite donnée ci-après, appendice IV, p. 457. Son portrait, avec le cordon bleu, est dans les mss. Clairambault 1125, fol. 257, et 1231, fol. 71. Il signait LAUBESPINE.

4. Le grand trésorier Villeroy fit l'*intérim* jusqu'à la fin de 1579.

5. Ci-dessus, p. 190, note 1. Madeleine de l'Aubespine, fille du secrétaire d'État Claude, née le 13 mai 1546, mariée le 17 juin 1559, morte le 11 mai 1596. Sa statue funéraire, comme celles de son mari et de son beau-père, sont encore aujourd'hui dans l'église de Magny-en-Vexin, et l'on en a placé des moulages au musée de Versailles.

6. Guillaume, baron de Châteauneuf : ci-dessus, p. 189 et note 3.

7. Ci-dessus, p. 185. Verderonne épousa en premières noces Marie

Vétérans de l'Ordre, et leurs abus ; comment introduits.

C'est à lui et à ce Verderonne, son cousin germain, qu'a commencé l'abus de ce qu'on appelle *vétérans*[1], qui a donné lieu à un autre plus grand, connu sous le ridicule nom de *râpés*[2] de l'Ordre, qui est ce que je me suis principalement proposé d'expliquer ici[3].

[*Add. St-S. 486*] M. de Villeroy maria son fils M. d'Alincourt[4], en février

Malon de Bercy, et en secondes, le 13 octobre 1593, Louise Pot de Rhodes, sœur de Guillaume II. Une lettre d'elle et une autre de son mari sont publiées dans le livre du président Hiver, p. 147-149.

1. *Vétéran* « se dit des anciens officiers de magistrature qui, après avoir servi un certain temps, jouissent encore des prérogatives de leurs charges quoiqu'ils ne les possèdent plus » (*Académie*, 1718). Voyez des lettres de vétérance, en 1703, dans les registres de la maison du Roi, O¹ 47, fol. 62 v° et 234, et ci-après, p. 315, note 1. En 1716, le Régent fit décider qu'il faudrait vingt ans de service aux officiers de l'Ordre pour qu'ils pussent avoir la vétérance et garder le cordon sans la charge ; mais cette prescription ne fut observée qu'en 1754 (*Dangeau*, tomes XVI, p. 452-453 ; *Luynes*, tomes IV, p. 402, et XIII, p. 200).

2. *Rapés*, sans accent sur l'*a*, corrige *rapée*.

3. Il a déjà employé deux fois ce terme de *râpé* (tomes VI, p. 251, et VII, p. 188 ; comparez l'Addition n° 6, p. 315-316). *L'Académie* de 1718 ne l'admettait, comme Furetière, qu'au sens propre de grappes de raisin avec leur grain servant à « raccommoder le vin quand il est gâté, » puis de vin « qui a passé par le râpé. » Au sens figuré, c'est l'équivalent d'une seconde coulée de vendange, et non pas, comme on le dit parfois, une allusion à l'usure laissée sur l'habit par le cordon bleu. Mme Cornuel appelait la maison de Mme Pirou « le *râpé* de celle de Mme de Miramion » (*Tallemant*, tome VII, p. 355). Voyez ci-après, p. 568, des vers cités par P. de l'Estoile, et l'appendice IV, p. 450 et 479.

4. Charles de Neufville, seigneur de Villeroy et marquis d'Alincourt, chevalier des ordres en 1597, gouverneur de Pontoise pour la Ligue, ambassadeur à Rome en 1600 et 1606, gouverneur de Lyon, du Lyonnais, du Forez et du Beaujolais de 1607 à 1642, mourut à Lyon le 16-17 janvier 1642, dans sa soixante-seizième année, étant grand maréchal des logis de la maison du Roi. Après la mort de sa première femme dont il va être parlé, il épousa, le 11 février 1596, Jacqueline de Harlay, fille de M. de Sancy, et, l'ayant perdue le 15 mars 1618, il fit élever un mausolée magnifique pour elle et lui. On a plusieurs éloges de ce marquis, et son portrait, avec un dessin de son tombeau de Lyon, dans les mss. Clairambault 1125, fol. 68-70, et 1232, fol. 84. Nous donnons à l'appendice IV, p. 462-463, la notice inédite de Saint-Simon, comme commentaire de ce qui est dit ici.

1588, à la fille unique de M. de Mandelot chevalier de l'Ordre de 1582, et gouverneur de Lyon, Lyonnois et Beaujolois[1]. La Ligue, dont ils étoient tous deux des plus avant, et des membres des plus affidés, et, chacun en leur genre, des plus utiles et des plus considérés, fit cette alliance[2] et arracha de la foiblesse d'Henri III la survivance de cet important gouvernement en faveur du[3] mariage, que M. d'Alincourt eut en titre, en novembre de la même année, par la mort de Mandelot son beau-père[4]. Ce fut, pour le dire en passant, ce qui fit la première grande fortune des Villeroy, comme je le dirai

1. Marguerite de Mandelot fut mariée le 26 février 1588, et mourut à Pontoise, le 10 juillet 1593, âgée de vingt-trois ans. Son père, François de Mandelot, né à Paris le 20 octobre 1529, fut d'abord page du duc de Nemours et officier dans sa compagnie de gens d'armes, prit une part active à la guerre religieuse contre le baron des Adrets, facilita la reprise de Lyon sur les calvinistes, eut alors la lieutenance générale de ce gouvernement sous le duc son maître, puis le remplaça comme gouverneur (1571), se montra bon administrateur, si ce n'est à l'égard des calvinistes, qu'il persécuta et fit massacrer lors de la Saint-Barthélemy, et n'adhéra cependant pas à la Ligue. Henri III récompensa ses services en adjoignant le Forez au Lyonnais, et lui donna le collier du Saint-Esprit à la promotion de 1582. Il avait déjà celui de Saint-Michel. Une partie de sa correspondance avec la cour a été publiée. Il mourut à Lyon, le 24 novembre 1588, âgée de cinquante-neuf ans environ, ayant obtenu la survivance du gouvernement pour son gendre trois mois auparavant, et l'on imprima alors un *Discours de la vie, mort et derniers propos de feu Mgr de Mandelot*. Dans la notice qui lui est consacrée comme chevalier du Saint-Esprit (vol. *France* 189, fol. 70 v°), Saint-Simon dit : « Une Robertet qu'il avoit épousée fit sa fortune par celle de sa famille, toute dans le ministère, dans les places de secrétaire d'État, dans la confidence de Catherine de Médicis, et enfin toute à la Ligue, qui lui valurent le gouvernement de Lyon, Lyonnois, Forez et Beaujolois, et après l'ordre du Saint-Esprit. Les mêmes raisons de famille et de la Ligue lui firent donner sa fille unique à M. d'Alincourt.... » Une note du dossier bleu 11278, au Cabinet des titres, raconte comment se fit ce mariage.

2. *Cette alliance* est en interligne, au-dessus de *ce mariage*, biffé.

3. *Du* corrige *de ce*, ou réciproquement.

4. On verra, p. 196, note 3, que le duc de Nemours profita de la disgrâce de Villeroy pour se mettre en possession du gouvernement.

pour la curiosité ci-après. M. de Villeroy fut chassé en septembre 1588[1], après les Barricades de Paris, avec les autres ministres créatures des Guises, lorsqu'Henri III eut enfin pris la résolution de se défaire de ces tyrans avant qu'ils eussent achevé d'usurper sa couronne[2]. En perdant sa charge de secrétaire d'État il perdit sa charge de l'Ordre, et le cordon bleu par conséquent[3]. Ses propres *Mémoires*[4], et tous ceux de ce temps, montrent son dévouement aux Guises et à la Ligue, et en même temps, quand[5] il en désespéra, avec quel art il sut se retourner,

1. *En sept.* est en interligne, au-dessus de *tout à la fin de*, biffé, et *1588* corrige *1688*. — Voyez les *Mémoires de Cheverny*, p. 250-251.

2. Ci-dessus, p. 180. C'est aux états de Blois que le roi Henri III se débarrassa de ses secrétaires d'État, qui n'étaient plus que trois depuis 1579, pour les remplacer par quatre nouveaux, Revol, Ruzé de Beaulieu, Potier de Gesvres et Forget de Fresnes, de même que le chancelier Cheverny par le garde des sceaux Montholon. Voyez les *Journaux de P. de l'Estoile*, tome III, p. 185-186, l'*Histoire universelle* d'Agrippa d'Aubigné, tome VII, p. 304-305, et *les Secrétaires d'État*, par M. le comte de Luçay, p. 23-32. Le crime de Villeroy et de Cheverny était d'avoir fait faire des concessions à la Ligue par l'édit d'Union, 7-21 juillet 1588.

3. Le gouvernement de Lyon fut alors donné au duc de Nemours, la lieutenance générale à M. de Gadagne : *Journaux de P. de l'Estoile*, tome III, p. 193; *Mémoires de Villeroy*, p. 128.

4. Ces mémoires apologétiques furent publiés pour la première fois en 1622, par Du Mesnil-Basire, avocat du Roi à Rouen. Ils portent sur les événements politiques et militaires de 1567 à 1620. Saint-Simon avait l'édition de 1665, et il s'en est servi quelquefois. De plus, P. Matthieu fit paraître en 1622 des *Remarques d'État et d'histoire sur la vie et les services de M. de Villeroy*. Nous avons au Cabinet des manuscrits plusieurs volumes de sa correspondance ; beaucoup de lettres ont été données par les secrétaires de Sully dans les *Œconomies royales*, et Poirson a publié, en 1863, avec notes et commentaire, un *Mémoire placé en tête du volume de ses dépêches des années 1595 à 1598*. — Le musée de Versailles possède le buste de ce ministre, n° 473, sa statue funéraire, ainsi que celle de sa femme, nos 1313 et 1314, moulées sur le monument qui existe encore à Magny-en-Vexin, et celle de son père Nicolas II, ami de Clément Marot et trésorier de l'ordre de Saint-Michel, n° 1307. C'est ce Villeroy qui recueillit le livre de Charles IX sur *la Chasse royale*, comme le demandaient Ronsard et Brantôme.

5. *Quand* corrige *que*.

et persuader Henri IV qu'il lui avoit rendu de grands services[1]. Sa grande capacité, son expérience, l'important gouvernement de son fils, tant de personnages considérables[2] à qui il tenoit, tout contribua à persuader Henri IV, si facile pour ses ennemis, de lui rendre sa charge et sa place dans le Conseil, où il crut s'en servir utilement, et dans lesquelles[3] ce prince le conserva toute sa vie avec une grande considération[4]. Sa charge de l'Ordre étoit donnée à Ruzé de Beaulieu[5] avec celle de secrétaire d'État, à qui Henri IV, venant à la couronne, les confirma toutes deux[6]. Villeroy eut la charge de secrétaire d'État qui vaqua en 1594[7], et, comme Henri IV étoit content de Ruzé de Beaulieu, qui avoit eu les charges de M. de Villeroy, il ne voulut pas lui ôter celle de l'Ordre pour la

1. Il s'était donné à la Ligue, ainsi que son fils, après l'assassinat d'Henri III, mais alla s'offrir à Henri IV aussitôt après Ivry, sous le couvert de M. du Plessis-Mornay, et abandonna définitivement le duc de Mayenne le 23 décembre 1593, n'ayant cessé de le pousser à la paix.

2. Cet adjectif est en interligne, au-dessus d'*importants*, biffé.

3. *Laquelle* corrigé en *les quelles*.

4. Sur sa situation à l'avènement d'Henri IV, voyez la relation de l'ambassadeur vénitien P. Duodo, dans les *Relazioni*, série FRANCIA, p. 189-191. Quoique passant pour avoir « les mains nettes, » il fit les affaires de sa famille en même temps que celles de l'État, et la laissa au plus haut point de prospérité. Selon Richelieu, c'était un homme de grand jugement, rompu aux affaires, mais « sans aucunes lettres, » et, de plus, incapable de supporter la contradiction. Henri IV lui dut l'acquisition de la Bresse et du Bugey en 1601.

5. Martin Ruzé, seigneur de Beaulieu, Chilly, etc., a sa notice comme les autres officiers de l'Ordre : ci-après, p. 455-456. Il fut nommé grand trésorier le 20 avril 1589. On possède un portrait de lui à Versailles, n° 3230, et un dessin, d'après Porbus le jeune, dans le ms. Clairambault 1232, fol. 11. Sa statue funéraire, en costume de l'Ordre, avec les deux colliers autour de l'écu, est encore dans l'église de Chilly.

6. Ayant d'abord écrit : *confirma les deux charges*, il a biffé *les* et *charges*, et récrit *les* et *touttes* en interligne.

7. La première charge, ayant le département des affaires étrangères et celui de la guerre, devenue vacante le 17 septembre 1594 par la mort de Louis de Revol : *Journaux de P. de l'Estoile*, tome VI, p. 228-231. Villeroy était déjà rentré au Conseil depuis sept mois.

rendre à Villeroy comme il lui avoit laissé celle de secrétaire d'État du même; mais, en remettant Villeroy dans sa confiance et dans son Conseil, il lui permit verbalement de reprendre le cordon bleu quoiqu'il n'eût plus de charge, et ce fut le premier exemple d'un cordon bleu sans charge. Quelque nouvelle que fût cette grâce, il en[1] obtint une bien plus étrange : ce fut de faire faire Alincourt, son fils, chevalier du Saint-Esprit, le[2] dernier de la promotion qu'Henri IV fit le 5 janvier 1597, dans l'église de l'abbaye de Saint-Ouen de Rouen[3], et, pour comble, n'ayant que trente ans[4]. Avec un tel crédit, on fait aisément la planche de porter l'Ordre sans charge.

Origine de la première fortune solide de MM. de Villeroy.

Achevons[5] maintenant la curiosité qui fit la solide fortune des Villeroy avant la grandeur où ils sont depuis parvenus. Le secrétaire d'État fit donner à son petit-fils[6], de fort bonne heure, la survivance du gouvernement de son fils[7]. Ce gouvernement éblouit M. de Lesdiguières, gouverneur de Dauphiné, et qui commandoit en roi dans cette province, en Provence, et dans quelques pays voisins. Il voulut augmenter sa considération et sa puissance par se rendre le maître du gourvenement de Lyon en[8]

1. *En* est en interligne. — 2. *Le* surcharge *à*.

3. Ms. Fr. 3968, p. 108-111. Comparez les *Écrits inédits*, tome IV, p. 405, et l'Addition n° 6, dans notre tome I, p. 340-341. — L'église abbatiale est encore considérée comme un des plus beaux spécimens de l'architecture du quatorzième siècle. Voyez l'*Histoire de l'abbaye royale de Saint-Ouen* publiée en 1662.

4. Il lui a donné trente et un ans dans l'Addition n° 6, p. 345, en énumérant les dispenses de ce genre et après avoir expliqué (*ibidem*, p. 323-341) que les Guises avaient fait modifier l'article XIV des statuts originaux, qui ne demandait que l'âge de vingt ans pour tous les chevaliers, et fixer cet âge à vingt-cinq ans pour tout prince de maison souveraine, à trente-cinq pour « tout gentilhomme, de quelque naissance et dignité qu'il pût être. » C'est l'objet d'un mémoire dans le volume 34 de ses Papiers (*France* 189, fol. 153-155). Voyez aussi ci-après, p. 444, 453 et 477.

5. Les trois premières lettres d'*Achevons* surchargent *ens[uite]*.

6. Nicolas IV, maréchal de France en 1646.

7. Comparez notre tome X, p. 265, et ci-après, p. 462-463.

8. *En* est en interligne.

s'attachant les Villeroy par le lien le plus indissoluble[1]. Il proposa ses vues à M. de Créquy, son gendre[2], qui rejeta bien loin l'alliance des Villeroy. Le bonhomme secrétaire d'État vivoit encore : après une autre éclipse essuyée sous le gouvernement de la Reine mère et du maréchal d'Ancre[3], leur ruine l'avoit rétabli aussi bien que jamais ; mais cette faveur ni l'établissement de Lyon ne pouvoient tenter Créquy d'une alliance si inégale. Il avoit marié sa fille aînée au marquis de Rosny[4] fils aîné du célèbre Maximilien[5] premier duc de Sully[6], qui survivoit à sa disgrâce, et qui avoit toujours traité M. de Villeroy avec hauteur, qui, de son côté[7], l'avoit toujours regardé aussi comme son ennemi. C'étoit, de tous points, donner à ce gendre un étrange beau-frère ; mais Lesdiguières étoit absolu dans sa famille : il voulut si fermement ce mariage de sa petite-fille[8] avec le fils d'Alincourt, qu'il fallut bien que Créquy y consentît. Le vieux secrétaire d'État eut la joie de voir arriver cette grandeur dans sa famille. Qu'eût-il dit, s'il eût pu savoir le[9] torrent d'autres dont elle fut suivie ? Ce mariage se fit en juillet 1617[10], et le secrétaire d'État mourut à Rouen, à soixante-quatorze ans, au mois de

1. Le second *i* surcharge un *o*, et l'*o* qui suit, un *u*.

2. Tome X, p. 264-265.

3. Il y eut deux « éclipses, » comme on le voit dans les *Secrétaires d'État* de Fauvelet du Toc, p. 137-139.

4. Maximilien II de Béthune, né en 1588, fut surintendant des fortifications et bâtiments de France, gouverneur de Mantes et Jargeau, et eut la charge de grand maître de l'artillerie sur la démission de son père, le 30 avril 1618, mais mourut avant lui, le 1er septembre 1634, s'étant converti en 1623. Son père s'était opposé à ce qu'il le fît en 1606 pour obtenir Mlle de Vendôme. Il épousa, le 15 septembre 1609, Françoise de Créquy-Lesdiguières, qui fut inhumée le 25 janvier 1657 aux Récollets. Voyez la notice du duché de SULLY, dans le tome VIII des *Écrits inédits*.

5. *Max.*, en abrégé, dans le manuscrit.

6. Tome V, p. 216.

7. *De son costé* est en interligne.

8. Madeleine de Créquy : tomes III, p. 18, VI, p. 414, et X, p. 265.

9. *Le* corrige *de*. — 10. *1617* corrige *1717*.

novembre suivant, pendant l'assemblée des Notables[1]. Par l'événement, tous les grands biens de Créquy et de Lesdiguières sont tombés au fils de ce mariage, maréchal de France comme son père, etc., et duc et pair après lui[2].

M. de Verderonne garda sa charge de greffier jusqu'en 1608, que M. de Sceaux Potier, secrétaire d'État[3], en fut pourvu, et Verderonne eut permission de continuer à porter l'Ordre[4]. On a vu[5] par ses entours qu'il n'étoit pas sans crédit, et qu'il eut pour lui l'exemple de Villeroy son cousin, si considéré alors, et en termes[6] bien moins favorables.

Les exemples ont, en France, de grandes suites : sur ces deux-là, M. de Rhodes vendit sa charge de prévôt et grand maître des cérémonies de l'Ordre[7], à M. de la Ville-aux-Clercs Loménie, secrétaire d'État, en 1619[8]. Il eut per-

1. Cette assemblée siéga à Rouen du 9 au 27 décembre 1617, pour délibérer sur la réponse à faire aux cahiers des états de 1614, et donna des résultats dérisoires. Villeroy mourut le 12 décembre (*Journal d'Héroard*, tome II, p. 219), et non novembre comme le dit l'*Histoire généalogique*, tome IV, p. 641. On a des oraisons ou des éloges funèbres de lui, par Humbert Terrasson, Pelletier et Fr. Monier. Les épitaphes sont dans le livre de Fauvelet du Toc, p. 140-141.

2. Les six derniers mots ont été ajoutés à la fin du paragraphe. — Voyez la suite des *Mémoires*, éd. 1873, tome XII, p. 415-416.

3. Antoine Potier, seigneur de Sceaux : ci-après, appendice IV, p. 467 ; comparez notre tome II, p. 27, note 5. C'est à lui que fut dédiée en 1619 la *Règle générale d'architecture des cinq manières de colonnes d'après Bullant et Salomon de Brosse*. Son portrait de la collection du Saint-Esprit est dans les mss. Clairambault 1129, fol. 111, et 1233, fol. 23.

4. Lorsqu'il résigna sa charge, le 6 mars 1621, au profit du président de Chevry. Sur ces permissions et sur l'abus qui en résulta, comparez l'Addition n° 6, dans notre tome I, p. 315-316, et voyez le registre des Archives nationales coté KK 1454, fol. 222 et 224.

5. Ci-dessus, p. 193.

6. Dans des conditions.

7. Ci-dessus, p. 185-186.

8. Henri-Auguste de Loménie, fils de M. de la Ville-aux-Clercs, s'appela ensuite le comte de Brienne : tome V, p. 93. Voyez sa notice inédite, ci-après, p. 471-473. Son portrait, fait par Nanteuil, se trouve dans les mss. Clairambault 1129, fol. 75, et 1233, fol. 53.

mission de continuer à porter l'Ordre; mais, en faveur de la naissance dont il étoit, il lui fut expédié un brevet portant[1] promesse d'être fait chevalier de l'Ordre à la première promotion, et, en attendant, de porter l'Ordre[2]. Il étoit plus que naturel que cette promesse lui fût gardée; néanmoins, il ne fut point de la nombreuse promotion qui fut faite le dernier jour de cette année[3], et il fut tué en 1622, devant Montpellier, sans avoir été même nommé[4].

M. de Puysieulx, secrétaire d'État, fils du chancelier de Sillery et gendre de M. de Villeroy[5] secrétaire d'État, tous deux en vie et en crédit[6], et lui personnellement aussi, entre ses deux disgrâces, vendit sa charge de grand trésorier de l'Ordre à M. Morant, trésorier de l'Épargne[7], et,

1. *Portant* corrige *prom[ettant]*.

2. Quoique Brienne fût de bien moindre extraction, il obtint, lui aussi, en se démettant de la prévôté au profit de son cousin le Beauclerc, un brevet de chevalier, qui n'eut pas de suites : tome V, p. 93, note 7.

3. Promotion de cinq prélats et cinquante-neuf chevaliers : *Écrits inédits,* tome V, p. 456-457; *Mémoires de Fontenay-Mareuil,* p. 143-144. C'est alors que l'ordre de préséance primitif fut modifié au profit des princes étrangers : ms. Fr. 3968, p. 172, 173, 191-194, 316-317.

4. *Mercure françois* de 1622, p. 810-826 et 835. Le fils de M. de Rhodes fut appelé à lui succéder comme premier tranchant et maître des cérémonies, par brevet daté du camp devant Montpellier, le 27 septembre : Arch. nat., KK 1441, p. 933.

5. Ce nom, d'abord commencé en fin de ligne, a été aussitôt effacé du doigt et récrit au commencement de la ligne suivante.

6. Tome V, p. 86 et 87. Puysieulx avait épousé en premières noces, en 1606, puis perdu, le 24 novembre 1613, Madeleine de Villeroy, fille du marquis d'Alincourt, et non du secrétaire d'État Villeroy. Voyez ci-après, appendice IV, p. 468-469, sa notice inédite. Son portrait de l'Ordre est dans le ms. Clairambault 1233, fol. 15.

7. Thomas II Morant, seigneur d'Estreville et baron du Mesnil-Garnier, baptisé le 13 novembre 1584, d'abord conseiller au Grand Conseil (1605), puis maître des requêtes (1611), remplaça, en 1617, son père, dont il était premier commis à l'Épargne, devint grand trésorier des ordres le 20 février 1621, eut une commission extraordinaire en Normandie et un titre de conseiller d'État, et mourut à Courseulles en 1651. Son portrait de l'Ordre est dans les mss. Clairambault 1134, fol. 57, et 1234, fol. 2. Le grand-père était un sergent

sur l'exemple de M. de Rhodes, quelque disproportion qu'il y eût entre un Pot et un Brûlart, il eut le même brevet de promesse d'être fait chevalier de l'Ordre à la première promotion et de[1] permission de continuer en attendant à porter l'Ordre[2].

Cette dernière planche faite, M. d'Avaux, ce célèbre ambassadeur, surintendant des finances[3], vendit sa charge de greffier de l'Ordre, en 1643, à M. de Bonnelles[4], qui,

de Caen, selon Tallemant; le père, d'abord receveur des tailles, puis receveur général des finances à Caen, avait exercé les fonctions de trésorier de l'Épargne depuis la mort d'Henri III jusqu'en 1617. Sur ces trésoriers, voyez l'*État de la France*, année 1687, tome II, p. 591, et les notes déjà données dans nos tomes II, p. 263, et IX, p. 14.

1. *Et de* est en interligne, au-dessus d'*avec,* biffé.

2. La règle ordinaire, nous le savons déjà, était que le cordon ne fût pas porté avant réception des preuves. Puysieulx, disgracié, ne fut pas compris dans la promotion de 1633, comme on le lui avait promis en même temps qu'un titre de duc, après la réduction de Montpellier.

3. Claude II de Mesmes, baron puis comte d'Avaux, conseiller au Grand Conseil (1617), maître des requêtes (1623), ambassadeur extraordinaire à Venise (1627), à Rome (1632), chez les princes italiens, en Allemagne, en Pologne, en Suède et en Danemark (1633-1635), fut choisi pour traiter de la paix et fait conseiller d'État en 1636, ambassadeur en Allemagne et greffier des ordres (5 avril 1637). Il revint en 1642, fut créé une première fois surintendant des finances, avec M. de Bailleul, le 10 juin 1643, alla traiter néanmoins la paix générale à Münster de 1644 à 1647, se démit des finances en 1648 pour ne plus rester que ministre d'État, fut nommé une seconde fois surintendant, avec d'Hémery, pendant la Fronde, le 9 novembre 1649, mais se démit encore le 26 mai 1650, et mourut le 19 novembre suivant, dans sa cinquante-cinquième année. Amédée Roux a publié ses *Lettres à Voiture,* et M. Charvériat a étudié ses rapports avec son père Roissy et avec son collègue Servien; M. Boppe a publié sa correspondance avec son père, 1627-1642, puis le journal de son aumônier Fr. Ogier pendant sa première ambassade en Allemagne, 1636-1637. Tallemant des Réaux a beaucoup conté sur lui. On a plusieurs portraits, gravés par Ch. Audran, Montcornet, Paul Pontius, etc.

4. Noël de Bullion de Bonnelles (écrit ici : *Bonelles*), fils aîné du surintendant : tome V, p. 135, et p. 133, note 5. Son portrait, d'après la peinture de Philippe de Champaigne, se trouve dans le ms. Clairambault 1142, fol. 15. Ses provisions sont du 24 juin 1643, et son brevet conservatoire est daté du 11 septembre 1651.

malgré l'alliance qu'il fit de Charlotte[1] de Prye, sœur aînée de la maréchale de la Motte[2], ne fut jamais que conseiller d'honneur au Parlement[3], et n'auroit pas cru que son petit-fils[4] deviendroit chevalier de l'Ordre. M. d'Avaux eut le brevet de promesse et de permission pareil à celui qu'avoit obtenu M. de Puysieulx[5].

Enfin, la charge de chancelier et de garde des sceaux de l'Ordre ayant été séparée en deux[6] pendant la prison du garde des sceaux de France de Châteauneuf en 1633[7], les sceaux de l'Ordre furent donnés à M. de Bullion, surintendant des finances et président à mortier au parlement de Paris[8]. Il les vendit, en 1636, à M. le premier pré-

1. *Ch.*, en abrégé, dans le manuscrit.

2. Tome V, p. 133. — 3. Tome V, p. 136.

4. Anne-Jacques de Bullion, IIe marquis de Fervacques, dit le marquis de Bonnelles, né le 31 décembre 1679, reçu à l'ordre de Malte en 1700, puis mousquetaire, colonel du régiment de Bassigny en 1702 et de celui de Piémont en 1705, brigadier en 1710, maréchal de camp en 1719, chevalier des ordres en 1724, lieutenant général en 1738, eut le gouvernement du Maine et du Perche (tome V, p. 133-134) et une lieutenance de Roi au pays Chartrain en 1706, et mourut le 23 avril 1745, dans sa soixante-sixième année. Ses preuves pour l'Ordre sont au Cabinet des titres, dans le dossier bleu 3580, fol. 105-117.

5. Brevets des 19 et 23 juin 1643. Quant il mourut, raconte Tallemant (tome IV, p. 417), son frère le qualifia, dans les billets, de haut et puissant seigneur, commandeur des ordres du Roi, comme s'il eût été un des prélats de l'Ordre.

6. Tomes VIII, p. 19, et X, p. 107-108.

7. Recevant en 1611 la survivance de chancelier des ordres (ci-dessus, p. 189), M. de Châteauneuf, qui partait en ambassade (ci-après, p. 449), avait obtenu que son père Guillaume de l'Aubespine continuerait les fonctions pendant cinq ans et rentrerait en possession de la charge au cas de son propre prédécès. On possède, dans le ms. Clairambault 1233, fol. 55, son portrait comme survivancier et abbé de Préaux, gravés d'après une peinture de Dumonstier; dans le ms. 1128, fol. 209, 210 et 222 deux autres portraits et le dessin de sa statue funéraire de Bourges, faite par Buyster. Sur sa disgrâce de 1633 à 1643, pour participation aux intrigues de Mme de Chevreuse et des Importants, voyez nos tomes I, p. 167, et V, p. 294, la *Gazette* de 1633, p. 80 et 87-88, etc. Il reprit les sceaux de France le 1er mars 1650.

8. Tomes I, p. 104, et V, p. 136. Les preuves faites alors par le

sident le Jay[1], et il eut un brevet pareil aux précédents[2].

Ces deux charges ayant été réunies en 1645, en rendant les sceaux de l'Ordre à M. de Châteauneuf, il la vendit entière, peu de mois après[3], à la Rivière[4], évêque-duc de Langres, ce favori de Gaston si connu dans tous les Mémoires de la minorité de Louis XIV et les commencements de sa majorité. Comme M. de Châteauneuf avoit des abbayes[5] quoiqu'il ne fût point dans les ordres, le brevet qu'il eut, pareil aux autres, porta, avec la permission de continuer à porter l'Ordre[6], promesse de la première des quatre places de prélat qui viendroit à vaquer dans l'Ordre[7], qu'il n'a jamais eue, non plus qu'aucun des vendeurs de charges, qui, presque tous jusqu'à aujourd'hui, ont eu

surintendant se trouvent dans le dossier bleu 3580, au Cabinet des titres, fol. 119-121. Nommé le 25 février, il reçut le cordon le 9 avril.

1. Nicolas le Jay : ci-après, appendice IV, p. 471. Pas un de ses prédécesseurs n'avait eu le cordon. Michel Lasne a gravé son portrait en 1630. Son épitaphe est dans le ms. Clairambaul 945, fol. 82-83, et ses preuves de noblesse pour l'Ordre dans le ms. 1091, fol. 144. Il passait cependant pour descendre d'un marchand de draps de soie établi à Paris en 1450 : Arch. nat., MM 818, p. 55.

2. Brevet du 28 février 1636 et lettres patentes du 31 mai 1637.

3. Le 23 mars 1645 : *Gazette*, p. 240.

4. Louis Barbier de la Rivière : tome V, p. 279. Son portrait, d'après Champaigne (1649), se trouve dans le ms. Clairambault 1142, fol. 17. Relégué à Aurillac en avril 1650, l'abbé rendit les sceaux de l'Ordre, qui furent confiés à Servien ; c'est seulement en 1654 qu'il reçut un brevet de conservation des honneurs, qui est dans le registre de la maison du Roi coté O^1 12, fol. 43. Sur son achat de la charge en 1645, voyez les *Mémoires de Nicolas Goulas*, tome II, p. 73-74. Le prix était de trois cent quarante mille livres, en raison de l'arriéré de gages non payé pendant la détention de M. de Châteauneuf, et il fallut aussi s'assurer la connivence des commissaires chargés de recevoir les preuves du nouveau chancelier.

5. Massay, Préaux, Saint-Éloi de Noyon et Noirlac. La *Muse historique* dit même (tome I, p. 13) qu'il eut promesse du cardinalat. I avait introduit une réforme sévère dans plusieurs de ses abbayes.

6. Ce membre de phrase, depuis *avec*, a été ajouté en interligne et sur la marge.

7. Cette assurance fut consignée dans la *Gazette*.

de pareils brevets, n'ont jamais été chevaliers de l'Ordre[1]. Outre le ridicule général de ces brevets, ils en ont un particulier qui échappe, et qu'il est curieux d'exposer ici.

On a vu ci-dessus que le chancelier de l'Ordre, entre les distinctions qu'il a par-dessus les autres grands officiers laïcs[2], a celle d'avoir le grand manteau de l'Ordre semblable en tout à ceux des chevaliers et avec le collier de l'Ordre brodé tout autour comme eux; il n'a même de différence d'eux que le dernier rang après tous et avec les trois autres officiers, et de n'avoir point le collier d'or massif émaillé[3]. De cette privation du collier, le Statut en fait comme une excuse, disant que le chancelier n'a point de collier parce qu'il est censé être personne de robe longue[4]; et c'est toutefois à cette personne de robe longue, et par cela même exclue du collier, qui n'est propre qu'à ceux de la noblesse et dont la profession est les armes, que ce collier est promis en vendant sa charge, et aux[5] autres grands officiers en se défaisant des leurs, tous de robe ou de plume, par ce brevet illusoire, qui n'a eu d'exécution dans aucun, dont aucun n'a espéré l'accomplissement, et qu'aucun roi n'a jamais imaginé d'effectuer[6]!

1. Comparez ci-après, p. 478. On a nombre d'exemples de pareils brevets délivrés à des gens d'épée, comme ci-dessus, p. 35, note 4, et p. 101, notes 4 et 5. Celui de Tréville est dans le ms. Fr. 3968, p. 259.

2. Ci-dessus, p. 176 et 191.

3. Ce collier devait peser deux cents écus. On en trouve la représentation, sous sa première forme, puis avec la modification de 1597, dans les mss. Clairambault 1111, fol. 2 et 22, et 1125, fol. 74 et 75.

4. L'article XLI des Statuts, qui institue le chancelier, dit seulement : « Il sera toujours pris et choisi entre les plus doctes, notables, dignes et féables personnages, etc. » L'article LXVII porte que le chancelier n'aura pas de collier sur son manteau, d'ailleurs exactement pareil à ceux des chevaliers. Voyez ci-dessus, p. 176.

5. *Et* et la première lettre d'*aux* surchargent *par*, effacé du doigt.

6. En effet, il est parlé spécialement du grand collier dans deux brevets, entre autres, qui furent expédiés, le 18 mai 1657, pour Hugues de Lionne, et, le 3 décembre 1713, pour M. de la Vrillière : Arch. nat., O[1] 57, fol. 207-208 ; *Hugues de Lionne,* par M. Valfrey, tome I, p. XLVIII.

Je me contente de marquer le premier de chacune de ces quatre charges qui l'a obtenu. Il suffit de dire que, depuis cet exemple de vendre et d'obtenir ces brevets que je viens d'exposer, l'usage en a été continuel parmi tous ces grands officiers de l'Ordre[1], et que ce brevet n'a été refusé à pas un, excepté peut-être à quatre ou cinq tombés en disgrâce, et à qui, en leur ôtant leurs charges de l'Ordre, il[2] n'a pas été permis de continuer à le porter[3]; jusque-là que, pendant la dernière régence, Crozat[4] et Montargis[5], très riches

1. Dangeau, annonçant, en 1716 (*Journal,* tome XVI, p. 309), que l'Ordre est convoqué pour délibérer sur certaines contraventions, dit : « C'est que M. le président de Lamoignon vend sa charge de l'Ordre et compte de conserver le cordon bleu et qu'on lui écrira la lettre que l'on a écrite en plusieurs occasions, dans laquelle on promet à l'officier qui vend de le recevoir chevalier à la première cérémonie; mais, quoique cette lettre leur ait été écrite plusieurs fois, cela n'a jamais été exécuté. »

2. *Il* corrige *on.*

3. Ainsi, lorsque la chute de Foucquet entraîna une déroute générale de son entourage, son frère l'évêque d'Agde, que nous avons vu mourir en 1702, et qui était chancelier de l'Ordre, le greffier Jeannin de Castille (ci-après, p. 209) et le prévôt la Bazinière (ci-dessus, p. 170), forcés tous trois de vendre leurs charges, prétendirent néanmoins garder le cordon bleu tant qu'une défense formelle du Roi, ou tout au moins l'expression de son désir, ne les aurait pas relevés du serment qu'ils avaient fait lors de leur réception. Voyez les pièces publiées par Fr. Ravaisson, dans le tome III des *Archives de la Bastille,* p. 68, 89-94 et 97.

4. Le financier Antoine Crozat *le Riche :* tome VI, p. 198.

5. Charles le Bas de Montargis, marquis du Bouchet-Valgrand et de Vanves, baptisé le 29 janvier 1659, fils d'un négociant qui s'était fait secrétaire du Roi, eut la charge de receveur des consignations des requêtes du Palais en 1697, celle de trésorier général de l'extraordinaire des guerres, devenue vacante par la déroute de la Touanne, à la fin de 1701, celle de garde du Trésor royal en 1708, et prêta serment comme greffier des ordres le 11 février 1716. Il était gendre de Hardouin-Mansart, qui bâtit pour lui le château de Vanves, et père de la présidente Hénault et de la marquise d'Arpajon. A la Régence, sa charge de garde du Trésor fut supprimée, et lui-même taxé à dix-sept cent mille livres; mais cette disgrâce n'eut qu'un temps, et l'ancien financier, déjà greffier des ordres, obtint une place de conseiller d'État le 24 janvier 1722. Il mourut au Bouchet, le 25 mars 1731. On y voit encore sa tombe, avec l'écusson entouré des deux colliers.

financiers, ayant obtenu permission d'acheter les charges de grand trésorier et de greffier de la succession du frère aîné du garde des sceaux Chauvelin[1] et du président Lamoignon[2], ont obtenu les mêmes brevets de promesse d'être faits chevaliers de l'Ordre à la première promotion, et de continuer à le porter en attendant, en même temps que, aux approches du sacre du Roi[3], ils eurent commandement de vendre leurs charges, l'un à M. Dodun, contrôleur général des finances[4], l'autre à M. de Maurepas, se-

1. Louis IV Chauvelin, seigneur de Crisenoy, né le 4 ou le 24 avril 1683, pourvu d'une charge d'avocat du Roi au Châtelet le 19 avril 1703, conseiller au Parlement le 7 juillet 1706, maître des requêtes le 26 novembre 1707, avocat général au Parlement le 13 décembre 1709, grand trésorier des ordres le 4 décembre 1713, mourra le 2 août 1715, de la petite vérole. C'est le frère aîné de Germain-Louis Chauvelin, qui deviendra garde des sceaux (tome VI, p. 321). Sur son cordon bleu de trésorier, voyez le Chansonnier, ms. Fr. 12695, p. 393 et 463.

2. Chrétien de Lamoignon, marquis de Bâville, fils d'un président qui a déjà été nommé (tomes II, p. 269, et V, p. 84), naquit le 14 mars 1676, fut reçu avocat en 1693, avocat du Roi au Châtelet le 24 mai 1694, conseiller au Parlement le 3 septembre 1698, et président à mortier en survivance de son père le 30 août 1706, en titre le 7 mai 1707, prêta serment comme greffier des ordres le 13 décembre 1713, et mourut le 28 octobre 1729. Il se démit de la charge de greffier dès le commencement de 1716, et, comme nous le verrons alors, de manière que la charge, en passant pour quelque temps sur la tête de M. de Verthamon, premier président du Grand Conseil, valût à celui-ci le cordon bleu avant d'aller à M. de Montargis : si bien, dit Dangeau (tome XVI, p. 299, 300 et 314), qu'il y eut à la fois six hommes pour se parer du même cordon. Saint-Simon répétera cela en 1716. Voyez aussi ci-après, p. 209.

3. Le sacre avait eu lieu antérieurement, 25 octobre 1722 ; on n'inquiéta pas alors les deux financiers, par égard pour leur patron le Régent, et ils ne furent forcés de se démettre qu'en février 1724. Voyez, dans la *Revue rétrospective*, 2e série, tome X, p. 219, et dans les *Mémoires de Mathieu Marais*, tome III, p. 88, le commandement fait alors à M. de Montargis. Il sembla dur que les deux titulaires fussent, non seulement forcés de vendre, mais même dégradés contre l'usage ; un brevet fut donc donné à M. de Montargis le 27 février, et la charge mise aussitôt au nom du premier président de Novion, puis (25 mars) au nom de M. de Maurepas.

4. Charles-Gaspard Dodun, reçu conseiller au Parlement en 1689,

crétaire d'État[1], par l'indécence qu'on trouva à voir faire à ces deux financiers les fonctions de ces charges, lorsque, le lendemain du sacre, le Roi recevroit l'Ordre des mains de l'archevêque-duc de Reims[2].

Râpés de l'Ordre. [*Add. St-S. 487, 488 et 489*]

Voilà donc un étrange abus tourné en règle par l'habitude ancienne et non interrompue ; il n'en est pas demeuré là : il a donné naissance à un autre encore plus étrange et plus ridicule. Celui qu'on vient d'expliquer est connu sous le nom de *vétérans,* celui qui va l'être, sous celui de *râpés*. Le premier nom est pris des officiers de[3] justice qui, ayant exercé leurs charges vingt ans, prennent, en les vendant, des lettres de vétérance, qu'on ne leur refuse pas, pour continuer à jouir, leur vie durant, des[4] honneurs et séances attachées à ces charges ; mais ceux de l'Ordre ont, de tout temps, gardé la plupart leurs charges peu d'années, et, à force de les garder peu, ont donné ouverture aux *râpés*. Ce sobriquet ou ce nom est pris de l'eau qu'on passe sur le marc du raisin après qu'il a été pressé, et tout le jus ou le moût tiré, qui est le vin ; cette eau fermente sur ce marc, et y prend une couleur et une

puis président aux enquêtes, devint, sous la Régence, un des quatre administrateurs choisis pour gouverner les fermes générales, fit les fonctions de rapporteur au conseil des finances en 1720, fut pourvu de la commission de contrôleur général des finances du 21 août 1722 au 13 juin 1726, fit ériger sa terre d'Herbault en marquisat au mois de mars 1723, fut fait lieutenant général au pays Blaisois le 10 septembre 1724, et mourut à Paris, le 25 juin 1736, âgé de cinquante-sept ans. P. Drevet grava son portrait, en 1726, d'après une peinture de Rigaud.

1. Le petit-fils du Chancelier : tome X, p. 19. Il prêta serment pour la charge de greffier le 26 mars 1724, et passa grand trésorier en 1726.

2. Comparez la suite des *Mémoires,* éd. 1873, tomes XII, p. 222-224, et XIX, p. 75-77, et l'Addition au *Journal de Dangeau,* tome XVI, p. 177, où se retrouve la même erreur, puisque les nominations furent faites dix-huit mois après le sacre, où Crozat et Montargis firent l'office de leurs charges (*Gazette* de 1722, p. 589). Au contraire, à la fin des *Mémoires* (tome XIX, p. 219), les faits seront rétablis exactement.

3. Le *de* surcharge une *n*.

4. Avant *des,* il a biffé *et*.

impression de petit vin ou de piquette, et cela s'appelle un *râpé de vin*[1]. On va voir que la comparaison est juste, et le nom bien appliqué. Voici la belle invention qui a été trouvée par les grands officiers de l'Ordre. Pierre, par exemple, a une charge de l'Ordre depuis quelques années : il la vend à Paul, et obtient le brevet ordinaire. Jean se trouve en place, et veut se parer de l'Ordre sans bourse délier : avec l'agrément du Roi, et le marché fait et déclaré avec Paul, Jean se met entre Pierre et lui, fait un achat simulé de la charge de Pierre, et y est reçu par le Roi. Quelques semaines après, il donne sa démission, fait une vente simulée à Paul, et obtient le brevet accoutumé, et Paul est reçu dans la charge[2]. Avec cette invention, on a vu, pendant la dernière régence, jusqu'à seize officiers, vétérans, ou râpés de l'Ordre, vivants tous en même temps[3].

Le premier exemple fut le moins grossier de tous. Bonnelles vendit[4] effectivement la charge de greffier de l'Ordre à Novion, président à mortier, qui fut depuis premier président[5]; ce fut en 1656[6]; il la garda quelques mois, et la vendit, en 1657, à Jeannin de Castille[7]. Le second

1. Voyez ci-dessus, p. 194. *Piquette* ne se trouve pas dans *l'Académie* de 1718; mais Furetière dit que c'est un méchant vin qu'on donne aux valets, et le *Dictionnaire de Trévoux*, un vin tiré du marc.

2. Il emploie le formulaire usité entre juristes, depuis les temps les plus anciens, dans l'exposition des questions de droit.

3. Comparez la note de Dangeau citée ci-dessus, p. 207, note 2. En 1713, il compte (tome XV, p. 31) trois trésoriers et quatre greffiers. Saint-Simon, dans sa première rédaction, ci-après, p. 479, parle de dix-sept officiers, au lieu de seize.

4. *Bonnelles vendit* est en interligne, au-dessus d'*il achepta*, biffé.

5. Nicolas Potier, cité en dernier lieu dans notre tome X. Nanteuil fit son portrait en 1664. Nous avons vu, dans une collection privée, une cassette de maroquin rouge, aux armes des Potier entourées des insignes de l'Ordre, qui devait avoir appartenu à ce greffier de 1656 à 1657.

6. Provisions du 31 décembre 1656, serment du 28 : Arch. nat.. KK 1454, fol. 59; *Gazette* de 1657, p. 23; *Muse historique*, tome II, p. 280. Il portait encore le cordon bleu à sa mort, en 1693 : *Dangeau*, tome IV, p. 349; dessin de son tombeau, ms. Clairambault 945, fol. 44.

7. Nicolas de Castille, surnommé Jeannin par adoption, et pourvu

exemple se traita plus rondement. Barbezieux eut, à la mort de Louvois son père, sa[1] charge de chancelier de l'Ordre. Boucherat, chancelier de France, en fut simultanément pourvu d'abord[2], et, huit jours après qu'il eut été reçu, il fit semblant de se démettre comme il avoit fait semblant d'acheter, et Barbezieux fut reçu[3]. Depuis cet exemple tout franc, tous les autres n'ont pas eu plus de couverture, dans les huit ou douze qui l'ont suivi jusqu'à présent.

Ces vétérans et ces râpés prennent[4] tous sans difficulté la qualité de commandeurs des ordres du Roi, sans mention même de la charge qui la leur a donnée, mais qui, à la vérité, n'a pu la leur laisser, non plus que le brevet de promesse et de permission qu'ils obtiennent, la leur con-

d'une charge de trésorier de l'Épargne, à la place de son beau-père Fieubet, en novembre 1644, après avoir été conseiller au Parlement (1634) et maître des requêtes (1642), fut compromis dans les affaires de Foucquet, emprisonné et taxé à huit millions en 1665, forcé enfin, en 1671, quoiqu'il eût obtenu une absolution en 1667, de se défaire de la charge de greffier de l'Ordre, dont il avait prêté le serment le 7 juin 1657 (ms. Fr. 3968, p. 258; *Archives de la Bastille,* tomes II, p. 52, 58, 81, etc., et III, p. 97; *Journal d'Ol. d'Ormesson,* tome II, p. 409; Jal, *Dictionnaire critique,* p. 333). Il n'eut permission de revenir à la cour qu'en juin 1687, et mourut en juillet 1691. Saint-Simon reviendra sur ce personnage et sur sa famille. Un dessin de son portrait de l'Ordre est dans le ms. Clairambault 1235, fol. 123.

1. *La* corrigé en *sa.* — 2. *Dabort,* au manuscrit.

3. *Dangeau,* tome III, p. 371, 26 juillet 1691 : « Le Roi ne peut encore disposer de la charge de chancelier de l'Ordre; mais il a donné à M. Boucherat, chancelier de France, les sceaux de l'Ordre : ce qui lui donnera le droit de porter le cordon. Il y a des exemples qu'il y a eu des chanceliers et des gardes des sceaux de l'Ordre en même temps, quoiqu'il n'y eût point de gardes des sceaux dans la création. » L'auteur et l'annotateur des *Mémoires de Sourches* disent tout uniment, à la date du 24 (tome III, p. 441), que ce détour a été pris faute, par M. Boucherat, de pouvoir faire ses preuves, et que, dans huit jours, il remettra la charge à l'héritier de Louvois. En effet, il prêta serment le 27, et la charge fut donnée à Barbezieux le 13 août suivant. Une médaille de Molart représente Boucherat avec les insignes de commandeur.

4. La dernière *n* surcharge une *s*.

férer. A la vérité, ni vétérans ni râpés ne font nombre dans les cent dont l'Ordre est composé[1].

A tant d'abus, qui ne croiroit qu'il n'y en [a] pas au moins davantage? Mais ce n'est pas tout[2]. De ce que le chancelier de l'Ordre a le[3] collier brodé autour de son grand manteau comme les chevaliers, il a quitté le cordon bleu qu'il portoit autour de ses armes comme les cardinaux et les prélats de l'Ordre, et, quoiqu'il n'ait point le collier d'or massif émaillé comme les chevaliers de l'Ordre, il l'a mis partout à ses armes. Cet exemple n'a pas tardé à être suivi par les autres grands officiers, quoique le collier ne soit pas brodé autour de leurs manteaux[4], et que tout leur manque jusqu'à ce vain prétexte[5]. Je ne puis dater cet abus avec la même assurance et la même précision que je viens de faire les précédents. De ceux-là, l'origine s'en voit; mais, de celui qui a dépendu de la volonté de l'entreprise plus ou moins tardive, et d'une exécution domestique faite par un peintre ou par un graveur sur des armes, ce sont des dates qui ne se peuvent retrouver. Qui pourroit dire maintenant qui a commencé l'usurpation des couronnes? Il n'est si petit compagnon qui n'en porte une, et les ducales[6] sont tombées à la plus

Collier de l'Ordre aux armes des grands officiers.

1. Ci-dessus, p. 192. Comparez ci-après, p. 441, 442 et 447.

2. Tous les mêmes griefs avaient été, en 1657, l'objet d'une protestation des chevaliers des ordres, tendant à ce qu'il fût interdit désormais aux officiers de se qualifier commandeurs, de s'asseoir et de se couvrir devant le Roi, de prendre part aux délibérations solennelles, d'entourer du grand collier l'écu de leurs armes, de conserver le ruban et la croix après démission, etc. Un *Discours sur les contraventions, et protestations du marquis de Sourdis*, etc., fut imprimé alors, ainsi qu'une *Réponse* des officiers; notre auteur en a placé un exemplaire dans le volume coté aujourd'hui *France* 188, et il s'en est probablement inspiré pour ses *Remarques sur l'Ordre*, ci-après, p. 439-454 et 477-484. Louis XIV répondit aux protestations par un règlement du 29 décembre 1661, qui n'y fit droit qu'en partie (ms. Fr. 3968, p. 327-332), mais particulièrement pour le collier.

3. *A* semble corriger *et*, et *le* corriger *les*. — 4. Ci-dessus, p. 176.

5. Comparez ci-après, p. 451-452 et 479-480.

6. La couronne ducale est sommée de trois quintefeuilles ou feuilles

Abus des couronnes*.

nouvelle robe. Il est pourtant vrai que cet abus n'a pas cinquante ans, et qu'un peu auparavant nul homme de robe ne portoit aucune sorte de couronne. Il en existe encore un témoignage évident: les armes de M. Séguier[1], alors chancelier, et non encore duc à brevet[2], sont en relief des deux côtés du grand autel de l'église des Carmes-Déchaussés, dont le convent est à Paris, rue de Vaugirard[3]; toutes les marques de chancelier y sont, manteau sans armes au revers, masses, mortier, et point de couronne[4]. Tout ce que je puis dire, c'est qu'étant allé

d'ache et deux demi-feuilles : voyez notre tome VI, p. 513 et 514; mais Saint-Simon y eût voulu des modifications qu'il a expliquées dans ses *Projets de gouvernement*, p. 125-126, et il entendait qu'on la réservât absolument aux héritiers des ducs (*Écrits inédits*, tome III, p. 356). Comparez son mémoire sur les couronnes, dans le volume de ses Papiers coté aujourd'hui *France* 215, fol. 72. Cette question avait été traitée, au point de vue général, dans l'*Histoire de la Pairie*, par Jean le Laboureur, chap. XVIII.

1. Ces armes étaient : d'azur au chevron d'or, accompagné de deux étoiles de même en chef, et, en pointe, d'un mouton d'argent passant. Voyez le ms. Clairambault 1141, fol. 58-121.

2. Voyez sa notice dans les *Écrits inédits*, tome VIII, p. 680-683. Garde des sceaux de France en 1633, chancelier en 1635, garde des sceaux de l'Ordre le 16 janvier 1641, il ne devint dûc à brevet qu'en février 1650.

3. Cette église, construite de 1613 à 1624, existe encore dans le couvent où se sont réinstallés les successeurs des carmes de la rue Saint-Jacques qui étaient venus faire leur succursale rue de Vaugirard, en 1610, sur des terrains appartenant aux l'Aubespine. Le chancelier Séguier fournit, de 1633 à 1635, aux frais de la construction du grand autel, et Simon Guillain en exécuta la décoration (*Mémoires sur la vie et les ouvrages des membres de l'Académie de peinture et de sculpture*, tome I, p. 192); mais on ne retrouve plus, dans l'autel actuel, les détails héraldiques allégués ici.

4. En règle générale, l'écu des armes du Chancelier devait être sommé d'un mortier de toile d'or rebrassé d'hermine, duquel sortait un buste de reine tenant de la main droite le sceptre, de la gauche les grands sceaux; derrière l'écu, deux grandes masses de vermeil posées en sautoir; manteau écarlate, orné de rayons d'or vers le haut et fourré d'hermine, mais nan armorié des armes du titulaire. Saint-Simon écrivait en 1744

* *Courones*, dans cette manchette et en quelques endroits du texte.

voir Mme la maréchale de Villeroy à Villeroy, de Fontainebleau, peu avant sa mort, c'est-à-dire vers 1706 ou 7, j'ai vu les armes de Villeroy [1] en pierre, avec le cordon autour et la croix comme le portent les prélats de l'Ordre, et sans collier. Je les ai vues de même dans une église de Paris, je ne me souviens plus laquelle assez fermement pour la citer [2]. J'ai vu aussi en une chapelle de sépulture des l'Aubespine, aux Jacobins de la rue Saint-Jacques [3],

(tome III des *Écrits inédits*, p. 116) : « Nul homme de plume ni de robe [ne portoit de couronne], pas même le Chancelier, et il est remarquable qu'il reste encore des tapisseries aux armes de M. Séguier faites en divers temps depuis qu'il fut chancelier : aux premières, il n'y a point de couronne ; les marques de chancelier sont à toutes autour des armes, et, aux dernières, il y a une couronne de duc, parce qu'il le devint en effet. Et depuis, tous les chanceliers ont pris la couronne de duc. » Comparez son mémoire sur les prétentions du Chancelier, *ibidem*, p. 427 ; la notice Épernon, tome V, p. 335 et suivantes, et, au tome VI, p. 225-226, la notice Coislin ; les *Projets de gouvernement*, p. 127, 140 et 282, et l'Addition nº 301, dans notre tome VI, p. 462. Du reste, Tallemant des Réaux parle, aussi bien que Saint-Simon, des distinctions que Séguier s'était arrogées : écriteau sur la porte de son hôtel, manteau avec masses croisées par derrière, titre de Grandeur, carrosse armorié, etc. (*Historiettes*, tome III, p. 385-393). Son successeur, lisons-nous ailleurs, « a fait faire un portail magnifique à sa maison de la rue Saint-Louis et a fait mettre sur un marbre : *Hôtel Boucherat ;* et au-dessus sont ses armes, avec une couronne ducale, le manteau de chancelier, les masses et les colliers des ordres. Et, comme ses armes sont un coq, l'on a dit : « Voilà le coq à l'âne ! » parce que le bonhomme est accusé de n'être pas habile. On a dit que l'on avoit écrit sur sa porte : *l'Hôtel du Coq à l'âne ;* mais cela n'est pas vrai : on a fait seulement la plaisanterie. » (Recueil d'ana copié par Gaignières, ms. Nouv. acq. fr. 4529, p. 141.)

1. D'azur au chevron d'or, accompagné de trois croisettes ancrées du même. Voyez des dessins de tapisseries dans le ms. Clairambault 1192, fol. 128 et 132.

2. Nous avons encore, comme il a été indiqué plus haut, les monuments funéraires de Magny, dont Gaignières avait fait faire des aquarelles, qui sont aujourd'hui dans le ms. Clairambault 1192, fol. 126, 127 et 153. Les dessins des mausolées du marquis d'Alincourt et du duc Nicolas V sont dans les mss. 1125 et 1148.

3. Il est parlé de cette sépulture dans les *Secrétaires d'État* de Fauvelet du Toc, p. 121 ; voyez ci-après, p. 451 et 479. — Ce couvent

leurs armes plusieurs fois répétées [1] sans collier et entourées du cordon, et, la dernière année de la vie du maréchal de Berwick, tué devant Philipsbourg en 173[4][2], je l'allai voir à Fitz-James[3], d'où je m'allai promener un matin à Verderonne[4], qui en est près, où je vis sur plusieurs portes les armes de l'Aubespine en pierre, entourées du cordon avec la croix, sans collier.

Abus des grands officiers de l'Ordre représentés en statues sur leurs tombeaux avec le collier et le manteau de l'Ordre, sans nulle différence

Mais voici le comble[5] : ce sont les grands officiers[6] de l'Ordre peints, et en sculpture, vêtus avec le manteau de chevalier de l'Ordre et avec le collier de l'Ordre par-dessus comme l'ont les chevaliers. Châteauneuf, secrétaire d'État[7], fit faire à Rome le tombeau et la statue de son père la Vrillière[8], à genoux dessus, de grandeur naturelle, dans cet équipage complet. C'est même un très bon morceau, que j'ai vu sur leur sépulture à Châteauneuf-sur-Loire[9]. Qui que ce soit, à l'inspection, ne se peut douter

était le premier établissement des religieux envoyés par saint Dominique en 1217 ; l'église et le couvent furent bâtis par saint Louis, en partie avec l'amende payée par Enguerrand de Coucy, sur des terrains de l'ancien Parloir-aux-Bourgeois. L'église était pleine de tombeaux princiers et autres. Celui des l'Aubespine était dans la chapelle du Crucifix.

1. De gueules à trois fleurs d'aubépine d'argent. La statue funéraire de Guillaume de l'Aubespine (ci-dessus, p. 189), représentée dans le ms. Clairambault 1126, fol. 137, n'a que le ruban au cou et la croix au côté gauche de la robe, tandis que partout l'écu est entouré des deux colliers.

2. Il a laissé en blanc le dernier chiffre.

3. Les lettres *am* en surchargent d'autres illisibles. — C'est l'ancien village de Warty ou Ouarty, sur la Bresche, dans l'élection de Clermont-en-Beauvaisis, érigé en duché, sous le nom de Fitz-James, en 1710.

4. Même élection, proche Liancourt. Le château subsiste encore.

5. Comparez l'Addition n° 6, p. 317, et les *Écrits inédits*, tome III, p. 195.

6. *G. ff.*, complété après coup par l'intercalation d'un *O*.

7. Balthazar Phélypeaux, que nous avons vu mourir en 1700. Son portrait est dans les mss. Clairambault 1170, fol. 45, et 1239, fol. 15.

8. Prévôt des ordres en 1643, mort en 1681 : tome VI, p. 269, et ci-après, p. 452, 470 et 480, appendice IV. Ses portraits, d'après Nanteuil et Poilly, sont dans les mss. Clairambault 1142, fol. 1, et 1235, fol. 12.

9. Tome VII, p. 143. Lenoir laissa ce monument en place quand il en prit tant d'autres pour former son musée des Monuments français, et on l'y admire encore dans la chapelle Saint-Louis. Quant au nom du

que ce bonhomme la Vrillière n'ait été que prévôt et grand maître des cérémonies de l'Ordre : il n'y a nulle différence, quelle que ce soit, d'un chevalier du Saint-Esprit. On voit dans Paris et dans la paroisse de Saint-Eustache la statue au naturel de M. Colbert, grand trésorier de l'Ordre, avec le manteau et le collier des chevaliers[1]; il n'est personne qui puisse ne le pas prendre pour un chevalier du Saint-Esprit[2]. Il y en a peut-être d'autres exemples que j'ignore[3]. Ces abus me font souvenir de ce que me conta la maréchale de Chamilly quelque temps après que son mari fut chevalier de l'Ordre[4]. Il entendoit la messe, et portoit l'Ordre par-dessus, comme il étoit rare alors qu'aucun le portât par-dessous[5]. Une bonne femme du peuple qui étoit

d'un chevalier.

Plaisante question d'une bonne femme.

sculpteur employé, on l'ignore, sachant seulement que le monument fut placé en 1686. Voyez la monographie de *Châteauneuf-sur-Loire*, par l'abbé Bardin (1864), p. 135.

1. Ce monument subsiste encore dans la chapelle pour laquelle il fut exécuté, d'après les dessins de Charles le Brun, par les soins de Mme Colbert. Le ministre est agenouillé sur un sarcophage de marbre noir et lit dans un livre qu'un ange soutient devant lui ; à ses côtés, la Religion et l'Abondance. Coysevox exécuta les statues de Colbert et de l'Abondance, Tuby celles de la Religion et de l'Ange.

2. Il en était de même au monument de Louvois, dans l'église des Capucines. — Un dessin du manteau de l'Ordre porté par Colbert en 1668 se trouve dans le ms. Clairambault 1111, fol. 131.

3. Aussi voulait-il, avec le duc de Bourgogne (*Projets de gouvernement*, p. 144-145), que les grands officiers ne portassent que le cordon autour de leurs armes ou de leurs effigies, et qu'à l'habitude ils l'eussent au cou, comme les commandeurs prélats, et non en écharpe.

4. En 1705.

5. Chevaliers ou commandeurs devaient porter toujours, et au cou, et sur le côté gauche, la marque de l'Ordre, c'est-à-dire la croix d'or suspendue à un ruban bleu, plus, sur le manteau, une grande croix de velours orange ; mais nous avons déjà vu (tome I, p. 95 et 297) qu'il y avait deux modes, dont la seconde avait pris naissance en 1675. Louis XIV, pour lui-même, en temps ordinaire, portait le cordon par-dessous la veste, n'en laissant passer que l'extrémité inférieure, ce qui devint l'usage le plus commun et le moins ostentatoire ; mais il préférait cependant qu'on le portât plus visible, par-dessus la veste, comme les princes, et le duc de Bourgogne et Saint-Simon eussent exigé cette dernière

derrière ses laquais en tira par la manche, et le pria de lui dire si ce cordon bleu-là étoit un véritable chevalier de l'Ordre[1]. Le laquais fut si surpris de la question de la part d'une femme qu'il ne jugeoit pas, avec raison, savoir cette différence, qu'il le conta à son maître au sortir de la messe[2]. Les Suédois y furent attrapés à M. d'Avaux dont on vient de voir le marché de sa charge à son neveu[3],

Méprise des Suédois, et leur

manière en toute occasion, sauf à la chasse (*Projets de gouvernement*, p. 144). A la réception de 1689, on remarqua (*Lettres de Mme de Sévigné*, tome VIII, p. 377) que toute la jeunesse, les belles tailles, avait le cordon par-dessus, les autres par-dessous. Mme de Sévigné en voulut à son gendre de ne pas se mettre à la première mode. « Je ne sais pas pourquoi, écrivait-elle à sa fille (tome IX, p. 88), vous pensiez avoir autant de cordon bleu que M. de Mesmes. Il y en a un sur le justaucorps, et un plus grand sur le manteau (*elle veut dire* : un Saint-Esprit en broderie). Jamais cela n'est autrement. Ce n'est point vous qui vous en êtes avisée, c'est Henri III. Pour le cordon, si vous ne l'avez mis sur le justaucorps, on l'aura peu vu, et le manteau en doit cacher le nœud d'en bas. Ainsi, je ne comprends pas que vous ayez cru imiter M. de Mesmes. » On va voir ce que signifiait cette allusion. Saint-Simon vient de nous dire (p. 42 ; comparez l'Appendice ci-après, p. 423) que le maréchal d'Huxelles boutonnait son habit tout du long, sans laisser voir le cordon bleu, et cachait la plaque en broderie sous les boucles de sa perruque. D'autres, au contraire, en faisaient parure, comme dans les *Caractères* (tome I, p. 357) : « Mon Ordre, dit Pamphile, mon cordon bleu ! » Barbier raconte, en 1726 (tome I de son *Journal*, p. 438), qu'il a rencontré le premier président Verthamon, greffier des ordres, « orné du cordon bleu, dans son carrosse, avec ses quatre laquais, en robe et rabat, sans perruque, et un mouchoir blanc sur la tête, qui pendoit en forme de cornette de nuit d'une femme. » Mais l'usage le plus général continua à être de porter le cordon sous la veste, comme Saint-Simon le constate dans le morceau reproduit ci-après, p. 484-485, et dans le résumé du règne.

1. Un jour, dit Tallemant (tome VI, p. 29), comme le surintendant des postes Jérôme de Nouveau se montrait à son balcon avec un Saint-Esprit (de grand trésorier) au justaucorps, le cordon et la croix par-dessus, et encore l'autre croix brodée sur le manteau, Vineuil s'écria : « Ce balcon est un colombier. Que de pigeons ! » On sait que le Saint-Esprit était figuré en colombe au milieu de la croix d'argent.

2. Dans une autre historiette de Tallemant (tome III, p. 417), nous voyons combien le cordon bleu était respecté du peuple.

3. Jean-Antoine : ci-dessus, p. 169. Saint-Simon parlera plus longuement de ses ambassades et de sa parenté lorsqu'il mourra, en 1709.

et lui firent toutes sortes d'honneurs[1]. Quelque temps après, ils surent que c'étoit[2] un conseiller d'État de robe qui avoit une charge de l'Ordre[3] : ils cessèrent de le considérer et de le traiter comme ils avoient fait jusque-là, et cette fâcheuse découverte nuisit fort au succès de son ambassade[4].

instruction sur le cordon bleu d'Avaux nuisible à son ambassade.

Mgr le duc de Bourgogne, après plusieurs camps, avoit passé le Rhin[5]. Le maréchal de Vauban, parti de Paris en cadence, le joignit peu après[6], et, le 15 août, Brisach fut investi[7]. Marcin avoit paru le matin du même jour devant Fribourg[8] : le gouverneur, se comptant investi, brûla ses faubourgs, et celui de Brisach lui envoya quatre cents

Siège et prise de Brisach par Mgr le duc de Bourgogne, qui revient à la cour.

1. C'est le *Figuriborum* de Mme de Sévigné (tome VIII, p. 499), faisant la plus belle et la plus brillante figure du monde auprès de Barrillon ; bien taillé, galant, « le plus propre du monde, exhalant de jasmin et de mille bonnes odeurs » (*Mémoires de Sophie de Hanovre*, p. 112), et ne faisant d'ailleurs que suivre la tradition de son oncle Claude d'Avaux, dont Chapelain racontait ceci en 1637 (*Lettres*, tome I, p. 174-175) : « Il a porté en Suède, en Allemagne et en Pologne l'épée, la couleur et les broderies. En Danemark, on dit qu'il n'y fut traité que de *docteur* à cause du long manteau qu'il porta d'abord : à quoi il remédia en l'accourcissant et en se faisant gendarme. » Tallemant dit que Claude se fit ainsi passer, auprès des Danois et à Münster, pour un fort grand personnage (*Historiettes*, tome IV, p. 413-415).

2. Le manuscrit porte : *ce c'estoit*.

3. Pendant qu'il était à Stockholm, il fut fait conseiller d'État ordinaire, le 17 août 1695 : Arch. nat., O[1] 39, fol. 159.

4. Bien des contemporains parlent de son affectation à porter le costume d'homme d'épée en pays étranger, et même à le conserver lorsqu'il rentrait en France. Voyez notamment le recueil de Tallemant conservé à la bibliothèque de la Rochelle, ms. 673, fol. 170 v°. Courtin et Barrillon en faisaient autant selon le Chansonnier, ms. Fr. 12687, p. 369-370. Notre auteur y reviendra plus loin, p. 348, et en 1712.

5. *Mémoires militaires*, p. 641 ; *Mercure* de juin, p. 419-430, de juillet, p. 331-351 et 384-387, et d'août, p. 373-379.

6. Depuis le départ du prince, Vauban avait de fréquentes conférences avec le Roi, et il montra le même désintéressement que pour Kehl.

7. *Dangeau*, p. 272-291, et *Sourches*, p. 155-176, *passim* ; *Gazette*, p. 417 ; *Mémoires militaires*, p. 421-439.

8. Dès le mois de juin, Villars eût désiré qu'on entreprît ce siège ; mais ni Vauban, ni Chamlay, ni Tallard ne le voulurent.

hommes de sa garnison et soixante canonniers. Tous deux en furent les dupes, et Brisach se trouva investi le soir. Il tint jusqu'au 6 septembre[1], et Denonville, fils d'un des sous-gouverneurs des trois princes[2], en apporta la nouvelle, et Mimeure[3] la capitulation. La garnison, qui étoit

1. *Gazette*, p. 456 et 462-466; *Gazette d'Amsterdam*, nos LXXVI-LXXIX; *Gazette de Bruxelles*, p. 556-631; journal du siège, dans le volume supplémentaire de novembre du *Mercure;* pièces imprimées du temps, estampes de la collection Hennin (nos 6818, 6819, 6854-6857 et 6860), tableau de Franquelin au musée de Versailles, no 165, et médaille de l'*Histoire métallique;* chansons, dans le *Nouveau siècle de Louis XIV*, tome III, p. 124. Les historiens de Vauban, Allent et M. G. Michel, ont raconté ce siège, le dernier que fit le maréchal, mais que la mauvaise défense rendit peu glorieux pour lui, quoiqu'il eût manqué y être tué. Il écrivit à son amie Mme de Ferriol que le succès était dû au Rhin, qui avait fait des îles là où il n'en fallait point, et aux fautes des assiégés, aussi bien, pour le moins, qu'à l'intelligence des assiégeants (*Catalogue des autographes de M. Monmerqué*, 1884, no 152).

2. Le père, Jacques-René de Brisay, marquis de Denonville en Beauce et d'Avêne au Maine, nommé colonel des dragons de la Reine, en 1675, brigadier de dragons en 1683, gouverneur et lieutenant général de la Nouvelle-France de 1685 à 1689, fait sous-gouverneur du duc de Bourgogne le 20 septembre 1689, maréchal de camp en mars 1690, mourra retiré à la campagne, le 24 septembre 1710, à l'âge de soixante-treize ans. Le fils, Pierre-René, comte de Denonville, né en décembre 1675, d'abord capitaine dans le Régiment du Roi, avait été fait colonel d'infanterie en novembre 1695, aide de camp du duc de Bourgogne en 1698, 1701 et 1702, et avait apporté la nouvelle de l'affaire de Nimègue dans cette dernière campagne. Sa course de 1703 lui valut le régiment Royal en novembre, puis le grade de brigadier en février 1704; mais, au mois d'août suivant, sa mauvaise défense de Blenheim lui attira une disgrâce dont il ne revint jamais. Il mourut le 10 septembre 1749, ayant eu la lieutenance générale du pays Chartrain en 1717. Il avait épousé en 1697 une fille du valet de chambre Quantin de la Vienne.

3. Avant *Mimeur*, Saint-Simon a ajouté *et* en interligne, et, après le nom, il a biffé *apporta*. — Jacques-Louis Valon, chevalier puis marquis de Mimeure (érection d'avril 1697), né à Dijon en 1659, présenté au Roi le 20 novembre 1668 comme un enfant prodige pour ses connaissances en histoire (*Gazette*, p. 1239), et admis peu après dans les pages d'honneur du Dauphin, était resté à son service comme gentilhomme, mais avait été compris dans la disgrâce des jeunes amis des princes en juin 1682 (*Sourches*, tome I, p. 111), et mal vu pour longtemps. Dans la

de quatre mille hommes, étoit[1] encore de trois mille cinq cents, qui sortirent par la brèche avec les honneurs de la guerre, et furent conduits à Rheinfels[2]. La défense fut médiocre[3]. Mgr le duc de Bourgogne s'acquit beaucoup d'honneur par son application, son assiduité aux travaux, avec une valeur simple et naturelle qui n'affecte rien, et qui va partout où il convient et où[4] il y a à voir, à ordonner, à apprendre, et qui ne s'aperçoit pas du danger. Marcin, qui prenoit jour de lieutenant général, mais que[5] le Roi avoit attaché à sa personne pour cette campagne[6], lui faisoit souvent là-dessus des représentations inutiles[7]. La libéralité, le soin des blessés, l'affabilité, et sa mesure suivant l'état des personnes et leur mérite[8], lui acquirent les cœurs de toute l'armée[9]. Il la quitta à regret, sur les ordres réitérés du Roi, pour retourner en poste à la cour, où il arriva le 22 septembre, à Fontainebleau[10]. On s'étoit

guerre suivante, il servit d'abord comme volontaire au régiment du Roi, puis acheta très avantageusement la sous-lieutenance des gendarmes anglais en mai 1689, eut le rang de mestre de camp en mai 1693, quitta les gendarmes à la fin de 1699, et suivit le duc de Bourgogne, comme aide de camp, en 1702. Fait brigadier en 1704, maréchal de camp en 1709, il manqua aller à Constantinople, comme ambassadeur, à la fin de 1715, passa lieutenant général en mars 1718, et mourut à Auxonne le 3 mars 1719. Comme amateur et protecteur de la poésie française et latine, Boileau le fit entrer à l'Académie française le 1er décembre 1707, et il fut un des premiers correspondants de Voltaire.

1. Avant *estoit*, il a biffé *elle*.
2. Tome II, p. 173. Cette place du landgrave de Hesse-Cassel avait été assiégée vainement en 1692.
3. Tous ces détails sont pris à Dangeau.
4. La première lettre d'*où* en surcharge une autre.
5. Saint-Simon, ayant d'abord écrit : *mais qui*, a corrigé *qui* en *que*, avec l'abréviation ordinaire, et mis *le* en surcharge sur la fin du mot.
6. Ci-dessus, p. 99.
7. Saint-Hilaire dit (*Mémoires*, tome II, p. 337) que ce fut la raison du rappel du prince.
8. *Mérité* corrigé en *mérite*.
9. Comparez ci-après, p. 536, une lettre du duc de Beauvillier, et voyez le *Dangeau*, p. 300, ou la *Gazette*, p. 441, 442, 453, 456, 462-466.
10. *Dangeau*, p. 292, 298 et 299 ; *Sourches*, p. 183 ; *Gazette*, p. 478.

bien gardé de lui laisser entrevoir que la campagne n'étoit pas finie : le projet du maréchal de Tallard auroit été embarrassé de sa personne, depuis que l'exemple du Roi a borné ces premières têtes de l'État à des sièges et à des campements exempts des hasards des batailles[1].

Le Portugal se joint aux alliés.

Le Portugal nous avoit manqué, ou plutôt nous avions manqué au Portugal, avec qui on ne put exécuter ce qu'on lui avoit promis de forces navales pour le mettre à couvert[2] de celles des Anglois[3]. Le duc de Cadaval, le plus grand seigneur et le plus accrédité du Conseil du roi de Portugal[4], l'avoit fait conclure[5]. L'exécution en étoit d'autant plus essentielle, qu'il étoit clair que les Portugais ne pouvoient point se défendre par leurs propres forces d'ouvrir leurs portes aux flottes ennemies[6]. Il ne l'étoit pas moins que l'Espagne ne pouvoit être attaquée que par le côté du Portugal, et que l'Archiduc ne pouvoit mettre pied à terre ailleurs pour y porter la guerre. Rien n'étoit donc plus principal que de garder contre lui cette unique

1. Dangeau raconte, à la date du 22 novembre (p. 356) : « Mgr le duc de Bourgogne nous a marqué une grande affliction de n'avoir point été au siège de Landau et à la bataille ; et, après cela, il a fait une réflexion que, s'il eût été dans l'armée, M. de Tallard auroit peut-être balancé à donner la bataille, et qu'ainsi il croyoit qu'il valoit mieux pour le bien de l'État qu'il n'y eût point été, et que l'intérêt de sa gloire particulière devoit céder à la gloire du Roi et à l'honneur de la nation. » Le duc de Beauvillier écrivit à Louville, le 9 octobre, que le prince n'avait pu obtenir de retourner en Alsace.

2. *Couvert* surcharge un mot illisible.

3. Voyez nos tomes VIII, p. 255-256, et IX, p. 33.

4. Tome VIII, p. 124-130.

5. Avait fait conclure ce traité. — Voyez ce que dit de M. de Cadaval le *Journal de Dangeau*, p. 176, 235 et 278 ; comparez le recueil de Lamberty, tome II, p. 501-509, celui des *Instructions aux ambassadeurs en Portugal*, p. 238, et le *Siècle de Louis XIV*, p. 334.

6. C'est ce qu'il a prédit dès le début. Comparez les *Mémoires de Feuquière*, tome II, p. 66-68, et un article du *Mercure* d'avril 1703, p. 340-361, sur les manœuvres des alliés. Selon Louville (lettre au duc de Beauvillier, 24 octobre 1702), ce traité avait été imposé par lui au jeune roi, contre le gré du cardinal Portocarrero et d'Arias.

avenue, de conserver le continent de l'Espagne en paix en gardant bien ses ports et ses côtes, et de s'épargner une guerre ruineuse et dangereuse en ce pays-là, tandis qu'on en avoit partout ailleurs à soutenir. Les alliés avoient le plus puissant intérêt à s'ouvrir une diversion si avantageuse, qui, de plus, donneroit par mer une jalousie et une contrainte continuelle, dès qu'ils pourroient faire hiverner leurs flottes dans le port de Lisbonne, et avoir[1] la liberté dans tous les autres du Portugal. Aussi ne perdirent-ils pas de temps à prévenir l'obstacle que nous y pouvions mettre, et, par la lenteur ou[2] l'impuissance d'accomplir à temps notre traité, ils forcèrent le roi de Portugal à en signer un avec eux, qui pensa plus d'une fois, dans la suite, coûter la couronne à Philippe V[3]. Presque en même temps on s'aperçut de l'infidélité du duc de Savoie[4]. Phé-

Infidélité du duc de Savoie.

1. *Avoir* est en interligne. — 2. *Ou* surcharge *et*.

3. Des traités furent signés, les 16 mai, 6 août et 25 octobre, à Lisbonne, la Haye et Turin : *Instructions aux ambassadeurs en Portugal*, p. XLI, 225-227 et 230-234 ; Papiers du P. Léonard, Arch. nat., K 1333, n° 23 ; *Dangeau*, p. 235, 238 et 246 ; *Sourches*, p. 124, 131 et 139 ; *Gazette*, p. 365 et 542 ; *Gazette d'Amsterdam*, n° XLVII ; XVe lettre d'un Suisse, dans les *Lettres, mémoires et actes concernant la guerre présente* (1703), p. 92 et suivantes ; recueil de Lamberty, p. 501-509 ; *Corps diplomatique*, tome VIII, 1re partie, p. 127. L'Archiduc promettait de céder une partie de l'Estradamure et de la Galice, le Rio-de-la-Plata en Amérique, etc. Les autres conditions paraissaient, à bon droit, d'exécution très difficile, comme subsides de troupes, de vaisseaux, etc., et le bruit se répandit bientôt que les Portugais en étaient aux regrets (*Dangeau*, p. 238 et 270). En août, les alliés adressèrent aux Espagnols un manifeste que la *Gazette d'Amsterdam* publia dans son n° LXXXIX.

4. *Dangeau*, p. 262, 271, 273, 278, 284, 299 et 302-303, août et septembre ; *Sourches*, p. 144, 153, 155, 165, 178, 191 ; *Mémoires militaires*, p. 210 et 224 ; Arch. nat., K 1327, n°s 21-24, 35, 38, etc. Nous avons vu, dès le début de la guerre, quels soupçons avaient éveillés l'attitude de Victor-Amédée et le souvenir de sa conduite en 1690. Louville était des plus ardents à le dénoncer comme un traître indigne et bon à écraser au plus tôt. Les gazettes étrangères affirmaient chaque jour qu'il négociait avec nos ennemis, particulièrement avec l'Angleterre, et qu'on lui offrait, pour le gagner, un titre de roi de Lombardie. Voyez ce que Feuquière dit des motifs que ce prince avait pour manquer toujours à

lypeaux, ambassadeur du Roi auprès de lui, qui avoit le nez fin[1], en avertit longtemps sans qu'on voulût le croire[2]. Les traités, la double alliance, les anciens mécontentements sur le dédommagement du Montferrat[3], la ferme opinion de Vaudémont, qui se gardoit bien de mander ce qu'il en pensoit, la duperie et la confiance si ordinaire de Vendôme[4], tout cela rassuroit. Mme de Maintenon ne pouvoit croire coupable le père de Mme la duchesse de Bourgogne; Chamillart, séduit par les deux généraux,

ses engagements (*Mémoires*, tome II, p. 68-69), et comparez, dans notre tome IX, p. 400, ce que le gazetier Gueudeville en écrivait dès 1701.

1. Locution empruntée au vocabulaire de la vénerie. « On dit figurément qu'un homme *a bon nez* pour dire qu'il a de la sagacité, qu'il prévoit les choses de loin » (*Académie*, 1718).

2. La correspondance de Phélypeaux est au Dépôt des Affaires étrangères, vol. *Turin* 112.

3. Ce marquisat, enclavé entre le Piémont, le Milanais et Gênes, était toujours réclamé par les ducs de Savoie, comme ayants droit d'Yolande de Montferrat (1330) : d'où la guerre qui avait éclaté en 1613, après la mort du duc de Mantoue, possesseur du marquisat, et qui ne s'était terminée que par le traité de Cherasco, conclu le 6 avril 1631, sur l'arbitrage du Pape, représenté par Mazarin. La Savoie n'avait eu alors que la portion de pays située en deçà du Pô et au delà du Tevere, le reste demeurant au duc de Mantoue. Voyez les *Mémoires de Pomponne*, tome I, p. 102-106 et 127, et les pièces diverses conservées aux Archives nationales, K 1325, n°s 8-26, et 1327, n° 8. — L'Empereur va promettre le marquisat entier à son nouvel allié, en dépit des droits, généralement reconnus meilleurs, du duc de Lorraine et de la princesse de Condé. C'est aussi sur ce point que Louis XIV essaiera de ramener Victor-Amédée, dans les derniers temps.

4. Quoique la cour, sans encore croire absolument aux projets de noire trahison, les eût dénoncés à M. de Vendôme dès la fin du mois de juin, et que l'affaire de Barbezières l'eût fort irrité (ci-dessus, p. 73, note 4), il ne se rendit à l'évidence qu'en septembre, le Roi l'ayant alors instruit complètement (*Mémoires militaires*, p. 228-229, 262, 267, etc.) ; et cependant nous avons eu, dès le commencement de 1702 (tome X, p. 484), une lettre où il disait très catégoriquement, pour l'édification de Louis XIV : « M. de Savoie est un allié nécessaire ; mais il faut convenir, en même temps, qu'on doit être assez incertain de sa bonne foi, pour ne pas dire qu'on devroit être sûr de sa mauvaise volonté, et j'oserois gagner sur ma vie qu'il tournera casaque au Roi. »

étoit de plus entraîné par elle, et le Roi ne voyoit que par leurs yeux. A la fin, mais trop tard, ils s'ouvrirent; mais, avant de raconter le périlleux remède auquel, pour avoir trop attendu à croire, on fut forcé d'avoir recours[1], il faut voir[2] l'entier changement de scène qui arriva en Espagne, et y reprendre les choses de plus haut.

Changement entier en Espagne. Vues de la princesse des Ursins. Routes qui la conduisirent à régner en Espagne.

Si on se souvient de ce que j'ai dit p. 281[3] de la princesse des Ursins, lorsqu'elle fut choisie pour être camarera-mayor de la reine d'Espagne à son mariage, et depuis, lors de l'apparente régence de cette princesse pendant le voyage du roi son mari en Italie[4], on verra que Mme des Ursins vouloit régner. Elle n'y pouvoit atteindre qu'en donnant à la reine le goût des affaires et le desir d'y dominer, et se servir du tempérament de Philippe V et des grâces de son épouse pour un partage du sceptre, qui, en laissant l'extérieur au roi, en feroit passer la puissance à la reine, c'est-à-dire à elle-même, qui la gouverneroit[5], et par elle le roi et sa monarchie. Un si grand projet avoit un besoin indispensable d'être appuyé du Roi, qui, dans ces commencements surtout, ne gouvernoit pas moins la cour d'Espagne que la sienne propre, avec l'entière influence sur les affaires. Dans ce vaste dessein, conçu dès qu'elle eut joint et reconnu le roi et la reine, elle acheva de gagner son esprit, qu'elle avoit ménagé pendant le voyage de Provence à Barcelone[6], par lui faire peur des dames espagnoles : à quoi ne lui servit pas peu l'incartade des dames du palais au souper du jour du mariage, et celle de la reine qui la suivit[7]. Elle crut n'avoir de ressource qu'en Mme des Ursins : elle s'y livra

Princesse des Ursins s'empare de la reine d'Espagne.

1. Ci-après, p. 273.
2. La première lettre de *voir* corrige une *f* effacée du doigt.
3. Cette page du manuscrit correspond aux pages 92-99 de notre tome IX.
4. Tome X, p. 149-151, 177-179 et 390-391.
5. *Gouverno[it]* corrigé en *gouverneroit.*
6. Tome IX, p. 103-109.
7. *Ibidem,* p. 106-109.

Caractère de la reine d'Espagne.

toute entière. Cette princesse n'avoit pas[1] été moins soigneusement élevée que Mme la duchesse de Bourgogne, ni moins bien instruite. Elle se trouva née avec de l'esprit, et, dans cette première jeunesse, avec un bon esprit, sage, ferme, suivi, capable de conseil et de contrainte, et qui, déployé et plus formé dans les suites, montra une constance et un courage que la douceur et les grâces naturelles de ce même esprit relevèrent infiniment[2]. A tout ce que j'en ai ouï dire en France, et surtout en Espagne, elle avoit tout ce qu'il falloit pour être adorée : aussi en devint-elle la divinité. L'affection des Espagnols qui, seule et plus d'une fois, a conservé la couronne à Philippe V, fut, en la plus grande partie, due[3] à cette reine, dont ils sont encore idolâtres, dont ils ne se souviennent encore qu'avec larmes, je dis seigneurs, dames, militaire, peuple, et où, après tant d'années qu'ils l'ont perdue, ils ne se

1. Avant *pas*, Saint-Simon a biffé un second *n'avoit*, dont le commencement est surchargé d'un *p*.

2. Il l'a déjà dite très gracieuse et prévenante (tome X, p. 178). C'était, selon Mme des Ursins (recueil de 1806, tome VI, p. 11), un « prodige d'esprit et de raison. » Voyez son portrait par le duc de Gramont, en 1704, dans *la Princesse des Ursins*, de feu M. Combes, p. 80-81, et d'autres dans les *Mémoires de Noailles*, p. 99, dans les *Lettres de Mme des Ursins à Mme de Maintenon*, recueil de 1826, tome III, p. 341, 392-393, 441-442 et 450, dans les *Lettres de Tessé* publiées par M. le comte de Rambuteau, p. 196-197 et 211, dans le *Philippe V* de M. Alfred Baudrillart, tome I, p. 87 et 99, etc. Une lettre enjouée à la maréchale de Noailles, qu'elle invitait à venir amuser la cour (*Cabinet historique*, tome XVII, p. 176-177), donne la mesure de sa propre gaieté. Comparez celle qui a été insérée dans notre tome IX, p. 410, et la lettre de la reine au roi donnée dans notre tome X, p. 528; voyez aussi une lettre de Mme des Ursins à Mme de Maintenon, dans le recueil de 1826, tome IV, p. 315. La Beaumelle a publié (éd. 1789, tome XIV, p. 205) un portrait de la reine adressé à Mme de Maintenon; mais il émane d'une personne tout autre que Mme de Saint-Simon, quoique intercalé dans une lettre de celle-ci. Louville, en revanche, la peignait, en 1703, fausse, avare, malfaisante, dissimulée à l'excès, d'une présomption et d'une ambition démesurées : ci-après, p. 526.

3. *Deüe* est en interligne.

peuvent encore consoler[1]. Un esprit de cette trempe, manié d'abord par un autre esprit[2] tel qu'étoit celui de la princesse des Ursins, et sans témoins et[3] à toute heure, étoit pour aller bien loin, comme il fit. Le voyage de Barcelone à Saragosse et de Saragosse à Madrid lui donna un grand loisir d'insinuation et d'instruction imperceptible, et la tenue des états d'Aragon, où, pour la forme, les affaires passoient par la reine, qui les tenoit, instruisit la camarera-mayor elle-même, et la mit à portée d'inspirer l'amour de l'autorité et du gouvernement à la reine, et de reconnoître peu à peu ce qu'elle en pouvoit espérer de ce côté-là. Arrivée à Madrid, les mêmes moyens se présentèrent par la régence de la reine, avec plus d'étendue qu'à Saragosse[4]. Elle y eut toute l'occasion qu'elle voulut d'y connoître et d'y sonder l'esprit, les vues, les intérêts, la capacité de ceux qui formoient la junte, et de tâter autant qu'elle put tout ce qui étoit ou pouvoit devenir personnage. La bienséance ne vouloit pas que la reine fût seule avec tous les hommes qui étoient de la junte[5] : Mme des Ursins l'y accompagna donc nécessairement, et, par ce moyen, prit nécessairement aussi connoissance de toutes les affaires[6]. Déjà conduisant la reine, qui avoit mis en elle toute l'affection et la confiance d'une jeune personne qui ne connoissoit qu'elle, qui en dépendoit entièrement pour sa conduite particulière et pour ses amusements, et qui y trouvoit toutes les grâces, la douceur, la complaisance, et la ressource possible, Mme des Ursins la rendit assidue à la junte pour y être assidue elle-même, et sut fort bien user du respect des Espagnols pour leur princesse, et de ce commencement d'affection qui naissoit déjà

1. Les Espagnols la regretteront plus tard sous le nom de *la Savoyana*.
2. Les deux premières lettres d'*esprit* surchargent *de*.
3. *Et* est en interligne.
4. Tome X, p. 149-151 et 177-178.
5. On a vu, par une lettre de Louville (tome X, p. 452), qu'il avait désapprouvé, mais non empêché, cette introduction dans la junte.
6. Déjà dit au tome X, p. 178.

en eux pour elle, pour lui faire porter les affaires, même hors de la junte, qui n'étoient pas de nature à y passer avant qu'avoir été examinées par les deux ou trois têtes principales, telles que le cardinal Portocarrero, Arias, et Ubilla[1], à qui je donnerai désormais le nom de marquis de Rivas, du titre de Castille que le roi d'Espagne[2] lui conféra ; il étoit l'âme de tout comme secrétaire de la Dépêche universelle, et comme ayant été du secret et principal acteur du testament qu'il avoit dressé en faveur de Philppe V[3]. On peut croire que la princesse des Ursins n'àvoit pas négligé de faire soigneusement sa cour à la nôtre[4], et d'y rendre tous les ordinaires un compte exact de tout ce qui regardoit la reine jusqu'aux plus petits détails, et de la faire valoir le plus qu'il lui étoit possible. Ces comptes s'adressoient à Mme de Maintenon, et passoient au Roi par elle[5]. En même temps, elle n'étoit pas

Princesse des Ursins

1. Déjà dit au tome X, p. 179.
2. Les mots abrégés *d'Esp.* ont été ajoutés en interligne.
3. Déjà dit au tome X, p. 385-386.
4. A notre cour.
5. On a vu (tome IX, p. 307, et tome X, p. 25) que Louville avait fait chez Mme de Maintenon ses premiers rapports au Roi sur la cour de Madrid ; c'est chez elle aussi que s'étaient tenus les conseils des 9 et 10 novembre 1700 pour l'acceptation de la succession d'Espagne, où Saint-Simon (tome VII, p. 291-295) l'a montrée « entrant publiquement dans les affaires.... pour la plus grande et la plus importante délibération qui, de tout ce long règne et de beaucoup d'autres, eût été mise sur le tapis. » D'autre part, il est certain et prouvé que Mme de Maintenon suivit depuis lors tous les événements de la cour d'Espagne, et qu'elle s'intéressait particulièrement à la jeune reine, sœur de sa princesse favorite ; nous en avons un principal témoignage dans la correspondance que Philippe V et la reine entretenaient avec elle (Affaires étrangères, vol. *Espagne*, mémoires et documents, 99 et 128). Mais le temps n'est pas encore venu où l'action deviendra commune, régulière, ordonnée, entre Mme des Ursins et elle. Comme M. Geffroy l'a fait observer (*Mme de Maintenon, d'après sa correspondance authentique*, tome I, p. LIV et suivantes, et tome II, p. 82-83), c'est seulement en 1706, après une première disgrâce et un premier séjour à Paris, que Mme des Ursins, réinstallée à Madrid, commença le commerce de lettres « par tous les ordinaires » dont il est question ici, et qui se

moins attentive à informer de même le roi d'Espagne en Italie, et à former la reine à lui écrire et à Mme la duchesse de Bourgogne sa sœur[1]. Les louanges[2] que la princesse des Ursins donnoit par ses lettres à la reine tombèrent peu à peu fort naturellement sur les affaires, et, comme elle étoit témoin de ce qui s'y passoit, peu à peu aussi elle s'étendit sur les affaires mêmes, et accoutuma ainsi les deux rois à l'en voir instruite par la nécessité d'accompagner la reine, sans leur donner de soupçon d'ambition et de s'en vouloir mêler. Ancrée insensiblement de la sorte, et sûre à peu près de l'Espagne, si la France la vouloit soutenir, elle flatta Mme de Maintenon par degrés, pour ne s'avancer qu'avec justesse, et parvint à la persuader que son crédit ne seroit que le sien ; que, si on lui laissoit quelque autorité dans les affaires, elle n'en useroit que pour la croire et lui obéir aveuglément ; que, par elle à Madrid, elle, à Versailles, régneroit en Espagne plus

gagne les deux rois.

continua régulièrement depuis lors : voyez, par exemple, ce qu'en dit Mme de Maintenon elle-même à la princesse, dans le recueil de 1826, tome I, p. 47, 79, 84, 87, etc. Si Lavallée a incorporé au tome V de la *Correspondance générale* quelques lettres de Mme des Ursins, ce ne sont que lettres adressées au ministre Torcy entre avril 1701 et mars 1702, et dont le Roi faisait faire pour Mme de Maintenon des copies, qui se sont retrouvées à Saint-Cyr. Une lettre de Torcy reproduite dans les *Mémoires de Louville* (tome I, p. 167) nous apprend également que la correspondance de ce dernier, en 1701, était l'objet de semblables communications. Entre mars 1702 et l'année 1706, où nous commencerons à suivre la correspondance régulière des deux dames toutes-puissantes dans le recueil de Bossange (1826), si le commerce « par les ordinaires » a existé, il n'a point laissé de traces, peut-être par suite de la destruction ou de la restitution dont Mme de Maintenon parle dans sa lettre du 28 décembre 1711. Nous voyons seulement, dans une lettre de Louville au duc de Beauvillier, en date du 8 février 1703, que le barbier Vazet porta alors à Paris « un journal des grandes actions de Mme des Ursins, jour par jour, à l'imitation de M. Dangeau, écrit par lui, » et qu'il « faudroit l'obliger à le montrer. »

1. Quelques lettres de cette catégorie, rapportées par Louville, se trouvent dans le volume qui appartient à M. le duc de la Trémoïlle.

2. *Louange*, au singulier, dans le manuscrit.

absolument encore qu'elle ne faisoit en France, puisqu'elle n'auroit besoin d'aucun détour, mais seulement de commander ; enfin, qu'elle ne pouvoit atteindre ce degré de puissance que par la sienne, qui n'auroit et ne pouvoit espérer d'autre appui, au lieu que les ambassadeurs se gouverneroient par le ministère de France, lesquels, les uns et les autres, agiroient directement du Roi au ministère d'Espagne, et indépendamment d'elle, qui ignoreroit même la plupart des choses et ne seroit au fil de[1] rien[2], ni en état d'influer en rien que par des contours longs et incertains sur les choses seulement qu'il apprendroit du Roi même. Mme de Maintenon, dont la passion étoit de savoir tout, de se mêler de tout, et de gouverner tout, se trouva enchantée par la sirène[3]. Cette voie de gouverner l'Espagne sans moyen[4] de ministres lui parut un coup de partie. Elle l'embrassa avec avidité, sans comprendre qu'elle ne gouverneroit qu'en apparence, et feroit gouverner Mme des Ursins en effet, puisqu'elle ne pourroit savoir rien que par elle, ni rien voir que du côté qu'elle lui présenteroit[5]. De là cette union si intime entre ces deux si importantes femmes, de là cette autorité sans bornes de Mme des Ursins, de là la chute de tous ceux qui avoient mis Philippe V sur le trône, et de tous ceux dont les conseils l'y pouvoient maintenir, et le néant de nos

1. *De,* écrit une première fois en fin de la dernière ligne de la page 404 du manuscrit, est répété au commencement de la page 405.

2. Cette locution : *au fil de rien,* a été citée par Littré, Fil 16°.

3. Il écrit : *Syrene.* — Sainte-Beuve, qui a consacré à Mme des Ursins, en 1852, deux articles successifs (*Causeries du lundi,* tome V, p. 349-350), l'estimait bien supérieure à Mme de Maintenon et rejetait les accusations portées par Saint-Simon d'après Louville, et qu'on trouvera plus violentes encore dans la correspondance reproduite ci-après.

4. *Moyen,* au sens de canal, comme quinze lignes plus loin.

5. Comparez la suite des *Mémoires,* éd. 1873, tomes XI, p. 75, et XII, p. 126, 127 et 138. Sur ce point encore, M. Geffroy s'est inscrit contre l'interprétation de Saint-Simon. Sans se désintéresser de rien, dit-il, Mme de Maintenon ne fut que l'intermédiaire entre le Roi et Mme des Ursins, et elle ne profita point de ce rôle pour son intérêt personnel.

ministres sur l'Espagne[1] et de nos ambassadeurs en Espagne, dont aucun ne s'y put soutenir qu'en s'abandonnant sans réserve à la princesse des Ursins. Telle fut son adresse, et telle la foiblesse du Roi, qui aima mieux gouverner son petit-fils par la reine, que de le conduire directement par ses volontés et ses conseils en se servant du canal naturel de ses ministres.

Caractère de Philippe V.

Ce grand pas fait, et l'alliance intime et secrète conclue entre ces deux femmes pour gouverner l'Espagne, il fallut faire tomber le roi d'Espagne dans les mêmes filets : la nature y avoit pourvu, et un art alors nécessaire avoit achevé[2]. Ce prince[3], cadet d'un aîné vif, violent, impétueux, plein d'esprit, mais d'humeur terrible et de volonté outrée, je le dis d'autant plus librement qu'on verra dans la suite le triomphe de sa vertu, ce cadet, dis-je, avoit été élevé dans une dépendance, une soumission, nécessaires à bien établir pour éviter les troubles et assurer la tranquillité de la famille royale. Jusqu'au moment du testament de Charles II, on n'avoit pu regarder le duc d'Anjou que comme un sujet pour toute sa vie, qui, plus il étoit grand par sa naissance, plus il étoit à craindre sous un frère roi tel que je viens de le représenter, et qui, par conséquent, ne pouvoit être trop abaissé par l'éducation et duit[4] à toute patience et dépendance. La suprême loi, qui est la raison d'État, demandoit cette préférence, pour la sûreté et le bonheur du Royaume, sur le personnel[5] de ce prince cadet. Son esprit, et tout ce qui en dépend fut donc rac-

1. *Sur l'Espagne,* en interligne. — 2. Membre de phrase en interligne.

3. Comparez d'autres portraits dans la suite des *Mémoires,* tomes XV, p. 301-302, XVII, p. 349-350, et XVIII, p. 207-210, et les rapports faits sur ce prince par l'ambassadeur vénitien, par Louville ou par Vittement (nos tomes VIII, Appendice, p. 570 et 575, IX, p. 404-405, X, p. 438 et suivantes), ou par Tessé, plus tard (recueil Rambuteau, p. 196-199).

4. *Duire,* accoutumer, façonner, est un terme bas, disait *l'Académie* de 1718. La Fontaine l'employait au neutre, dans le sens de convenir à. La *Gazette* de 1633 parle (p. 332) de faucons « duits à la proie. »

5. Sur le caractère personnel, la personnalité propre.

courci et rabattu par[1] cette sorte d'éducation indispensable, qui, tombant sur un naturel doux et tranquille, ne l'accoutuma pas à penser ni à produire[2], mais à se laisser conduire facilement, quoique la justesse fût restée pour choisir le meilleur de ce qui lui étoit présenté, et s'expliquer même en bons termes, quand la lenteur, pour ne pas dire la paresse d'esprit, ne[3] l'empêchoit pas de parler[4]. La grande piété qui lui[5] avoit été soigneusement inspirée, et qu'il a toujours conservée, ne trouvant pas en lui l'habitude de juger et de discerner, le rabattit et le raccourcit encore[6] : tellement qu'avec du sens, de l'esprit, et une expression lente, mais juste et en bons termes, ce fut un prince fait exprès pour se laisser enfermer et gouverner[7]. A tant de

1. *Par* surcharge l'abréviation p^r, effacée du doigt.

2. Même plus tard, Tessé dira encore de ce prince (lettre reproduite dans ses *Mémoires*, tome II, p. 220) : « Il ne parlera jamais. Faites bien, faites mal, c'est la même chose. Il pense ; mais c'est comme s'il ne pensoit pas. » Comparez une lettre de la reine elle-même, dans les *Mémoires de Noailles*, p. 131.

3. *De*, par mégarde, dans le manuscrit.

4. « Prévenu de gravité dès le ventre de Madame sa mère » (*Correspondance générale de Mme de Maintenon*, tome IV, p. 376), prédestiné par ce caractère taciturne à devenir roi des Espagnes (relation du baron de Breteuil, dans l'Appendice du *Journal de Dangeau*, tome XVIII, p. 345), toujours silencieux, même en face des saillies de Louville (notre tome VIII, p. 216 et 575), il avait accentué encore ce défaut en prenant la couronne (notre tome VII, p. 331, note 4). On se demandait si c'était timidité ou irrésolution, et son grand-père lui faisait de très vifs reproches de se montrer en toute occasion indécis et sans volonté (*Œuvres de Louis XIV*, tome VI, p. 97 et 177-180 ; *Philippe V*, par M. Baudrillart, tome I, p. 147-154). Louville prétendait que le moindre acte de résolution lui causait un « épuisement total » (*Mémoires secrets*, tome I, p. 131). « Le ressort qui détermine les hommes, disait-il dans une autre lettre (ci-après, p. 526), n'est pas en lui : Dieu lui a donné un esprit subalterne et, si je l'ose dire, subjugué, qui le fera toujours dépendre de quelqu'un. »

5. La première lettre de *luy* surcharge un *a*.

6. Les deux mêmes verbes ont été employés dix lignes plus haut.

7. On trouvera ci-après, aux Additions et corrections, p. 568, le compte rendu de scènes étonnantes d'enfantillage.

dispositions si favorables au dessein de la princesse des Ursins, il s'y en joignit une autre tout à fait singulière, née du concours de la piété avec le tempérament. Ce prince en eut un si fort et si abondant, qu'il en fut incommodé jusqu'au danger pendant son voyage d'Italie[1] : tout s'enfla prodigieusement ; la cause de l'enflure, ne trouvant point d'issue par des vaisseaux forts aussi, et peu accoutumés à céder d'eux-mêmes à la nature, reflua dans le sang ; cela causa des vapeurs considérables[2]. Enfin cela hâta son retour, et il n'eut de soulagement qu'après avoir retrouvé la reine. De là on peut juger combien il l'aima, combien il s'attacha à elle[3], et combien elle sut s'en prévaloir, déjà initiée aux affaires, et conduite par son habile et ambitieuse gouvernante[4]. Ainsi la présence du roi à Madrid n'exclut point la reine des secrets ni de l'administration : elle ne présidoit plus à la junte ; mais rien ne s'y délibéroit à son insu[5]. La confiance et l'affection de cette princesse

1. Quand il partit pour l'Espagne, on remarqua sa sensibilité à l'égard des femmes, et quelques petites aventures préoccupèrent M. de Beauvillier (relation de M. de Breteuil, dans l'Appendice du *Journal de Dangeau*, tome XVIII, p. 366-368 ; lettre XXII de Mme Dunoyer, dans le tome I des *Lettres galantes*, p. 267-268). A tout événement, on eut soin, avant son arrivée au Buen-Retiro, de faire partir les dames qui y étaient logées (*Gazette* de 1701, p. 173).

2. Ce sont en partie les termes dont Louville se servait dans ses lettres aux Beauvillier ou à Torcy : *Mémoires de Louville*, tome I, p. 267, 276-278 et 285-286 ; lettre publiée dans notre tome X, p. 438-439, et lettre du 15 août 1703, ci-après, p. 527 ; Baudrillart, *Philippe V*, tome I, p. 107-109.

3. Nous aurons plus tard bien des détails. Il en est certains que Louville crut devoir fournir à ses amis, mais que nous renonçons à reproduire textuellement, même avec les termes latins qu'il employa en cette occasion. L'auteur de ses *Mémoires secrets* n'a donné la lettre (tome II, p. 97-99) qu'après l'avoir abrégée et dénaturée.

4. Cette passion exclusive fit croire, dans les premiers temps, à un dédain général de toutes les femmes : voyez des vers publiés dans le *Mercure* de juin 1704, p. 116-124.

5. La junte avait été dissoute par le roi dès son retour (*Mercure* de janvier, p. 285-288), et, selon l'habitude, le secrétaire du *despacho*

Junte ou *despacho* devenu ridicule; discrédit des deux cardinaux, et leur conduite.

pour sa camarera-mayor passa bientôt par elle au roi, qui ne cherchoit qu'à lui plaire. Bientôt la junte devint une représentation : tout se portoit en particulier au roi, ordinairement devant la reine, qui[1] ne décidoit rien sur-le-champ, et qui prenoit son parti entre elle et la princesse des Ursins. Cette conduite ne fut point contredite par notre cour. Les cardinaux d'Estrées et Portocarrero eurent beau s'en plaindre et s'y appuyer de nos ministres : Mme de Maintenon se moquoit d'eux, et le Roi croyoit d'une profonde politique d'accréditer la reine de plus en plus, dans[2] la pensée, que l'intérêt personnel de Mme de Maintenon[3] lui inspiroit, et dans laquelle elle l'affermissoit sans cesse, de gouverner le roi son petit-fils par la reine plus sûrement que par tout autre canal. Les anciennes et si intimes liaisons de Mme des Ursins avec les deux cardinaux, sur lesquelles notre cour avoit si principalement compté[4], cédèrent au desir et à la possibilité de gouverner seule indépendamment d'eux[5], et, sûre du roi d'Espagne par la reine, elle ne hésita[6] plus à leur montrer son pouvoir. Cette conduite produisit des froideurs et des raccommodements; trop foible pour les chasser, mais résolue à s'en défaire à force de dégoûts, elle ne les leur ménagea qu'autant qu'elle se le crut nécessaire[7]. Elle essaya d'abord de

universal venait seul rapporter à son maître les résultats du Conseil. Voyez ci- après, p. 242.

1. *Qui* est le roi, et non la reine. — 2. *Dans* semble surcharger *d'u[ne]*.

3. *Mainttenon* corrigé en *Maintenon*. — 4. Tome IX, p. 94.

5. Le roi arrivant, elle avait écrit à Torcy, le 10 janvier : « Voilà, grâce à Dieu, mon ministère, si j'ose me servir de ce terme, glorieusement fini pour la reine. Jusqu'à ce que vous songiez à me retirer d'ici, je me mêlerai beaucoup moins de ce qui ne me regarde pas, et, encore une fois, je ne vous écrirai plus que pour vous assurer, etc. »

6. *L'Académie* de 1718 dit que l'*h* s'aspire dans *hésiter*. C'était l'usage pour Corneille, Ménage, Chapelain, etc.

7. Dans une lettre au nonce Gualterio que Gustave Masson a publiée en 1868 (*Annuaire-Bulletin de la Société de l'Histoire de France*, 2e partie, p. 114-115), l'abbé d'Estrées s'exprimait ainsi, à la date du 21 janvier 1703 : « Nous avons essuyé une fière tempête en arrivant. Les

désunir les deux cardinaux pour les détruire l'un par l'autre. Portocarero, tel que je l'ai dépeint[1], et fier du grand personnage qu'il avoit fait au testament de Charles II et depuis sa mort, portoit avec la dernière impatience le partage d'autorité avec l'homme du roi de France élevé à la pourpre comme lui. Estrées, vif, ardent, bouillant, haut à la main[2], accoutumé aux grandes affaires et à décider, n'étoit guères moins impatient que l'autre de n'être pas le maître[3]. Ces bourrasques dégoûtèrent tellement le cardinal

cabales étoient bien disposées, et votre ami Medina-Celi, avec Mme des Ursins, avoit pris des mesures en apparence assez justes pour se rendre maîtres du gouvernement et des affaires. Mme des Ursins devoit tenir le roi et la reine renfermés, pendant que Medina-Celi seroit dans le *despacho* : ce qu'il croyoit assuré après le refus du cardinal Portocarrero. Par bonheur, la mèche a été découverte, et je ne crois pas que cette conduite soit appréciée à la cour. Je vous demande le secret... ; et, croyez-moi, retirez-vous peu à peu du commerce avec Medina-Celi, qui ne peut être ni glorieux ni sûr. » En effet, par la correspondance de Mme des Ursins avec Torcy (lettres des 1er, 3 et 8 février 1703), on voit que la princesse cherchait un arrangement avec Medina-Celi, présenté par les d'Estrées comme le plus hostile de tous à l'influence française dans le *despacho*, et qu'ils accusaient Mme des Ursins d'agir avec lui dans le même sens. C'est alors que celle-ci écrivait à Torcy : « Si la reine doit gouverner le roi dès à présent, il faut qu'elle ait quelqu'un elle-même qui la gouverne, ou qui puisse au moins lui donner de bons conseils et du courage. Comme je ne crois pas pouvoir résister longtemps dans cet emploi, la chose à quoi vous devez le plus penser, c'est à trouver celle qui remplira ma place. Si j'avois été espagnole, la reine l'auroit été aussi. » Cette lettre a été donnée dans les *Mémoires de Noailles*, p. 123.

1. Dans notre tome VII particulièrement.

2. Altier (*Académie*, 1718). Voyez des exemples dans *Brantôme*, tome V, p. 128, et dans *P. de l'Estoile*, tome I, p. 322.

3. Comparez un autre portrait, en 1714, dans la suite des *Mémoires*, éd. 1873, tome X, p. 348-349. En le choisissant pour aller siéger au *despacho*, avec adjonction de son neveu l'abbé d'Estrées comme remplaçant Marcin à l'ambassade (notre tome X, p. 234-235 et 385), Louis XIV l'avait présenté pour « l'homme le plus consommé dans les affaires, le plus éclairé qu'il pût mettre auprès du roi » (lettre du 4 février 1703, dans ses *Œuvres*, tome VI, p. 107-108). L'instruction qui lui fut donnée alors se trouve au Dépôt des affaires étrangères, vol.

espagnol, qu'il voulut quitter la junte[1]. Mme des Ursins trouva qu'il n'en étoit pas encore temps, et qu'il seroit trop dangereux de délivrer le cardinal françois de ce compagnon[2]. Pour le retenir, elle s'avisa de flatter sa vanité par un expédient tout à fait ridicule[3]. Gastanaga, autrefois gouverneur des Pays-Bas, venoit de mourir; il avoit le régiment des gardes[4]. On avoit cru faire passer cette nouveauté d'un régiment des gardes plus doucement en le
[Add. St-S. 490] donnant à un homme si distingué[5]. On le proposa au cardinal Portocarrero, prêtre, archevêque, primat, cardinal, ex-régent: il l'accepta; on se moqua de lui[6]. Je ne sais

Espagne 109, fol. 15-53. Mme des Ursins reconnaissait qu'on n'eût pu trouver un ministre plus habile; mais, disait-elle, il eût mieux réussi comme ambassadeur que comme conseiller français adjoint au *despacho*, et les grands ne manqueraient pas de s'en plaindre. Portocarrero et Arias firent entendre les mêmes reproches. (Lettres de Mme des Ursins à Torcy, 25 octobre, 11 et 29 novembre 1702.)

1. C'est dès l'entrée à Madrid qu'il fit connaître cette intention par un billet que Mme des Ursins reçut dans le carrosse même de la reine. Sur cette nouvelle, le contrôleur général écrivait à l'envoyé Blécourt, le 3 février 1703 (Arch. nat., G[7] 1092): « Toute ma curiosité se réduit à savoir s'il y a eu du manège, avant l'arrivée du roi, pour obliger le cardinal Portocarrero à demander à se retirer du *despacho*, ou s'il en a pris la résolution de lui-même, et s'il est vrai que le cardinal d'Estrées ait proposé, en attendant qu'on formât un nouveau conseil des dépêches, de communiquer les affaires au grand conseil. »

2. Dès le commencement de 1703, elle en fait faire ses plaintes à Mme de Maintenon, qui n'ose les transmettre au Roi, quoique suffoquée elle-même de l'attitude des d'Estrées, et enfin, en février, Mme des Ursins déclare qu'elle n'y tient plus, et veut s'en aller. Voyez ci-après, p. 489 et suivantes, des fragments de sa correspondance.

3. *Dangeau*, p. 118-119, février 1703; *Gazette*, p. 78, 88, 89 et 280; *Mémoires de Noailles*, p. 129-130.

4. Nous lui avons vu donner ce commandement des gardes à cheval en 1702 : tome X, p. 388.

5. J'ai dit que Charles II avait échoué dans ses tentatives pour organiser une garde régulière autour de lui. Voyez ci-après, p. 322-323.

6. La *Gazette* fit cependant observer (p. 89) que le cardinal Pierre d'Aragon avait jadis eu un pareil commandement. Une correspondance de Madrid, en date du 22 mai suivant, recueillie par le P. Léonard (Arch. nat., K 1332, n° 1, fol. 199; comparez la *Gazette de Bruxelles*,

si le cardinal d'Estrées en prit occasion de se raccommoder avec lui contre la camarera-mayor; mais enfin ils reconnurent qu'elle les jouoit, et ils s'unirent pour se maintenir contre elle[1]. Harcourt, dans l'intime liaison de Mme de Maintenon, l'avoit extrêmement portée à s'emparer autant qu'elle le pourroit des affaires d'Espagne[2], et, par elle, s'étoit extrêmement lié avec Mme des Ursins, quoique de Paris à Madrid. Ils s'étoient reconnus réciproquement nécessaires: elle, pour avoir des lumières et des instructions sur la cour et les affaires d'Espagne, où elle étoit toute nouvelle encore, et pour avoir un canal et un appui auprès de Mme de Maintenon contre les ambassadeurs du Roi et ses ministres; Harcourt, qui visoit toujours au ministère, qui avoit manqué son coup[3], qui, porté par sa protectrice, espéroit d'y revenir, qui n'avoit aucune autre voie pour y réussir que de se conserver des occasions continuelles de parler des affaires et de la cour d'Espagne, et d'être écouté et consulté sur ces matières. Cela lui étoit

Personnage d'Harcourt.

p. 371), raconte ce qui suit: « Les gardes du corps parurent hier devant S. M. Catholique, avec leurs habits neufs que M. d'Albaret (intendant du roi de France en Roussillon) a fait faire, et pour lesquels on lui a donné cent vingt mille livres. Ils sont tout garnis de grands galons d'argent. Il y a huit compagnies, de cinquante hommes chacune, et tous gens bien choisis, dont M. le cardinal Portocarrero est colonel. Ils ne sont pas encore montés, parce que les selles et les brides ne sont pas finies. Toutes ces troupes ne plaisent pas aux Espagnols, qui n'avoient pas accoutumé d'en voir auprès de leurs rois; mais elles font un très bon effet.... » Au bout de quelques mois, le cardinal « refusant absolument ses soins » à son régiment, il fallut chercher à le remplacer : le connétable de Castille n'accepta pas les propositions qu'on lui fit (lettre de Mme des Ursins à Torcy, 7 octobre 1703).

1. *Contrelle* (sic) a été ajouté en interligne. — Louis XIV insista lui-même, par une lettre de la main, du 4 février (ses *Œuvres*, tome VI, p. 111; *Mémoires de Noailles*, p. 137-139), pour que le cardinal Portocarrero rentrât au *despacho*, et ce dernier vint annoncer, le 18 février, dans la chambre de la reine et en présence de Mme des Ursins, qu'il y consentait. Cette nouvelle, disait le cardinal d'Estrées en la transmettant tout de suite au Roi, fit la joie du ménage royal.

2. Tome X, p. 27-34. — 3. *Ibidem*, p. 43-46.

ôté dès qu'elles passeroient par le canal naturel des ambassadeurs et des ministres du Roi[1]. Torcy, avec qui il avoit rompu, étoit celui qui, par son département, en avoit le detail, et qui faisoit et recevoit les dépêches des deux rois, et voyoit même celles qui étoient[2] de leur main. Par là, impossibilité qu'Harcourt pût se mêler de rien, ni même pénétrer ce qui se passoit, sans dépayser des gens si nécessairement nés et initiés dans ces affaires privativement à tous autres[3]. Son intérêt, celui de Mme de Maintenon, celui de Mme des Ursins étoit en cela le même ; ce fut aussi ce qui forma, puis affermit leur union intime[4], antérieure déjà entre Mme de Maintenon et Harcourt, et ce qui les roidit à soutenir Mme des Ursins pour ôter le secret et la confiance des affaires d'Espagne aux ambassadeurs et aux ministres, et ne leur en laisser que le gros et les expéditions indispensables. Sûre de cette position, Mme des Ursins leva le masque contre le cardinal et l'abbé d'Estrées après avoir jeté ce régiment des gardes au cardinal Portocarrero, qui, bien que réuni à eux, n'osa[5] d'abord après crier si haut qu'eux. Cette guerre déclarée fit un grand éclat : c'est ce que la camarera-mayor vouloit, qui, se sen-

Artifice de retraite en Italie

1. Le 3 décembre 1702, Mme de Beauvillier écrivait à Louville : « M. d'Harcourt n'est plus consulté sur rien de l'Espagne. Le maréchal de Villeroy paroît consulté sur beaucoup de choses. Le public lui donne le commandement principal de l'armée de Flandres. »

2. Avant *estoient*, il y a un autre *estoi*, inachevé et non biffé.

3. Un mémoire en forme d'instruction pour un des représentants de la France qui avait passé quelque temps avec lui en Espagne, et qui y était resté depuis, fut dressé par M. d'Harcourt en novembre 1703, et se trouve au Dépôt des Affaires étrangères, vol. *France* 447, fol. 99-107. Il porte sur l'effectif des troupes et de la marine, sur les voies et moyens de remédier à leur insuffisance, sur les ressources financières, etc. Le destinataire devait être Orry, que M. d'Harcourt avait connu dans son premier séjour de 1701.

4. Après avoir écrit d'abord : *leur intime*, puis avoir corrigé en *leur intimité et*, il a biffé les deux derniers mots, a substitué *union* en interligne, et a biffé encore ce mot, pour récrire à la suite : *union intime*.

5. La négation élidée *n'* surcharge un *o*.

tant si bien appuyée, demanda hautement la permission de se retirer en Italie, bien sûre de n'être pas prise au mot, et de faire tout retomber sur[1] les Estrées, qui ne pourroient demeurer avec elle, et de s'en délivrer par cet artificieux moyen[2]. Il ne réussit pourtant pas sans combat[3]. Les ministres, qui sentoient que tout leur échappoit en Espagne, si Mme des Ursins y demeuroit la maîtresse, soutinrent les Estrées tant qu'il leur fut possible[4]; et Mme de Maintenon, d'autre part, à remontrer au Roi le désespoir où on jetteroit la reine en laissant retirer Mme des Ursins[5]; demandée par la princesse des Ursins.

1. *Sur* est en interligne.

2. *Dangeau*, p. 127, 134 et 148; *Sourches*, p. 41.

3. C'est à la fois sur les plaintes de la princesse elle-même contre les deux d'Estrées, sur les dénonciations de ceux-ci, et sur une lettre écrite par Philippe V à l'appui de celle de Mme des Ursins, que Louis XIV, à contre-cœur, et non sans de durs reproches à celle-ci, l'autorisa à se retirer en Italie (9 février). Toute cette période d'intrigues et de guerre acharnée entre les trois partis, qui va être racontée dans les pages suivantes, et où l'on peut dire que personne n'était de bonne foi et ne disait strictement la vérité, se trouve retracée dans le livre de M. Alfred Baudrillart, tome I, p. 130 et suivantes. Les documents sont nombreux, particulièrement ceux qui viennent de Mme des Ursins et de Louville, dans les *Mémoires secrets* de ce dernier, dans ceux de *Noailles*, et dans les livres publiés en 1858 et 1859 par feu M. Combes et par M. Geffroy, en 1862 par feu M. Hippeau; cependant les historiens sont loin d'avoir épuisé la correspondance de Mme des Ursins et celle de Louville, dont nous donnons quelques extraits choisis dans notre Appendice, n°s VI et VII.

4. Louville et les d'Estrées la dénonçaient, avec beaucoup de vraisemblance, comme ne visant qu'à écarter de Philippe V tous ses amis et conseillers français, sauf les petites gens tels que d'Aubigny, dont il sera parlé plus loin, le chevalier des Pennes ou le barbier Vazet. « Ni l'Amirante, ni M. de Cinq-Mars, ni M. de Biron, écrivait Louville, n'ont jamais rien fait de leur temps, contre cette même France, de pareil à tout ce qu'elle fait ici. » Et il énumérait tout ce qui constituait en elle une rebelle de vocation et de profession : voyez ci-après, p. 506-515, ses lettres de janvier et février.

5. Philippe V lui-même se chargea de remontrer à son aïeul l'effet pénible que produirait le départ de Mme des Ursins dans le public, à la cour, et particulièrement sur l'esprit de la reine. « Votre Majesté le veut, disait-il en substance (18 février). Cela suffit, et l'on fera ce dur sacri-

qu'il étoit meilleur et plus sûr de gouverner le roi d'Espagne par la reine, qui, quoi qu'on pût faire, seroit toujours maîtresse de son cœur, et, par là, de son esprit lent et timide, laquelle elle-même seroit conduite par Mme des Ursins, si sensée, si bien intentionnée, qui déjà avoit si parfaitement formé la reine ; que la facilité de voir le roi à tout moment et avec toute liberté, à quoi un ambassadeur ne pouvoit prétendre, étoit une grande commodité pour toutes sortes d'affaires, que l'insinuation et le choix des temps feroit toujours passer comme on voudroit d'ici. A ces raisons Mme[1] de Maintenon, bien instruite par Harcourt et par son propre usage, ajouta celles de la défiance, si fortes en notre cour. Ils persuadèrent au Roi que Mme des Ursins, associée en tout à l'ambassadeur de France, formeroit une aide et un éclaircissement mutuel ; que l'un par l'autre l'empêcheroient de tomber dans la dépendance des lumières et de la volonté de l'un des deux, et le[2] mettroient en état de décider de tout sans prévention, en connoissance de cause, et d'être obéi en Espagne promptement et sûrement sur tous les partis qui seroient pris à Versailles. Ce spécieux hameçon fut avalé[3] avec facilité, et le Roi ne voulut point ouïr parler de retraite en Italie, ni même que Mme des Ursins cessât d'avoir toute la part aux affaires qu'elle avoit accoutumé d'y prendre[4]. Ainsi, entraves à

fice au cardinal et à l'abbé d'Estrées ; mais il coûtera cher à la reine, et celle-ci espère bien qu'en compensation on la délivrera de ces deux cruels ennemis. » De l'autre côté (22 février), Mme des Ursins écrivait à son intermédiaire habituelle, la maréchale de Noailles, qu'elle rendait les d'Estrées responsables de toutes les conséquences et partirait aussitôt après Pâques, mais que sa maîtresse ne cessait de pleurer à l'idée de cette séparation.

1. *Me* corrige *on*.

2. *Le* est en interligne.

3. *Avalé* est en interligne, au-dessus de *pris*, biffé.

4. C'est le 7 mars que le Roi écrivit à son petit-fils que Mme des Ursins pouvait rester à Madrid, à condition toutefois de vivre en bonne intelligence avec son représentant officiel, et, le 9, il expliqua ses motifs au cardinal d'Estrées. De son côté, Torcy avait chargé l'abbé d'Es-

l'ambassadeur de France, entraves à nos ministres, entraves même à ceux d'Espagne, mystère de tout ce qu'on voulut, et à quiconque on en voulut faire, dégoût complet aux Estrées, qui[1] s'étoient flattés de chasser Mme des Ursins, et qui se voyoient supplantés par elle, matière continuelle à délibérations secrètes de Mme de Maintenon avec le Roi, où Harcourt ne se laissoit pas oublier, et qui sacrifia à Mme des Ursins toutes[2] ses liaisons avec le cardinal Portocarrero et tout ce qu'il en avoit pu tirer, qui instruisirent la nouvelle amie d'une infinité de choses importantes. Cette trame ourdie dans les plus obscurs réduits de Mme de Maintenon fut longtemps ignorée de nos ministres[3]; ils ne se réveillèrent tout à fait qu'aux cris redoublés des Estrées, lorsqu'il n'en fut plus temps[4]. Ils avoient compté sur la protection de Mme de Maintenon, si favorable au

trées de préparer la réconciliation de son oncle avec la camarera-mayor : il y eut une entrevue et un long entretien entre ces deux personnages le 22 mars. Jusque-là, la princesse, tout en annonçant son départ pour la date fixée et en faisant partout des visites d'adieu, avait entretenu sous main une agitation à son profit, des assemblées parmi les grands, des mémoires circulant parmi les dames de la cour, etc. Voyez sa lettre du 20 mars au nonce Gualterio, publiée par Gustave Masson dans l'*Annuaire-Bulletin* cité, p. 111-112, et la lettre de l'abbé d'Estrées, du 3 du même mois, *ibidem*, p. 115-116. — Le 30 mars, la princesse écrit de sa propre main au Roi que, puisque le roi et la reine la retiennent, comme on leur en a laissé la liberté, à la seule condition de vivre en bons rapports avec ses ennemis, elle restera à son poste, mais qu'elle entend que ce soit sur l'ordre du roi de France, et non à la prière de ses maîtres. Le 29 avril, le Roi lui adressa, en termes très courtois, les assurances qu'elle désirait, et elle répondit, le 17 mai, que sa satisfaction était complète. La *Gazette de Bruxelles* annonça à ses lecteurs que cette satisfaction était partagée par tout le monde (p. 258). On voit dans la correspondance de Louville, au 24 mars, quels ressorts secrets la reine mit en œuvre pour faire agir son mari.

1. *Que* corrigé en *qui*. — 2. *Toutte*, au singulier, dans le manuscrit.

3. Les lettres *st* de *ministres* surchargent une *m*.

4. Les avis, certainement, ne leur manquaient cependant pas, ne fût-ce que donnés très indirectement par Louville, ou plus directement par les Beauvillier.

maréchal de Cœuvres, et à eux tous jusqu'alors par le crédit des Noailles. Leur indolence les empêcha d'éveiller[1] un intérêt plus pressant et plus personnel que celui de toutes les alliances et de toutes les amitiés. Cependant le cardinal Portocarrero, leurré de ce régiment des gardes, étoit rentré dans la junte, où le cardinal d'Estrées étoit demeuré, avec lequel il s'étoit réuni, comme je l'ai déjà dit[2]. Rivas seul y travailloit avec eux : tellement que déjà Mme des Ursins s'y étoit défaite du peu d'autres qui en étoient, et qui en étoient sortis sur la querelle et l'éclat du cardinal Portocarrero. Elle s'étoit bien gardée de les y laisser rappeler : c'étoit autant d'élagué en attendant de se défaire des deux cardinaux et de Rivas même, pour demeurer pleinement maîtresse.

Louville écarté. [*Add. St-S. 491 et 492*]

Louville, jusqu'au retour d'Italie modérateur[3] du roi et de la monarchie d'Espagne, le seul confident de son cœur et le distributeur des grâces, se vit, tout en arrivant avec le roi, écarté. Son esprit, son courage, sa vivacité, sa vigilance, l'agrément[4] et la gaieté dont il amusoit le roi, l'habitude dès l'enfance, l'autorité qu'il avoit acquise sur lui, la confiance intime dans laquelle il étoit avec nos ministres, celle où il étoit entré, par leur ordre et par le conseil de tous ses amis d'ici, avec le cardinal et l'abbé d'Estrées, si prévenus en sa faveur par la grandesse dont le maréchal de Cœuvres lui étoit uniquement rede-

1. Mot douteux.

2. Ci-dessus, p. 235. On sut, le 28 mai (*Dangeau*, p. 201-202), que les brouilleries avaient cessé, mais que le duc de Medina-Celi, qui s'y était mêlé comme nous l'avons vu, avait quitté la présidence du conseil des Indes. Une très longue et importante lettre de Mme des Ursins à Harcourt, en date du 22 avril, a été publiée par Hippeau dans les *Mémoires de l'Académie de Caen*, année 1862, p. 404-408.

3. « *Modérateur*, qui a la direction de quelque chose..., n'a d'ailleurs guère d'usage que dans le style sublime » (*Académie*, 1718). Les assemblées de puritains anglais, au temps de Cromwell, étaient dirigées par un modérateur (*Gazette* de 1652, p. 189).

4. L'*a* de *vigilance* corrige un *e*, et *lagrem^t* est écrit en abrégé, sans apostrophe, l'*a* surchargeant un *e*.

vable[1], tout cela le rendoit trop redoutable à Mme des Ursins pour ne s'en pas défaire. Elle avoit bien instruit la reine avant le retour du roi, et l'avoit irritée sur le fauteuil de M. de Savoie[2]. Harcourt, qui avoit vu de près tout le terrain que sa maladie avoit fait gagner à Louville dans les affaires[3], et à qui il étoit si principal que la camarera-mayor ne fût pas contre-balancée par quelqu'un d'aussi accoutumé à manier l'esprit du roi d'Espagne, si instruit et si peu capable de se laisser ni gagner ni intimider[4], le perdit auprès de Mme de Maintenon comme un homme fort capable, encore plus hardi, et dévoué sans réserve au duc de Beauvillier et à Torcy, qu'elle ne pouvoit souffrir[5]. Louville donc, arrivant à Madrid avec le roi, trouvant une reine dans le palais, qui en excluoit tous les hommes, y perdit son logement, et bientôt toutes ses privances[6]. La reine retint presque toujours le roi dans son appartement, souvent dans celui de la camarera-mayor, qui y étoit contigu[7]. Là tout se traitoit en cachette des ministres de l'une

1. Tome X, p. 151-152.
2. Tome X, p. 171 et appendice I, p. 437 et suivantes.
3. Ayant d'abord écrit : *luy avoit fait gaigner,* il a biffé *luy* et écrit en interligne : *à Louville dans les affaires.*
4. Louville s'employait activement pour empêcher qu'il ne revînt à Madrid.
5. Tout ce que dit Saint-Simon des griefs de la princesse contre Louville est confirmé dans la correspondance de celui-ci et dans celle de Mme des Ursins, qui, par exemple, écrivait au cardinal de Noailles (recueil Geffroy, p. 457) : « Il ne devroit pas être permis à un aussi petit homme d'outrager une femme de mon rang, et M. le duc de Beauvillier se trompe bien, s'il le croit digne de son estime. Les débauchés seulement peuvent faire cas d'un tel homme. » On verra, d'autre part, dans notre appendice VII, ce que Louville pensait de son adversaire.
6. Ci-après, p. 247.
7. Pour se disculper, elle fit envoyer par la reine elle-même un état des occupations quotidiennes du roi : chaque jour, matin et soir, séances du *despacho;* trois fois par semaine, chapelle publique, deux fois dîner public, deux fois audience publique ; tous les matins, appartement ouvert aux courtisans ; chasse presque tous les jours, et audiences particulières ; les jours de fête et les dimanches, promenade au

et de l'autre cour. Rien ne se régloit au *despacho* sur-le-champ, nom qui, depuis le retour du roi, succéda à celui de *junte*, et qui étoit la même chose, et où la reine n'assistoit plus. Le roi, qui, sans elle, n'avoit garde de se déterminer sur quoi que ce fût, et qui assistoit très exactement au *despacho*, en emportoit tous les mémoires chez la reine ou chez Mme des Ursins. Orry, dont on a vu l'union intime avec elle[1], et qui avoit les finances et le commerce, s'y[2] trouvoit en quart avec eux ; et là se prenoient toutes les résolutions, que le roi reportoit toutes

dehors, en carrosse ou à pied ; visites fréquentes aux églises et couvents.

1. Tome X, p. 389-391. A une lettre favorable du cardinal Portocarrero (27 septembre 1702), Chamillart avait répondu : « Votre Excellence ne doit pas douter que je ne m'intéresse véritablement au succès des projets du sieur Orry. Je l'ai proposé au Roi comme un homme laborieux, capable des plus grandes affaires, propre à les suivre et à soulager ceux des ministres d'Espagne qui sont chargés du soin des finances. L'intention de S. M. n'a point été, en l'envoyant à Madrid, de le charger d'aucun événement. C'est à S. M. Catholique et à son Conseil à profiter de son travail et de son application. Si elle trouve quelque chose qui puisse contribuer à une meilleure régie qui pourroit soulager ses sujets et augmenter ses revenus, je seconderai toujours par mon zèle le desir sincère de S. M. pour ce qui pourra contribuer à rendre à la monarchie espagnole sa première grandeur.... » (Arch. nat., G^7 1092.) Mme des Ursins écrivait à Torcy, le 25 octobre 1702 : « M. Orry est très propre pour servir le Roi en Espagne. On a de la confiance en lui, son habileté est connue, et il portera tous ces gens-ci, mieux que personne, à faire ce qu'il voudra, parce qu'il connoît leur foible et les sait prendre par raison. » Voyez aussi une des lettres au duc d'Harcourt publiées dans les *Mémoires de l'Académie de Caen*, 1862, p. 412 et suivantes. Au contraire, l'abbé d'Estrées, tout en reconnaissant quelques talents à Orry, se plaignait de son indocilité, de sa roideur, et le cardinal d'Estrées dénonçait sans cesse « son arrogance, ses voleries, son ambition de se rendre maître du cabinet. » (*Mémoires de Noailles*, p. 147, 148, 153 ; *Mémoires de Louville*, tome II, p. 88 ; Combes, *la Princesse des Ursins*, p. 146-149.) On avait jugé prudent de former une junte pour l'examen de ses projets, composée du président de Castille et de MM. de Fuensalida et del Fresno ; mais les cardinaux firent révoquer ces nominations.

2. *S'y* corrige *se*.

faites le lendemain au *despacho*, ou quand bon lui sembloit, c'est-à-dire quand Orry et Mme des Ursins avoient eu le temps de prendre leurs délibérations[1]. Dans la suite, un cinquième fut souvent admis à ce conseil étroit, l'unique où se régloient toutes choses ; ce cinquième étoit bien couplé[2] avec Orry. Il s'appeloit d'Aubigny[3], fils de ***[4], procureur au Châtelet de Paris[5]. C'étoit un beau et grand drôle, très bien fait et très découplé de corps et d'esprit, qui étoit depuis longues années à la princesse des Ursins sur le pied et sous le nom d'écuyer[6], et sur laquelle il

Aubigny ; son énorme progrès et sa licence. [*Add. StS. 493*]

1. Ceci est pris d'une lettre de Louville à M. de Beauvillier qui est insérée dans les *Mémoires secrets*, tome II, p. 123 ; ci-après, p. 538.

2. Verbe déjà rencontré dans nos tomes II, p. 72, et V, p. 354. L'*État de la France*, éd. 1698, tome I, p. 512, dit que les capitaines des gardes suisses sont *couplés* deux à deux.

3. Dans le texte, *Aubigné*, puis *Aubigny* ; à la manchette, *Aubigné*, corrigé en *Aubigny*.

4. Un blanc au manuscrit.

5. Comparez la suite des *Mémoires*, tome IX, p. 118-119. — Selon quelques biographes, Jean Bouterone, dit d'Aubigny, était fils d'un procureur au Parlement, et non au Châtelet, comme Saint-Simon affecte de le dire. Louville dit un notaire ; mais il n'y eut ni notaire ni procureur de ce nom à Paris[a]. Sa maîtresse le fit nommer écuyer de la reine d'Espagne et secrétaire du roi, puis obtint pour lui, en 1710, une grande maîtrise des eaux et forêts de Touraine, Anjou et Maine, avec une charge de secrétaire du roi de France (je ne trouve pourtant pas son nom dans le livre de Tessereau), et, plus tard, elle lui fit acquérir la seigneurie de Chanteloup, dans la même province de Touraine, et celle de la Roche-Chargé.

6. Elle parle de lui dès 1685. Au mois d'avril 1702, quand il s'agissait de remplacer M. de Marcin comme ambassadeur, Louville écrivait de Naples, au duc de Beauvillier : « J'ai oublié de vous mander que Mme la princesse des Ursins songe à mettre son M. d'Aubigné (corrigé en *Aubigny* sur la minute) en place, et qu'elle voudroit bien qu'il fût quelque chose et qu'il pût relever Blécourt (le chargé des affaires). Cela ne convient en façon quelconque. » (Lettre du 24 avril, dans les *Mémoires secrets*, tome I, p. 247-248). En décembre de la même année, la princesse l'avait envoyé en mission auprès de la reine douairière, au grand scandale de Louville (lettre de celui-ci à M. de Torcy, 30 décembre 1702).

[a] C'était une famille de notaires royaux, d'avocats, de receveurs des tailles en province (Cabinet des titres, *Pièces originales*, dossier 10693).

avoit le pouvoir qu'ont ceux qui suppléent à l'insuffisance des maris[1]. Louville, à qui la camarera-mayor voulut parler une après-dînée avec le duc de Medina-Celi[2], et voulant les voir sans être interrompue, entra, suivie d'eux, dans une pièce reculée de son appartement[3]. D'Aubigny y écrivoit, qui, ne voyant entrer que sa maîtresse, se mit à jurer et à lui demander si elle ne le laisseroit jamais une heure en repos, en lui donnant des noms les plus libres et les plus étranges, avec une impétuosité si brusque, que tout fut dit avant que Mme des Ursins pût lui montrer qui la suivoit. Tous quatre demeurèrent confondus : d'Aubigny à s'enfuir, le duc et Louville à considérer la chambre pour laisser[4] quelques moments à la camarera-mayor pour se remettre, et les[5] prendre eux-mêmes. Le rare est qu'après cela il n'y parut pas, et qu'ils se mirent à conférer comme s'il ne fût rien arrivé[6]. Bientôt après, ce compagnon, qui n'étoit qu'un avec Orry, qui le gorgea de biens dans les suites, fut logé au palais, comme un homme sans conséquence par son état ; mais où ? dans l'appartement de l'infante Marie-Thérèse, depuis épouse de Louis XIV, et, cet appartement paroissant trop petit pour ce seigneur, on y augmenta quelques pièces contiguës[7]. Ce ne fut pas sans murmure d'une nouveauté si étrange[8] ;

1. Dans les premiers temps de son séjour en Espagne, elle s'était attaché un certain Miguel Salvador, fils d'un apothicaire de Barcelone et chassé des bureaux de la secrétairerie d'État. Les objurgations de M. de Torcy et les cris des Madrilènes n'ayant rien fait, il fallut une injonction positive pour qu'elle retirât à cet homme le gouvernement de Potosi, dont elle l'avait affublé (lettres des 17 janvier, 8 et 23 avril, 14 mai 1702).

2. Ci-dessus, p. 240, note 2. — 3. Phrase incorrecte, avec deux sujets.

4. La première lettre de *laisser* surcharge une *s*.

5. *Les* corrige *la*, et ensuite, le manuscrit porte : *prrendre*.

6. *Fut*, à l'indicatif, dans le manuscrit. — La conclusion est un peu autre dans la rédaction primitive de l'Addition et dans la seconde rédaction de la notice de Mme des Ursins, appendice VI du tome V, p. 502.

7. Ceci est encore pris presque textuellement des lettres à M. de Beauvillier : *Mémoires secrets*, tome II, p. 123, et ci-après, p. 541.

8. Mme des Ursins expliqua que, sans son intervention, mais confor-

mais il fallut bien la supporter : grands et autres, tout fléchit le genou devant ce favori[1]. A la fin, le cardinal d'Estrées, continuellement aux prises avec Mme des Ursins, et continuellement battu[2], ne put supporter davantage un séjour en Espagne si inutile à tout bien, et si honteux pour lui : il demanda instamment son rappel. Tout ce que purent les ministres, et même les Noailles, qui s'en mêlèrent pour lors, fut d'obtenir que l'abbé d'Estrées demeureroit avec le caractère d'ambassadeur[3]. Quoique

Retraite des cardinaux ; chute du *despacho*. Louville a ordre de revenir tout à fait. Abbé d'Estrées ambassadeur de France. [*Add.* S^t-S 494]

mément à l'usage, il avait fallu revêtir son écuyer d'une charge semblable chez la reine pour qu'il eût le droit de les suivre toutes deux (lettre de Torcy, 23 avril, en réponse à une lettre du 8 du même mois). Aubigny conserva l'habit français pour cavalcader à la portière du carrosse (lettre à Torcy, 3 mars).

1. Il devint alors *el señor D. Luis* : ci-après, p. 512. Dans ses lettres aux Beauvillier, Louville donne des preuves de la liaison qui attachait d'Aubigny à Mme des Ursins, et cite des témoignages de sa toute-puissance : *Mémoires*, tome II, p. 47, 50, 59-61 et 73. Le cardinal d'Estrées se vengeait en traitant Orry et Aubigny de vils affranchis : Combes, *la Princesse des Ursins*, p. 146.

2. *Lettres de Mme des Ursins*, recueil Geffroy, p. 161-169, 452-458 et 461-462 ; lettres à M. d'Harcourt, du 22 avril et du 17 novembre 1703, publiées par Hippeau, dans les *Mémoires de l'Académie de Caen*, année 1862, p. 404-428, et lettres données ci-après, p. 506 et suivantes.

3. Après avoir annoncé, en mai, que la réconciliation était complète, Dangeau avait dit, à la fin de juin (p. 221) : « L'autorité de la princesse des Ursins est grande en ce pays-là ; mais on n'en fait point encore revenir M. le cardinal d'Estrées. » C'est à ce moment-là, pendant que Louville et Orry étaient à Versailles, comme on va le voir, que la résolution fut prise de rappeler le cardinal en ne laissant à Madrid que son neveu. Mais ce n'est pas le cardinal lui-même qui avait sollicité son rappel ; tout au plus le souhaitait-il. Louis XIV l'accorda aux demandes instantes de Philippe V, dès la fin de juin, en mettant dans l'exécution tous les égards et toutes les réserves commandées par les services du cardinal. Vers le 20 août suivant, celui-ci reçut une invitation positive à revenir, et c'est alors que Dangeau a enregistré le fait en ces termes (p. 273) : « Par le courrier du cardinal d'Estrées qui vint apporter la nouvelle de l'arrivée de la flotte ennemie sur les côtes de Portugal, on sut que cette Éminence souhaitoit de revenir. On a fait repartir le courrier, qui lui porte son congé, et on envoie les patentes d'ambassadeur à l'abbé d'Estrées. On fait revenir plusieurs François de

cela même ne fût pas agréable à la princesse des Ursins, Mme de Maintenon entra dans ce tempérament pour ne se pas montrer[1] si partiale, et parce qu'en effet cet abbé, après la déroute des deux cardinaux, n'étoit pas pour empêcher que tout ne passât par Mme des Ursins, conséquemment par elle sans ambassadeur ni ministres[2]. Je dis la déroute des deux cardinaux, parce que Portocarrero, voyant son confrère prêt à partir, quitta le *despacho* et les affaires, où il n'étoit plus rien après la figure qu'il avoit faite, et dit qu'à son âge il avoit besoin de repos, et de ne s'occuper plus que de son salut et de son diocèse[3]. Il ne

ceux qui étoient en Espagne. » Comme le cardinal ne partait pas encore, une nouvelle lettre lui fut adressée le 16 septembre, conçue en termes tels qu'il ne pût différer davantage (*Œuvres de Louis XIV*, tome VI, p. 129-133 ; *Mémoires de Noailles*, p. 160-161 ; *Mémoires de Louville*, tome II, p. 66-69 ; *Philippe V*, par M. Baudrillart, tome I, p. 159-160). Quant à l'abbé d'Estrées, heureux d'être épargné et de prendre la succession de son oncle, il se fit pour un temps tout humble, tout soumis, et Mme des Ursins le préféra de beaucoup à d'Harcourt, dont elle avait eu peur ; Louville, lui aussi, affecta de dire grand bien de cet ambassadeur. Nous avons, dans le ms. Fr. 14177, fol. 282, la lettre par laquelle l'abbé annonça au duc de Vendôme, le 29 août, qu'il remplaçait son oncle.

1. *Monster*, dans le manuscrit.

2. Les lettres de Mme de Maintenon aux Noailles la montrent très embarrassée entre les deux cabales, désapprouvant l'attitude de MM. d'Estrées, mais n'osant le dire au Roi, et comprenant que Mme des Ursins voulût se dégager (*Correspondance générale*, tome V, p. 146 [lettre datée à tort de 1702 par la Beaumelle et Lavallée] et p. 184). D'autre part, Mme des Ursins écrivait aussi aux Noailles, en février : « Je ne dois pas fatiguer Mme de Maintenon par des plaintes et des justifications inutiles ; j'espère cependant, fondée sur mon innocence opprimée, qu'elle me protégera toujours. » Et en novembre : « Mandez-moi comment je suis avec Mme de Maintenon. Ne dois-je pas regarder M. le cardinal d'Estrées comme mon plus cruel ennemi, quand il ne m'auroit pas fait d'autre mal que de me priver du commerce dont elle vouloit bien m'honorer ? » (Recueil Geffroy, p. 137 et 164.)

3. Cette démission de toutes ses charges, y compris le commandement des gardes, fut motivée du mauvais traitement qu'il recevait de son collègue d'Estrées. L'annonce en parut dans l'Extraordinaire XCIII de la *Gazette d'Amsterdam*.

trouva pas le moindre obstacle à sa retraite[1]. Don Manuel Arias, gouverneur du conseil de Castille, qui sentit combien ce changement influoit sur son ministère[2] et portoit sur sa considération, imita Portocarrero, et se prépara à [se] retirer[3] en son archevêché de Séville, pour y attendre en repos la pourpre romaine[4], à laquelle le roi d'Espagne l'avoit nommé[5]. Louville eut ordre de revenir, en même temps que le cardinal d'Estrées en reçut la permission[6]. Le roi d'Espagne en eut quelque légère peine quoiqu'il ne le vît plus en particulier[7] : il lui donna le gouvernement de

1. *Dangeau*, p. 310, 3 octobre ; *Sourches*, p. 190, 5 octobre ; *Gazette de Bruxelles*, p. 674. Comparez les *Mémoires de Noailles*, p. 159.

2. L'initiale majuscule de *Ministère* corrige une minuscule.

3. Après avoir écrit : *se retira*, puis corrigé *retira* en *retirer*, il a écrit en interligne : *prépara à*, mais a oublié d'ajouter un second *se*.

4. *P^r y* est en interligne, au-dessus d'*où il*, biffé. Ensuite, *attendre* corrige *attendit*, et la minuscule de *romaine* est corrigée en majuscule.

5. Il quitta la présidence du conseil de Castille, mais resta, comme on le verra plus loin, dans une junte composée de lui, du vieux marquis de Mancera et de l'abbé d'Estrées : *Dangeau*, p. 342 ; *Gazette*, p. 614 ; lettre très singulière de Louville, dans les *Mémoires de Noailles*, p. 92-93. Arias, qui avait été sacré le 28 mai 1702, en remettant alors ses commanderies et pensions de l'ordre de Malte, songeait au cardinalat depuis cette entrée dans l'Église : voyez notre tome VIII, p. 530 et 531, et les *Mémoires de Louville*, tome I, p. 118-121.

6. Le cardinal partit le 10 octobre, sans prendre congé, voyagea très lentement, en litière, à cause de son état de santé, et n'arriva à Paris que le 6 décembre (*Dangeau*, p. 363 et 367).

7. *Mémoires de Louville*, tome I, p. 375-376. Nous voyons depuis 1702 comment son exaltation et ses imprudences lui avaient attiré l'inimitié du duc de Savoie, de sa fille, de Mme de Maintenon, de la princesse des Ursins, de MM. d'Estrées. A Versailles, il était encore battu en brèche par les Villeroy, sur qui il avait compté d'abord, les d'Harcourt et les Noailles ; les jansénistes le détestaient, à cause de Quesnel (ci-dessus, p. 118), tout autant que les jésuites ; leurs partisans ou amis éloignés, comme la comtesse et le duc de Gramont, Cavoye, d'Harcourt et Mme de Beuvron, Tessé, la reine d'Angleterre, etc., pensaient de même à son endroit, et, depuis 1702, les Beauvillier ne cessaient de répéter qu'il ne pourrait tenir qu'en se faisant le serviteur de la reine, de Mme des Ursins et des d'Estrées. Le prince de Condé lui avait signalé également (lettre du 12 janvier 1703) les orages qui

Courtray, qu'il perdit quelque temps après la guerre, et une grosse pension, qui ne fut pas longtemps payée[1]; mais il eut aussi environ cent mille francs, qu'il rapporta, et dont il accommoda ses affaires[2]. Il eut le bon

s'amoncelaient sur sa tête, et le 5 mars suivant, Mme de Beauvillier lui écrivait : « Je vous dirai sincèrement que Mme des Ursins est extrêmement protégée ici, et plus encore que vous ne le croyez. M. d'Harcourt veut s'assurer d'elle pour ses desseins en Espagne. Dans des pareilles occasions, il faut agir avec prudence : tâchez de ramener la reine, et prenez garde à ne guère parler.... La cabale présente est liée à M. d'Harcourt; il a grande voix au chapitre, et toutes vos propositions ne réussiront pas. Tout cela va mal. » Ce qui étonne ici, c'est que notre auteur omette le voyage que Louville fit en France, avec Orry, pendant le mois de juin; Dangeau l'avait cependant mentionné, et il eut son importance. Voyez une note ci-après, p. 523-524. Au retour, les derniers coups lui furent portés par le P. Daubenton et Orry, à Madrid, par le P. de la Chaise, à Versailles (Baudrillart, *Philippe V*, tome I, p. 131-133, 165-166, et *Revue des Questions historiques*, année 1890, tome I, p. 103-104). Enfin, le 22 octobre, Louville reçut de M. de Beauvillier ces quelques mots : « Il est arrivé ici deux courriers d'Espagne. C'en est fait : nous sommes battus. Le parti est pris; on vous rappelle à l'instant. » Il alla prendre congé sur-le-champ, et, pour déguiser la disgrâce, la reine, se borna à lui dire : « Hé bien ! Louville, vous nous quittez donc pour vous marier? » (*Mémoires secrets*, tome II, p. 127-128; la minute ne se retrouve pas dans le recueil appartenant à Mgr d'Hulst.) Sur la satisfaction que ce départ causa à la princesse des Ursins, voyez la lettre de celle-ci au duc d'Harcourt (*Académie de Caen*, 1862, p. 411 et 427). A entendre la *Gazette d'Amsterdam*, Extr. CI, le public s'en montra encore plus heureux que du départ des autres Français dont il va être parlé p. 250. Nous verrons plus loin, p. 314, Louville arriver à Paris.

1. Dangeau dit, à la date du 22 février 1704 (p. 438), que ce gouvernement valait seize mille livres de revenu, en dehors du grand bailliage que l'électeur de Bavière y joignit, et de quatorze cents pistoles de pension du roi d'Espagne. Ajoutons la pension de France dont il a été parlé en 1702, tome X, p. 448. Les *Mémoires de Sourches* (p. 241) n'évaluent Courtray qu'à douze mille livres, mais portent la pension d'Espagne à vingt-quatre mille livres, celle de France à six mille.

2. Dès le 24 mars, en prévision de sa retraite, il avait demandé à Versailles la permission de se faire donner une indemnité pécuniaire et un gouvernement (lettre au duc de Beauvillier). Torcy ayant envoyé l'autorisation du Roi le 15 avril, M. de Beauvillier, de son côté, écrivit à Philippe V, en grand secret, que les services de Louville méri-

esprit de n'en rien perdre de sa gaieté[1], d'oublier tout ce qu'il avoit été en Espagne[2], de vivre avec ses amis, dont il avoit beaucoup, et de considérables, et de s'occuper de ses affaires et de se bâtir très agréablement à Louville[3]. Ainsi Mme des Ursins et Orry, maîtres de tout, sans contradiction de personne, prirent le plus grand vol d'autorité et de puissance en Espagne qu'on eût vu depuis le duc de Lerme[4] et le[5] comte-duc d'Olivarès[6], et ne se ser-

Princesse des Ursins règne pleinement avec Orry sous elle,

taient cette récompense (lettre du 28 avril, remise au roi par Louville lui-même, et lettre de Louville, 11 mai). Philippe V s'exécuta, et, comme le gouvernement de Courtray dépendait de l'électeur de Bavière, il le lui demanda par lettres de sa main (Bibl. nat., ms. Nouv. acq. fr. 486, fol. 85 et 87; *Mémoires secrets*, tome II, p. 32, 88, 100 et 101). Il avait promis aussi un autre gouvernement pour le frère de Louville et une somme de cinquante mille écus en billets (lettre de Louville à M. de Beauvillier, 3 mai). Louville eût bien préféré rester en Espagne comme commandant des mousquetaires (lettres au duc de Beauvillier, 12 décembre 1702 et 27 janvier 1703). A tout hasard, en février, il s'était muni de nouvelles lettres d'État : Arch. nat., O^1 47, fol. 247, 249.

1. Voyez ses protestations de stoïcisme dans la grande lettre du 12 octobre 1702 : tome X, p. 448 et 449.

2. Il croyait peut-être revenir à Madrid, n'ayant pas été chassé à proprement parler; mais Philippe V eut vite fait de l'oublier.

3. Il fit cette construction dans le style de l'hôtel bâti pour son ami le duc d'Humières rue de Lille, à côté de l'hôtel de Conti, sur les dessins de l'architecte Molet. Vers 1816, la comtesse du Roure fut forcée de démolir le château, en même temps que de vendre la plus grande partie des terres, et c'est alors qu'elle remit à son fils les papiers qui servirent à celui-ci pour composer les *Mémoires secrets*, et dont j'ai expliqué le sort actuel. Comme les papiers, Louville appartient actuellement à Mgr d'Hulst, qui nous a si libéralement communiqué la correspondance de son ancêtre.

4. François de Sandoval y Rojas, d'abord écuyer du fils de Philippe II, devint premier ministre sous Philippe III, avec le titre de duc de Lerme, exerça un pouvoir absolu de 1598 à 1618, et fut fait alors cardinal par Paul V. Sa politique était favorable à la France; mais une très mauvaise administration et les résultats néfastes qu'elle amena firent former contre lui un parti puissant : il fut renversé le 4 octobre 1618, et mourut abandonné de tous, le 17 mai 1625.

5. *Duc de Lerme et le* a été ajouté après coup, en interligne.

6. Gaspard de Guzman, IIIe comte d'Olivarès, fils d'un général de

et Aubigny par elle.

virent de Rivas que comme d'un secrétaire, en attendant de le chasser comme ils avoient éloigné tous ceux qui avoient eu le plus de part au testament de Charles II. Le peu de François qui étoient au roi d'Espagne[1] furent rappelés en même temps, excepté quatre ou cinq qui, de bonne heure, s'étoient attachés à la princesse[2] des Ursins, et qui n'avoient jamais été à portée de se mêler de rien, ni de lui donner aucun ombrage[3]. Tels furent Valouse, qui étoit ici écuyer du duc d'Anjou[4], et qui fit dans les suites une fortune en Espagne jusqu'à devenir premier écuyer du roi et chevalier de la Toison d'or[5]. Il y[6] est mort longues années après, toujours bien avec le roi et avec tout le monde, et toujours fort en garde de se mêler de rien. Quelques bas valets intérieurs restèrent aussi avec la Roche, qui eut l'estampille, incapable de faire rien qui pût déplaire à Mme des Ursins[7], et Hersent, qui eut l'em-

Valouse, et sa fortune. La Roche a l'estampille. Peu de François demeurent à Madrid.

Philippe II, né à Rome le 6 janvier 1587, gagna par son mariage la confiance de la reine et du roi Philippe III, qui lui donna la grandesse, puis la confiance de l'Infant, et celui-ci, devenu Philippe IV en 1621, fit de lui son premier ministre (*valido*), avec le titre de duc de San-Lucar. Ses entreprises furent des plus vastes, mais rarement couronnées de succès. En dernier lieu, sa guerre contre la France, malgré les premières victoires de 1636, et la révolution de Portugal finirent par le décourager au point qu'il se considérait comme un homme mort (*Gazette* de 1642, p. 939 et 1013). Tombé enfin en janvier 1643, il finit dans une triste retraite, à Toro, le 22 juillet 1645. On l'appelait *le comte-duc*.

1. Voyez notre tome VII, p. 344-345. — 2. Ici, *P.*, et non *Pse*.

3. Les trois quarts de la maison française, qui ne coûtait que dix-sept mille pistoles par an, furent renvoyés en août, et le valet de chambre Vazet, resté presque seul, put faire le grand seigneur à côté de d'Aubigny (*Mémoires de Louville*, tome II, p. 93 ; lettre à M. de Torcy, 10 août). Comme chef de cette maison, Louville n'avait de vrai pouvoir que sur la bouche, et, pour tout le reste, il ne disposait que d'une sorte d'inspection sous la dépendance du duc de Medina-Sidonia.

4. Tomes VII, p. 345, et VIII, p. 215 et 233.

5. Il a fait les fonctions d'aide de camp du roi en 1702, ainsi que Louville et Montviel (tome X, p. 177, note).

6. *Y* est en interligne.

7. Tomes VII, p. 345, et VIII, p. 181-183 et 233.

ploi de *guardaroba*[1]. Le *despacho* étoit[2] déjà tombé en ridicule sur les fins des deux cardinaux : pour le rendre tel et fatiguer ces vieillards, Mme des Ursins le fit tenir à dix heures du soir. Après leur retraite, ce ne fut plus la peine de s'en contraindre, puisque Rivas y étoit demeuré seul ; mais l'étendue de sa charge importunoit la camarera-mayor, qui, résolue à s'en défaire, ne s'en vouloit défaire qu'estropié[3], pour n'avoir pas à lui donner de successeur entier. Elle détacha donc de sa charge, qui embrassoit tous les départements excepté les finances et le commerce, qu'Orry faisoit sans titre, mais sans supérieur, le département de la guerre et celui des affaires étrangères, qu'elle donna au marquis de Canalès, connu dans ses ambassades sous Charles II par le nom de don Gaspar Coloma[4]. On peut juger ce qui resta au pauvre Rivas, dé- Chute de Rivas. [*Add. St-S. 495*]

1. Tomes VII, p. 345, et VIII, p. 233. Lisez : *guardaropa*.
2. *Estoit* a été ajouté en interligne.
3. Saint-Simon emploiera souvent *estropier* dans ce sens figuré, plus généralement applicable à un nom de chose abstrait, comme un passage de livre ou de discours, une pensée, un raisonnement.
4. *Dangeau*, p. 311, 4 octobre 1703 : « On mande d'Espagne qu'on a créé une charge de secrétaire d'État pour la guerre et pour les étrangers, qu'on a donnée au marquis de Canalès, qu'on appeloit, dans ses ambassades, Coloma. Cette charge est un démembrement de celle du marquis de Rivas. » Voyez *Philippe V*, par M. Baudrillart, tome I, p. 134 et 167-168 ; les *Mémoires de Louville*, tome II. p. 155 ; la *Gazette d'Amsterdam*, n° XCVII. C'est ce Gaspard, ou plutôt Manuel Coloma, que nous avons vu, en 1699, provoquer un esclandre à la cour d'Angleterre, et qui avait été rappelé d'ambassade, presque exilé (tome VII, p. 122 et 248). Il était venu à Versailles en mai 1701. Antérieurement, il avait occupé le poste de Gênes jusqu'en 1684, puis celui de la Haye, et était arrivé à Londres en 1691. Mme des Ursins ne lui laissa son département que pendant cinq ou six mois : en avril 1704, il fut renvoyé du Conseil ainsi que D. Arias ; puis, en juillet, ses attributions du *despacho* furent rendues à Rivas. L'instruction donnée alors au duc de Gramont portait que le marquis de Canalès n'avait aucun mérite pour cet emploi. Il reçut, comme indemnité, une pension de douze mille ducats et une clef de gentilhomme de la chambre en exercice (*Gazette* de 1704, p. 413-414 ; *Dangeau*, tome X, p. 106 ; *Mémoires de Noailles*, p. 173). En juillet 1705, il prit de nouveau la direction générale des affaires de la guerre,

pouillé des affaires étrangères, des finances et de la guerre. Ce ne fut qu'un prélude : bientôt après, Rivas fut tout à fait remercié[1]. Il survécut à ses places et à sa fortune dans une obscurité qui ne finit qu'avec sa vie, qui dura encore pour le moins vingt-cinq ans, pendant lesquels il eut le plaisir de voir la chute de son ennemie et force grands changements[2].

Desmaretz enfin présenté au Roi. Voyage de Fontainebleau.

Le mercredi 19 septembre[3], le Roi alla coucher à Sceaux, et le lendemain à Fontainebleau. Il y avoit longtemps que les ducs de Chevreuse et de Beauvillier cherchoient à tirer Desmaretz du triste état où il languissoit depuis la mort de M. Colbert, frère de sa mère[4]. Si on se souvient de ce que j'ai dit de lui p. 215[5], on trouvera que je n'ai pas besoin d'en rien répéter ici ni ailleurs. Dès lors Chamillart avoit eu permission de se servir de ses lumières à ressasser les financiers[6], mais rien au delà. La surcharge des

avec entrée au conseil du cabinet, tandis que cette partie du *despacho* était confiée au marquis de Grimaldo (*Gazette*, p. 365). Il quitta ses fonctions en octobre 1706, reçut la commission de capitaine général de l'artillerie, puis la charge même, après M. de Leganès, en mars 1711 et mourut le 3 novembre 1713, ayant alors un titre de conseiller d'État. C'était le beau-frère du prince de Tserclaës dont il sera parlé plus loin.

1. En 1705 seulement; mais il sera parlé de lui ci-après, p. 321.

2. Nous verrons Saint-Simon, pendant son ambassade de 1721-22, lui rendre visite et le cultiver.

3. *Dangeau*, p. 296, avec l'Addition placée sous le n° 333 dans notre tome VII, p. 395-397 ; *Sourches*, p. 181 ; *Gazette de Bruxelles*, p. 615 et 623 ; *Gazette d'Amsterdam*, n° LXXX ; *Mercure* du mois, p. 184-299 et 364-369.

4. Il a annoncé plus haut, p. 94, que Desmaretz, revenu sur l'eau, ne tarderait pas d'y voguer en plein. Sa mère venait de mourir le 18 avril.

5. A propos de la « recherche des gens d'affaires » pour laquelle Chamillart, en 1700, a demandé Desmaretz : tome VII, p. 129-138.

6. Littré a relevé un autre exemple de cet emploi de *ressasser* dans notre auteur. Selon *l'Académie* de 1718, c'est « examiner exactement et avec soin pour voir s'il n'y a lieu à redire ; et, dans ce sens, on dit : *ressasser les gens d'affaires*, pour dire : faire des recherches contre eux. » Saint-Simon écrit : *resasser*.

ministères de la guerre et des finances avoit forcé Chamillart, comme on l'a vu en son temps[1], à se faire soulager par l'érection de deux directeurs des finances par-dessus les intendants. Desmaretz[2], porté par ses deux cousins[3], continuoit à aider le contrôleur général, mais sourdement et obscurément, et comme à l'insu du Roi, encore qu'il l'eût permis, mais à cette condition. Cet état déplaisoit fort aux deux ducs et à Torcy, qui ne l'avoient procuré que comme un chausse-pied pour pouvoir reparoître et rentrer enfin en grâce et en quelque place dans les finances. Chamillart, ami intime de MM. de Chevreuse et de Beauvillier[4], et d'ailleurs le meilleur homme du monde et le plus compatissant au malheur d'autrui, tenta enfin que ce que faisoit Desmaretz sous lui se fît publiquement et par un ordre connu du Roi. Il fut rabroué ; mais, à force de ne se pas rebuter, et de représenter à Mme de Maintenon la nécessité des affaires[5], il l'obtint[6]. Ce pas

1. En 1701 : tome IX, p. 17.

2. Ici, l'écriture change et marque un temps d'arrêt.

3. Les deux ducs mariés aux deux nièces de sa mère.

4. A la fin de ce second nom, il a biffé une *s* ; mais il a écrit ensuite : *d'ailleur*.

5. Chamillart va travailler avec le Roi chez Mme de Maintenon, au moins trois fois par semaine, le soir (*Dangeau*, tome IX, p. 348).

6. La lettre de Mme de Maintenon à Mme de Saint-Géran datée du 18 juillet, et commençant par cette phrase : « Notre ami est à présent fort à son aise ; M. Desmaretz l'a déchargé d'un fardeau bien pesant, la guerre en ira mieux..., » est de la fabrication de la Beaumelle : voyez la *Correspondance générale*, tome V, p. 216-217. Cette rentrée ne commença à être pressentie que vers le milieu de septembre : « On parle de quelque changement dans les charges de finances, dit alors Dangeau (p. 292). On sait que, depuis que M. de Chamillart est contrôleur général, il a souvent consulté M. Desmaretz sur les affaires ; cependant il n'avoit pu jusqu'ici obtenir la permission du Roi de lui faire la révérence. On est persuadé que cela va changer de face. » Nous avons vu (en dernier lieu, tome X, p. 389, note 10) que les Beauvillier et leurs amis n'étaient pas parvenus à faire accepter Desmaretz pour la réorganisation des finances de l'Espagne. Saint-Simon racontera plus tard (tome VIII de 1873, p. 417) que, bien antérieure-

fait, il fut question d'un autre : on voulut que Desmaretz fût présenté au Roi. Après quelque intervalle, Chamillart[1] se hasarda de le demander ; ce fut bien pis que l'autre fois : le Roi se fâcha, dit que c'étoit un voleur de l'aveu de Colbert mourant, son propre oncle, qu'il avoit chassé sur son témoignage même avec éclat[2], et que c'étoit encore trop qu'il eût permis de s'en servir dans un emploi où, si on lui laissoit le moindre crédit, il ne se déferoit pas d'un vice si utile. Chamillart n'eut qu'à se taire ; néanmoins, encouragé par le dernier succès, et pressé de temps en temps par les deux ducs[3], il eut encore recours à Mme de Maintenon, à qui il représenta l'indécence de se servir publiquement d'un homme en disgrâce, que le Roi ne vouloit point voir, le dégoût extrême que cette situation répandoit sur le travail de Desmaretz, et le discrédit qui en étoit la suite, qui portoit directement sur les affaires qu'il lui renvoyoit ; il vanta sa capacité, le soulagement qu'il en recevoit, l'utilité qui en revenoit aux finances, et sut si bien faire auprès d'elle, que le Roi consentit enfin, mais comme à regret, qu'il lui fût présenté. Chamillart le fit donc entrer dans le cabinet du Roi à l'issue d'un conseil tenu l'après-dînée du jour que S. M. partit pour aller coucher à Sceaux et de là à Fontainebleau. On ne put rien de plus froid que la réception que lui fit le Roi ; il y avoit vingt ans qu'il ne l'avoit vu[4]. Chamillart, embar-

ment, dans le temps où les finances étaient aux mains de Pontchartrain, celui-ci avait « rompu auprès du Roi les premières glaces pour rappeler Desmaretz aux finances. »

1. Les deux premières lettres de ce nom surchargent *De[smarests]*, inachevé.

2. C'est ce qui a été discuté dans l'appendice XI de notre tome VII, p. 536-538, sans d'ailleurs contester la culpabilité de Desmaretz.

3. On trouve mainte trace de cette insistance en faveur de Desmaretz dans la correspondance de M. et Mme de Beauvillier avec Louville.

4. *Dangeau*, p. 296 : « M. Chamillart mena, l'après-dînée, M. Desmaretz dans le cabinet du Roi, à Versailles. Il y avoit vingt ans qu'il n'avoit vu le Roi. Il n'entrera point dans le conseil de finances, comme on l'avoit dit il y a quelques jours. Il n'aura point de charge ; mais

rassé d'un éloignement[1] si marqué contre la manière toute gracieuse dont le Roi recevoit toujours ceux qu'il vouloit bien revoir après les disgrâces, n'osa passer plus loin. Desmaretz demeura sans titre, mais travailla avec plus de considération, et fut employé en plus d'affaires, qui allèrent sans milieu du contrôleur général à lui, et de lui au contrôleur général ; mais on vit bientôt qu'il n'est que de revenir, et que, ce grand pas fait, tout vient ensuite, et bientôt[2]. Un mois après[3], Beauvillier, Chevreuse[4] et Desmaretz

M. de Chamillart lui renverra beaucoup d'affaires qu'il s'étoit réservées, et qui ne passeront point par les directeurs ou par les intendants des finances. Ce changement-là soulagera fort M. de Chamillart, et donnera une grande considération à M. Desmaretz. » C'est à ce propos, comme on nous le racontera plus tard, que le Chancelier fit ce mot : « L'enfant est baptisé et en sûreté, mais non encore nommé. » L'auteur des *Mémoires de Sourches* (p. 179) semble avoir su dès la veille (18 septembre) que Desmaretz aurait une charge, mais sans titre ni entrée au Conseil, au-dessus des deux directeurs, avec toute « la confiance des finances. » Le 19, il dit (p. 181) : « L'après-dînée, Desmaretz, conduit par le contrôleur général de Chamillart, salua le Roi dans son cabinet, sans témoins que le premier valet de chambre de la Vienne ; et puis le Roi partit pour Fontainebleau. » Cette nouvelle était déjà envoyée aux gazettes de Hollande.

1. *D'un* corrige *d'une*, et *éloignement* semble surcharger *manière*, non terminé et effacé du doigt.

2. Le public loua le « beau procédé » de Chamillart (lettre de Mme de Coulanges à Mme de Grignan, 25 septembre), et les fermiers généraux allèrent complimenter Desmaretz (*Gazette d'Amsterdam*, n° LXXXIV) ; mais certains regardèrent Chamillart comme un imprudent. « Il falloit, dit Louville au duc de Beauvillier (lettre reproduite dans ses *Mémoires*, tome II, p. 126), il falloit mettre Desmaretz en premier, et non en second, car un homme de ce mérite-là donnera bientôt de l'ombrage à M. Chamillart. Toujours des demi-partis ! » La correspondance du contrôleur général avec son gendre la Feuillade (recueil de l'abbé Esnault, tome I, p. 309 et 316-317) prouve que cette prédiction de Louville fut vite justifiée.

3. *Dangeau*, p. 319, 12 octobre ; *Sourches*, p. 194 et 195 ; *Annuaire-Bulletin de la Société de l'Histoire de France*, 1868, 2e partie, p. 70. La lettre que Desmaretz écrivit au duc de Vendôme pour le remercier de ses félicitations est copiée dans le ms Fr. 14177, fol. 346 v°.

4. *Chevreuse* surcharge *Cham[illart]*.

directeur des finances, et Rouillé conseiller d'État surnuméraire.

Chamillart unis firent si bien, que Rouillé fut fait conseiller d'État surnuméraire[1] en attendant la première place qui vaqueroit[2], et remit à Desmaretz sa place de directeur des finances en lui remboursant les huit cent mille francs qu'il avoit financés pour cette charge, dont les appointements étoient de quatre-vingt mille francs[3] de rente, sans ce qu'il s'y pouvoit gagner d'ailleurs[4]. Armenonville, qui étoit l'autre[5], ne revit pas reparoître sans peine ce nouvel astre sur l'horizon, soutenu des grâces de la nouveauté, de Chamillart, et des deux ducs. Il sentit ce qui en pouvoit arriver; mais il fut sage et courtisan. Il étoit de mes amis, et Desmaretz très anciennement, comme je l'ai dit ailleurs[6]. La jalousie, quoique discrète, fit naître dans leurs fonctions plus d'une difficulté entre eux. Ils savoient la portée[7] où j'étois avec Chamillart, leur commun maître[8]; ils venoient à moi me conter leurs douleurs, et je les remettois souvent bien ensemble, quelquefois même sans aller jusqu'à Chamillart. La fortune se joua bien ensuite de tous trois, et ne s'est guères plus moquée des hommes

1. Comme Desmaretz trente ans plus tôt : voyez notre tome IV, p. 402. La première place de conseiller semestre qui vint à vaquer, celle de M. de Fourcy, lui fut donnée le 28 décembre suivant : Arch. nat., O[1] 47, fol. 188 v° et 242; *Mercure* de novembre, p. 165-166.

2. Membre de phrase, depuis *en attendant*, ajouté en interligne.

3. Ici et plus haut, le manuscrit porte l'abréviation *lb* (livres), quoique *financés* soit au masculin.

4. Voyez notre tome IX, p. 17. Les provisions de Desmaretz sont datées seulement du 22 octobre : Arch. nat., O[1] 47, fol. 197 v°. Le nouveau directeur prit séance le 23 au conseil royal, selon *Dangeau*, p. 328, et *Sourches*, p. 201. Ce serait le 12, selon la *Gazette de Bruxelles*, p. 670, et le premier registre de sa correspondance commence le 5 : Bibl. nat., ms. Fr. 7939. Voyez le tome II de la *Correspondance des Contrôleurs généraux des finances*. Son nom ne paraît dans les arrêts qu'à partir du 11 décembre.

5. Tomes IV, p. 271, et IX, p. 17-18.

6. Tomes VII, p. 137. — *Ailleurs* a été ajouté en interligne.

7. *Portée* « se dit encore en parlant de ce que peut faire une personne par rapport à sa naissance ou à sa fortune » (*Académie*, 1718).

8. Voyez notre tome X, p. 405-408.

que parce qu'elle a fait enfin du fils de Desmaretz un[1] chevalier de l'Ordre, un[2] maréchal de France[3].

Cour de Saint-Germain à Fontainebleau.

La cour de Saint-Germain vint le 3 octobre à Fontainebleau, et s'en retourna le 16[4]. Le Roi y donna à la Vienne[5] la survivance de sa charge de premier valet de chambre à Champcenetz, son fils[6]. J'ai fait connoître la Vienne ailleurs. On y apprit la mort du duc de Lesdiguières, gendre du maréchal de Duras, sans enfants[7]; une assez courte maladie l'emporta à Modène[8]. Il s'étoit extrêmement distingué et fait aimer et estimer en Italie. Le

Mort du duc de Lesdiguières; son caractère. Canaples

1. *Desmarests un* est en interligne, au-dessus de *Maillebois*, biffé.

2. *Un* corrige *et*.

3. Cette mention prouve que notre auteur écrit après le mois de février 1741, pour le moins. Comparez ci-dessus, p. 75 et 140. — Jean-Baptiste-François Desmaretz, marquis de Maillebois, d'abord lieutenant au régiment du Roi, fait colonel du régiment de Touraine-infanterie en mars 1703, fut nommé brigadier en 1708, gouverneur de Châteauneuf-en-Thimerais en 1710, maître de la garde-robe en 1712, lieutenant général au haut Languedoc en 1713, maréchal de camp en 1718, gouverneur de Saint-Omer en 1723, chevalier des ordres en 1724, lieutenant général en 1731, gouverneur de Douay en 1734, commandant en chef en Dauphiné en 1736, puis en Corse en 1739, maréchal de France le 11 février 1741, commandant de l'armée de Bohème en 1742 et de celle d'Italie en 1745, grand d'Espagne en 1746, gouverneur de la province d'Alsace en 1760. Il mourut à Paris, le 7 février 1762, dans sa quatre-vingtième année.

4. *Dangeau*, p. 309-322; *Sourches*, p. 189-197; *Mercure*, p. 183-231.

5. François Quentin (*Quantin* selon la signature) : tome II, p. 320.

6. Louis Quantin, qui prit son surnom d'une terre de la Brie érigée en marquisat pour son père en novembre 1686 (il écrivait lui-même : *Champscenest*, et : *Chancenez* ; Saint-Simon : *Chancenay*), fut pourvu le 30 septembre 1703 de la survivance de premier valet de chambre (Arch. nat., O[1] 47, fol. 179). Il eut plus tard, en 1736, le gouvernement et la capitainerie de Meudon, Bellevue et Chaville. C'est le grand-père du Champcenetz célèbre pour ses bons mots, qui fut guillotiné en 1794.

7. Tomes II, p. 17, et III, p. 15-19. Voyez sa notice dans les *Écrits inédits*, tome VI, p. 22 et 23.

8. Le 6 octobre : *Dangeau*, p. 321; *Sourches*, p. 197; *Gazette*, p. 524; *Mercure* du mois de novembre, p. 86-103; *Annuaire-Bulletin de la Société de l'Histoire de France*, 1868, 2e partie, p. 70; Papiers du P. Léonard, Arch. nat., MM 825, fol. 145-146.

duc de Lesdiguières.

Roi le regretta fort[1]. Il étoit brigadier et pour aller rapidement à tout par sa valeur et son application, et ce[2] fut une véritable perte pour sa famille et pour celle où il étoit entré. C'étoit un homme doux, modeste, gai, mais qui se sentoit fort, et qui n'avoit pas plus d'esprit qu'il en falloit pour plaire et réussir à notre cour; fort honnête homme et fort magnifique[3]. Il vivoit très bien avec sa femme, qui en fut fort affligée[4]. Le vieux Canaples se sut bon gré alors de n'avoir jamais voulu renoncer à cette succession, qui le fit duc de Lesdiguières[5]. On sut aussi presque en même temps[6] la mort de Saint-Évremond, si

Mort de Saint-Évremond;

1. Nous avons vu d'abord son mariage (tome III, p. 16-19), puis ses brillants débuts au siège de Barcelone (tome IV, p. 149) et son duel de 1698 (tome V, p. 139-140). A l'ouverture de la nouvelle guerre, sa mère lui avait donné cent mille livres pour faire convenablement la campagne (*Gazette de Rotterdam,* 1702, n° 11 *bis*), et le Roi l'avait très bien reçu à son retour de l'armée d'Italie (*Dangeau,* tome VIII, p. 289; *Mercure,* janvier 1703, p. 330-331).

2. *Et ce* surcharge *le Ro[y]*, effacé du doigt.

3. « Le plus riche duc qu'il y ait en France, » dit, en 1699, Ézéchiel Spanheim (*Relation,* p. 420). On a son portrait gravé par A. Duflos, d'après une peinture de Largillière; une autre peinture, attribuée à Rigaud, était jadis en la possession de feu M. Lebrun, de l'Académie française.

4. Cependant Spanheim le dit (*Relation,* p. 420) joueur et débauché, et, selon le P. Léonard, il laissa un bâtard, dont sa mère voulut bien se charger. Voyez aussi les *Archives de la Bastille,* tome XI, p. 7.

5. Voyez notre tome X, p. 264-265. Le jeune duc avait laissé toute sa fortune à sa mère, après qui la maréchale de Villeroy serait appelée à hériter de cent mille écus de rente en terres (*Dangeau,* p. 327; *Sourches,* p. 199). Selon une lettre du maréchal en date du 3 novembre (catalogue des autographes vendus par M. Étienne Charavay le 26 mars 1892, n° 146), Mme d'Armagnac songea à contester la validité du testament; voyez aussi le livre du comte de Barthélemy sur *la Marquise d'Huxelles,* p. 188. Selon les *Mémoires de Sourches,* le Roi dit à M. de Canaples que personne ne pouvait lui disputer le nom ni le duché, et il en prit aussitôt le titre. Ce duché, qui lui était substitué, rapportait quinze mille livres.

6. Le 17 octobre : *Dangeau,* p. 324. Selon la *Gazette d'Amsterdam,* n° LXXVIII, cette mort était arrivée le 20 du mois précédent, à quatre heures de la nuit. Le *Mercure* de novembre publia un article nécrolo-

connu par son esprit, par ses ouvrages, et par son constant amour pour Mme Mazarin, qui acheva de le fixer en Angleterre jusqu'à l'extrême vieillesse dans laquelle il y finit ses jours[1]. Sa disgrâce, moins connue que lui, est une curiosité qui peut trouver place ici. La sienne[2] l'avoit conduit aux Pyrénées; il étoit ami particulier du maréchal de Créquy : il lui en écrivit une lettre de détail[3] qui lui développa les replis du cœur du cardinal Mazarin, et qui ne fit pas une comparaison avantageuse de la conduite et de la capacité de notre premier ministre avec celles du premier ministre espagnol[4]. L'esprit et les grâces qui sont répandues[5] dans cette lettre en rendent encore les raisonnements plus forts et plus piquants. Don Louis de Haro[6] lui en eût fait sa fortune; mais les deux premiers ministres l'ignorèrent jusqu'à leur mort[7]. Le maréchal de Créquy et Mme du Plessis-Bellière[8], les

Sa disgrâce, sa cause. [Add. St-S. 496]

gique, p. 28-41, ainsi que le *Mercure historique et politique* d'octobre, p. 426-427.

1. Déjà dit à l'occasion de la mort de Mme Mazarin, tome VI, p. 236. Voyez l'éloge de Saint-Évremond dans les *Causes célèbres*, éd. 1739, tome XIV, p. 535-544, à la suite de son portrait de Mme Mazarin.

2. *Sienne*, en interligne, remplace *curiosité*, biffé. Le lecteur peut croire que c'est « sa disgrâce, » et non « sa curiosité. »

3. Les éditeurs donnèrent ce titre : *Lettre écrite au nom d'un étranger, à M. le marquis de Créquy, sur la paix des Pyrénées.*

4. Louis de Haro : ci-dessous. Les biographes de Saint-Évremond disent que c'est pour faire sa cour aux représentants du parti de la guerre qu'il s'était exprimé sur l'auteur principal de cette paix en termes ironiques et satiriques plutôt que sérieux. Gourville, qui se vante d'avoir fait éviter la Bastille à Saint-Évremond en le prévenant à temps, raconte aussi que la lettre était une plaisanterie sans importance. Voyez ses *Mémoires*, tome I, p. 210-211, les notes de Gaignières dans le ms. Clairambault 290, p. 513, et quelques pages de feu M. Chéruel, dans le *Ministère de Mazarin*, tome III, p. 254 et suivantes.

5. *Sont* semble surcharger *rép*, inachevé, et *répandues* corrige *répandus*, au masculin.

6. Le premier ministre de Philippe IV : tome VIII, p. 210.

7. Tous deux moururent en 1661, l'un en mars, l'autre en novembre.

8. Suzanne de Bruc, mariée vers 1640 à Jacques de Rougé, marquis

deux plus intimes amis de M. Foucquet[1], furent arrêtés en même temps que lui, et leurs papiers saisis. Le maréchal, qui ne l'étoit pas encore[2], en fut quitte pour un court exil, que le besoin qu'on eut de lui pour[3] commander une armée accourcit[4], et lui valut le bâton de maréchal de France[5]. Mme du Plessis-Bellière n'en fut pas quitte à si bon marché[6]. Parmi ses papiers, on en trouva du maréchal de Créquy, et, parmi ceux-là, cette lettre, qu'il n'avoit pu se résoudre à brûler[7], et qui a été depuis imprimée avec les ouvrages de Saint-Évremond[8]. Les ministres, à qui elle fut portée, craignirent un si judicieux

du Fay et du Plessis-Bellière, lieutenant général en 1650, devenue veuve le 24 novembre 1654, mourra le 25 mars 1705, à quatre-vingt-dix-sept ans.

1. Voyez Feuillet de Conches, *Causeries d'un curieux,* tome II, p. 506-510, et *la Marquise du Plessis-Bellière,* par M. Henri Jouin (1891).

2. Le marquis de Créquy, gendre de Mme du Plessis-Bellière depuis 1660, n'eut le bâton que sept ans plus tard, en 1668 ; en 1661, il venait d'être nommé au généralat des galères, dont les fonctions lui furent retirées momentanément jusqu'en 1666 : *Dictionnaire critique,* p. 458 ; *Mémoires de Mme de Motteville,* tome IV, p. 290-292.

3. Au-dessus de *pr*, Saint-Simon a écrit en interligne, puis biffé : *finit pr l'envoyer,* et il a également biffé une virgule après *luy.*

4. Forme primitive remplacée dans le langage courant par *raccourcir* (ci-dessus, p. 229-230), mais encore admise par l'Académie.

5. L'exercice de la charge de général des galères par commission fut donné, pendant cette disgrâce, à Vivonne. Enfin, en 1666, le marquis de Créquy s'adressa à Colbert pour obtenir le pardon du Roi, et, pourvu alors du commandement d'un corps d'armée avec le maréchal de Bellefonds, il battit Marcin père et le prince de Ligne en 1667.

6. Elle fut internée à Montbrison, sous une garde de mousquetaires, jusqu'à la fin du procès. Dans son « Projet de défense, » Foucquet l'avait désignée comme une femme « à qui, disait-il, je me fie de tout, et pour qui je n'ai jamais eu aucun secret ni aucune réserve. » Voyez, sur sa détention de 1661 à 1664, le tome II des *Archives de la Bastille,* et les *Mémoires de M. de Bordeaux,* tome IV, p. 317-319.

7. *Bruslée* corrigé en *brusler.*

8. Elle fut imprimée pour la première fois, si je ne me trompe, dans la traduction du livre de Gualdo-Priorato sur la paix des Pyrénées, éd. 1664, p. 361-372, puis dans la Vie de Saint-Évremond publiée par Bayle. De nos jours, Jean Macé l'a comprise dans son *Saint-Évremond.*

censeur. M. Colbert se para de reconnoissance pour son ancien maître, M. le Tellier le seconda; ils piquèrent le Roi sur sa jalousie du gouvernement, et sur ses sentiments d'estime et d'amitié pour la mémoire encore récente de son premier ministre[1]. Il entra en colère et fit chercher Saint-Évremond partout, qui, averti à temps par ses amis, se cacha si bien, qu'on ne put le trouver. Las enfin d'errer de lieu en lieu et de ne trouver de sûreté nulle part, il se sauva en Angleterre, où il fut bientôt recherché par tout ce qu'il y avoit de plus considérable en esprit, en naissance et en places. Il employa longtemps tous ses amis pour obtenir son pardon : la permission de revenir en France lui fut constamment refusée. Elle lui fut offerte[2] vingt ou vingt-cinq ans après, lorsqu'il n'y songeoit plus[3]. Il avoit eu le temps de se naturaliser à Londres, il étoit fou de Mme Mazarin, il ne se soucioit plus de sa patrie[4] : il ne jugea pas à propos de changer de vie, de société, de climat, à soixante-douze ans[5]. Il y

1. Voyez les réflexions de Voltaire sur les motifs vrais ou faux de cette persécution d'un caractère singulièrement rétrospectif et intempestif : *Siècle de Louis XIV*, p. 464. Il semble que les Créquy voulurent depuis lors indemniser leur ami du tort qui venait en partie de leur fait : Saint-Évremond devint leur pensionnaire ; ils lui constituèrent des rentes, se chargèrent de ses intérêts, etc.

2. *Offerte* est précédé d'un premier *offerte*, biffé.

3. En août 1690, en même temps qu'à Antoine Arnauld et aux Bouillons : *Dangeau*, tome III, p. 180, avec l'Addition placée ici ; *Sourches*, tome III, p. 289. Il y avait près de trente ans écoulés depuis 1661. On fit sans doute valoir les services rendus par lui auprès de Buckingham.

4. « Il étoit exilé depuis plus de vingt-cinq ans, et il ne put se résoudre à revenir, soit que les dettes qu'il avoit en Angleterre l'en empêchassent, soit qu'étant vieux, il ne pût s'accommoder d'un nouveau genre de vie ; car, en revenant en France, il falloit se résoudre à obéir sans répondre et ne plus critiquer les affaires présentes, et, en demeurant en Angleterre, il pouvoit dire et faire tout ce qui lui venoit en fantaisie, » dit l'annotateur des *Mémoires de Sourches*. Du reste, Saint-Évremond lui-même a expliqué les motifs de son refus dans une lettre à son ami Canaples, frère du maréchal de Créquy.

5. Ondoyé à Saint-Denis-de-Gast le 5 janvier 1614, il n'avait pas

vécut encore une vingtaine d'années[1] en philosophe[2], et y mourut de même avec sa tête entière et une grande santé, et recherché jusqu'à la fin, comme il l'avoit été toute sa vie[3].

Barbezières relâché.

On apprit aussi à Fontainebleau qu'enfin Barbezières avoit été mis en liberté[4], et qu'il alloit être conduit de Gratz, où il étoit, à l'armée du comte de Stahremberg, pour, de là, passer en celle de M. de Vendôme[5].

L'Archiduc déclaré roi d'Espagne, sous le nom de Charles III, par l'Empereur. Prince Eugène président du conseil de guerre de

Des nouvelles plus importantes furent[6] : l'Archiduc fut déclaré roi d'Espagne par l'Empereur[7], qui ne fit plus mystère de l'envoyer incessamment attaquer l'Espagne par le Portugal[8]. Il[9] avoit fait depuis quelque temps un grand changement à sa cour. Le comte de Mansfeld, dont la cour de Vienne s'étoit servie, pendant son ambassade en Espagne, pour empoisonner la reine première femme de Charles II par le ministère de la comtesse de Soissons,

moins de soixante-seize ans en 1690 : ce qui est également inconciliable avec l'article du *Mercure* de mars 1702, où est publiée (p. 195-196) une lettre de Saint-Évremond au comte de Gramont, écrite « dans sa 94e année, » et avec l'âge qu'il se donnait lui-même.

1. Treize ans environ.

2. Sur cette période de sa vie, voyez la lettre que la Fontaine lui écrivit alors et la correspondance du fabuliste avec Bonrepaus, alors ambassadeur à Londres, dans le tome IX des *Œuvres*.

3. Le corps de Saint-Évremond fut porté à Westminster et inhumé sans cérémonie auprès de la tombe de Dryden. Il laissait cinquante livres sterling pour les protestants français réfugiés en Angleterre, un diamant à lord Gallway, sa bibliothèque au docteur Silvestre. (*Gazette d'Amsterdam*, nos LXXVIII et LXXIX.)

4. On a vu plus haut, p. 72, son arrestation par les Impériaux.

5. *Dangeau*, p. 257 et 329; *Gazette d'Amsterdam*, no XCII.

6. Ce verbe est ajouté en interligne.

7. Cette proclamation fut faite le 12 septembre : *Dangeau*, p. 309; *Sourches*, p. 188 et 191; recueil de Lamberty, p. 510-520; *Gazette d'Amsterdam*, nos LXXVIII-LXXX; *Gazette*, p. 350, 389, 446, 458 et 503; *Mercure historique et politique*, tome XXXV, p. 378-380 et 401-402; *Corps diplomatique*, tome VIII, p. 133, etc.

8. Lamberty a publié, d'après les gazettes de Hollande, un mémoire de l'amirante de Castille demandant instamment la venue du prince.

9. *Il* corrige *le*.

en avoit été récompensé, à son retour, de la présidence du conseil de guerre[1]. Je ne sais ce qu'il commit dans cette grande place ; mais il fut disgracié, relégué[2], et sa présidence donnée au prince Eugène, qui la joignit au commandement des armées de l'Empereur et de l'Empire, et se trouva ainsi au comble de tout ce qu'il pouvoit prétendre[3]. Cela arriva à la fin de juillet[4]. Eugène avoit été retenu à Vienne plus tard qu'il n'auroit voulu par l'inquiétude qu'on y prenoit des mouvements de Hongrie[5], où le prince Ragotzi[6] s'étoit déclaré le chef des Mécontents[7]. Son grand-père et son bisaïeul avoient été princes de Transylvanie. Sa mère avoit épousé en secondes noces le fameux comte Tekeli ; elle étoit fille du comte Serini qui

l'Empereur. [*Add. St-S.* 497]

Ragotzi.

1. Voyez, en dernier lieu, nos tomes VIII, p. 294-295, et IX, p. 73.

2. C'est Dangeau qui dit, à la date du 14 juillet (p. 241) : « L'Empereur a donné la charge de président du conseil de guerre au prince Eugène de Savoie, et a relégué le comte de Mansfeld, qui l'avoit, et le comte Buccellini, chancelier d'Autriche. » Mais cette nouvelle du premier moment était inexacte : loin d'être disgracié, M. de Mansfeld reçut la charge de grand chambellan, pour laquelle il prêta serment le 30 juin (*Gazette*, p. 339, 361-362, 375 et 386), et, lorsque l'Empereur fit proclamer roi d'Espagne son fils Charles, l'un des premiers actes de celui-ci fut de créer grand M. de Mansfeld, avec le prince de Liechtenstein et les émigrés napolitains Caserte et del Vasto (*Dangeau*, p. 323 ; *Sourches*, p. 200).

3. Ce fut une véritable révolution de palais, préparée depuis plusieurs mois par Eugène, qui, ne pouvant obtenir ni argent ni troupes à son gré, refusait de retourner en Italie : *Dangeau*, p. 106 ; *Gazette*, p. 339, 362 et 375 ; *Gazette d'Amsterdam*, n° LVII, correspondance de Vienne ; *Gazette de Bruxelles*, p. 467, 468, 484, 499 et 506 ; *Mercure* de juillet 1702, p. 261-262 ; recueil de Lamberty, tome II, p. 629.

4. Le 28 juin. Eugène prêta serment, comme président, le 30.

5. Ces mouvements ont déjà été annoncés p. 157.

6. François-Léopold Rakoczy (1676-1735) : tome VIII, p. 309-311.

7. C'est le 24 juillet que Dangeau a enregistré cette nouvelle (p. 250) : « Le prince Ragotski (sic) est arrivé sur les frontières de Transylvanie et de Hongrie, et s'est mis à la tête des Mécontents, qui commencent à se remuer en ce pays-là. » La *Gazette d'Amsterdam* annonçait ces mouvements depuis deux mois, n^os L et suivants ; comparez notre *Gazette*, p. 362, 387, 388, etc.

eut la tête coupée, avec Frangipani et Nadasti, en 1671, à Neustadt, pour avoir voulu se saisir de la personne de l'empereur Léopold et s'être mis à la tête d'une grande révolte en Hongrie [1]. François-Léopold, prince Ragotzi, son fils, soupçonné de vouloir remuer, avoit été arrêté et mis en prison à Neustadt, en avril 1701 [2], d'où il trouva le moyen de se sauver déguisé en dragon en novembre suivant, ayant gagné le capitaine de sa garde et fait enivrer les soldats [3]. Il se retira en Pologne, d'où il vint joindre le comte Berzini [4], l'un des chefs des Mécontents en Hongrie [5]. Tous lui déférèrent la qualité de chef; ses troupes grossirent, prirent ou s'emparèrent de force châteaux et petites

1. Déjà dit en 1701, tome VIII, p. 306-309. Sur les prédécesseurs de François-Léopold, on peut voir les *Mémoires de la guerre de Transylvanie et de Hongrie entre l'empereur Léopold Ier, et le grand Méhémet IV, Georges Ragotski et les autres successeurs princes de Transylvanie,* publiés en 1680, par Asc. Centorio degli Hortensii.

2. Tome VIII, p. 310.

3. Dangeau n'ayant pas parlé de cette évasion en 1701, notre auteur en résume ici le détail donné par le *Moréri,* et qu'il reproduira plus textuellement en 1713.

4. Ce nom est francisé, comme ceux de Ragotzi et de Serini; cependant il devint plus tard, après naturalisation en France, *Bercheny* et *Berchigny.* La forme hongroise est *Bercsény* ou *Berescényi.* Le *Moréri* donne la filiation historique de ces magnats à l'article BERCHENY, BERCHINY ET BERSENY. Nicolas, deuxième du nom, dont le père avait jadis abandonné le parti de Tœkœly, était comte de l'Empire (1689), chambellan, commissaire général, etc., et avait pris une part brillante à la guerre contre les Turcs, lorsque, en 1700, son parent Rakoczy l'avait associé à ses projets; mais il avait pu se réfugier en Pologne, où, depuis lors, Louis XIV lui faisait payer un subside annuel de huit mille livres, comme un autre, de douze mille, à Rakoczy. Cet argent leur permit de lever le petit corps de troupes qui commença le mouvement de 1703. Quand la Hongrie fut presque entièrement occupée par les Mécontents, Bercheny devint grand général du royaume et des armées de la confédération, puis premier sénateur, palatin, lieutenant ducal, ambassadeur, etc. La confédération dissoute, il se retira en Pologne, puis en Turquie, et mourut dans ce pays, à Rodosto, le 6 novembre 1725, âgé de soixante et un ans. Son fils, établi en France dès 1712, y fit souche.

5. Rakoczy était condamné à mort par contumace, pour alliance avec la France : *Gazette d'Amsterdam,* 1703, no XLII.

villes, et causoient un grand trouble, dont Vienne commençoit fort à s'alarmer[1].

Bataille d'Hochstedt gagnée sur les Impériaux.

En ce même temps, le 28 septembre[2], on eut nouvelle, par un courrier d'Usson[3], d'une bataille gagnée près d'Hochstedt[4] sur les Impériaux commandés par le comte de Stirum, qui avoit soixante-quatre escadrons et quatorze mille hommes de pied[5]. D'Usson commandoit un

1. *Dangeau*, p. 286, 289, etc.; *Sourches*, p. 175, 178, 202 et 220-221; *Gazette*, p. 435 et suivantes. Dès la fin de l'année, les demandes des Mécontents ayant été repoussées à Vienne, Rakoczy compta quatre-vingt mille hommes sous ses ordres, avec Forgats, Karolyi, Bercheny, Esterhazy, pour principaux lieutenants : voyez l'*Histoire du prince Ragotzi ou la Guerre des Mécontents sous son commandement*, imprimée à Paris en 1707, et le *Mémoire du marquis de Bonnac sur les affaires du Nord*, publié par M. Schefer (1889), p. 51 et suivantes. Bonnac, qui rédigea ce mémoire en 1710, disait : « Il faut avoir connu les Hongrois ou les Polonois particulièrement pour savoir les profondes racines que la liberté jette dans leurs cœurs. On ne connott qu'imparfaitement toute la force de ce nom quand on est né dans un gouvernement différent du leur. Il y a deux cents ans que la maison d'Autriche emploie toute sa puissance à priver la nation hongroise de cette liberté : elle n'en a pu venir à bout, et elle se trompe, si elle croit le faire un jour. Les enfants la portent dans le cœur en naissant, et la sucent avec le lait de leur mère. » Voici, d'autre part, la dernière mention de Dangeau qui a attiré l'attention de notre auteur (28 septembre, p. 304) : « On eut des nouvelles d'un grand soulèvement en Transylvanie. La noblesse, qui est nombreuse en ce pays-là, s'est assemblée à Klausenbourg et veut élire pour prince Ragotski, dont le grand-père et le bisaïeul ont été leurs vaïvodes. Toute cette noblesse est calviniste, presque toutes les villes sont luthériennes, et les paysans sont presque tous sociniens. »

2. La date *28* corrige *29*, qui était plus exact : *Dangeau*, p. 305 et suivantes.

3. Lieutenant général depuis 1696 : tome IV, p. 151.

4. Ici, *Hochstet*, et, dans la manchette, *Hochstedt*. C'est un gros bourg de Souabe, que les Français avaient occupé ; à trente-cinq kil. N. O. d'Augsbourg, avec fortifications du moyen âge.

5. Notre auteur ne fait que suivre le résumé donné par Dangeau de la relation écrite par M. d'Usson le 20 et arrivée le 29. Comparez les *Mémoires de Sourches*, p. 186, 188 et 411-415; la *Gazette*, p. 481-488, 498, 500, 510, 511, 522, 523 et 540; la *Gazette d'Amsterdam*, Extr. LXXIX et nos LXXX et LXXXV, correspondances de Liège et de Vienne ; la *Gazette de Bruxelles*, p. 631, 632, 639, 644, 645, 647, 678 et 679; la

corps séparé de vingt-huit escadrons et de seize bataillons dans des retranchements. Il eut ordre [1] d'en sortir le 19 au soir, pour être en état d'attaquer le 20 au matin les Impériaux par un côté, tandis que l'électeur de Bavière les attaqueroit par un autre. Ce prince devoit avertir de son arrivée par trois coups de canon, et d'Usson lui répondre de même; mais ce dernier, arrivé trop tôt, joint par Cheyladet [2] avec quelques troupes, fut aperçu des Impériaux, qui, le croyant seul, vinrent sur lui et poussèrent la brigade de Vivans [3] jusque dans le village d'Hochstedt. Péry [4] la soutint avec la brigade de Bourbon-

gazette à la main publiée dans l'*Annuaire-Bulletin de la Société de l'Histoire de France,* année 1868, 2e partie, p. 67-69; le *Mercure historique et politique,* tome XXXV, p. 381-386 et 468-470; l'*Histoire militaire* de Quincy, tome IV, p. 133-137; les *Mémoires militaires,* tome III, p. 666-675 et 955-964.

1. De l'électeur de Bavière.

2. François de Dienne, comte de Cheyladet, étant lieutenant-colonel du régiment de Noailles en juillet 1690, avait été fait mestre de camp du régiment du duc du Maine à la demande de ce prince, puis brigadier de cavalerie en juin 1694, et maréchal de camp en janvier 1702. Il passa lieutenant général le 7 mars 1704, eut en 1715 le cordon rouge, en 1719 le gouvernement de Briançon, et mourut dans son pays d'Auvergne, le 3 avril 1736, à l'âge de quatre-vingt-sept ans. Ses trois frères lui servaient d'aides de camp à Hochstedt. Villars appréciait son intelligence et son esprit d'initiative. Il signait CHÉLADET.

3. Jean de Vivans, marquis de Noaillac, fils d'un cousin germain du duc de la Force mort des suites de blessures reçues à Fleurus, était entré au service, sous son père, en 1675, et, depuis 1689, avait servi comme mestre de camp sous MM. de Duras, de Lorge, de Joyeuse et de Choiseul. Fait brigadier le 3 janvier 1696, maréchal de camp en décembre 1702 pour sa belle conduite à Friedlingue, il passera lieutenant général en octobre 1704, servira pendant tout le reste de la guerre en Flandre ou sur le Rhin, et mourra le 7 novembre 1719.

4. Jean-Baptiste, marquis de Péry (écrit ici : *Pérry*), fils d'un chancelier de la république de Gênes et capitaine dans un régiment corse commandé par son père de 1674 à 1678, avait pris du service en France en 1689, dans le régiment Royal-Roussillon, puis avait fait la guerre de Flandre comme colonel d'un régiment d'infanterie étranger, et était passé brigadier en janvier 1702, sous Catinat. Il sera fait maréchal de camp après la campagne de 1704, et lieutenant général en octobre

nois [1], et ils [2] s'y défendirent avec grande valeur. D'Usson, qui avoit vu les ennemis couler cependant vers ses retranchements, s'y porta assez à temps pour les obliger à se retirer, et, entendant en même temps redoubler très considérablement le feu du côté d'Hochstedt, il se douta que c'étoit l'Électeur et le maréchal de Villars qui arrivoient, et y porta diligemment ses troupes. Il ne se trompoit pas ; il joignit la tête de leurs troupes, qui, avec ce renfort [3], défirent les ennemis, qui se retirèrent fort précipitamment. L'Électeur les poursuivit deux lieues durant, et son infanterie, qui pénétra dans un bois où ils s'étoient retirés sur le chemin de Nordlingue [4], en fit un grand carnage. Quatre mille hommes des leurs demeurèrent sur place ; on leur en prit autant, beaucoup d'étendards, de drapeaux [5] et de timbales, trente-trois pièces de canon, leurs bateaux et leurs pontons [6], et tous leurs équipages : enfin, une victoire complète, qui ne coûta guères que mille hommes [7]. Villars envoya le chevalier de Tressemanes [8], qui arriva

1705, pour sa belle défense d'Haguenau, servira jusqu'à la fin de la guerre en Allemagne, et mourra le 4 mars 1721, à soixante-quatorze ans.

1. Ce régiment d'infanterie, un « petit-vieux corps » qui valait vingt-cinq mille écus, cédé, en 1699, par le marquis de Rochefort à son neveu le jeune Nangis, avait été extrêmement éprouvé à Friedlingue. Roussel en a écrit l'histoire.

2. *Ils* est en interligne.

3. Ici, il a ajouté en interligne, sans nécessité, *et ils*.

4. La ville libre impériale de Nordlingen, célèbre par sa foire et par les victoires des Impériaux sur les Suédois en 1634, et de Condé et Turenne sur les Bavarois en 1645. Villars eût voulu s'en emparer.

5. La lettre initiale de *drapeaux* corrige *t*[*imbales*]. — Ces étendards étaient si chargés de dorures, que les soldats eurent peine à les rapporter.

6. Dès le temps de la guerre de Trente ans, toutes les armées traînaient à leur suite des ponts de bateaux volants en cuivre, en cuir ou en fer-blanc. Voyez Pellisson, *Lettres historiques*, tome I, p. 148, et tome III, p. 117 ; la *Gazette* de 1632, p. 10, 239 et 272, de 1635, p. 310, de 1675, p. 382 et 443, et de 1709, p. 512 ; les *Mémoires de Sourches*, tome X, p. 328 ; le *Siècle de Louis XIV*, p. 170, etc.

7. Le *Mercure* d'octobre donna le détail des pertes, p. 149-163.

8. André de Tressemanes-Chasteuil, d'origine provençale, chevalier

vingt-quatre heures après le courrier d'Usson[1], qui, plus en détail, rapporta à peu près les mêmes choses ; il assura qu'on ne croyoit pas que l'armée battue pût se rassembler du reste de la campagne, et que l'Électeur alloit marcher

de Malte, fit toute sa carrière au régiment de Champagne à partir de 1670, fut nommé aux fonctions de major général de l'infanterie en 1693, les reprit en 1701 à l'armée d'Allemagne, en 1702 auprès de Villars, à la suite de Friedlingue, et passa brigadier le 2 avril 1703, étant venu alors en cour rendre compte de la situation. Il aura une inspection de l'infanterie en novembre 1704, comme major général de Marcin, passera maréchal de camp en 1709, ira organiser la défense de Malte en 1714, recevra l'inspection générale de Dauphiné et Provence en 1716, le grade de lieutenant général en mars 1718, et mourra à Grenoble, le 10 mai suivant. Il avait accompagné le fils de Louvois en Allemagne, en 1688. Quatre de ses frères avaient été également chevaliers de Malte, dont trois étaient morts au service.

1. *Dangeau*, p. 306-308. Soulavie a publié, dans ses *Pièces inédites*, tome I, p. 262, 276 et 282, la lettre du 21 apportée par Tressemanes (Lamberty en avait donné le texte d'après la copie publiée sur le moment même), celle qui suivit, du 24, et la réponse que le Roi lui fit remporter le 14 octobre. Villars fut extrêmement piqué de s'être laissé devancer par son lieutenant général, qui s'était empressé de s'attribuer l'honneur de la victoire, et dont la relation, immédiatement imprimée, même dans la *Gazette*, se répandit partout. Aussi, dans ses *Mémoires* comme dans sa lettre du 21, et surtout dans une autre lettre à Chamillart (*Pièces inédites*, p. 267 et 285-289), releva-t-il avec aigreur les sottises et bévues de d'Usson, qu'il lui avait fallu réparer en payant de sa propre personne. L'annotateur des *Mémoires de Sourches* explique (p. 187) comment le courrier de M. d'Usson avait pu prendre trente ou quarante heures d'avance; comparez la *Gazette d'Amsterdam*, n° LXXXVI. La correspondance de Monasterol publiée par M. de Vogüé fait voir : 1° que d'Usson avait l'habitude de correspondre avec le ministre par-dessus la tête de son général; 2° qu'il y eut connivence entre lui et l'Électeur pour que leur courrier commun arrivât avant celui de Villars ; 3° que Chamillart réprimanda à peine le lieutenant général de cette infraction à la discipline; 4° que Villars fit néanmoins une algarade à d'Usson, devant les autres officiers, et que l'Électeur lui-même en dut reconnaître le bien-fondé. Comme conclusion, on peut voir (*Villars d'après sa correspondance*, tome II, p. 407) la lettre du maréchal au marquis de Poissy son beau-frère, qui lui avait envoyé un exemplaire imprimé de la relation de son subordonné. Le premier soin de Marcin, en prenant sa succession, fut de demander l'éloignement de d'Usson.

au prince Louis de Bade, qui étoit sous Augsbourg avec vingt mille hommes[1]. Le changement[2] qui arriva en Turquie ne soulagea pas l'Empereur[3] : les janissaires, d'accord avec les spahis[4], entrèrent tumultuairement[5] dans le sérail

GrandSeigneur déposé.

1. *Dangeau*, p. 314 et 316. Feu M. Chéruel reprochait avec raison à Saint-Simon d'avoir passé complètement sous silence les heureuses conséquences que la victoire du 20 septembre eût pu avoir, si le mauvais vouloir de l'Électeur n'y avait nui. Voyez ce qu'en disent le *Siècle de Louis XIV*, p. 342-343, les *Mémoires de Saint-Hilaire*, tome II, p. 325-329, les *Mémoires de Feuquière*, tome III, p. 357-360, la *Gazette* de 1703, p. 523 et 540, la lettre de *Te Deum* expédiée le 8 octobre, les lettres de félicitation du Roi à l'Électeur, dans le ms. Nouv. acq. fr. 486, fol. 27-29, etc. Depuis des mois, Villars insistait vainement pour que l'Électeur se fît livrer une des entrées de la ville libre d'Augsbourg, comme il l'avait fait à Ratisbonne; le prince de Bade s'étant présenté le 5 septembre, on lui avait aussitôt ouvert les portes, et il avait établi son armée sous la place. Nous allons voir (p. 288) le successeur de Villars reprendre Augsbourg dès son arrivée.

2. Ici, l'écriture change; il y a eu un arrêt.

3. *Dangeau*, p. 289-291, 313 et 337; *Sourches*, p. 171-172, 194, 202, 210 et 211; *Gazette*, p. 504, 509, 513, 519, 541, 555, 563, 566, 590, 615-617 et 646; *Gazette de Bruxelles*, p. 616, 628, 636, 676 et 724-725; *Mercure galant*, janvier 1703, p. 273-285; *Mercure historique et politique*, tome XXXV, p. 261-263, 375, 398-401 et 465-466; *Gazette d'Amsterdam*, n°s LXXVIII, de Vienne, LXXXI, de Marseille, LXXXII, de Vienne, LXXXIX et XCI, de Venise. Comparez les *Voyages du sieur A. de la Motraye*, publiés à la Haye en 1727, tome I, p. 323-336, etc.

4. Les janissaires étaient la garde à pied du Grand Seigneur, et les spahis la garde à cheval, plus souvent encore en lutte entre eux qu'en révolte contre le souverain (*Gazette* de 1632, p. 526-528, de 1650, p. 5, de 1651, p. 1282, de 1652, p. 283 et 385-391, etc.).

5. *Tumultuairement*, que notre auteur n'emprunte pas à Dangeau, et *tumultueusement* étaient également admis par l'Académie française; mais le premier de ces adverbes, tombé maintenant hors d'usage, emportait plutôt l'idée de désordre que celle de tumulte et de bruit. Voyez, outre les exemples cités par Littré, le *Journal de Dubuisson-Aubenay*, tome II, p. 222, les *Lettres de Chapelain*, tome I, p. 160, la *Gazette* du 10 mai 1631, p. 3, de 1648, p. 574, de 1649, p. 523, de 1687, p. 612, de 1699, p. 364 et 381, etc. Cependant le *Mercure historique et politique* de 1703, tome XXXV, p. 687, emploie le second adverbe pour les janissaires mêmes dont il est question ici, et, en 1734, la *Gazette* (p. 227) parle de « populace assemblée tumultueusement. »

à Andrinople[1], où étoit leur empereur Mustapha[2], le déposèrent, mirent sur le trône son frère Achmet, âgé de sept ans[3], chassèrent le grand vizir[4], et en firent un autre qui aimoit fort la guerre, que ces séditieux vouloient absolument, tuèrent le mufti fuyant vers l'Asie[5], et, ce qui

1. Andrinople, la seconde ville de l'empire Turc et la plus avancée de toutes en Europe, au N. O. de Constantinople, avait été la résidence des sultans de 1362 à 1453; mais leurs sujets n'aimaient plus qu'ils s'y fixassent pour un certain temps.

2. Ce nom est en interligne, au-dessus d'*Achmet*, biffé. — Mustapha II, fils de Mahomet IV, né à Constantinople le 2 juin 1664, était devenu sultan le 6 février 1695, à la mort de son oncle Ahmed II. Souverain très actif et déterminé, il avait commencé par triompher de tous les ennemis de son empire, Vénitiens, Autrichiens et Russes; mais le prince Eugène et Auguste de Saxe avaient interrompu en 1697 le cours de ses victoires, et amené la paix de Carlowitz (notre tome VI, p. 108). Depuis lors, Mustapha reportait toute son activité sur l'intérieur de son empire, les finances, le commerce, la marine, ou sur ses relations avec les Persans, Arabes, etc.; mais il avait perdu en 1701 et 1702 ses deux plus utiles collaborateurs, l'amiral Mezzomorto et le grand vizir Kiuprulu. Se voyant enfin abandonné par sa propre armée en face des janissaires révoltés, dans la plaine de Tcherpondzi, il se rendit à Andrinople pour remettre le pouvoir à son frère Ahmed, désigné par l'armée (22 août 1703), et, comme son père dix ans avant, il mourut dans la retraite ou prison qui lui avait été assignée, le 31 décembre suivant.

3. Achmet, ou plutôt Ahmed III, né le 12 décembre 1673, était, par conséquent, âgé de trente ans presque, et non de sept; l'erreur vient de Dangeau, que notre auteur copie presque textuellement. Son premier soin, contrairement à la tradition, fut de notifier son avènement aux princes chrétiens, et d'assurer de son appui les Mécontents de Hongrie. Après un règne de vingt-sept ans, coupé par la paix de Passarowitz et rempli de réformes, de créations ou d'expéditions glorieuses, lui aussi fut obligé par les janissaires de se démettre du pouvoir, le 1er octobre 1730, et il mourut le 23 juin 1736.

4. Ramy-Mohammed, ancien reïs-effendi et l'un des plénipotentiaires de Carlowitz, adversaire du précédent vizir Daltaban, qui avait été tué par ordre de Mustapha parce qu'il voulait faire rompre la paix et travaillait pour la France (*Gazette de Bruxelles*, p. 164, 243 et 329; *Mercure historique et politique*, tome XXXIV, p. 264-266 et 286-288; *Dangeau*, tome IX, p. 289).

5. C'est par des lettres de Rome que Dangeau connut (p. 313), le 5 octobre, ces nouvelles parvenues d'Otrante à l'ambassadeur vénitien :

est incroyable d'un tel particulier, mais qui fut mandé par notre ambassadeur comme une chose certaine, on lui trouva quarante millions[1]. Ce mouvement, qui tendoit

« Les janissaires, les spahis et tout le reste de la milice ont déposé le Grand Seigneur Mustapha, entrant par force dans son palais. Ils ont mis en sa place son frère Achmet, qui n'a que sept ans, et lui ont juré fidélité sur l'Alcoran, le sabre, le pain et le sel. Ils ont changé le grand vizir, et en ont pris un qui aime fort la guerre. Ils avoient demandé la déposition du mufti, qui prit la fuite; ils le rattrapèrent à Varna, sur le chemin de l'Asie, où il vouloit se retirer, et ils l'ont tué. Ils demandent qu'on les mène à la guerre. » Le mufti (juge suprême ou grand prêtre de la religion mahométane) fut décapité le 2 septembre, avec ses enfants, quoique ayant livré deux mille bourses de cinq cents piastres. Il s'appelait Fesulla (Fezouli) et avait été précepteur du sultan. Voyez le *Mémoire historique du marquis de Bonnac sur l'ambassade de France à Constantinople*, que vient de publier en 1894 M. Schefer, p. 116-117.

1. Plus de trente millions, selon la *Gazette*. En écrivant à son frère ces nouvelles, M. de Ferriol, dit Dangeau (p. 337), ajoutait : « Ne dites point cette particularité-là; car, quoiqu'elle soit vraie, il n'est pas vraisemblable qu'on trouve une somme aussi exorbitante à un particulier. » Le même fait s'était produit lors de la disgrâce du précédent grand vizir, au rapport de la *Gazette de Bruxelles*, 1703, p. 243-244 : « Il y a des lettres de Constantinople, du 9 février dernier, qui disent que, le grand vizir Daltaban-Mustapha ayant été étranglé dans la prison à Andrinople, comme il a été dit, on avoit exposé son corps trois jours de suite sur un grand chemin, et le jeté ensuite dans la rivière; qu'on avoit confisqué tous ses effets et trouvé 2335 bourses d'argent extorqué du bassa de Babylone et d'autres gouverneurs des provinces d'Asie qu'il soutenoit dans les avanies qu'ils commettoient dans leurs gouvernements, et que, comme on soupçonnoit qu'outre cette grande masse d'argent, il avoit encore d'autres trésors cachés, on avoit emprisonné tous ses domestiques et familiers, pour découvrir le tout. C'est ainsi que ce fier et insatiable vizir a terminé sa vie dans le temps qu'il méditoit de lever une armée de deux cent mille combattants pour faire la guerre aux chrétiens, dont il étoit ennemi juré, et sa fin malheureuse sert de règle au reïs-effendi, qui lui est succédé dans la charge de grand vizir.... » Ce nouveau ministre, qui n'exerçait que par *intérim*, était tout enclin à la politique de paix. Aux dernières nouvelles de Turquie, on disait (*Mémoires de Sourches*, p. 210-211) : « Le nouveau sultan étoit à Constantinople, fort paisible et seulement occupé à ramasser les millions que les Anglois et les Hollandois avoient prodigués aux ministres qui avoient péri. On disoit que ces deux nations y étoient fort haïes, et qu'on avoit trouvé chez la sultane Validé, chez le mufti, le vizir

à une rupture de la Porte avec l'Empereur et les autres[1] puissances chrétiennes, donna du courage aux Mécontents de Hongrie, et réchauffa beaucoup le parti de Ragotzi, contre lequel il fallut augmenter de troupes, à la tête desquelles le prince Eugène se mit au lieu de retourner en Italie comme il l'avoit jusque-là espéré de jour en jour[2].

Rupture avec le duc de Savoie ; ses troupes auxiliaires arrêtées et désarmées.

Après s'être longtemps endormi sur les mauvais desseins du duc de Savoie malgré tous[3] les avis de Phélypeaux, ambassadeur du Roi à Turin[4], on ouvrit enfin les yeux, et on ne put douter qu'il n'eût des ministres de l'Empereur cachés dans sa[5] cour, avec lesquels il traitoit[6]. Le Roi

Mavrocordato et autres, cent millions, qu'on destinoit à la guerre contre l'Empereur. » Le nouveau grand vizir de 1703 s'appelait Ahmed-Pacha : voyez son portrait dans le *Mercure* de janvier 1705, p. 383-392.

1. *Autres* est ajouté en interligne.

2. C'est le 31 décembre 1703 (p. 389-390 et 401) que Dangeau, annonçant les avantages remportés de tous côtés par les Hongrois, dit que l'Empereur envoie le prince Eugène commander sous Presbourg, dont le vice-ban s'est joint aux Mécontents, une petite armée de quatre ou cinq mille hommes.

3. *Tout* corrigé en *tous*.

4. Ci-dessus, p. 222, et tome IX, p. 85 et 369-373. — 5. *Sa* corrige *la*.

6. C'est dans la relation de Phélypeaux citée plus loin, p. 278, que notre auteur prend ce détail de ministres impériaux reçus clandestinement à Turin; l'un d'eux était M. d'Auersperg, qui, arrivé à Turin le 15 juillet, avec de pleins pouvoirs, s'était d'abord caché chez le marquis de Prié, puis à la campagne, pour négocier avec le duc et ses ministres (recueil de Lamberty, p. 546-556). Le fait fut connu à Versailles dès le 7 août (*Dangeau*, p. 262), en même temps que les gazettes de Hollande divulguaient les bases de la négociation (*Sourches*, p. 144). Toutefois, Victor-Amédée ne signa le traité que le 25 octobre. C'est de cette défection que Voltaire a dit : « Tout le monde est surpris qu'il abandonne à la fois ses deux gendres, et même, à ce qu'on croit, ses véritables intérêts. Mais l'Empereur lui promettait tout ce que ses gendres lui avaient refusé : le Montferrat mantouan, Alexandrie, Valence, les pays entre le Pô et le Tanaro, et plus d'argent que la France ne lui en donnait. Cet argent devait être fourni par l'Angleterre, car l'Empereur en avait à peine pour soudoyer ses armées. L'Angleterre, la plus riche des alliés, contribuait plus qu'eux tous pour la cause commune. Si le duc de Savoie consulta peu les lois des nations et celles de la nature, c'est une question de morale, laquelle se mêle peu

témoigna par deux fois à l'ambassadeur de Savoie[1] ses justes soupçons : soit que ce ministre fût de concert avec son maître, ou qu'il agît de bonne foi, il répondit toutes les deux fois sur sa tête de la fidélité du duc à ses traités avec les deux couronnes[2]. L'éloignement de M. de Vendôme et de ce qu'il avoit mené à Trente retarda les résolutions à prendre. Vaudémont, qui sentoit qu'incontinent nous serions prévenus, ou nous préviendrions M. de Savoie, avoit quitté San-Benedetto et l'armée qu'il commandoit, sans attendre quelques jours de plus M. de Vendôme, qui arrivoit, et s'en étoit allé aux eaux[3] comme je crois l'avoir déjà marqué[4]. Vendôme de retour avec ses troupes fort harassées par la vigilance de l'ennemi dans toute cette longue traversée, il fut question de prendre des mesures contre les perfides intentions d'un allié qui s'étoit laissé débaucher[5]. On fut quelque temps à les résoudre, puis à les arranger, et elles le furent avec tant de secret et de justesse, qu'en un même instant toutes les troupes auxiliaires de Savoie furent désarmées et arrêtées par notre armée. Il devoit y avoir cinq mille hommes ; mais il

de la conduite des souverains. L'événement seul a fait voir à la fin qu'il ne manqua pas, au moins dans son traité, aux lois de la politique.... » (*Siècle de Louis XIV*, p. 333.)

1. Le comte de Vernon.

2. A l'audience du mardi, le 14 et le 21 août : *Dangeau*, p. 271 et 273 ; *Sourches*, p. 153 et 155. Selon les *Mémoires de Sourches*, p. 192, le jour où les faits furent rendus publics, c'est-à-dire le dimanche 7 octobre, comme l'ambassadeur Vernon persistait encore dans ses protestations, le Roi lui répondit : « Monsieur l'ambassadeur, il peut bien être que vous ayez été trompé aussi bien que moi. » L'envoyé du duc de Savoie à Madrid se confondit de même en protestations indignées, et d'Aubigny s'opposa à ce qu'il fût arrêté conformément aux ordres venus de France : ci-après, p. 542.

3. *Dangeau*, p. 300 et 315.

4. Ci-dessus, p. 165.

5. M. de Vendôme avait persisté à croire que Victor-Amédée ne cherchait qu'à obtenir des conditions plus avantageuses de la France, et il fallut des injonctions positives pour qu'il activât son retour (*Mémoires militaires*, p. 266-270).

en avoit peu à peu fait déserter la moitié[1], et on s'assura de même de ce qu'il y en avoit dans les hôpitaux[2]. Le courrier qui apporta la nouvelle de cette expédition arriva le 5 octobre à Fontainebleau. Torcy fut l'après-dînée chez l'ambassadeur de Savoie[3]. On peut juger de l'éclat de cette action par toute l'Europe, qu'on ne rendit public à la cour que deux jours après[4]. Le lendemain, l'ambassa-

1. Deux lettres du duc de Savoie au général qui commandait son contingent, lettres interceptées par M. de Vendôme et qui se retrouvent dans la copie de sa correspondance (ms. Fr. 14177, fol. 342 v° et 343), prouvent que l'événement avait été prévu quelques jours d'avance. Dès le 28 août, de Madrid, Louville écrivait à M. de Torcy qu'au lieu de négocier, il fallait s'emparer des États du duc, interner ses troupes au centre de la France, et l'enfermer lui-même à Loches, comme jadis le duc de Milan : ci-après, p. 534 et 573.

2. Le 29 septembre : *Dangeau*, p. 313-315 ; *Sourches*, p. 192 ; *Gazette*, p. 520, 521 et 544-545 ; *Gazette d'Amsterdam*, Extr. LXXXIV et LXXXV ; *Gazette de Bruxelles*, p. 675-677, 689-690 et 707-708 ; *Mémoires militaires*, p. 266-279 ; correspondance de Vendôme, ms. Fr. 14177, fol. 291, 302 v°, 338 v°, 340, 342 v° et 347 ; *Histoire militaire*, par Quincy, tome IV, p. 166-173 ; *Mémoires de Saint-Hilaire*, tome II, p. 333-335.

3. *Dangeau*, p. 313.

4. *Ibidem*, p. 314. Phélypeaux ne fut pas le moins surpris, étant alors en pleine négociation pour offrir le Milanais ou bien le Montferrat en échange de la Savoie (*Mémoires de Villars*, tome II, p. 141-142). On peut voir les manifestes adressés par M. de Savoie à la république de Venise, à celle des Pays-Bas, aux Cantons suisses et à ses propres sujets des vallées de Piémont, dans la *Gazette d'Amsterdam*, n°s XCIV-XCV, XCVII et XCIX, dans le recueil de Lamberty, tome II, p. 563-575, dans l'Appendice du tome VIII des *Mémoires de Sourches*, p. 415-421 et 440-447, ou dans les Papiers du P. Léonard, Arch. nat., K 1327, n°s 21-24, 35 et 38. En Espagne, où, jusqu'au dernier moment, Victor-Amédée fit protester qu'il était incapable de s'unir aux ennemis de son gendre, la nouvelle de l'éclat du 29 septembre fut bien accueillie, grâce aux soins de Mme des Ursins (lettres du 30 août et du 17 octobre à Torcy ; lettre de l'abbé d'Estrées au duc de Vendôme, du même jour, dans le ms. Fr. 14177, fol. 346). Quant au duc de Bourgogne, il prit les choses sur un ton presque badin, à en juger par sa lettre au duc de Vendôme (*ibidem*, fol. 300 v° et 341). Le correspondant de la *Gazette d'Amsterdam* écrivait ceci, à la date du 24 octobre : « Mme la duchesse de Bourgogne est fort affligée de ce fâcheux contretemps ; mais le Roi

deur, de qui Torcy avoit pris la parole qu'il ne sortiroit point du Royaume, par rapport à la sûreté de Phélypeaux[1], reçut un courrier de son maître, qui lui mandoit qu'il alloit assembler son Conseil sur la nouvelle qu'il recevoit de l'arrêt[2] de ses troupes. Il fit prendre en même temps à Chambéry deux mille cinq cents fusils qu'on envoyoit à l'armée d'Italie, et arrêter tous les courriers de France et tous les François qui se trouvèrent partout dans ses États[3]. En même temps, Vaudémont, qui ne vouloit qu'éviter l'embarras du spectacle de quelque part qu'il vînt, ne fut que peu de jours aux eaux, où apprenant la bombe crevée, et de notre part, [il] dépêcha un courrier au Roi pour lui mander qu'à cette nouvelle il quittoit tout et s'en alloit trouver Vendôme à Pavie[4], et retourner de là à son armée, qui étoit sur la Secchia[5]. On en fut encore la dupe, et ce double artifice lui réussit fort bien malgré toutes les assurances qu'il n'avoit cessé de donner de la fidélité certaine du duc de Savoie[6]. Bientôt après il en renvoya

lui a fait connoître, avec des expressions fort tendres, que S. M. n'auroit pas moins de considération et d'amitié pour elle, ajoutant que cela ne devoit pas l'affliger, et que le duc son père auroit le temps et l'occasion de connoître ses véritables intérêts. »

1. *Dangeau*, p. 315.

2. Au sens d'*arrestation*, comme au tome II, p. 331. Voyez des exemples dans la *Gazette* de 1642, p. 612, dans les *Lettres de J. Chapelain*, tome II, p. 157, dans le recueil de Lamberty, tome II, p. 249, etc.

3. *Dangeau*, p. 315, 318, 325; *Sourches*, p. 197-198; *Gazette d'Amsterdam*, n° LXXXVI, correspondance de Turin; *Mercure historique et politique*, tome XXXV, p. 460-465, 484-488 et 495-496. Par représailles, on arrêta tous les sujets du duc qui se trouvaient à Paris, sauf les ramoneurs : *Archives de la Bastille*, tome XI, p. 105. Comme le fait observer l'auteur des *Mémoires de Sourches*, p. 231, Victor-Amédée perdait à cette rupture à peu près cinq millions de revenu.

4. *Dangeau*, p. 321. M. de Vendôme se trouva au jour dit à Pavie : voyez sa lettre du 12 octobre, dans les *Mémoires militaires*, p. 283.

5. Rivière qui descend des Apennins, traverse le Modénais et le Mantouan, et se jette dans le Pô.

6. Selon les *Mémoires de Sourches*, p. 222, le maréchal d'Huxelles refusa d'aller remplacer M. de Vaudémont.

un autre, pour témoigner son zèle, par lequel il manda que M. de Savoie faisoit toutes les démarches d'un prince qui se prépare à la guerre[1] : on le savoit bien sans lui[2]. Cependant Montendre[3] apporta la défaite par M. de Vendôme, le 28 octobre, de deux mille chevaux que Stahremberg envoyoit à M. de Savoie, où il n'y eut que vingt[4] hommes de tués de notre part[5]. Sur l'avis que Phélypeaux

Traitement

1. C'est M. de Vendôme, qui, de Pavie, écrivit que M. de Savoie faisait « toutes les démarches d'un homme qui se prépare à la guerre » (*Dangeau*, p. 325, 18 octobre).

2. Néanmoins, Victor-Amédée continua encore, pendant un mois ou plus, à faire protester qu'il ne doutait pas de voir revenir le Roi à ses anciens sentiments de bonté et de générosité, et qu'il était prêt à donner toutes les explications nécessaires. En même temps, il essayait d'obtenir l'entremise du duc d'Orléans, qui se déroba.

3. *Dangeau*, p. 339 et 351. Paul-Auguste-Gaston de la Rochefoucauld, frère cadet du comte de Montendre tué à Luzzara (tome IV, p. 150), était chevalier de Malte et venait de quitter une sous-lieutenance des galères pour remplacer son aîné sur terre. Voyez le *Mercure* de novembre 1703, p. 258-259. Le Roi le récompensa de sa course par un don de deux mille écus et la promesse d'un régiment d'infanterie. En effet, il reçut celui de Béarn au mois de janvier 1704, passa brigadier en avril 1706, épousa en juillet 1709 Mlle de Jarnac, et prit alors le titre de comte de Jarnac, mais mourut sans postérité le 19 décembre 1714, à trente-neuf ans.

4. Ayant d'abord écrit, à cause du texte de Dangeau : *il n'y a pas eu*, il a biffé *a pas*, ajouté un *t* à *eu*, et écrit *pas* en interligne, au-dessus de *20*, puis a biffé *pas* et mis *que* à côté.

5. *Dangeau*, p. 336 et 339-340 ; *Sourches*, p. 209-213 ; *Gazette*, p. 568, 569, 601 ; *Mercure*, novembre, p. 257-274 ; *Mémoires militaires*, p. 300-305. Dans les *Mémoires de Saint-Hilaire*, tome II, p. 336, il est question de la belle marche que M. de Stahremberg avait faite pour joindre M. de Savoie ; voyez aussi la correspondance, en français, de Stahremberg avec le prince Eugène, dans le recueil des *Feldzüge*, tome V. Le cardinal de Janson avait, de Rome, quelques jours auparavant, prévenu M. de Vendôme de se défier de cette jonction (ms. Fr. 14177, fol. 349), et M. de Vaudémont, de même, de Milan (fol. 329). Ce recueil manuscrit renferme les lettres de félicitation adressées au vainqueur, de Paris, Versailles, Madrid et Rome (fol. 300-302, 306, 352-356 et 361). Le vaincu était le même général Visconti que nous avons vu battre en 1702, à Santa-Vittoria. Ce combat de 1703 prit le nom du village de San-Sebastiano.

et l'ambassadeur d'Espagne à Turin étoient fort resserrés sans aucune communication entre eux ni avec personne, et un corps de garde posé devant leurs maisons[1], de Liboy[2], gentilhomme ordinaire, eut ordre de se rendre chez l'ambassadeur de Savoie, d'y loger, et de l'accompagner partout[3]. Cet usage en cas de rupture est ordinaire, même à l'égard des Nonces[4]. Ce sont d'honnêtes espions, et à découvert, à qui la chambre de l'ambassadeur ne peut être fermée, pour voir et rendre compte de tout ce qu'il fait et se passe chez lui, mangeant avec lui, et ne le quittant presque point de vue[5]. Quelque incommode, pour ne pas dire insupportable, que soit une telle compagnie, Phélypeaux n'en fut pas quitte à si bon marché. C'étoit un homme d'infiniment d'esprit et de lecture, éloquent naturellement, et avec grâce[6], la parole fort à la main,

des ambassadeurs à Turin et en* France. Usage de les faire garder par un gentilhomme ordinaire. [*Add. S^tS. 498*]

Phélypeaux.

1. Ce détail est pris de la relation de Phélypeaux lui-même.

2. Étienne Rossius de Liboy (ici, *du Libois*), sieur de Jemeppe, baron de Chavagne et de Bossu, natif de Liège, pourvu vers 1686 d'une des vingt-quatre charges de gentilhomme ordinaire, dut prendre des lettres de naturalisation lorsqu'on eut rendu le pays de Luxembourg à l'Espagne, et il les obtint en mai 1701 : Arch. nat., O[1] 45, fol. 253 v°. Il étoit encore en fonctions en 1722, quand on lui donna une pension de trois mille livres : *ibidem*, O[1] 66, p. 177. En 1710, il sera taxé pour agiotage : *Dangeau*, tome XIII, p. 285. Son père était un bourgmestre de Liège, élevé à Paris par les religieux du Val-des-Écoliers, et devenu chanoine en 1691. Un frère était coadjuteur de l'évêque de Liège.

3. Comme Saint-Olon avec M. de Waldstein : ci-dessus, p. 133-134. Liboy avait déjà été placé de même, lors de la rupture de 1690, auprès du marquis de Provana. C'est lui qui, sous la Régence, ira recevoir le Czar à Dunkerque, puis sera chargé de garder M. de Cellamare et de le reconduire jusqu'à la frontière, ainsi qu'il le fit, en avril 1704, pour M. de Vernon.

4. Comme en 1662, pour le nonce Piccolomini (Ch. Gérin, *Louis XIV et le Saint-Siège*, tome I, p. 327-328), et en 1688, pour le nonce Ranuzzi (*Dangeau*, tome II, p. 184; *Revue des Questions historiques*, octobre 1874, p. 411-430).

5. On trouve deux rapports de Liboy à M. de Torcy, 16 novembre et 29 décembre, aux Affaires étrangères, vol. *Turin* 112, fol. 372 et 382.

6. Galant homme, de beaucoup d'esprit, et même très savant, dira plus tard Dangeau (tome X, p. 50). Le Dépôt des affaires étrangères

* *En* corrige *à*.

extrêmement haut et piquant, qui essuya des barbaries étranges, qui souffrit toutes sortes de manquements[1] et d'extrémités, jusque dans sa nourriture, et qui fut menacé plus d'une fois du cachot et de la tête : il ne se déconcerta jamais, et désola M. de Savoie par sa fermeté, son égalité, et la hauteur de ses réponses, de ses mépris, de ses railleries[2]. Ce qu'il a écrit, en forme de relation, de cette espèce de prison est un morceau également curieux, instructif et amusant[3]. Tessé partit de Fontainebleau[4] pour aller commander en Dauphiné, entrer en Savoie, et commencer ce surcroît de guerre[5].

Tessé en Dauphiné.

possède, outre sa correspondance, un recueil analytique de ses négociations de 1700 à 1704, dans le volume *Turin* (mémoires et documents) 7, et l'on peut y voir tout le détail de ce que notre auteur résume ici, soit sur Turin, soit sur Paris.

1. L'abréviation a été ajoutée après coup à *manquem[ts]*. — C'est plutôt la privation des choses les plus nécessaires, que le manque d'égards.

2. Nous aurons plus de détails à son retour, en 1704 ; ceux-ci sont tirés de la relation indiquée ci-dessous.

3. Il veut sans doute parler du rapport intitulé : *Mémoires contenant les intrigues secrètes et malversations du duc de Savoie, avec les rigueurs qu'il a exercées envers M. de Phélypeaux, ambassadeur de France auprès de lui à Turin,* que Phélypeaux lui-même rédigea à Antibes, du 15 au 21 mai 1704, et qui fut imprimé à Saint-Jean-de-Maurienne, en 42 pages in-12. L'éditeur des *Mémoires de Tessé* l'a reproduit intégralement dans son tome II, p. 8-98. Une copie du temps, recueillie par Monteil, est au Cabinet des manuscrits, ms. Fr. 10 734. D'autres imprimés analogues, avec quelques modifications, existent à la Bibliothèque nationale : on les a attribués parfois à un domestique ou secrétaire de l'ambassadeur, plutôt qu'à celui-ci même.

4. Le 18 octobre : *Dangeau*, p. 319, 323 et 325.

5. Sa nomination était du 17. Sur la formation du corps d'armée qu'il devait trouver en Dauphiné, voyez les *Mémoires militaires*, p. 290-291. Nous le retrouverons bientôt en Savoie, p. 306. — Louis XIV lança, le 4 décembre, sa déclaration de guerre (*Gazette d'Amsterdam*, Extr. CIV ; *Corps diplomatique*, tome VIII, 1re partie, p. 135, etc.). Le duc de Savoie avait pris les devants dès le 7 octobre, au reçu d'un billet très sec du Roi (*Gazette d'Amsterdam*, n° LXXXIX, et les autres gazettes de Hollande ; *Mémoires de Saint-Hilaire*, tome II, p. 335 ; *Œuvres de Louis XIV*, tome VI, p. 135-136, etc.), dont l'authenticité a été contestée, mais qui se retrouve cependant, avec la réponse du duc,

Siège de Landau.

Cependant Tallard avoit formé le siège de Landau[1]. L'armée du comte de Stirum étoit détruite par la bataille d'Hochstedt, celle du prince Louis, mal payée et délabrée, observoit de loin l'Électeur, et il n'y avoit rien au deçà du Rhin qui pût mettre obstacle à l'entreprise. Marcin fit l'investiture[2], et la tranchée fut ouverte le 18 octobre[3]. Il eût été heureux que la mésintelligence n'eût pas troublé tout ce qu'il ne pouvoit faire sur le Danube et au delà, où il n'y avoit plus d'armées en état de s'opposer à rien[4] de ce que l'Électeur eût voulu entreprendre. Il étoit en état de porter la guerre dans les Pays héréditaires, et de profiter du dénuement de l'Empereur, qui, de Vienne, voyoit le fer et les feux que Ragotzi portoit dans son voisinage[5]; mais une guerre intestine tourmentoit plus l'Électeur que ses prospérités ne lui donnoient de joie. Villars, continuant à suivre ses projets pour sa fortune particulière[6], ne cessoit de traverser ce prince en tout, de lui refuser ses secours pour toutes entreprises qui ne cadroient pas avec les siennes pour s'enrichir, et de le rendre suspect au Roi d'abandonner ses intérêts. Les choses en vinrent au point que Villars cessa d'aller chez l'Électeur hors pour des raisons très rares et indispensables, et d'en user avec lui, par ses défiances affectées et ses hauteurs, à ne pouvoir plus être supporté[7]. En cette situation, l'Électeur assembla chez lui les principaux officiers de l'armée, et, en leur

Villars ouvertement brouillé avec l'électeur de Bavière.

dans la copie de la correspondance de M. de Vendôme, qui fut chargé de le transmettre : ms. Fr. 14177, fol. 347 v°. De plus, Louis XIV donna une grande publicité à la lettre justificative qu'il écrivit au Pape le 4 janvier suivant (*Mercure* du mois, p. 379-380).

1. Ci-dessus, p. 220. Notre auteur trouve les nouvelles de ce siège à côté de celle du départ de Tessé.

2. Cet emploi d'*investiture*, déjà rencontré dans notre tome IV, p. 218, n'était pas indiqué par *l'Académie;* cependant je le relève dans une lettre de Vendôme au Roi, 12 octobre 1703 (ms. Fr. 14177, fol. 292 v°), où l'éditeur des *Mémoires militaires* a imprimé : *investissement*.

3. Voyez la prise ci-après, p. 305. — 4. *Rien* surcharge *to*[*ut*].

5. Ci-après, p. 370. — 6. Ci-dessus, p. 153-154.

7. Voyez une note ci-après, aux Additions et corrections, p. 569.

présence, interpella Villars de lui déclarer[1] s'il agissoit avec lui comme il faisoit[2] par ordre du Roi, ou de soi-même. Le maréchal n'eut pas le mot à répondre, et cette démarche, qui mit les choses au net, acheva aussi de le rendre fort odieux. Il l'étoit déjà par ses incroyables rapines et par toute sa conduite avec les troupes, tandis que l'Électeur étoit adoré de tous. De part et d'autre les courriers mouchèrent. Villars, ses coffres remplis et sa femme absente, ne desiroit rien plus que de sortir d'une si triste situation, et l'Électeur demandoit formellement d'être délivré d'un homme qui lui manquoit à tout avec audace, qui barroit ses projets les plus certains, et qui, tête levée, ne sembloit être venu en son pays que pour le mettre à la plus forte contribution à son profit particulier. Le Roi enfin, voyant combien il y avoit peu d'apparence de laisser plus longtemps ces deux hommes ensemble, se détermina à leur donner satisfaction en les séparant, et à faire maréchal de France celui qu'il enverroit à la place de Villars, aucun de ceux qui l'étoient déjà n'y paroissant propre[3]. C'en étoit moins la raison que le prétexte.

Origine de l'intimité de Chamillart avec les Matignons; famille des Matignons.

Chamillart, avant sa dernière grande fortune, l'avoit commencée par l'intendance de Rouen, que[4] son père avoit aussi eue[5]. Ils y étoient devenus amis intimes des Matignons, au point que le comte de Matignon, père, longues années depuis, du duc de Valentinois[6], lui quitta pour rien la mouvance d'une terre qu'il avoit relevante de Torigny: ce qui enrichit depuis Matignon sous son ministère, fit son frère maréchal de France, et son fils duc et pair et gendre de M. de Monaco dans les suites[7]. Les Mati-

1. Après *déclarer*, il a biffé une répétition d'*en leur présence*.
2. Ces trois derniers mots ont été ajoutés en interligne.
3. Cet adjectif a été mis après coup au pluriel, dans le manuscrit.
4. *Que* surcharge *et*.
5. Tomes VI, p. 292, et IX, p. 36. Le père, Guy Chamillart, n'avait eu que l'intendance de Caen, et non celle de Rouen.
6. Tome II, p. 35 et 134.
7. Tomes II, p. 34 et 35, et IX, p. 36 et 37.

gnons avoient marié leurs sœurs comme ils avoient pu. Ils étoient cinq frères[1] et force filles, dont ils cloîtrèrent la plupart[2], et firent deux frères d'Église, l'un évêque de Lisieux[3] après son oncle paternel[4], l'autre de Condom, fort homme de bien, mais rien au delà[5]. L'aîné n'eut que deux

1. François de Matignon (tome II, p. 34), né le 17 mars 1607, porta successivement les noms de Gacé, de Torigny et de Matignon. Mestre de camp d'infanterie dès 1627, gouverneur de Saint-Lô et Cherbourg (1638), capitaine de Granville (1639), lieutenant général en Normandie et commandant de la province (1649), lieutenant général des armées (1652), chevalier des ordres (1661), il est mort le 19 janvier 1675, ayant eu, de la riche Anne Malon de Bercy, six fils, dont quatre survivent : 1° Henri de Matignon, comte de Torigny, né en 1633, mestre de camp du régiment Royal-cavalerie, lieutenant général de la province et gouverneur des mêmes villes que son père, mort à Caen le 28 décembre 1682, père de Mme de Marsan (tome III, p. 13); 2° Léonor, né à Torigny le 5 septembre 1637, abbé de Lessay en 1668, aumônier du Roi en 1669, abbé de Torigny en 1676, doyen, puis évêque-comte de Lisieux en 1677, que nous verrons mourir le 14 juillet 1714; 3° Charles, comte de Gacé (1641-1674), colonel du régiment des Vaisseaux et brigadier, qui a péri, sans alliance, à Seneffe, après s'être distingué en Hongrie, en Hollande, etc.; 4° Jacques, né le 17 mars 1643, prieur du Plessis-Grimault (1652), évêque de Condom après Bossuet (1671-1693), abbé de Foigny (1693), puis de Saint-Victor de Marseille (1703), qui mourra le 15 mars 1727; 5° Jacques III, d'abord chevalier de Matignon, puis comte de Torigny et auteur de la branche de ce nom : tome II, p. 134; 6° le comte de Gacé : ci-après, p. 282. — Notre auteur suit l'*Histoire généalogique*, tome V, p. 388.

2. C'étaient : 1° Éléonore (1634-1706), qui fut prieure des Bernardines de Torigny, abbesse du Paraclet d'Amiens en 1681; 2° Marie-Catherine (1636-1698), abbesse de Cordillon en 1655; 3° Charlotte (1639-1703), abbesse de Saint-Désir de Lisieux en 1668; 4° Henriette, religieuse à Cordillon; 5° et 6° Mmes de Nevet et de Coigny : ci-après, p. 282.

3. Un des six conseillers de Monsieur, selon l'*État de la France*. On a ses seize quartiers dans le recueil de J. le Laboureur (1683), planche 55.

4. Autre Léonor (1604-1680), aussi abbé de Lessay et de Torigny avant de devenir évêque de Coutances (1632), évêque-comte de Lisieux en 1646, prélat-commandeur des ordres en 1661. On a de beaux portraits de lui, gravés par R. Nanteuil et F.-L. de la Mare (1662).

5. Nous avons son éloge, par M. Am. Autran, dans les *Mémoires de l'Académie de Marseille*, année 1871, p. 367-395.

filles, dont il donna l'aînée à son frère[1], l'autre à Seignelay, qui se remaria au comte de Marsan ; et le dernier frère, qu'on appeloit Gacé, nous le verrons maréchal de France[2]. Les deux sœurs, l'une, jolie et bien faite, épousa un du Breuil, gentilhomme breton, qui portoit le nom de Nevet, dont elle ne laissa point d'enfants[3] ; l'autre, Coigny, père du maréchal d'aujourd'hui[4]. Coigny[5] étoit petit-fils d'un de ces petits juges de basse Normandie qui s'appeloit Guillot[6], et qui, fils d'un manant, avoit pris une de ces petites charges pour se délivrer de la taille après s'être

Coigny ; son nom, sa fortune. [*Add. St-S. 499*]

1. Charlotte de Matignon, mariée à Jacques III, comte de Torigny : tome VI, p. 425. Son portrait, peint par Ferdinand Elle, est au palais de Monaco.

2. Charles-Auguste de Goyon-Matignon, né le 28 mai 1647, d'abord connu sous le surnom de chevalier de Torigny, servit, soit comme capitaine de cavalerie, soit comme colonel du régiment de Vermandois et brigadier d'infanterie, jusqu'à la mort de son troisième frère Charles, releva alors le titre de comte de Gacé, fut fait gouverneur d'Aunis en 1688, alla servir en Irlande, avec le roi Jacques II, comme maréchal de camp, et fut promu lieutenant général le 30 mars 1693. Il vient de commander l'infanterie sous le duc de Bourgogne en 1702, et a servi également à l'armée de Flandre en 1703. Nous le verrons mettre à la tête de l'expédition d'Écosse en 1708, avec les titres de généralissime et d'ambassadeur ordinaire et extraordinaire auprès de Jacques Stuart, et le bâton de maréchal de France. En 1724, Louis XV le désigna pour le cordon bleu ; mais il obtint que cette distinction fût reportée sur son fils aîné. Il mourut à Paris, le 6 décembre 1729.

3. Anne de Goyon-Matignon, née à Torigny le 18 juillet 1650, « épousa en 1670 René, marquis de Nevet, fils de Jean, baron de Nevet, seigneur de Pouldavid en Bretagne, et de Bonaventure de Liscouët, » dit l'*Histoire généalogique*. Quant au nom de *du Breuil*, c'est celui des du Breil de Pontbriand, chez qui le titre de comte de Nevet fut porté par substitution en 1719, mais s'éteignit dès la génération suivante.

4. Marie-Françoise-Uranie de Matignon, mariée le 5 octobre 1668[a] à Robert-Jean-Antoine, comte de Coigny, lieutenant général de la promotion de 1693 (tome II, p. 215, et ci-après, p. 284), avait pour fils François, marquis de Coigny, plus tard duc et maréchal de France, que nous avons vu, en 1699 (tome VI, p. 429), épouser Mlle du Bordage.

5. Il écrit tantôt : *Cogny*, et tantôt : *Coigny*.

6. Ou plutôt *Guillotte*.

[a] Et non *1688*, comme il a été imprimé au tome II.

fort enrichi[1]. L'épée avoit achevé de le décrasser[2]. Il regarda comme sa fortune d'épouser la sœur des Matignons pour rien, et, avec de belles terres, le gouverne-

1. C'est le quartaïeul de Coigny, le quintaïeul du maréchal, Robert Guillotte, vicomte (juge royal) du bailliage de Carentan, et son fils Thomas, greffier de l'élection de Coutances, qui furent anoblis moyennant finance en septembre 1543. Thomas devint garde des sceaux des obligations de la vicomté de Carentan. Son fils et son petit-fils furent, eux aussi, vicomtes de Carentan, ainsi que lieutenants généraux du bailliage de Cotentin; mais l'arrière-petit-fils, Jean-Antoine, dit le comte de Franquetot, père du Coigny dont Saint-Simon parle ici, suivit la carrière des armes à partir de 1618, eut une enseigne aux gendarmes de la Reine en 1641, en devint capitaine-lieutenant en 1644, fut fait maréchal de camp en 1646, combattit à Lens avec sa compagnie, y fut blessé, et fut tué enfin au combat du faubourg Saint-Antoine, le 2 juillet 1652. Voyez le *Dictionnaire véridique des origines*, par Lainé, tome II, p. 33-34, le *Nobiliaire universel*, de Saint-Allais, tome X, p. 26-42, la *X*e *Dissertation sur l'histoire de France*, par le bibliophile Jacob, p. 27-28, et, en dernier lieu, le Supplément de l'*Histoire généalogique*, par P. Potier de Courcy, tome IX, 2e partie, p. 336-337 ; comparez le dossier bleu Franquetot, n° 7381, au Cabinet des titres. Ce comte de Franquetot avait épousé, le 8 juin 1634, Madeleine Patry, dont il est parlé plusieurs fois dans les *Historiettes de Tallemant* comme amie intime de M. et de Mme de Scarron, et comme familière de l'hôtel d'Albret (tomes IV, p. 380 et 383, et VII, p. 40 et 47). Elle mourut à Villeray, le 17 juin 1701, et, en annonçant sa mort, le *Mercure* du mois suivant dit (p. 61-62) : « Cette famille de Franquetot est considérable en Normandie. Il y a eu un président à mortier de ce nom au parlement de Rouen. Il étoit frère de feu M. l'abbé de Franquetot aumônier du Roi, qui a extrêmement brillé à la cour. » Le nom de l'abbé de Franquetot est lié aussi au souvenir de Scarron et de la première lecture du *Roman comique*. Le président de Franquetot, dont nous avons un portrait peu avantageux en 1662 (*Correspondance administrative*, tome II, p. 121), et qui fut maintenu dans sa noblesse par Guy Chamillart, le 29 juillet 1666, était le père de ces deux Messieurs, et avait épousé la fille de son prédécesseur le président Anzeray de Courvaudon; ce doit être de celle-ci qu'est racontée une aventure nocturne, vers 1641, dans les *Mémoires du comte de Coligny*, p. 10-12. Le père du président, lieutenant général au bailliage de Cotentin, puis président du présidial de 1629 à 1636, avait épousé, sous Henri IV, une Saint-Simon de Courtomer.

2. Il débuta dans les mousquetaires en 1667.

ment et le bailliage de Caen, qu'il acheta[1], se fit[2] tout un autre homme. Il se trouva bon officier, et devint lieutenant général[3]. Son union avec ses beaux-frères étoit intime ; il les regardoit avec grand respect, et eux l'aimoient fort, et leur sœur, qui logeoit chez eux, et qui étoit une femme de mérite. Coigny, fatigué de son nom de Guillot, et qui avoit acheté en basse Normandie la belle terre de Franquetot[4], vit par hasard éteindre toute cette maison, ancienne, riche et bien alliée. Cela lui donna envie d'en prendre le nom, et la facilité de l'obtenir, personne n'en étant plus en droit de s'y opposer. Il obtint donc des lettres patentes pour changer son nom de Guillot en celui de Franquetot, qu'il fit enregistrer au parlement de Rouen, et consacra ainsi ce changement à la postérité la plus reculée[5]. Mais on craint moins les fureteurs de

1. Il fut pourvu du gouvernement le 15 janvier 1680, et du grand bailliage le 20.

2. *Se fit* est écrit en interligne, au-dessus de *devint*, biffé.

3. Voyez l'état de ses services dans la *Chronologie militaire,* tome I, p. 584-589. En dernier lieu, il a commandé dans les Flandres sous l'Électeur, puis sous Boufflers et Villeroy.

4. Au diocèse de Coutances, O. N. O. de Carentan.

5. En 1719, il reviendra à nouveau sur ce point, et, en termes encore plus précis, dira : « Son nom est Guillot, et, lors du mariage (de 1668), tout étoit plein de gens, dans le pays, qui avoient vu ses pères avocats et procureurs du Roi des petites jurisdictions, puis présidents de ces juridictions subalternes. Ils s'enrichirent et parvinrent à cette alliance.... Coigny s'arrondit plus que n'avoient fait ses pères. Il acheta tout près de son bien la terre de Franquetot, de gens de condition en Normandie. Il vit cette maison s'éteindre ; alors il obtint des lettres patentes, etc. » Mais cela est contredit par toutes les généalogies. Dès 1520, Robert Guillotte, celui qui se fit alors anoblir, possédait la terre de Franquetot, sur les paroisses de Cretteville et de Saint-Jores-en-Bauptois, et, en 1543, il fut autorisé à en prendre le nom, ainsi que son fils Thomas, le greffier de Coutances, et que Louis Guillotte, auteur de la branche d'Auxais, lequel devint gentilhomme ordinaire de la chambre du Roi et chevalier de son ordre. Il y aurait donc cinq générations nobles de plus que ne le prétend notre auteur. C'est la terre de Coigny, voisine de Franquetot (dép. Manche, canton la Haye-du-Puits), qui ne fut acquise qu'au dix-septième siècle par le président de Franquetot, et sa belle-

registres[1] que le gros du monde, qui se met à rire de Guillot, tandis qu'il prend les Franquetot pour bons, parce que les véritables l'étoient, et qu'il ignore si on s'est enté dessus avec du parchemin et de la cire[2]. Coigny donc, devenu Franquetot et dans les premiers grades militaires, partagea avec les Matignons, ses beaux-frères, la faveur de Chamillart. Il étoit lors en Flandres, où le ministre de la guerre lui procuroit de petits corps séparés. C'étoit lui qu'il vouloit glisser en la place de Villars, et, par là, le faire maréchal de France. Il lui manda donc sa destination, et, comme le bâton ne devoit être déclaré qu'en Bavière, même à celui qui lui étoit destiné, Chamillart n'osa lui en révéler le secret; mais, à ce que m'a dit lui-même ce ministre dans l'amertume de son cœur, il lui mit tellement le doigt sur la lettre[3], que, hors lui déclarer la chose, il ne pouvoit s'en expliquer avec lui plus clairement. Coigny, qui étoit fort court, n'entendit rien à ce langage. Il se treuvoit bien où il étoit; d'aller en Bavière lui parut la

Coigny refuse de passer en Bavière, et par là, sans le savoir, le bâton de maréchal de France.

fille la fit régulièrement ériger en comté, en février 1653. De ce même président, son contemporain et voisin Bonaventure d'Argonne a dit (*Mélanges de littérature et d'histoire de Vigneul-Marville*, éd. 1700, tome II, p. 241) : « Il étoit bien gentilhomme et le portoit aussi haut qu'aucun autre de sa qualité; cependant il ne méconnoissoit point ses parents, et, quand il venoit chez nous en basse Normandie, il ne manquoit point d'aller visiter les petits juges et les petits gentilshommes à lièvre ses parents, de les régaler, et de les traiter hautement de cousins. Cela lui attiroit l'amour et l'estime de tout notre canton. » C'est de lui, sans doute, que Saint-Évremond a parlé plaisamment dans *la Retraite du duc de Longueville*. Celui qu'on surnommait Barberousse, et qui, selon la *Muse historique*, mourut avant la fin de la Fronde, en juillet 1651, était-il son père?

1. Je ne saurais dire dans quel livre ou « registre » il a pris ces renseignements, assez inexacts d'ailleurs, sur l'origine d'une famille qui devait arriver à la dignité ducale en 1746, quatre ou cinq ans à peine après la date de rédaction de cette partie des *Mémoires*. Elle s'est éteinte de nos jours, en 1865.

2. Allusion aux lettres d'anoblissement ou d'érection de terres.

3. Deviner ou faire deviner le secret, le vrai sens d'une chose. C'est une locution familière que nous retrouverons bien souvent.

Chine : il refusa absolument, et mit son protecteur au désespoir, et lui-même peu après[1], quand il sut ce qui lui étoit destiné[2].

Marcin passe en Bavière malgré lui et est fait maréchal de France. Retour en France de Villars bien muni.

On se tourna à Marcin, auquel arriva un courrier devant Landau[3], chargé d'un paquet pour lui qui en enfermoit un autre[4]. Par celui qu'il ouvrit, il lui étoit ordonné de quitter le siège tout aussitôt, et de prendre le chemin qui lui étoit marqué pour se rendre en Bavière, où seulement, et non plus tôt, il devoit ouvrir l'autre paquet[5]. En le[6] tâtant il reconnut qu'il y avoit un sceau, et comprit que c'étoit le bâton de maréchal de France. La merveille fut que cela ne le tenta point : il se sentit blessé de ne l'obtenir que par besoin de lui après la promotion des autres, et fut effrayé du poids dont on vouloit le charger. Il renvoya donc le courrier, avec des excuses, et le paquet qu'il ne devoit ouvrir qu'en Bavière, tel qu'on le lui avoit envoyé[7]. Le Roi persista, et lui redépêcha aussitôt les mêmes ordres avec le même paquet, pour ne l'ouvrir qu'en

1. Le manuscrit porte : *a pres*, sans accents et en deux mots ; mais ce ne peut être qu'un *lapsus*.

2. Comparez, dans notre tome IX, appendice V, p. 356, la notice Marcin. — Le *Journal de Dangeau* dit seulement, à la date du 26 novembre (p. 359) : « Le comte de Coigny, lieutenant général, qui ne faisoit que d'arriver de Flandre, a pris congé de S. M., qui l'envoie commander le corps que commandoit M. de Pracomtal. La plus grande partie de ces troupes-là hiverneront dans le pays de Trèves. » Même mention dans les *Mémoires de Sourches*, p. 230.

3. Ci-dessus, p. 279. Marcin avait commencé le siège le 10 octobre (*Dangeau*, p. 323).

4. Première lettre et instruction du Roi, en date des 13 et 14 octobre, imprimées d'abord dans les *Œuvres de Louis XIV*, tome VI, p. 139-144, puis dans les *Mémoires militaires*, tome III, p. 697-706. Comparez les *Mémoires de Villars*, tome II, p. 135-140.

5. Outre un pouvoir pour commander l'armée d'Allemagne à défaut du maréchal, il y avait un autre paquet dont l'ouverture ne se devait faire qu'au cas où Villars, parti pour la France, aurait déjà dépassé Schaffouse, et Marcin devait en communiquer le contenu à l'Électeur, ainsi qu'à toute l'armée.

6. *La* corrigé en *le*. — 7. Voyez les *Mémoires militaires*, p. 306.

Bavière[1]. Il fallut obéir[2] : il partit, et rencontra Villars en Suisse[3], chargé de l'argent de ses contributions personnelles et de l'exécration publique[4]. L'Électeur dit à qui le voulut entendre qu'il emportoit deux millions comptant de son pays, sans ce qu'il avoit tiré du pays ennemi, à quoi avoit tendu tout son projet militaire, qui lui avoit énormémant rendu. Les troupes et les officiers généraux ne l'en dédirent point. Il offrit de l'argent, avant partir, à qui en voudroit emprunter, pour s'en décharger d'autant ; mais la haine prévalut : qui que ce soit n'en vouloit prendre, pour la malice de lui laisser ses coffres pleins, qu'il amena à bon port en France[5]. L'escorte qui l'avoit amené remena Marcin, chargé de cent mille pistoles pour l'Électeur ; il passa avec lui beaucoup d'argent pour la paye et les besoins de nos officiers et de nos troupes, et beaucoup d'autres choses nécessaires pour lesquel[le]s on profita de l'occasion[6]. En joignant l'Électeur[7], il lui rendit le repos, et la joie à toute l'armée[8]. Il ouvrit son paquet et y trouva ses ordres, ses instructions, et son bâton, comme il s'en étoit douté. Le Roi le déclara maréchal de France quand il le crut arrivé[9]. Il fut parfaitement d'accord

1. Lettre du Roi en date du 20 octobre : *Œuvres de Louis XIV*, tome VI, p. 145-146. « Vous ne devez point être en peine de votre réputation, quelque chose qui arrive, y était-il dit. J'espère qu'elle ne fera qu'augmenter par votre bonne conduite ; s'il arrivoit, par quelque événement malheureux, qu'elle pût être attaquée, je prendrai soin de vous justifier.... »

2. Les réponses de Marcin, en date du 24 octobre, au Roi et à Chamillart, sont dans le recueil de l'abbé Esnault, tome I, p. 304-308.

3. *Dangeau*, p. 359 ; Pelet, *Mémoires militaires*, p. 712. — La fin de *Suisse* surcharge une lettre illisible.

4. Voyez ci-dessus, p. 153-154 et 280.

5. Voyez encore le commentaire aux Additions et corrections, p. 571.

6. *Dangeau*, p. 359, 360 et 365. — 7. Le 22 novembre.

8. *Mémoires de Villars*, tome II, p. 140, note 1 ; *Mercure* de décembre, p. 252-257.

9. *Dangeau*, p. 370 ; *Sourches*, p. 241, 10 décembre ; *Gazette* du 15, p. 630. Le bruit avait couru, dès les premiers jours, qu'il serait tout au moins capitaine général, au-dessus des lieutenants généraux.

en tout avec l'Électeur, et au gré des troupes et des officiers généraux, et très éloigné de brigandages. Peu après son arrivée ils firent le siège d'Augsbourg, qu'ils prirent en peu de jours[1], et mirent après les troupes dans les quartiers, qui avoient grand besoin de repos. Le maréchal de Villeroy, à qui les ennemis avoient pris Limbourg[2], sépara aussi la sienne; il prit la place du maréchal de Boufflers à Bruxelles pour commander tout[3] l'hiver sur toutes ces frontières, et Boufflers revint à la cour[4].

Augsbourg pris par l'Électeur. Armées du Danube et de Flandres* en quartiers d'hiver. Maréchal de Villeroy reste à** Bruxelles.

Elle partit de Fontainebleau le 25 octobre[5], retournant à Versailles par Villeroy et par Sceaux. Le Roi avoit dans son carrosse Mme la duchesse de Bourgogne, Madame, Mme la duchesse d'Orléans, la duchesse du Lude et Mme de Mailly, qui l'emporta sur la maréchale de[6] Cœuvres, grande d'Espagne[7]. Pour expliquer comme se passa cette préférence il faut reprendre les choses d'un peu loin. La place de dame d'honneur a presque toujours été remplie, dans tous les temps, par de grandes dames,

Retour de Fontainebleau par Villeroy et Sceaux. Mme de Mailly se fait préférer, pour le carrosse, aux dames titrées, comme dame*** d'atour. [Add. S^tS. 500]

1. Du 6 au 12 décembre : *Dangeau*, p. 368-380, et *Sourches*, p. 239-251, *passim; Mercure*, p. 401-404; *Mémoires militaires*, p. 713-715. Le *Mercure* du mois suivant publia, p. 160-164, une description de la ville.

2. *Dangeau*, p. 288-309, *passim; Gazette*, p. 511-512. Cette place, ruinée depuis sa prise par Condé en 1675, et non secourable, se rendit très vite, le 29 septembre : *Mercure* du mois, p. 378-389; *Mémoires militaires*, p. 105, 111, 114, 123-124 et 129-132. C'était la capitale, avec titre de duché, d'une des provinces de la Flandre espagnole.

3. *Tout* surcharge *sur*, et, ensuite, la première lettre de *Boufflers* surcharge *le*.

4. Le 8 novembre : *Mémoires militaires*, p. 138-139; *Dangeau*, p. 338; *Sourches*, p. 212.

5. *Dangeau*, p. 330; *Sourches*, p. 201-202. A Villeroy, le Roi alla visiter des espèces de degrés qu'il avait demandés lors de son précédent voyage pour que les calèches pussent gravir certaines montées. A Sceaux, il fit une pêche merveilleuse, de plus de trois mille poissons.

6. *De* surcharge un *C*.

7. C'est Dangeau qui raconte ce différend, p. 330. Les *Mémoires de Sourches* n'en disent mot.

* *Fl.*, en abrégé. — ** Avant *à*, il a biffé *sur la frontière*.
*** Il a écrit, par mégarde : *d'ame*.

quelquefois par des femmes de princes du sang, comme on le voit dans Brantôme[1]. La dernière connétable de Montmorency[2] la fut aussi, et elle étoit aussi duchesse de Montmorency. Depuis Mme de Senecey et la comtesse de Fleix, sa fille, en survivance, qui furent dames d'honneur de la dernière reine mère, qu'elles survécurent toutes deux[3], on n'a plus vu[4] de dames d'honneur de Reine que duchesses[5]. Ces deux-là le devinrent[6], quoique veuves, en 1663[7]. Randan fut érigé pour elles deux conjointement

1. Pierre de Bourdeille, seigneur et abbé séculier de Brantôme, en Périgord, né vers 1539, mourut le 15 juillet 1614, dans ses terres, où il avait écrit la série de mémoires anecdotiques sur les *Hommes illustres*, les *Grands capitaines*, les *Dames*, etc., qui fut publiée pour la première fois en 1659 et en 1665-66. Saint-Simon avait l'édition de Trévoux, 1722, en dix volumes in-12, et il donne une appréciation piquante de l'œuvre de Brantôme dans la notice BOURDEILLE des *Chevaliers du Saint-Esprit*, ci-après, appendice VIII. C'est dans l'article du prince de CONDÉ (tome IV de l'édition de la Société de l'Histoire de France, p. 338) que se trouve le passage auquel notre auteur fait allusion ici, l'ayant reproduit plus au long dans la notice du duché de MONTMORENCY (*Écrits inédits*, tome V, p. 147) et cité dans l'Addition n° 6 (notre tome I, p. 326). La substance en est que, comme la reine Catherine avait pris la princesse de la Roche-sur-Yon pour dame d'honneur, le prince de Condé reprocha à celle-ci, qui avait épousé un prince du sang, de faire office de servante; elle répliqua vertement que lui-même avait consenti à succéder, dans la charge de colonel des gens de pied, à deux gentilshommes de bien moindre qualité, Bonnivet et le vidame de Chartres.

2. Louise de Budos, mariée en 1593 avec Henri de Montmorency-Damville, duc, maréchal et connétable, et par qui, comme il a été expliqué au début (tome I, p. 139), les Saint-Simon se rattachaient aux Condé. Il est parlé d'elle dans les *Historiettes de Tallemant*, tome I, p. 164-165, et le musée de Versailles possède (n° 3300) son portrait. Dans la notice du duché de MONTMORENCY (*Écrits inédits*, tome V, p. 155-159), notre auteur a raconté une étrange légende sur le mariage et la mort de cette connétable.

3. Tome I, p. 190-191. Leur aïeule, la comtesse de Randan, avait eu la même charge auprès de la reine Louise.

4. Le *v* de *veu* surcharge un *p*. — 5. Avant *duchesses*, il a biffé *des*.

6. *Devirent* (sic) a été ajouté en interligne, au-dessus de *furent*, biffé.

7. Le comté de Randan fut érigé en duché-pairie par lettres du mois

et pour[1] M. de Foix, fils aîné de la comtesse de Fleix[2], à qui, par mort sans enfants[3], le dernier duc de Foix succéda comme ayant été appelé par les lettres[4], en qui cette illustre et heureuse maison de Grailly dite de Foix s'éteignit avec son duché-pairie[5]. La marquise de Senecey[6], dame d'honneur de la Reine mère, et intimement dans sa confidence, fut chassée lors de l'éclat du Val-de-Grâce où

Disgrâce, retour, faveur et élévation de la marquise

de mars 1661 ; c'est l'enregistrement qui eut lieu le 15 décembre 1663. Les lettres sont reproduites dans l'*Histoire généalogique,* tome IV, p. 736-737. Voyez la notice de ce duché éteint dans le tome VI des *Écrits inédits de Saint-Simon,* p. 192-195.

1. *Et p^r* surcharge un mot illisible.

2. Gaston-Jean-Baptiste de Foix-Candalle : tome I, p. 191. Son information de vie et mœurs pour être reçu au Parlement, en décembre 1663, est conservée aux Archives nationales, carton K 616, n° 29.

3. Marié le 6 janvier 1664 à une fille du duc de Chaulnes, il l'avait perdue le 3 août 1665, à l'âge de dix-sept ans, laissant une fille, née le 25 juillet, mais qui mourut le 1er mai 1667. La *Gazette* de 1665 relate (p. 1233) les honneurs qui furent rendus au corps de M. de Foix et les égards que le Roi montra pour sa mère.

4. Henri-François, frère cadet, né en 1640. C'est celui que nous avons vu (tome III, p. 155-156) envoyé en otage à Turin, et dont Saint-Simon a dit alors qu'il ne songeait « qu'à son plaisir et à se divertir en bonne compagnie. » L'annotateur des *Mémoires de Sourches* raconte, à la même occasion (tome V, p. 178, note 1), que, le frère aîné « étant venu à mourir et n'ayant laissé qu'une fille qui ne lui survécut que peu de temps, celui-ci, qui s'appeloit le marquis de Bauffremont (lisez : *Senecey*), hérita de la duché et de toute la succession du dernier duc d'Épernon, laquelle consistoit plus en espérances et en procès qu'en véritable bien. Il épousa la fille du vieux duc de Roquelaure, dont il n'eut point d'enfants, et quitta le service après avoir été assez longtemps mestre de camp de cavalerie. D'ailleurs, il étoit bon homme et fort aimé à la cour. » Comparez, sur la transmission du duché de l'aîné au cadet, le *Journal d'Ol. d'Ormesson,* tome II, p. 425, la *Gazette* de 1665, p. 1233, et les *Gazettes en vers,* éd. Rothschild, tome I, col. 488, 506, 517, 716 et 723. Ce nouveau duc, reçu au Parlement le 25 février 1666, se fit appeler Foix, et non Randan. Il servit assez bien dans les armées, et eut l'Ordre en 1688.

5. Saint-Simon a compris cette « illustre et heureuse » maison dans la notice RANDAN imprimée au tome VI des *Écrits inédits.*

6. Ici, *Sçeinescey;* plus haut et plus loin, *Senescey;* dans la manchette, *Scenescey.*

le chancelier Séguier eut ordre d'aller fouiller la Reine jusque dans sa gorge, et dont, en homme d'esprit et adroit, il s'acquitta sans reproche du Roi, ni rien perdre dans les bonnes grâces du cardinal de Richelieu, mais de manière qu'il en mérita celles de la Reine, qui, de sa vie, n'oublia ce service[1]. Il étoit question d'intelligence fort criminelle avec l'Espagne. Il se trouva d'ailleurs assez de choses pour que la fameuse duchesse de Chevreuse se sauvât hors du Royaume, et que Beringhen, premier valet de chambre du Roi[2], s'enfuît à Bruxelles : ce qui fit depuis son incroyable fortune[3]. De cette affaire Mme de Senecey fut exilée à Randan, et pas un d'eux ne revint qu'à la mort de Louis XIII. Aussitôt après, la Reine, devenue régente, les rappela, chassa Mme de Brassac, tante paternelle de M.[4] de Montausier, duc et pair si longtemps après, rendit à Mme de Senecey sa charge de dame d'honneur, que Mme de Brassac avoit eue[5], et en donna en même temps la survivance à la comtesse de Fleix pour l'exercer conjointement avec la marquise de Senecey, sa mère, qui

de Senecey.

[*Add. St-S. 501*]

1. Il a déjà été parlé de cet épisode chaque fois que le nom de Mme de Senecey était prononcé, tome I, p. 189, et tome V, p. 241 ; on en trouve plusieurs autres redites dans différents écrits de notre auteur, notamment dans le *Parallèle*, p. 20 et 192. Les historiens modernes, tels que Victor Cousin, dans *Madame de Chevreuse*, et M. Kerviler, dans *le Chancelier Séguier*, ont rétabli les faits sous leur véritable jour : le Chancelier, accompagné de l'évêque de Paris, se présenta au monastère pendant une absence de la Reine, et, par conséquent, n'eut à la fouiller ni « jusque dans sa gorge, » comme le dit notre auteur, ni « dans ses poches » ou « sous son mouchoir de cou, » comme le racontent les *Mémoires de Monglat*. Il est vrai que le valet de chambre la Porte relate un autre incident, de date postérieure, où le Chancelier aurait fait mine de reprendre par la force certaine lettre compromettante que la Reine cachait dans son sein ; mais le fait se présente d'une façon encore plus invraisemblable.

2. Le vieux Beringhen (1603-1692) : ci-dessus, p. 36-37.

3. C'est précisément à propos de Beringhen que cette aventure a été rappelée la première fois par notre auteur.

4. *De* corrige *du*, et *M.* est en interligne, au-dessus de *duc*, biffé.

5. Tome I, p. 190.

rentrèrent dès[1] ce moment dans la plus grande faveur et la plus haute considération, qui a toujours duré égale jusqu'à la mort de la Reine[2]. Lorsque le rang des Bouillons se fut établi, et que celui des Rohans commença à poindre, ces deux dames obtinrent un tabouret de grâce[3]. Une assemblée de noblesse protégée par Gaston, lieutenant général de l'État, fit ôter ces rangs sans titre et ces tabourets de grâce, qui furent rendus après les troubles de la Régence[4], et, lors de cette monstrueuse promotion de quatorze érections de duchés-pairies en 1663[5], celle de Randan en fut une, comme je viens de le dire, en faveur de la mère, de la fille et du petit-fils[6].

Duchesses ôtoient le service de la chemise et de la salve

Jusqu'au retour de Mme de Senecey, aucune dame d'honneur de la Reine n'avoit disputé la préférence du carrosse à aucune duchesse, ni même l'honneur de donner la chemise à la Reine[7] et de lui présenter la salve[8], qui étoit

1. *Dès* est en interligne, au-dessus de *dans*, biffé.

2. Tout cela a déjà été dit presque textuellement dans notre tome I, p. 190-191. Voyez la *Gazette* de 1643, p. 471 et 500. « La marquise de Senecey, raconte Mme de Motteville (tome I, p. 126), avoit beaucoup d'esprit, de vertu et de piété, un cœur fort noble, joint à une amitié sincère et de la chaleur pour les intérêts de ses amis ; mais elle étoit ambitieuse et trop sensible à la grandeur de ses proches : le nom de la Rochefoucauld, seulement à prononcer, lui donnoit une joie extrême. Son esprit.... étoit plein d'emportement et d'impétueuse vanité. » Et ailleurs (p. 166) : « Elle vouloit gouverner la Reine à sa mode.... Elle prétendit qu'on la fît duchesse, et qu'on déclarât ses petits-enfants princes à cause du nom de Foix qu'ils portent.... » Comparez le tome II des mêmes *Mémoires*, p. 20-21.

3. Ceci, également, a été déjà dit et commenté, à propos de la princerie des Rohans, dans notre tome V, p. 248-251. Le tabouret ne fut accordé qu'à la fille, et non à la mère, en octobre 1648.

4. Les notes du tome V ont expliqué cette « guerre des Tabourets. »

5. Déjà qualifiée plusieurs fois en termes à peu près identiques.

6. Non seulement du petit-fils Jean-Baptiste-Gaston, mais du puîné et de sa descendance masculine, s'il n'y en avait pas du premier appelé.

7. Tome VIII, p. 347.

8. Il y a *sale* en cet endroit, dans l'Addition n° 500, et dans la suite des *Mémoires*, éd. 1873, tome VIII, p. 299, tandis que, dans l'Addition ci-contre, Saint-Simon avait écrit : *salve*, qui est le vrai mot ; ni l'un ni

déféré sans difficulté à la plus ancienne duchesse qui se trouvoit présente, quand il n'y avoit point de princesse du sang[1]. La[2] salve est une espèce de soucoupe de vermeil sur laquelle les boîtes, étuis, montres et l'éventail de la Reine lui étoient présentés couverts[3] d'un taffetas brodé, qui se lève en la lui présentant. Il y a toute apparence que Mmes de Senecey et de Fleix se prévalurent, à leur retour, et de la faveur de la Reine et de celle de la comtesse d'Harcourt[4] et de la duchesse de Chevreuse auprès d'elle, qui la tournèrent entièrement pour la maison de Lorraine contre les ducs, pour se mettre en possession de présenter toujours la salve et donner la chemise, sous prétexte de ne donner point de préférence aux duchesses ni aux princesses lorraines, qui pourtant ne faisoient que commencer à le disputer par la faveur des deux que je viens de nommer. Pour le carrosse, Mmes de Senecey et de Fleix n'y entreprirent rien, parce apparemment que, ne s'agissant pas là de fonction, elles n'y purent trouver de prétexte. Il vint depuis au mariage du Roi. La maréchale de Guébriant[5], nommée dame d'honneur, et point duchesse[6], mourut en allant trouver la cour en Guyenne, et ne vit jamais la Reine[7].

à la dame d'honneur de la Reine, et la préférence du carrosse. [*Add. St-S. 502*]

l'autre n'ont été relevés par Littré. Selon l'*État de la France*, éd. 1698, tome I, p. 269 et 302, la « salve » était une soucoupe ovale en vermeil, sur laquelle les mouchoirs se présentaient au Roi, comme les « honneurs » à la Reine. Le *Dictionnaire de Trévoux* reproduit à peu près cette définition, et le mot a subsisté, au moins jusqu'en 1845, dans le Complément du *Dictionnaire de l'Académie française*. Une salve en or figure dans l'*Inventaire de la reine Anne d'Autriche* publié par M. le vicomte de Grouchy, p. 22 du tirage à part.

1. Comparez le mémoire de 1711 sur les *Changements arrivés à la dignité de duc et pair*, p. 198 et 199.

2. Avant *La*, Saint-Simon a biffé *Il y a bien*.

3. Dans le manuscrit, *présentées couvertes*, au féminin pluriel.

4. Marguerite-Philippe du Cambout : tome I, p. 187.

5. Renée du Bec-Crespin : tome VII, p. 29 et appendice IV.

6. Elle ne fut nommée qu'après le mariage conclu en 1659 ; mais on l'avait désignée pour ce poste dès son retour de Pologne, en décembre 1651 : *Muse historique*, tome I, p. 182 et 187.

7. Déjà dit au tome VII, p. 29.

Mme de Navailles[1], dont le mari étoit duc à brevet, qui avoit tellement été attaché au cardinal Mazarin, dont il commandoit les chevau-légers, qu'il avoit été son correspondant intime et son homme de la plus grande confiance pendant ses deux absences hors du Royaume[2], fut nommée à la place de la maréchale de Guébriant. Elle étoit en Gascogne, dans les terres de son mari, qui ne songeoit à rien moins, et qui n'eut que le temps d'arriver pour le mariage[3]. Le cardinal Mazarin, qui fit tout pour que le comte de Soissons ne se trouvât pas mal marié à sa nièce[4], venoit d'inventer pour elle la charge, jusqu'alors inconnue, de surintendante de la maison de la Reine, et, pour conserver toute préférence à la Reine mère, avec laquelle il avoit toujours été si uni, à[5] qui il devoit tout, et que le Roi respectoit si fort, il fit en même temps la princesse de Conti, son autre nièce, surintendante de sa maison[6]. Cette dernière, étant princesse du sang, emportoit beaucoup de choses par ce rang ; mais sa piété, l'extrême délicatesse de sa santé, son attachement à M. le prince de Conti[7], presque toujours dans son gouvernement de Languedoc, ne lui permettoient guères d'exercer cette charge[8]. Elle

Surintendante ; invention et occasion de cette charge.

1. Suzanne de Beaudéan, femme du maréchal : tome VII, p. 20.

2. Tome VII, p. 24-26.

3. Ceci a été rectifié au tome VII, p. 29, note 3.

4. Olympe Mancini. — 5. Cet *à* corrige *et*.

6. Déjà dit en 1702 : tome X, p. 258 et 259.

7. Sur les qualités et le caractère de cette princesse, Anne Martinozzi, on peut voir les *Mémoires de Mme de Motteville*, tome IV, p. 40-41, les *Mémoires de Mademoiselle*, tomes III, p. 137-139, et IV, p. 69, le *Nécrologe de Port-Royal*, tome I, p. 65-67, et, entre autres ouvrages modernes, *Madame de Sablé*, par Victor Cousin, p. 411-421, *Port-Royal*, par Sainte-Beuve, tome V, p. 25-41, etc. Guy Patin la comparait à sainte Catherine de Sienne (*Lettres*, tome III, p. 704).

8. Comparez l'Addition au *Journal de Dangeau*, tome I, p. 72, et cette première rédaction, dans la notice Carignan, au tome VII des *Écrits inédits*, p. 273 : « L'attachement du cardinal pour la Reine mère, le besoin qu'il ne laissoit pas de s'en sentir encore quelquefois, et, peut-être encore plus que tout cela, sa passion d'élever le comte et la comtesse de Soissons, l'obligea à ne pas distinguer la Reine d'avec

étoit toute aux dépens de celle de dame d'honneur, prise sur le modèle du grand chambellan avant qu'il fût dépouillé par les premiers gentilshommes[1] de la chambre[2]. La comtesse de Soissons, toujours à la cour, où elle donnoit le ton par sa faveur auprès du Roi, qui, dans ces temps-là, ne bougeoit de chez elle[3], faisoit sa charge, et Mme de Navailles n'avoit garde de se commettre avec elle, à cause du Roi et du cardinal, son oncle, dont son mari étoit la créature[4]. La Reine ne connoissoit personne dans

la Reine mère par la création de cette nouvelle charge. Il en fit donc une pareille chez elle, et y mit sa nièce la princesse de Conti, dont l'extrême piété, les devoirs auprès de Monsieur son mari, à qui elle étoit fort attachée, et la foible santé s'accommoderoient plus aisément des fonctions auprès de la Reine mère qu'auprès d'une jeune reine; et comme le Roi voulut que son épouse cédât partout à sa mère, à qui lui-même céda toujours avec toute sorte de respect, cela ôta l'odieux d'une préférence sur une princesse du sang, et ne laissa entre les deux surintendantes qu'une égalité de charge qui rehaussoit infiniment la comtesse de Soissons. Telle fut l'origine de ces surintendantes, que l'intérêt de Monsieur le Duc, maître de l'État et de la cour au mariage du Roi, a fait renouveler en 1725 pour Mlle de Clermont, sa sœur. »

1. La sixième lettre de *gentilshommes* corrige une *s*.

2. Il a déjà été parlé de cette concurrence dans notre tome VI, p. 401-402. Comparez la suite des *Mémoires*, éd. 1873, tome V, p. 454, et tome XII, p. 175-176, et la notice du duché de LA ROCHEGUYON, dans le tome VI des *Écrits inédits*, p. 205.

3. Notre auteur reviendra diverses fois, avec plus d'insistance, sur ce beau temps de la passion du Roi pour Olympe Mancini, passion d'amitié, mais non d'amour, à ce que Madame assurait (recueil Brunet, tome II, p. 144). Les témoignages contemporains abondent, sans être très affirmatifs.

4. C'est précisément ce que rapportent les *Mémoires de Mme de Motteville*, tome IV, p. 264-266, à propos des empiétements que la surintendante avait tentés sur les attributions dont la dame d'honneur jouissait de tout temps. Le Roi, décidant assez impartialement, donna à la première les honneurs de présenter la serviette, de tenir la pelote et d'offrir la chemise, avec le commandement dans la chambre et la réception des serments, et tout le reste à la dame d'honneur, c'est-à-dire le service à table, la préférence dans le carrosse et dans le logement. Il était bien entendu qu'en l'absence de la surintendante, la dame

ces commencements ; à peine s'expliquoit-elle en françois. La comtesse de Soissons montoit dans son carrosse et lui nommoit les dames à appeler, et les appeloit pour la Reine. Cet usage, introduit, fut suivi par la duchesse de Navailles, lorsque la comtesse de Soissons ne s'y trouvoit pas. Mme de Montausier, duchesse à brevet, lui[1] succéda[2], et en usa de même ; et cet établissement a toujours continué : depuis[3] lequel il a valu la préférence aux dames d'honneur, dans le carrosse, sur tout ce qui n'est point princesse du sang. Pour les dames d'atour, jamais pas une n'y avoit songé, non pas même la comtesse de Béthune, si[4] longtemps dame d'atour de la Reine, si fort et toujours sa favorite, et si considérée par elle-même[5], par son beau-père et par son mari[6], illustres par leurs charges et leurs

d'honneur ferait toutes les fonctions à elle seule. On a le texte de ce règlement, des 5 et 14 mai 1664 : Arch. nat., K 1712, n° 9. Il provoqua une petite guerre civile à la cour.

1. *Luy* surcharge *puis* ou *prit*.

2. En août 1664 : tome I, p. 211 ; *Muse historique*, tome IV, p. 235.

3. *Depuis* semble surcharger *de la*, et ensuite, *il* est en interligne.

4. La première lettre de *si* surcharge une autre lettre.

5. Cette comtesse de Béthune, Anne-Marie de Beauvillier, a déjà été citée à propos de sa belle-fille : tome III, p. 310. Nommée dame d'atour en 1660 (*Mémoires de Mademoiselle*, tome III, p. 487), devenue veuve en 1665, elle est morte en 1688. Mme de Motteville la reconnaissait comme une femme honnête et sage, mais sans mérite (tome IV, p. 334-335). Voyez ci-après, appendice IX, sa notice inédite.

6. Le beau-père, Philippe de Béthune-Rosny, comte de Selles et de Charost, marquis de Chabris, etc., frère puîné du duc de Sully, lieutenant général en Bretagne et gouverneur de Rennes, chef du conseil des dépêches étrangères, gentilhomme de la chambre d'Henri III, gouverneur de Monsieur Gaston et surintendant de sa maison, chevalier des ordres, connu surtout pour ses très glorieuses ambassades en Écosse (1599), à Rome (1601, 1624 et 1629), en Savoie (1616), en Allemagne (1619 et 1624), etc., mourut en 1649, à quatre-vingt-huit ans. Le mari est Hippolyte, comte de Béthune, né à Rome le 19 septembre 1603, auquel fut donnée, dès l'âge de huit ans, la survivance de la charge de premier gentilhomme de Monsieur, et qui, à vingt-deux ans, alla négocier avec le pape Urbain VIII au sujet du mariage d'Henriette de France avec Charles II d'Angleterre. Il suivit Louis XIII dans

négociations, et par le comte depuis duc de Saint-Aignan, son frère, si bien alors avec le Roi, en si grandes privances[1], et premier gentilhomme de sa chambre[2]. Jusqu'à Mme de Mailly il n'avoit donc pas été question de nulle prétention des dames d'atour[3]. Celle-ci, fort glorieuse, nièce de Mme de Maintenon, mariée de sa main et parfaitement bien alors avec elle, imagina cette préférence, la tortilla[4] longtemps, bouda, et, trouvant enfin sa belle contre un enfant comme la maréchale de Cœuvres, dont le Roi s'amusoit comme telle (lequel n'aimoit pas les rangs, et Mme de Maintenon beaucoup moins, qui avoit bien ses raisons pour cela), l'emporta, non par une décision, que Mme de Mailly ne put obtenir, mais par silence sur son entreprise, qui en fut une approbation tacite dont elle sut se prévaloir. Cela ne laissa pas de faire du bruit et de paroître étrange : elle dit qu'elle n'imaginoit[5] pas disputer aux titrées, ni avoir jamais que la dernière place,

toutes ses campagnes de Montauban, la Rochelle, Corbie, etc., fut nommé chevalier d'honneur de la reine Marie-Thérèse en 1663, mais ne put, à cause de sa mauvaise santé, accepter le poste de gouverneur du Dauphin, eut le collier des ordres en 1661, et mourut à Selles, le 24 septembre 1665, léguant au Roi sa précieuse collection de correspondances historiques, au nombre de deux mille cinq cents volumes, ses tableaux, ses antiques, etc. Saint-Simon a fait les notices du père et du fils dans les *Chevaliers du Saint-Esprit*. On trouvera la seconde à côté de celle de Mme de Béthune, p. 546.

1. *Grandes*, au pluriel, et *privance*, au singulier.
2. Ci-dessus, p. 3.
3. Comparez la suite des *Mémoires*, éd. 1873, tome XIII, p. 182-184, et le tome III des *Écrits inédits*, p. 74 et 136. Le tome I des *Mémoires du duc de Luynes* renferme plusieurs passages (p. 80, 127, 131, 147, etc.) sur les droits respectifs de chacune de ces charges. Ceux des dames d'honneur avaient été réglés le 29 novembre 1627 : ms. Fr. 4258, fol. 227.
4. *L'Académie* de 1718 dit que *tortiller*, au sens familier de chercher des détours, des subterfuges, ne s'emploie qu'au neutre ; mais nous trouverons plusieurs fois *se tortiller* et la locution « tortiller et énerver ses phrases. »
5. L'élision *n'* surcharge un *ne* non élidé.

mais qu'elle étoit nécessaire dans le carrosse pour y porter et y donner à Mme la duchesse de Bourgogne des coiffes et d'autres hardes légères à mettre par-dessus tout à cause des fluxions[1] à quoi elle étoit sujette[2]. En effet, elle n'eut jamais que la dernière place; mais elle se conserva dans la préférence que sa faveur lui fit embler[3].

L'Archiduc en Hollande, non reconnu du Pape.

L'Archiduc étoit arrivé en Hollande[4], reconnu par cette république, l'Angleterre, le Portugal, Brandebourg, Savoie et Hanover, comme roi d'Espagne[5], sous le nom de Charles III[6], et bientôt après par presque toutes les autres puissances de l'Europe. Le Pape, à qui l'Empereur donna part de cette déclaration par une lettre, ayant su ce qu'elle contenoit, la renvoya à son ministre sans l'avoir ouverte[7].

1. Il a écrit : *fluctions*, quoique l'orthographe *fluxion* fût déjà fixée.

2. Cette princesse avait des dents très mauvaises, et elle en souffrait fréquemment : voyez le *Journal de Dangeau*, tome VII, p. 107.

3. En 1753, Louis XV décida que la dame d'honneur et la dame d'atour auraient la préférence sur toutes autres dames dans le carrosse, mais que la dame d'atour, si elle n'était titrée, céderait courtoisement la place d'honneur aux titrées (*Mémoires de Luynes*, tome XIII, p. 118).

4. Ci-dessus, p. 262. On trouve la description de son cortège dans le *Mercure historique et politique*, tome XXXV, p. 455-457, à la suite de la lettre de son père au roi de Portugal, p. 453-455, et avec une autre lettre à la reine d'Angleterre, p. 499-500. Une estampe hollandaise représente le départ de Vienne. Le voyage est également raconté dans les gazettes étrangères, dans l'*Histoire militaire* de Quincy, tome IV, p. 220-223, et dans le recueil de Lamberty, tome II, p. 537-546. A Düsseldorf, il eut une entrevue avec Marlborough. La *Gazette d'Amsterdam*, après avoir annoncé cette nouvelle dans son nº LXXXVI, donna, dans l'Extraordinaire, un portrait très flatteur du prétendant.

5. Dangeau n'avait d'abord parlé, dans son article du 10 octobre (p. 317), que de l'Angleterre, de la Hollande, du Brandebourg et du Hanovre; Saint-Simon a ajouté à ces quatre noms, en interligne : *Savoye*. En effet, le duc avait commencé à ne plus qualifier son gendre que du seul titre du duc d'Anjou (*Dangeau*, p. 367), et, le 29 octobre, en appelant à son secours Marlborough, il déclara avoir reconnu l'Archiduc pour roi d'Espagne (recueil de Lamberty, p. 562).

6. *Dangeau*, p. 321 ; *Sourches*, p. 191.

7. Nouvelle donnée par Dangeau le 17 décembre, p. 376; *Gazette*, p. 533 et 639; *Gazette de Bruxelles*, p. 828. On disait qu'il avait été

Landau se défendoit vigoureusement[1]. La dégradation des armes prononcée contre Marsiglii[2], pour avoir rendu Brisach, par le conseil de guerre[3], et cet officier en fuite et réfugié à Lyon[4], fut une vive leçon au gouverneur de la

Marsiglii à Lyon, dégradé à Vienne.

frappé aussitôt en Italie des médailles avec cette double inscription : PHILIPPUS V DEI GRATIA REX CATHOLICUS, et : CAROLUS VII HERETICORUM GRATIA REX CATHOLICUS (*Sourches*, p. 242).

1. *Dangeau*, p. 323-387, *Sourches*, p. 196-228, et *Gazette*, p. 556-606, *passim; Mercure historique*, tome XXXV, p. 626-629; *Mercure galant*, novembre, p. 395-432, et décembre, p. 6-9 et 247-252; *Gazette de Bruxelles*, p. 662-776, *passim; Mémoires militaires*, p. 472-483, 486-487, etc. Vauban, n'ayant pu obtenir d'aller diriger ce siège, avait fait un mémoire pour M. de Tallard. Mélac, l'héroïque défenseur de Landau en 1702 (tome X, p. 246 et suivantes), avait représenté, à son retour (*Dangeau*, tome IX, p. 4), que les fortifications, à la mode nouvelle, n'étaient pas bonnes. Le capitaine G. Heuser vient de faire paraître un très beau volume sur les deux sièges subis par Landau en 1702 et 1703.

2. Saint-Simon écrit : *Marcilly*. — Louis-Ferdinand, comte Marsiglii, mathématicien, naturaliste, physicien, diplomate, voyageur, et surtout ingénieur militaire, dont la carrière extraordinaire est racontée dans nos biographies d'après Nicéron, Fontenelle, Quincy, etc., né à Bologne le 10 juillet 1658, était entré comme ingénieur au service de l'Empereur et avait été fait colonel en 1689, major général en 1699, général en 1701, et commandant en second de Brisach. Après la disgrâce qui va être dite, reçu très bien à Versailles, il ne s'occupa plus que de voyages scientifiques pendant quelques années, puis, en juin 1708, entra au service du Pape comme lieutenant général des troupes pontificales, mais pour peu de temps, et voulut, en 1711, se mettre à la solde du Czar, mais ne put obtenir préalablement sa réhabilitation (*Gazette*, p. 464). En 1712, il dota sa ville natale d'un Institut, et, en 1714, il fut nommé associé étranger de notre Académie des sciences. Ses dernières années se passèrent en Provence; mais il retourna mourir à Bologne, le 1er novembre 1730. C'est lui qui avait négocié à Carlowitz en 1698; on lui doit la première description de la Turquie d'Europe, où il avait déjà rempli une mission en 1691.

3. Le comte d'Arco, commandant en premier, bon militaire selon Villars, fut condamné à la décapitation et exécuté, et Marsiglii dégradé, encore qu'il eût été prouvé que la place n'aurait pu tenir deux jours de plus.

4. *Dangeau*, p. 292 et 293; *Sourches*, p. 175; *Gazette* de 1704, p. 120-130. En réponse à un écrit intitulé *Innocence imaginaire de Messieurs les deux généraux comtes d'Arco et Marsiglii*, celui-ci répandit une rotestation, que Vauban approuva. Toutes les pièces de la polémique

Bataille de Spire gagnée sur les Impériaux.

place assiégée pour se bien défendre. Tout étoit en mouvement pour son secours : le prince aîné de Hesse, depuis roi de Suède[1], y menoit vingt-trois bataillons et trente escadrons des troupes du landgrave son père et de ce qui s'y étoit joint ; Pracomtal[2] y marchoit de Flandres avec vingt et un bataillons et vingt-quatre escadrons, et le comte de Roucy fut détaché du siège, avec deux mille chevaux et cinq cents hommes de pied, pour garder les passages du Spirebach et empêcher la surprise, et qui fut rappelé[3] au camp dès qu'il parut des ennemis, auxquels se joignirent ce qu'il y avoit de troupes palatines dans les lignes de Stolhofen[4] et de celles qui voltigeoient en deçà du Rhin[5]. Sur ces nouvelles[6], Tallard résolut d'aller au-devant d'eux, et de ne les point attendre dans ses lignes. Il remit la conduite du siège et de[7] ce qu'il y laissoit de troupes au plus ancien lieutenant général, qui étoit Laubanie[8], et sur lequel on pouvoit sûrement se reposer, choisit quarante-quatre escadrons et vingt[9] bataillons dans son armée, avec lesquels il campa hors de ses lignes dès le mercredi au soir, 14 novembre, et manda à Pracomtal, arrivé à portée, de le joindre le lendemain de

sont réunies dans le premier des quatre volumes de Quincy sur Marsiglii.

1. Frédéric de Hesse-Cassel, fils du landgrave Charles (tome II, p. 166), était né le 28 avril 1676 et venait d'être appelé au gouvernement du duché de Clèves en 1703. Nous le verrons recevoir une blessure au siège de Toulon en 1707, étant général de la cavalerie hollandaise, puis se faire nommer par le roi de Suède Charles XII général de son armée contre les Russes. Par son second mariage avec la sœur de ce roi, Ulrique-Éléonore, il se trouva appelé à la couronne de Suède le 4 avril 1720, et il mourut sur ce trône le 5 avril 1751.

2. Pracomtal remplaçait le prince de Tserclaës depuis le départ de celui-ci, ci-après, p. 315.

3. *Fut rapellé* est en interligne, au-dessus de *revint*, biffé.

4. La dernière lettre de *Stolhoven* (sic) corrige une *m*.

5. Ces détails sont empruntés au *Journal de Dangeau*, p. 350-351.

6. *Dangeau*, p. 352. — 7. Le manuscrit porte : *de de*.

8. Tome X, p. 296.

9. Vingt-sept selon Dangeau, et vingt-huit selon les *Mémoires militaires*, p. 484.

bonne heure avec sa cavalerie seulement, si son infanterie ne pouvoit arriver, qui l'exécuta ainsi le jeudi 15, à la pointe du jour[1]. Ils trouvèrent le prince de Hesse, qui commandoit en chef, entre la Petite-Hollande[2] et Spire, dont toute l'armée n'étoit pas tout à fait encore en bataille. On ne tarda pas à se charger. La cavalerie de leur droite mena assez mal celle de notre gauche; mais celle de la leur ne tint pas. Leur infanterie fit[3] bonne contenance après sa première décharge; mais elle ne put résister à celle de Tallard, qui la chargea la baïonnette au bout du fusil[4] avec tant de vigueur, que quantité de soldats ennemis furent tués dans les rangs, et qu'ils ne purent résister. Outre ces vingt-trois bataillons qui plièrent, ils en avoient encore cinq autres, qui se retirèrent sans avoir presque combattu. La victoire fut complète, et surprit agréablement le maréchal de Tallard, qui étoit fort étourdi, vers notre[5] gauche, à rétablir l'ébranlement qui y étoit arrivé, et qui apprit ce grand succès de notre cavalerie de la droite et de toute l'infanterie au moment

1. Voyez la *Gazette*, p. 596, 603-605 et 607, la *Gazette de Bruxelles*, p. 761, 762, 769-770, 774-777 et 815, la *Gazette d'Amsterdam*, n^os^ XCV-XCVIII, les diverses relations données dans le *Mercure* de décembre, p. 263-338, le *Mercure historique et politique*, p. 616-626 et 639-642, l'*Histoire militaire* de Quincy, p. 125-130, le *Siècle de Louis XIV*, p. 343-344, les *Mémoires militaires* de Pelet, p. 484-486, etc.

2. Klein-Holland. — 3. *Fit* surcharge *b*[*onne*], effacé du doigt.

4. Substituée peu à peu à la pique depuis une trentaine d'années, la baïonnette française venait déjà de faire merveilles à Münderkingen (ci-dessus, p. 161), et, antérieurement, elle avait fort bien servi lors de la surprise de Crémone (tome X, p. 77, note 4). Le *Mercure historique et politique*, tome XXXIV, p. 302, parle d'un conseil de guerre tenu au mois de mars 1703, dans lequel il fut proposé de remplacer définitivement la pique par une baïonnette s'adaptant au fusil. De son côté, le *Mercure galant* du mois d'octobre précédent, p. 158-168, avait publié un article sur le moyen de faire de l'épée une sorte de hallebarde en l'ajustant au bout du mousqueton. La *Gazette d'Amsterdam* dit aussi, en 1703 (n° XXII), que la substitution à la pique a été résolue, sauf pour l'armée de Flandre, pays moins couvert et plus propre aux batailles rangées.

5. L'abréviation *n^e^* surcharge un *a*.

qu'il n'espéroit rien moins[1]. Il accourut[2] à la victoire et y donna ses ordres partout. Il avoit plus de cavalerie qu'eux, et un bataillon de moins[3]. On leur prit tout leur canon, presque tous leurs drapeaux, et quantité d'étendards[4]. Le soir même, Laubanie manda à Tallard, qui étoit sur le champ de bataille, que la chamade étoit battue, mais qu'il lui conseilloit de ne rien précipiter pour la capitulation. La Baume[5], fils du maréchal, arriva le 20 novembre[6], sur les cinq heures, à Versailles, avec cette grande nouvelle, que le Roi manda aussitôt à Monseigneur, qui étoit à Paris à l'Opéra. Ce prince fit cesser les acteurs pour l'apprendre aux spectateurs[7]. Pracomtal, lieutenant [Add. StS. 503] général et gendre de Montchevreuil[8], y fut tué. C'étoit un homme fort appliqué, avec de la valeur et de la capacité, et qui[9] auroit justement fait une fortune[10]. Il s'étoit fort

1. En racontant cette journée, Feuquière (*Mémoires*, tome III, p. 352-357; comparez le *Siècle de Louis XIV*, p. 343-344) estime que la victoire ne fut due qu'à des fautes de l'ennemi, et Saint-Hilaire (*Mémoires*, tome II, p. 338-340) pense à peu près de même. Comme toujours Saint-Simon l'attribue au hasard plutôt qu'au mérite du vainqueur.

2. *Accourt* corrigé en *accourut*.

3. L'ennemi avait vingt-neuf bataillons et soixante-quatre escadrons.

4. Tallard écrivit au Roi : « Votre armée a pris plus d'étendards et de drapeaux qu'elle n'a perdu de simples soldats. »

5. François d'Hostun, dit le marquis de la Baume, avait obtenu un régiment de cavalerie en mars 1702. Il épousera, en 1704, une Hostun-Gadagne, mais périra le 20 septembre de la même année, de blessures reçues à la bataille d'Hochstedt.

6. *Dangeau*, p. 352; *Sourches*, p. 223. La lettre du maréchal au Roi, que les gazettes hollandaises publièrent aussitôt (*Gazette d'Amsterdam*, n° XCVII; recueil de Lamberty, t. II, p. 641-643), fut vivement critiquée par son ton triomphant, presque fanfaron, et les alliés y opposèrent la relation d'un de leurs officiers (*Gazette d'Amsterdam*, n° XCVIII). Les billets de félicitation du Roi et de Mme de Maintenon, du duc de Bourgogne, du duc d'Orléans et de Chamillart sont réunis dans les *Mémoires militaires*, p. 914-916. Une médaille fut frappée pour l'*Histoire métallique*.

7. *Dangeau*, p. 353; *Sourches*, p. 226.

8. Tome I, p. 240. — 9. *Et qui* est en interligne.

10. *Mercure*, p. 338-339. Il avait eu des succès très appréciés du Roi.

attaché au maréchal de Boufflers[1], et Mme de Maintenon le protégeoit particulièrement. Sa femme[2] eut le gouvernement de Menin à vendre, que Pracomtal avoit acheté[3]. Meuse, colonel de cavalerie, de la maison de Choiseul[4], Calvo, colonel du régiment Royal-infanterie et brigadier[5], neveu du lieutenant général et chevalier de l'Ordre[6], garçon de beaucoup de valeur et d'entendement, et fort bien voulu de tout le monde, Beaumanoir, qui venoit d'épouser une fille du duc de Noailles, y furent aussi tués

1. Tome IV, p. 232.

2. C'est le 19 novembre 1693 (contrat du 18 : Arch. nat., Y 262, fol. 288 v°) qu'il avait épousé Catherine-Françoise de Mornay-Montchevreuil, sœur de Mme de Manneville, engagée dix mois auparavant avec M. du Guémadeuc. Son oncle Saint-Romain, dont il était légataire universel, lui avait constitué en dot douze mille livres de rente, et le Roi avait donné vingt mille écus en rentes sur la ville (Papiers du P. Léonard, MM 826, fol. 91). Mme de Pracomtal quitta la cour vers 1710, peut-être pour avoir été « prise sur le fait, » et mourut à Senevas, en Lyonnais, le 23 avril 1729, à cinquante et un ans (notre tome VI, p. 390).

3. Il l'avait acheté à la fin de 1694. On le revendit cent quarante-deux mille livres, pour un rapport de vingt mille (*Dangeau,* tomes V, p. 121, et X, p. 13).

4. Charles de Choiseul, marquis de Meuse, capitaine au régiment de cavalerie Royal, puis au régiment de Piémont, mestre de camp depuis décembre 1702, avait perdu en mai 1701 son père, que nous avons vu venir de la part du duc de Lorraine en 1698.

5. Benoît de Calvo, d'abord pourvu d'une charge de guidon dans la gendarmerie (1691), avait acheté le régiment Royal d'infanterie en 1693, et était brigadier depuis décembre 1702, n'ayant pas passé dans la précédente promotion (tome X, p. 463). Rigaud avait peint son portrait en 1696. Il était à peine âgé de trente ans.

6. François de Calvo, très brillant officier de cavalerie, né à Barcelone en 1617, volontaire dans l'armée française au siège de Lerida (1646), mestre de camp en 1654, brigadier en 1667, maréchal de camp en 1675, avait été fait, pour sa belle défense de Maëstricht en 1676, gouverneur d'Aire, lieutenant général, puis chevalier des ordres en 1688, et il était mort à Deynse, le 29 mai 1690. Nous avons un dessin lavé de son portrait de l'Ordre dans le ms. Clairambault 1165, fol. 26. C'était une noblesse de Roussillon, dont le nom s'écrivait primitivement Calvos (*Mercure* de décembre 1703, p. 347-350).

avec force autres moins distingués[1]. Ce dernier ne porta pas loin la malédiction que son père lui donna, en mourant, au cas qu'il fît ce mariage, comme je l'ai rapporté en son temps[2]. Il ne laissa point d'enfants, et en lui finit cette maison ancienne et illustre[3]. Sa lieutenance générale de Bretagne[4] fut, quelque temps après, donnée au maréchal de Châteaurenault[5], et servit bientôt après, pour une seconde fois, de dot à une autre Noailles, que son fils épousa. Le régiment Royal-infanterie[6] fut donné à Denonville, fils aîné d'un sous-gouverneur des enfants de France pour qui Mgr le duc de Bourgogne avoit beaucoup de bonté[7]. Ce prince parut douloureusement affligé, en cette occasion, de ce que le Roi ne lui avoit jamais voulu permettre d'achever la campagne, qu'on lui fit croire finie après la prise de Brisach[8]. Le chevalier de Croissy[9], qui

1. *Mercure* de décembre, p. 275, 276, 293, 294, 338, 339, 342, 344.

2. Ci-dessus, p. 62.

3. La généalogie en est donnée dans l'*Histoire de plusieurs maisons de Bretagne*, par Du Paz (1620), p. 95-105, et au tome VII de l'*Histoire généalogique*, p. 379 et suivantes.

4. Ci-dessus, p. 64. Sous le règne suivant, cette lieutenance générale, la principale de Bretagne, rapportait trente-six mille livres par an (*Mémoires de Luynes*, tome II, p. 421 et 424).

5. Le maréchal en fut pourvu le 22 avril 1704, avec une commission pour commander dans la province à la place du comte de Toulouse; il l'avait payée cent mille livres, et obtint un brevet de retenue de pareille somme (*Dangeau*, p. 486 et 493).

6. Roussel a fait l'histoire de ce régiment en 1766. Il venait immédiatement, comme importance, après les six « petits vieux » (*Dangeau*, tome XV, p. 281). Calvo l'avait acheté du maréchal de Créquy, au prix de cinquante mille livres (*ibidem*, tome IV, p. 208).

7. *Dangeau*, tome IX, p. 355. Ce Denonville est celui que nous avons vu, p. 218, apporter la nouvelle de la prise de Brisach.

8. *Dangeau*, p. 356, passage reproduit ci-dessus, p. 220, note 1. Voyez les *Mémoires militaires*, p. 462 et 464.

9. *De Croissy* a été ajouté après coup en interligne. — Louis-François-Henri, d'abord chevalier, puis comte de Croissy après son mariage, était un frère cadet de Torcy, né le 15 février 1677. Après avoir débuté dans les mousquetaires, ensuite dans le régiment d'infanterie du Roi, en 1691, il avait obtenu le régiment de Santerre en 1692, était devenu bri-

vint apporter les drapeaux et le détail[1], rapporta que les ennemis avoient perdu six mille hommes outre quatre mille prisonniers, parmi lesquels trois officiers généraux et six colonels[2]. Le jeune comte de Frise, qui en fut du nombre, fut envoyé, le soir même de la bataille, par le maréchal de Tallard, coucher à Landau, dont son père étoit gouverneur[3], pour lui apprendre la vérité de cette journée[4]. On prétendit que l'armée ne perdit pas plus de quatre ou cinq cents hommes, mais[5] beaucoup plus à proportion d'officiers. Landau reçut une capitulation honorable[6]. De quatre mille hommes qui étoient dedans, il

Landau rendu à Tallard, qui met

gadier à la première promotion de 1702, avait secondé son cousin Blainville dans la défense de Kaiserswerth, et contribué enfin à la victoire de Spire en enfonçant l'infanterie ennemie à la tête de la brigade du Roi. Maréchal de camp après la défaite d'Hochstedt en 1704, lieutenant général et gouverneur de Crécy-en-Brie en 1710, il obtint la lieutenance générale du pays Nantais à la mort du fils de Mme de Sévigné, en 1713, fut nommé ambassadeur extraordinaire auprès du roi Charles XII de Suède à la fin de 1714, revint en France en 1716, ne servit plus, et mourut à Paris le 24 août 1747. Rigaud avait fait de lui deux portraits en 1693 et 1696.

1. *Dangeau*, p. 355-357; *Sourches*, p. 227-228. — 2. *Dangeau*, p. 356.

3. Jules-Henri de Friesen, né à Dresde en 1650, mais d'origine suisse, était connu en France pour être le frère de la marquise de Villefranche, des du Puy-Monthrun, qui était revenue de l'étranger après la mort de son mari, émigré protestant tué à la bataille de la Marsaille, et qui s'était convertie avec sa fille, la galante demoiselle de Villefranche, dernier amour de Vauban. Comme familier de Guillaume d'Orange ou comme conseiller de justice en Saxe, comme officier général au service de ce roi et de cet électeur, enfin comme envoyé diplomatique de l'un et de l'autre, il avait pris une part active à la formation de la ligue allemande. Fait comte par l'empereur Léopold en 1695, il avait continué ses missions en Allemagne, puis avait quitté le service de l'Angleterre pour prendre rang dans l'état-major du roi des Romains lors de la nouvelle guerre, s'était distingué à la prise de Landau en 1702, et avait reçu, en récompense, le commandement de cette place. Voyez la suite p. 372.

4. *Dangeau*, p. 355; *Sourches*, p. 226.

5. *Mais* est en interligne, au-dessus d'*et*, biffé.

6. *Dangeau*, p. 357; *Sourches*, p. 227; Quincy, *Histoire militaire*, p. 116-125 et 130-131. La capitulation fut signée le 15 novembre; on en a les détails dans la *Gazette d'Amsterdam*, Extr. XCVIII et nº XCIX, et une comparaison avec la lettre de *Te Deum* du roi de France, Extr. CII. Deux

son armée en quartiers d'hiver.

n'en sortit que dix-sept cents sous les armes, et fort peu d'officiers, qui furent conduits à Philipsbourg, et on assura qu'on n'avoit pas eu plus de mille hommes tués ou blessés au siège[1]. Le prince de Hesse fit merveilles de tête et de valeur[2]. Il devoit être joint le lendemain par six mille hommes, à qui on avoit donné des chariots pour arriver plus diligemment. On sut après qu'il y avoit eu deux princes de Hesse de tués[3]. La Baume fut fait brigadier, et Laubanie eut le gouvernement de Landau[4]. Peu après, l'armée du Rhin entra dans ses quartiers d'hiver, ainsi que celles de Flandres, où les ennemis avoient pris Limbourg[5].

Tessé à Chambéry. Conduite de Vaudémont. Tessé destiné

Tessé étoit dans Chambéry, et avoit occupé presque toute la Savoie[6]. Avant de partir, il[7] avoit été destiné à commander l'armée de M. de Vaudémont, qui, prévoyant

lettres écrites par Tallard, de son camp, le 12 octobre et le 9 novembre, à l'Électeur, se trouvent dans le ms. Nouv. acq. fr. 496, fol. 17-20. Une description de la ville parut dans le *Mercure* de janvier 1704, p. 154-156. L'histoire abrégée de ce siège et de celui de l'année précédente vient d'être faite en Allemagne et publiée à Landau même (1894), sous le titre : *Die Belagerungen von Landau in den Jahren 1702 und 1703*, par le capitaine E. Heuser.

1. État des pertes dans le *Mercure* de février 1704, p. 81-121, à la suite d'un mandement de M. de Soubise, coadjuteur de Strasbourg.

2. Nous revenons au combat du 15 novembre, où ce prince (ci-dessus, p. 300) commandait, sous le comte de Nassau-Weilbourg, une partie du corps d'armée exterminé. « M. de la Baume dit que le prince de Hesse a combattu vaillamment, et qu'on l'a vu souvent mener ses troupes à la charge » (*Dangeau*).

3. Un seul (*Mercure* de décembre, p. 352-355) : Philippe, fils du margrave de Hesse-Hombourg, né le 24 mars 1676.

4. *Dangeau*, p. 407 ; *Sourches*, p. 226. Le *Mercure* de décembre publia, p. 247-252, une liste des officiers qui s'étaient distingués.

5. Déjà dit ci-dessus, p. 288.

6. Ci-dessus, p. 278 : *Dangeau*, tome IX, p. 349 et 351-352 ; *Sourches*, p. 221, 222-230, 236 et 247 ; rapport de Tessé au duc de Vendôme, dans le ms. Fr. 14 177, fol. 328 ; ses lettres, au Dépôt des affaires étrangères, vol. *Turin* 112, fol. 369-372, 379 et 380, et dans le recueil publié par M. de Rambuteau, p. 156-166.

7. *Il* surcharge *on*.

les difficultés que la défection de[1] M. de Savoie alloit apporter à la guerre d'Italie, ne vouloit pas s'exposer aux événements problématiques entre ses anciens protecteurs et ses nouveaux maîtres, et avoit pris son parti de se retirer à Milan[2], et de s'y préparer à en emporter les dépouilles, si nous le perdions, ou à y demeurer le maître, si ce[3] duché restoit au roi d'Espagne. L'état de sa santé, dont il a tiré dans tous les divers temps un merveilleux parti[4], lui servit de prétexte, et Tessé, son ami, pour ne pas dire son client, eut ordre d'aller prendre le commandement de son armée quand il en seroit temps[5].

à commander son armée.

Vendôme, refusé du bâton, tente * en vain [de] commander les maréchaux de France, même ses cadets de lieutenant général. [Add. St-S. 504]

M. de Vendôme, avant de parvenir au généralat en chef, avoit fort pressé le Roi de le faire maréchal de France. Le Roi, sur le point de le faire, en fut retenu par la grandeur de ses bâtards et la similitude qu'il avoit avec eux. Il lui dit donc qu'après y avoir mieux pensé, il trouvoit que le bâton ne lui convenoit point, et, en même temps, l'assura qu'il n'y perdroit rien : en effet, on a vu qu'il sut bien lui tenir parole. Ancré à la tête de l'armée d'Italie et se voyant, pour son rang, à un comble inespéré, il essaya d'obtenir une patente pour commander les maréchaux de France. Le Roi, qui n'a élevé ses bâtards que par degrés, et qui, de l'un, n'a jamais imaginé de les porter à l'autre, se choqua de la proposition à ne laisser pas d'espérance la plus légère. Au commencement de cette campagne[6], Vendôme, jugeant que le mécontentement que sa demande avoit donné au Roi étoit passé, en[7] hasarda une autre modifiée : il proposa une patente qui, sans être maréchal

1. *De* est en interligne, au-dessus de *que*, biffé.
2. Ci-dessus, p. 275-276. — 3. *Si ce* surcharge *s'il d[emeuroit]*.
4. Cependant, à plusieurs reprises, il s'était déclaré lui-même en état de remonter à cheval.
5. Les cinq derniers mots ont été ajoutés en interligne.
6. La campagne prochaine de 1704.
7. *En* surcharge *ha[zarda]*, effacé du doigt.

* *Tente* est en interligne, au-dessus de *veut*, biffé, mais sans addition de la préposition nécessaire.

de France, puisque le Roi avoit jugé qu'il ne lui convenoit pas de l'être, le remît au même droit que s'il l'avoit été, puisque S. M. lui avoit promis qu'il ne perdroit rien à ne l'être pas, c'est-à-dire qui le laissât obéir aux maréchaux de France plus anciens lieutenants généraux que lui, mais qui le fît[1] commander à ceux d'entre eux qui étoient ses cadets, et à qui il auroit commandé sans difficulté, si le Roi l'avoit fait maréchal de France en son rang. Quelque plausible que fût cette proposition, le Roi ne put se résoudre à lui laisser commander aucun maréchal de France par voie d'autorité. Il en parla au maréchal de Villeroy, au mieux alors avec lui, qui se récria contre, émut les maréchaux de France, et l'empêcha : en sorte que Vendôme en fut refusé. Villeroy[2] lui-même me l'a conté en s'en applaudissant. Tessé le savoit comme les autres ; mais, en courtisan qui ne vouloit rien hasarder[3], il en reparla au Roi en recevant ses ordres pour le Dauphiné et l'Italie, et lui proposa, en homme qui vouloit plaire et ne se pas attirer les bâtards, d'éviter de se trouver avec M. de Vendôme, et de ne prendre que la plus petite armée qui avoit été commandée un temps par le Grand Prieur comme le plus ancien des lieutenants généraux[4]. Le Roi lui répondit, en ces mêmes termes, qu'il ne falloit pas accoutumer ces Messieurs-là à être si délicats, qu'il avoit trouvé très mauvais que M. de Vendôme eût osé songer à commander des maréchaux de France, et qu'en deux mots il ne vouloit point de ménagement là-dessus, ni pour prendre le commandement de la principale armée, ni pour se trouver avec M. de Vendôme et le commander lui-même ; que ces

1. *Fit*, à l'indicatif, dans le manuscrit.

2. *Villeroy* est en interligne, et ensuite l'apostrophe manque à *la*.

3. Nous trouvons dans la copie de la correspondance de Vendôme, ms. Fr. 14177, fol. 268 v°, une lettre de Tessé, en date du 12 février 1703, où il rendait compte au duc de son séjour à la cour et de tout ce qu'il avait pu dire sur lui en tête-à-tête avec le Roi, sur sa santé, son dévouement, etc.

4. Voyez, dans le même recueil, fol. 305, les recommandations pres-

Messieurs-là en avoient bien assez, et qu'il ne falloit, ni lui ne vouloit les gâter davantage; qu'ils l'étoient bien assez; qu'ainsi, sans avoir aucun égard à cette considération-là, il fît tout ce qu'il croiroit devoir faire pour le bien de[1] la chose et pour l'utilité de ses affaires en Italie[2]. Tessé, qui me[3] l'a plus d'une fois raconté, en fut surpris au dernier point; mais, en nez fin, il ne laissa pas de biaiser pour plaire à M. de Vendôme, et encore plus à M. du Maine[4]. M. de Vendôme, de sa part, ne lui disputa rien, et il évita sagement d'en être obombré[5]. On verra[6] que M. du Maine, par Mme[7] de Maintenon et par tout ce qu'elle sut employer, ne laissa pas longtemps le Roi dans cette humeur. Pour M. de Vaudémont, gouverneur général du Milanois avec patentes de général des armées du roi d'Espagne, il ne commandoit ni n'obéissoit aux maréchaux de France ni à M. de Vendôme; ils vivoient ensemble et agissoient de concert en partité[8] de commandement, pres-

santes adressées à M. de Vendôme, en cette occasion, par le Roi et par Chamillart.

1. Avant *de*, il a biffé un premier *de la chose*, surchargeant *des choses*.

2. Dangeau écrit, à la date du 30 décembre (p. 388, avec l'Addition placée ici): « On avoit parlé d'un règlement pour le commandement entre M. de Vendôme et les maréchaux de France; mais le Roi n'a pas jugé à propos de le faire. Ainsi M. de Vendôme et M. de Tessé commanderont chacun leur armée, sans aucune subordination l'un de l'autre. »

3. *Ma*, pour *me*, dans le manuscrit.

4. Il affecta de dire partout qu'il n'irait en Italie que comme volontaire, ou comme aide de camp de M. de Vendôme (*Dangeau*, p. 388; *Sourches*, p. 259), et, soit dans le cours de son voyage, soit en arrivant à l'armée, il entretint une correspondance suivie, dans le même sens, avec le général et avec son frère le Grand Prieur: ms. Fr. 14 177, fol. 318-324.

5. Ce verbe, au sens mystique, n'a commencé à figurer dans le *Dictionnaire de l'Académie* qu'à partir de 1762. Nous le retrouvons dans l'Addition correspondante et dans le *Parallèle*, p. 143.

6. Au commencement de 1704.

7. La majuscule *M* surcharge le commencement d'une *m* minuscule.

8. Le manuscrit porte bien: *partité*, qui peut venir de l'italien *partità*, partage; mais, ne trouvant ce mot dans aucun dictionnaire français, nous le corrigerions en *parité*, que nous avons ci-dessus, p. 175,

que jamais ensemble que peu de jours et en passant, et Vaudémont toujours à Milan ou avec un corps séparé.

La Feuillade en Dauphiné. [Add. S^tS. 505]

Lorsque Tessé, après avoir commandé peu de temps en Dauphiné et occupé la Savoie, fut sur le point de passer à Milan[1], on vit un prodige de la faveur de Chamillart. On a vu en plus d'un endroit de ces *Mémoires* quelle avoit été la conduite de la Feuillade, et quel étoit l'éloignement du Roi pour lui, jusqu'à avoir été empêché avec peine de le casser[2]. Il faut se rapprocher[3] encore ce qui se passa entre le Roi et Chamillart lorsqu'il eut défense de plus penser à ce mariage pour un homme[4] qui ne le faisoit que par ambition, et pour qui le Roi étoit déterminé à ne jamais rien faire ; enfin, avec quelle mauvaise grâce il consentit enfin, par importunité, que Chamillart en fît son gendre, sans se départir de sa résolution[5]. Le ministre, aidé de sa toute-puissante protectrice et du foible que le Roi eut toujours pour ses ministres, et pour lui plus que pour aucun qu'il ait jamais eu[6], si on en excepte le Mazarin, tourna si bien, que, sous prétexte que la Feuillade avoit le gouvernement de Dauphiné[7], il lui en procura le commandement, et que, de colonel réformé qu'il étoit trois mois auparavant, lorsqu'il fut fait maréchal de camp avec les autres, il le poussa au commandement en chef de deux provinces frontières et d'un corps d'armée complet,

et ci-après, p. 406, s'il ne devait se rencontrer encore, aussi nettement écrit, dans la suite des *Mémoires*, éd. 1873, tome XVII, p. 429.

1. Il quitta Chambéry le 15 décembre.

2. Tome III, p. 117-118.

3. Les premières lettres de ce verbe surchargent *sou[venir]*.

4. *Ho^e* surcharge un autre mot illisible.

5. Tome IX, p. 311-315. Depuis, en 1702, la Feuillade s'est fait nommer maréchal de camp « sous la cheminée » (tome X, p. 98), et, revenu d'Italie avant la fin de la campagne, pour des raisons de santé, il a obtenu un justaucorps brodé, le 25 décembre 1702.

6. *Eus,* au pluriel, dans le manuscrit.

7. Le gouvernement de Dauphiné rapportait plus de cinquante mille livres par an, avec jouissance d'honneurs tout particuliers au parlement de Grenoble, comme on le verra plus tard.

où, pour faire un peu moins crier, il ne mit sous[1] lui que deux maréchaux de camp ses cadets[2]. La surprise de la cour fut extrême ; celle des troupes ne fut pas moindre, ni l'étonnement amer des premiers officiers généraux[3]. La Feuillade prit Annecy[4] avec quelques volées de canon, et nettoya quelques petits postes que Tessé avoit exprès laissés pour faire sa cour au ministre[5], et il ne resta au duc de Savoie, en deçà des Alpes, que la vallée de Tarentaise[6], où le marquis de Sales[7] s'étoit retiré avec ses troupes. On peut[8] juger combien on fit valoir ces bagatelles[9]. Chamillart, enivré de son gendre, étoit dans le

1. *Sous* surcharge *avec.*

2. *Dangeau*, tome IX, p. 361, 28 novembre; *Sourches*, p. 232.

3. Nous avons, dans le ms. Fr. 14 177, fol. 308 v°, 329 v° et 357, la lettre par laquelle Chamillart annonça cette nouvelle à M. de Vendôme, le 4 décembre, et celle que la Feuillade lui-même avait écrite dès le 29 du mois précédent. L'abbé Esnault a publié (tome I, p. 262-264) une lettre du 17 mai 1703, par laquelle le gendre, dépité de n'avoir pas suivi M. le duc de Bourgogne en Allemagne, réclamait un commandement.

4. Le 14 décembre : *Gazette*, p. 649-650. Cette capitale du Genevois, où l'évêché de Genève était transféré depuis 1535, était revenue à la maison de Savoie par la mort de M. de Nemours en 1659. Ces princes y avaient leur sépulture. Le *Mercure* raconta la prise en janvier 1704, p. 260-268.

5. *Ibidem*, p. 331-337 ; *Histoire militaire* de Quincy, p. 194-197 ; Saint-Genis, *Histoire de Savoie*, tome II, p. 421-451.

6. Petite vallée d'où venaient la plupart des Savoyards nomades : ville principale, Moutiers, avec un archevêché.

7. Joseph, second marquis de Sales, né vers 1653 et petit-neveu du saint évêque d'Annecy, avait commandé les milices du Genevois en 1690, la noblesse du pays en 1692, le régiment des fusiliers en 1694, et était conseiller d'État du duc depuis 1700, son lieutenant général depuis 1703, son premier écuyer et gentilhomme de sa chambre. Il périra au siège de Toulon, le 7 août 1707.

8. *Peu*, sans *t*, au manuscrit.

9. *Dangeau*, p. 385, 28 décembre : « M. de la Feuillade, après quelques coups de canon, s'est rendu maître d'Annecy, où nos troupes entrèrent le 14, et depuis il s'est emparé de la Roche, de Thonon et de quelques postes sur le lac de Genève. Il ne reste plus au duc de Savoie, au deçà des Alpes, que la vallée de Tarentaise, où le marquis de Sales, un de ses généraux, s'est retiré avec ce qu'il a de troupes. » Quelques jours après, on sut (p. 399) que la Tarentaise elle-même était

ravissement[1], et la Feuillade, en partant, ne tenoit pas dans sa peau[2].

Retour du comte de Toulouse et du maréchal de Cœuvres.

Le comte de Toulouse revint à la cour[3], et, peu de jours après, le maréchal de Cœuvres[4]. Ils avoient passé un long temps à Toulon, leurs forces n'étant pas bastantes pour se mesurer avec les Anglois et les Hollandois[5]. Quand ces flottes se furent éloignées[6], ils[7] firent un tour à la mer, où le Comte[8] commandoit au maréchal comme amiral, et non comme bâtard à un maréchal de France, toutefois, et avec raison, soumis à son conseil, et ayant défense du Roi de rien faire que de son avis.

Retour de Villars.

Villars arriva aussi, et ce fut à Marly[9], mais sans y coucher. Il étoit trop appuyé pour n'être pas bien reçu ; le Roi lui fit même une honnêteté sur ce qu'il n'y avoit aucun logement de vide[10]. Il parut avec sa confiance accou-

évacuée. Comparez les *Mémoires de Sourches*, p. 250 et 256. La Feuillade écrivit alors une lettre très obséquieuse au duc de Vendôme : ms. Fr. 14177, fol. 330 et 357.

1. Comparez notre tome IX, p. 315.

2. *L'Académie* donnait seulement la locution *ne pas durer dans sa peau*, comme se disant d'un jeune homme inquiet. Voyez un emploi dans les *Œuvres de la Fontaine*, tome IV, p. 87 et note 2.

3. Le 29 novembre : *Dangeau*, p. 361-362. — 4. Le 6 décembre : p. 367.

5. « Le 29 novembre, au soir, le comte de Toulouse arriva à Marly, et ses gens disoient que, si l'on avoit voulu lui donner encore douze vaisseaux, il auroit pu exterminer entièrement la flotte des ennemis » (*Sourches*, p. 233 ; comparez p. 202, 203 et 214).

6. *Dangeau*, p. 319-320 et 346-347. L'ennemi passa le détroit de Gibraltar le 7 novembre.

7. *Il*, au singulier, dans le manuscrit.

8. C'est ainsi que l'on appelait couramment le comte de Toulouse.

9. Le lundi 3 décembre.

10. *Dangeau*, p. 364 et 365 ; *Sourches*, p. 234 ; *Mercure* du mois, p. 257-260. Le maréchal était arrivé le 30 à Paris, et avait trouvé Mme de Villars accouchée d'un second garçon chez son grand-père maternel M. Courtin. « Le maréchal de Villars passa toute la journée à Marly. Il salua le Roi dans son cabinet et en fut très bien reçu ; mais il n'y demeura pas longtemps. Il le questionna assez à la promenade, et le maréchal répondit avantageusement pour les officiers et pour les soldats. D'ailleurs, il répondit avec hauteur à toutes les questions des

tumée, pour ne pas dire son audace, et il eut la hardiesse, en rendant compte au Roi chez Mme de Maintenon, à Versailles[1], de toucher l'étrange corde des contributions[2] : il fit valoir celles qu'il avoit fait payer au profit du Roi, puis ajouta qu'il étoit trop bon maître pour vouloir qu'on se ruinât à son service, qu'il savoit qu'il étoit né[3] sans bien, qu'il ne lui dissimuloit pas qu'il s'étoit un peu accommodé, mais que c'étoit aux dépens de ses ennemis, se gardant bien d'avouer rien de la Bavière, et qu'il regardoit cela[4] comme une grâce pécuniaire que S. M. lui faisoit sans qu'elle lui coûtât rien[5]. Avec cette pantalonnade[6] et le sourire gracieux de Mme de Maintenon, tout passa de la sorte, et ses démêlés si indécents[7] avec l'électeur de Bavière, et si funestes[8] aux succès, furent comptés pour rien.

Retour de Tallard.

Tallard, à mains plus nettes[9], salua[10] le Roi plus modestement ; ce fut peu de jours après[11]. Il arriva comme le Roi s'habilloit après dîner, ayant pris médecine. Au lieu de

courtisans, et, les princes ayant voulu l'avoir chacun à leur tour, il ne s'en retourna de Marly qu'après le coucher du Roi. » (*Mémoires de Sourches*, p. 238.) Dans ses *Mémoires*, il dit (p. 143) que l'esprit de justice du Roi trompa l'attente des courtisans, qui croyaient à une mauvaise réception, qu'on lui donna un logement quoiqu'il n'y en eût pas de destiné pour lui, et que le Roi le mena lui-même voir les eaux et les fontaines faites depuis sa dernière venue. La *Gazette* (p. 257-261) rapporte que le Roi donna le bougeoir au maréchal.

1. On y revint le vendredi 7. Villars eut une assez longue audience le 10 (*Dangeau*, p. 370).
2. Ci-dessus, p. 287.
3. *Estoit né* est en interligne, sur *esto*, inachevé et biffé.
4. Après avoir écrit : *qu'il le regardoit*, il a biffé *le*, et a écrit au-dessus : *cela*, par mégarde, au lieu de le mettre après *regardoit*.
5. *Sans qu'elle luy coustast rien* a été ajouté en interligne. — C'est ce que Villars écrivait dans les lettres citées ci-après, p. 571-572.
6. « Toute sorte de bouffonnerie accompagnée de postures badines » (*Académie*, 1718).
7. Ici, il a biffé *et si ruineux*, ajouté en interligne.
8. *Funeste*, au singulier, dans le manuscrit.
9. Ci-dessus, p. 52, note 9. — 10. *Salua* surcharge un *a*.
11. Le 20 : *Dangeau*, p. 378 ; *Sourches*, p. 247 ; *Mercure*, p. 374-375.

s'en approcher, il gagna par-derrière le monde la porte du cabinet, et y fit sa révérence comme le Roi y passa. Le Roi le reçut comme il méritoit de l'être, le fit entrer avec lui, l'entretint peu avant le Conseil, et le remit au lendemain chez Mme de Maintenon[1].

Retour du cardinal d'Estrées.

Le cardinal d'Estrées arriva presque en même temps[2], et salua le Roi sortant de chez Mme de Maintenon pour aller à son souper. Il l'embrassa par deux fois, lui fit un grand accueil[3], et l'entretint, à quelques jours de là, dans son cabinet. Quelques jours après[4], Louville arriva à Paris, où je causai avec lui tout à mon aise, et à beaucoup de longues reprises[5].

Retour

Rouillé[6], revenant de l'ambassade de Portugal, d'où il

1. Comme le Roi s'habillait, dit Dangeau, « on lui vint dire que le maréchal de Tallard étoit à la porte de sa chambre ; il commanda qu'on le fît entrer. Ce maréchal, au lieu de le venir saluer dans la ruelle du lit, où il s'habilloit, se tint modestement à la porte du cabinet. Le Roi, étant habillé, alla l'embrasser, et lui dit : « Je ne vous dis point que je « suis content de vous, car vous n'en sauriez douter ; entrez un mo« ment dans mon cabinet. » S. M. l'y entretint un quart d'heure, et puis y fit entrer ses ministres pour le Conseil. » Comparez la *Gazette de Bruxelles*, p. 839.

2. Le 6 à Paris, le 7 à Versailles : *Dangeau*, p. 363 et 367-368 ; *Sourches*, p. 240 ; *Mercure*, p. 167-178 et 371-374.

3. C'est Dangeau qui raconte cela. On le trouva très vieilli, disent les *Mémoires de Sourches*, et en effet il souffrait de la pierre. Il alla s'établir à la Bourdaisière, avec le cardinal de Fürstenberg (*Gazette d'Amsterdam*, n° CII).

4. Le dimanche 9 : *Dangeau*, p. 363 et 369 ; *Sourches*, p. 241.

5. « Il nous apprendra beaucoup de détails des affaires de ce pays-là, que nous savons très mal, » dit Dangeau (p. 363).

6. Pierre Rouillé de Marbeuf, né le 5 août 1657, conseiller au Châtelet en 1680, lieutenant général des eaux et forêts à la Table de marbre de Paris en 1683, président au Grand Conseil (et non des comptes, comme le dira notre auteur) en 1690, était ambassadeur extraordinaire en Portugal depuis 1697, et quitta Lisbonne le 4 octobre 1703. Son instruction, du 6 août 1697, a été publiée dans le recueil des *Instructions aux ambassadeurs de Portugal*, p. 211-223. Nous le verrons résider à Bruxelles de 1704 à 1707, aller à la Haye en mars 1709, et mourir à Paris le 30 mai 1712.

étoit parti avant la rupture, fut aussi très bien reçu[1]. C'étoit un homme fort sage, fort avisé, et fort instruit, qui avoit conclu le traité qu'on ne put tenir[2]. Châteauneuf, qui avoit été ambassadeur[3] à Constantinople[4], étoit allé le relever, et alla par l'Espagne jusqu'aux frontières de Portugal, où il trouva qu'il n'avoit plus rien à faire[5].

de Rouillé; son caractère.

La guerre devenant très prochaine en Espagne du côté du Portugal[6], le roi d'Espagne fit venir de Flandres le comte de Tserclaës[7] pour y commander ses troupes avec

Berwick général en Espagne. Puységur y va;

1. *Dangeau*, 8 décembre, p. 369 : « Le Roi a donné à M. Rouillé, qui revient de l'ambassade de Portugal, des lettres de vétéran comme président au Grand Conseil, où il n'a servi que quatorze ans. Ces lettres de président du Grand Conseil vétéran donnent droit d'entrée au Conseil et d'avoir voix délibérative comme maître des requêtes, et non pas d'y rapporter. »

2. Il avait signé, en 1700, un traité par lequel le Portugal nous abandonnait provisoirement le commerce de la rivière des Amazones, puis, en 1701, le traité de ligue offensive et défensive (notre tome VIII, p. 255; *Dangeau*, tomes VII, p. 295, VIII, p. 77, 139 et 140, IX, p. 85, 176 et 209), et le Roi lui avait donné son portrait en récompense (*Mercure* de juillet 1701, p. 342-343); mais on ne lui expédia, en 1703, des pleins pouvoirs pour faire substituer une neutralité à l'alliance de 1701 que lorsqu'il avait déjà pris congé, et encore un malentendu inexplicable en retarda-t-il l'arrivée : si bien qu'il n'en put user.

3. L'initiale majuscule d'*Amb.* surcharge une minuscule.

4. Tome IV, p. 136.

5. Sur le refus de M. des Alleurs, il avait été désigné pour ce poste en février 1703 : *Dangeau*, p. 128, 246 et 276; *Sourches*, p. 33. Il s'arrêta à Madrid en passant, et sa première audience à Lisbonne eut lieu le 3 septembre : *Gazette*, p. 517. Voyez le recueil des *Instructions*, p. 225-239.

6. Ci-dessus, p. 220.

7. Albert-Octave de Tserclaës (Saint-Simon écrit : *Serclaës*) Tilly Montmorency d'Autriche, comte de Tilly, petit-neveu du célèbre général de ce nom et frère aîné du Tilly nommé ci-dessus, p. 130, était né en 1646. D'abord sergent général de bataille des armées espagnoles aux Pays-Bas, puis général des troupes de Liège en 1691, il avait été créé prince le 22 décembre 1693, mestre de camp général des troupes espagnoles aux Pays-Bas en 1698, chevalier de la Toison d'or en mai 1702. Philippe V le fit capitaine général de l'Estramadure dès son arrivée à Madrid, puis capitaine de la compagnie des gardes à cheval wallons

son caractère. quelques autres officiers généraux sous lui, que le Roi gracieusa fort en passant[1]. Il résolut aussi d'y envoyer un corps d'armée[2], et choisit le duc de Berwick pour le commander[3], et Puységur[4] pour y servir sous lui d'une façon principale et y être le directeur unique de l'infanterie, cavalerie et dragons[5]. C'étoit un simple gentilhomme de Soissonnois, mais de très bonne et ancienne noblesse[6], du père[7] duquel il y a d'excellents Mémoires impri-

(octobre et décembre 1703), grand d'Espagne (14 août 1705), vice-roi de Navarre (1706), commandant général par *intérim* en Aragon (1709), puis en Catalogne, en remplacement du duc de Vendôme (juin 1712), conseiller d'État (mai 1715). Il mourut à Barcelone, le 3 septembre suivant. Nous le retrouverons dans la campagne de 1704.

1. Appelé par une lettre de Philippe V en août (Arch. nat., K 1332, n° 1, fol. 205), présenté à Marly le 4 septembre (*Dangeau*, p. 284, et *Sourches*, p. 167), il arriva le 30 à Madrid et fut immédiatement pourvu du gouvernement de l'Estramadure en remplacement de M. de Velasco, mais eut de la peine à se faire accepter comme généralissime par les Espagnols. Louville le demandait instamment : ci-après, p. 514.

2. Ci-après, p. 319.

3. Ce duc pouvait se réclamer de la qualité d'Irlandais pour être considéré comme regnicole en Espagne (*Sourches*, tome XI, p. 363), et, de plus, Chamillart, Villeroy, le prince de Conti le poussaient, selon Louville ; mais, avant de partir, il se fit donner des lettres de naturalité en France avec la permission du Prétendant (*Dangeau*, décembre 1703, p. 365 ; Dépôt des affaires étrangères, vol. *France* 306). Il arriva à Madrid le 15 février 1704. — Saint-Simon oublie de relever ce fait dans Dangeau (p. 342), que le duc d'Orléans avait instamment demandé d'être mis à la tête des armées d'Espagne.

4. Ci-dessus, p. 70.

5. *Dangeau*, p. 363, 366 et 368 ; *Sourches*, p. 238 et 241 ; *Gazette de Bruxelles*, p. 809 ; *Philippe V*, par M. Baudrillart, tome I, p. 170-172. Depuis la fin de 1702, Louville sollicitait l'envoi de ce secours : voyez ci-après, p. 543 et 572-573.

6. Feu M. Potier de Courcy a donné une filiation des Chastenet de Puységur dans son Supplément à l'*Histoire généalogique*, tome IX, 2e partie, p. 588-594. Comparez la *Revue de Gascogne*, tomes XVII, p. 331 et 421-424, et XVIII, p. 39-40.

7. Jacques de Chastenet, marquis de Puységur (cant. Fleurance, arr. Lectoure), né le septième sur quatorze enfants, d'abord page du duc de Guise, puis cadet aux gardes, enseigne aux mousquetaires

més[1], et qui étoit pour aller fort loin à la guerre et même dans les affaires. Celui-ci avoit percé le régiment du[2] Roi d'infanterie jusqu'à en devenir lieutenant-colonel[3]; le Roi, qui distinguoit ce régiment sur toutes ses autres troupes, et qui s'en mêloit immédiatement, comme un colonel particulier[4], avoit connu Puységur par là[5]. Il avoit été l'âme de tout ce que M. de Luxembourg avoit fait de beau en ses dernières campagnes en Flandres, où il étoit maréchal des logis de l'armée, dont il étoit le chef et le maître pour tous les détails de marches, de campements, de fourrages, de vivres, et très ordinairement de plans[6]. M. de Luxembourg se reposoit de tout sur lui avec une confiance entière, à laquelle Puységur répondit toujours avec une capacité supérieure, une activité et une vigilance surprenante, et une modestie et une simplicité qui ne se démentit jamais dans aucun temps de sa vie, ni dans aucun emploi. Elle ne l'empêcha pourtant, par aucune considération que ce pût être, de dire la vérité tout haut, et au Roi, qui l'estimoit fort et qui l'entretenoit souvent tête

(1624-1631), capitaine et major au régiment de Piémont (1632), maître d'hôtel du Roi (1639), lieutenant-colonel de Piémont (1641), sergent de bataille (1644), gouverneur d'Ypres (1648), maréchal de camp (1651), colonel de Piémont (1655-59), mort en son château de Bernoville, près Guise, le 5 septembre 1682, à quatre-vingt-neuf ans.

1. Ces Mémoires, écrits après 1677, publiés en 1690, ont été édités en dernier lieu, pour la Société bibliographique, par M. Tamizey de Larroque (1882). Plusieurs autres membres de la famille, outre celui dont Saint-Simon va parler, ont produit des œuvres de littérature, d'économie politique et de science, comme l'a rappelé le feu marquis de Blosseville dans une publication de 1873.

2. *De* corrigé en *du*. — Sur cet emploi de *percer*, comparez notre tome VII, p. 98 et 334.

3. De 1677 à 1693 : voyez la *Chronologie militaire*, tome III, p. 244.

4. Tome III, p. 185, note 3.

5. Presque tout ce qui précède et ce qui suit pendant dix ou douze lignes a déjà été dit en 1698, tome V, p. 159-160.

6. Comparez aussi notre tome II, p. 230, sur le maréchal de Luxembourg. Nous avons vu dans le tome VIII, p. 250, note 3, que c'est Ricous qui avait recommandé Puységur au maréchal.

à tête[1], et quelquefois chez Mme de Maintenon ; et il sut très bien résister au maréchal de Villeroy et à M. de Vendôme[2] malgré toute leur faveur, et montrer qu'il avoit raison. On l'a vu ci-dessus[3] succéder, avec Montviel, aussi capitaine au régiment du Roi, aux deux gentilshommes de la manche qui furent chassés d'auprès de Mgr le duc de Bourgogne à la disgrâce de l'archevêque de Cambray[4]. Nous verrons désormais nager Puységur en plus grande eau[5]. Le Roi lui fit quitter sa lieutenance-colonelle[6] pour s'en servir plus utilement et plus en grand[7]. A la fin il est devenu maréchal de France[8] avec l'applaudissement public, malgré le ministre qui le fit, et qui, après une longue résistance, n'osa se commettre au cri public[9] et au déshonneur qu'il auroit fait au bâton, s'il ne le lui avoit pas donné ; et, par le bâton, il le fit après che-

1. Dès 1695 : *Dangeau*, tomes V, p. 167, VI, p. 41, et VIII, p. 108, 340 et 342.

2. Voyez notamment *Dangeau*, tome XII, année 1709, p. 370.

3. En 1698 : tome V, p. 158-160.

4. Nous l'avons vu depuis lors, en 1701 (tome VIII, p. 51), aller préparer l'occupation des places des Pays-Bas espagnols qui avaient une garnison hollandaise. M. le comte le Peletier d'Aunay, étant, il y a quarante-cinq ans, possesseur de la correspondance de Puységur sur la mission qui le retint aux Pays-Bas depuis lors jusqu'en 1703, avait proposé d'en faire l'objet d'une publication pour la Société de l'Histoire de France ; celle-ci crut devoir en laisser toute la primeur à M. Mignet, qui s'occupait alors de la Succession d'Espagne, mais qui ne put jamais arriver même jusqu'à l'ouverture de cette succession.

5. Nous avons déjà eu (tome IV, p. 88) *nager entre deux eaux*, puis, ci-dessus, p. 94, *voguer en pleine eau*, et, p. 170, *revenir sur l'eau*. La présente locution est ainsi définie par le *Dictionnaire de l'Académie* de 1718 : « Être dans une grande abondance, dans une grande fortune, se trouver dans de grandes occasions d'avancer ses affaires. »

6. En avril 1703 : *Dangeau*, p. 167.

7. Puységur avait déjà été demandé en 1700 pour l'Espagne, mais refusé par le Roi, qui l'employait à l'éducation militaire du duc de Bourgogne (*Mémoires secrets de Louville*, tome I, p. 51 et 217-218).

8. En 1735.

9. Voyez un autre emploi de *se commettre* ci-dessus, p. 106.

valier de l'Ordre, avec les mêmes délais et la même répugnance[1]. A la valeur, aux talents, et à l'application dans toutes les parties militaires, Puységur joignit toujours une grande netteté de mains, une grande équité à rendre justice par ses témoingnages, un cœur et un esprit citoyen[2] qui le conduisit toujours uniquement, et très souvent au mépris et au danger de sa fortune, avec une fermeté dans les occasions qui la demandèrent souvent, qui ne foiblit jamais, et qui, jamais aussi, ne le fit sortir de sa place. Vingt bataillons, sept régiments de cavalerie et deux de dragons marchèrent en même temps en Espagne[3], où plusieurs officiers généraux[4] eurent ordre de se rendre, en même temps que Villadarias[5], commandant en Andalousie[6], inquiétoit fort les Portugais dans les Algarves[7], où il étoit entré avec six mille hommes avant qu'il fût encore arrivé rien en Portugal de ce que ses nouveaux alliés

Troupes françoises en Espagne.

1. Puységur est encore vivant quand notre auteur écrit ceci. En 1735, M. d'Angervilliers était secrétaire d'État de la guerre, et le cardinal de Fleury faisait fonctions de premier ministre. Au dire du duc de Luynes (tome II, p. 350), c'est Puységur lui-même qui, devenu maréchal, força le cardinal de faire une promotion de cordons bleus en 1739 et de l'y comprendre, ne pouvant pas attendre, disait-il, cette distinction plus longtemps.

2. Nous avons déjà eu le substantif *citoyen* (tomes I, p. 277, et IX, p. 322). L'emploi en adjectif qualificatif se trouve précisément fait par la Beaumelle (*Mémoires sur Mme de Maintenon*, tome IV, p. 162) dans les mêmes conditions qu'ici : « Un cœur citoyen. »

3. Vingt bataillons, six régiments de cavalerie et deux de dragons, dit Dangeau (p. 366 et 369-370), en donnant les noms ; comparez les *Mémoires de Sourches*, p. 238 et 240-241, le *Mercure* de décembre, p. 366-369, et l'*Histoire militaire* de Quincy, p. 218-219.

4. Les mêmes ouvrages citent Joffreville et le chevalier d'Asfeld, maréchaux de camp, Puynormand, colonel réformé.

5. Avant ce nom, Saint-Simon a biffé *cependt*.

6. Nous l'avons vu, en 1702 (tome X, p. 232), repousser la tentative anglo-hollandaise contre Cadix.

7. Province de l'extrémité méridionale du Portugal, avec un titre de royaume pris par Alphonse II à la suite de son mariage avec Béatrix de Castille, qui l'avait eue en dot. Elle est limitée par le Portugal au N., l'Andalousie à l'E., l'Océan au S. et à l'O.

avoient promis[1]. Cependant Mme des Ursins, embarrassée de l'éclat de la retraite des deux cardinaux et de l'expulsion de tous les anciens ministres qui avoient mis la couronne sur la tête de Philippe V par le testament de Charles II[2], fit une vraie espièglerie : ce fut une nouvelle junte[3], qu'elle composa de don Manuel Arias, gouverneur du conseil de Castille, qu'elle retint par l'autorité du roi comme il partoit pour son archevêché de Séville[4], du marquis de Mancera, dont j'ai assez parlé ailleurs pour qu'il ne me reste rien à y ajouter, et de l'abbé d'Estrées comme ambassadeur de France[5]. Elle la conserva tant qu'elle se la crut nécessaire pour apaiser le bruit[6]. En attendant elle sut bien empêcher qu'il ne s'y fit rien de sérieux : elle ne la laissoit s'occuper que des amusettes d'un bas conseil, tandis que les véritables affaires se délibéroient et se décidoient chez la reine, fort souvent chez elle entre elles deux et Orry avec le roi[7] ; puis on faisoit expédier, par

Nouvelle junte en Espagne. [Add. S^tS. 506]

1. C'est Dangeau qui dit (p. 364) : « On mande d'Espagne que le marquis de Villadarias, qui commande en Andalousie, est entré avec six mille hommes dans les Algarves, ce qui inquiète fort les Portugais, qui s'impatientent d'ailleurs de ne voir point arriver l'Archiduc. » Comparez les *Mémoires de Sourches*, p. 234-235.

2. Ci-dessus, p. 240 et 251-252. — 3. *Dangeau*, p. 342, 7 novembre.

4. Ci-dessus, p. 247. La *Gazette* annonça (p. 614 et 638) qu'il était déchargé de la présidence, mais restait aux conseils du cabinet et d'État.

5. Selon la *Gazette de Bruxelles*, p. 740, cette junte tint sa première séance le 24 octobre.

6. Voyez ce qu'en dit M. Baudrillart, au tome I de son *Philippe V*, p. 168. D'après les lettres publiées par Hippeau dans le recueil de l'Académie de Caen, année 1862, p. 440 et suivantes, le projet était à l'étude depuis plus de six mois, et, en mars, Mme des Ursins avait obtenu que l'abbé d'Estrées y entrerait avec Arias et Mancera, choisis par Philippe V ; mais on va voir que Mancera était dans l'impossibilité de siéger régulièrement. Louis XIV ne notifia son acceptation des trois noms que le 10 octobre, par une lettre qui est publiée dans ses *Œuvres*, tome VI, p. 137. Rivas et Canalès firent l'office de secrétaires : ci-dessus, p. 251.

7. Le 19 décembre, Torcy lui écrit que, mis en demeure de décider si elle devait se borner uniquement aux détails de la maison de la reine, le Roi a répondu que, éclairée et bien intentionnée comme elle

Rivas ou par les autres secrétaires d'État de la guerre et des affaires étrangères[1], ce qui étoit résolu, et qui avoit besoin d'expédition. Arias seul l'embarrassoit par son poids et sa capacité; de l'abbé, elle s'en jouoit après s'être délivrée de son oncle[2]. C'étoit[3] un homme bien fait[4], galant, d'un esprit très médiocre, enivré de soi, de ses talents[5], des grands emplois et du lustre de sa famille, et de ses ambassades jusqu'à la fatuité, et qui, avec de l'honneur et grande envie de bien faire, se méprenoit souvent, et se faisoit moquer de lui. Ses mœurs l'avoient exclus de l'épiscopat[6]; la considération des siens, surtout du cardinal son oncle, couvrirent ce dégoût par des emplois étrangers qu'il ne tint pas à lui qu'on ne crût fort importants, et où néanmoins il y avoit peu, et souvent rien à faire[7]. Il n'étoit pas riche, et regardoit fort à ses affaires[8]: il évita de faire son entrée étant ambassadeur en Portu-

Caractère de l'abbé d'Estrées. [*Add. S^tS. 507*]

l'était, il ne pouvait s'en rapporter qu'à son propre jugement, et qu'elle ferait toujours pour le mieux.

1. *Et* surcharge *ou*, et *estrangères* corrige *estrangers*.

2. Comparez les *Mémoires de Louville*, tome II, p. 122-123.

3. Comparez le portrait qui va suivre avec la notice Estrées, dans le tome VI des *Écrits inédits*, p. 141-142, et avec l'Addition au *Journal de Dangeau*, tome XVII, p. 257.

4. Nous avons son portrait gravé par J. Audran et par d'autres, d'après la peinture de Rigaud (1699).

5. Il sera parlé plus tard du *Mémoire historique du gouvernement de la France par les Conseils sous la 3e race*, que cet abbé fit en 1713, avec deux collaborateurs, et qui se trouve dans les papiers de Saint-Simon, au Dépôt des affaires étrangères, vol. *France* 1195. Voyez notre tome X, p. 5, note 2.

6. Il avait eu un bâtard en Portugal. Dans l'éloge que d'Alembert a fait de lui (*Histoire des membres de l'Académie françoise*, tome III, p. 389-397), on lit cette singulière phrase (p. 391) : « Quoique irréprochable dans sa doctrine et ses mœurs, il étoit si supérieur à Fénelon comme courtisan, qu'il lui étoit bien difficile de l'égaler comme évêque. »

7. Nommé en 1692 ambassadeur à Lisbonne, parce que le cardinal son oncle étoit protecteur de la nation portugaise et allié de la reine Isabelle de Nemours, il avait eu son audience de congé le 30 juin 1697.

8. On voit, dans les *Archives de la Bastille*, tome XI, p. 31, qu'il se mêlait de spéculations et d'affaires de finance.

gal, et le cardinal d'Estrées, qui ne retenoit pas volontiers ses bons mots, même sur sa famille, disoit plaisamment de lui qu'il étoit sorti de Portugal sans y être entré[1]. Pour Mancera, sa grande vieillesse mettoit la princesse des Ursins fort à l'aise avec lui[2]. On verra bientôt comme elle se sut défaire de ce reste d'image de Conseil[3].

Quatre compagnies et quatre capitaines des gardes du corps en Espagne.

Ce fut dans ce même temps, peut-être quinze jours après l'établissement de cette junte, que le roi d'Espagne établit quatre compagnies[4] des gardes du corps[5] précisément sur le modèle en tout de celles de France, excepté

1. Ce trait reparaîtra, avec d'autres, à sa mort; mais il faut remarquer, dans les instructions aux ambassadeurs en Portugal, qu'il étoit d'usage que ceux-ci, ne pouvant attendre l'arrivée de leurs équipages pour faire une entrée solennelle et avoir l'audience publique, demandassent à avoir tout de suite une audience particulière, sans aucune cérémonie. Voyez, dans le recueil publié pour le ministère des Affaires étrangères, l'instruction donnée le 25 avril 1692 à l'abbé d'Estrées, p. 193-209, et la suite, p. 216 et 239.

2. Voyez notre tome VIII, p. 195-196. Il a fait partie de la junte établie pendant le voyage en Italie : tome X, p. 179.

3. Ce sera dans le prochain volume, sur l'année 1704.

4. *Compe*, en abrégé et au singulier, dans le manuscrit.

5. C'est le complément de la réorganisation sur le type français commencée en 1702 (tome X, p. 386-387). Dangeau apprit le 25 novembre (p. 359) la nomination des capitaines qui vont être énumérés. Comparez les *Mémoires de Noailles*, p. 162, la *Gazette*, p. 638, et le *Mercure* de décembre, p. 378-379. C'est Orry qui régla la création de ces compagnies et la fixation de leur solde, comme on peut le constater par les documents réunis dans le ms. Arsenal 3717. Les régiments dont il nous a été parlé en 1702 étaient en bonne voie de formation : le 19 mai 1703, le roi passa en revue les gardes à cheval commandés par le cardinal Portocarrero, avec l'uniforme bleu et argent; le 21, le corps de mousquetaires, et le 30, son régiment de cavalerie et le régiment de la reine, qu'on venait de couper en deux corps de quatre cents maîtres chacun (Reine et Asturies), sous le commandement du duc de Veragua et de don Fr. Ronquillo (*Gazette*, p. 281 ; lettre de Mme des Ursins à Torcy, 3 mai); mais, quoique bien vus et soutenus par Louville, et coûtant beaucoup moins cher que les deux régiments de cavalerie, les mousquetaires et les gardes à cheval furent peu à peu dissous et fondus dans le reste de la nouvelle garde, sous l'influence de Mme des Ursins et d'Orry.

qu'il les distingua[1] par nations : deux espagnoles, les premières, qu'il donna au connétable de Castille[2] et au comte de Lemos, que j'ai fait connoître ailleurs[3] ; l'italienne, au duc de Popoli[4], chevalier du Saint-Esprit, dont j'aurai lieu de parler[5] ; la wallonne ou flamande, qui fut la dernière, à Tserclaës, que nous venons de voir passer de Flandres par Paris en Espagne, pour y aller commander les troupes espagnoles[6]. Cette nouveauté fit grand bruit à Madrid, où on ne les aime pas[7]. Les rois d'Espagne, jusqu'alors, n'avoient jamais eu de gardes[8] que quelques méchants lanciers déguenillés[9], qui ne les suivoient guères, et en très petit nombre, et qui demandoient à tout ce qui entroit au palais comme de vrais gueux qu'ils[10] étoient[11],

1. *Distinga* corrigé en *distingua*.

2. Jacques Fernandez de Velasco : tome VIII, p. 58. Celui-ci refusa, et fut remplacé par le comte d'Aytona.

3. Ginez Fernandez de Portugal-Castro : tome VIII, p. 116.

4. *Ibidem*, p. 301, et tome X, p. 156 et 400-401. Encore ici, *Pepoli*.

5. Ce dernier membre de phrase est en interligne, et *auray* surcharge un mot illisible.

6. Ci-dessus, p. 315.

7. Dans ses lettres des 27 et 29 octobre, 11 et 29 novembre, à Torcy, Mme des Ursins dit que cette innovation est très bien vue en raison des menaces de l'étranger, et que personne, sauf parmi les grands, ne songerait à s'en plaindre. Louville était cependant de l'avis contraire.

8. Sur un essai de formation d'un corps de trois mille hommes pour la garde du roi Charles II, voyez la *Gazette* de 1669, p. 186, 494, 565, 566, 638, 758, 831, 855, 1030, 1031 et 1050. Ce fut l'occasion d'incessants démêlés avec le peuple de Madrid, auxquels le cardinal d'Aragon ne put mettre ordre : *Gazette* de 1670, p. 427, 882 *bis*, 997 *bis*, et de 1671, p. 150, etc. Ceux-là étaient vêtus « à la Schonberg. » La dernière tentative a été faite en 1697 par le prince de Darmstadt, qui forma un régiment de mille cavaliers de toutes nations (*Relazioni*, série Espagna, tome II, p. 647 et 655). Le résultat fut le même.

9. Ceux qui portaient pour armes les petites lances garnies de houppes dont parle le *Moréri*, tome IV, 2e partie, p. 201.

10. *Il*, au singulier, dans le manuscrit.

11. Cette *lancilla* était montée, et, au dire du marquis de Villars, ne servait que dans les grandes cérémonies et les obsèques royales. Louville prétend que c'était un ramassis de savetiers et de cordonniers.

et qui furent cassés, et une espèce de compagnie de hallebardiers[1] qui étoit[2] l'ancienne garde de tout temps, et qui fut conservée, qui ne peut être plus justement comparée qu'à la compagnie des cent-suisses de la garde du Roi[3]. On choisit[4] exprès des seigneurs les plus élevés et les plus distingués des trois nations[5] pour ces quatre charges, afin de les faire passer moins difficilement[6], et ce fut à cette occasion qu'arriva l'affaire du *banquillo* que j'ai expliquée d'avance en parlant des grands d'Espagne, lors de l'exil en France des ducs d'Arcos et de Baños pour leur mémoire contre la réciprocité des rangs, honneurs, etc., des ducs de France et des grands d'Espagne, presque aussitôt que Philippe V fut monté sur le trône[7].

Duc d'Albe; son extraction, son caractère; ambassadeur en France;

Le duc d'Albe[8], nommé ambassadeur en France au lieu de l'amirante de Castille[9], étoit arrivé à Paris[10] avec la duchesse sa femme[11] et son fils unique, encore enfant, qu'il

1. Armés de la *cuchilla*, espèce de faux montée sur une longue hampe.
2. *Estoien*[*t*] corrigé en *estoit*.
3. Comparez l'Addition n° 452, déjà placée dans notre tome X, p. 434. Voyez aussi le Supplément du *Corps diplomatique*, tome V, p. 264-275, les *Mémoires de Mme d'Aulnoy*, tome I, p. 414-415, les *Mémoires du marquis de Villars sur l'Espagne*, éd. 1894, p. 15-16, les *Voyages* (du serviteur de Gourville) *en Espagne*, publiés en 1699, p. 44 et 45, et le recueil des *Instructions pour les ambassadeurs en Espagne*, publié par M. Morel-Fatio, tome I, p. 377-378. La seule compagnie à peu près présentable était celle des hallebardiers wallons, avec leur *cuchilla* et le costume de velours jaune.
4. *Choisoit*, dans le manuscrit. — 5. Ces trois mots sont en interligne.
6. C'est ce que dit Mme des Ursins dans la lettre ci-après, p. 503.
7. Voyez nos tomes IX, p. 110-111, 205-206, 213-215, 333-334, et X, Addition n° 452, p. 434.
8. Antoine-Martin de Tolède : tome VIII, p. 190.
9. Il avait été nommé ambassadeur en mars : *Dangeau*, tome IX, p. 148; *Gazette*, p. 163 et 365; *Mercure* d'avril, p. 135-142.
10. On voit dans les *Mémoires de Louville*, tome II, p. 94-95, pourquoi le départ du duc fut retardé par le fait de son frère naturel, assez extravagant de caractère. Il arriva seulement le 11 novembre : *Dangeau*, p. 325 et 346; *Gazette*, p. 365 et 583; *Mercure* du mois, p. 343-348 et 353.
11. Isabelle-Zacharias Ponce de Léon et Lancastre, fille du VI° duc d'Arcos et de l'héritière de Maqueda et d'Aveiro, mariée le 25 mars

faisoit appeler le connétable de Navarre[1]. Ce nom est devenu si célèbre sous Charles V et sous Philipe II, par le fameux duc d'Albe[2], que je crois lui devoir une légère disgression[3]. Henri IV, roi de Castille[4], fit, en 1469, duc d'Albe don Garcia Alvarez de Tolède, troisième comte d'Albe, qui est une terre fort considérable et fort étendue vers Salamanque[5], que le roi Jean II[6] donna en titre de comté, en 1430, à Guttière[7] Gomez de Tolède, successivement évêque de Palencia[8], et archevêque de Séville et de Tolède. Ce prélat donna ce comté au fils de son frère, père du premier duc d'Albe, et ce premier duc d'Albe fut

sa première réception particulière, et de la duchesse sa femme.

1688, se remariera le 26 septembre 1716, avec François de Gonzague, abbé de Castiglione, puis duc de Solferino, et mourra en 1722.

1. Nicolas-Joseph Alvarez de Tolède Ponce de Léon, mort le 28 août 1709, à Bercy, à l'âge de dix-neuf ans, ayant obtenu en 1704 une grosse commanderie de la dépouille de l'Amirante. Voyez notre tome VIII, p. 545. Il est parlé des charges de l'ancien royaume de Navarre dans le livre de l'abbé de Vayrac, tome I, p. 80 et 98-99. Saint-Simon dira plus tard que celle de connétable était « vaine et réduite au seul nom, comme celles de connétable et d'amirante de Castille. »

2. Ci-après, p. 326, note 2.

3. Ici, comme plus tard, en 1711, et dans la digression sur les grands d'Espagne, il va se servir des *Grands* d'Imhof, p. 5, ou du livre de Vayrac, tome III, p. 15-22, plutôt que de l'*Histoire généalogique*, tome I, p. 292-293, art. BEAUMONT-LE-ROGER. Comparez la publication que Mme la duchesse d'Albe actuelle a fait paraître en 1891, sous le titre de : *Documentos escogidos del archivo de la casa de Alba*, ou le compte rendu qui en a été fait par M. Morel-Fatio dans la *Revue historique* de septembre 1891, p. 156-169. M. Harrisse a donné dans la même revue, en 1893, tome I, p. 44-64, quelques renseignements sur les ducs d'Albe considérés comme héritiers de Colomb. Quand l'ambassadeur fut nommé, le *Mercure* (avril 1703, p. 135-141) publia un article où il était présenté comme descendant d'un frère d'un empereur d'Orient venu en Espagne pour combattre les Mores.

4. Tome VIII, p. 115.

5. Alba-de-Tormès, au royaume de Léon ; le duché comprend quatre autres villes : Granada, Saheliches, las Batuecas, la Abadia.

6. Tome VIII, p. 198. — 7. Gutierrez.

8. Palencia, au royaume de Léon, sur le Carrion, était un évêché suffragant de Tolède, puis de Burgos. C'est là que fut établie la première université espagnole, transférée à Salamanque en 1239.

bisaïeul de mâle en mâle du fameux duc d'Albe. Celui-ci[1] mourut en janvier 1582[2]. Son fils aîné, qui fut aussi premier duc d'Huesca[3], mourut sans enfants, et laissa le fils de[4] son frère son héritier[5], qui, par sa mère, doña Briande de Beaumont, hérita aussi du comté de Lerin, qui est une grandesse, et des titres héréditaires de grand connétable et de grand chancelier du royaume de Navarre[6]. Ce cinquième duc d'Albe fut père du septième[7], et celui-là du huitième[8], dont le fils unique est le duc d'Albe ambas-

1. *Celuy cy* est écrit en interligne, au-dessus d'*Il*, biffé.

2. Ferdinand Alvarez de Tolède, né en 1508, IIIe duc d'Albe, dont Saint-Simon possédait l'*Histoire* par Piani (1698), le « castigador de Flamencos » dont on peut voir les portraits terribles dans les mss. Clairambault 1171, fol. 38-40, et 1239, fol. 31-32, et qui, après ses exploits aux Pays-Bas, conquit le Portugal, mourut le 12 janvier 1582.

3. *L'u* surcharge un *e*. — Huesca ou Huescar, en Nouvelle-Castille, sur les confins des royaumes de Grenade et de Murcie, donné par les Rois catholiques au second duc Frédéric-Alphonse, fut érigé en duché, en 1563, par Philippe II, pour le duc Ferdinand.

4. *Le fils de* est en interligne, suivi d'une *s* biffée.

5. Ce neveu est Antoine, V[e] duc d'Albe, majordome-major, conseiller d'État, chevalier de la Toison d'or, mort le 29 janvier 1639. Le père, Diègue de Tolède, marié en 1565 à Briande de Beaumont, était mort le 11 juillet 1583, et sa femme en 1588.

6. Voyez l'article indiqué de l'*Histoire généalogique*. Lerin est en Navarre, à huit lieues de Pampelune et cinq d'Estella.

7. Du VIe, et non du VIIe : Ferdinand IV, marié à la sœur et héritière du marquis de Villanueva-del-Rio, majordome-major du roi, puis vice-roi de Naples, enfin majordome-major de la reine régente en avril 1667, mort le 7 octobre suivant, dans sa quatre-vingt-sixième année. Le VIIe fut Antoine, qui hérita du comté d'Ossorno et du duché de Galisteo, président du conseil d'Italie, fait conseiller d'État le 30 septembre 1674, chevalier de la Toison d'or en 1675, mort en juin 1690, celui dont parlent les *Mémoires de Mme d'Aulnoy*, tome II, p. 105, ainsi que les *Mémoires du marquis de Villars*, p. 20, et ceux de *Gourville*, tome II, p. 5, et dont nous avons cité le portrait, par l'ambassadeur vénitien Foscarini (1686), dans notre tome VIII, p. 555.

8. Autre Antoine, qui fut aussi président du conseil d'Italie, et mourut le 15 novembre 1701, ayant perdu, le 9 novembre 1670, sa femme, Constance de Guzman Villamanrique. C'est celui que l'on surnommait le *Padre eterno* pour son extrême vieillesse : voyez notre tome VIII,

sadeur en France[1]. Son père, qui mourut en novembre 1701, avoit épousé la tante paternelle des ducs d'Arcos et de Baños, c'est-à-dire une Ponce de Léon[2]; il étoit veuf, chevalier de la Toison d'or, avoit eu des emplois distingués, et été enfin conseiller d'État. C'étoit un homme de beaucoup d'esprit, avec du savoir, mais fort extraordinaire[3]. Lorsque Philippe V arriva en Espagne, il en témoigna beaucoup de joie, et lâcha force traits plaisants et mordants sur la maison d'Autriche et sur quelques seigneurs qu'on lui croyoit attachés[4]. Louville fut convié de l'aller voir à Madrid: il le trouva assez malproprement[5] entre deux draps, couché sur le côté droit, où il étoit sans avoir changé de place, ni laissé faire son lit depuis plusieurs mois. Il se disoit hors d'état de remuer, et se portoit pourtant très bien. Le fait

Étrange singularité du duc d'Albe père de l'ambassadeur.

p. 190, note 3, et les *Mémoires du comte de Westerloo*, tome I, p. 32. Il n'avait pu obtenir la grandesse de première classe : *Gazette* de 1692, p. 41.

1. Celui-ci est héritier des noms de Tolède, Beaumont, Henriquez de Ribera et Manrique, IXe duc d'Alba, Huesca et Galisteo, XIe comte d'Ossorno, de Lerin et de Salvatierra, marquis de Villanueva-del-Rio et de Coria, etc. Philippe V, à peine arrivé, lui a accordé la première classe de la grandesse, et l'a conservé au nombre des six premiers gentilshommes de sa chambre.

2. C'est l'ambassadeur, et non son père, qui avait épousé la sœur, et non la tante, de ces jeunes ducs, ci-dessus, p. 324. Notre auteur se rectifiera lui-même à la page 329.

3. Ce que va dire Saint-Simon du duc d'Albe est tiré de son *Portrait au naturel de la cour d'Espagne comme elle est en 1701*, rédigé à cette époque sur les notes de Louville, et que nous avons donné dans l'Appendice de notre tome VIII : voyez p. 544-545, où il n'avait pas fait d'erreur sur le mariage.

4. L'abbé de Vayrac, dans son tome III, p. 20-21, raconte que ce duc, « gémissant dans son lit depuis plusieurs années, » fit tous ses efforts pour aller rendre grâce de la proclamation du duc d'Anjou, et s'écria malignement : « Dieu soit loué de ce qu'avant mourir j'ai la consolation de voir le cardinal Portocarrero dans la Gloire, le comte d'Oropesa dans le Purgatoire, l'Amirante dans l'Enfer. »

5. Cet adverbe est écrit en deux mots.

étoit qu'il entretenoit une maîtresse, qui, lasse de lui, avoit pris la fuite : il en fut au désespoir[1], la fit chercher par toute l'Espagne, fit dire des messes et d'autres dévotions pour la retrouver, tant la religion des pays d'Inquisition est éclairée, et finalement fit vœu de demeurer au lit, et sans bouger de dessus le côté droit, jusqu'à ce qu'elle fût retrouvée. Il avoua enfin cette folie à Louville comme une chose forte[2], capable de lui rendre sa maîtresse, et tout à fait raisonnable. Il recevoit chez lui grand monde et la meilleure compagnie de la cour, étant lui-même d'excellente conversation. Avec ce vœu il ne fut de rien à la mort de Charles II, ni à l'avénement de Philippe V, qu'il ne vit jamais, et à qui il fit faire toutes sortes de protestations[3] ; et il poussa l'extravagance jusqu'à sa mort sans s'être jamais levé ni branlé de dessus son côté droit. Cette manie est si inconcevable, et pourtant si certaine, que je l'ai cru digne d'être remarquée d'un homme sage d'ailleurs[4], sensé et plein d'esprit dans tout le reste[5]. Son fils unique[6], don Antoine[7]-Martin de Tolède, ambassadeur en France, qu'il n'appeloit jamais que Martin, qui est assez la façon des Espagnols, étoit un homme de mine assez basse[8], mais de beaucoup d'esprit, et fort instruit,

1. *Desepoir*, dans le manuscrit. — 2. Pas de virgule après *forte*.

3. Dans la première rédaction : « Il s'y joignoit aussi un peu de chagrin d'avoir toujours été maltraité du feu roi, qui ne l'avoit jamais voulu reconnoître de la première classe, non plus que son fils unique Antonio-Martin. »

4. *D'ailleurs* est ajouté en interligne.

5. On remarquera que cette anecdote est beaucoup plus développée ici que dans la rédaction de 1701. Nous pourrions en rapprocher le trait rapporté ailleurs par Saint-Simon (*Écrits inédits*, tome V, p. 278) du grand duc d'Albe des Pays-Bas, qui, mourant au retour de la conquête du Portugal, et trouvant que le roi son maître avait trop tardé à lui rendre visite, refusa opiniâtrement de le voir.

6. *Unique* est en interligne, au-dessus d'*aisné*, biffé.

7. *Ant.*, en abrégé, dans le manuscrit.

8. Il ressemblait extrêmement de visage au grand duc d'Albe, dit le *Portrait* de 1701. Nous avons vu ailleurs (tome VIII, p. 190 et 533)

très sage, très mesuré, poli avec dignité, et qui exerça son ambassade, dans les temps les plus tristes, avec beaucoup de courage et de jugement, à la satisfaction de sa cour et de la nôtre, qui eut pour lui une véritable estime et une considération très marquée[1]. Sa femme, sœur des ducs d'Arcos et de Baños, extrêmement vive, encore plus laide, divertit un peu le monde, qui, à la fin, s'y accoutuma. L'un et l'autre dans une grande dévotion, le mari plus solide, la femme plus à l'espagnole[2], vivoient ici avec magnificence[3]. Le duc d'Albe salua le Roi en particulier, dans son cabinet, en arrivant[4]. Sa femme fut présentée au Roi dans son cabinet après son souper, en arrivant aussi, par la duchesse du Lude, qu'il avoit nommée pour cela[5]. Le Roi demeura debout et l'entretint

que, selon le mot de la duchesse d'Osuna, don Martin était « un Espagnol en jeune, comme Villafranca un Espagnol en vieux. »

1. Comparez le portrait que nous aurons à sa mort, en 1711 : éd. 1873, tome VIII, p. 442. C'est Louville qui l'avait fait choisir, un peu contre le gré du roi lui-même, lequel eût préféré Monterey ou Aguilar, et en dépit des cabales de Mme des Ursins (lettres du duc de Beauvillier à Louville, 4 février 1703, et de Louville à M. de Torcy, 9 mars); mais il ne tarda pas à regretter d'avoir agi ainsi, le trouvant triste, sérieux, ridicule surtout par sa passion pour une sœur du duc d'Osuna aussi laide que lui-même, se faisant purger et saigner par désespoir d'amour, chargeant un valet de correspondre par signes avec elle, etc. A ce propos, Louville ajoute (lettre du 30 août, à M. de Torcy) : « C'est de famille, car son père est demeuré trois ans sur le côté, parce qu'il avoit promis à sa maîtresse de ne se retourner que quand elle le viendroit voir; or, comme elle ne vint point, il y mourut à la peine. » On verra d'ailleurs que, comme fidélité et comme désintéressement, Philippe V n'eût pu mieux souhaiter.

2. Nous en aurons, en 1709, un étrange témoignage, qu'il a encore emprunté à Louville (*Mémoires secrets*, p. 107-108).

3. « On disoit que son équipage étoit très grand et que sa femme avoit une camarera-major et douze filles d'honneur » (*Sourches*, p. 219)

4. *Dangeau*, p. 348; *Sourches*, p. 219, 14 novembre; *Mercure* de décembre, p. 385-393.

5. Le vendredi 21 décembre : *Dangeau*, p. 379; *Sourches*, p. 249; *Gazette*, p. 655; *Mercure* du mois, p. 202-207 et 385-393; *Gazette de Bruxelles*. p. 839-840; *Mémoires de Luynes*, tome I, p. 185-186.

longtemps[1]. La[2] duchesse du Lude la conduisit de là, par la galerie, chez Mme la duchesse de Bourgogne, où tout étoit plus éclairé qu'à l'ordinaire, laquelle, après le souper du Roi, au lieu de le suivre à l'ordinaire dans son cabinet, étoit[3] allée attendre chez elle. Elle la reçut debout, et la baisa en entrant et en sortant; le Roi ne la baisa qu'en entrant[4]. De là elle fut chez Madame sans la duchesse du Lude[5], et chez Mme la duchesse d'Orléans. On fut bien aise de lui faire cette réception extraordinaire, d'autant plus que le duc d'Harcourt avoit rendu compte, dès qu'il étoit en Espagne, de son inclination françoise marquée en plusieurs occasions[6].

Mariage du duc

M. de Beauvillier, qui avoit deux fils fort jeunes[7], et

1. « La conversation fut assez longue, très gracieuse de la part du Roi, dont elle fut charmée; elle parla avec beaucoup d'esprit » (*Dangeau*).

2. *Le*, dans le manuscrit. — 3. Avant *estoit*, il a biffé *l'*.

4. « Le Roi l'avoit baisée aussi, » dit Dangeau.

5. Ce détail incident n'est pas pris à Dangeau. Voici le récit des *Mémoires de Sourches* : « La duchesse d'Albe, ne pouvant encore s'accoutumer au grand fracas de la cour, vint faire *incognito* ses premières visites à la maison royale, après le souper du Roi. Ayant elle-même soupé chez la maréchale d'Harcourt, elle fut conduite, à onze heures, par la duchesse du Lude et la maréchale de Cœuvres, dans le cabinet du Roi, où elle fut baisée par le Roi, par Monseigneur, par le duc de Bourgogne, par le duc de Berry et par le duc d'Orléans; et de là elle passa chez la duchesse de Bourgogne et chez la duchesse d'Orléans, où elle fut traitée de même. »

6. C'est *Dangeau* qui dit (p. 379) : « Elle a été reçue comme duchesse, et point comme ambassadrice, et on lui a fait l'honneur de la recevoir extraordinairement parce qu'on étoit content d'elle personnellement, et que, même durant la vie du feu roi d'Espagne, elle avoit eu des occasions de montrer son inclination pour la France, dont le duc d'Harcourt, qui y étoit lors ambassadeur, avoit rendu compte au Roi. » Aussitôt après l'arrivée du duc et de la duchesse, le duc de Gramont, puis le cardinal d'Estrées, donnèrent des fêtes pour eux : *Mercure*, janvier 1704, p. 324-328 et 349-350.

7. Le pluriel a été ajouté après coup. — Louis, dit le comte de Saint-Aignan, né à Versailles le 20 janvier 1690 (*Dangeau*, tome III, p. 56, avec note du duc de Luynes), et qui y mourra le 2 décem-

dont toutes les filles s'étoient faites religieuses à Montargis[1] excepté une seule[2], la maria tout à la fin de cette année[3], au duc de Mortemart[4], qui n'avoit ni les mœurs ni la conduite d'un homme à devenir son gendre[5]. Il étoit fils de la sœur cadette des duchesses de Chevreuse et de

de Mortemart avec la fille du duc de Beauvillier. [Add. St-S. 508]

bre 1705; et Paul-Jean-Baptiste, dit le marquis de Beauvillier, né à Versailles, le 9 août 1692, qui mourra sept jours avant son frère. J'ai déjà eu l'occasion de dire (tome II, p. 3) que deux autres fils, nés en 1691 et en 1693, étaient morts tout jeunes.

1. Il y en avait huit vivantes, dont les généalogies donnent le *cursus* précis; mais quatre au moins n'étaient encore que pensionnaires ou postulantes à Montargis. L'aînée, qui avait fait profession le 23 octobre 1696, fut élue prieure perpétuelle en mai 1707, et mourut en décembre 1749; la troisième prit le voile en octobre 1699; la quatrième, dite Mlle de la Ferté, en novembre 1701; et la huitième, en septembre 1705, Une première fille, aînée de toute la famille, était morte à l'âge de trois ans, en 1674.

2. Celle-ci aussi, Marie-Henriette, née le 14 avril 1685, était pensionnaire à Montargis. Elle sortit du couvent pour se marier le 19-20 décembre 1703, et mourut à Paris, le 3-4 septembre 1718.

3. *Dangeau*, p. 358, 376 et 378; *Sourches*, p. 230; *la Marquise d'Huxelles*, p. 191-192. Selon l'usage, le Roi donna à son ministre une somme de deux cent mille livres, mais seulement à prendre sur le produit à venir des charges de la maison du duc de Berry, lorsqu'on la constituerait: Arch. nat., O¹ 47, fol. 212; *Dangeau*, p. 358; *Sourches*, p. 233. — Nous avons vu M. de Beauvillier marier sa sœur consanguine au marquis de Marillac, dans les premiers jours de l'année: ci-dessus, p. 2.

4. Louis II de Rochechouart, né le 3 octobre 1681, et devenu duc de Mortemart dès 1688 par la mort prématurée de son père, fils de Vivonne (tome II, p. 7), fut fait colonel en 1702, brigadier en 1708, premier gentilhomme de la chambre, à la place de son beau-père, le 22 février 1710, et maréchal de camp en juillet, gouverneur du Havre en 1714, lieutenant général en 1720, chevalier des ordres en 1724, et mourut le 31 juillet 1746, s'étant remarié avec Mme de Combourg en 1732. Il ne se fit recevoir duc et pair que le 14 juin 1714.

5. Il avait été question, tout récemment, de lui faire épouser Mlle de Caderousse, puis la très riche fille de Guiscard, héritière de Langlée: *Dangeau*, tome IX, p. 55, 84, 87 et 101; correspondance de Louville, ci-après, p. 506. Il revenait de l'armée de M. de Boufflers et s'était distingué à Eckeren. On a l'état de ses services, de 1701 à 1713, dans le ms. Clairambault 1192, fol. 173.

Beauvillier[1]. Le[2] desir d'éviter de mettre un étranger dans son intrinsèque entra pour beaucoup dans ce choix; mais une raison plus forte le détermina. La duchesse de Mortemart[3], fort jeune[4], assez piquante, fort au gré du monde, et qui l'aimoit fort aussi[5], et de tout à la cour, la quitta subitement de dépit des romancines[6] de ses sœurs, et se jeta à Paris dans une[7] solitude et dans une[8] dévotion plus forte qu'elle, mais où pourtant elle persévéra[9]. Le genre de dévotion de[10] Mme Guyon l'éblouit, Monsieur de Cambray la charma. Elle trouva dans l'exemple de ses deux sages beaux-frères à se confirmer dans son goût, et, dans

1. Les trois filles de Colbert.

2. Avant *Le,* il a biffé *et,* précédé d'une virgule qu'il a corrigée en point.

3. L'initiale de *Mortemart* corrige *Ch.*

4. Elle avait été mariée à treize ans, son époux n'en ayant que quatorze.

5. On prétendait qu'après son veuvage, étant devenue grosse du fait du comte Ferdinand de Fürstenberg, elle ne l'avait épousé que secrètement, pour conserver ses privilèges de duchesse (Chansonnier, ms. Fr. 12691, p. 190). Le *Journal de Dangeau* nous la montre, au moins jusque dans l'année 1693, prenant part à toutes les fêtes de la cour, le plus souvent dans l'entourage de Monseigneur et de la princesse de Conti.

6. Ce mot, qu'on ne trouve pas dans le *Dictionnaire de l'Académie,* a été considéré par Sainte-Beuve comme un *lapsus* pour *remontrance* (*Causeries du lundi,* tome XI, p. 288); mais nous le retrouverons mainte fois dans les *Mémoires* ou dans les lettres de Saint-Simon, et Littré l'a relevé également dans Voltaire.

7. *Une* est en interligne, au-dessus de *la,* biffé.

8. *Un,* dans le manuscrit.

9. Dès 1703, ayant une fille religieuse aux dames de Sainte-Marie de Saint-Denis, elle s'était fait une espèce d'ermitage de recluse dans ce couvent. Plus tard, en 1732, elle acquit l'usufruit d'un pavillon dépendant du couvent de Bellechasse (Arch. nat., S 4406, dossier n° 7), mais en céda la jouissance à Mme de Harlay, et c'est à Saint-Denis que, devenue aveugle, tombée en enfance, elle termina sa longue existence le 14 janvier 1750 (*Mercure* du mois de mars, p. 209; *Mémoires de Luynes,* tomes IX, p. 360, et X, p. 186).

10. *Dévotion de* est en interligne, au-dessus de *celle de,* que l'auteur a oublié de biffer.

sa liaison avec tout ce petit troupeau séparé, de saints amusements pour s'occuper[1]; mais ce qu'elle y rencontra de plus solide fut le mariage de son fils. L'unisson des sentiments dans cet élixir à part d'une dévotion persécutée, où elle figuroit sur le pied d'une grande âme, de ces âmes d'élite et de choix, imposa à l'archevêque de Cambray, dont les conseils déterminèrent contre ce[2] que toute la France voyoit, qui demeura surprise d'un choix si bizarre et qui ne répondit que trop à ce que le public en prévit[3]. Ce fut sous de tels auspices[4] que des personnes qui ne perdoient jamais la présence de Dieu au milieu de la cour et des affaires, et qui, par leurs biens et leur situation brillante, avoient à choisir sur toute la France, prirent un gendre qui n'y croyoit point, et qui se piqua toujours de le montrer, qui ne se contraignit ni devant ni après d'aucun de ses caprices, ni de son obscurité, qui joua et but plus qu'il n'avoit et qu'il ne pouvoit, et qui, s'étant avisé sur le tard d'un héroïsme de probité et de vertu, n'en prit que le fanatisme, sans en avoir jamais eu la moindre veine en réalité[5].

1. Comparez l'Addition n° 127, sur Mme Guyon, dans notre tome II, p. 415, et le passage correspondant des *Mémoires,* p. 344-345.

2. *Ce* est en interligne, au-dessus de *tout,* inachevé et biffé.

3. Il est question de ces relations dans les lettres du P. Lamy, bénédictin de Saint-Denis, à Fénelon. Ce religieux vantait la grâce de Mme de Mortemart, sa simplicité, sa droiture, son édifiante « fermeté pour Dieu ». Il est aussi parlé de ses rapports avec son fils dans une lettre que Fénelon adressa à la jeune duchesse le 4 août 1706.

4. *Hospices* corrigé en *auspices.*

5. Ces deux derniers mots sont en interligne. — On se rappellera ici que notre auteur n'a pu, en 1693, obtenir la main d'une de leurs filles, soit la première, soit la troisième à défaut de la seconde, « très contrefaite et nullement mariable. » Marie-Henriette n'avait pas alors huit ans (tome II, p. 1-13). M. de Beauvillier annonça à l'évêque d'Alet, son confident et le principal directeur de ses filles, que le mariage Mortemart avait été conclu, le 26 novembre. Le 24 décembre suivant, il lui écrivit : « La proximité me faisoit quelque peine ; mais on m'a unanimement rassuré, parce que, des deux côtés, on n'avoit pas de parti convenable qu'on dût préférer à celui-ci. L'exposé pour la dispense de

Ce fléau de sa famille et de soi-même se retrouvera[1] ailleurs[2].

Mariage du marquis de Roye et de la fille de Ducasse; fortune et caractère

Pontchartrain fit en même temps[3] le mariage d'un de ses beaux-frères, capitaine de vaisseau, et lors à la mer[4], avec la fille unique de Ducasse, qu'on croyoit riche de douze cent mille livres. Ducasse[5] étoit de Bayonne, où son frère et son père vendoient des jambons[6]. Il gagna du bien

Rome a été dicté par moi-même, et je vous dirai en simplicité que l'ambition ni l'intérêt n'ont, ce me semble, eu aucune part à ma détermination, quoique l'affaire soit de nature à contenter ceux qui auroient voulu, par préférence à tout, des biens et une dignité. Je vois grande apparence que ce mariage, qui est fort au goût du duc de Mortemart, contribuera un jour à l'ouvrage important de son salut. Priez Dieu pour lui, je vous en conjure; mais gardez-moi le secret sur cela. » (Lettres inédites.)

1. Les lettres *re* surchargent *tr*[*ouvera*].

2. Particulièrement en 1709. Le duc de Luynes, lui aussi, à l'occasion de la mort de M. de Mortemart en 1746 (tome VII, p. 365-367), a fait de ce duc un portrait non moins sévère que celui que nous avons ici, avec plus de détails encore, et il semble attribuer tous les défauts et les tristes penchants de ce seigneur à une mauvaise éducation. En 1700, Spanheim se contentait de lui donner ces notes (*Relation*, p. 421) : « A qui on ne fait point d'attention, étourdi, peu estimé. » Mais les documents de police (Arch. nat., O[1] 44, fol. 269, et *Correspondance administrative*, tome II, p. 774) révèlent que le duc, en 1700, était un des compagnons de débauche du duc d'Estrées. Les *Caractères de la cour* publiés en 1702 disaient avec indulgence (p. 43) : « C'est un jeune homme qui n'est point encore dans le monde. Cependant, à l'examiner de près, on peut former de lui d'assez bons présages. L'importance de sa famille promet à ce jeune seigneur des postes considérables. » Son père, au témoignage de Mme de Caylus, avait également eu une réputation assez mauvaise.

3. Le mariage fut annoncé à la cour le mardi 11 décembre; mais la célébration n'eut lieu que le 12 janvier 1704 (*Dangeau*, p. 371, 397 et 405; *Sourches*, p. 242; *Gazette de Bruxelles*, p. 822; *Mercure* du mois, p. 253-260, etc.). Dangeau dit, la première fois : « C'est M. de Pontchartrain qui a conduit et ménagé cela pour le chevalier de Roucy, son beau-frère, qui est encore à la mer. »

4. Ce chevalier de Roucy qui, en se mariant, prit le titre de marquis de Roye, sous lequel il a été cité ci-dessus, p. 151.

5. Déjà nommé, à côté de Pointis, en 1697 : tome IV, p. 213.

6. Dans un livre de 1876 dont j'ai déjà eu à parler, et qui est intitulé : *l'Amiral du Casse*, ces deux allégations de Saint-Simon, que nous

et beaucoup de connoissances au métier de flibustier, et mérita d'être fait officier sur les vaisseaux du Roi, où bientôt après il devint capitaine[1]. C'étoit un homme d'une grande valeur, de beaucoup de tête et de sang-froid et de grandes[2] entreprises, et fort aimé dans la marine par la libéralité avec laquelle il faisoit part de tout, et la modestie qui le tenoit en sa place[3]. Il eut de furieux démêlés avec Pointis lorsque ce dernier prit et pilla Carthagène[4]. Nous verrons ce Ducasse aller beaucoup plus loin. Outre l'appât du bien, qui fit d'une part ce mariage, et de l'autre la pro-

de Ducasse. [Add. St-S. 509]

retrouverons plus tard en redites, sont contestées (p. 272-273) : le célèbre marin naquit, ou du moins fut baptisé, non à Bayonne, mais à Saubusse, près Dax ; l'acte du 2 août 1646, n'indique à ses parents, Bertrand Ducasse et Marguerite de Lavigne, ni qualité ni profession. — Sur la renommée qu'avait dès lors les jambons de Bayonne, voyez le *Dictionnaire du Commerce* de Savary, tome III, p. 377, et l'*Histoire des Français des divers états*, par Monteil, tome VII, p. 409.

1. Il ne fut pas flibustier, dit son historien, mais protégea la flibusterie. On le voit, dès 1686, intéressé dans des armements : Arch. nat., E 1834 et 1835, arrêts du Conseil des 19 février et 13 octobre 1686. C'est à la même époque qu'il quitta la compagnie du Sénégal, où il avait obtenu le grade de capitaine de vaisseau et la direction des forces de terre et de mer, pour entrer dans la marine royale. En novembre 1697, on lui a donné la croix de Saint-Louis ; en juillet 1701, un titre de chef d'escadre des îles de l'Amérique a été créé pour lui, avec patentes de capitaine général ; puis, il a été envoyé en mission à Madrid, et, le 30 août 1702, il a battu l'escadre anglaise de Bembow par delà la Havane, en revenant d'escorter le duc d'Alburquerque jusqu'à sa vice-royauté du Mexique (*Dangeau*, tome IX, p. 63 et 68 ; *Sourches*, tome VII, p. 432-433 ; *Mercure* de janvier 1703, p. 17-80). Il a débarqué à la Rochelle en mai, avec trois cent mille piastres appartenant au Roi. Depuis 1700, il n'est plus gouverneur de Saint-Domingue.

2. *Gr^de*, au singulier et en abrégé, dans le manuscrit.

3. « Il aimoit l'État et le bien pour le bien, qui est chose devenue bien rare, » dira notre auteur en 1715 (éd. 1873, tome XI, p. 139).

4. C'est ce qui a été raconté et commenté en 1697 : tome IV, p. 212-216. Voyez encore, sur cette expédition et sur ses suites, les *Mémoires de Sourches*, tomes V, p. 321, 323, 327, 328, 333, 344, 348, 350, et VI, p. 191, les arrêts du Conseil du 5 janvier 1698 et du 1er mai 1699 (Arch. nat., E 1904 et 1709), et un article de la *Revue maritime et coloniale*, juillet 1890, p. 116-123.

tection assurée du ministre de la mer[1], celui-ci trouva tout à propos à acheter pour son beau-frère, de l'argent de Ducasse, la charge de lieutenant général des galères, qui étoit unique, donnoit le rang de lieutenant général, et faisoit faire tout à coup ce grand pas à un capitaine de vaisseau[2]: elle étoit vacante par la mort du bailli de Noailles, et n'avoit pas trouvé d'acheteur depuis[3].

Mariage du duc de Saint-Pierre avec la sœur de Torcy, veuve de Renel.

Un troisième mariage, qui surprit fort, fut celui du duc de Saint-Pierre[4] avec Mme de Renel, sœur de M. de Torcy[5], ayant tous deux des enfants de leur premier mariage[6]. Saint-Pierre étoit Spinola[7], sa première femme aussi[8]. Il avoit acheté de Charles II la grandesse de première classe[9]. Il étoit fort riche[10], et, pour se donner un petit État en Italie, il avoit acheté celui de Sabionette[11] fort chè-

1. Pontchartrain fils.

2. Nous le verrons, avec une escadre de galères, faire campagne dans la Méditerranée en 1704 et 1705.

3. Ci-dessus, p. 151. Voyez, sur ce mariage, *l'Amiral du Casse,* p. 256, 263, 264 et 268-274.

4. François-Marie Spinola : tome X, p. 216.

5. Tomes VII, p. 358, et IX, p. 11.

6. Mme de Renel avait un fils, né posthume le 12 octobre 1702, et que nous verrons épouser une Berwick en 1722.

7. Voyez les *Grands* d'Imhof, p. 129, et notre tome VII, p. 352, note 3 ; comparez, au Cabinet des titres, le dossier bleu 16414.

8. Isabelle, fille du marquis de los Balbasès, Spinola de la branche espagnole, qu'il avait épousée à Vienne le 19 novembre 1675 (*Gazette.* p. 954). De ce mariage étaient nés trois filles, la marquise de Quintana, la comtesse de Peñaranda, la princesse d'Avellino, et un fils, Lucas, prince de Molfette et marquis d'Alconcha, baptisé à Madrid le 25 mars 1680, qui devint lieutenant général et capitaine général en Espagne.

9. En 1679 : *Gazette,* p. 417 et 663 ; *Mémoires de Mme d'Aulnoy,* tome II, p. 95 et 96.

10. *Dangeau,* p. 382. Sa mère, Véronique Spinola, sœur de Mme de Monaco, était morte à Gênes, en 1688, lui laissant une fort grande fortune : *Gazette,* p. 118, 119, 129-130. Dangeau lui attribuait deux cent mille écus de rente.

11. Duché situé entre le Mantouan et le Crémonais, et fortifié au seizième siècle. En 1637, le duc de Parme avait été obligé de le céder aux Espagnols pour rentrer dans ses propres États.

rement[1]. L'Empereur, à qui il convenoit, s'en étoit emparé pendant la précédente guerre avant que l'acquéreur s'en fût mis en possession, qui, pendant ce que dura la paix de Ryswyk, n'en put jamais obtenir la restitution[2]. Je ne sais si cet objet n'entra pas pour quelque chose dans le mariage qu'il fit avec une sœur du ministre des affaires étrangères, qui, voyant presque toutes les filles des ministres assises[3], fut flatté de faire aussi asseoir sa sœur[4]. L'âge étoit cruellement disproportionné ; le vieux galant[5] passoit pour être garni de cautères, et pour être extrêmement jaloux et avare, quoique avec un extérieur magnifique[6] :

1. En 1689, on l'avait dit acheteur à réméré de Trieste, moyennant huit cent mille écus (*Gazette*, p. 42), puis de Casal-Maggiore (*Gazette* de 1691, p. 605 et 638). C'est le 16 juin 1693 qu'il avait conclu marché pour Sabioneta moyennant cinq cent mille écus : *Gazette* de 1693, p. 247, 323, 382, 419, 431, 549 et 550, et de 1694, p. 66, 78 et 91 ; mais le prince de Bozzolo, qui commandait dans la citadelle, s'était opposé à la délivrance, et l'Empereur s'en était saisi. Quand il deviendra maître du Milanais, en 1710, il donnera l'investiture au duc de Guastalla comme héritier de Bozzolo. En 1713, 1714 et 1715, le duc de Saint-Pierre réclamera son remboursement comme une charge de l'acquéreur du Milanais, et remontrera qu'il n'avait été exproprié de Sabioneta, ainsi que de ses autres États d'Italie, que pour son attachement à la France.

2. Selon la *Gazette d'Amsterdam* de 1702, Extr. c et n° ci, le roi Philippe V, ayant été l'hôte du duc de Saint-Pierre à Milan, comme nous l'avons vu, lors de son retour en Espagne, lui accorda la souveraineté de Varesoto et de Pieve-d'Arcidate en compensation de Sabioneta.

3. Une fille de M. de Châteauneuf, mariée au duc de la Feuillade ; celles du chancelier le Tellier, mariées aux ducs de la Rocheguyon et de Villeroy ; les deux cadettes de Chamillart, mariées aux ducs de la Feuillade et de Lorge ; les filles de Colbert, duchesses de Chevreuse, de Beauvillier et de Mortemart. La sœur aînée de Torcy n'avait épousé, comme nous l'avons vu, que le marquis de Bouzols ; une seconde était religieuse à Saint-Antoine, et la dernière, Mlle de Torcy, née en 1686, devait mourir à dix-neuf ans, sans alliance.

4. *Sa* corrige *la*, et *sœur* a été ajouté en interligne, au-dessus de *sienne*, biffé.

5. Né en 1659, il n'avait qu'un peu plus de quarante-quatre ans.

6. Il envoya pour présent de noces une somme de cent mille écus en or, presque toute de monnaie de Gênes (*Dangeau*, p. 385).

des cautères, je n'en sais rien ; mais, pour la jalousie, il tint très exactement parole pour ceux qui l'avoient donné pour tel. Sa galanterie alla jusqu'à faire l'amoureux, et l'amour jusqu'à l'impatience[1]. Il ne put attendre le courrier qu'il envoya en Espagne pour l'agrément de cette cour : il supplia le Roi d'en vouloir bien être garant, et, moyennant cette légère faveur, il passa outre à épouser[2]. La nouvelle duchesse étoit fort jolie[3]. Elle ne vit point les princesses du sang, à[4] qui le duc de Saint-Pierre ne vouloit pas donner l'*Altesse* pour n'en recevoir que l'*Excellence*. Cela se passa assez désagréablement; mais il tint ferme avec hauteur[5]. Le mariage fait, il ne demeura pas bien longtemps en France, et emmena sa femme, qu'on ne revit de plusieurs années, et encore avec lui, en passant[6]. C'étoit un homme de beaucoup d'esprit, qui avoit vu, lu et retenu, et qui se retrouvera ailleurs[7].

1. Quatre mois auparavant, le bruit avait couru qu'il demandait Mlle d'Armagnac (*Dangeau*, p. 267).

2. C'est Dangeau qui rapporte cela, p. 383. Le contrat fut signé le 3 janvier 1704 : *Dangeau*, p. 397 ; *Gazette* de 1704, p. 24 ; *Mercure* du mois, p. 231-237 et 252. On en trouvera le texte au Dépôt des affaires étrangères, dans le volume *France* 1153, fol. 76-81. Le mariage eut lieu le 5.

3. Il y a des vers sur ses charmes dans les *Lettres de Mme Dunoyer*, lettre XCVII, tome IV, p. 381-382. Depuis janvier 1705, elle était des danseuses de Marly.

4. *A* surcharge un *d*.

5. Dangeau dit (p. 397) : « M. de Saint-Pierre n'a point porté son contrat à signer aux princes et aux princesses du sang, qui en sont assez scandalisés. » C'est là-dessus que Saint-Simon a fait une Addition qui se placera en 1709, à propos des titres d'Altesse, de Sérénissime, etc. Le 12 janvier, la nouvelle duchesse fut admise, par exception, à saluer le Roi chez Mme de Maintenon, cette cérémonie devant désormais se faire chez lui-même pour en épargner la peine à Mme de Maintenon (*Dangeau*, p. 405). Elle vit ensuite le duc et la duchesse de Bourgogne et le duc de Berry (*Mercure* de janvier 1704, p. 378).

6. Elle ne revint que veuve en France, et perdit ainsi sa place de dame de la reine d'Espagne.

7. Dans la digression sur les grands d'Espagne : tome XVIII de 1873, p. 23-24.

Prince de Rohan capitaine des gendarmes de la garde.

En ce même temps[1], M. de Soubise, déjà fort vieux, se démit de sa charge des gendarmes, qui fut donnée à son fils[2] : ce n'étoit pas en soi une grâce bien difficile[3] ; Mme de Soubise étoit accoutumée à mieux[4].

Mort de la duchesse de Mantoue.

Le duc de Mantoue perdit sa femme, d'une branche cadette de sa maison[5], personne d'une vertu, d'un mérite[6], et d'une piété singulière[7], qui avoit bien eu à souffrir de ses fantaisies, de son avarice, et d'un sérail[8] entier qu'il entretint toute sa vie[9]. Il n'en[10] avoit point d'enfants, et songea tout aussitôt à se remarier à une Françoise. Cette affaire reviendra bientôt à raconter[11].

1. Fin de novembre : *Dangeau*, p. 363 et 395 ; *Sourches*, p. 233.

2. Le prince de Rohan, marié en 1694 à Mlle de Ventadour : tome II, p. 126.

3. On la lui avait refusée en 1701, lorsque M. de Chevreuse avait obtenu pareille permission pour céder les chevau-légers à son fils Montfort (tome IX, p. 326) ; mais ce dernier était cornette de la compagnie depuis douze ans, tandis que le prince de Rohan n'avait point d'emploi.

4. M. de Soubise eut l'adresse de faire prêter le serment de son fils en présence du Roi lui-même, et voulut assister à l'installation en costume de gendarme vétéran : *Sourches*, p. 256 ; *Mercure*, de janvier 1704, p. 312. Le brevet de retenue de cent mille écus fut renouvelé avec augmentation de cent mille francs.

5. Anne-Isabelle de Gonzague, fille du prince de Guastalla, née le 12 février 1655, mariée le 7 avril 1671, morte le 18-19 novembre 1703 : *Dangeau*, p. 364 et 370 ; *Sourches*, p. 236 ; *Gazette*, p. 626 ; *Mercure* de janvier 1704, p. 69-74.

6. L'initiale de *mérite* surcharge l'*e* final *d'une v[ertu]*.

7. Voyez ce que dit d'elle Tessé, dans ses *Lettres à la duchesse de Bourgogne*, p. 33, 66 et 67.

8. Plus exactement : *harem*. *Le Dictionnaire de l'Académie françoise*, en 1718, dit que *serrail* (orthographe suivie par Saint-Simon) est le « nom particulièrement affecté aux palais qu'habitent les princes d'Orient, » mais « se dit aussi de toutes les femmes qui sont dans le serrail, et de leur suite. » On ne connaissait pas encore *harem*.

9. Voyez les mêmes *Lettres de Tessé*, l'ouvrage intitulé : *Guerre d'Italie, ou Mémoires du comte D****, éd. 1710, tome II, p. 101-102, et deux lettres de Tessé, dans ses *Mémoires*, tome II, p. 105 et 125.

10. *N'en* corrige *ne*.

11. Il voulut tout de suite, par l'intermédiaire de Tessé, trouver une autre Française pour femme, et ce fut, en premier lieu, sur la plus

Mort de la Rongère. Mort de Briord.

La Rongère[1], chevalier d'honneur de Madame et chevalier de l'Ordre de sa présentation[2], mourut en même temps[3]. C'étoit un gentilhomme[4] du pays du Maine, qui, avec un nom ridicule, étoit de fort bonne noblesse : il s'appeloit Quatrebarbes[5]. C'étoit un fort honnête homme, très court d'esprit[6], mais de taille et de visage à se louer sur le

jeune fille du prince de Condé que ses vues se portèrent; mais l'affaire manqua, peut-être parce que cette petite princesse, celle qui épousa plus tard le duc de Vendôme, n'était ni assez belle, ni assez gigantesque à son gré (*Mémoires de Tessé*, tome II, p. 101-126). Il jeta alors ses visées sur Mme d'Arenberg, après avoir pensé à Mlle d'Elbeuf, et c'est celle-ci que nous lui verrons épouser en 1704.

1. Hyacinthe de Quatrebarbes, marquis de la Rongère, né le 1er janvier 1644, succéda au marquis d'Estampes, comme chevalier d'honneur de Madame, avec six mille livres d'appointements et un brevet de retenue de cent mille livres, le 24 juin 1684, fut fait chevalier des ordres à la promotion de 1688, et mourut à Paris le 22 décembre 1703. Mme de Scudéry l'avait remarié (contrat du 24 avril 1679 : Arch. nat., Y 236, fol. 305 v°) avec la fille d'un maître des requêtes, Marie de Ruellan, veuve en premières noces d'un d'Argouges, et, en secondes, de Claude de Bussy, marquis d'Hénonville. Cette dame, riche, belle, spirituelle, très aimée de Mme de Sévigné et de Bussy-Rabutin, était morte en 1699, lui laissant quelque cinquante mille écus. D'un premier mariage avec Mlle du Plessis-Châtillon, la Rongère avait eu deux filles, la comtesse de Turbilly et la marquise de la Motte.

2. *Dangeau*, tome II, p. 220, 221, 223 et 242; *Sourches*, tome II, p. 292. Il sera parlé plus tard de ce droit de présentation (éd. 1873, tome IX, p. 277-284), et Saint-Simon a cité le cas de M. de la Rongère dans ses *Remarques sur l'Ordre*, vol. *France* 189, fol. 42.

3. *Dangeau*, tome IX, p. 380 et 394; *Sourches*, tome VIII, p. 249.

4. *Gentilh.*, par une majuscule, surchargeant une minuscule.

5. « M. de Turenne disoit que.... c'étoit le plus beau nom du monde à raser » (ms. Nouv. acq. fr. 4529, p. 44). Voyez la généalogie dans le *Dictionnaire de la Noblesse*, dans le Supplément du tome IX de l'*Histoire généalogique*, 1re partie, p. 614-615, et dans le *Mercure* de janvier 1704, p. 90-93, lequel présente les Quatrebarbes comme originaires de l'empire grec et descendant d'un Scipion qui sauva deux fois Philippe-Auguste à Bouvines. Un précis généalogique a été imprimé aussi en 1839. Le château de la Rongère est situé sur la commune de Saint-Sulpice, dans le département actuel de la Mayenne.

6. On a des lettres de lui et de sa femme dans la *Correspondance de Bussy-Rabutin*.

théâtre pour faire le personnage des héros et des dieux[1]. Briord, que nous avons vu ci-devant ambassadeur à Turin et à la Haye[2], mourut aussi, après avoir été taillé[3], et laissa une place de conseiller d'État d'épée vacante[4]. C'étoit un très homme d'honneur et de valeur, qui avoit du sens, quelque esprit[5], et beaucoup d'amis, qui firent si bien pour lui, que son attachement à Monsieur le Prince, dont il étoit premier écuyer, ne nuisit point à sa fortune : chose fort extraordinaire avec le Roi, et peut-être unique[6].

Mort de Courtin ; ses emplois, son caractère.

M. Courtin le suivit quelques jours après[7]. C'étoit un très petit homme, qui paroissoit avoir eu le visage agréable, et qui avoit été fort galant[8]. Il avoit beaucoup d'es-

1. L'initiale de *Dieux* surcharge un *d* minuscule. — Nous avons son portrait lavé, d'après la peinture de la collection de l'Ordre, dans le ms. Clairambault 1168, fol. 106.

2. Tomes IV, p. 34-35, VI, p. 355, VIII, p. 50, 51 et 253, IX, p. 9.

3. Le 25 décembre, à Versailles : *Dangeau*, tome IX, p. 382 ; *Mercure* de janvier 1704, p. 81-90 ; acte d'inhumation du 26, signé des abbés de Polignac et de Maulévrier, du marquis de la Chaise, du chevalier de Langeron et du marquis de la Luzerne. L'opération de la taille avait produit soixante-dix-sept pierres (*Sourches*, p. 230).

4. Nous l'avons vu nommer, à son retour de Hollande, en 1701. Il est parlé de son caractère et de son rôle diplomatique en Savoie dans le tome I des *Mémoires de Tessé*, p. 169-171.

5. S'il était homme d'esprit, au dire de Mme de Sévigné, avec une bonne mine et une belle situation dans le monde, voici, en revanche, ce que Louville écrivait à M. de Torcy, le 9 mai 1702, alors qu'on parlait de l'envoyer en Espagne : « C'est un sot homme, haut et glorieux, brutal, pédant, qui débitera de la morale au roi et qui le fera enrager.... De plus, point d'esprit, quoiqu'il ait imposé à Mme de Croissy. Il en a cent fois moins que M. d'Alègre, et n'a aucune de ses bonnes qualités, et est toujours en colère. »

6. Il possédait en Lyonnais le beau château de Sénozan, décrit dans le *Mercure* de septembre 1679, p. 88-90, et le fit ériger en comté de Briord en septembre 1690. Six jours avant qu'il ne mourût, le Roi avait donné une enseigne de gendarmerie à son fils, qui était aide de camp de M. de Villeroy : *Sourches*, tome VIII, p. 228 et 247.

7. Le 27 décembre : *Dangeau*, p. 383 ; *Sourches*, p. 252-253 ; *Gazette*, p. 12 ; *Mercure* de janvier 1704, p. 342-345.

8. Son éloge a déjà été fait en 1696, tome III, p. 280-281, et en

prit, de grâces et de tour, mais rien de guindé, extrêmement l'air et les manières du grand monde, avec lequel il avoit passé sa vie dans les meilleures compagnies sans aucune fatuité, ni jamais sortir de son état[1]; poli, sage, ouvert, quoique en effet[2] réservé, modeste et respectueux; surtout les mains fort nettes et fort homme d'honneur[3]. Il brilla de bonne heure au Conseil[4], et devint intendant de Picardie[5]. M. de Chaulnes, qui y avoit toutes ses terres, et qui étoit fort de ses amis, les lui recommanda beaucoup, et Courtin se fit un grand plaisir de les soulager. L'année suivante, faisant sa tournée, il vit que, pour faire plaisir au duc de Chaulnes, il avoit surchargé d'autres paroisses. La peine qu'il en eut lui fit examiner le tort qu'il leur avoit fait, et il trouva qu'il alloit à quarante mille livres. Il n'en fit point à deux fois : il les paya et les répartit de son argent, puis demanda à être rappelé. On

1699, tome VI, p. 258-259. Sur sa galanterie, on peut voir les *Lettres inédites des Feuquières,* tome II, p. 250, l'*Histoire de Louvois,* par Camille Rousset, tome IV, p. 564, et le recueil d'ana de Gaignières, ms. Nouv. acq. fr. 4529, p. 13. Sa correspondance avec Louvois fait entrevoir bien des choses curieuses.

1. N'étant que maître des requêtes, vers 1660, il est dépeint ainsi (Arch. nat., K 695, nº 21) : « Homme du monde, agréable, railleur, attaché à la cour, qui considère plus ses amis que la justice. »

2. *En effet* a été ajouté en interligne.

3. Comparez son article nécrologique, dans le *Mercure* de janvier 1704, p. 342-344.

4. Voyez un bon *cursus,* provenant de l'abbé de Dangeau, dans le ms. Fr. 7654, fol. 29, et les Papiers du P. Léonard, Arch. nat., MM 824, fol. 89. Primitivement destiné à l'Église (*Muse historique,* tome II, p. 270), il passa plusieurs années au parlement de Rouen avant de devenir maître des requêtes, en 1650. En cette qualité, il accompagna son parent d'Avaux à Münster (les éditeurs de Tallemant et du cardinal de Retz ont cru que c'était son père), puis le cardinal Mazarin aux conférences de 1659, signa, avec M. de Mesmes, le contrat de mariage du Roi, et fut nommé commissaire au règlement des limites en 1661.

5. De 1663 à 1665. On joignit alors à la généralité d'Amiens l'intendance des nouvelles conquêtes de Flandre, et même la généralité de Soissons. Le Roi tint ensuite à le nommer à l'intendance d'Orléans en décembre 1665 : ci-après, p. 343, note 6.

étoit si content de lui, qu'on eut peine à lui accorder sa demande ; mais il représenta si bien qu'il ne pouvoit passer sa vie à faire du mal, et à ne pouvoir soulager personne ni faire plaisir à qui que ce fût, qu'il obtint enfin de n'être plus intendant[1]. Il se tourna aux négociations et eut plusieurs[2] ambassades, où il réussit parfaitement. Il signa les traités de Heilbronn[3], de Breda[4], et plusieurs autres[5], et fut longtemps et utilement ambassadeur en Angleterre[6], où, par Mme de Portsmouth, il faisoit faire [Add. S^tS. 510]

1. Cette historiette nous a déjà été racontée à propos de la désignation des plénipotentiaires de 1696, tome III, p. 283-285, et elle a donné lieu à quelques observations de notre part dans l'Appendice du même tome, p. 515-516.

2. *Eut* surcharge *fut*, effacé du doigt, et *plusieurs* a été corrigé en *plusieures*, féminin incorrect et non admis.

3. Les conférences d'Heilbronn, où Courtin arriva le 21 septembre 1666, aboutirent dans le mois de février suivant, au règlement par sentence arbitrale du différend qui existait entre l'électeur de Mayence et le Palatin : *Mémoires de Pomponne*, tome II, p. 315-316 et 323-329. L'habileté de Courtin en cette occasion lui valut une belle réception du duc de Lorraine : *Gazette* de 1667, p. 294-295.

4. Les conférences de Breda aboutirent, le 31 juillet 1667, à un traité de paix entre les Anglais et les Hollandais : *Gazette*, p. 412 et suivantes, 816-817, 997 et 1067-1082 ; *Mémoires de Pomponne*, tome II, p. 427-441 ; *Mémoires de Gourville*, tome I, p. 226-230 ; *Jean de Witt*, par M. Antonin Lefèvre-Pontalis, tome II, p. 397-400 et 407-411. — Les services rendus alors par Courtin aux Hollandais le firent choisir pour successeur de son rival Pomponne à la Haye, en juin 1671 ; mais, avant de se rendre à ce poste, il fut désigné pour aller remplacer le même Pomponne à Stockholm, où il signa le traité du 14 avril 1672, qui nous assurait le concours de la Suède contre les alliés de la Hollande. Voyez Mignet, *Négociations relatives à la succession d'Espagne*, tome III, p. 347-376 ; M. Geffroy, *Instructions pour les ambassadeurs en Suède*, p. 120-129. Quand Hugues de Lionne était mort en 1671, Courtin avait eu quelque espoir de recueillir la succession ministérielle, qui échut à Pomponne comme on l'a vu dans notre tome VI, p. 335-337.

5. En 1673, Courtin alla, avec le duc de Chaulnes et Barrillon, prendre part aux conférences de Cologne ; mais celles-ci n'aboutirent point, malgré les concessions de Louis XIV, et l'on se sépara sans résultats, après un an de vains pourparlers.

6. Courtin était déjà allé à Londres en avril 1665, avec le duc de

au roi Charles II[1] tout ce qu'il vouloit ; il le lui rendit bien dans la suite[2]. Revenue en France et Charles II mort[3], elle

Verneuil, emmenant les jeunes Messieurs de Lamoignon, d'Irval, de Lionne, Chauvelin et autres. Pomponne écrivait alors : « C'est le plus bel emploi qu'homme de robe ait eu depuis longtemps ; il est capable d'ouvrir le chemin à toutes choses » (*Mémoires de Coulanges*, Appendice, p. 477) ; mais Cuortin se fit mal venir des Anglais, à ce que dit le *Journal d'Ormesson*, tome II, p. 409. Forneron, dans son livre sur *la Duchesse de Portsmouth*, p. 108-140, et M. Jusserand, dans *le Comte de Cominges*, p. 140-182 (avec une reproduction du portrait de Courtin par Robert Nanteuil), ont raconté cette ambassade. C'est au retour que Courtin fut nommé intendant à Orléans ; mais, avant qu'il fût parti pour cette ville, on l'envoya à Heilbronn. Son second séjour à l'ambassade de Londres fut en 1676 et aboutit au traité de commerce du 24 février 1677 : Mignet, *Négociations*, tome IV, p. 430-448 et 476-501. Il revint dans le mois de septembre suivant, laissant la place à Barrillon, et reçut une pension de six mille livres. Sa correspondance de cette dernière ambassade remplit les volumes *Angleterre* 118-123c au Dépôt des affaires étrangères.

1. Tome X, p. 346-347. — Charles Stuart, fils de l'infortuné Charles Ier et d'Henriette de France, né le 29 mai 1630, amené en France par sa mère en 1647, appelé au trône par les Écossais en 1649, mais forcé par sa défaite à Worcester de chercher un nouvel asile sur le continent, rappelé enfin après la mort de Cromwell et proclamé roi le 1er juin 1660, couronné le 23 avril suivant, mourut le 16 février 1685.

2. L'*Histoire secrète de la duchesse de Portsmouth*, publiée à Londres en 1690, traduite aussitôt en français, et réimprimée encore en 1805, est un libelle faux. Dans la notice que notre auteur avait consacrée à cette duchesse à brevet (*Écrits inédits*, tome IV, p. 485-487), il dit : « Elle se souvint tellement qu'elle étoit Françoise, qu'elle fut le principal lien des traités et de l'amitié personnelle des deux rois qui a duré toute leur vie. MM. Courtin et Barrillon, successivement ambassadeurs de France en Angleterre, s'y conduisirent par ses conseils, et s'en trouvèrent toujours bien. « Mme de Sévigné a écrit une de ses lettres les plus libres (tome IV, p. 128-129) sur la faveur dont la belle Bretonne jouissait alors, mais non sans partage, et Voltaire a dit d'elle (*Siècle de Louis XIV*, p. 493) : « Elle fut en Angleterre ce que Mme de Montespan était en France, mais avec plus de crédit. Le roi Charles fut gouverné par elle jusqu'au dernier moment de sa vie, et, quoique souvent infidèle, il fut toujours maîtrisé. »

3. Voyez notre tome V, p. 56-57, et le livre où sont réunis les articles de Henri Forneron qui avaient été publiés antérieurement dans la *Revue historique*.

y étoit avec peu de considération par la vie qu'elle y menoit dans Paris[1]. Il revint au Roi qu'on s'étoit licencié [Add. StS. 511] chez elle, et elle-même, de parler fort librement de lui et de Mme de Maintenon : sur quoi[2], M. de Louvois eut ordre d'expédier une lettre de cachet pour l'exiler fort loin[3]. Courtin étoit ami intime de M. de Louvois[4]; il avoit une

1. Les premiers temps de son séjour de 1682 avaient été des plus brillants, le Roi lui-même montrant de grands égards pour la nouvelle duchesse : Journal du P. Léonard, ms. Fr. 10265, fol. 7, 10, 11, 14 v°, 28, 35 v°, etc.; mais son train trop fastueux avait vite compromis cette situation à Paris, de même que précédemment en Angleterre. Elle revint s'établir définitivement en France au commencement de 1685, et reçut depuis lors une pension, qui, de douze mille livres, fut portée à vingt mille, et, en dernier lieu, à vingt-quatre, mais au lieu de laquelle elle obtint du Régent, le 28 octobre 1721, une somme de six cent mille livres à placer en rentes viagères (Cabinet des titres, *Pièces originales*, dossier 50417, fol. 2). Madame la voyait souvent à Saint-Cloud, et disait d'elle (recueil Brunet, tome I, p. 165) : « C'est la meilleure femme de ce genre que j'ai vue de ma vie; elle est fort polie et d'un commerce très agréable. » Voltaire raconte, dans le *Siècle de Louis XIV*, qu'il la connut encore « noble et agréable de figure, » à près de soixante-dix ans. Une série de lettres de la duchesse au contrôleur général, que j'avais communiquée à H. Forneron, fait connaître quelle était sa situation financière à la fin du règne de Louis XIV.

2. L'historiette qui va être racontée se trouve en première rédaction dans la notice indiquée ci-dessus, p. 344, note 2.

3. Dangeau raconte, en janvier 1689 (tome II, p. 286), qu'on a accusé la duchesse et son fils Richmond d'avoir très mal parlé de la cour anglaise de Saint-Germain, mais que le Roi les a déclarés incapables, l'un et l'autre, de s'exprimer comme on le prétendait; mais c'est à un article antérieur du *Journal*, en octobre 1686 (tome I, p. 394), que se rattachent et la présente historiette et l'Addition que nous plaçons en regard. « On avoit rendu, dit Dangeau, quelques mauvais offices à la duchesse de Portsmouth sur des discours qu'on prétendoit qui avoient été tenus chez elle. On disoit même qu'il y avoit des lettres de cachet expédiées pour l'éloigner et pour chasser M. le chevalier de Savoie et Lanjamet; mais on a découvert la fausseté de cette accusation, et la duchesse a eu une grande conversation avec le Roi, dont elle est sortie fort contente. M. Courtin l'a fort servie dans cette affaire, représentant à M. de Louvois tous les services qu'elle avoit rendus à la France durant sa faveur en Angleterre, ce qu'il avoit vu pendant son ambassade. »

4. Tome III, p. 281.

petite maison à Meudon[1], et il étoit sur le pied d'entrer librement dans son cabinet à toutes heures. Un soir qu'il y entra, et que M. de Louvois écrivoit seul, et qu'il continuoit d'écrire, Courtin vit cette lettre de cachet sur son bureau. Quand Louvois eut fini, Courtin lui demanda avec émotion ce que c'étoit que cette lettre de cachet. Louvois lui dit la cause. Courtin s'écria que c'étoit sûrement quelque mauvais office, mais que, quand le rapport seroit vrai, le Roi étoit payé pour n'aller pas contre elle au delà d'un avis d'être plus circonspecte, et qu'il le prioit et le chargeoit de le dire de sa part au Roi avant que de l'envoyer, et que, si le Roi ne vouloit pas l'en croire sur sa parole, il fît au moins, avant de passer outre, voir les dépêches de ses négociations d'Angleterre, sur tout ce qu'il y avoit obtenu d'important par Mme de Portsmouth lors de la guerre de Hollande et pendant toute[2] son ambassade ; et qu'après de tels services rendus par elle, c'étoit[3] se déshonorer que les oublier. Louvois, qui s'en souvenoit bien, et à qui Courtin en rappela plusieurs traits considérables, suspendit l'envoi de la lettre de cachet, et rendit compte au Roi de l'aventure et de ce que Courtin lui avoit dit; et, sur ce témoignage, qui rappela plusieurs faits au Roi, il fit jeter au feu la lettre de cachet, et fit dire à la duchesse de Portsmouth d'être plus réservée. Elle se défendit fort de ce qu'on lui imputoit, et, vrai ou faux, elle prit garde désormais aux propos qui se tenoient chez elle.

Curiosité sur le vêtement des gens

Courtin[4] avoit gagné à ses ambassades la liberté de paroître devant le Roi et partout sans[5] manteau, avec

1. Il est parlé de cette maison dans le livre récent de M. le vicomte de Grouchy sur *Meudon*, p. 52. Elle était contiguë au parc, et Louvois en avait cédé la jouissance à son ami le 20 juillet 1685.

2. *Toutte* corrige *tout*.

3. *S'estoit*, dans le manuscrit.

4. Ce qui suit a déjà été raconté dans nos tomes III, p. 281-282, et IX, p. 25.

5. *Sans* surcharge *en* r[*obe*].

une canne et son rabat; Peletier de Souzy avoit obtenu, par son travail avec le Roi sur les fortifications, la même licence : tous deux conseillers d'État, et tous deux les seuls gens de robe à qui cela fût toléré, excepté les ministres, qui paroissoient de même. Il y avoit même peu que les secrétaires d'État s'habilloient comme les autres courtisans[1], quoique de couleurs et de dorure plus modestes[2], et Chamillart[3] ne prit l'habit gris avec de simples boutons d'or[4] que depuis qu'il fut secrétaire d'État. Desmaretz a été le seul contrôleur général qui, tout à la fin de la vie du Roi, ait pris l'habit gris, la cravate et le bouton d'or[5]. Pomponne, à son retour[6], étoit aussi vêtu de même; mais il avoit été longtemps secrétaire d'État. Le Roi aimoit et considéroit fort Courtin, et se plaisoit avec lui; jamais il ne paroissoit au souper du Roi, une ou deux fois la semaine, que le Roi ne l'attaquât aussitôt de conversation, qui, d'ordinaire, duroit le reste du souper[7]. Il

de plume et de robe.

1. Dans le règlement pour les costumes du Conseil édicté sous Henri III, le 8 janvier 1585, les secrétaires d'État étaient assimilés, par leur manteau violet retroussé sur le côté gauche, aux conseillers de robe courte portant l'épée.

2. Comparez divers autres passages de la suite des *Mémoires*, éd. 1873, tomes X, p. 204, XII, p. 17, 29, etc. Dans les *Projets de gouvernement*, p. 73, Saint-Simon propose cette prescription pour les secrétaires d'État : « Leur état et leur habit seront l'état et l'habit des gens de robe, et [ils] porteront toujours le rabat, et un rabat sans ressemblance à cravate, mais qui pourra être de point ou de dentelle; et jamais d'or, d'argent, sur leurs habits, ni de couleur rouge ou bleue, encore moins d'épée. »

3. Ce nom surcharge un premier *Chamillart* effacé du doigt.

4. Celui que M. d'Huxelles portait par simplicité : ci-dessus, p. 42.

5. Depuis Colbert, le contrôleur général portait une canne à bec de corbin, mais non l'épée, ni le petit manteau (*Luynes*, tome XIV, p. 482).

6. Non pas quand il était revenu de son ambassade de Suède pour prendre la succession de M. de Lionne au ministère (tome VI, p. 335), mais lorsque, en 1696 (tome III, p. 142-143), il reparut aux affaires, avec la simple surintendance des postes, pour avoir en réalité la direction de son gendre Torcy, rapporter les affaires au Conseil, etc.

7. Aux conférences de Breda, Courtin était non seulement l'oracle et l'âme de toutes les délibérations, mais aussi la joie des réunions des

demeura pourtant simple conseiller d'État, quoique fort distingué, parce qu'il ne vaqua rien parmi les ministres tant que son âge et sa santé[1] lui auroient permis d'en profiter. En ces temps-là, et jusqu'à la mort du Roi, nul homme du Parlement ne paroissoit à la cour sans robe, ni du Conseil sans manteau, ni[2] magistrat ni avocat nulle part dans Paris sans manteau, où même beaucoup du Parlement avoient toujours leur robe[3]. M. d'Avaux seul conserva la cravate et l'épée, avec un habit toujours noir, au retour de ses ambassades[4] : aussi s'en moquoit-on fort, jusque-là que ses amis et le Chancelier lui en parlèrent. Le Roi, qui en rioit aussi, eut pitié de cette foiblesse, et ne voulut pas lui faire dire de reprendre son rabat et son manteau. Le président de Mesmes, son frère[5], ne l'approuvoit pas plus que les autres. Ce pauvre homme, avec sa charge de l'Ordre et son cordon bleu en écharpe, se comptoit[6] faire

plénipotentiaires, qui avaient emmené avec eux plus d'un gai compagnon, les Guiche, les Saint-Evremond, les Souzy. Voyez les *Mémoires de Gourville*, éd. Lecestre, tome I, p. 226-227.

1. La seconde lettre de *santé* surcharge un *e*.

2. Ce *ny* surcharge des lettres effacées du doigt.

3. J'ai déjà dit (tome IV, p. 9, note 2) que l'édit d'avril 1684 (Arch. nat., O^1 28, fol. 121), en confirmation du règlement du Parlement, enjoignait aux officiers de cette cour de porter la robe fermée dans le Palais, aux assemblées publiques et en toutes autres fonctions, et, dans les lieux particuliers, l'habit noir, avec manteau, collet, etc. Le premier président Novion se montrait presque toujours habillé de court en dehors du Palais, et avec la cravate au lieu de rabat, peut-être pour mieux laisser voir le cordon bleu dont il a été parlé plus haut, p. 209, et Chamillart, quand il n'était encore que conseiller au Parlement, non content de se présenter à Versailles avec le manteau et le collet, eût voulu mettre le justaucorps et la cravate (Fléchier, *Grands jours d'Auvergne*, p. 315; *Mélanges de Philibert de la Mare*, Bil. nat., ms. Fr. 23251, n° 1778).

4. Ci-dessus, p. 217. Au contraire, nous verrons plus tard que Courtin reprenait son costume de magistrat aussitôt revenu de l'étranger, où il s'habillait comme d'Avaux et comme Barrillon, dit le Chansonnier, ms. Fr, 12687, p. 369-370.

5. Ci-dessus, p. 169.

6. *Comptoit*, en interligne, corrige *croyoit*, biffé.

passer pour un chevalier de l'Ordre[1], et se croyoit bien distingué des conseillers d'État de robe, dont il étoit, par ce ridicule accoutrement. Nous avons vu Courtin refuser une place de conseiller au conseil royal des finances[2], et la première place parmi les ambassadeurs du Roi à Ryswyk[3], quoique le Roi lui eût permis, à cause de ses mauvais yeux, de mener avec lui Mme de Varengeville, sa fille, qui étoit veuve depuis longtemps et demeuroit avec lui, de lui confier le secret des affaires, et de se servir de sa main pour tout ce qu'il ne voudroit pas confier à des secrétaires[4]. Mme de Varengeville étoit une grande femme très bien faite, et lors encore[5] fort belle et de grand air, qui avoit beaucoup d'esprit et de monde. Elle avoit épousé[6] sans bien un espèce de manant de Normandie fort riche, dont le nom étoit Roque, mais qui avoit de l'esprit et du mérite, et qui fut longtemps ambassadeur à Venise. Il mourut peu après son retour, et auroit été plus loin, s'il avoit vécu. Il laissa deux filles : le président de Maisons en épousa une, dont j'aurai occasion[7] de parler, et Villars l'autre, qui, tôt après ce mariage, devint maréchale, et enfin duchesse[8]. Mais je ne puis quitter Courtin sans conter son aventure cynique[9] avec Fieubet[10]. C'étoit un autre conseiller d'État[11], très capable, d'un esprit charmant, dans

Madame de Varengeville.

Étrange vol procuré à Courtin par Fieubet ;

1. Ci-dessus, p. 216. — 2. En 1697 : tome IV, p. 16.

3. En 1696 : tome III, p. 279-280. « Le 12 novembre 1697, lisons-nous dans les *Mémoires de Sourches* (tome V, p. 356), on disoit que le Roi avoit dit à Courtin qu'il étoit bien fâché qu'il n'eût pas voulu aller en Hollande,... et qu'il ne s'apercevoit que trop pour ses intérêts qu'il n'y avoit pas été : discours également honorable pour Courtin, et désavantageux aux trois plénipotentiaires de France. »

4. Déjà dit en 1696, tome III, p. 285, et en 1702, tome X, p. 23.

5. *Encore* surcharge *et*.

6. Contrat du 30 septembre 1678 : Arch. nat., Y 235, fol. 445.

7. Ce mot surcharge *l'oc*[*casion*], effacé du doigt.

8. Cela a déjà été raconté à l'occasion du mariage : tome X, p. 22.

9. *Cinique* corrige *si*. — 10. Gaspard de Fieubet : tome III, p. 97.

11. Après avoir écrit l'élision *d'* à la fin d'une ligne, il a mis *d'Estat* à la ligne suivante.

caractère et retraite de Fieubet. [*Add. StS. 512*]

le plus-grand monde de la ville et de la cour et dans les meilleures compagnies, recherché par toutes les plus distinguées[1], quelquefois gros joueur, et qui avoit été chancelier de la Reine[2]. Il menoit Courtin à Saint-Germain au Conseil, et on voloit fort dans ces temps-là : ils furent arrêtés et fouillés, et Fieubet y perdit gros qu'il avoit dans ses poches. Comme les voleurs les eurent laissés, et que Fieubet se plaignoit de son[3] infortune, Courtin s'applaudit d'avoir sauvé sa montre et cinquante pistoles[4] qu'il avoit fait à temps glisser dans sa brayette[5]. A l'instant voilà Fieubet qui se jette par la portière, à crier après les voleurs et à les rappeler si bien, qu'ils[6] vinrent voir ce qu'il vouloit. « Messieurs, leur dit-il, vous me paroissez d'honnêtes gens[7] dans le besoin ; il n'est pas raisonnable[8] que vous soyez les dupes de Monsieur que voilà, qui vous a escamoté cinquante pistoles et sa montre ; » et se tournant à Courtin : « Monsieur[9], lui dit-il en riant, vous me l'avez dit ; croyez-moi, donnez-les de bonne grâce et sans fouiller[10]. » L'étonnement et l'indignation de Courtin furent tels, qu'il se les laissa prendre sans dire

1. Le duc de Verneuil l'avait nommé, en 1682, son légataire universel et son exécuteur testamentaire ; il s'en déchargea sur la veuve en 1684 (Bibl. nat., ms. Fr. 10265, fol. 25 v° ; Arch. nat., Y 246, fol. 172 v°). En 1685, le Roi le désigna pour être chef du Conseil du duc du Maine (*Dangeau*, tome I, p. 168 et 356 ; *Sourches*, tome I, p. 216). Il fut aussi commissaire aux états de Bretagne, exécuteur testamentaire du duc du Lude, et président des Grands jours de Poitou en 1688 (*ibidem*, tomes I, p. 197 et 215, et II, p. 158 et 330).

2. Cette charge lui valait mille livres de gages et une pension de six mille livres.

3. *Son* est en interligne, sur *leur*, biffé.

4. L'initiale de *pistoles* surcharge un *0* après *50*. Ensuite, *glissé* a été corrigé en *glisser*, et *sans* en *dans*.

5. La fente de devant du haut-de-chausses (*Académie*, 1718). Voyez Quicherat, *Histoire du Costume*, p. 301, 362, 363 et 410.

6. *Il*, au singulier, dans le manuscrit.

7. Le manuscrit porte : *honnestes de gens*.

8. *Raisonable* (*sic*) est en interligne, au-dessus de *juste*, biffé.

9. L'abréviation *M.* surcharge un *v.* — 10. Sans vous faire fouiller.

une seule parole ; mais, les voleurs retirés, il voulut étrangler Fieubet, qui étoit plus fort que lui, et qui rioit à gorge déployée. Il en fit le conte à tout le monde à Saint-Germain ; leurs amis communs eurent toutes les peines du monde à les raccommoder. Fieubet étoit mort longtemps avant lui, retiré aux Camaldules de Grosbois[1]. C'étoit un homme de beaucoup d'ambition, qui se sentoit des talents pour la soutenir, qui soupiroit après les premières places, et qui ne put parvenir à aucune[2]. Le dépit, la mort de sa femme sans enfants[3], des affaires peu

1. La plus ancienne maison de retraite créée en France sur le modèle de celle que saint Romuald avait établie dans la plaine de Campo Maldoli, en Toscane, était au Val-Jésus, en Forez. Celle de Grosbois, près Paris, fut fondée par le duc d'Angoulême, propriétaire de cette seigneurie et constructeur du château, en 1642 (*Tallemant des Réaux*, tome I, 245 ; Arch. nat., Y 182, fol. 32 v°, et 190, fol. 81 v° ; Moreau, *Choix de Mazarinades*, tome I, p. 263-268), et devint le chef-lieu de la congrégation. Elle était de la paroisse d'Yerres. Mme de Flotte, la dame d'atour d'Anne d'Autriche, en avait institué une semblable chez elle, en Vendômois, et les Guénegaud de Plancy, une à Brieux, en Bretagne. Voyez un mémoire sur l'origine des Camaldules français, Arch. nat., M 801, n° 5, l'*Histoire du diocèse de Paris*, par l'abbé Lebeuf, tome XIV, p. 329 et 332, et l'ouvrage de l'abbé Pavy, *les Recluseries* (1875), p. 95-102. Grobois passa aux Fiennes et à la marquise de Villequier, puis, en 1701, au premier président Harlay, de celui-ci à Samuel Bernard, et enfin au garde des sceaux Chauvelin, qui le fit ériger en marquisat dans l'année 1734.

2. Il avait songé, en 1661, à acheter la charge de procureur général de Foucquet, pour le prix énorme de quatorze cent mille livres (*Mémoires de Gourville*, tome I, p. 179-182), et avait eu quelques chances de devenir premier président en 1678 (*Correspondance de Bussy*, tome IV, p. 55). « Il n'y avoit point d'homme, dans le Conseil du Roi, qui eût plus d'ouverture d'esprit que lui, dit l'annotateur des *Mémoires de Sourches* (tome I, p. 181, note 1) ; il tournoit les affaires comme il vouloit, et, quoiqu'il eût l'air d'un gros brutal, il ne laissoit pas d'être délicat et agréable dans la conversation. » Peut-être dut-il en partie son élévation aux services qu'il rendit comme intermédiaire entre Mme de Montespan, son mari et ses enfants.

3. Marie Ardier, sa cousine germaine, fille d'un président des comptes et veuve de Jacques le Pelletier de la Houssaye, conseiller au Parlement, remariée à Fieubet le 20 octobre 1654, mourut à Paris, le 12 janvier 1686. « Femme d'un très grand mérite, regrettée de tout le monde, » dit Dan-

accommodées[1], de l'âge et de la dévotion sur le tout, le [Add. S^tS. 513] jetèrent dans cette retraite[2]. Pontchartrain envoya son fils le voir, qui, avec peu de discrétion, s'avisa de lui demander ce qu'il faisoit là. « Ce que je fais? lui répondit Fieubet, je m'ennuie; c'est ma pénitence, je me suis trop diverti. » Il s'ennuya si bien, mais sans se relâcher sur rien[3], que la jaunisse le prit, et qu'il y mourut d'ennui au bout de peu d'années[4].

geau (tome I, p. 280). Ils s'étaient fait une donation mutuelle en 1671 : Arch. nat., Y 222, fol. 139. Par testament du 1er mars 1673, elle institua légataire universel M. de Fieubet de Launac, son beau-frère, qui abandonna la succession au veuf : Y 251, fol. 58 v°. Elle laissait quarante mille livres à ses domestiques, et cent dix mille livres à sa paroisse de Saint-Paul (Bibl. nat., Gazette du P. Léonard, ms. Fr. 10265, fol. 100 v°).

1. Ce mot semble surcharger un premier *accomod[ées]*.

2. Rancé l'y avait encouragé. Le 7 août 1691, il vint annoncer son dessein au Roi, qui lui garda néanmoins sa place au Conseil. Voyez notre tome IV, p. 401, note 4, le *Journal de Dangeau*, tome IV, p. 413, l'épître de la Fontaine au duc de Vendôme, dans ses *Œuvres*, tome IX, p. 207, les vers de Coulanges, dans ses *Mémoires*, p. 260-261, le Chansonnier, ms. Fr. 12690, p. 351, et M. Allaire, *La Bruyère dans la maison de Condé*, tome II, p. 465-466.

3. Il aimait le plaisir, n'était pas sévère sur ce chapitre, disent les contemporains, et garda dans sa retraite les commodités de la vie, sa cuisine et son écurie, des gens pour le servir, le nécessaire enfin. Voyez son distique sur sa sortie du monde, et la réponse de Santeul (*Œuvres*, éd. 1698, tome I, p. 385), son épitaphe de Descartes en vers français, dans la *Description de Paris*, par Piganiol, tome V, p. 244-245, ses vers sur la fragilité de la vie humaine, dans les *Lettres de Boursault à l'évêque de Langres*, p. 81-82, d'autres vers, dans le recueil du P. Bouhours, p. 243, qui lui firent donner place au *Parnasse françois*, p. 456, et les gazettes en vers et prose que lui adressait Boursault. Voltaire a dit que c'était un « des esprits les plus polis du siècle. » Il tenait chez lui des conférences littéraires.

4. Il mourut dans sa maison de Villefrit ou Villeflix, près Paris, le 10 septembre 1694, à soixante-sept ans, et fut inhumé le 15 à Saint-Paul, où son ami l'abbé Anselme prononça l'oraison funèbre (*Dangeau*, tome V, p. 76-77, avec l'Addition n° 513; Addition n° 105, dans notre tome II, p. 401; ms. Clairambault 1194, fol. 212-245). On a son portrait gravé par Nicolas Pitau d'après la peinture de C. le Feuvre. L'hôtel qu'il habitait au quai des Célestins subsiste encore, mais modifié par les réparations modernes; c'est aujourd'hui l'école Massillon, et M. l'abbé

Dispute pour le décanat du Conseil entre la Reynie et l'archevêque de Reims qui le gagne. [Add. StS. 514]

Il[1] y avoit déjà longtemps que Courtin, très infirme, presque aveugle, et il le devint à la fin[2], ne[3] sortoit plus de sa maison[4], où il ne recevoit même presque plus personne[5], lorsqu'il mourut, fort vieux, d'une longue maladie[6]. Il étoit doyen du Conseil[7]. La Reynie, célèbre pour avoir commencé à mettre la place de lieutenant de police sur le pied où on la voit, mais néanmoins homme d'honneur, et grand et intègre juge[8], suivoit Courtin, et prétendit être doyen[9], lorsque l'archevêque de Reims[10], conseiller d'État d'Église entre-deux[11], le prétendit aussi. La Reynie se récria; il demanda à l'archevêque ce qu'il en prétendoit faire, lui qui, par sa dignité de pair, précédoit le doyen du Conseil, et qui, par ses richesses, ne pouvoit être touché de quelque milliers d'écus que le doyen avoit de plus que les autres conseillers d'État[12]. L'archevêque convint qu'il n'avoit que faire du décanat pour rien, mais que, lui

Paul Lallemand en a écrit l'histoire en 1882, en même temps que celle de Fieubet, pour qui le second Mansart l'avait construit de 1676 à 1681, avec des peintures de le Sueur et de Rousseau. Une lettre de Mme de Coulanges nous apprend que le duc de Chaulnes voulut acheter Villefix en 1695.

1. L'écriture change ici.

2. Il eut une attaque le 25 juin 1701, et, au mois d'octobre suivant, fit demander au Roi qu'on le remplaçât dans les bureaux du Conseil qu'il présidait; le Roi lui en maintint cependant les émoluments, en le priant de ne songer qu'à sa santé (*Dangeau*, tome VIII, p. 137 et 211).

3. La lettre initiale de *ne* surcharge un *d*.

4. Son hôtel faisait le coin de la place Royale en entrant par la rue Saint-Louis (Arch. nat., Q[1]* 1099[10d]).

5. Il avait perdu sa femme (tome IX, p. 64) dès 1670, et son fils l'abbé en 1688.

6. Ci-dessus, p. 341.

7. Depuis la mort de Pussort, en 1697 : tome IV, p. 13.

8. Tome IV, p. 10-11. — Ici, *Reinie,* dans le texte.

9. L'*e* de *doyen* surcharge un *o*. — 10. Ci-dessus, p. 116-123.

11. Courtin avait été nommé conseiller ordinaire en avril 1673, la Reynie en avril 1686, et l'archevêque en 1679. Voyez ce que Saint-Simon en a dit dans les *Écrits inédits*, tomes III, p. 138, et VI, p. 247.

12. Le doyen touchait double part, dix mille deux cents livres : tome IV, p. 13 et 400.

échéant, il le vouloit recueillir pour ne pas nuire aux conseillers d'État d'Église qui n'auroient pas les mêmes raisons de rang et de biens pour ne s'en pas soucier, et n'en voulut jamais démordre. Cela fit une question, qui fut portée devant le Roi au conseil des dépêches, entre les conseillers d'État d'Église et d'épée d'une[1] part, et ceux de robe de l'autre, c'est-à-dire de six contre vingt-quatre[2]. Outre qu'il ne se trouva aucune raison de disparité ni d'exclusion, Monsieur de Reims allégua des exemples, entres autres d'un archevêque de Bourges et d'un abbé qui avoient été conseillers d'État, puis doyens du Conseil[3], et il gagna sa cause tout d'une voix dans le commencement de l'année suivante[4].

Affaire de la quête. [*Add. St-S.* 515]

Une autre affaire finit l'année, à laquelle je pris plus de part[5]. Il y avoit plusieurs jours de grandes[6] fêtes où le Roi

1. *D'une* surcharge un commencement de mot illisible.

2. *Dangeau*, tome IX, p. 386-387, avec l'Addition n° 514; *Sourches*, tome VIII, p. 253.

3. C'est Dangeau qui parle de ces exemples allégués. Dans la chronologie des doyens (ms. Lancelot 100, fol. 197 v° et 204), je ne vois qu'André Frémyot, parmi les archevêques de Bourges, qui ait été du Conseil; il mourut sous-doyen en 1641. Quant à l'abbé, ce doit être Charles Brûlart, connu sous le nom de prieur de Léon comme ambassadeur à Venise et à la diète de Ratisbonne, mort doyen le 25 juillet 1649.

4. Le 17 février 1704: *Dangeau*, p. 434-435; *Sourches*, p. 287; mémoires et arrêt du Conseil dans le fonds Cangé, à la Bibliothèque nationale, vol. 71, pièces 92-94. Voyez d'ailleurs l'appendice sur les Conseils, dans notre tome IV, p. 400-401. — La première rédaction de cette historiette, après l'Addition, avait été insérée par Saint-Simon dans sa notice COISLIN, tome VI des *Écrits inédits*, p. 247-248.

5. *Dangeau*, p. 385. Une rédaction de cette « affaire » se trouve, comme pour la précédente historiette, dans l'Addition placée ici, et une seconde dans la notice du duché de SAINT-SIMON (éd. 1873 des *Mémoires*, Supplément, tome XXI, p. 96-99); mais la première de toutes datait du mémoire de 1711, sur les *Changements arrivés à la dignité de duc et pair*, imprimé au tome III des *Écrits inédits*, p. 66-67. De plus, après la rédaction des *Mémoires*, Saint-Simon en fit pour les ducs et pairs, en 1746, une note qui est résumée dans les *Mémoires du duc de Luynes*, tome VII, p. 273-274.

6. *Gr^de*, au singulier, dans le manuscrit.

alloit à la grand messe et à vêpres, auxquelles une dame de la cour quêtoit pour les pauvres[1], et c'étoit la Reine, ou, quand il n'y en avoit point, la Dauphine, qui nommoit à chaque fois celle qui devoit quêter, et, dans l'intervalle des deux Dauphines[2], Mme de Maintenon prenoit soin d'en faire avertir. Tant qu'il y a eu des filles de la Reine ou de Madame la Dauphine, c'étoit toujours l'une d'elles. Après que les chambres des filles eurent été cassées, on nomma de jeunes dames comme je viens de l'expliquer[3]. La maison de Lorraine, qui n'a formé son rang que par des entreprises du temps de la Ligue, adroitement soutenues depuis, et augmentées par son attention et son industrie continuelle, et, à son exemple, celles qui peu à peu se sont fait donner le même rang par le Roi[4], attentives à tout, évitèrent imperceptiblement la quête pour se faire après une distinction, et prétendre ne point quêter, et s'assimiler, en cela comme en leurs fiançailles[5], aux princesses du sang. On fut longtemps sans y prendre garde et sans y songer. A la fin, la duchesse de Noailles, la duchesse de Guiche sa fille, la maréchale de Boufflers s'en aperçurent; quelques autres aussi y[6] prirent garde, s'en parlèrent, et m'en parlèrent aussi. Mme de Saint-Simon se[7] trouvant habillée aux vêpres du Roi un jour de la Concep-

1. Voyez, dans les *Mémoires du duc de Luynes*, tomes IX, p. 342, et XIII, p. 263, quel emploi on faisait du produit de ces quêtes en 1749, et quel était le cérémonial pour les quêteuses.

2. De 1690 à 1698.

3. Voyez la *Muse historique*, tome I, p. 304 (novembre 1652), le *Journal de Dangeau*, tome II, p. 103 et 208, et tome III, p. 204, avec l'Addition n° 161, placée dans notre tome III, p. 138, une page des *Brouillons* de 1711-12, dans le tome III des *Écrits inédits*, p. 327, et un passage de la suite des *Mémoires*, tome XIII, p. 186.

4. Les autres princes étrangers dont il a si souvent dénoncé les usurpations ou les prétentions.

5. Ces fiançailles se faisaient dans le cabinet du Roi : voyez notre tome V, p. 292, avec l'Addition n° 261 *bis*, et le *Journal de Dangeau*, tome III, p. 289.

6. *Y* surcharge *s'*[*en*]. — 7. *Se* corrige *ce*.

tion[1] qu'il n'y avoit point de grand messe[2], et que Mme la duchesse de Bourgogne avoit oublié de nommer une quêteuse, [elle[3]] lui jeta la bourse au moment de quêter : elle quêta, et nous ne nous doutions pas encore que les princesses songeassent à se fabriquer un avantage de ne point quêter. Après que j'en fus averti, je me promis bien que les duchesses deviendroient aussi adroites qu'elles là-dessus, jusqu'à ce qu'il arrivât quelque occasion de rendre la chose égale. La duchesse de Noailles en parla à la duchesse du Lude, qui, molle et craignant tout, se contentoit de hausser les épaules, et il se trouvoit toujours quelque duchesse neuve et ignorante, ou basse, qui, de fois à autre, quêtoit[4]. Enfin la duchesse du Lude, poussée à bout par Mme de Noailles, en parla à Mme la duchesse de Bourgogne, qui, trouvant la chose telle qu'elle étoit, voulut voir ce que les princesses feroient, et, à la première fête, fit avertir Mme de Montbazon[5]. Elle étoit fille de M. de Bouillon, belle et jeune, très souvent à la cour, et de tous côtés propre à faire la planche. Elle étoit à Paris, comme elles y alloient toutes aux approches de ces fêtes depuis nombre d'années. Elle s'excusa, et, quoique se portant fort bien, répondit qu'elle étoit malade, se mit une demi-journée au lit, puis alla et vint à son ordinaire. Il n'en fut autre chose, pour lors, que de rendre le projet certain. La duchesse du Lude n'osa pousser la chose, Mme la duchesse de Bourgogne non plus, quoiqu'elle s'en sentît piquée ; mais cela fit pourtant qu'aucune duchesse ne voulut, ou n'osa plus quêter. Les dames de qualité effective ne furent pas longtemps à s'en apercevoir. Elles sentirent que la quête demeureroit à elles seules, et commencèrent aussi

1. Le 8 décembre : voyez l'article de cette fête dans le *Moréri*.

2. On constate, dans le *Journal de Dangeau*, que le Roi et la famille royale passaient presque toute l'après-dînée à la chapelle, pour entendre sermon, vêpres et salut.

3. *Elle*, ou bien *celle-ci*, la duchesse de Bourgogne, eût été nécessaire.

4. *Questoien*[*t*], inachevé, a été corrigé en *questoit*.

5. Tome V, p. 292.

à l'éviter : de manière qu'elle tomba en toutes sortes de mains, et quelquefois même on en manqua. Cela alla si loin, que le Roi s'en fâcha, et qu'il fut sur le point de faire quêter Mme la duchesse de Bourgogne. J'en fus averti par les dames du palais, qui vouloient que nous n'allassions point à Paris pour la fête, et qui essayèrent de me faire peur que l'orage ne tombât sur moi, qui n'étois pas encore revenu auprès du Roi d'avoir quitté le service. Je n'allois point à Marly, et j'étois encore dans la situation avec lui que j'ai représentée en son lieu[1], et que ces dames me flattoient qui pourroit cesser par là. J'y consentis à condition que j'aurois sûreté que ma femme ne seroit point nommée pour la quête, et, comme on ne me la put donner, nous nous en allâmes à Paris. La maréchale de Cœuvres, comme grande d'Espagne[2], refusoit toutes les quêtes, et la duchesse de Noailles, sa mère, donnoit pour elle la comtesse d'Ayen, sa belle-fille. A une autre fête, les deux filles, duchesses, de Chamillart[3], qui n'avoient pu éviter cette fois-là de se trouver à Versailles, furent averties pour quêter, et refusèrent l'une et l'autre : cela servit à faire crever la bombe[4]. Le Roi, ennuyé de ces manèges[5], ordonna lui-même à Monsieur le Grand de faire quêter sa fille le premier jour de l'an 1704, qui, par nécessité, en sut faire sa cour aux dépens de qui il lui plut[6]. Il ne m'a-

1. Tome X, p. 52 et suivantes.

2. Ou comtesse d'Estrées : ci-dessus, p. 16.

3. Mmes de la Feuillade et de Quintin-Lorge, cette dernière belle-sœur de notre auteur.

4. Locution déjà rencontrée, tome VII, p. 158, et ci-dessus, p. 26 et 275. Ici, Saint-Simon a corrigé *bonbe* en *bombe*.

5. *Manages* corrigé en *manèges*.

6. Dans une lettre que les éditeurs du *Journal de Dangeau* ont placée en regard de l'article du 1er janvier 1704 (tome IX, p. 390), la marquise d'Huxelles écrivait à son ami le marquis de la Garde : « Mlle d'Armagnac, belle comme le jour, quêta hier à la cour, au refus des duchesses, qui en avoient été priées par Monsieur le curé ; on prétend même qu'elles en ont été apostrophées par S. M., laquelle demanda à Monsieur le Grand la princesse sa fille, qui fut promptement accor-

voit pas pardonné le pardon demandé par la princesse d'Harcourt à la duchesse de Rohan[1]. Dès le lendemain, je fus averti par la comtesse de Roucy, à qui Mme la duchesse de Bourgogne, qui étoit présente, l'avoit conté, que le Roi étoit entré très sérieux chez Mme de Maintenon, à qui il[2] avoit dit, d'un air de colère, qu'il étoit très mal content des ducs en qui il trouvoit moins d'obéissance que dans les princes, et que, tandis que toutes les duchesses refusoient la quête, il ne l'avoit pas plus tôt proposée à Monsieur le Grand pour sa fille, qu'il l'avoit acceptée[3]. Il ajouta qu'il y avoit deux ou trois ducs dont il se souviendroit toujours. Mme la duchesse de Bourgogne ne les avoit pas voulu nommer à elle[4], mais bien à Mme de Dangeau, à

Colère du Roi contre les ducs, en particulier contre moi.

dée. Chacun s'efforça de lui donner, M. l'ambassadeur d'Espagne entre autres, qui mit trente louis d'or dans sa bourse. Le Roi remercia la quêteuse en des termes très obligeants, et il ne l'avoit demandée à Monsieur le Grand qu'en cas que cela ne lui fît point de peine. »

1. Tome VI, p. 78 et suivantes. — 2. *Qu'il il*, dans le manuscrit.

3. Les *Mémoires de Sourches*, au 29 décembre (tome VIII, p. 254), sont plus explicites et paraissent mieux informés que le *Journal de Dangeau* : « Le comte d'Armagnac, grand écuyer de France, eut une grande audience du Roi dans son cabinet, et les courtisans s'imaginoient que c'étoit tout au moins pour le mariage de sa fille avec le duc de Mantoue ; mais, dans le fond, il ne s'agissoit que d'une bagatelle entre les dames de la cour. Autrefois, il n'y avoit que les filles qui quêtoient pour les pauvres, aux grandes fêtes, dans la chapelle du Roi ; mais, depuis que les chambres des filles de la Reine, de la Dauphine et de Madame eurent été abolies, il ne resta plus assez de filles à la cour pour pouvoir faire les quêtes, et on fit quêter les femmes de qualité. Les duchesses, étant de ce nombre, s'aperçurent que les princesses ne quêtoient jamais, et, croyant que cela faisoit tort à leur dignité, elles déclarèrent qu'elles ne vouloient plus quêter ; les femmes de qualité qui n'étoient point titrées, voyant cette conduite des duchesses, refusèrent aussi de quêter. Ainsi les quêteuses alloient manquer pour toujours, et les pauvres ne s'en seroient pas mieux trouvés, quand le Roi prit l'expédient de parler au comte d'Armagnac et de le prier de faire quêter Mlle d'Armagnac, sa fille, ce que le comte ne put lui refuser. (*En note :* Il lui dit qu'il ne lui parloit pas comme son roi, mais comme son ami.) » On voit que ce texte est absolument conforme au nôtre.

4. *Elle* surcharge des lettres illisibles.

l'oreille, qui, un moment après, l'avoit chargée de m'avertir d'être sage parce qu'il grondoit un orage sur ma tête. Cet avis me fut donné chez le Chancelier, lui en tiers, qui ne douta point, ni moi non plus, que je ne fusse un des trois dont le Roi avoit parlé. Je lui expliquai ce qui s'étoit passé, et lui demandai son avis, qui fut d'attendre pour ne point aller à tâtons. Le soir, Mme Chamillart me dit que le Roi en avoit parlé fort aigrement à son mari. Tous deux étoient fort au fait de cette affaire : je les y avois mis de bonne heure[1], et c'étoit eux-mêmes qui avoient fait refuser la quête aux deux duchesses leurs filles. Je vis[2], le lendemain, Chamillart fort matin, qui me conta[3] que, la veille, chez Mme de Maintenon, avant d'avoir eu le temps d'ouvrir son sac[4], le Roi[5] lui demanda en colère ce qu'il disoit des ducs en qui il trouvoit moins d'obéissance qu'aux princes, et tout de suite lui dit que Mlle d'Armagnac quêteroit. Chamillart lui répondit que, ces choses-là n'allant guères jusqu'à son cabinet, il ne l'avoit appris que la veille, mais que les ducs étoient bien malheureux qu'il leur imputât à crime de ne l'avoir pas deviné, et les princes fort heureux qu'il leur sût gré d'une chose que les ducs[6] se seroient empressés de faire, s'il leur en eût dit autant qu'à Monsieur le Grand. Le Roi, sans répondre qu'à soi-même, continua que c'étoit une chose étrange que, depuis que j'avois quitté son service, je ne songeasse qu'à étudier les rangs et à faire des pro-

1. Il a biffé une *s* à la fin d'*heure*.

2. *Vis* est en interligne, au-dessus de *fu*, inachevé et biffé.

3. *Conta* est en interligne, au-dessus d'un premier *conta* écrit en surcharge sur *dit*, puis biffé.

4. On dirait aujourd'hui : *portefeuille*, que cependant le *Dictionnaire de l'Académie* admettait déjà. Il ne donne l'emploi de *sac* que pour ceux où les gens de Palais enfermaient leurs pièces de procédure, comme nous l'avons vu au tome VI, p. 311. Saint-Simon s'en servira encore bien des fois.

5. *Le Roy* est en interligne, au-dessus d'*il*, biffé.

6. *Les ducs* est en interligne, au-dessus d'*ils*, biffé.

cès à tout le monde ; que j'étois le premier auteur de celui-ci, et que, s'il faisoit bien, il m'enverroit[1] si loin, que je ne l'importunerois de longtemps. Chamillart répondit que, si j'examinois ces choses de plus près, c'étoit que j'étois plus capable et plus instruit que les autres, et que, cette dignité me venant des Rois, S. M. me devoit[2] savoir gré de la vouloir soutenir ; puis, se prenant à sourire, il ajouta, pour le calmer, qu'on savoit bien qu'il pouvoit envoyer les gens où il lui plaisoit, mais que ce n'étoit guères la peine d'user de ce[3] pouvoir quand, d'un mot, on pouvoit également ce qu'on vouloit, et que[4], quand on ne l'avoit pas, ce n'étoit que faute de le dire. Le Roi, point apaisé, répliqua que ce qui le piquoit le plus étoit le refus de ses filles par leurs maris, et surtout de la cadette[5], apparemment à mon instigation. Sur quoi, Chamillart répondit[6] que l'un des deux étoit absent, et que l'autre n'avoit que fait conformer sa femme à ce que faisoient les autres : ce qui n'avoit point ramené le Roi, qui, toujours fâché, avoit encore grondé un moment, puis commencé le travail. Après l'avoir remercié d'avoir si bien parlé sur les ducs en général, et sur moi en particulier, il me conseilla de parler au Roi, et au plus tôt, un mot sur les ducs et la quête, puis sur moi dont il étoit mal content, et me dit la substance de ce qu'il me conseilloit de lui dire. Ces propos du Roi étoient le fruit d'une audience assez longue qu'il avoit donnée au grand écuyer avant de passer chez Mme [de] Maintenon[7]. Au sortir d'avec Chamillart, j'allai conter au Chancelier ce que j'en venois d'apprendre. Il fut du même avis que je parlasse, et

1. *Que s'il* corrige *qu'il, fesoit* corrige *feroit*, et *il m'enverroit* est en interligne, au-dessus des mêmes mots, surchargeant de *m'en[voyer]* et biffés.
2. L'*e* de *devoit* surcharge un *o*. — 3. *Se* corrigé en *ce*.
4. Cette conjonction est ajoutée en interligne.
5. La nouvelle duchesse de Quintin-Lorge.
6. Ce verbe est en interligne.
7. Voyez le passage des *Mémoires de Sourches* cité ci-dessus.

tôt; qu'attendre ne feroit que confirmer le Roi dans ce qui l'irritoit, et ne rien faire après en lui parlant; qu'il falloit donc se commettre à l'événement[1], lui demander à lui parler dans son cabinet, et, si, comme je le craignois, il s'arrêtoit et se redressoit pour m'écouter tout de suite, lui dire que je voyois bien qu'il ne me vouloit pas faire la grâce, pour l'heure, de m'entendre, que j'espérois que ce seroit une autre fois, et me retirer tout de suite. Ce n'étoit pas peu, à mon âge, et doublement mal avec le Roi, de l'aller attaquer de conversation. Je n'avois pas coutume de rien faire sans l'avis du duc de Beauvillier; Mme de Saint-Simon n'en fut pas que je le prisse, sûre, ce me dit-elle, qu'il me conseilleroit d'écrire, et point de parler, ce qui n'auroit ni la même grâce ni la même force, outre qu'une lettre ne répond point, et que cet avis, contraire à celui des deux autres ministres, me jetteroit dans l'embarras. Je la crus, et allai attendre que le Roi passât de son dîner dans son cabinet, où je lui demandai permission de le suivre. Sans me répondre il me fit signe d'entrer, et s'en alla dans l'embrasure de la fenêtre. Comme j'allois parler, je vis passer Fagon[2] et d'autres gens intérieurs. Je ne dis mot que lorsque je fus seul avec le Roi. Alors je lui dis qu'il m'étoit revenu qu'il étoit mécontent de moi sur la quête; que j'avois un si grand desir de lui plaire, que je ne pouvois[3] différer de le supplier de me permettre de lui rendre compte de ma conduite là-dessus. A cet exorde, il prit un air sévère, et ne répondit pas un mot[4]. « Il est vrai, Sire, continuai-je, que, depuis que les princesses ont refusé de quêter, je l'ai évité pour Mme de Saint-Simon. J'ai desiré que les duchesses l'évitassent aussi; et qu'il y en a que j'en ai empêchées parce

Audience que j'eus du Roi, dont je sortis content.

1. Ci-dessus, p. 106 et 318. Mme de Maintenon dit (recueil Geffroy, tome I, p. 272) : « Se commettre à un refus. »

2. *Fagon* surcharge des lettres illisibles.

3. *Ne pouvois* semble surcharger *n'avois*.

4. Avant *mot*, il avait d'abord surchargé *rien* en *mot*, puis a biffé *mot*, pour le récrire à la suite.

que je n'ai point cru que Votre Majesté le desirât. — Mais, interrompit le Roi d'un ton de maître fâché, refuser la duchesse de Bourgogne, c'est[1] lui manquer de respect, c'est me refuser moi-même ! » Je répondis que, de la manière que les quêteuses se nommoient, nous ne pensions point que Mme[2] la duchesse de Bourgogne y eût de part ; que c'étoit la duchesse du Lude, souvent la première dame du palais qui s'y trouvoit, qui indiquoit qui elle vouloit. « Mais, Monsieur, interrompit le Roi encore, et du même ton haut et fâché, vous avez tenu des discours ? — Non, Sire, lui dis-je, aucun. — Quoi ? vous n'avez point parlé ?... » Et de ce ton élevé poursuivoit, lorsqu'en cet endroit j'osai l'interrompre aussi, et, élevant ma voix au-dessus de la sienne : « Non, Sire, vous dis-je, et, si j'en[3] avois tenu, je l'avouerois à Votre Majesté tout de même que je lui avoue que j'ai évité la quête à ma femme, et que j'ai empêché d'autres duchesses de l'accepter[4]. J'ai toujours cru, et eu lieu de croire que, puisque Votre Majesté ne s'expliquoit point là-dessus, qu'elle ignorait ce qui se passoit, ou que, le sachant, elle ne s'en soucioit point. Je vous supplie très instamment de nous[5] faire la justice d'être persuadé que, si les ducs, et moi en particulier, eussions pu penser que Votre Majesté le desirât le moins du monde, toutes se seroient empressées de le faire, et Mme de Saint-Simon à toutes les fêtes ; et si cela n'eût pas suffi de sa part à vous témoigner mon desir de vous plaire, j'aurois, moi aussi, plutôt quêté dans un plat comme un marguillier de village. Mais, Sire, continuai-je, Votre Majesté peut-elle imaginer que nous tenions aucune fonction au-dessous de nous en sa présence, et une encore que les duchesses et les princesses font tous les[6] jours encore

1. *C'est* corrige *e[st]*.
2. *Mᵉ la* corrige *la D.*
3. *J'en* surcharge un second *et si*.
4. *L'accepter* corrige *quester*.
5. *Nˢ* corrige *me*.
6. Le manuscrit porte : *le*.

dans les paroisses et dans les convents de Paris, et sans aucune difficulté? Mais il est vrai, Sire, que les princes sont si attentifs à se former des avantages de toutes choses, qu'ils nous obligent à y prendre garde, surtout ayant refusé la quête une fois[1]. — Mais ils ne l'ont point refusée, me dit le Roi d'un ton plus radouci; on ne leur a point dit de quêter. — Ils l'ont refusée, Sire, repris-je fortement; non pas les Lorraines, mais les autres (par où je lui désignois Mme de Montbazon). La duchesse du Lude en a pu rendre compte à Votre Majesté, et l'a dû faire, et c'est ce qui nous a fait prendre notre parti; mais, comme nous savons combien Votre Majesté se trouve importunée de tout ce qui est discussion et décision, nous avons cru qu'il suffisoit d'éviter la quête pour ne pas laisser prendre cet avantage aux princes, persuadés, comme j'ai eu l'honneur de vous le dire, que Votre Majesté n'en savoit rien ou ne s'en soucioit point, puisqu'elle n'en témoignoit aucune chose. — Ho bien! Monsieur, me répondit le Roi, d'un ton bas et tout à fait radouci, cela n'arrivera plus, car j'ai dit à Monsieur le Grand que je desirois que sa fille quêtât le premier jour de l'an, et j'ai été bien aise qu'elle en donnât l'exemple par l'amitié que[2] j'ai pour son père[3]. »

1. Après *fois*, il a biffé « non les Lorraines, mais les autres, par où je lui désignois Mme de Montbazon », pour reporter ces mots plus loin.

2. *Que* surcharge *p^r^*.

3. Ceci, confirmé par le passage des *Mémoires de Sourches* reproduit p. 358, prouve que notre auteur a singulièrement dénaturé les faits et augmenté l'importance de son intervention personnelle dans son mémoire de 1711, dans la notice Saint-Simon et dans la note de 1746, où il faisait entendre que le Roi n'obligea M. d'Armagnac à laisser sa fille quêter qu'à la suite de l'entretien reproduit ici. C'est une preuve, à mon avis, que Saint-Simon n'avait point consigné par écrit les termes de cet entretien sur le moment même, comme l'a supposé Chéruel (*Saint-Simon historien*, p. 27), et que le *Journal de Dangeau*, qu'il a sous les yeux en rédigeant ses *Mémoires*, l'a forcé à rectifier ses souvenirs, plus nettement ici que même dans l'Addition. Dangeau disait (p. 385), à la date du 28 décembre : « Les duchesses ne vouloient plus quêter ici, parce que les princesses étrangères avoient fait quelque difficulté de quêter. Le Roi a commandé que toutes les princesses,

Je répliquai, toujours regardant le Roi fixement, que je le suppliois encore une fois, et pour moi, et pour tous les ducs, de croire que personne ne lui étoit plus soumis que nous, ni plus persuadés, et moi plus que pas[1] un, que, nos dignités émanant de la sienne, et nos personnes remplies de ses bienfaits, il étoit, comme roi et comme bienfaiteur de nous tous, despotiquement le maître de nos[2] dignités, de les abaisser, de les élever, d'en faire comme d'une chose sienne et absolument dans sa main. Alors, prenant un ton tout à fait gracieux et un air tout à fait de bonté et de familiarité, il me dit à plusieurs reprises que c'étoit là comme il falloit penser et parler, qu'il étoit content de moi; et des choses pareilles et honnêtes. J'en pris l'occasion de lui dire que je ne pouvois lui exprimer la douleur où j'étois de voir que, tandis que je ne songeois qu'à lui plaire, on ne cessoit de me faire auprès de lui les desservices[3] les plus noirs; que je lui avouois que je ne pouvois le pardonner à ceux qui en étoient capables, et que[4] je n'en pouvois soupçonner que Monsieur le Grand, « lequel, ajoutai-je[5], depuis l'affaire de la princesse d'Harcourt, ne me l'a[6] pas pardonné, parce que, ayant eu l'honneur de vous en rendre compte, Votre Majesté vit que je lui disois vrai, et non pas Monsieur le Grand, dont je crois que Votre Majesté se souvient bien, et que je ne lui répète point, pour ne la pas fati-

hormis les princesses du sang, quêteroient à l'avenir, et les duchesses et les femmes de qualité, comme Mme la duchesse de Bourgogne, qui se mêle présentement des quêtes, l'ordonneroit. Mlle d'Armagnac commencera ce premier jour de l'an. » On remarquera qu'il n'est question ni de Saint-Simon ni de sa femme dans l'article du *Journal,* pas plus que dans les *Mémoires de Sourches.*

1. *Pas* surcharge *tous.*
2. Le premier jambage de *nos* surcharge une *l.*
3. Mot que *l'Académie* disait être « de peu d'usage, » mais que nous retrouverons plus d'une fois.
4. *Qu'en,* dans le manuscrit. — 5. Ces deux mots sont en interligne.
6. Au-dessus d'*a,* il avait écrit en correction : *avoit,* mais l'a biffé ensuite.

guer[1]. » Le Roi me répondit qu'il s'en souvenoit bien, et en eût, je crois, écouté la répétition patiemment, à la façon réfléchie, douce et honnête avec laquelle il me le dit; mais je ne jugeai pas à propos de le tenir si longtemps. Je finis donc par le supplier que, lorsqu'il lui reviendroit quelque chose de moi qui ne lui plairoit pas, il me fît la grâce de m'en faire avertir, si S. M. ne daignoit me le dire elle-même, et qu'il verroit que cette bonté seroit incontinent suivie ou de ma justification ou de mon aveu, et du pardon que je lui demanderois de ma faute. Il demeura un moment après que j'eus cessé de parler comme attendant si j'avois plus rien à lui dire; il me quitta ensuite avec une petite révérence très gracieuse, en me disant que cela étoit bien et qu'il étoit content de moi. Je me retirai en lui faisant une profonde révérence, extrêmement soulagé et content d'avoir eu le loisir de tout ce que je lui avois placé sur moi, sur les ducs, sur les princes, en particulier sur le grand écuyer, et plus persuadé que devant, par le souvenir du Roi de l'affaire de la princesse d'Harcourt et son silence sur Monsieur le Grand, que c'étoit à lui que je devois ce que je venois encore une fois de confondre. Sortant du cabinet du Roi, l'air très satisfait, je trouvai Monsieur le Duc et quelques courtisans distingués qui attendoient son botter[2] dans sa chambre, qui me regardèrent fort passer dans la surprise de la durée de mon audience, qui avoit été de demi-heure, chose très rare aux particuliers chargés

1. Voyez notre tome VI, p. 83.

2. Ce substantif n'est point donné par *l'Académie;* mais on peut le signaler dans le *Journal de Dangeau,* tome XIV, p. 432. L'*État de la France* parle du *botté* et du *débotté,* et explique ainsi (éd. 1698, tome I, p. 287-288 et 290-291) le *débotté :* « Au débotté du Roi peuvent entrer les personnes qui ont les entrées au lever de S. M., les capitaines des gardes du corps, le major, l'écuyer de jour, M. de Cavoye, grand maréchal des logis, M. de Chamlay, M. Racine, deux pages de la chambre, et un certain nombre de gens de qualité et de principaux officiers de la maison que les premiers gentilhommes de la chambre veulent obliger. »

de rien que d'en obtenir, et dont aucune n'alloit à la moitié du temps de celle que j'avois eue. Je montai chez moi tirer Mme de Saint-Simon d'inquiétude; puis j'allai chez Chamillart, que je trouvai[1] sortant de table au milieu de sa nombreuse audience, où étoit la princesse d'Harcourt. Dès qu'il me vit, il quitta tout et vint à moi. Je lui dis à l'oreille que je venois de parler au Roi longtemps dans son cabinet, tête à tête; que j'étois fort content, mais que, comme cela avoit été fort long, et qu'il étoit alors accablé de gens, je reviendrois le soir lui tout conter. Il voulut le savoir à l'heure même, parce que, devant, me dit-il[2], travailler ce jour-là extraordinairement avec le Roi, il vouloit être bien instruit, certain qu'il étoit que le Roi ne manqueroit pas de lui en parler, et qu'il vouloit se mettre en état de me servir. Je lui contai donc toute mon audience; il me félicita d'avoir si bien parlé. Mme Chamillart[3] et ses filles furent très surprises et me surent grand gré de ce que j'avois[4] pris sur moi leur refus de la quête. Je les trouvai irritées[5] des propos sur elles du grand écuyer et du comte de Marsan son frère, pourtant leurs bons amis. J'attisai ce feu; mais j'eus beau faire: les bassesses et les souplesses des[6] Lorrains auprès d'elles raccommodèrent tout, en sorte qu'au bout d'une quinzaine, il n'y parut plus, et Chamillart, aussi piqué qu'elles, n'y résista pas plus longtemps. Il[7] m'apprit, au retour de son travail, qu'avant d'ouvrir son sac, le Roi lui avoit dit qu'il m'avoit vu, conté toute la conversation, et paru tout à fait revenu sur moi, mais encore blessé contre les ducs, sans qu'il eût pu le ramener

1. *Que je trouvay* est ajouté en interligne.
2. L'*i* du pronom corrige les lettres *tr*.
3. L'écriture change ici.
4. Ces cinq derniers mots sont en interligne, au-dessus de *d'avoir*, biffé.
5. *Irritées*, au féminin, corrige *irrités*.
6. Le manuscrit porte : *de*.
7. *Il* corrige *Cha*[*millart*].

entièrement, tant la prévention, le foible pour Monsieur le Grand, et la préférence déclarée de sa Maintenon pour les princes contre les ducs le tenoient obscurci contre l'évidence, et contre son propre aveu même, à Chamillart, d'être content de moi, dont la conduite ne pouvoit toutefois être séparée des autres par les choses mêmes que je lui avois dites; mais c'étoit un prince très[1] aisé à prévenir, qui donnoit[2] très rarement lieu à l'éclaircir, qui revenoit encore plus[3] rarement, et jamais bien entièrement, et qui ne voyoit, n'écoutoit, ne[4] raisonnoit plus dès qu'on avoit l'adresse de mettre son autorité le moins du monde en jeu sur quoi que ce pût être, devant laquelle justice, raison, droits, évidence, tout disparoissoit. C'est par cet endroit si dangereusement sensible, que ses ministres ont su manier avec tant d'art, qu'il se sont rendus les maîtres despotiques en lui faisant accroire tout ce qu'ils ont voulu, et le rendant inaccessible aux éclaircissements et aux audiences. Le Chancelier fut étonné de ma hardiesse, et ravi du succès. Je me tirai d'affaires après, avec le duc de Beauvillier, comme Mme de Saint-Simon me l'avoit conseillé, et je trouvai qu'elle avoit eu raison. Je dis au duc que, n'ayant pas eu le moment de le voir avant le dîner du Roi, j'avois pris mon parti de lui parler. Il me témoigna[5] être fort aise que cette audience se fût si bien passée, mais qu'il m'auroit[6] conseillé de l'éviter, et d'écrire, dans la situation où j'étois, quoique, par l'événement, j'eusse beaucoup mieux fait. Plusieurs ducs me parlèrent de cette affaire, qui fit du bruit. Rien n'égala la surprise et la frayeur de M. de Chevreuse, avec qui j'étois intimement, et à qui je contai tout; mais, quand il entendit que j'avois

1. Le *t* de *très* surcharge un *a*.
2. Le *d* de *donnoit* surcharge une *s*, et, ensuite, le pronom élidé *l'* corrige un *c*.
3. Avant *plus*, il a biffé un second *encore*.
4. *Ne* surcharge un premier *p*[*lus*].
5. L'initiale de *tesmoigna* surcharge *d*[*it*].
6. L'élision *m'* surcharge un *a*.

dit au Roi que nous savions qu'il craignoit toute discussion et toute décision, il recula six pas. « Vous avez dit cela au Roi, s'écria-t-il, et en propres termes? Vous êtes bien hardi. — Vous ne l'êtes guères, lui répondis-je, vous autres vieux seigneurs qui êtes si bien et en familiarité avec lui, et bien foibles de ne lui oser dire mot; car, s'il m'écoute, moi jeune homme point accoutumé avec lui, mal d'ailleurs avec lui, et de nouveau encore plus par ceci, et si la conversation, commencée[1] avec colère, finit, après de tels propos, par de la bonté et des honnêtetés, après qu'elle a duré tant que j'ai voulu, que seroit-ce de vous autres, si vous aviez le courage de profiter de la manière dont vous êtes avec lui, et de lui dire ce qu'il lui faudroit dire, et vous voyez que je lui dis non seulement impunément, mais avec succès pour moi? » Chevreuse fut ravi que j'eusse parlé de la sorte; mais il en avoit encore peur. La maréchale de Villeroy, extrêmement de mes amies, et qui avoit infiniment d'esprit et beaucoup de dignité et de considération personnelle, trouva que j'avois[2] très bien fait et dit, et que cette conversation me tourneroit à bien. En effet je sus par Monsieur de Laon[3] que le Roi avoit dit à Monseigneur que je lui avois parlé avec beaucoup d'esprit, de force et de respect, qu'il étoit content de moi, que les choses étoient bien différentes de ce que Monsieur le Grand lui avoit dit, et que les princesses avoient refusé la quête : ce que Monseigneur lui confirma. Monsieur de Laon étoit frère de Clermont dont j'ai raconté la disgrâce[4], que Monseigneur aimoit toujours. Il m'apprit que Monseigneur se moquoit souvent des prétentions des princes, et des idées de son amie Mlle de Lillebonne là-dessus, quelquefois jusque devant elle, et qu'il n'étoit point mené par elle ni par Mme d'Espinoy là-dessus. Il

1. Et non *amenée*, comme on l'avait imprimé jusqu'ici.
2. *Javois* est sans apostrophe, *vo* surchargeant des lettres illisibles.
3. L.-A. de Clermont-Chaste, évêque-duc de Laon : tome IX, p. 10.
4. Tome II, p. 186-190, année 1694.

avoit su ce propos du Roi à Monseigneur par Mlle Choin, avec qui, par son frère[1], il étoit demeuré dans la liaison la plus intime. Il me conta plusieurs détails là-dessus, qui m'ôtèrent d'inquiétude sur Monseigneur pour les rangs. Je les contai au duc[2] de Montfort, mon ami intime, qui n'en étoit pas moins[3] en peine que moi ; mais je ne nommai pas mon auteur, qui ne le vouloit pas être. Le rare est qu'il étoit en grande liaison avec ce prélat par les Luxembourgs, qui lui en gardoit le secret, et me l'avoit bien voulu confier : tellement que le duc de Montfort, qui ne me voyoit en nulle liaison avec Monseigneur, ni avec personne de sa cour particulière, ne pouvoit imaginer d'où je les avois sus, et pensoit presque[4] qu'il falloit que le diable me l'eût dit.

Raisons de m'être étendu sur l'affaire de la quête.

Je me suis peut-être trop étendu sur une[5] affaire qui se pouvoit beaucoup plus resserrer ; mais, outre qu'elle est mienne, il me semble que c'est plus par des récits détaillés de ces choses de cour particulières qu'on la[6] fait bien connoître, et surtout le Roi, si enfermé et si difficile à pénétrer, si rare à approcher, si redoutable à ses plus familiers, si plein de son despotisme, si aisé à irriter par ce coin-là, et si difficile à en revenir même en voyant la vérité d'une part et la tromperie de l'autre, et toutefois capable d'entendre raison quand il faisoit tant[7] que de vouloir bien écouter, et que celui qui lui parloit la lui montroit, même

1. On a vu, à l'endroit indiqué de l'année 1694, la double galanterie de ce frère avec Mme la princesse de Conti et Mlle de Choin.
2. Le *D* initial surcharge un *C*, et *Montfort* corrige ensuite *Montmo*.
3. *Moins* est en interligne.
4. *Presque* est en interligne.
5. *Une* est en interligne.
6. *Les* corrigé en *la*. C'est la cour.
7. *Fesoit tant* est en interligne, au-dessus d'*a tant fait*, biffé. Aux lignes suivantes, *parloit* corrige *parle*, *mostroit* (sic) est en interligne, au-dessus de *monstr[oit]*, biffé, et *flattast* est aussi en interligne, au-dessus de *flatte*, biffé, de même que, à la ligne qui suit, les trois dernières lettres d'*assaisonast* (sic) ont été rajoutées en interligne, au-dessus de la fin d'*assaisonne*, déjà corrigé en *assaisonnast*.

avec force, pourvu qu'il le flattât sur son despotisme[1] et assaisonnât son propos du plus profond respect ; tout cela se[2] touche au doigt par les récits mieux que par toutes les autres paroles, et c'est ce qui se voit bien naturellement dans celui-ci, et dans ce que j'ai raconté en son temps de l'affaire de Mme de Saint-Simon et de Mme[3] d'Armagnac et de la princesse d'Harcourt avec la duchesse de Rohan[4].

Effroi de l'Empereur des Mécontents.

Le Roi et l'Empereur n'étoient pas en repos chez eux. Outre la guerre extérieure, les Mécontents d'Hongrie[5], en nombre effrayant, et appuyés de plusieurs seigneurs et de beaucoup de noblesse, s'étoient emparés des villes des montagnes de Hongrie et d'une partie des mines[6]. Quantité de châteaux s'étoient rendus à eux, où ils avoient trouvé beaucoup de canon. Ils[7] étoient descendus dans la plaine, et se montroient à main armée autour de Presbourg[8]. Leurs partis mettoient le feu à des villages, dont l'incendie se faisoit voir de Vienne, et l'Empereur pensa être surpris dans un château où il dînoit à une partie de chasse[9]. L'effroi qu'il en eut lui fit ordonner d'apporter de

1. La troisième lettre de *despotisme* a été rajoutée après coup.

2. *Se* corrige *le*, et, à la ligne suivante, l'autre *se* est en interligne.

3. *Me* surcharge un *d*. — 4. Tome VI, p. 74-90, année 1699.

5. Ci-dessus, p. 279. — Nous l'avons déjà vu tantôt négliger, tantôt observer l'aspiration de l'initiale de *Hongrie*.

6. Voyez le *Journal de Dangeau*, novembre et décembre 1703, janvier 1704, p. 335, 341, 345, 368, 372, 373, 376, 378, 382-384, 389-390, 401, 404, 406, 411 et 413-414.

7. *Il*, au singulier, dans le manuscrit.

8. Déjà dit ci-dessus, p. 157. C'est à l'article du 13 janvier 1704 que Dangeau a enregistré cette nouvelle : « Ils se sont rendus maîtres d'Agria, de Lewenau, de Leutschez et des quatre villes des montagnes où sont les mines d'or, et même la ville de Tyrnau, qui est fort proche de Presbourg, s'est soumise au prince Ragotzki. Ils s'avancent de tous côtés sur les terres de l'Empereur, et en Autriche, et en Silésie, et en Moravie. » Comparez la *Gazette*, p. 550, 551, 576, 593, 599, 623, 637-638, 648.

9. C'était à Laxenbourg, éloigné de Vienne de cinq lieues : *Mémoires de Sourches*, p. 252. Dans ce temps-là, Léopold résolut d'abandonner sa capi-

Presbourg à Vienne la couronne de Hongrie, qui, depuis les premières invasions[1] des Turcs, avoit été apportée de Bude, capitale du royaume[2], à Presbourg. C'est une couronne d'or qui, envoyée de Rome vers l'an 1000 au duc de Pologne qui s'étoit fait baptiser et se vouloit faire déclarer roi[3], fut enlevée par Étienne, duc de Hongrie, qui en prit le titre de roi[4]. Il fut reconnu saint dans la suite, et la vénération de cette couronne a passé jusqu'à la superstition parmi les Hongrois[5].

Fanatiques soutenus par la Hollande et Genève; Rochegude arrêté.

Les Fanatiques du Languedoc et des Cévennes[6] occupoient des troupes, qui en écharpoient quelques pelotons[7] de temps en temps, mais qui ne faisoient pas grand mal au gros[8]. On surprit des Hollandois qui leur portoient de

tale pour Gratz ou pour Prague, et ce fut le prince Eugène qui parvint à l'y retenir : *Dangeau*, p. 383-384; *Mémoires de Villars*, tome II, p. 90 et 95. On voit encore la trace du fossé qui fut creusé alors autour de Vienne.

1. P^rs, au masculin, et *invasion*, sans pluriel, dans le manuscrit.

2. Bude est sur la rive droite du Danube, en face de Pesth. Le roi Sigismond s'y était fait couronner en 1389 et y avait bâti un château. Les Turcs avaient occupé cette ville depuis 1541, et elle avait été presque détruite lors de sa reprise par l'armée impériale, en 1686.

3. Boleslas Ier, dit *l'Invincible*, second duc chrétien de Pologne, en 999, proclamé roi par l'empereur Othon III. C'est son père Micislas qui avait embrassé le christianisme. Boleslas mourut le 28 octobre 1025.

4. Étienne, né en 979, succéda, comme duc de Hongrie, à son père Geïsa, de la maison d'Arpad, en 997, soumit les peuples slaves et bulgares, obtint du pape Silvestre et de l'empereur Henri II, en 1008, le titre de roi et celui d'apôtre de la Hongrie, et mourut à Bude le 15 août 1038. Les Bollandistes supposent qu'il fut canonisé en 1083, sous le pontificat de Grégoire VII. Sa fête fut célébrée d'abord le 20 août, puis le 2 septembre.

5. *Dangeau*, p. 382. Voyez, dans la *Gazette* de 1647, p. 625-629, de 1665, p. 83, et de 1688, p. 6-7, les cérémonies du couronnement en l'église Saint-Martin de Presbourg, et dans la *Gazette* de 1682, p. 21-24, et de 1712, p. 244, celles qui accompagnaient le transfert de la couronne à l'avènement d'un nouveau souverain ; elles présentaient une grande analogie avec celles dont la sainte ampoule était l'objet en France, lors du sacre.

6. Ci-dessus, p. 83-84. — 7. *Pelotons* corrige *trou[pes]*.

8. Dangeau a enregistré quelques-unes de ces nouvelles à mesure

l'argent et des armes avec de grandes promesses de secours[1]. Genève les soutenoit aussi de tout ce qu'elle pouvoit sourdement, et les fournissoit de prédicants. Le plus embarrassant étoit leurs intelligences dans le pays même. Rochegude, gentilhomme de dix ou douze mille livres de rente, fut, entre autres, arrêté, accusé par un officier hollandois qui fut pris, et qui, pour n'être point pendu, le décela et promit de découvrir beaucoup d'autres choses. C'étoit à Rochegude que lui et ses camarades avoient ordre de s'adresser quand ils auroient besoin d'argent, d'armes et de vivres[2], et il y

qu'elles arrivaient. Les mesures de rigueur se multipliaient. Le maréchal, ayant reçu l'ordre de détruire trente et une communautés ou paroisses, qui étaient des repaires dangereux entre tous, fit cette exécution du 29 septembre au 14 décembre. Voyez la *Gazette de Bruxelles*, p. 659-660, et l'*Histoire du Languedoc*, éd. Roschach, tome XIV, col. 1860-1861. Le P. Léonard a réuni un certain nombre de lettres écrites du Languedoc dans ce temps-là : Arch. nat., M 766, n° 1.

1. *Dangeau*, p. 292 (comparez p. 300) : « On a arrêté au Pont-Saint-Esprit quelques officiers hollandois qui alloient porter de l'argent aux Fanatiques de Languedoc et les animer de belles espérances d'un prompt secours. » Notre auteur a déjà parlé ci-dessus, p. 82-83, des relations du Fanatisme avec les ennemis de l'étranger, comme avec la noblesse du pays même.

2. C'est Dangeau qui note cette nouvelle, le 25 septembre (p. 302) : « M. de Montrevel a fait arrêter en Languedoc le marquis de Rochegude, qui est un homme riche de dix ou douze mille livres de rente, accusé par un officier que les Hollandois envoyoient aux Fanatiques et qui a été arrêté au Pont-Saint-Esprit. Cet officier, que l'on n'a point fait pendre parce qu'il a promis de découvrir beaucoup de choses, a dit que ses camarades et lui avoient ordre de s'adresser au marquis de Rochegude quand ils auroient besoin d'argent, de vivres ou d'armes. » La même information parut dans la *Gazette d'Amsterdam* du 8 octobre, n° LXXXI, et dans la *Gazette de Bruxelles* du 12, p. 652-653. Suivant ces deux feuilles, le maréchal invita M. de Rochegude, qu'on ne soupçonnait point de connivence avec les rebelles, à venir dîner chez lui, et le fit mettre en arrestation au moment même où il déclarait que son intention était de ne plus servir le Roi en qualité de simple capitaine, mais de lever un régiment. Ce n'était point, comme le texte de Dangeau le porte, le marquis de Rochegude en Vivarais, mais son fils, Charles de Barjac, seigneur de Rochegude, le seul resté en France d'une

avoit[1] plusieurs gens distingués dans ces pays-là, qui ne donnoient aucun soupçon, et qui se trouvèrent des plus avant dans cette révolte.

famille qui joua un rôle considérable dans l'émigration protestante. Le grand-père, réfugié sur les bords du lac de Genève, était mort à Vevey en 1695. Le père, Jean de Barjac, marquis de Rochegude, marié en 1672 à Françoise d'Agoult de Bonneval, mourut aussi à Vevey en 1720, trois ans après sa femme. Charles de Barjac fut retenu peu de temps par M. de Montrevel, mais n'alla rejoindre ses parents à Vevey qu'au mois de mars 1713. Là, devenu bourgeois suisse, il se maria fort tard, le 22 janvier 1725, et mourut le 23 octobre de la même année, dernier rejeton mâle de cette branche de Barjac. Son père avait été chargé, à plusieurs reprises, de négocier pour les fugitifs français en Angleterre, en Brandebourg, à Utrecht, dans les cours du Nord, etc. Jurieu a glorifié tous ces personnages pour leur constance et leur dévouement aux intérêts de la religion persécutée. Ils avaient été dénoncés en mars 1703, comme envoyant aux « scélérats » des Cévennes de gros secours d'argent, d'hommes, etc. (*Histoire du Languedoc*, éd. Roschach, tome XIV, col. 1723-1724). Voyez leur généalogie imprimée dans le dossier bleu 1391 du Cabinet des titres, fol. 14, et plusieurs articles du *Bulletin de la Société de l'Histoire du Protestantisme français*, année 1868, p. 353-373, et année 1889, p. 528-549 et 613-615.

1. Le manuscrit porte : *il y en avoit*, et ensuite *gens* a été ajouté en interligne. — On peut citer le chevalier de Saint-Remy (simple villageois qui avait pris le nom de son pays en abjurant la religion catholique), qui fut rompu vif à Nîmes le 19 juin ; le marquis de Salgas, qui fut condamné seulement aux galères pour la vie, le 28 juin, encore que M. de Montrevel eût souhaité la peine de mort (il avait prêté sa maison aux Fanatiques et trahi le maréchal) ; deux gentilhommes, dont un ancien garde du corps, exécutés le 6 juillet pour avoir trahi également le maréchal (*Gazette d'Amsterdam*, n° LV, Extr. LVI, n° LIX et n° LX, correspondance de Nîmes) ; le juge de Ganges, coupable d'avoir correspondu avec les Fanatiques (*Gazette de Bruxelles*, p. 381), etc.

APPENDICE

PREMIÈRE PARTIE

ADDITIONS DE SAINT-SIMON

AU *JOURNAL DE DANGEAU*

455. *La seconde duchesse de Saint-Aignan.*

(Page 3.)

23 février 1706. — On a vu en son temps l'énorme mariage du vieux duc de Saint-Aignan ; mais au moins cette Sunamite[1] humble, vertueuse et retirée mérita par sa conduite les égards du duc de Beauvillier, qui éleva les deux frères qu'il en eut comme ses propres enfants, et pourvut avec toutes sortes de soins à la subsistance de leur mère[2]....

456. *Le duc de Gesvres.*

(Page 5.)

21 janvier 1703. — Ce duc de Gesvres étoit le fléau de sa famille et un des méchants hommes du monde. Il ne se remaria que pour faire mal et dépit à ses enfants. La première nuit de ses noces, il fit au lit si énormément, que la pauvre épousée eut grand hâte de sauter en place, et grand besoin de changer de tout. Elle s'en dédommagea bien par la suite.

457. *L'abbé Dubois.*

(Page 7.)

8 septembre 1693. — L'abbé Dubois, mort cardinal et premier ministre.

1. Allusion à Abisag, que David épousa dans sa vieillesse.
2. La fin de cette Addition trouvera place en 1706 : tome V de 1873, p. 55-56.

458. *Les maréchaux de la promotion de* 1703.

(Pages 7-8.)

15 janvier 1703. — Ces dix maréchaux arrivèrent par différents chemins.

Chamilly étoit un grand et gros homme, fort vaillant, l'honneur et la probité même, la lourdise à l'avenant, qui, jointe à l'âge et aux chagrins, ne s'éloignoit guères de l'imbécile. Il étoit frère d'un homme du premier mérite, et qui alloit à tout malgré M. de Louvois, si la mort de ses blessures ne lui eût pas envié le bâton de maréchal de France et celui de capitaine des gardes du corps qu'eut depuis M. le maréchal de Lorge, qu'il étoit sur le point d'avoir tout à la fois. Il avoit fait trop de peur à Louvois pour le pardonner à son frère, dont le mérite militaire, illustré par la défense de Grave d'une si grande réputation, irrita encore le dépit. Il ne put empêcher le Roi de s'en servir, de lui donner divers gouvernements et commandements, et enfin le gouvernement de Strasbourg dès qu'il fut maître de cette ville; mais Louvois le lui fit bien payer. Il y tint toujours des commandants en chef de l'Alsace, et en bannit ainsi Chamilly. Barbezieux suivit les traces de son père; mais, Chamillart lui ayant succédé, Chamilly commença à respirer, mais non à espérer, parce qu'il regardoit sa fortune perdue. Le Roi avoit envie de le faire chevalier de l'Ordre parmi tant de militaires qui le furent en 1688; Louvois l'avoit empêché. Mme de Chamilly étoit une de ces femmes singulièrement accomplies, qui se faisoit aimer et respecter partout, quelque résolution qu'on pût prendre de n'en rien faire. Une piété solide, toujours égale et soutenue depuis sa première jeunesse, mais qui n'étoit jamais que pour elle, une grâce, une aisance, un esprit du monde naturel et né avec elle, bien de l'esprit et du sens, beaucoup de connoissance des gens à qui elle avoit affaire, des vues et de la justesse à concevoir et à agir, qui ont souvent fait gémir l'inflexible Louvois contre sa propre haine; toujours gaie, mais toujours décente; infiniment faite pour la société, généreuse, noble, et magnifique même par son goût; riche et laide héritière, sans avoir jamais déplu avec une singulière laideur. Son mari et elle étoient, depuis leur mariage, dans l'union la plus intime. Elle séchoit de sa situation, souvent aussi de sa bêtise, et y suppléoit avec tant d'art, qu'en faisant tout jusqu'à ses fonctions, il sembloit qu'elle ne se mêloit de rien, et que le mari faisoit tout jusqu'au détail du ménage. Jusqu'alors elle n'avoit pu vaincre la terrible barrière du père et du fils[1]; mais elle se trouva amie de la femme de Chamillart, leur successeur, qui procura à Chamilly le commandement de la Rochelle et de tous ces pays-là, qu'avoit eu longtemps le maréchal d'Estrées, et de là enfin ce bâton tant desiré de maréchal de France.

1. Louvois et Barbezieux.

Le comte d'Estrées fut plus heureux. Lorsque M. Colbert voulut ressusciter la marine, il tira son père du service de terre, où il étoit lieutenant général avec distinction, pour le mettre à la tête de ce corps. Il y eut des actions si brillantes, que le public s'impatienta longtemps de la jalousie de Louvois pour la marine, qui lui retarda plusieurs années le bâton. Tout ayant changé de face[1], Seignelay procura au fils la survivance inouïe de la charge de vice-amiral qu'avoit le père, mais avec stipulation expresse d'un certain nombre d'années à passer par tous les degrés, et qu'il ne seroit réputé lieutenant général que du jour qu'il en serviroit; mais, cette dernière condition, Seignelay[2], maître de l'expédition, la laissa en arrière, et, quand il fut question de cette promotion-ci, il se trouva que le comte d'Estrées étoit lieutenant général du jour de sa survivance en 1684, quoiqu'il n'en eût servi que longtemps après. La condition oubliée surprit le Roi, qui avoit bonne mémoire; mais le crédit alors brillant des Noailles, soutenu, pour ce fait-ci, de celui de Pontchartrain, ami des Estrées[3], le maintint, l'emporta, et le comte d'Estrées, qui avoit toujours fort bien servi, et que sa femme avoit de plus mis à la mode, passa, et fut maréchal de France à quarante-deux ans et trois mois, avec la singularité d'avoir son père encore vivant maréchal de France. Il prit, pour se distinguer de lui, le nom de Cœuvres, que son grand-père avoit rendu illustre avant d'être maréchal de France.

Châteaurenault avoit mérité son bâton par plusieurs actions heureuses, par une grande valeur et par de la capacité dans son métier, hors duquel c'étoit un buffle, à qui l'on ne pouvoit pas parler; bon homme et honnête homme d'ailleurs. Il étoit déjà vieux; il étoit Breton et parent de Mme de Cavoye. Il vint souvent à Marly après qu'il fut maréchal de France, et désoloit les gens de la cour à qui il se joignoit dans le salon. Cavoye, qui, avec peu d'esprit, avoit acquis, par l'habitude, l'élite de la bonne compagnie de la cour, avoit tout auprès de Marly une maison charmante à Luciennes, où la fleur des pois alloit souvent pendant les Marlis, et où l'on savoit tout, et où il se brassoit quelquefois plusieurs choses, et sans risque, parce que Cavoye étoit fort bien auprès du Roi. M. de Lauzun, malin comme un singe, et qui, fort craint, n'étoit de rien nulle part, s'avise de s'accoster de Châteaurenault, et de lui donner avis que Cavoye et sa femme se plaignoient un peu de lui, qu'il n'alloit jamais à Luciennes; qu'ils n'en prioient personne,

1. Ici, trois lignes biffées : « Pontchartrain, depuis chancelier, se trouva secrétaire de la marine, sans être traversé comme les Colberts ses prédécesseurs. Dès la Bretagne, où il avoit vu passer souvent le maréchal d'Estrées, il étoit de ses amis, et, venu en place de le lui témoigner, il n'en manqua pas l'occasion. Dès 1684, il procura. »

2. *Seignelay* a encore été substitué en interligne à *Pontchartrain*, par Saint-Simon lui-même.

3. Ces trois mots ont été ajoutés par Saint-Simon, au-dessus de *qui estoit le sien et qui*.

mais qu'étant leur parent et maréchal de France, ils sentoient cette négligence, parce qu'ils étoient glorieux ; qu'il lui conseilloit d'y aller souvent, parce que ces gens-là avoient beaucoup d'amis, et qu'il ne falloit point se brouiller avec eux ; que leur façon encore étoit d'avoir l'air de n'aimer pas qu'on allât à Luciennes, quoiqu'au fonds on leur fît le plus grand plaisir du monde, mais que chacun avoit ses manières, et qu'il l'en avertissoit pour que la réception ne l'effarouchât pas et ne lui fît pas prendre le change ; et surtout y aller souvent, et sans jamais qu'ils s'y attendissent. Puis, il lui demanda le secret, et lui fit mille amitiés. Le maréchal, comblé d'un si salutaire avis, ne tarda pas à le mettre en usage. Ce fut une bombe à Luciennes : les visages s'y allongèrent, la conversation tarit ; M. et Mme de Cavoye ne se contraignirent pas, et, par leur mauvaise réception, fortifièrent les avis de M. de Lauzun. Finalement, ils eurent beau faire pour éconduire le maréchal : ce fut une lèpre dont leur maison fut entichée, dont ils ne purent la guérir, et qui les désola, eux et leurs familiers. Ce ne fut que longtemps après qu'ils découvrirent d'où leur venoit ce bon office. Il fut après jusqu'au Roi, qui en pensa mourir de rire, et les gens de Luciennes de désespoir. Pontchartrain le fils étoit engoué de Châteaurenault, et ne contribua pas peu à le faire maréchal de France malgré la triste aventure de Vigo, qui étoit malheureuse, où il n'avoit pas tort, mais qui avoit grand besoin de ce secours.

Rosen, très ancien gentilhomme livonien et bien allié, à ce qu'assura M. le prince de Conti, à son retour de Pologne, à des gens à qui il auroit dit la vérité de quelque façon que ce fût ; il avoit eu la curiosité de s'en informer bien. C'étoit un excellent officier de cavalerie, bon même à mener une aile, mais rien de plus. Brutal partout, hors à table, et fâcheux dans le commandement ; d'ailleurs, sous une mine de reître, de l'esprit, de la finesse, et instruit. Il parloit mal françois par art, connoissant le foible du gouvernement pour les étrangers et son mépris pour les François. Il s'étoit enrôlé jeune, gueux et libertin, et, pour des maraudes, avoit tiré au billet. Il avoit un camarade de chambrée, maréchal de la compagnie[1], qui étoit entré aux Invalides ; il l'assistoit, et, tous les ans, l'envoyoit querir, lui donnoit bien à dîner avec lui, et le renvoyoit la bourse largement garnie. Ce maréchal de France[2] finit en homme sage, courageux et chrétien, dans une espèce de retraite domestique très honorable.

Vauban, la valeur même, la bonté, la vertu, la probité même, sous un extérieur rude, grossier et brutal, étoit de bien loin le premier homme de son siècle dans l'art des fortifications et des sièges, et dans celui d'y ménager les hommes ; et, parmi cela, la simplicité même. Le Roi, sous lequel, en personne, il en avoit tant fait d'éclatants, crut se faire maréchal de France lui-même et couronner ses propres lauriers

1. *Campagne,* dans le manuscrit.
2. *De France* a été ajouté après coup, en interligne, par une autre main.

par le bâton qu'il lui donna avec complaisance. Ce fut le premier qu'obtint ce genre de mérite militaire[1]; son amour pour le Roi et pour l'État ne l'en rendoient pas moins digne que sa capacité et ses actions.

Huxelles étoit tout autre chose : un matois rusé, appliqué à son fait, et à son fait unique, à son fait en tous genres, sans jamais s'en détourner ni faire un pas inutile ; l'ami et le serf le plus assuré à tout des ministres et de qui il pouvoit espérer, tant qu'il en avoit affaire, et rien par delà ; un silence artificieux, qui présentoit à croire rien moins que ce qui étoit en lui, avec une grosse physionomie enfoncée, chargée d'une grosse perruque qui faisoit dire que c'étoit une bonne tête, tandis qu'elle ne l'étoit que pour Rembrandt[2]; toute sa vie vêtu de la même pièce de drap gris, son habit toujours boutonné et sans or que le bouton, nul vestige de cordon bleu, et le Saint-Esprit caché sous la perruque ; malpropre et l'air d'un grand et gros marchand de bœufs, tout d'une pièce, avec de petits yeux enfoncés, très vifs, qu'il renfonçoit encore sous de gros sourcils, et le sourire malin. Avec cette apparente simplicité, glorieux tant qu'il pouvoit, et, sous prétexte de paresse, ne se levoit guères de sa chaise, ni ne faisoit de visites qu'utiles ; le plus libertin[3] de son temps, avec choix, et la débauche grecque sans rougir ; à l'armée, presque jamais à cheval, et toujours pour les partis foibles. Il craignoit tout, et sa valeur n'étoit pas bien décidée ; mais il étoit si timide d'esprit, que cela pouvoit lui avoir donné cette réputation. Le premier écuyer Beringhen[4] et lui étoient cousins germains et amis intimes. Il n'avoit point de goût pour le mariage, et, comme ils étoient enfants du frère et de la sœur, l'espérance de sa succession lui attachoit le premier. L'alliance surprenante de celui-ci, gendre du duc d'Aumont, et par conséquent propre neveu de M. de Louvois, avec qui il étoit intimement lié, avoit mis Huxelles dans la même privance. Le ministre avoit trouvé son homme en lui, et l'avoit avancé tant qu'il avoit pu, et mis hors de page avant sa mort. On a vu[5] qu'il fut accusé d'avoir rendu Mayence de concert avec lui pour éviter de finir la guerre. Barbezieux, et Pontchartrain pendant sa faveur, ami aussi intime et parent du premier écuyer, ne lui furent pas moins favorables. Il trouva moyen de percer jusqu'à Mme de Maintenon et de se frayer le chemin à tout. Il ne songea pas moins au futur, et ne se mit pas moins bien auprès de Monseigneur, par sa Maintenon à lui, qui étoit Mlle Choin. Sa

1. Ici ont été biffés ces mots, par Saint-Simon lui-même : *et l'on verra dans la suite que.*

2. Le manuscrit porte *Rhinbrard*, au lieu de *Rhinbrand*, mal lu par le copiste. Voyez ci-dessus, p. 41, note 5.

3. Ces trois mots ont été ajoutés, d'une autre écriture, dans le blanc laissé par le copiste.

4. Ce nom a été ajouté en interligne, de la même écriture que les trois mots ci-dessus.

5. Dans l'Addition n° 445, tome X, p. 430.

bassesse étoit telle, que, de la rue Neuve-Saint-Augustin, où il logeoit, au Petit Saint-Antoine, où logeoit cette fille Dauphine, il envoyoit tous les jours des têtes de lapin à sa chienne. La vérité est que, dès que Monseigneur fut mort, ses visites et l'envoi à la chienne cessèrent tout d'un coup, sans qu'elle en ait ouï parler une seule fois depuis. Il revint au maréchal qu'elle en étoit surprise. « Je ne sais pas pourquoi, répondit-il froidement; je ne la connoissois presque point, et je n'avois aucun accès auprès de Monseigneur. » Je n'en dis pas davantage. Il étoit vrai pourtant qu'il étoit admis à tout chez la Choin, et qu'il voyoit souvent Monseigneur en particulier, et que ce prince en parloit avec la plus grande opinion du monde[1].

Tessé, avec moins d'esprit et d'affectation, fit sa fortune comme l'autre, et la poussa bien plus loin, avec la singularité d'être devenu maréchal de France sans avoir essuyé coup de mousquet. C'étoit un rusé Manceau, poli, doux, ayant le jargon des femmes et du grand monde, fort répandu, mais toujours à son fait, et toujours tout aux ministres et à la faveur. Louvois, dont il étoit l'homme à tout faire, le poussa et le fit chevalier de l'Ordre en 1688, n'étant que maréchal de camp, et lui fit créer la charge de mestre de camp général des dragons[2]. La fortune le porta sans cesse, et il fut redevable à la modération, et peut-être à l'indignation méprisante du sage Catinat, de n'être pas perdu. Sa figure noble prévint le Roi, et les valets ne lui servirent pas moins que les ministres. Sa fin a été subite de rage et de désespoir; son cœur fut trouvé fendu.

Montrevel primoit par la naissance et par une brillante valeur. Sa profession de galanterie, qui le lia au maréchal de Villeroy, le fit goûter au Roi, qui, dans son indiscrétion, lui alloit donner la compagnie des chevau-légers de la garde. Il le confia au maréchal de la Feuillade, qui, dans l'instant, en alla faire sa cour à Colbert, qui eut le temps de sauver son gendre[3]. Le Roi fut longtemps à le pardonner à Montrevel; mais ce goût réciproque de galanterie le raccommoda à la fin. C'étoit d'ailleurs la plus glorieuse et, en tout genre, et précisément à la guerre, la plus inepte créature qui existât, et qui s'étoit fait une langue en musique, dont l'harmonie, destituée de tout sens, imposoit aux sots et faisoit rire les autres. Il étoit fort pauvre, et en prenoit où il pouvoit; gros joueur, grand dépensier, sans ordre, grand valet pour sa fortune ou pour ses besoins, et glorieux jusqu'à l'extravagance pour tout le reste. Tel qu'il étoit, le Roi l'aimoit, et se complut à le faire maréchal de France. Sa fin a été ridicule : il est réellement mort de peur, d'une salière renversée sur lui.

1. Ici, Saint-Simon ou un autre reviseur a biffé : *Il y aura lieu de parler encor de ce bon maréchal.*

2. Ici a été biffée cette fin de phrase : *de la charge ostée et sans estre de général des carabins, qu'il avoit achetée exprès, presque pour rien.*

3. Le duc de Chevreuse.

Tallard excelloit dans toutes les parties du courtisan et de l'homme du monde : une société délicieuse, un commandement charmant, brillant d'esprit et de vent, dévoré d'ambition, se distillant en projets, jamais content dans la plus complète fortune. Ses talents militaires ont été funestes à l'État; ses vues de cour l'ont encore été plus à l'Église. Son amitié, sa probité, sa fidélité étoient d'un courtisan parfait, et il est mort enragé au sein des honneurs et des richesses, et de toutes sortes de dignités et d'établissements.

Harcourt, qui ne paroissoit rien promettre dans sa première jeunesse, ne fut pas longtemps à tenir ce qu'il ne promettoit pas. Sa surprenante laideur étoit réparée par un regard plus surprenant qu'elle : l'esprit, la hauteur, et une sorte de douceur mâle lui sortoient par les yeux. L'ancien commerce de Beuvron, son père, avec Mme de Maintenon dans leur jeunesse poussa sa fortune, qu'il sut porter à son comble. C'étoit un homme délicieux à vivre à qui n'avoit point à s'en défier, et contre les grâces duquel les plus instruits de ce qu'il étoit avoient à se tenir en garde. Il vouloit plaire au goujat et au plus inutile valet, comme au général et au ministre, et il pouvoit, en ce genre, tout ce qu'il vouloit. M. de Louvois et Mme de Maintenon furent donc d'accord en sa faveur; Barbezieux fut son ami intime, et, après eux, Chamillart, tant qu'il en eut besoin, lequel il culbuta après pour plaire à Mme de Maintenon, qui l'avoit fait, et qui le vouloit détruire. Il avoit tous les talents, hors ceux de la guerre, et, ce qui est peut-être unique, il l'entendoit assez pour sentir tout ce qui lui manquoit : tellement, qu'arrivé par cette voie, il ne chercha plus qu'à marcher par d'autres, et abandonner celle-là. Ce n'étoit pas qu'il y fût inepte; mais les grandes parties lui défailloient, et il s'en étoit aperçu le premier. D'ailleurs, plein de sens, de justesse et d'esprit, et parfaitement dissemblable au maréchal de Villeroy, il comprenoit combien le Conseil étoit plus stable et plus utile que le commandement des armées, et que ces deux emplois ne se pouvoient accorder. Il se trouva si noyé de fortune, qu'il ne sut presque où se laisser entraîner, et que, par toutes ces raisons, il eut besoin de toute son adresse pour éviter d'aller commander en Italie et retarder[1] la promotion des maréchaux de France[2]. On peut dire qu'il ne fit que ramasser le bâton en passant. Il ne s'étoit jamais caché de dire que, s'il n'avoit que ce but, il ne serviroit jamais; que tout son objet étoit d'être duc, et, quand il le fut, et que l'Espagne l'eut initié aux affaires, il compta tout pour rien, s'il n'étoit ministre. Mme de Maintenon l'y portoit de tout son crédit; elle en eut parole, et tout étoit arrêté pour à deux jours de là. On en eut vent, et l'on rompit la mesure. Il n'y put jamais revenir; jamais aussi il ne s'en consola, et ce ne fut que malgré lui qu'il se réduisit, en 1713[3], à commander les armées. Il avoit du

1. Ce mot est en interligne, d'une autre main, au-dessus de *rompre*, biffé.
2. Ici sont biffés ces mots : *Comme il a été dit ailleurs.*
3. Cette date est ajoutée en interligne.

savoir, beaucoup de lecture, beaucoup de justesse, et plus encore de séduisant; son talent et son goût étoit pour le gouvernement. Il se nuisit à force de parler au Roi de ses ministres avec le dernier mépris. La hauteur l'eût dominé, si l'ambition n'eût été plus forte; mais l'avarice surmonta l'une et l'autre. La fin de sa vie fut affreuse et longue par des apoplexies qui le rendirent muet et presque immobile, en lui laissant goûter toute l'horreur de cet état. On a soupçonné qu'il fut empoisonné en Espagne, et il est vrai que, depuis la grande maladie qu'il y eut, il ne s'étoit jamais bien remis. La peine extrême que faisoit au Roi l'odeur du tabac, et le desir extrême d'Harcourt de se lever tout obstacle aux conversations fréquentes lui fit quitter tout à coup le tabac, dont il faisoit un grand usage depuis nombre d'années. On crut que les humeurs, privées de ce cours, avoient causé ses apoplexies : on lui fit reprendre le tabac; mais il n'étoit plus temps. Jamais son pays de Normandie ne produisit de nourrisson si délié, ni si digne d'une telle patrie.

459. *Heureuse fortune du maréchal d'Estrées.*

(Page 15.)

12 décembre 1684. — Ce fut cette survivance[1] qui fit dans la suite le comte d'Estrées maréchal de France de si bonne heure, parce que, nonobstant les conditions de service dans les grades inférieurs, il fut compté à la tête des lieutenants généraux du jour de cette survivance : à quoi la faveur de sa famille et de celle de la femme qu'il épousa dans la suite[2] lui servirent depuis.

460. *Montrevel et la charge de capitaine des chevau-légers.*

(Page 50.)

19 septembre 1691[3]. — .... M. de Chevreuse lui[4] dut la conservation de sa charge. Je ne sais quel mécontentement ou quelle intrigue s'étoit élevée; mais le Roi, tout lent à parler qu'il étoit, la destina à Montrevel, qui, longues années après, fut maréchal de France, et le lui dit. Montrevel, bouffi de cette faveur, la confia à la Feuillade, et celui-ci, craignant apparemment un rival en faveur, et voulant faire un signalé service à qui étoit en place de le lui bien rendre, courut en avertir Colbert. Celui-ci rompit ce coup, et sauva son gendre, et Montrevel fut longtemps mal avec le Roi de son indiscrétion, qui lui coûta doublement cher....

1. Celle de vice-amiral.
2. La fille du maréchal de Noailles.
3. Le commencement et la fin de cette Addition se rapportent au duc de la Feuillade et se placeront en 1715, tome XI de 1873, p. 87.
4. M. de la Feuillade.

461. *Harcourt et le tabac.*
(Page 57.)

26 janvier 1710. — M. d'Harcourt avoit une passion démesurée d'entrer dans le Conseil, et Mme de Maintenon l'y portoit de toutes ses forces. Elle l'avoit initié auprès du Roi par l'Espagne, et s'en étoit bien servie après pour perdre Chamillart. Le commandement de l'armée, auquel, faute de mieux, il lui avoit bien fallu se résoudre, étoit une occasion d'entretenir le Roi qu'il ne laissoit pas oisive. Le Roi avoit une aversion extrême pour le tabac, et sentoit de fort loin ceux qui en prenoient. Harcourt y étoit fort accoutumé; mais il s'étoit aperçu que cet usage du tabac[1] abrégeoit, du côté du Roi, ses conversations avec lui, et il voulut s'ôter cet obstacle. Il ne prit plus du tout de tabac, et l'on crut qu'à la longue les humeurs, n'ayant plus ce véhicule d'écoulement, lui causèrent des apoplexies. Il cacha cette première attaque du mieux qu'il put, mais sans se réconcilier avec le tabac. La mort du Roi fit sa paix avec cette herbe, par l'avis réitéré bien des fois des médecins : comme elle ne pouvoit plus être alors obstacle à ses plus ardents desirs, il se rendit à leurs instances; mais il n'étoit plus temps, et les humeurs avoient pris un cours sous lequel on le vit[2] succomber de la manière du monde la plus terrible.

462. *Le comte d'Auvergne et la charge de colonel général de la cavalerie.*
(Page 58.)

27 janvier 1703. — Le comte d'Auvergne avoit eu la charge de colonel général de la cavalerie de M. de Turenne, à sa mort. Il étoit ancien lieutenant général, et avoit bien et longtemps servi. Il avoit essuyé tous les dégoûts possibles, dans cette charge, par M. de Louvois, qui haïssoit M. de Turenne et tout ce qui lui appartenoit. Le Roi, depuis, fit tout ce qu'il put pour engager le comte d'Auvergne de la vendre à M. du Maine, sans en pouvoir venir à bout. Cela acheva de le rendre nul dans la cavalerie, et, à la fin, il ne servit plus; et, pour consoler M. du Maine, on mit les carabiniers en corps à la fin de 1693, comme ils sont encore aujourd'hui, sous M. du Maine. A la fin, dégoûté d'ailleurs de servir, le comte d'Évreux, devenu ami de M. le comte de Toulouse, obtint l'agrément de la charge de son oncle, que sa persévérance à tout souffrir conserva dans sa maison.

463. *Mariage du marquis de Beaumanoir avec Mlle de Noailles.*
(Page 61.)

24 janvier 1703. — Ce mariage de Mlle de Noailles fut un étrange mariage. Lavardin avoit épousé en premières noces une sœur du duc

1. Ces quatre mots ont été ajoutés après coup en interligne.
2. *On le vit*, en interligne, corrige *nous le verrons.*

de Chevreuse, dont il n'avoit que la marquise de la Chastre, et, en secondes noces, une sœur du maréchal et du cardinal de Noailles, dont il avoit ce fils unique et deux filles, qui épousèrent depuis le duc de Chaulnes et Beringhen, premier écuyer après son père, mort sans enfants bientôt après lui. Lavardin, mécontent des Noailles, et sentant bien que son fils pouvoit aisément trouver beaucoup mieux, avoit constamment résisté à ce mariage, et, en mourant, l'avoit défendu à son fils sous peine de sa malédiction, à ses tuteurs sous peine de son indignation et de trahir sa dernière volonté, et conjuré le cardinal de Noailles, avec confiance, de ne le pas souffrir. Celui-ci s'y opposa en effet tant qu'il put; mais les tuteurs et le petit garçon furent gagnés, les Noailles l'éblouirent, les parents les craignirent, et le mariage se bâcla[1].

464. *Les Bachelier.*

(Page 75.)

19 mars 1703. — Bachelier avoit été laquais de M. de la Rochefoucauld, qui lui avoit fait sa fortune au point de l'avoir fait premier valet de garde-robe du Roi. C'étoit un des plus honnêtes hommes qu'on pût voir, le plus modeste et le plus reconnoissant. Il avoit conservé sur M. de la Rochefoucauld un crédit et une autorité telle, que ses amis et ses enfants le ménageoient, et ces derniers avoient souvent besoin de lui auprès de leur père, qui aimoit bien mieux ses valets que ses enfants, et les ruinoit pour eux. Bachelier se comporta toujours avec grande netteté, quoique devenu riche, et son fils n'a guères moins valu que lui. Il a augmenté sa fortune, et est devenu premier valet de chambre, que Blouin lui vendit à la mort de Louis XIV[2]....

465. *Le brevet de retenue du duc de la Rochefoucauld.*

(Page 76.)

14 juillet 1703. — M. de la Rochefoucauld donnoit tout à ses valets, et ne se soucioit point de ses enfants, qu'il traitoit avec une dureté et une hauteur étrange. Le Roi lui avoit payé déjà deux fois ses dettes, et en charges et en diverses sommes d'argent comptant, lui avoit en outre donné des biens immenses; mais c'étoit un gouffre. Ses enfants, aux dépens desquels étoit ce brevet de retenue, en gémirent avec leurs amis. Leur père étoit trop fort contre eux pour oser souffler devant lui, et aussi peu aller au Roi, qui avoit un foible extrême pour le père et une aversion pour eux, que rien n'avoit pu effacer depuis l'histoire des lettres à M. le prince de Conti en Hongrie, dont ils furent si longtemps exilés.

1. Voyez ci-après l'Addition n° 503. Ici, est biffée cette dernière phrase : « On verra bientôt l'effet de la malédiction du père, dont la bonne et ancienne maison périt avec ce fils. »
2. La fin de cette Addition se placera ci-après, n° 475.

466. *Madame de Toisy et ses legs aux Noailles.*
(Page 76.)

4 janvier 1717. — Mme de Toisy[1] étoit une bourgeoise fort riche, vieille et sans enfants, qui avoit bien de l'esprit et de la politesse, qui avoit été aimable, et qui avoit toute sa vie méprisé son état, et trouvé moyen de percer dans les meilleures compagnies de la cour et de la ville, de les recevoir ensuite chez elle, et de se faire des amis considérables des deux sexes. Elle étoit intime du cardinal d'Estrées, elle la devint de la maréchale de Noailles, et on a vu en son lieu que ces deux maisons eurent tout son bien, et que ce fut elle qui fournit la dot de la dernière maréchale d'Estrées Noailles.

467. *Grâce accordée à Madame Guyon.*
(Page 77.)

25 mars 1703. — Les amis de Mme Guyon lui demeurèrent toujours fidèles, et prirent grand part à ce grand adoucissement, qu'ils durent à la charité du cardinal de Noailles, qui n'en recueillit rien moins que de la reconnoissance. La Touraine ne fut pas la dernière époque de cette trop fameuse dévote.

468. *Bâville en Languedoc.*
(Page 80.)

13 juin 1718. — Bâville, fils et frère cadet du premier président et du président de Lamoignon, fut toute sa vie un personnage en France. C'étoit un bel esprit en tout genre, vaste et lumineux, mais, avec cela, juste, précis, et conduit par un grand sens et une capacité extraordinaires, qui le rendoit très laborieux par la facilité avec laquelle il travailloit. C'étoit aussi le meilleur et le plus serviable ami, et de gens et de race, le plus dangereux et le plus implacable ennemi, et dans la même étendue, et le rémunérateur le plus attentif de tout bien et de tout mal, et qui, pour toutes ces choses, et surtout pour son autorité et sa fortune, ne s'embarrassoit pas des moyens, mais très soigneux de les cacher pour sa réputation. Il se l'acquit telle, qu'il passa rapidement à l'intendance de Languedoc, que toute autre puissance y disparut devant la sienne, qu'il y décida tout, et qu'en roi absolu il y régna trente ans de suite avec un pouvoir despotique, et sans être jamais barré ni dédit de rien par la cour. Les ministres, qui l'y craignoient, n'étoient occupés, à son égard, qu'à l'empêcher d'y venir et d'y entrer

1. Saint-Simon a appliqué à Mme de Thuisy, morte en 1717, cette Addition, qui se rapporte à Mme de Toisy. S'en étant aperçu après coup, il a ajouté à la suite de l'Addition cette note : « C'est Mme de Thoysy, et non Mme de Thuisy, qui a fait ce don aux Noailles, laquelle n'étoit point sœur des Caumartins, qui est celle dont il s'agit ici. »

dans le ministère, où il les auroit tous effacés et subjugués, et, pour cela, le faisoient regarder au Roi comme d'une nécessité absolue à gouverner le Languedoc, où ils le rendoient eux-mêmes le maître de tout, pour lui ôter l'envie de changer cet empire tout établi contre des espérances incertaines et dangereuses de monter plus haut en revenant à Paris. Il le sentoit, et se contentoit sagement de son partage au point où il l'avoit poussé[1]. Sa surdité, qui le prit d'assez bonne heure, lui en fut encore une raison, et dont les ministres surent faire usage; elle augmenta toujours, tellement que, les dix ou douze dernières aanées qu'il fut en Languedoc, il mettoit deux pièces de son appartement entre la sienne et celle où étoient ses gens ou ceux qui l'attendoient, toutes les fois qu'il falloit parler à quelqu'un en particulier. Enfin, après avoir détruit et fait mourir le cardinal Bonsy, dominé tous les commandants, dont aucun ne subsistoit qu'autant qu'il le vouloit bien, et ne faisoit pas la moindre chose sans son attache, régenté le parlement de Toulouse à baguette, conduit les états par la lisière, et régné en plein sur chacun, quel qu'il fût, et sur la totalité de cette grande province, il n'en sortit que sur ses instances réitérées. Accablé de goutte et de surdité, il revint à Paris, où il y avoit plus de trente ans qu'il n'avoit mis le pied, et où il ne connoissoit presque plus personne; hors d'état de former de nouvelles liaisons par son âge et ses infirmités, il s'enterra dans sa famille, où l'ennui le consuma bientôt. Son fils, qu'il avoit fait conseiller d'État, lui dut de n'avoir pas été plus que perdu pour des affaires affreuses qu'il se fit dans son intendance de Guyenne; sa bêtise, sa brutalité et son avarice n'empêchèrent pas, dans les suites, Peletier des Forts, qui avoit épousé sa sœur, de le faire conseiller au conseil royal des finances et de prendre en lui, étant contrôleur général, une confiance qui le perdit, et qui ne toucha pas à la fortune de celui qui mérita de la perdre, et pis, cette fois après d'autres. Et voilà le monde et ses révolutions! Il ne faut pas oublier que Bâville fut l'inventeur de la capitation et de beaucoup d'autres pareilles inventions d'argent. Il l'avoit proposée et pressée du temps que le chancelier de Pontchartrain avoit les finances, qui rejeta avec horreur un impôt trop facile à pousser aussi haut qu'on voudroit et à faire durer toujours. D'autres temps et d'autres ministres y ont été plus favorables, et Bâville en recueillit tout le gré : plaise à Dieu qu'il n'en ressente pas tout le poids!

469. *La comtesse d'Almond Montecuculli.*

(Page 92.)

13 janvier 1689. — Autre erreur quand il[2] dit que Mme de Montecuculli fut assise comme dame d'honneur : cette charge, en France, ni

1. Ce qui suit correspond au passage des *Mémoires* où est racontée la retraite de Bâville, année 1718, t. XIV, p. 299.
2. Dangeau.

en Angleterre, ne donne aucun rang; et de plus, il y en a plusieurs en Angleterre, et la reine d'Angleterre en avoit elle-même plus d'une à Saint-Germain. Mme Bulkeley l'étoit dès lors, dont la fille épousa depuis le duc de Berwick, et Mme Bulkeley ne fut jamais assise. Cela mit une grande jalousie entre elles deux, qui paroissoient[1] souvent à notre cour, quand la reine les y amenoit, et Mme Bulkeley ne s'accoutuma jamais à une telle différence, dont elle se plaignoit aussi amèrement qu'inutilement. Cette Montecuculli l'étoit par elle-même et avoit été nourrie d'enfance à Modène auprès de la reine d'Angleterre. Elle épousa depuis un gentilhomme de Bologne nommé Davia, dont le frère devint un cardinal très distingué. Pour lui, c'étoit peu de chose. Lorsque Jacques II monta sur le trône, la reine sa femme manda sa favorite d'Italie, et fit donner à son mari le titre de comte de Dalmond en Irlande. Le Roi, qui, en tout, vouloit faire plaisir à la reine d'Angleterre, et qui ne la vit suivie que d'une seule[2] duchesse, la convia de choisir une autre de ses dames pour lui faire le même honneur : Davia étoit absent, étranger et léger par trop pour être fait duc par le roi Jacques, et la reine d'Angleterre fit pour elle, aux deux cours, ce que Louis XIV a fait pour MM. d'Espinoy, d'Isenghien et d'autres, par ce qu'on appelle un tabouret de grâce.

470. *Béchameil.*

(Page 94.)

4 mai 1703. — Béchameil étoit beau-père de Desmaretz qui fut depuis contrôleur général des finances après en avoir été ignominieusement chassé, et du comte de Cossé devenu duc de Brissac par la mort du frère de la dernière maréchale de Villeroy sans enfants, et père de Nointel pour qui Monsieur obtint l'intendance de Bretagne et une place de conseiller d'État. Ce Béchameil avoit été fort dans les affaires, mais avec bonne réputation, et aimoit singulièrement la bonne compagnie de la cour, qu'il attiroit chez lui par le jeu, par la chère la plus exquise, et par le goût le plus raffiné en tout. C'est lui qui a fait ce qu'il y a de plus beau à Saint-Cloud pour la maison et pour les jardins, et le Roi le consultoit quelquefois sur les siens. Il dépensa des trésors à Nointel, en Beauvoisis, où il menoit grande compagnie. Ce fut à cette occasion que le comte de Fiesque fit cette chanson si plaisante de son entrée dans Nointel, dont le refrain est : « Vive le Roi et Béchameil son favori! » du ridicule de laquelle il n'est jamais revenu, et dont le Roi, avec toute sa grave majesté, rit aux larmes. Il avoit été bien fait et au gré des dames. Il prétendit ressembler au duc[3] de Gramont. Le comte de Gramont, le voyant un jour devant lui aux Tuileries, paria qu'il lui donneroit un coup de pied de toute sa force dans le cul, et que Bécha-

1. *Paroissoit* corrigé en *paroissoient*.
2. *Seule* a été ajouté en interligne.
3. Le copiste a écrit, en interligne : Cte, par mégarde.

meil, au lieu de se fâcher, l'en remercieroit. Et en effet il le fit, puis lui demanda mille pardons, et lui dit qu'il l'avoit pris pour son neveu : dont l'autre fut comblé d'aise et de reconnoissance.

471. *La duchesse de Ventadour dame d'honneur de Madame.*

(Page 100.)

8 juin 1684. — Mme de Ventadour étoit fort belle et fort agréable, son mari très laid et très contrefait : ils étoient très mal ensemble, et les choses étoient allées souvent fort loin ; elle avoit été en plus d'un convent, et y étoit alors fort à l'étroit. Le duc de Villeroy (depuis maréchal) l'en tira par cette voie, qui parut si étrange au Roi, qu'il demanda à Monsieur si sa famille y consentoit. On l'avoit gagnée, et on se soucia peu du mari, dont la débauche et une absence continuelle de la cour ne lui donnoit pas grande considération. La maréchale du Plessis étoit dame d'honneur de Madame, lorsqu'elle devint duchesse, et Monsieur se fit une affaire que le maréchal et elle demeurassent à lui dans cette dignité, et que le petit duc de Choiseul, encore enfant à la mort de son grand-père, en gardât la charge ; et ce fut pour cela que sa mère, quoique remariée à Clérembault, demeura dame d'honneur. Jusque-là, les fils de France n'avoient pas songé à avoir des ducs et des duchesses à eux, et beaucoup moins ceux-ci à y être[1].

472. *La duchesse de Brancas dame d'honneur de Madame.*

(Page 100.)

10 juillet 1703. — La duchesse de Brancas étoit sœur de la princesse d'Harcourt, et complètement différentes l'une de l'autre. Elles étoient filles de ce Brancas chevalier d'honneur de la Reine, si connu par ses étranges distractions, et que la Bruyère a si agréablement racontées dans ses *Caractères de Théophraste*. Il avoit épousé une Garnier, fille de rien, mais très riche, dont il eut ces deux sœurs. L'aînée mariée, il voulut prendre le duc de Brancas pour l'autre, qui avoit peu, et lui pas beaucoup, qui étoit son pupille, tout jeune, et beaucoup plus que sa fille. Le petit garçon n'en vouloit point : il lui fit parler par le Roi et le paqueta. Cela fit un mariage très malheureux. Le mari, très débauché et peu tourné aux femmes, traita la sienne au plus mal, quoiqu'il en eût plusieurs enfants, mangea beaucoup, et poussa souvent à bout sa vertu et sa constance. Elle n'avoit le plus souvent, d'habits et de chemises, que ce que la maréchale de Chamilly, son amie intime, lui en donnoit, qui, souvent aussi, l'emmenoit chez elle après des scènes où les coups de poing et de pied n'étoient pas épargnés. Tant fut procédé, que le duc de Brancas consentit à la battre devant le monde pour

1. Comparez une autre Addition, au tome III du *Journal*, p. 344.

causer une séparation dans les formes, et cela fut exécuté; mais le vivre de la pauvre femme fut réglé si court, parce qu'il n'y avoit plus d'étoffe, qu'elle mouroit de faim; et voilà ce qui la mit en servage.

473. *Mort du comte d'Aubigné.*

(Page 113.)

26 mai 1703. — Ce fut une grande délivrance pour Mme de Maintenon que la mort de son frère, duquel elle drapa. Il y avoit longtemps que Madot, prêtre de Saint-Sulpice, ne le quittoit point, à leur grand ennui à tous deux, et qu'on le promenoit aux eaux et où l'on pouvoit, pour l'éloigner du monde, où il disoit son avis fort librement sur sa sœur et de tout, et parloit volontiers du beau-frère, et en ces mêmes termes. On s'est étendu sur lui à l'occasion du mariage de sa fille unique avec le duc de Noailles.

474. *Monsieur Arnauld.*

(Page 118.)

29 juillet 1690. — Saint-Évremond en bagatelles, M. Arnauld en matières théologiques et autres savantes, ont été si connus, et ce dernier fait encore tant de bruit, qu'on croit inutile d'en parler ici.

475. *Gourville.*

(Pages 123-124.)

19 mars 1703[1]. — .... Gourville, si connu par la figure qu'il a faite dans la maison de Condé et par les Mémoires qu'il a laissés, avoit[2] été laquais de M. de la Rochefoucauld le grand-père, et ne l'avoit jamais oublié, quoiqu'il eût secrètement épousé l'aînée des sœurs de celui-ci, avec qui il n'en étoit pas moins bien.

476. *Gourville et ses domestiques.*

(Page 127.)

14 juin 1703. — Ce Gourville est celui dont il est parlé p. 176[3], et si connu, qu'il n'y a rien à en ajouter, sinon que, depuis plusieurs années, il avoit déclaré à ses domestiques qu'il ne laisseroit rien à pas un, mais qu'il leur augmenteroit leurs gages chaque année; et il l'exécuta fidèlement.

477. *Le neveu de Gourville.*

(Page 127.)

5 mars 1718. — Ce Gourville étoit neveu de Gourville du grand prince de Condé, si connu dans les troubles de la minorité de Louis XIV, et si longtemps depuis.

1. Le commencement de cette Addition a été placé ci-dessus, n° 464.
2. Après *avoit*, on a biffé *aussi*. — 3. L'Addition précédente.

478. *Le cardinal Bonsy.*

(Pages 134-135.)

16 juillet 1703. — Le cardinal Bonsy est peut-être le plus grand exemple qu'on ait vu de l'empire des intendants. Ces Bonsy sont Florentins, alliés aux Médicis, et en emplois distingués depuis plusieurs siècles. Catherine de Médicis, dont le mariage avoit été négocié par un Bonsy évêque de Terracine, de la part du Pape son oncle, en amena en France; elle en fit un évêque de Béziers, et un autre fut tué devant Amiens, qu'elle protégeoit dans les armes. Un autre Bonsy, qui lui succéda dans cet évêché, fit le mariage d'Henri IV et de Marie de Médicis, laquelle obtint pour lui le nouveau titre de son grand aumônier, et ce n'est qu'à cette époque qu'a commencé cette charge, l'unique qui porte le nom de *grand* chez la Reine. Henri IV lui procura, en 1611, le chapeau de cardinal de Paul III, c'est-à-dire un an après sa mort; mais il l'avoit nommé, et la Reine régente eut soin de faire valoir cette nomination. Deux autres Bonsy lui succédèrent dans ce même évêché, et enfin le dernier cardinal Bonsy l'eut aussi après eux, d'où il passa à Toulouse, et enfin à Narbonne, grand aumônier de la reine Marie-Thérèse. Il fit le mariage peu heureux d'une fille de Gaston avec le feu Grand-Duc, alla ambassadeur à Venise, puis deux fois en Pologne, d'où il rapporta la nomination au cardinalat du roi Casimir, qu'il avoit empêché d'abdiquer, et qui ayant abdiqué depuis son retour, on le renvoya pour l'élection de Michel Wisniowiecki, dont il vint à bout. Il fut cardinal, en 1672, de Clément X, et s'est trouvé depuis en plusieurs conclaves et négociations à Rome. C'étoit un homme charmant par l'agrément de son esprit, la douceur et la finesse de ses manières, sa politesse, sa bonté et sa magnificence. Le Roi l'aimoit et l'estimoit avec une grande distinction, et il faisoit les délices des lieux où il se trouvoit. Il fut longtemps maître absolu du Languedoc, moins pour sa dignité de président-né des États, rehaussée de la faveur et de la pourpre, que par l'amour de la province, dont il avoit les cœurs, et sa capacité dans les affaires. Comme il n'avoit point, ou trop peu de patrimoine, il avoit marié sa sœur à M. de Castries, un des barons des états et gouverneur de Montpellier, à qui il procura l'Ordre dès la promotion de 1661. Bâville, cadet du feu premier président de Lamoignon, vint intendant en Languedoc, et peu à peu y voulut être le maître. C'étoit une tête de fer, beaucoup d'esprit, de savoir et de capacité, de travail et d'industrie, d'un manège infini, et à qui rien ne coûtoit pour venir à bout de ce qu'il avoit résolu. La révocation de l'édit de Nantes et les dragonnades qui suivirent lui ouvrirent un vaste champ de faire sa cour. Il n'en perdit aucune, saisit les ministres, et, quand il se vit bien appuyé, il comprit qu'en renversant le cardinal Bonsy, rien ne s'opposeroit plus à sa toute-puissance : aussi fit-il contre à son égard, de ruse d'abord, de plaintes après, à découvert ensuite.

La guerre devint à partis formés, et implacable de la part de Bâville, qui savoit aimer et haïr, et ne jamais oublier. Enfin, après avoir bien lassé le cardinal et l'avoir longuement nourri de dégoût, il lui procura un éclat qui l'accabla. Il avoit été beau et galant, et la vérité est qu'une Mme de Ganges pouvoit beaucoup trop sur lui. Ce nom est fatalement célèbre en amour dans cette province, et les mesures n'étoient pas même gardées. Bâville prit le Roi par la conscience sur cet article; il obtint enfin un ordre d'enlever cette dame, après avoir procuré au cardinal plusieurs avis de la cour très mortifiants, mais qui n'avoient pu l'en séparer. Bâville fit exécuter cet ordre avec tout l'éclat qu'il y put mettre, et le cardinal en tomba dans un désespoir qui attaqua sa santé. Il crut faire bouclier de la protection de M. du Maine, gouverneur du Languedoc, et maria son neveu à une fille du duc de Vivonne, frère de Mme de Montespan. M. du Maine fit le mariage. Elle n'avoit rien : la protection et les promesses furent la dot, qui, l'affaire faite, s'en alla en fumée. Le mal caduc fut la suite et l'effet des cuisants déplaisirs du cardinal, qui se vit toujours aimé, mais déchu de tout crédit dans la province où il avoit si longuement régné, et tous ses serviteurs et ses amis ou désertés, ou en proie aux coups redoublés de Bâville. Il fit quelques voyages à la cour, où il n'étoit plus rien de ce qu'il avoit été, et, en dernier lieu, [obligé?] de ne sortir pas de sa chambre sans son médecin et son aumônier, en cas d'accident subit, qui étoient fréquents et qui l'avoient comme hébété.

479. *Le duc de la Ferté.*

(Page 147.)

1er août 1703. — Le duc de la Ferté étoit fils du maréchal de la Ferté-Saint-Nectaire et d'une Angennes, la première de cette qualité qui se soit publiquement déshonorée. Il avoit épousé une fille de la maréchale de la Motte, sœur des duchesses d'Aumont et de Ventadour, qui n'en dut rien à sa belle-mère ; mais le monde commençoit à y être plus accoutumé. Ils vécurent séparés, et toujours mal ensemble. Le duc de la Ferté avoit toujours servi avec distinction en capacité et valeur, mais avec de grandes disparades. Il avoit été, à diverses reprises, bien et mal avec le Roi, et jamais avec indifférence. C'étoit le plus agréable et le plus fort débauché de son temps, qui a tué bien des gens à table, où il avoit bien plus d'esprit qu'ailleurs ; du reste, incapable de rien de suivi ni de sérieux, et se moquant volontiers de tout. Il mourut fort pénitent, et fort changé les dernières années. Son frère s'étoit fait jésuite malgré le maréchal, et s'en repentit bien par les suites. Il fut grand prédicateur, et même directeur ; mais il se barbouilla dans sa compagnie, et ne s'y raccommoda jamais bien. Il avoit aussi beaucoup d'esprit, plus que son frère, et qui auroit été tourné comme le sien ; tous deux bien faits et de fort bonne mine.

480. *Le chevalier de la Ferté.*

(Page 149.)

19 juillet 1703. — Le chevalier de la Ferté ne fit jamais rien en sa vie de si bien que de se noyer. Il avoit volé la vaisselle du comte d'Estrées, depuis dernier maréchal d'Estrées, qui eut la générosité d'en étouffer le bruit. C'étoit peut-être une des actions de ce chevalier des moins malhonnêtes.

481. *Villars et l'électeur de Bavière.*

(Page 154.)

31 octobre 1703. — La diversité des projets, l'autorité que le maréchal de Villars vouloit prendre, mais surtout l'énormité des contributions dont le maréchal de Villars s'enrichit aux dépens d'amis et d'ennemis, et les mouvements des troupes françoises qui en dépendoient pour les étendre et les prolonger, à ce que l'Électeur reprochoit au maréchal, les brouillèrent. L'Électeur, de dépit, conçut le projet du Tyrol, qu'il exécuta malgré le maréchal, qui ne l'y voulut point aider, et dont l'idée étoit fausse ; et le succès, qui n'aboutit à rien, fit perdre bien du temps, et nuisit beaucoup aux affaires, qui avoient cependant été poussées plus heureusement ailleurs. Cela acheva de les rendre incompatibles, outre que le maréchal, jaloux de sa femme, à qui le Roi ne voulut pas permettre de passer en Bavière, et n'espérant plus de monter à une fortune plus haute par la faveur de l'Électeur, qu'il avoit plus que perdue, ne cherchoit, depuis que sa main fut faite, que les prétextes de retour avec son butin.

482. *Les commissaires de l'ordre du Saint-Esprit.*

(Page 185.)

2 janvier 1716. — Ces commissaires de l'ordre du Saint-Esprit sont un prélat commandeur et deux chevaliers, dont l'un est duc, et l'autre ne l'est pas, qui doivent être nommés tous les ans par le chapitre. Leur fonction est de veiller dans l'année aux affaires de l'Ordre, comme à la conservation de ses privilèges et de ses deniers, assister aux comptes avec le chancelier et le grand trésorier, être, en un mot, en tout, les hommes de l'Ordre pendant cette année, et représenter au Roi ce qu'il convient sur ce qui le regarde, s'il y a occasion, et, lorsque les Statuts étoient observés[1], prendre garde s'il s'élève quelque querelle entre les chevaliers, s'en entremettre pour les accommoder, ou pour en avertir le Roi ; pareillement, sur la décence et l'observation des cérémonies et des Statuts, avertir les chevaliers qui notablement y

1. Ce membre de phrase incident a été biffé.

manquent en quelque chose de public; ou faire que le Roi y mette ordre, et, après leur année, rendre compte au chapitre de tout ce qui s'est passé pendant leur administration, où les deux suppléent en tout à l'absence du troisième, et, pour les choses qui seroient urgentes, un seul en l'absence des deux. Le chancelier est toujours commissaire-né, comme surintendant de l'Ordre, et peut autant que chacun des trois commissaires, à la différence des trois autres grands officiers, qui ne le sont que pour ce qui concerne chacun sa charge. C'est au chancelier à les assembler, quand il y a lieu de le faire, et toujours chez lui, non par supériorité, mais parce que les papiers sont censés chez lui, et que les autres officiers, grands et petits, y apportent les leurs. Les commissaires peuvent aussi s'assembler d'eux-mêmes, ou à la réquisition de l'un d'eux, quand ils le trouvent à propos; mais, depuis qu'il n'y a plus d'observation de règle et de Statuts, et qu'on se moqueroit de qui voudroit en parler, qu'il n'y a plus ni chapitre ni rien de sérieux, les grands officiers se sont peu à peu emparés de l'Ordre par leur nécessaire gestion, chacun dans son office, et par l'autorité de leurs personnes, presque toujours dans les principaux emplois du ministère. Les commissaires sont nommés par le chancelier, ne savent et ne s'informent de rien de ce qui se passe en aucun genre dans l'Ordre, et n'ont ainsi aucun compte à rendre, ni plus personne à qui le rendre, par la cessation des chapitres. Ils ne se mêlent de quoi que ce soit, et ne servent que pour la forme à mettre leur signature au bas des comptes, à la courte reddition desquels on leur dit ce que l'on veut, sans qu'ils s'informent de rien, ni qu'ils aient crédit ni autorité sur quoi que ce soit. Ils sont dans l'ignorance entière s'il y a de l'argent, ce qu'il devient, s'il n'y en a pas; c'est le chancelier et le grand trésorier qui font ensemble ce qui leur plaît là-dessus. L'abbé de Pomponne, qui, lors de la promotion de 1724, trouva le trésor fort rempli par la longue et nombreuse vacance de colliers, et par conséquent de pensions de mille écus accumulées, proposa, quelque temps après que M. le cardinal de Fleury fut devenu premier ministre, d'employer ces fonds à rembourser les brevets de retenue des grands officiers de l'Ordre sur leurs charges, afin qu'à leur mort le Roi en pût disposer plus librement et en faire de plus grandes grâces. M. le cardinal le trouva bon, et le fit agréer au Roi. Le duc de Villars-Brancas et le comte du Luc étoient lors commissaires, présents à Paris, et le prélat en son diocèse. Au premier chapitre d'après cet agrément secret, l'abbé de Pomponne, en y entrant, en étrangla un mot aux deux commissaires sans leur donner le loisir de rien, car on entroit dans le cabinet du Roi, là debout, découverts, sans ordre ni rang, et les uns sur les autres autour de la table du Conseil, le Roi au haut bout, debout aussi et découvert, l'abbé de Pomponne à l'autre bout, comme sont depuis longtemps tous les chapitres. L'abbé, en deux mots, proposa l'affaire; personne ne dit mot, ni le Roi non plus, comme de coutume, et l'affaire fut censée passée de la sorte. Pendant l'appel des chevaliers, qui se fit l'instant d'après, comme à l'ordinaire, pour se ranger en ordre de marche, chacun parla à son voisin avec grand scandale, et ce fut tout. Monsieur le Duc seulement, qui rencontra le duc de Brancas après la cérémonie, en passa un peu fortement sa mauvaise humeur sur lui, comme étant un des commissaires, qui s'excusa comme il put sur la surprise, sur son compagnon, et sur ce que, sur[1] la chose qu'ils voyoient convenue, ils n'avoient osé parler. Ainsi ces quatre grands officiers mirent en poche leurs brevets de retenue aux dépens de l'Ordre, dont ils eurent leurs gages avec le revenu de l'argent dont ils les avoient achetés, sans préjudices de l'espérance de vendre leurs charges, quand il leur plaira, tout aussi cher ou plus, ou d'en obtenir dans quelque temps de nouveaux brevets de retenue. De cet exemple récent, fort et public, on peut juger de tout le reste. Pour les registres, et ce qui regarde les charges du prévôt, grand maître des cérémonies et du greffier, comme ce n'est point finance, ces messieurs en sont les maîtres indépendants du surintendant de l'Ordre, et y font chacun tout ce qui leur plaît, sans que qui que ce soit en ait connoissance, ni ait moyen d'y regarder jamais.

483 et 484. *M. de Rhodes grand maître des cérémonies de l'Ordre.*

(Page 185.)

30 janvier 1685. — La charge de grand maître des cérémonies fut créée par Henri III, prêtant serment entre les mains du grand maître de France, qui auparavant régloit les cérémonies, et ne s'en mêla plus depuis. M. de Rhodes fit sa cour au Roi de la prendre, et encore plus de préférer d'être prévôt et grand maître des cérémonies de l'ordre du Saint-Esprit, à son institution, à être chevalier de cet ordre, dont il eut le choix. C'est ce qui mit des preuves à cette charge de l'Ordre. M. de Rhodes étoit de bien loin au-dessus de ces charges : il y eut un Pot à la première promotion de la Toison d'or.

20 mars 1701. — Il falloit ajouter[2] que ce M. de Rhodes eut le choix d'être chevalier du Saint-Esprit à la première promotion qui s'en fit, ou prévôt et maître des cérémonies de l'Ordre. Henri III se plaisoit fort aux cérémonies, et étoit entêté de celles de ce nouvel ordre. Rhodes étoit déjà grand maître des cérémonies de France, et cela le détermina au choix; mais il voulut faire preuve comme les chevaliers, et ce fut peut-être ce qui engagea le chevalier de Cheverny, qui fut le premier chancelier de l'ordre du Saint-Esprit, de demander la même chose : tellement que ces deux charges sont demeurées en cette possession depuis. Il y avoit loin des Hurault aux Pots : un Pot fut chevalier de la Toison d'or à l'institution de cet ordre. Comme cette maison est éteinte, ce n'est pas la peine de s'y étendre.

1. *Sur* est ajouté en interligne. — 2. A ce que Dangeau avait dit.

485. *Le carrosse du chancelier de l'Ordre entre au Louvre.*
(Page 186.)

18 janvier 1701. — Ce fait de l'entrée du carrosse du chancelier de l'Ordre, et même de sa femme, est vrai. On ne sait d'où vient ce privilège, qui n'est point dans les statuts de l'Ordre. Il est à présumer que cet usage a été usurpé, puis passé en coutume, et enfin en droit, par ceux qui ont succédé à cette charge à M. de Cheverny, chancelier de France, qui fut le premier chancelier de l'Ordre, et dont le carrosse entroit comme officier de la couronne.

486. *L'élévation des Villeroy.*
(Page 194.)

12 février 1694. — Voici la parenté du marquis d'Alincourt avec Mlle de Louvois. Il n'est pas à propos de remonter plus haut dans les Villeroy que le célèbre Nicolas de Neufville, avec la fille de M. de l'Aubespine[1] qui mit les secrétaires d'État hors de page, en avoit deux charges et signa le premier : *Pour le Roi,* donna sa fille et une de ses charges de secrétaire d'État à Villeroy, à qui il avoit reconnu beaucoup d'esprit et de capacité en travaillant dans ses bureaux. Il fut aussi grand ministre, aussi ligueur que son beau-père, et aussi avant dans la confidence de la Reine mère. Les liaisons de la Ligue lui [en] avoient donné de fort étroites avec Mandelot, chevalier de l'Ordre et gouverneur de Lyon, Lyonnois et Beaujolois, qui aboutirent au mariage de leurs enfants, avec la survivance de ce gouvernement pour Alincourt, qui n'en eut que deux filles, dont l'aînée épousa Puysieulx, secrétaire d'État, fils du chancelier de Sillery, et mourut peu après sans enfants ; l'autre, le marquis de Courtenvaux, chevalier de l'Ordre et premier gentilhomme de la chambre, fils du maréchal de Souvré gouverneur de Louis XIII. Ce marquis de Courtenvaux étoit frère du commandeur de Souvré grand prieur de France et ambassadeur de Malte, si connu par ses privances avec la Reine mère et le cardinal Mazarin, et de Mme de Lansac gouvernante de Louis XIV, grand mère maternelle de la maréchale de la Motte gouvernante de Monseigneur et des enfants de France. M. d'Alincourt, étant veuf, se remaria à la fille du célèbre Harlay-Sancy, dont il eut le maréchal de Villeroy gouverneur de Louis XIV, l'archevêque de Lyon, etc., qui étoient frères de père de Mme de Courtenvaux, laquelle eut un fils mort de bonne heure, qui, de Marguerite Barentin, ne laissa qu'une fille unique, dernière de la maison de Souvré, qui épousa M. de Louvois. Le père de Mme de Louvois étoit ainsi cousin germain du second maréchal de Villeroy gouverneur de

1. Les douze derniers mots ont été biffés une première fois, et remplacés en interligne par *cette alliance avec le célèbre M. de Laubespine,* puis ceux-là par *le célèbre Nicolas de Neuville.*

Louis XIV, et Mme de Louvois issue de germaine du marquis d'Alincourt qui devint duc de Villeroy et son gendre. Or, ce qui acheva de mettre MM. de Villeroy en passe de seigneurs fut ce gouvernement de Lyon possédé par Alincourt après la mort de Mandelot, son premier beau-père. Le connétable de Lesdiguières, qui passoit sa vie dans son gouvernement de Dauphiné, qui commandoit en Provence, et qui étoit plus roi que gouverneur dans ces provinces, voulut l'être pareillement de Lyon, Lyonnois et Beaujolois, qui arrondissoit si fort son gâteau. Ce fut l'unique cause du choix qu'il fit du marquis, depuis premier maréchal de Villeroy, pour épouser une fille du maréchal de Créquy et de sa fille, quoique les plus grands partis de France lui fussent offerts, et, en faisant ce mariage, il obtint la survivance de ce gouvernement de Lyon qu'avoit Alincourt pour Villeroy, et l'accrut ainsi par une alliance de laquelle Alincourt ni son fils n'avoient osé se flatter, et dont ils surent tirer tous les avantages.

487, 488 et 489. *Les râpés et les promesses de l'Ordre.*

(Page 208.)

5 mai 1700. — Voici ce que c'est que ces râpés, et l'abus du total. Les quatre grandes charges de l'Ordre sont vénales. Les deux premières font preuves comme les chevaliers; les deux dernières n'en font point. Les titulaires, toujours gens de faveur et presque toujours secrétaires d'État ou ministres, ont commencé par obtenir des survivances pour leurs enfants, moyennant quoi le père et le fils ont porté l'Ordre en même temps sur la même charge. Ensuite ils sont venus à la vendre au bout de plus de vingt ans de possession, et ont établi qu'au bout de vingt ans ils garderoient l'Ordre, comme officiers vétérans, en vendant leur charge; puis, ont introduit qu'à la vente ou au don d'une charge, par exemple en don comme au cas dont il s'agit[1], on fait semblant de la donner à un homme qui en prête le serment et en a des provisions, et, de convention faite, cet homme, au bout de quatre jours, la rend à celui à qui le vrai dessein est de la donner, ou qui d'abord l'a achetée : auquel cas on simule deux ventes. Le premier des deux garde l'Ordre, et l'autre, à qui la charge demeure, le porte aussi, et c'est le premier qui ne l'a eue que quatre jours qui s'appelle un *râpé*. Mais ce qu'ils ont fait de plus rare, c'est qu'à ces vétérans, et même à ces râpés, on expédie un brevet de promesse d'être fait chevalier de l'Ordre à la première promotion, et, en même temps, de porter l'Ordre en attendant; et cela à gens de robe ou de plume, et d'état avec lequel il est incompatible d'être chevalier de l'Ordre.

2 septembre 1703. — Ces *râpés* du Saint-Esprit, comme on les appelle en dérision, et ces *vétérances*, comme disent ceux qui les ont

1. Le don à M. de la Vrillière de la charge laissée par son père Châteauneuf.

ou qui en sont susceptibles, sont un abus tout à fait rare en toutes ses parties. Il est inconnu par les statuts et vrais et premiers, et derniers et altérés, et ne se soutient que par d'autres abus encore plus étranges. Voici comme cela se fait. Un des quatre officiers commandeurs de l'Ordre, qui vend sa charge, en donne sa démission, et obtient en même temps un brevet de promesse d'être fait chevalier de l'Ordre à la première promotion, et, en attendant, de continuer à porter l'Ordre. Or, cette promesse est à condition de n'être point effectuée. Il n'y a point d'exemple qu'elle l'ait jamais été, et ceux de cette condition qui ne sont point gens d'épée, mais de robe ou de plume, sont, par cela même, incapables d'être chevaliers de l'Ordre. De cet abus un autre. Un officier vend ; mais, au lieu du vrai acquéreur, quelqu'un que le Roi veut bien gratifier se présente entre-deux, et fait un contrat d'acquisition simulé, en vertu duquel il prête serment et reçoit le cordon bleu aussitôt après. On lui expédie le brevet dont on vient de parler, et il fait un contrat de vente simulé au véritable acquéreur, qui paye au premier vendeur, prête serment et reçoit le cordon bleu : de façon qu'il n'en coûte rien à celui d'entre-deux que payer le serment et le notaire ; et cet entre-deux s'est ainsi multiplié à deux et à trois, tout à la fois, sur la même charge. Ce brevet de promesse de l'Ordre est imité de l'ancien usage de faire des promotions. Quand il y avoit des colliers vacants que le Roi vouloit remplir en tout ou en partie, le Roi disoit au chapitre le nombre où il vouloit s'arrêter, et présentoit une liste du double de ce nombre. Les chevaliers donnoient leur voix, et la pluralité faisoit la promotion tirée de cette liste. Ceux qui étoient dessus, et qui n'avoient pas eu la pluralité, n'étoient point chevaliers de l'Ordre, et il n'y a presque point d'exemple qu'aucuns de ceux-là y soient revenus dans la suite ; mais, pour les consoler, on leur expédioit un brevet de promesse de l'Ordre à la première promotion, et ce sont ces sortes de brevets qu'on a montrés depuis pour faire accroire aux gens peu instruits qu'on avoit eu dans sa famille un chevalier de l'Ordre nommé, mais mort avant d'avoir pu l'être, et qu'on leur a donné ce vain titre dans les leurs. La fin d'Henri IV intervertit cette façon de faire les promotions, qui peu à peu est tombée en oubli, et les chapitres en peinture, tels qu'on les voit aujourd'hui ; mais ce qui a achevé d'y mettre le désordre tel qu'il y est depuis le milieu du dernier règne, c'est le crédit des ministres qui n'ont pas voulu se détacher des charges de l'Ordre, et qui n'ont pu souffrir d'être debout et découverts au bas bout de la table, où le chancelier de l'Ordre, seul d'entre eux, étoit assis et couvert, ce qui lui vint de M. de Cheverny, premier chancelier de l'Ordre, et alors depuis longtemps chancelier de France, et les chevaliers assis et couverts le long de la table des deux côtés, le Roi seul au haut bout : moyennant quoi il n'y a plus ni ordre, ni opinion, ni personne assis, encore moins couvert, pas même le Roi. C'est encore la même raison qui a banni le repas que le Roi faisoit avec les chevaliers après chaque cérémonie, en séance de réfectoire, où le chancelier de l'Ordre étoit admis après le dernier chevalier, tandis que les trois autres grands officiers mangeoient dans une salle à part avec les petits officiers de l'Ordre, et à la même table. Tout cela a donc fait une sorte d'égalité entre les chevaliers et les officiers, lesquels, peu à peu, ont changé le cordon bleu qui entouroit leurs armes en colliers comme les chevaliers, à qui leur autorité de ministres l'a fait souffrir et laissé tourner en usage. Depuis, MM. de la Vrillière, Colbert et quelques autres ont été représentés sur leurs tombeaux avec le grand manteau et le collier de l'Ordre, tout comme des véritables chevaliers. Ils n'ont pu encore arriver à la parité du grand manteau, ni à porter le collier; en attendant, ils ont pris, pour la première fois que cela se soit vu, des bouquets de plumes, dès le commencement des cérémonies de l'Ordre sous le roi d'aujourd'hui. Ce qu'ils ont fait de plus solide a été de se rendre maîtres indépendants et absolus des deniers de l'Ordre et du marc d'or.

24 novembre 1713. — On a vu, aux Additions sur la fin de l'année 1698[1], ce que c'est que ces râpés des grands officiers de l'Ordre, et plusieurs curiosités sur cette même matière de l'ordre du Saint-Esprit.

490. *Le cardinal Portocarrero colonel des gardes du roi d'Espagne.*

(Page 234.)

14 février 1703. — On voulut contenter le cardinal Portocarrero de ce bizarre présent du régiment des gardes. Mme des Ursins avoit empaumé entièrement la reine d'Espagne, et cette reine le roi son mari. Mme des Ursins vouloit gouverner, et ne se put contenter d'une simple influence. Les cardinaux d'Estrées et Portocarrero ne s'en aperçurent que quand il n'en fut plus temps, outre qu'ils comptoient sur leur plus qu'ancienne amitié avec elle, le premier ayant toute la confiance de notre cour, et le second toute l'autorité qu'il tiroit d'avoir fait faire le testament de Charles II et d'avoir été deux fois régent avec toute puissance, n'imaginant pas d'avoir à lutter contre une femme simple dame d'honneur. Cette lutte néanmoins ne tarda pas, et la chute des deux cardinaux en Espagne en fut une prompte suite, et de tous ceux qui avoient eu part au testament, ou depuis aux affaires ou à la confiance, ou même à la familiarité du roi, excepté trois ou quatre François du bas étage, dont elle sut bien s'assurer. Il sera plus d'une fois mention d'elle dans la suite.

491 et 492. *Louville en Espagne.*

(Page 240.)

15 juin 1703. — Louville étoit celui de tous ceux qui étoient à Madrid à qui Mme des Ursins faisoit le plus de caresses, et à l'expulsion

1. Il n'y a point, sur cette matière, d'autres Additions que les deux, à l'année 1700 et à l'année 1703, qui viennent d'être données.

duquel elle travailloit avec le plus de soin, parce qu'il avoit la plus grande part dans l'habitude et dans la confiance du roi d'Espagne, et dans celle du duc de Beauvillier et de Torcy, et qui avoit le plus d'esprit pour la cour et de vues et de capacité pour les affaires. Sa liaison avec les cardinaux et avec l'abbé d'Estrées, et avec tous ceux qui avoient eu part au testament, lui étoit encore insupportable[1]....

10 mars 1706. — Mme des Ursins n'avoit garde de souffrir Louville auprès du roi d'Espagne, auprès duquel elle vouloit demeurer seule, ou n'en laisser approcher que qui et comme il lui convenoit. Il avoit eu longtemps toute la confiance et toute la privance de ce prince, il avoit tout ce qu'il falloit pour se la conserver et la rendre dangereuse pour elle; il avoit celle du duc de Beauvillier, de Torcy, de plusieurs gens considérables de notre cour et ami intime de MM. d'Estrées. Il l'étoit des principaux seigneurs qui avoient approché du roi les premiers en Espagne, intimement avec le cardinal Portocarrero, avec Arias, avec Ubilla, avec ceux qui avoient eu toute la part au testament de Charles II et qui avoient gouverné d'abord. Elle le fit donc et rappeler d'ici et renvoyer de là; il en rapporta une centaine de mille francs que le roi d'Espagne lui donna, le gouvernement de Courtray[2], que la guerre lui enleva bientôt après, et des pensions, qui ne furent pas longtemps payées. Il étoit trop âgé et avoit tâté de trop de grandes choses pour se remettre à servir de colonel; il ne songea donc qu'à mener une vie privée entre Courtray, Paris et sa maison de Louville, qu'il rebâtit et accommoda fort, à sept ou huit lieues d'Étampes et de Chartres, vécut avec ses amis, dont beaucoup de considérables, et se maria, quelque temps après, à une femme d'un vrai mérite, fille de Nointel conseiller d'État et beau-frère du duc de Brissac et de Desmaretz contrôleur général des finances, puis ministre.

493. *Mme des Ursins et son écuyer d'Aubigny.*

(Page 243.)

3 janvier 1704[3]. — .... Elle avoit depuis bien des années le fils d'un procureur du Châtelet de Paris, qui, par les degrés, étoit devenu son écuyer, son secrétaire secret, son intendant et le confident de toutes choses. Il disposoit de tout chez elle, et d'elle-même, et ne s'en cachoit pas; et, Louville, avec deux autres à qui elle vouloit parler, menés par elle, de chez la reine, dans son appartement, et, pour être plus à l'écart, dans un cabinet fort retiré où cet écuyer, qui s'appeloit d'Aubigny, écrivoit ayant le dos vers la porte, ils l'entendirent se fâcher

1. La fin de cette Addition se rapporte à Orry : elle a été placée dans notre tome X, sous le n° 453.
2. Ici a été biffé : *comme on l'a veu.*
3. Le commencement et la fin de cette Addition se placeront en 1704, dans notre tome XII.

d'être interrompu, et, sans lever les yeux de sur son papier, l'apostropher, au son de sa voix, avec des épithètes de mauvais lieu et une colère plus que maritale. La princesse, rougissant, se mit à rire comme elle put, et, pour le faire apercevoir qu'ils n'étoient pas seuls : « Messieurs, dit-elle fort haut, vous voyez bien au moins que d'Aubigny n'aime pas être interrompu ; » et tout de suite, d'un ton de maîtresse, lui dit de passer de l'autre côté, et qu'il reprendroit après. Il se tourna, et, voyant la compagnie, il ne fut pas moins embarrassé qu'elle, et, s'en allant fort humblement, demanda pardon, et dit qu'en effet elle savoit bien que ce qu'il faisoit là ne vouloit pas être interrompu. Ils étoient donc sur ce pied-là ensemble, et personne ne doutoit de rien entre eux....

494. *La princesse des Ursins se défait des cardinaux d'Estrées et Portocarrero.*

(Page 245.)

3 octobre 1703. — Le cardinal Portocarrero recevoit journellement tous les dégoûts possibles dans les affaires, et tout ce qui tenoit à lui ; le cardinal d'Estrées de même. La princesse des Ursins, sûre du roi et de la reine, se jouoit d'eux. Elle avoit persuadé à Mme de Maintenon que, de Versailles, elle gouvernoit l'Espagne par elle, au lieu que ces Messieurs vouloient être indépendants ; et, ce point gagné, elle ne les ménagea plus. Le cardinal d'Estrées, dont la fortune étoit au comble, et ses neveux ducs et grands d'Espagne, n'alloit plus que par bonds et par sauts de colère et d'impatience, et ne vouloit que revenir et laisser l'abbé d'Estrées devenir là ce qu'il pourroit. Le cardinal Portocarrero, accoutumé à être maître, ne pouvoit plus souffrir tout ce qu'il lui arrivoit ; sa douceur, sa patience, son génie médiocre étoient à bout. Pour se défaire d'eux, Mme des Ursins imagina de ne faire plus tenir le Conseil qu'à dix et onze heures du soir, pour fatiguer ces vieillards par la veille et l'indécence, qui, après avoir vainement représenté l'un et l'autre, eurent plus court de cesser d'y venir. C'est ce qui fit quitter tout à fait la partie au cardinal Portocarrero, et fit presser au cardinal d'Estrées son retour.

495. *Ubilla, marquis de Rivas, congédié par Mme des Ursins.*

(Page 251.)

4 octobre 1703. — Don Antonio de Ubilla, marquis de Rivas, secrétaire de la Dépêche universelle sous Charles II, avoit écrit son testament sous lui, dont, avec le cardinal Portocarrero, il avoit été le principal instigateur, et s'en promettoit avec raison une grande reconnoissance : elle aboutit à le faire assoir au Conseil, au lieu d'y rapporter à genoux sur un carreau, et, fort peu après, de partager le même sort avec le cardinal Portocarrero, sous prétexte d'expédition plus prompte

en Espagne, et, ici, d'y mettre tout à l'exemple du Roi. Mme des Ursins anéantit la place de la Dépêche universelle en la divisant en différentes places de secrétaires d'État avec les différents départements, comme en France, pour lesquels elle choisit gens dont elle s'assura bien. Ce ne fut encore qu'un prélude; il ne fut pas long. Rivas fut bientôt congédié, et survécut à sa place et à ses espérances dans une obscurité de disgrâce qui dura jusqu'à sa mort, et du fonds de laquelle il vit bien des fortunes se faire et se défaire, et eut le plaisir de se voir, à la fin, vengé de Mme des Ursins.

496. *Saint-Évremond et sa disgrâce.*

(Page 258.)

17 octobre 1703. — Saint-Évremond est si connu dans le monde, qu'on se contentera de dire qu'une lettre qu'il écrivit au maréchal de Créquy le proscrivit pour toujours. La curiosité l'avoit attiré à Saint-Jean-de-Lutz lors du traité des Pyrénées : cette lettre en est un détail, et une critique qui développe les replis du cœur du cardinal Mazarin, et qui ne fait pas une comparaison avantageuse de sa conduite et de sa capacité avec celle du premier ministre espagnol. L'esprit et les grâces qui brillent dans cette lettre en rendent encore les raisonnements plus forts et plus piquants. Don Louis d'Haro en auroit[1] fait la fortune à l'auteur; le cardinal Mazarin l'ignora toute sa vie. Après sa mort, M. Foucquet fut arrêté, et les papiers de ses principaux amis saisis. Le maréchal de Créquy et Mme du Plessis-Bellière étoient des principaux; cette dame fut elle-même arrêtée, et, parmi ses papiers, on trouva ceux du maréchal[2] qu'il lui avoit confiés, et, dans ceux-là, cette lettre fatale, que le maréchal n'avoit pu se résoudre à brûler. Il n'étoit pas encore maréchal de France, et le besoin qu'on crut avoir le tira de cette disgrâce pour lui donner le bâton et une armée à commander ou après[3]. Les ministres, à qui cette lettre fut présentée, craignirent un si judicieux censeur; M. Colbert se piqua de reconnoissance pour son ancien maître, le Tellier l'y seconda, et le Roi, plein de sentiments vifs encore pour la mémoire du cardinal, et jaloux au dernier point sur le gouvernement, s'irrita de manière que Saint-Évremond erra longtemps caché de lieu en lieu, et, lassé enfin de ne trouver sûreté nulle part, sortit du Royaume. Il tenta souvent et inutilement d'y revenir, et on le lui offrit bien des années après, lorsqu'il ne s'y attendoit plus. Il s'étoit naturalisé à Londres, où Mme de Mazarin lui tenoit lieu de tout; il avoit déjà soixante-dix ou douze ans : il ne se soucia plus de sa patrie, et refusa d'y revenir. Il vécut encore une vingtaine d'années, et mourut en philosophe comme il avoit vécu.

1. *Auroit* est en interligne, d'une autre main, au-dessus d'*eust*, biffé.
2. La rédaction primitive est : *on en trouva au maréchal.*
3. Ainsi dans le manuscrit.

497. *Le comte de Mansfeld remplacé par le prince Eugène.*

(Page 262.)

14 juillet 1703. — Ce comte de Mansfeld est le même qui, étant ambassadeur de l'Empereur en Espagne, y empoisonna la reine fille de Monsieur, à l'aide de la comtesse de Soissons, qui s'enfuit aussitôt après, mère du prince Eugène qui succède ici à la présidence du conseil de guerre de l'Empereur à ce même Mansfeld, qu'il avoit eue en récompense à son retour d'Espagne.

498. *Liboy gardien de l'ambassadeur de Savoie.*

(Page 277.)

5 novembre 1703. — On mettoit souvent ainsi des gentilshommes ordinaires à la garde des ambassadeurs avec les maîtres desquels on étoit sur le point de rupture ou en rupture ouverte, et même chez les Nonces. Ils logeoient et mangeoient avec l'ambassadeur, alloient partout avec lui, et ne le quittoient point : en sorte que sa chambre même ne leur étoit jamais fermée. C'étoient d'honnêtes espions à découvert pour voir et rendre compte de tout, rompre toutes mesures par leur présence, et empêcher l'ambassadeur de s'évader et de dépêcher des courriers. Ce Liboy avoit de l'esprit et de l'intrigue, grand joueur d'échecs, et servoit toujours. On le soupçonnoit un peu de rapporter, peut-être injustement; mais il n'étoit pas admis en beaucoup d'endroits, ni en grand commerce avec personne.

499. *Le comte de Coigny manque le bâton de maréchal de France.*

(Page 282.)

12 octobre 1704. — Coigny s'appeloit Guillot et prit des lettres patentes pour porter, au lieu de ce nom, celui de Franquetot, d'une terre qu'il avoit achetée. Son père étoit un de ces braves que le cardinal Mazarin s'attacha et éleva, et qui eut par sa protection une compagnie de gendarmerie. Le père de celui-là et sa famille avoient du bien et croyoient leur fortune faite par des charges de procureur du Roi et de lieutenants généraux des petites justices royales de basse Normandie. La même raison qui valut une compagnie de gendarmerie au père lui valut à la fin le château de Caen, que celui-ci tourna en gouvernement de la ville et du château. C'étoit un homme de bonne mine, très brave homme, de la valeur, de la capacité et de l'assiduité à la guerre, beaucoup d'honneur, et un bien fort considérable, qui, dans le voisinage de Matignon, le tenta de se défaire d'une de ses filles pour rien. Cette alliance, qui rehaussa fort Coigny, lui valut ensuite toute la faveur de Chamillart, ami intime de Matignon son beau-frère, et qui remit à flot Gacé, son autre beau-frère, et en fit à la fin un maréchal de France. Il

en voulut faire un de lui, et, s'il eût mieux su entendre le françois, il l'étoit. Chamillart, qui avoit défense de le lui écrire, lui offrit d'aller en Bavière quand le maréchal de Villars revint. Il refusa. Chamillart rechargea, et sua de l'encre pour lui faire comprendre, sans pourtant trahir le secret, qu'il seroit maréchal de France en arrivant en Bavière; mais il parloit à un sourd, et il écrivoit à un aveugle. Jamais il ne voulut quitter sa Moselle, et Marcin, qu'on envoya à son refus, en profita. Alors l'événement lui ouvrit les yeux, et l'affligea avec tant d'amertume, que, quoiqu'il fût en situation de réparer une si lourde faute, elle prit tellement sur sa santé, qu'il ne put aller loin.

300. *Les droits de la dame d'honneur et de la dame d'atour préférés à ceux des dames titrées.*

(Page 288.)

25 octobre 1703. — Depuis Mme de Senecey et la comtesse de Fleix, sa fille et sa survivancière, toutes deux dames d'honneur de la Reine mère, cette place n'avoit plus été remplie que par des duchesses. Elles-mêmes le furent en 1663, par l'érection de Randan en leur faveur, et de MM. de Foix, fils de la dernière. Longtemps auparavant, elles avoient eu le tabouret de grâce, lorsque le rang des Bouillons s'établit et que celui des Rohans pointa. Le bruit qui en fut fait dans des assemblées que Monsieur Gaston favorisa fit ôter tous ces rangs sans vrai titre, qui furent rendus quelques années après, et, à la fin, ces deux dames furent comprises, avec M. de Foix, dans l'énorme augmentation de ducs de 1663. Jusqu'à elles, les dames d'honneur ne disputoient rien aux duchesses, non seulement la préférence dans le carrosse de la Reine, mais même le service de la salve[1] et de la chemise, tout le reste demeurant à la dame d'honneur. La salve est une sorte de soucoupe sur laquelle, à la fin de la toilette, on présente à la Reine sa montre, des étuis et des mouchoirs. Mmes de Senecey et de Fleix, favorites de la Reine et qui avoient perdu leur charge pour elle et passé les dernières années de Louis XIII en exil, firent chasser, à leur retour, Mme de Brassac, qui avoit été mise en leur place, et possédèrent la Reine toujours depuis. On ne sait si ce fut de leur temps que leur charge ne céda plus la salve et la chemise aux duchesses; mais il faut que ce soit depuis leur exil. On ne sait encore si ce furent elles qui obtinrent la préférence dans le carrosse; mais il est sûr que les duchesses de Navailles[2], de Montausier, et toutes les autres de la reine Marie-Thérèse l'ont eue sous prétexte de lui nommer les dames pour y monter, qu'elle fut longtemps à connoître par leurs noms et leurs rangs. Pour la dame d'atour, jamais aucune n'y avoit songé, pas même Mme de Béthune, si favorite de la dernière Reine, et qui l'a été si longtemps. Mme de Mailly, nièce de

1. Ici encore, *sale*.
2. *Noailles* corrigé en *Navailles*.

Mme de Maintenon, n'en fit pas à deux fois sur la jeune maréchale de Cœuvres. Elle eut peine à établir un droit si nouveau; mais Mme de Maintenon, qui l'aimoit alors, qui haïssoit les rangs, et qui avoit ses raisons pour cela, le Roi, qui ne les aimoit guères, la laissèrent empiéter, et enfin elle le fit décider en sa faveur, plus par un silence et un défaut de lui imposer, que par aucune explication là-dessus. Il ne lui en falloit pas davantage : elle sut en profiter.

501. *Mme de Brassac dame d'honneur.*

(Page 291.)

9 juin 1710. — J'ai peine à croire que les Mémoires soient corrects sur ce qui regarde Mme de Brassac[1]. M. de Vendôme étoit en disgrâce, et la manière dont son mariage se passa le montra bien. C'étoit l'égaler aux enfants du Roi, et donner à la dame d'honneur de sa femme la même distinction de celle des filles et belles-filles bâtardes du Roi par-dessus celles des princesses du sang qui ne l'étoient pas. Dangeau l'a pu avoir ouï dire à Mme d'Elbeuf ou à M. de Vaudémont, si lié avec M. de Vendôme. Quoi qu'il en soit, le cas n'est point arrivé, et, de fait, Mme de Brassac n'a jamais mis le pied dans les carrosses, ni mangé avec Mme la duchesse de Bourgogne. Cette dame[2] étoit sœur de Foullé de Martangis qui a été maître des requêtes et ambassadeur en Danemark; le frère aîné du grand-père de son mari, qui n'eut point d'enfants de la tante paternelle du duc de Montausier, fut gouverneur de Nancy, surintendant de la maison de la Reine, et sa femme dame d'honneur, lorsque Mme de Senecey fut chassée et exilée à Randan. M. de Brassac fut ministre d'État un moment, et ambassadeur à Rome vers Urbain VIII. A la mort de Louis XIII, Mme de Brassac fut congédiée, Mme de Senecey rappelée, et sa charge de dame d'honneur lui fut rendue, avec la survivance à la comtesse de Fleix, sa fille, et la Reine-mère n'en a point eu d'autre depuis.

502. *Les honneurs et la salve.*

(Pages 292-293.)

22 janvier 1706. — Puisque la duchesse d'Orléans donnoit souvent les honneurs le matin, ce n'étoit que paresse si elle ne les donnoit pas les soirs, et qui donne les honneurs donne aussi la chemise. Jusqu'aux petits-fils et petites-filles de France inclusivement, la chemise et les honneurs sont présentés par le grand chambellan, en son absence par le premier gentilhomme de la chambre et par la dame d'honneur; aux

1. Dangeau a dit que Mme de Brassac, petite-nièce par son mari de la dame d'honneur d'Anne d'Autriche, entrera dans les carrosses et mangera avec le Roi en qualité de dame d'honneur de Mme de Vendôme.

2. *Cette dame*, en interligne, corrige *Elle*.

princes et princesses du sang, par le premier valet de chambre et par la première femme de chambre seulement. Outre la chemise et la serviette à laver, on appelle les *honneurs* les mouchoirs, gants, coiffes, éventails, boîtes à mettre dans la poche, qui se présentent à la fin de la toilette sur une soucoupe garnie et recouverte d'un grand taffetas, qui s'appelle une *salve*[1] ; pareillement le verre et la serviette, s'il en est question hors les repas.

503. *Pracomtal, Calvo et le marquis de Beaumanoir tués à Spire.*

(Page 302.)

20 novembre 1703. — Pracomtal étoit un officier de mérite, de valeur, de capacité, gendre de Montchevreuil, fort protégé de Mme de Maintenon et fort attaché au maréchal de Boufflers, et qui auroit, avec le temps et justice, fait une fortune. Le marquis de Beaumanoir ne porta pas loin un mariage chargé de la malédiction paternelle ; en lui finit ce nom ancien et illustre. Calvo étoit aussi pour cheminer, et fut fort regretté.

504. *Le duc de Vendôme et Tessé à l'armée d'Italie.*

(Page 307.)

30 décembre 1703. — Le maréchal, allant en Savoie, et on le lui a souvent ouï raconter en mêmes termes du Roi qu'on trouvera ici, étoit averti que ce n'étoit qu'en passant et qu'il y auroit une armée en Italie. M. de Vendôme, assuré d'en commander, avoit cessé ses poursuites pour être fait maréchal de France, que le Roi avoit bien reçues, jusqu'à être prêt à le faire, puis lui dit que cela ne lui convenoit pas, mais qu'il n'y perdroit rien. Depuis, étant à la tête d'une armée, il tenta d'obtenir une patente pour commander aux maréchaux de France : dont il fut refusé avec une sorte d'indignation. Cette campagne-ci, il hasarda une autre demande : ce fut de représenter qu'il avoit desiré d'être maréchal de France, et, avec ce qui s'étoit passé là-dessus, que, s'il l'avoit été fait, il auroit son ancienneté parmi eux, et que, s'il avoit le dégoût d'obéir à ses anciens, il en seroit dédommagé en commandant à ses cadets ; que, puisque le Roi, n'ayant pas jugé qu'il convînt de lui donner le bâton, lui avoit promis qu'il n'y perdroit rien, et avoit eu la bonté de le mettre à la tête de ses armées, il demandoit au moins une patente qui lui donnât le commandement sur les maréchaux de France moins anciens lieutenants généraux que lui, et auxquels il auroit commandé, s'il avoit été maréchal de France : sans quoi il perdroit beaucoup en effet à ne l'avoir pas été, puisque, à raison du grade de maréchal de France, il pouvoit arriver qu'il obéiroit à ses cadets. Toutes plausibles que fussent ces raisons, le maréchal de Villeroy, à qui le

1. Telle est bien ici l'orthographe.

Roi en parla, en détourna l'effet, car ce fut tout au commencement de la campagne, avant que ce maréchal partît, et le Roi se tint ferme au refus. Tessé, à qui le maréchal l'avoit dit ainsi qu'aux autres maréchaux de France, voulut pourtant savoir comment il se conduiroit avec M. de Vendôme, dont il sentoit tout le crédit et les appuis. Il en parla au Roi, et, en bon courtisan, lui proposa d'éviter de se trouver avec lui, et de ne prendre que la plus petite armée, qui fut un temps aux ordres du Grand Prieur, comme le plus ancien lieutenant général. Le Roi répondit net qu'il ne falloit pas accoutumer ces Messieurs-là à être si délicats, qu'il avoit trouvé très mauvais que M. de Vendôme eût osé songer à commander des maréchaux de France, et qu'en deux mots il ne vouloit point de ménagements là-dessus, ni pour prendre le commandement de la principale armée, ni pour se trouver avec M. de Vendôme et le commander lui-même ; que ces Messieurs-là en avoient bien assez, et qu'il ne falloit, ni ne vouloit les gâter davantage, et qu'ils l'étoient bien assez[1]; qu'ainsi, sans aucun égard pour cette considération-là, il fît tout ce qu'il croiroit devoir faire pour le bien de la chose et des affaires, et pour l'utilité de ses affaires en Italie. Tessé, qui l'a souvent raconté, en fut très surpris; mais, en bon courtisan, il ne laissa pas de biaiser, pour plaire à M. de Vendôme, et encore plus à M. du Maine. M. de Vendôme ne lui disputa rien, et lui évita de l'obombrer. On verra que M. du Maine, par Mme de Maintenon et tout ce qu'elle sut employer, ne laissa pas longtemps le Roi dans cette humeur[2].

Pour M. de Vaudémont, qui, comme gouverneur du Milanois et ayant patente de général d'armée du roi d'Espagne, il [*sic*] n'obéissoit ni ne commandoit aux maréchaux de France, ni à M. de Vendôme, général de l'armée du Roi, et ils vivoient de concert en parité de commandement, presque jamais ou guères peu de jours en passant ensemble ; et toujours M. de Vaudémont étoit à Milan, ou avec quelque corps séparé.

505. *La Feuillade va commander en Dauphiné.*

(Page 310.)

20 novembre 1703. — On a vu dans le 18e tome[3], page 724, que le Roi empêcha Chamillart de donner sa fille à la Feuillade, qu'il n'y consentit qu'à regret, ce qu'il pensoit, et ce qu'il étoit alors à l'égard de ce duc[4]. Il est pourtant vrai que sa foiblesse pour Chamillart fut telle, que, malgré ses résolutions[5] et tout son projet d'être en garde contre

1. Ce dernier membre de phrase a été biffé.
2. Cette phrase a été biffée.
3. Le dix-huitième tome de la copie manuscrite du *Journal de Dangeau* que possédait Saint-Simon et sur laquelle il faisait reporter ses Additions. Celui-ci, de 1703, est le vingtième.
4. C'est l'Addition n° 410, dans notre tome IX.
5. Le texte portait d'abord : *les résolutions du Roy*. *Les* a été corrigé en *ses*.

lui sur la Feuillade, il ne put résister à son ministre, qui, sous prétexte du gouvernement de son gendre, le fit passer de colonel réformé au commandement en chef du Dauphiné, et qui, par la connivence du maréchal de Tessé, occupé alors de lui faire sa cour, le ballotta avec la Feuillade pour tous les usages qu'il en vouloit tirer à conduire la Feuillade, comme sans le Roi, et par un enchantement naturel, à tout ce qu'il vouloit et que le Roi craignoit le plus.

506. *Nouvelle junte formée par Mme des Ursins.*
(Page 320.)

7 novembre 1703. — Cette nouvelle junte fut une espièglerie de Mme des Ursins, qui voulut apaiser la rumeur de l'expulsion des anciens ministres, et de ceux surtout à qui le roi d'Espagne devoit la couronne par la part qu'ils avoient eue au testament, et particulièrement la retraite des deux cardinaux. Elle choisit donc l'abbé d'Estrées, comme ambassadeur de France, pour tenir la place du cardinal son oncle, et deux hommes de la première réputation, don Manuel Arias, revêtu de la première et de la plus importante place d'Espagne et le reste de ces anciens ministres, et le marquis de Mancera, de la maison de Tolède, infiniment attaché au roi et qui avoit passé par les vice-royautés et les plus grands emplois, mais qui avoit quatre-vingts ans. Elle n'étoit pas embarrassée de celui là, et aussi peu de l'abbé, après avoir expulsé son oncle; on verra bientôt comme elle se défit d'Arias et de l'abbé. En attendant, il ne se faisoit rien par la junte que les amusettes d'un bas conseil. Les affaires et les grâces se résolvoient entre le roi, la reine et elle, chez la reine, quelquefois chez elle, et le roi n'en portoit à la junte que ce qui devoit être public, et un moment auparavant qu'il le devînt.

507. *L'abbé d'Estrées.*
(Page 321.)

2 mars 1718. — L'abbé d'Estrées étoit un composé tout à fait singulier : une belle figure, de la lecture, quelque sorte d'esprit, de l'avarice, et toutefois de la magnificence; grande opinion de soi, quelques ridicules assez plaisants; du reste, bon homme et homme d'honneur, avec une superficie de fatuité dont c'étoit dommage. Il avoit fort le jargon et les manières du grand monde, où il avoit été fort rompu chez son oncle le cardinal d'Estrées, qui l'aimoit fort, mais qui ne pouvoit s'empêcher de se moquer de lui quelquefois, et chez sa mère et ses sœurs et son frère, qui passoient leur vie au milieu de la cour. Ses mœurs, qui n'étoient pas ecclésiastiques, lui avoient fermé tout chemin à l'épiscopat sous le feu Roi, et l'avoient jeté aux ambassades; celle en Espagne[1] lui valut l'ordre du Saint-Esprit. Il s'intrigua, avec toute la

1. Ces trois mots, de correction postérieure en interligne, remplacent le

frayeur du plus timide courtisan, auprès de M. le duc d'Orléans, dans les derniers temps du feu Roi, par les ducs de Saint-Simon et de Noailles principalement. Il fit des recherches historiques et des mémoires, ou les fit faire, et fut admis ainsi dans le conseil des affaires étrangères, où l'on vouloit des gens de qualité qui les eussent un peu maniées. L'embarras des exclusions l'avoit fait nommer à Cambray[1]....

508. *Mariage du duc de Mortemart avec Mlle de Beauvillier.*

(Pages 330-331.)

24 novembre 1703. — Le duc de Mortemart n'avoit ni les mœurs ni la conduite d'un homme à devenir gendre du duc de Beauvillier; mais il étoit fils d'une mère chérie au premier degré de l'archevêque de Cambray[2] et de Mme Guyon, et dans la dévotion la plus avancée de cette dame, l'oracle constant de ce petit troupeau, que rien ne put détacher d'elle. C'est ce qui emporta le mariage par-dessus toute autre considération, et le desir encore du duc de Beauvillier de ne mettre point d'étranger dans son intrinsèque. Il ne pouvoit trouver personne qui dût l'être moins, puisque sa mère étoit sœur des duchesses de Chevreuse et de Beauvillier, et il arriva cependant que personne ne le fut davantage. Les charges, les biens immenses, la considération, toute la fortune enfin du beau-père tomba à grands flots sur le gendre. La fille n'en fut pas plus heureuse, quoique singulièrement douée de tout ce qui doit attirer le bonheur personnel en tout genre, et le duc et la duchesse de Beauvillier ne furent pas longtemps à se repentir de ce mariage. Ils s'en repentirent même toujours de plus en plus, par des renouvellements d'occasions et d'amertumes, qu'ils tinrent sagement renfermés dans leur sein, mais qui les accompagna[3] l'un et l'autre jusqu'au tombeau.

509. *Le chef d'escadre Ducasse.*

(Pages 334-335.)

11 décembre 1703. — Ducasse étoit d'autour de Bayonne, où son père et son frère faisoient et vendoient des jambons. Il se fit flibustier, et acquit assez de réputation et de bien en ce métier pour devenir capitaine de vaisseau du Roi, et enfin chef d'escadre, où il se distingua fort. Il eut de furieuses prises avec Pointis, autre chef d'escadre de grande réputation, qui prit Carthagène. Ce Ducasse continua ses services au Roi

texte primitif : *On a veu en son tems comme elles.* Ensuite, *valurent* a été corrigé en *valut.*

1. La fin de cette Addition trouvera place au tome XIV de 1873, p. 359.
2. Après *Cambray*, le manuscrit porte : *Fénelon*, ajouté d'une autre main, en interligne.
3. Ainsi, au singulier, dans le manuscrit.

et au roi d'Espagne par des actions si brillantes et si utiles, qu'il devint lieutenant général et chevalier de la Toison d'or.

510. *La duchesse de Portsmouth.*

(Page 343.)

23 février 1685. — La duchesse de Portsmouth étoit une Bretonne qui s'appeloit Kérouer[1], fille de Madame, fort belle et résolue à être maîtresse du Roi. N'en pouvant venir à bout, elle se mit en tête de l'être de Charles II, passa en Angleterre, et y parvint. Elle en eut le duc de Richemont, et tint toujours le roi d'Angleterre dans les intérêts de la France.

511. *Service rendu par Courtin à la duchesse de Portsmouth.*

(Page 345.)

30 septembre 1686. — M. Courtin, conseiller d'État fort distingué, avoit été ambassadeur en Angleterre du temps de Charles II et de ses amours avec Mme de Portsmouth, de qui il avoit tiré des avis et des secours les plus importants pour la France, dont il avoit souvent rendu compte au Roi. Il étoit ami particulier de M. de Louvois et fort familier avec lui. Étant entré un soir dans son cabinet, à la fin de son travail, que Louvois continuoit sans prendre garde à Courtin, ce dernier vit sur son bureau une lettre de cachet qui exiloit la duchesse de Portsmouth, qui étoit là pour être signée. Courtin se récria, et fit tant, qu'il obligea M. de Louvois d'en reparler au Roi, et de le faire souvenir des services essentiels et en nombre qu'il avoit reçus d'elle : il le fit, et le Roi se contenta de charger Courtin de la voir pour lui dire de faire qu'on parlât plus sagement chez elle.

512. *Le chancelier Fieubet.*

(Pages 349-350.)

9 août 1691. — Fieubet avoit été chancelier de la Reine. C'étoit un des hommes de France qui avoit le plus d'esprit, et le plus agréable, et le plus desiré et mêlé dans toutes les meilleures compagnies de la cour, ami particulier des gens les plus distingués, et, avec cela, capable, intègre et appliqué. Avec ces talents, qu'il sentoit, il ne put jamais, quoi qu'il fît, arriver à rien de plus qu'à être conseiller d'État. Cela, et la mort de sa femme sans enfants, le détermina à la retraite, où il s'ennuya tant, que la jaunisse le prit, dont il mourut après quelques années. Mais il soutint ce grand parti avec courage et une piété non démentie. M. de Pontchartrain envoya un jour son fils le voir aux

1. Ainsi écrit, pour *Keroualle.*

Camaldules, qui, assez peu discrètement, lui demanda ce qu'il faisoit là. « Ce que je fais, dit-il tout franchement, voulez-vous le savoir? Je m'ennuie. Mais c'est ma pénitence, et je me suis assez bien diverti toute ma vie pour m'ennuyer présentement. » C'étoit un homme magnifique, galant, et fort de plaisir, et qui avoit de la grâce à tout. Il y a de lui, entre mille, une histoire excellente. On voloit fort en ce temps-là dans Paris et sur les chemins. Il s'en alloit à Saint-Germain avec M. Courtin, autre conseiller d'État, fort dans le grand monde et fort connu par ses ambassades. Viennent des voleurs, le pistolet à la main, qui les arrêtent du côté de M. Fieubet. Ces Messieurs ne se le font pas dire deux fois, et donnent leurs montres, leurs bourses et ce qu'ils avoient, et se défont des voleurs. Comme le carrosse commençoit à marcher, et que Fieubet n'étoit pas encore bien revenu de l'aventure, voilà Courtin qui tire une autre bourse de ses chausses, et qui la montre à Fieubet pleine d'or. « Voilà pourtant, dit-il, ce que m'a valu mon bon jugement, et qu'ils s'y soient pris par votre côté; car, tout d'abord, j'ai eu le temps de la couler dans mes chausses, et, Dieu merci! ils ne nous ont pas fouillés. » Au même instant, Fieubet, pour toute réponse, se jette à la portière et crie de toute sa force : « Messieurs, Messieurs! » et rappelle les voleurs qui ne s'éloignoient guères qu'au pas. Courtin, bien étonné, lui demande ce qu'il prétend faire et après qui il crie, et, dans le moment, il revoit les voleurs. « Arrête! Arrête! » crie Fieubet au cocher; puis, s'adressant aux voleurs : « Messieurs, leur dit-il, je vois à vos manières que vous êtes d'honnêtes gens, qui êtes dans le besoin; et qui en usez le plus galamment du monde, ne fouillant point et croyant les gens sur leur parole. Monsieur que voilà, en montrant Courtin, vous a escroqués; je ne veux pas en être complice. Cherchez bien, sur ma parole, et vous n'y perdrez pas vos peines. » Courtin, confondu, avoit encore sa bourse sous ses mains, et les voleurs, aussi surpris, mais plus aises que lui, la lui prirent, remercièrent Fieubet, et rirent beaucoup d'un nouveau gain si plaisamment fait. Courtin ne pouvoit revenir : l'étonnement, la peur, l'indignation, la douleur le rendirent muet. L'aventure devint publique par Fieubet même, en arrivant à Saint-Germain, et les plaisanteries que Courtin essuya le mirent plus en colère que la perte de son argent, et le rendirent difficile à raccommoder. A la fin, les amis communs y parvinrent, et il n'y parut bientôt plus entre eux deux.

513. *Oraison funèbre de Fieubet par l'abbé Anselme.*

(Page 352.)

10 septembre 1694. — On a vu ci-dessus, tome[1], qui et quel étoit M. Fieubet, que l'ennui tua en trois ans dans sa retraite des Camaldules. L'abbé Anselme, qui, de précepteur de M. d'Antin, devenoit

1. Un blanc dans le manuscrit; c'est l'Addition précédente.

déjà illustre par son éloquence en chaire, fit son oraison funèbre, et en trouva un texte si heureux pour un magistrat mort dans la retraite volontaire, qu'on ne peut s'empêcher de le mettre ici : *Conterebam molas iniqui, et de dentibus ejus auferebam prædam, dicebamque : In nidulo meo moriar*[1].

514. *La Reynie et l'archevêque de Reims se disputent le décanat du Conseil.*

(Page 353.)

29 décembre 1703. — On a vu ailleurs le droit des pairs et des ducs d'entrer et d'opiner au conseil des parties, et comment, faute d'usage et d'en croire le chancelier Séguier, il s'est anéanti. On a vu aussi la faute des pairs d'y entrer à autre titre que leur dignité, commise par l'archevêque-duc de Reims dont est ici mention, le premier, et puis, à son exemple, par l'évêque-comte de Noyon[2]. On se contentera donc de dire ici que M. de la Reynie trouvoit fort amer d'être privé par Monsieur de Reims de l'avantage du décanat; qu'il avoit tout sans cette raison, comme la place vis-à-vis du Chancelier, qui demeure vuide, si elle n'est remplie par le doyen ou par un pair ou duc, même à brevet, comme M. de Vitry, qui l'étoit, et en même temps conseiller d'État, l'eut toujours, et au-dessus du doyen, comme le salut entier du chapeau du Chancelier, qui ne se découvre que pour les pairs, les ducs et le doyen seul; enfin, ce qui est particulier au doyen, la visite en cérémonie de chaque nouveau chancelier une fois, et certains bureaux considérables et utiles, avec le double des gages de conseiller d'État, chose fort au-dessous de la dignité, du loisir et des richesses de l'archevêque de Reims. Celui-ci répondit qu'il étoit vrai qu'il avoit le salut du Chancelier en prenant sa voix, comme le doyen l'avoit, et la séance, non seulement de doyen, mais au-dessus du doyen; qu'il étoit au-dessus, du reste, de ce qui est particulier au doyen, mais qu'il ne lui étoit pas permis, pour avoir, comme duc-pair, une séance et des honneurs fort distingués des autres prélats conseillers d'État, de ne revendiquer pas un droit qui leur étoit commun avec lui, et de les priver du décanat parce que lui n'en avoit pas besoin. Il tint ferme à le disputer, et on verra qu'il fut décidé en sa faveur.

515. *Affaire de la quête.*

(Page 354.)

28 décembre 1703. — Ce ne seroit pas des notes ou des additions, mais des volumes, qui pourroient contenir les heureuses adresses qui

1. *Livre de Job*, XXIX, 17-18. Dans le texte c'est : *dentibus illius*.

2. C'est l'Addition placée en regard de l'article du 19 février 1691, à propos de la nomination de Monsieur de Noyon, et non employée jusqu'ici.

ont enfanté le rang des princes étrangers. C'en fut une ici longuement cachée, puis nettement soutenue pour se distinguer des duchesses. Il y avoit longtemps qu'on s'en apercevoit, sans s'en mettre en peine, ou sans oser s'y opposer parmi elles. A la fin, la bombe creva, et les princesses quêtèrent comme les duchesses. Ce ne fut que depuis que les chambres des filles de Mme la Dauphine furent cassées que, faute des filles, dont c'étoit toujours l'emploi, on fit quêter de jeunes femmes, et il n'y avoit guères que sept ou huit ans que les princesses éludoient, et deux ou trois ans qu'on s'en apercevoit, jusqu'à ce que, Mlle d'Armagnac ayant refusé tout plat cinq ou six mois auparavant, la duchesse de Saint-Simon refusa aussi. On essaya d'en faire une affaire à son mari, en taisant le pourquoi. Il l'expliqua au Roi, qui l'approuva, et qui décida sur-le-champ comme le disent les Mémoires.

APPENDICE

SECONDE PARTIE

I

LES MARÉCHAUX CRÉÉS EN 1703.

(Fragments inédits de Saint-Simon[1].)

Saint-Simon renvoie, pour M. d'Estrées, aux *Duchés éteints,* où ce maréchal a, en effet, une notice assez longue, actuellement imprimée dans les *Écrits inédits,* tome VI, p. 140 et 144-147 ; pour Tallard, Villars et Harcourt, aux notices qu'il devait faire sur leurs duchés respectifs, dans les *Duchés existants,* mais qu'il n'a jamais écrites ; pour Tessé, à la notice qu'il lui avait consacrée à propos de la transmission de sa grandesse (aujourd'hui vol. *Espagne,* mémoires et documents, 92, fol. 172), mais qui n'est que de quelques lignes. — J'ai publié, dès 1881, la notice de VAUBAN, avec d'autres fragments inédits, dans la *Revue historique,* tome XVI, p. 103-129.

1. *Le maréchal de Chamilly*[2].

« Le marquis DE CHAMILLY commença à servir à vingt ans, au siège de Valenciennes, 1656, où il fut pris ainsi que le maréchal de la Ferté, son général. Il passa en Portugal, sous M. de Schonberg, où il se trouva à la bataille de Montès-Claros et en plusieurs actions, puis en Candie, où il se distingua sous M. de la Feuillade. Il servit ensuite sous son frère, qui commandoit un corps dans le Luxembourg, y eut un régiment d'infanterie, vit plusieurs sièges, fut gouverneur de Zwoll et brigadier en 1673. La même année, il eut le gouvernement de Grave : c'est où il se couvrit de gloire par la plus belle défense du monde quatre mois durant, qui coûta seize mille hommes au prince d'Orange. Il ne

1. Extraits des *Maréchaux de France du règne de Louis XIV,* vol. 45 des Papiers de Saint-Simon (Dépôt des affaires étrangères, vol. *France* 200, fol. 153 v° à 157).
2. Ci-dessus, p. 10-14, et Addition, n° 458, p. 376.

se rendit que sur les ordres réitérés du Roi, obtint la plus honorable capitulation qui ait été accordée, et reçut des louanges infinies du prince d'Orange et de tous ses officiers généraux. Ce fut en 1674, et aussitôt après il fut fait maréchal de camp et gouverneur d'Oudenarde, menacé de siège. Il se trouva au siège de Gand, dans le secret duquel il avoit été, et à celui d'Ypres, et fut blessé à tous les deux. En 1678, lieutenant général, et, Oudenarde ayant été rendu par la paix de Nimègue, il eut le gouvernement de Fribourg[1]; en 1685, celui de Strasbourg, lorsque le Roi s'en saisit. M. de Louvois, sans la protection duquel il eut ce beau morceau du seul choix du Roi, qui se souvenoit toujours de Grave, chercha à mortifier le nouveau gouverneur, et, dans la toute-puissance où il étoit, cela ne fut pas difficile. Il ne put être apaisé par tout ce que purent dire ou faire Chamilly et ses amis. Il laissa, en mourant, cette rancune à Barbezieux, son fils, qui, tant qu'il vécut, la fit sentir à celui qui l'avoit si peu méritée. Le duc Mazarin, gouverneur d'Alsace, n'étoit rien moins que propre à commander sur cette frontière, lorsque, trois[2] ans après l'empiétement de Strasbourg, la guerre[3] recommença. Louvois y mit le marquis d'Huxelles, qui avoit plus d'esprit pour s'en démêler, mais qui n'avoit rien d'approchant des services de Chamilly, et qui étoit fort son cadet. Il ajouta, en même temps, à ce dégoût, celui de faire faire Huxelles chevalier de l'Ordre en 1688, et d'empêcher Chamilly de l'être, avec une belle lettre de compliment et de promesse qu'il lui écrivit de la part du Roi, et il l'auroit empêché de servir, comme il avoit commencé, en cette guerre, sans le maréchal de Lorge, qui n'étoit pas alors mieux avec lui, qui, étant[4] nommé pour commander l'armée du Rhin, demanda Chamilly au Roi, et l'obtint. Il étoit le premier lieutenant général de l'armée, et s'y distingua fort en toutes les occasions qui s'y présentèrent, et servit ainsi jusqu'à la paix de Ryswyk.

« C'étoit un homme pétri d'honneur, de valeur, de vertu, et d'une vraie piété, bon à l'excès, aimé et estimé de tout le monde, ayant toujours partout un grand état de table et d'équipage, mais plus pesant d'esprit que de corps, qu'il avoit fort grand et fort gros, ayant été fort bien fait en sa jeunesse. A le voir, on ne pouvoit se figurer que ces fameuses *Lettres portugaises* eussent été écrites pour lui par une aussi spirituelle religieuse, à qui il avoit tourné la tête, et encore moins qu'il eût fait les réponses qui s'y lisent, quoique l'un et l'autre fût vrai. La belle et modeste relation du siège de Grave paroissoit plus de lui, et en étoit aussi. Il étoit cadet d'un frère de grand mérite, mort à la porte de la fortune, et, bien que cadet, il avoit trouvé du bien et une personne accomplie en celle[5] d'Élisabeth, fille unique de Jean-

1. *De Fribourg* est en interligne, au-dessus *d'Ypres*, biffé.
2. Le chiffre *3* corrige *5*.
3. Ces deux mots ont été ajoutés en interligne.
4. Les deux mots *qui estant* ont été biffés par mégarde.
5. *Celle* est en interligne, au-dessus de *la personne*, biffé.

Jacques du Bouchet, seigneur de Villeflix, etc., et de Madeleine d'Elbène. Il l'épousa 9 mars 1679. C'étoit une personne qui avoit infiniment d'esprit, de sens, et de cette vertu sûre, solide, constante, égale, mais sans épines, sans humeur, avec de la gaieté répandue sur tout, et, en même temps, toute la décence possible; aimant le monde par goût, s'y prêtant par état, le craignant et l'évitant, quand elle le pouvoit, par piété; également vraie, franche, discrète et secrète; aimant son mari, et lui elle, comme on s'aimoit autrefois, avec une estime et une confiance réciproque, et, quoique sans enfants, attachée à sa famille comme à la sienne même; si propre au grand monde, et avec tant d'aisance, et toutefois de discernement, qu'avec sa dévotion elle mettoit tout le monde à son aise, et toutefois dans la mesure et le respect; et partout adorée de grands et de petits. C'est ainsi qu'elle a vécu dans tous les gouvernements de son mari et dans tous les lieux où il commanda. C'étoit elle qui faisoit presque tout, et qui paroissoit ne rien faire, pour en laisser l'honneur à son mari, qui avoit le bon esprit de la laisser faire et de se conduire par elle; et, dans la vérité, si on excepte les faits de guerre, il lui dut tout le reste et même son bâton.

« Désolée de l'affliction de son mari, elle mit tout en usage pour lui faire surmonter la fortune. Elle avoit beaucoup d'amis, et les méritoit. La mort de Barbezieux et l'élévation de Chamillart lui ouvrit le chemin. Elle étoit un peu parente de sa femme, elle les avoit toujours vus et ménagés. Elle imagina, à la paix, de tenir son mari accroché au service, et pour éviter son ennui, et pour nourrir l'espérance du bâton. Strasbourg, où le marquis d'Huxelles continuoit à commander, n'étoit pas praticable. Elle imagina la Rochelle et les provinces voisines. Chamillart en obtint le commandement, et ce commandement, où Mme de Chamilly redoubla de soins, de grâces et de dépense, entremêlés de quelques voyages à Paris et à la cour, les conduisit enfin au but tant desiré. Il fut le premier de la promotion de maréchaux de France de 1703, et, avec eux, deux ans après, de celle de l'Ordre. Il ne jouit de cette fortune que dix ou douze ans, et mourut à Paris, 8 janvier 1715, sans enfants, à soixante-dix-neuf ans. Sa rare épouse le survécut jusqu'au 18 novembre 1723, qu'elle mourut à soixante-sept ans, sans s'être jamais consolée, mais vivant avec ses amis, dont elle faisoit les délices, et, encore plus que du vivant de son mari, occupée de toutes sortes de bonnes œuvres. Mme de Maintenon l'avoit goûtée un moment; on la fit bientôt passer auprès d'elle pour janséniste, et tout fut rompu entre elles à l'instant.

« Bouton est le nom du maréchal de Chamilly, connu en Bourgogne dès 1340. On en voit un servir avec quatre écuyers, en 1358, sous Girard de Thury, maréchal de Bourgogne. Son fils et son petit-fils furent chambellans des ducs de Bourgogne, et honorablement employés par eux, et un fils cadet de ce dernier fut chambellan du dernier duc de Bourgogne, bailli de Dijon, chevalier d'honneur du parlement de cette province sous les divers princes qui l'occupèrent jusqu'à François Ier inclusivement; et le fils de celui-là fut chambellan de l'empereur Charles V, premier maître d'hôtel de Ferdinand son frère, grand écuyer de la reine de Hongrie leur sœur, et mis en 1544 par l'empereur Charles V auprès du jeune prince d'Orange comme son gouverneur. Ce dernier emploi ne va guères avec les précédents. Ce prince d'Orange sortoit, à la vérité, d'une branche de l'ancienne Bourgogne; mais il n'étoit point parent de l'Empereur, il n'étoit pas souverain, et il n'étoit pas question pour lors de la grandeur où sont parvenus depuis les princes d'Orange-Nassau, héritiers des princes d'Orange-Chalon, à la tête des Provinces-Unies des Pays-Bas. Il fut pourtant gendre de Baudouin de Lannoy, seigneur de Molembais, chevalier de la Toison d'or, qui est l'unique grande alliance de tous ces Boutons. Sa mère étoit Dyo, qui est bonne. En son fils, panetier du roi François Ier, finit cette branche, en 1540. Leurs aînés la continuèrent. L'un d'eux fut chambellan des ducs de Bourgogne, bailli de Chalon, chevalier à la bataille de Montlhéry, porta à Louis XI, en 1467, de la part du dernier duc de Bourgogne, la nouvelle de la mort du duc Philippe le Bon son père, fut lieutenant général, sous le grand bâtard de Bourgogne, de l'armée qu'il commandoit en 1475, fut, après la mort du dernier duc de Bourgogne, chambellan du Roi et bailli de Chalon; et son fils épousa la fille du chancelier de France Guillaume de Rochefort, et les enfants de son petit-fils finirent toute cette branche aînée, dont ils furent la neuvième génération.

« Veuf de la fille de ce chancelier, avec des enfants qui continuèrent la branche, il se remaria en 1502 à Marie d'Oiselet, dont il eut[1] Jacques-Nicolas Bouton, qui fit la branche de Chamilly. Celui-ci eut Chamilly en mariage de[2] Claude de Moroges, qu'il épousa en 1543. Son second fils, qui succéda à son frère, servit Charles IX, Henri III et Henri IV pendant les guerres civiles, et, sous ce dernier, fut écuyer de la grande écurie, avec un brevet de gentilhomme de la chambre en 1603. C'est le grand-père du maréchal de Chamilly, duquel le père servit toute sa vie attaché à Monsieur le Prince.

« Ce maréchal, entre plusieurs frères et sœurs dont il n'est rien à remarquer, eut un frère aîné, qui, sous le nom de comte de Chamilly, acquit une grande réputation à la guerre. Il fut nourri page de Monsieur le Prince le héros, auquel il s'attacha, et l'accompagna en la plupart de ses grandes actions, fut mestre de camp de son régiment de cavalerie et maréchal de camp, dont, à la paix des Pyrénées, il conserva le grade; et lui donna le gouvernement du château de Dijon. Il servit de lieutenant général sous le Roi aux conquêtes de Franche-Comté et de Hollande, et touchoit au bâton de maréchal de France, et alloit être fait capitaine des gardes du corps en même temps, lorsqu'il mourut des blessures qui se rouvrirent.

« Son fils a fini cette race. Il avoit beaucoup d'esprit, et étoit beau

1. *Eut* est en interligne.
2. *De* est en interligne, au-dessous d'*avec*, biffé.

parleur, dont il abusoit souvent en plus d'une manière. Étant maréchal de camp, il alla ambassadeur en Danemark, où il se brouilla fort avec cette cour, et se brouilla, pour lui plus funestement encore, avec M. de Barbezieux, duquel il étoit assez bien voulu. C'étoit en 1698 ou 9[1]. Écrivant à MM. de Barbezieux et de Torcy, secrétaires d'État, l'un de la guerre, l'autre des affaires étrangères, il leur dit du mal de l'un à l'autre, mais surtout à Torcy de Barbezieux, sur lequel il s'échappa beaucoup en belles phrases[2]. Par le plus grand malheur du monde, son secrétaire se méprit au dessus : tellement que ces deux secrétaires d'État reçurent en même temps la lettre qui étoit pour son confrère. Barbezieux entra en furie, et ne le lui pardonna jamais. Torcy, plus doux et plus modéré, moins maltraité aussi, ne fut pas si vindicatif ; mais, pour l'amitié et la confiance, elle ne se put plus espérer[3]. De retour en 1702, et bien soulagé de trouver Barbezieux mort et Chamillart en place, il fut fait lieutenant général, et son oncle, devenu maréchal de France, le mena sous lui à la Rochelle, où peu à peu il se le substitua. Il mourut à Paris, 22 janvier 1722[4], et n'a laissé qu'une fille mariée au comte de Clère, remariée depuis à Valsemé qui a un emploi chez M. le duc d'Orléans et son régiment de cavalerie, qui se fait appeler M. de Graville et porte les armes de cet amiral et son nom de Malet, quoique sans pouvoir montrer qu'il soit de la[5] maison que cet amiral a illustrée. Sa femme a été gouvernante de M. le duc de Chartres. »

2. *Le maréchal de Châteaurenault*[6].

« Le comte de Chateaurenault a été, avec moins d'esprit et de lumières qu'on ne peut dire, un des plus heureux capitaines de mer qui ait été ; du reste, plein d'honneur, de valeur et de vertu, et fort aimé et estimé dans la marine. Né en 1637, il servit à terre jusqu'en 1661, qu'il passa dans la marine. Après avoir vu plusieurs sièges et après s'être trouvé à l'entreprise de Gigeri, qui ne fut pas heureuse, il fut fait capitaine de vaisseau en 1664, s'y distingua fort, et fut chef d'escadre en 1673. Il eut un avantage considérable sur le jeune Ruyter et la flotte hollandoise, et, en 1678, combattit l'amiral Evertsen, et, avec six vaisseaux, soutint tout un jour tout l'effort de sa flotte, et l'obligea à se retirer sans avoir pu porter en Sicile le secours qu'elle avoit ordre d'y jeter. En 1684, il fut lieutenant général et grand-croix de Saint-Lazare.

1. *Ou 9* est en interligne, au-dessus d'un premier *ou 9*, biffé.
2. *Frases*, dans le manuscrit.
3. Voyez notre tome X, p. 399-400.
4. *1722* corrige *1702*.
5. *La* est en interligne, au-dessus de *cette*, biffé.
6. Ci-dessus, p. 22-26, et Addition n° 458, p. 377. Cette notice n'est guère qu'une paraphrase de celle que les continuateurs du P. Anselme ont consacrée à Châteaurenault, dans leur tome VII, p. 650 et 652.

En 1682, il remporta une victoire complète dans les mers d'Irlande, et prit au retour sept vaisseaux richement chargés. En 1690, il passa le détroit de Gibraltar au milieu de vingt-huit vaisseaux ennemis, vint à Brest, et se trouva à la bataille navale de Béveziers. En 1693, il eut la grand croix de Saint-Louis attachée à la marine à l'institution de cet ordre, et, en 1696, il eut le commandement de l'armée navale, qu'il conduisit, malgré la flotte ennemie, de Toulon à Brest. En 1701, le roi d'Espagne le fit capitaine général de ses armées navales, et le Roi, six semaines après, le fit vice-amiral du Levant, par la mort du maréchal de Tourville. Il passa la même année, avec huit vaisseaux, en Amérique, conduisit en Europe les galions, dont les commandants n'ayant pas voulu consentir à entrer dans aucun port de France, il fut obligé de les mener à Vigo, en Galice, où il ne put empêcher qu'ils ne fussent brûlés par les vaisseaux ennemis, après en avoir sauvé l'argent et ce qu'il put de marchandises. En 1704, il eut, par la mort de M. de Beaumanoir[1], la lieutenance générale de[2] la Bretagne, avec le commandement en chef de la province. Il est mort à Paris, 15 novembre 1716, à soixante-dix-neuf ans.

« Son nom est Rousselet, très obscur et très inconnu avant le mariage de son bisaïeul avec la sœur du maréchal-duc de Retz et du cardinal Gondy, avant leur fortune ; il n'en fit pas lui-même, et mourut en février 1564. Son fils eut, par les Gondy, le gouvernement de Belle-Isle et de Machecoul ; il avoit eu aussi le commandement de l'île de Ré et un brevet de gentilhomme de la chambre. C'est lui qui acquit la terre de Châteaurenault. Son fils ne fit rien du tout et n'eut aucun emploi ; c'est le père du maréchal et[3] d'autres enfants, dont l'aîné en laissa beaucoup sans qu'ils[4] aient eu de suite, et sans que, d'eux ni de leurs prédécesseurs, on puisse remarquer ni emplois ni alliance. Le maréchal ne se maria pas mieux, en 1684. Son fils aîné fut tué au combat naval de Malaga, sans alliance, 24 août 1704. Son autre fils, il le maria pour rien à une fille du maréchal-duc de Noailles moyennant sa survivance de sa lieutenance générale de Bretagne. Elle mourut sans enfants, et son mari s'est remarié à une fille de M. de Montmorency-Fosseux. C'est un homme qui a la goutte des filles de l'Opéra, et qui, avec l'esprit de son père, se contente de jouir de sa fortune. Il a des enfants de ce mariage. Sa sœur a épousé Gacé chevalier de l'Ordre, fils aîné du maréchal de Matignon, qui n'en a point d'enfants et la tient fort resserrée dans un convent, d'où apparemment elle ne sortira pas tant qu'il vivra[5]. »

1. Ces quatre mots sont en interligne, au-dessus de *de Rosmadec le G^t de Nantes.*
2. Après cette préposition, il a biffé *cette partie de.*
3. Ayant écrit d'abord : *et de beaucoup,* il a biffé *beaucoup,* mais non *de.*
4. *Il,* au singulier.
5. Ce fut le comte de Gacé qui mourut le premier, le 19 août 1747. Sa veuve se remaria, au bout d'un an, avec « un homme dont le nom n'est

3. *Le maréchal de Rosen*[1].

« M. ROSEN fut d'abord simple cavalier. Quelques-uns de sa chambrée l'ayant mené en maraude contre les défenses sur peine de la vie, ils furent pris, condamnés à tirer au billet à qui seroit pendu. M. Rosen le racontoit lui-même, et se souvenoit si généreusement de son premier état, qu'il donnoit une pension à un de ses camarades de chambrée, maréchal de son métier, qui étoit aux Invalides, et, tous les ans, même depuis qu'il fut maréchal de France, le faisoit venir dîner avec lui, le régaloit, et causoit avec plaisir de leurs vieilles guerres. Il passa par les degrés subalternes, et le vieux Rosen, l'ayant reconnu, lui donna sa fille en mariage en 1660. Ce vieux Rosen avoit eu un régiment de mille chevaux sous le grand Gustave-Adolphe, roi de Suède, à la tête duquel il se trouva à la bataille de Lützen, où ce grand prince fut tué victorieux. Rosen s'étoit attaché au célèbre duc de Saxe-Weimar, qui le fit un des quatre directeurs généraux de son armée, qui s'engagèrent après sa mort au service de France, 1639, et celui-ci en eut une pension du Roi de douze mille livres. Il servit avec grande distinction et beaucoup de succès, fut lieutenant général en 1648, et général en chef de ce qui restoit des troupes de Weimar et de la reine Christine de Suède en France. M. de Turenne eut ses raisons pour l'accuser de la révolte des premières ; il en fut quatorze mois dans la citadelle de Nancy. Pleinement justifié, et rentré dans les bonnes grâces du Roi et de la Reine mère, il eut le commandement en chef de toutes les troupes allemandes anciennes et nouvelles, et il commanda le corps de réserve, avec grand succès, à la bataille de Rethel, où le maréchal du Plessis défit M. de Turenne et sauva l'État, 1650. Deux ans après, il eut le commandement en chef de toute l'Alsace, avec un pouvoir illimité, et y mourut en 1667. Tel fut le beau-père du maréchal Rosen, auquel il faut revenir[2].

« Il eut un régiment de cavalerie en 1669, et fit si bien à la bataille de Seneffe, 1674, qu'il en fut fait seul brigadier, maréchal de camp 1677, lieutenant général 1682 ; et vit cependant force sièges et combats, où il se distingua en diverses armées. Il passa en Irlande avec le roi d'Angleterre, qui le fit maréchal d'Irlande pour avoir passé à la nage la rivière de Fing, avec un petit corps de cavalerie, à la vue de huit mille hommes de troupes réglées, et les avoir battus. En 1690, Montclar, chevalier de l'Ordre, étant mort, il eut sa charge de mestre de camp général de la cavalerie, qu'il vendit très cher à Montpeyroux,

point connu, » et lui donna tout son bien (*Luynes*, tome IX, p. 56). Cependant c'est sous le titre de comtesse de Matignon que son décès, à la date du 17 décembre 1755, fut annoncé par la *Gazette*, p. 11.

1. Ci-dessus, p. 30-34, et Addition n° 458, p 378.

2. Cette partie de la notice, sur le « vieux Rosen, » a été donnée par Chéruel, dans ses *Lettres de Mazarin*, tome III, p. 502, note.

lorsqu'il fut maréchal de France. Il continua de servir en Flandres, où il se distingua à tous les sièges, actions et batailles qui y furent fréquents jusqu'à la paix de Ryswyk. Au fameux et superbe camp de Compiègne, il commanda la moitié de l'armée contre le maréchal-duc de Boufflers à la tête de l'autre, pour une bataille feinte entre ces deux corps, et, quoique feinte, eut grand peine à reculer quand il en fut temps, comme on en étoit convenu. Il en eut deux cent mille livres de gratification. Il étoit grand croix de Saint-Louis.

« C'étoit un homme de beaucoup d'esprit, avec un air plus que militaire, qui dépensoit fort noblement à la guerre. Son défaut étoit de ne connoître plus personne le cul sur la selle, et d'avoir le commandement précipité, et, pour rien, fort en colère ; du reste, l'homme du monde qui menoit le mieux une[1] aile et qui secouroit le mieux un général. Il parloit mal françois, et étoit soupçonné de l'affecter pour faire valoir sa qualité d'étranger. Extrêmement brave, et pied à terre, poli avec noblesse, connoissant et distinguant son monde, et ayant du délié, et du souple même au besoin ; à tout prendre, un fort galand homme. Il avoit perdu sa femme en 1686, et marié son fils unique, en 1698, à une Grammont de Franche-Comté, fille de qualité et de vertu, habile au dernier point en tout genre, et qui a tout valu à cette famille. Le maréchal l'aimoit aussi beaucoup. Il fit une très digne fin. Hors d'état de servir par son âge, il se retira en son château de Bollwiller, en Alsace, où tout ce qu'il y avoit de meilleur en noblesse des deux côtés du Rhin pendant la paix, et parmi les officiers, étoient très bien reçus. Au bout de deux ou trois ans de cette vie, il voulut songer plus sérieusement à une meilleure, bâtit un joli petit logement pour lui tout seul au bout de son parc, et s'y retira. Là, il ne recevoit personne ; mais il alloit souvent passer une heure avec la compagnie au château. Sa belle-fille se mêloit de tout, et lui de rien que de prier Dieu et de bonnes œuvres dans cette sage solitude. Il montoit seulement deux heures à cheval tous les matins pour sa santé, et venoit tous les ans passer huit ou dix jours à Paris, dont la moitié étoit pour Versailles ou Fontainebleau, sans séjourner davantage. Le Roi aimoit ce soin, et le traitoit toujours avec distinction, ainsi que toute la cour. Il avoit abjuré le luthéranisme dès 1681. Il mourut dans sa retraite et dans ses exercices de piété, où il persévéroit depuis douze ou quinze ans, dans son petit pavillon, à Bollwiller, 3 août 1715, à quatre-vingt-sept ans. Son fils est lieutenant général, et ses petits-fils ont des régiments. Il avoit marié une de ses filles à Rottenbourg, et celui qui a été ambassadeur de France en diverses cours, et qui est mort chevalier de l'Ordre, si riche et sans enfants[2], étoit son petit-fils.

« Je ne parlerai point ici de sa naissance et de sa descendance ; je me contenterai de dire que M. le prince de Conti me conta, à son retour

1. *Un*, dans le manuscrit.
2. Le 4 avril 1735.

de Dantzick, qu'il s'en étoit fort curieusement informé en son voyage, et qu'il étoit très sûrement d'une des meilleures et des plus anciennes noblesses[1] de Livonie, même distinguée. A qui a connu M. le prince de Conti, ce témoignage vaut toutes les preuves; mais le maréchal les a fait venir, lorsqu'il fut chevalier de l'Ordre avec les autres maréchaux de France. »

4. *Le maréchal d'Huxelles*[2].

« Le marquis d'HUXELLES. Avant de parler de ce maréchal, il faut, pour en éclaircir la matière, expliquer un mot de généalogie. Son père étoit un homme de mérite, de talent à la guerre, et de beaucoup d'ambition. Il parvint, par ses services, à être capitaine général, grade aboli depuis, et qui a toujours été fort rare, et il touchoit au bâton de maréchal de France, dont il avoit un brevet de promesse, lorsqu'il fut tué devant Gravelines en 1658. Beringhen, premier valet de chambre de Louis XIII, mais beaucoup plus attaché à la Reine, étoit entré pour elle dans des intrigues qui furent découvertes, et où l'Espagne avoit grand part, et Beringhen qui se vit perdu et qui craignit pis, s'enfuit à Bruxelles. Dès que Louis XIII fut mort, et la Reine régente et maîtresse, elle débuta par rappeler ses martyrs et les récompenser de leurs souffrances. Beringhen accourut de Bruxelles. Il tenoit [à] elle[3] par les liens les plus étroits, il avoit tout hasardé pour elle, il avoit pensé y périr, et, en perdant sa fortune, il n'avoit sauvé sa personne que par la fuite : il fut aussi le plus récompensé. En un instant, de valet qu'il étoit comme son père, et[4] qui l'avoit tenu à grande fortune, il prit la forme de seigneur par la charge de premier écuyer du Roi qu'il eut du duc de Saint-Simon d'une façon fort étrange. L'anecdote en mèneroit ici trop loin, et sera mieux placée ci-après aux *Pairs existants*, titre de SAINT-SIMON[5]. Et cette charge le conduisit à l'ordre du Saint-Esprit dans les suites, qui, l'un et l'autre, ont passé à sa postérité jusqu'à aujourd'hui.

« Dans cette position de fortune et de faveur, et dans ce commencement de la régence de la Reine, le marquis d'Huxelles, qui vouloit cheminer, y sacrifia sa sœur, dont il étoit maître parce qu'il n'avoit plus ni père ni mère. Il ne la crut pas mal mariée de l'être au premier écuyer du Roi dans ce brillant qui avoit toutes les marques d'être durable, et qui le fut en effet, et il se flatta que le premier écuyer, touché d'une alliance qui lui faisoit tant d'honneur, le seroit encore de s'appuyer d'un beau-frère en beau chemin, en le poussant aux honneurs. Beringhen, de sa part, sentit l'un et l'autre : c'est ce qui fit ce mariage, le 6 janvier 1646.

« Tout n'est qu'enchaînement dans ce monde. Beringhen, aussi

1. *Noblesse*, au singulier, dans le manuscrit.
2. Ci-dessus, p. 34-45, et Addition nº 458, p. 379.
3. Le manuscrit porte : *il tenoit elle*. — 4. Cet *et* est en interligne.
5. Éd. 1873, tome XXI, p. 61-63.

bien avec le Roi qu'il avoit été auprès de la Reine sa mère, qui avoit pris soin de l'avancer dans ses bonnes grâces, s'étoit mis, par la sagesse et la modération de sa conduite, et par quantité d'amis qu'il avoit su se ménager, sur le pied d'une véritable considération et d'une estime reconnue à la cour et dans le monde. Les ministres le comptoient, et il étoit fort bien avec M. le Tellier. Ce ministre avoit, en 1660, marié sa fille à M. de Villequier, devenu ensuite duc d'Aumont après le maréchal son père, et il en eut un fils et deux filles. Beringhen avoit perdu son fils aîné à la conquête de la Franche-Comté, sans alliance, survivancier de sa charge. Il ne lui en restoit plus qu'un, aussi son survivancier. Il étoit riche pour ce temps-là, et toujours dans la même familiarité du Roi, et la même estime et considération du monde. M. le Tellier et M. de Louvois, son fils, qui n'étoient pas nés pour haïr les mésalliances, et qui trouvoient déjà Beringhen bien marié, eurent envie de son fils pour leur petite-fille et nièce, et tonnelèrent si bien le duc d'Aumont, que le mariage se fit en 1677. Par ce mariage, le maréchal d'Huxelles, que j'appelle ainsi d'avance pour le distinguer ici de son père mort il y avoit longtemps, se trouva cousin germain d'un homme dont la femme étoit petite-fille de M. le Tellier et nièce de M. de Louvois, et dont ils avoient fait le mariage. Ils étoient lors dans l'apogée de leur puissance, et cette puissance dura jusqu'à la mort de Louvois en 1691, quelque proche qu'elle fût de sa perte, s'il eût seulement vécu un jour de plus, et, après lui, Barbezieux, son fils, qui lui succéda, tout jeune qu'il fût, ne laissa pas de régner en sa manière jusqu'à sa mort au commencement de 1701. Beringhen fils leur fut non seulement étroitement uni, mais il étoit dans toute la confiance de M. de Louvois, chez lequel il étoit desiré et admis en tous les temps et à toutes les heures, et il se maintint de même avec Barbezieux, qui prenoit conseil de lui avec déférence. Chamillart, son successeur, qui régna avec encore plus de faveur, respecta encore plus Beringhen, qui l'avoit vu poirier, et que l'autre avoit toujours regardé de si loin avant son ministère, et comme un homme principal par sa charge, par la familiarité auprès du Roi qu'il avoit héritée de son père, par son alliance, par son maintien, par ses amis. Il desira en faire le sien; il se conseilla même quelquefois à lui, de manière que Beringhen disposa toute sa vie des secrétaires d'État de la guerre, tous puissants. Ce fut la source de la fortune du maréchal d'Huxelles, qui lui coûta fort peu.

« C'étoit un grand homme, gros, tout d'une venue, d'un air épais, d'un maintien dur et rustre, d'une ambition cachée, mais démesurée, avec tous les attributs de l'ambition, jaloux, envieux, haineux, souple, bas, rampant, haut et fier quand impunément il pouvoit l'être, se comptant pour tout, et pour rien tout autre intérêt, allant au-devant de tout ce qui pouvoit lui servir ou lui nuire, et sautant, quand il le falloit, les plus difficiles bâtons; qui, après sa fortune, ne voulut rien que pour lui et par lui, et barra tout le reste, et qui, par un silence affecté et profond, quelques demi-mots ou quelque mine, faisoit accroire que sa grosse perruque et ses sourcils épais cachoient beaucoup de capacité ; toujours paroissant ne vouloir rien que se faire rechercher, et, en dessous, plein de ressorts et de machines pour se faire prier et arriver ; de l'esprit, de la connoissance du monde encore davantage, de l'intrigue et des vues, suprêmement ménageant et[1] avec adresse tout ce qui le pouvoit mener, méprisant ouvertement tout le reste ; paresseux à l'excès par goût et par art, pour mieux paroître indifférent, cacher ses menées et faire valoir ses[2] moindres honnêtetés ; ignorant au fonds, et incapable d'apprendre par paresse et par orgueil, et voulant qu'on crût qu'il savoit tout, mais toujours instruit à point et à fonds de toute l'intrigue journalière du monde, de ses changements et de ses combinaisons ; faux à merveilles, dominant partout où il pouvoit, avec l'art de donner du poids à ses paroles par la pesanteur corporelle, ne marchant que par compas et par mesure, et ayant trouvé le moyen de faire recevoir ses visites comme une distinction fort honorable ; magnifique et délicat chez lui dans sa table exquise, où il recevoit peu de monde malgré l'abondance du service, dans ses équipages, dans ses meubles ; ne se levant chez lui presque pour personne, et ôtant même peu un grand chapeau clabaud qu'il avoit toujours sur ses yeux ; parlant peu, toujours avec décision, et s'élevant en fausset[3] avec un ris sardonien dès que quelqu'un s'hasardoit à n'être pas de son avis ; vêtu comme un marchand boucher cossu, toujours du même drap, toujours boutonné tout du long, toujours une ample perruque en devant, avec cette affectation en été comme en hiver, en sorte qu'il n'y avoit personne qui pût s'apercevoir de son Saint-Esprit, ni encore moins de son cordon bleu, au point que je le fis déboutonner une fois pour voir s'il le portoit, et en effet il l'avoit. Pour ses mœurs, elles étoient italiennes. Jusqu'à un âge fort avancé, il ne s'en cachoit pas, et cela alloit souvent à l'indécence, même devant le monde, par les airs que prenoient avec lui de fort jeunes gens bien faits, de peu et pauvres, et[4] des subalternes de régiments, tandis que les commandants de ces corps s'asseoyoient[5] à peine, et n'osoient dîner chez lui. La volupté en tout genre le maîtrisa toujours, et, quelque inexorable que fût le Roi pour l'ordinaire des gens tachés du vice d'Italie, l'ambition ne put l'arrêter là-dessus. La capacité à la guerre fort équivoque, et la valeur guères plus assurée. Tout ce composé ne faisoit rien moins qu'un homme aimable. Ajoutez qu'il étoit de fort difficile abord et rebutant d'ordinaire, et qu'il aimoit l'argent. Avec tout cela, quelle fortune, et par où !

« Il n'avoit pas sept ans lorsqu'il perdit son père. Sa mère étoit

1. Cet *et* est en interligne.
2. *Ses* corrige *les*.
3. Saint-Simon écrit : *fauset*.
4. Cet *et* est en interligne.
5. Le manuscrit porte : *s'asseoyent*.

fille du président le Bailleul, chancelier de la Reine et surintendant des finances. C'étoit une femme d'infiniment d'esprit, qui savoit beaucoup au-dessus de son sexe, galante en son temps, extrêmement du grand monde, haute, fière, dédaigneuse, qui n'aimoit qu'elle, qui ne faisoit cas que d'elle, et qui a trouvé le moyen de se conserver une autorité et un tribunal chez elle, où le monde choisi a longtemps eu la sottise d'aller compter, et qu'elle a conservé, avec un monde plus ordinaire, jusqu'à la dernière vieillesse, étant morte à Paris en 1712, à quatre-vingt-six ans. Elle étoit veuve sans enfants du marquis de Nangis Brichanteau, grand-oncle aîné de celui d'aujourd'hui, avant d'épouser le marquis d'Huxelles. Son fils et elle n'étoient pas d'humeur à être longtemps bien ensemble. Il en secoua le joug dès qu'il put. Elle ne lui pardonna jamais. Ils ont été longtemps sans se voir, et ne se sont vus depuis que rarement, et par pure bienséance.

« L'honneur que le vieux Beringhen se faisoit avec raison de son alliance, le mérite distingué de sa femme, l'union étroite qui fut toujours entre eux, leur fit regarder et traiter le jeune marquis d'Huxelles comme un de leurs enfants, et lui, de son côté, qui, à dix-sept ans, avoit quitté le petit collet à la mort de son aîné tué en Candie, n'ayant de parents proches qu'eux, s'y attacha comme à sa maison paternelle, et lia une amitié étroite avec leurs enfants, ses cousins germains. A la mort de l'aîné, tué devant Besançon en 1674, il eut son régiment d'infanterie, et il fut, trois ans après, brigadier. Il ne tarda pas ensuite à avoir des détachements séparés. Beringhen l'avoit initié chez M. de Louvois[1], qui le trouva homme à tout faire pour lui et pour sa fortune, et qui le porta rapidement à tout. Il lui procura le commandement du camp des travaux de Maintenon pour l'approcher du Roi et le faire valoir, le fit maréchal de camp en 1683, et, au sortir du siège de Luxembourg[2], lui fit donner le commandement[3] d'Alsace, tout nouveau maréchal de camp qu'il étoit. Il fut fait lieutenant général pour le siège de Philipsbourg en 1688, au sortir duquel il fut de cette grande promotion de l'ordre du Saint-Esprit où M. de Louvois mit tant de gens de peu et de militaires. L'année suivante, il défendit cinquante jours durant de tranchée ouverte Mayence contre le fameux duc de Lorraine, auquel il se rendit 8 septembre 1689, et qui[4] mourut bientôt après. Huxelles avoit, en troupes, en officiers, en munitions de toutes sortes, de quoi faire une belle défense. Il la fit aussi ; mais il se rendit sur le point qu'il alloit être certainement secouru, et le siège levé au grand étonnement de l'armée qui y marchoit et en étoit proche. Ce fut sur les ordres de M. de Louvois, qui vouloit déterminément la guerre et qui sentoit bien que la conservation de Mayence, et l'armée qui en faisoit le siège battue, comme, selon toute apparence,

1. Le manuscrit porte : *intié*, et *Louvois* est en interligne.
2. Ce mot est en interligne, au-dessus de *Philipsbourg*, biffé.
3. Après ce mot, Saint-Simon a biffé *en chef*.
4. *Et qui* est en interligne, au-dessus de *lequel*, biffé.

elle devoit l'être, diminuée et fatiguée comme elle l'étoit, feroit penser sérieusement l'Empire à la paix, et démancheroit toute sa guerre. Huxelles commanda toujours, depuis 1690 que Montclar mourut, en chef en Alsace, servit les campagnes dans l'armée du Rhin, fut directeur de l'infanterie à l'établissement de ces emplois, et trouvoit moyen d'avoir la principale considération du général et de toute l'armée sans s'y donner le moindre mouvement, ni presque sortir de chez lui, et, en Alsace, d'y être le maître absolu.

« Depuis qu'il fut maréchal de France, il se tint presque toujours à Paris avec ses appointements de commandant en chef d'Alsace, où du Bourg, depuis maréchal de France, en faisoit la fonction en son absence. Ce n'étoit pas le goût, le talent, ni les vues du maréchal d'Huxelles, de commander des armées. Il étoit parvenu à ce qu'il vouloit dans la guerre, et ce comble ne lui parut qu'un chemin pour arriver plus haut. Il vouloit être duc et pair, il vouloit être consulté, il vouloit, à tout prix, mettre le pied dans le cabinet et entrer dans le Conseil. Pour tout cela, il falloit être sur le lieu et y faire sa partie. Il fit une cour assidue à Mme de Caylus, nièce de Mme de Maintenon, nouvellement revenue à la cour et fort brillante, et il lia secrètement un commerce étroit avec Mlle Choin, la Maintenon de Monseigneur, avec qui elle [le] mit au mieux. Il s'aida aussi des jésuites, qu'il avoit toujours fort ménagés à Strasbourg, et fit si bien, qu'en 1710 il fut nommé ambassadeur plénipotentiaire, avec l'abbé, depuis cardinal de Polignac, pour aller traiter la paix à Gertruydenberg, où les ennemis de la France se roidirent à des conditions si étranges, que tout fut rompu au bout de cinq mois de séjour, ou plutôt qu'on se sépara par l'inutilité d'une plus longue assemblée. Au retour, le maréchal continua ses menées. Il envoyoit tous les jours, du quartier de Montmartre où il logeoit, des têtes de lapins à la chienne de Mlle Choin, dans la rue Saint-Antoine. Monseigneur mourut : l'envoi cessa au même instant, et lui-même n'alla pas une seule fois chez Mlle Choin. Au bout d'assez longtemps, elle en témoigna sa surprise. On en parla au maréchal, qui répondit froidement qu'il ne savoit ce qu'elle vouloit dire, qu'il ne la connoissoit presque pas, et que jamais il n'avoit été connu, ni moins encore approché de Monseigneur.

« Le premier président de Mesmes, ami intime de Beringhen, étoit par là devenu le sien, et l'avoit mis en connoissance avec M. et Mme du Maine. Tout cela se passoit fort sourdement ; mais, après la mort de M. le prince de Conti et de Monsieur le Duc, qu'il avoit fort cultivés, et avec qui cette autre liaison n'alloit pas, mais[1] surtout après la mort de Mgr le dernier Dauphin et de M. le duc de Berry, il devint le courtisan public des bâtards, et, par le premier président, qui étoit de longue main entièrement vendu à M. du Maine, à qui il devoit sa place, faisoit valoir sa considération et ses conseils. Le jour qu'ils furent

1. *Mais* semble surcharger un premier *sur*[*tout*].

déclarés princes du sang, il déclara qu'il en recevroit les compliments, et s'en attira un remerciement du Roi, puis leur donna à dîner le jour qu'ils furent au Parlement pour la première fois en cette nouvelle qualité. Souple à merveilles sous M. Voysin et sous le maréchal de Villeroy, qu'il méprisoit parfaitement tous deux[1], il ne laissoit pas de courtiser le marquis d'Effiat et Canillac à Paris, à cause de M. le duc d'Orléans, et passoit ainsi sa vie, sous un extérieur d'oisiveté tranquille dans sa maison, à intriguer et à chercher des routes et des appuis de toutes parts contradictoires. Comme il avoit été à Gertruydenberg, il fut nommé, avec le même collègue, pour aller traiter la paix à Utrecht. Les choses avoient heureusement changé de face, et il signa la paix avec Mesnager, troisième plénipotentiaire qu'on lui avoit fort étrangement associé par rapport au commerce. Il fut bien avec celui-ci[2], qui souffrit en tout respect ses humeurs et son empire ; mais il fut brouillé dès les commencements avec l'abbé de Polignac, qui eut double joie de le quitter pour venir recevoir du Roi sa calotte rouge. Cette paix fut signée le 11 avril 1713. Au mois de novembre suivant, le duc Mazarin étant mort, le maréchal d'Huxelles eut le gouvernement d'Alsace, et le comte du Bourg le commandement, le maréchal se trouvant trop bien de Paris et de la cour pour retourner à Strasbourg dans un temps où l'âge et la santé du Roi mettoient sur le point de grands changements où le maréchal d'Huxelles se proposoit bien d'avoir une place principale, soit par les bâtards, soit par M. le duc d'Orléans, moyennant ses amis Canillac et d'Effiat. Il[3] ne se trompa pas. Dans la résolution que M. le duc d'Orléans avoit prise de substituer des conseils et des gens de qualité au gouvernement du feu Roi, les emplois récents que le maréchal d'Huxelles avoit eus à Gertruydenberg et à Utrecht, et la connoissance qu'on lui supposoit des cours voisines du Rhin par son long séjour en Alsace, déterminèrent son choix pour la présidence des affaires étrangères. La mort du maréchal de Chamilly, survenue en même temps, parut une occasion à M. le duc d'Orléans toute propre à s'attacher particulièrement le maréchal d'Huxelles : tellement qu'il lui donna le gouvernement de Strasbourg.

« Son ambition étoit si violente, que, dans l'entre-deux qu'il fut maréchal de France au temps qu'il fut nommé pour aller à Gertruydenberg, la tête lui pensa tourner de ce qu'aucune des portes qu'il vouloit forcer ne s'ouvroit devant lui. Il n'osoit demander d'être fait duc ; et sous quel prétexte ? encore moins d'entrer dans le Conseil. Il vit M. d'Harcourt sur le point deux fois d'y être admis, le même et d'autres faits ducs : il en tomba dans une mélancolie et dans des vapeurs si noires, qu'il ne fut pas loin de faire le saut. Les médecins le traitèrent, et il fut très longtemps sans être en état de voir qui que ce fût ;

1. Ces deux derniers mots ont été ajoutés en interligne.

2. *Cy* est en interligne.

3. Avant *Il*, Saint-Simon a biffé : « Le Roy vescut assez et le M[al] de Chamillart mourut assez tost ».

Beringhen à peine, et plus longtemps encore à le vouloir. Ce ne fut que Gertruydenberg qui lui rendit la vie.

« Président des affaires étrangères, il paya de table, de silence, de mots coupés et de mines, n'opina jamais qu'en deux paroles au conseil de Régence, où, dans les premiers temps, se traitoient vraiment les affaires, écoutoit les ministres étrangers et leur répondoit peu, surtout alloit presque tous les matins s'enfermer une heure chez Pecquet, qui avoit été un des premiers commis de M. de Torcy pour les affaires étrangères, et prenoit là sa leçon ; traversoit tout ce qui ne venoit pas de lui, et toutefois ne produisoit rien, toujours tourné aux partis les plus timides. Cette conduite, qui montroit la corde, jointe à l'esprit et au goût de M. le duc d'Orléans pour[1] les routes détournées, déchargea le maréchal de beaucoup de choses que M. le duc d'Orléans faisoit par lui-même ou par ces voies obliques, et très ordinairement à l'insu du maréchal, qui enrageoit, menaçoit quelquefois de se retirer, et auroit été au désespoir de quitter prise. Le traité de la Quadruple alliance fut pratiqué de la sorte par l'abbé Dubois, qui, d'Angleterre ou de Hanovre et d'Hollande, cacha tout au maréchal, et avoit sa correspondance directe avec M. le duc d'Orléans. Quand tout fut fait, et qu'il n'y eut plus que la forme, il fallut bien qu'elle passât par le maréchal d'Huxelles, et qu'il vît de quoi il étoit question. Le traité lui parut détestable ; et, en cela, il n'avoit pas tort : il ne fut bon qu'à faire l'abbé Dubois cardinal, et de là premier ministre. C'étoit aussi pour cela qu'il l'avoit fait. Aucun du conseil des affaires étrangères, ni de celui de régence, sans exception d'un seul, n'en savoit un mot. Le maréchal, encouragé par un silence si généralement offensant et par tout le mauvais de ce traité, espéra une opposition générale, et déclara nettement qu'on lui couperoit plutôt la main que de le signer. Cette résistance embarrassa fort le Régent ; mais le vin étoit tiré, et l'abbé Dubois n'oublioit rien pour le faire boire : tellement que M. le duc d'Orléans envoya d'Antin dire au maréchal qu'en deux mots il signeroit, ou que, dans vingt-quatre heures, S. A. R. disposeroit de son emploi. Ce message anéantit dans l'instant toute la fermeté du maréchal : il signa sur l'heure, et pria d'Antin de faire valoir son obéissance et d'obtenir pardon de sa résistance. Comme il avoit affecté de la publier, et que l'événement de cette affaire faisoit l'attention publique, cette foiblesse fit grand bruit et couvrit le maréchal de mépris. Personne, à son exemple, ne résista au conseil de régence, déjà devenu le vieux sérail. Le maréchal conserva encore quelques mois sa place. L'abbé Dubois, triomphant à son retour, voulut être seul maître des affaires étrangères et en avoir seul le secret. Il fit casser tous les conseils, pour rompre celui des affaires étrangères, et s'en fit le secrétaire d'État. Le maréchal d'Huxelles et bien d'autres eurent la frivole consolation, en perdant leurs places, d'entrer dans le conseil de régence, devenu

1. Ce mot est en interligne.

ridicule par son nombre, sa composition et son inutilité démasquée et publique, et vécut ainsi dans la rage et le désespoir jusqu'à la mort de M. le duc d'Orléans, et eut encore la douleur qu'après la dissolution naturelle du conseil de régence par la majorité du Roi, il vit le maréchal de Villars entrer au conseil d'État[1], sans qu'on lui parlât d'en être. Il se rallia cependant tant qu'il put à l'ancien évêque de Fréjus, tandis qu'il ne négligeoit rien de tous les entours de Monsieur le Duc, connus et secrets, pour se raccrocher, et cependant vouloit qu' [on] crût qu'il ne desiroit rien que d'achever sa vie en repos. Personne n'en fut la dupe. Le présent le négligea, le futur l'en dédommagea. Je veux dire que, fort tôt après que Monsieur de Fréjus eut envoyé Monsieur le Duc à Chantilly et pris en sa place, et bien plus que lui, le timon des affaires, il admit le maréchal d'Huxelles au Conseil, qui séchoit de douleur, et que cela fit renaître. Ce ne fut pas pour longtemps. Chauvelin, son bon ami, qu'il avoit fort connu chez Beringhen, d'où il ne bougeoit, devint presque aussitôt un personnage par la dépouille entière d'Armenonville garde des sceaux et de son fils Morville, ministre et secrétaire d'État des affaires étrangères, qui furent congédiés, et qui en moururent bientôt de regret l'un après l'autre. Huxelles prétendoit avoir eu grand part à le bien mettre avec Monsieur de Fréjus devenu cardinal Fleury et maître en plein, à découvert et absolu du Roi et du Royaume. Bientôt après, le peu d'affaires véritables qui se portoient au conseil d'État disparurent; on ne voyoit plus ni dépêches effectives, ni dépêches entières, on n'y délibéroit plus sur rien, et le maréchal se retrouva, pour ainsi dire, au conseil de régence sur ses fins. Tout se passoit entre le cardinal et le garde des sceaux, et nul autre n'en avoit connoissance. Quelques affaires intérieures, qui demandoient discussion, et, en conséquence, expédition, se traitoient de même, en admettant alors chez le cardinal ceux du[2] ministère dont [on] avoit besoin, sans que les maréchaux de Villars et d'Huxelles y fussent jamais appelés, ni qu'on prît la peine de leur dire un seul mot de ce qui s'y traitoit. Villars le trouvoit fort mauvais; mais le piquet, la grande compagnie chez lui, les fréquentes courses à Paris comme un jeune homme, les spectacles, la bagatelle, et l'idée d'être du Conseil le consoloient. Pour Huxelles, confiné dans un trou de logement où il ne savoit que faire tous les longs jours, n'y ayant personne de son âge et de sa portée à Versailles, incapable de s'amuser comme Villars, fatigué des heures rompues, et toujours douteuses et incertaines, du Conseil, où il n'y avoit plus aucune réalité, importuné encore des voyages et des changements de demeure, il devenoit chagrin, et le montroit tout entier. Il blâmoit tout ce qui se faisoit, et protestoit que, bien loin d'y avoir la moindre part, il étoit même des derniers de la cour à l'apprendre. Il le fit si ouvertement,

1. Après ce mot, Saint-Simon a biffé *avec le M[l] de Vi*, inachevé.
2. *Du* surcharge *dont*.

que le cardinal, qui le savoit, et qui avoit longtemps méprisé ses plaintes, les trouva indécentes pour soi, et lui en fit des reproches. Cela produisit un éclaircissement, où le cardinal, tout sucre et tout miel, laissa tout espérer au maréchal, mais[1] bien résolu de ne pas changer de conduite. Cependant il l'amusa quelque temps, par quelques confidences et quelques légères consultations. Le maréchal s'en reput; mais le cardinal s'en lassa bientôt. Le maréchal s'en prit à Chauvelin, qui, liant, et souple avec le bon bout de son côté, le laissa dire et le paya de compliments. Il en souffrit même assez paisiblement quelques sorties. Voyant enfin que cela ne lui réussissoit pas, il éclata en plaintes publiques, et voulut se retirer, pour se faire prier et mieux traiter. Prié, il le fut, parce que le cardinal n'aimoit pas les éclats; mais cela ne battit plus que d'une aile, et, au bout de trois ans de dépit, d'ennui, de plaintes, le maréchal demanda son congé et l'obtint. Peut-être ne comptoit-il pas d'être pris au mot. Quoi qu'il en soit, il revint à Paris à son ancienne vie de grands dîners et de recevoir du monde choisi; mais il n'étoit pas difficile de voir qu'il étoit dévoré de chagrin. Il se contenoit même peu de fronder, et encore moins sur la personne de Chauvelin, qui ne se lassa point de lui rendre toujours de grands devoirs. « Eh ! que me veut ce maître fripon-là ? » dit un jour le maréchal, en ma présence, sur un message qu'on lui annonça du garde des sceaux, qu'il reçut pourtant assez honnêtement; et puis, en deux mots assenés, m'en dit rage. Et je riois, peu de jours après, chez le garde des sceaux, qui me demanda la permission de me quitter pour aller voir le maréchal, avec un air d'amitié et de considération toute particulière; je ne sais ce qu'il en espéroit. Cela se passa dans les trois mois qu'il survécut à sa retraite de la cour. Il la quitta en décembre 1729, et mourut, à peu près de male rage, le 10 avril 1730. Il ne fut point marié, et, né avec peu de bien, il en laissa d'immenses au premier écuyer d'aujourd'hui, à qui le cardinal donna encore sa lieutenance générale de Bourgogne et son gouvernement de Chalon. Le comte du Bourg eut le gouvernement d'Alsace, et le maréchal-duc de Berwick celui de Strasbourg. Le maréchal d'Huxelles passoit soixante-dix-neuf ans. Et voilà les heureux de ce monde ! Comme il n'avoit jamais aimé, ni été bon qu'à lui, il ne fut plaint ni regretté de personne.

« Son nom étoit de Laye, que celui de du Blé avoit supprimé. Ces du Blé sont connus vers 1235. On ne leur voit ni terres, ni alliances, ni emplois à remarquer en huit générations. Ils étoient bourguignons, et s'éteignirent vers 1500[2]. Huguenin du Blé, seigneur de Cormatin et de Colange, mourut sans emploi et sans postérité, et donna tous ses biens à Huguenin de Laye, son petit-neveu, à condition de porter son nom et ses armes.

« On ne voit point clair au delà du grand-père de cet Huguenin de

1. *Mais* est en interligne.
2. *1500* corrige *1400*.

Laye dit du Blé. Ils étoient seigneurs de Retilia en Bresse. Il y a différents seigneurs du nom de Laye dont on ne voit point la jonction avec ceux-ci. Cet Huguenin épousa une la Magdelaine, et leur fils, qui fut chevalier de Saint-Michel, épousa en 1537 Catherine, fille aînée de Claude de Villars, seigneur de Sercy et d'Huxelles. Le fils de celui-là s'attacha au duc de Guise, dont il eut la compagnie de gendarmes. En 1601, à la dernière destruction de la Ligue, il obtint d'Henri IV le gouvernement de Chalon, qui a passé à sa postérité. Il laissa d'une Bauffremont-Senecey deux fils entre autres. Le cadet, qui ne parut point, laissa deux filles, dont la cadette épousa François de Nagu, seigneur de Varennes, gouverneur d'Aigues-Mortes et chevalier de l'Ordre 1633, maréchal de camp, mort 1634, père du marquis de Varennes, lieutenant général, qui a commandé à Metz.

« L'aîné fut lieutenant général de Bourgogne, maréchal de camp, tué au siège de Privas en 1619. Il épousa Claude, fille de Raymond Phélypeaux, seigneur d'Herbault, trésorier de l'Épargne. Le[1] père du maréchal d'Huxelles fut leur fils, et Mme de Beringhen leur fille, sur lesquels on s'est assez étendu d'abord. Cette Phélypeaux mourut en 1641. »

5. *Le maréchal de Montrevel*[2].

« Le marquis DE MONTREVEL ne vaut[3] pas qu'on en parle, à la valeur près d'un grenadier; mais sa maison est telle, qu'elle ne se peut passer sous silence[4]....

« Revenons maintenant au maréchal de Montrevel. Il se peut dire qu'il fut le prince des fats, et le modèle de l'homme à bonne fortune de la comédie. Une grande naissance, une valeur très brillante, une figure noble et imposante, auxquelles[5] le Roi se prenoit, un goût d'habits et de parure[6] fort à celui du Roi, une profession de galanterie dont le Roi ne pouvoit aussi se défaire, voilà tout ce qui fit sa fortune, et qui l'auroit poussée bien plus loin, sans l'indiscrétion qui sera mieux placée aux *Pairs existants*, titre de LUYNES, article de CHEVREUSE, ci-après, p. [7]. Il brilla fort à la guerre tant que rien d'important ne roula sur lui. L'essai qu'on en fit dans les pays de Liège et de Cologne, et qui garnit fort sa bourse, montra que sa tête tournoit fort aisément, et

1. *Le* surcharge *sont*.
2. Ci-dessus, p. 49-52, et Addition n° 458, p. 380.
3. *Vaut pas* est en interligne, au-dessus de *mérite en rien*.
4. Nous supprimons ici la paraphrase de la filiation donnée par les continuateurs du P. Anselme.
5. Avant *auxquelles*, il a biffé *que le Roy*.
6. *Parurent* corrigé en *parure*.
7. Chiffre laissé en blanc. — Ce n'est pas là, mais dans la notice ROANNOIS (tome VI des *Écrits inédits*, p. 380-381), que notre auteur a raconté cette « indiscrétion, » et il renvoie simplement à cet endroit dans la notice LUYNES, qui est publiée au tome VIII du même recueil, p. 298.

le retira de la guerre; mais le Roi, qui conservoit du goût pour lui, et l'appui du maréchal de Villeroy, tout fait pour être l'ami de Montrevel, le fit envoyer en Languedoc troublé par les Fanatiques, où il fit tant de sottises, qu'il fallut l'en ôter, et, pour n'en avoir pas le démenti, l'envoyer commander en Guyenne, où il n'y avoit rien à faire. C'étoit un homme sans esprit que de la plus basse flatterie[1] envers ceux dont il avoit besoin; un parler musical qui n'avoit que le ton et des sons, vuide de sens quelconque, un usage du monde, une vanité entièrement extravagante, un intérêt sordide à prendre dans les poches pour tout jeter par les fenêtres, et toujours une maîtresse régnante et qu'il faisoit publiquement régner, toute espèce de vanité, toute sorte d'indécence, toutes sortes de folles entreprises, et, par conséquent, des démêlés et des dégoûts; une ignorance[2] entière et générale, et une incapacité universelle; gros joueur et magnifique aux dépens de qui il appartenoit. En 1716, il fut tiré de Guyenne, où il étoit plus qu'inutile, pour l'envoyer en Alsace. Il en fut outré. Il vint de Bordeaux à Paris, où il fut six semaines, et, sur la fin, dîna chez Biron, depuis duc, pair et maréchal de France. Une salière fut renversée sur lui; c'étoit la chose du monde qu'il craignoit le plus. Il s'écria, il se trouva mal; il sortit de table et dit qu'il étoit mort, et se fit emporter chez lui. On ne put jamais diminuer cette foiblesse ou ce genre de folie. La fièvre le prit le soir même, et il mourut en quatre ou cinq jours, 11 octobre 1716, à soixante-onze ans.

« Il n'eut point d'enfants de ses deux femmes, Isabeau de Veyrac, qu'il avoit épousée en 1665, lors deux fois veuve de M. de Soliers Forbin et du comte de Crussol, et Jeanne-Aimée de Rabodanges, vieille beauté, veuve de M. de Grancey, chef d'escadre. Il vécut très mal avec elle, la laissa là, en garda ce qu'elle avoit pu lui donner, et la laissa mourir de faim. Elle est morte en 1722[3], n'ayant que deux filles de son premier mari, et toutes deux fort étranges, Mme d'Hautefeuille et Mme [de Flavacourt][4]. »

1. *De la plus basse* est en interligne, au-dessus de *la*, non biffé.
2. Il a écrit : *ingnorace*.
3. Le 25 avril.
4. En blanc dans le manuscrit. — Ces deux filles étaient : Françoise-Élisabeth, mariée en 1699, au marquis d'Hautefeuille, neveu du commandeur (ci-dessus, p. 93), et morte le 9 mai 1769, à quatre-vingt-huit ans; et Marie-Marguerite, mariée en 1705 au marquis de Flavacourt, et morte le 24 juin 1743, dans sa soixante-cinquième année.

II

LETTRES DU COMTE ET DE LA COMTESSE D'AUBIGNÉ[1].

1. *Le comte d'Aubigné à M. de Pontchartrain, contrôleur général des finances*[2].

« Monsieur

« Jai desia pris la liberte de vous dire que naiant rien pour subsister que les biens faicts du Roy ie ne me trouvois pas en estast comme les auttres dattendre longtemps vous scaves Monsieur quil ma faict la grace de maugmenter les apointemens du gouvernement de Berri afin que ie menace une vie douce apres en advoir passe la plus grande partie a son service. ie vous suplie dadvoir la bonte dentrer dans la siltuation de ma fortune. Si ie ne suis poinct asses heureux pour que vous le voulies ainsi il faudra nessessairement que ie quitte ce pais ici ie ne puis me résoudre a vous inportuner scachant linfinité daffaires esentielles que vous adves sans mon incomodité jaurois esté moi mesme vous representer ces choses et vous assurer que ie suis tousiours avec les mesmes devouemens et les mesmes respects

« Monsieur

« Vostre tres humble et tres obeissant serviteur

« DAUBIGNÉ.

« A Paris ce 7e mars 1672[3].

« Jose dire Monsieur que vous perdries le plus assure de vos serviteurs si jestois reduict daller en province. »

2. *Le même au même*[4].

Ce jour de l'an [1696].

« Monsieur,

« Je vous suplie tres humblement dordonner a M. Brunet la mesme chose que vous advies faict à M. grouin[5] qui est de me donner deux mille francs par mois afin que ie sois paié par la dans le cours de lannee de ma pension. Je fais tout ce que ie puis pour ne vous poinct

1. Ci-dessus, p. 114. Nous reproduisons ces lettres avec l'orthographe, l'accentuation, ponctuation, etc. des originaux autographes.
2. Arch. nat., Papiers du Contrôle général, G^7 992.
3. Ainsi, pour *1692*, date donnée par l'annotation des bureaux : « R. 8 mars 1692. » On a une lettre écrite par Mme de Maintenon à son frère le mois précédent, dans la *Correspondance générale*, tome III, p. 322.
4. Arch. nat., G^7 995, dossier du 24 janvier 1696.
5. Les deux gardes du Trésor royal, qui exerçaient alternativement d'année en année.

inportuner ie une ordonnence de lannee passe que ie nose demender Dieu me donne auttant de courage qua vous et me fasse la grace de vous persuader dans le peu de vie qui me reste a quel poinct de devouement et de respec ie suis

Monsieur

« Vostre tres humble et tres obeissant serviteur

« LE CONTE DAUBIGNE. »

3. *La comtesse d'Aubigné à M. Claustrier, premier commis du duc de Noailles*[1].

[1718.]

« Vous me feriez un grand plesir Monsieur de randre servisse au sieur maisseray ie minteresse fort a ce qui le regarde car son estat me fait pitie il est tres honeste homme et est acablé de paine et une grande famille a soutenir vous voiez qui y a de la charite de luy faire plesir ie suis persuadee Monsieur que vous laubligeres en tout ce que vous poures ie connois par moy moy mesme vostre humeur bienfesante.

« Je vous prie aussy de mintruire de ce que ie dois faire pour ma pansion faut til aler ches M. Baudry ny auratil point quelque petit distintion ie ne suis pas dans le quas de bien du monde car iay tres peu de bien et cela fereret beaucoup de tort de me diminue voila desya une annee de retar et une autre bien tost finy qui me fait grand tort ie vous conte mes paine iay touiours trouve en vous un sy bon amiee que ie conte sur vous Monsieur soiez persuadee de ma reconnoissance

« LA COMTESSE DAUBIGNE. »

1. Arch. nat., G^7 843, première pièce.

III

LE CARDINAL BONSY[1].

(Fragment inédit de Saint-Simon[2].)

« Le cardinal BONSY[3], d'une des premières familles de Florence, qui a eu trois gonfaloniers ou chefs de cette république, et vingt-quatre prieurs de la Liberté ou chefs de ses bandes, fut le cinquième évêque de Béziers d'oncle à neveu du même nom. Les Bonsy ont eu plusieurs alliances immédiates avec les Médicis, et plusieurs de ce nom ont servi François Ier dans ses guerres d'Italie, et les Rois ses successeurs en guerre et en paix et en affaires considérables, et plusieurs ont été ambassadeurs en France.

« Antoine Bonsy, évêque de Terracine, commença la fatale négociation du mariage de Catherine de Médicis. Thomas Bonsy, évêque de Béziers, 1576, immédiatement après le cardinal Strozzi son oncle, défendit sa ville contre le maréchal de Damville en 1578, et fut depuis ambassadeur d'Henri III vers François grand-duc de Toscane. Jean Bonsy, depuis cardinal, lui succéda à Béziers. Il venoit d'être arbitre entre Clément VIII et François grand-duc de Toscane, pour leurs limites, dont il s'étoit très bien acquitté. Il fit ensuite le triste mariage d'Henri IV avec Marie de Médicis, dont il étoit parent : ce qui engagea Henri IV de créer pour lui la charge de grand aumônier de la Reine, qui est l'unique qui ait le titre de grand de toutes celles qui ne sont pas de la couronne ou chez[4] le Roi. Il fut aussi cardinal de Paul V à la nomination de France. Il fit donner à Dominique Bonsy, son neveu, la survivance de sa charge et son évêché, puis se retira à Rome. Ce neveu mourut avant lui, et lui mourut à Rome.

« Thomas Bonsy, qui avoit été enfant d'honneur de Louis XIII, mourut évêque de Béziers à vingt-sept ans, en odeur de sainteté, en 1628.

« Clément Bonsy, évêque de Béziers, se distingua en Languedoc par ses services contre Monsieur et contre le duc de Montmorency, secourut Leucate, et se joignit au maréchal de Schonberg. Il mourut en 1659.

« Pierre Bonsy, cardinal, est celui dont il s'agit ici. Il étoit fils de François Bonsy, sénateur de Florence, frère de Thomas évêque de

1. Ci-dessus, p. 134-147 et Addition n° 478, p. 390.
2. Extrait des *Cardinaux françois ou de la nomination de Louis XIV*, vol. 45 des Papiers de Saint-Simon (Dépôt des affaires étrangères, vol. *France* 200, fol. 162 v°).
3. Il écrit : *Bonzi*.
4. Avant ce mot, Saint-Simon a biffé : *des pres*.

Béziers. Sa mère étoit Christine Riario, de fort bonne maison. Il naquit à Florence, 15 avril 1631, et fut élevé auprès de l'évêque de Béziers son oncle. Le cardinal Mazarin l'affectionna comme Italien, et, l'ayant voulu connoître, il lui trouva beaucoup d'esprit, d'insinuation, de douceur et d'agrément, avec une figure extrêmement agréable, et le jugea propre aux négociations, auxquelles en effet il excella. Il se fit encore plus connoître à lui aux conférences de Saint-Jean-de-Luz pour la paix des Pyrénées, où il fut ambassadeur du grand-duc, et où il eut l'évêché de Béziers et l'abbaye d'Aniane par la mort de son oncle. Peu après, il traita et conclut le mariage de la seconde fille de Gaston avec le grand-duc, et la conduisit à Florence avec la qualité d'ambassadeur du Roi. Il fut de là, avec la même qualité, à Venise, où il obtint, avec beaucoup d'adresse et de difficulté, passage sur les terres de la République pour le secours que le Roi envoyoit en Hongrie sous M. de Coligny, qui y fut si glorieusement utile, et qui en recueillit une si étrange ingratitude. Étant encore à Venise, ce prélat fut nommé à l'ambassade de Pologne pour détourner Casimir d'en abdiquer la couronne. Ce prince lui donna, avec l'agrément du Roi, sa nomination au cardinalat, et, peu après le retour de Monsieur de Béziers en France, il abdiqua. Monsieur de Béziers fut renvoyé ambassadeur en Pologne pour l'élection. Il eut le bonheur d'y rompre les mesures de la maison d'Autriche, de faire revenir les Polonois de la résolution qu'ils avoient prise de n'élire qu'un prince étranger, et de leur persuader de choisir pour roi Michel Wisniowiecki. A son retour, il eut l'archevêché de Toulouse, et alla ambassadeur en Espagne, où il réussit fort bien.

« Enfin, le tour des petites couronnes étant arrivé, il fut cardinal, incontinent après grand aumônier de la Reine, par la mort de la Rivière évêque-duc de Langres[1], enfin archevêque de Narbonne. Il se trouva au conclave de l'élection d'Innocent XI, d'Alexandre VIII et d'Innocent XII, avec la confiance du Roi, et l'estime et l'affection de la cour de Rome, et fut le lien entre ses confrères les cardinaux françois.

« Il fut longtemps le roi du Languedoc, et toujours les délices de cette grande province. Il y joignit toujours la politesse, la facilité de l'accès, la douceur, la magnificence, la joie d'obliger, le desir de le pouvoir faire, la douleur et l'honnêteté des refus, avec une insinuation et une accortise telle, que, sans faire sentir aucun poids, il y étoit le maître de toutes les affaires et de toutes les grâces, sans avoir la plus légère dispute avec personne. Il avoit marié sa sœur au marquis de Castries, à qui il valut le gouvernement de Montpellier, qui a passé à son fils et à son petit-fils, la lieutenance générale de Languedoc, c'est-à-dire une des trois, et l'ordre du Saint-Esprit à la promotion de 1661, qu'il n'eut, lui, qu'en celle de 1688.

« C'est à lui que le cardinal Fleury, fameux par son incroyable fortune, en doit les commencements. Il protégea son père, receveur des

1. Les dix mots qui précèdent ont été ajoutés en interligne.

décimes du diocèse de Lodève, et voulut prendre soin de ce jeune garçon, qui se fit ecclésiastique. Son crédit étoit lors au plus haut point, et il le fallut tel pour obtenir une charge d'aumônier de la Reine à ce jeune homme, en 1676. Ce fut chez lui et à son ombre qu'il se produisit à la cour, et que peu à peu il y perça, et fut admis dans les bonnes compagnies, puis desiré dans les meilleures. Le même crédit qui lui avoit valu cette charge le sauva du naufrage à la mort de la Reine, et le fit aumônier du Roi. C'est où nous le laisserons, puisque ce n'est que par occasion qu'il est ici parlé de lui.

« M. de Bâville, ce célèbre intendant, et depuis roi de Languedoc, y fut longtemps gémissant sous le poids de l'impuissance, durant la faveur et l'autorité du cardinal Bonsy. Ce cardinal avoit été galant toute sa vie. Son crédit et son rang l'abandonnèrent à un commerce trop public avec une dame de condition qui portoit un nom à qui la galanterie étoit fatale[1], ou plutôt une passion enragée d'un beau-frère pour sa belle-sœur, à qui elle n'avoit pas voulu répondre : ce qui lui[2] avoit cruellement coûté la vie. Ce nom funeste ne put détourner cette dame de répondre à toute la bienveillance du cardinal. Peu à peu toutes mesures cessèrent, et toute bienséance disparut. En un mot, elle devint le canal de toutes les grâces, et eut une cour comme la reine de la province. Le Roi étoit devenu dévot; M. de Bâville lui avoit infiniment plu par sa cruelle conduite avant et après la révocation de l'édit de Nantes, et par celle qu'il continua en ce même genre en Languedoc. Lassé donc de n'y être rien, et d'y voir le cardinal tout, il l'attaqua secrètement par ses lettres à la cour sur ce scandale, et sur les inconvénients, qu'il sut faire valoir, résultants du crédit de cette dame. Le Roi en fut peiné, et chercha à rendre la vie du cardinal plus réglée. Il lui en fit écrire par le P. de la Chaise, il lui en parla dès qu'il le vit. Le cardinal en fut d'autant plus touché, que la chose étoit plus publique, et qu'il se sentoit moins la force de la rompre. Les avis étant peu utiles, le Roi les redoubla. Bâville, avec les ministres en croupe, qui comptoient avec le cardinal, et qui régnoient sur les intendants, profita de leur protection, d'autant plus sûre qu'elle étoit plus intéressée. Il tendit des pièges au cardinal et sa dame, dans lesquels ils donnèrent, et qu'il sut bien faire valoir à la cour. Le cardinal, appuyé du goût du Roi pour lui, de l'amour général de la province, du long usage du pouvoir de son siège et de l'éclat de sa pourpre, aveuglé d'ailleurs de sa passion, et ayant affaire à un mari et à une famille que l'intérêt rendoit honteusement commodes, méprisa longtemps ces atteintes, jusqu'à ce que Bâville, devenu peu à peu plus fort, et de là plus entreprenant, se montra à découvert, et le barra en toutes choses. La douceur naturelle du cardinal travailla d'abord à le ramener; mais

1. Ces deux mots ont été ajoutés en interligne, ainsi que, plus loin, les mots : *p^r sa belle sœur*.

2. Ces trois derniers mots ont été ajoutés en interligne.

Bâville[1] le vouloit détruire et régner sur ses ruines. L'éclat ne tarda donc pas entre eux après ces vains essais. La province, qui adoroit l'un, commença à redouter l'autre. Bâville, soutenu en tout et par tout, cherchoit et trouvoit sans cesse des disputes et des querelles nouvelles pour triompher de celui qu'il vouloit renverser, et la province, qui se vit tomber ainsi entre ses mains, n'osa se le rendre contraire. Enfin, les voyages du cardinal à la cour ne lui ayant point réussi, Bâville ne garda plus de mesures, et ne se contraignit plus de déclarer et de traiter comme ses ennemis tout ce qui demeureroit attaché au cardinal. Il ajouta l'éclat et l'insulte, et obtint un ordre du Roi de faire enlever la dame : ce qui fut exécuté avec le plus grand scandale. Le cardinal et les siens avoient tâché de se soutenir par le mariage de Castries, son neveu, avec une fille du feu maréchal-duc de Vivonne, frère de Mme de Montespan, qui n'avoit rien vaillant, pour s'appuyer de M. du Maine, qui fit ce mariage, et qui étoit dans le plus intime crédit et gouverneur de Languedoc. Ils éprouvèrent qu'il n'étoit pas homme à protéger personne, et que son crédit n'étoit que pour lui tout seul. Le cardinal, au désespoir d'un affront si éclatant, outré de se voir abandonné de la plupart de la province par la peur extrême que Bâville avoit inspirée, et sans cesse en butte et en proie à ses entreprises et à ses insultes, perdit peu à peu la santé, et tomba dans une espèce de haut-mal qui lui attaqua enfin la tête, et l'obligeoit de se faire suivre jusque dans ses visites par un chirurgien et un aumônier. C'est dans ce triste état qu'il parut à la cour au dernier voyage qu'il y fit, et, ce mal augmentant toujours peu à peu, il en mourut à Montpellier, 11 juillet 1703, à soixante-treize ans, universellement regretté, laissant le Languedoc en proie à Bâville. »

Lettre du cardinal Bonsy au contrôleur général Pontchartrain[2].

« A Bourbon, le 15 de septembre 1693.

« Je reçus hier seulement, Monsieur, la lettre que vous m'avez fait la faveur de m'écrire du 4. Le Roi a fait justice à M. Manny, gentilhomme officier de guerre et fort sage, de lui permettre d'entrer aux états prochains comme ancien premier consul de Montpellier, suivant l'arrêt du Conseil de février dernier et l'usage de cette ville. Je vous prie, puisque le Roi m'a bien voulu considérer en cette occasion, d'en vouloir témoigner à S. M. ma reconnoissance et celle du marquis de Castries, arrivé ici hier pour sa santé. Je vous prie aussi d'agréer mes actions de grâces particulières, et que je vous représente que ledit

1. *Basville* est en interligne, au-dessus d'*il*, biffé.
2. Original non autographe : Arch. nat., G^7 301.

sieur de Manny n'avoit pas mérité sa disgrâce auprès de M. l'intendant que pour lui avoir demandé par écrit, pour sa décharge, ses ordres à l'égard de l'établissement de M. le président Belleval pour maire à la veille de la fin de son consulat : ce que M. l'intendant lui refusa. Je me contente d'en demeurer là.

« Puisque vous voulez bien, Monsieur, être la caution de M. de Bâville auprès de moi, je vous accepte avec plaisir et confiance, et, puisque vous êtes maître absolu dudit sieur de Bâville, je vous prie d'agréer aussi que je vous fasse le mien : il est l'offenseur sans sujet, et je suis l'offensé sans réparation. J'envoierai incessamment à M. d'Aguesseau un mémoire pour vous communiquer et vous rendre le maître de mes intérêts absolument, avec cette différence qu'il y a fait tout à sa mode, et que j'ai tout souffert. Le Roi a raison de haïr toute contestation entre ceux qui le servent, et, par son équité, il a tout lieu de blâmer M. de Bâville, et d'être content de ma patience à souffrir sans avoir donné la moindre occasion de me maltraiter, n'ayant pas, en quarante ans de service, mérité le dégoût qui me fait malade depuis les derniers états.

« Je suis tout à fait, depuis l'âge de raison, dans la maxime de la fin de votre lettre, qu'il y a à gagner dans tous les états à vivre sans affaires. Je n'en changerai pas à la fin de ma vie, et, si j'avois l'avantage d'être plus connu de vous, j'espérerois, Monsieur, que vous me rendriez cette justice, comme celle de croire que, pour vous moins détourner de vos grandes occupations, j'accepte d'envoyer à un ami qui vous est si attaché tout ce que j'ai à vous confier. Je suis du meilleur de mon cœur absolument à vous[1].

« Le cardinal de Bonsy. »

1. Comparez les documents indiqués dans la *Correspondance des Contrôleurs généraux*, tome I, nº 1150. M. de Bâville écrit, le 31 octobre suivant : « Voici, Monsieur, la dernière fois que j'aurai l'honneur de vous parler du maire de Montpellier. Il a salué M. le cardinal de Bonsy et M. le marquis de Castries.... Cette démarche a attiré la réconciliation, et a enfin terminé toute cette apparence de division. Permettez-moi de vous rendre encore mille grâces de toutes les bontés que vous avez eues pour moi en cette occasion.... M. le cardinal de Bonsy est assez bien revenu ; mais il a une espèce de mal où la récidive est bien à craindre. »

IV

L'ORDRE DU SAINT-ESPRIT ET SES GRANDS OFFICIERS.

(Fragments inédits de Saint-Simon.)

Nous donnons dans cet appendice : 1° Le préambule de *Remarques* considérables de Saint-Simon dont il n'a pas été question jusqu'ici, mais qui représentent une première rédaction de la digression qui occupe les pages 171-217 du présent volume ; 2° plusieurs fragments des *Légères notions* souvent employées et citées déjà, fragments se rapportant aux divers personnages que Saint-Simon nomme ici comme grands officiers de l'Ordre, ou à diverses parties du sujet qu'il traite ; 3° un fragment sur les changements apportés aux statuts primitifs ; 4° d'autres *Remarques* qui ne font pas double emploi avec le n° 1, et qui renferment des détails qu'on ne trouve pas ailleurs ; 5° une note sur la manière de porter l'Ordre.

Tous ces fragments sont tirés du volume 34 de ses Papiers, aujourd'hui *France* 189, qui n'a point été compris dans la publication des *Écrits inédits* malgré son importance, peut-être à cause de son énorme étendue. La partie que nous reproduisons des premières *Remarques* est ce qu'elles offrent de plus intéressant ; les derniers paragraphes expliquent ce qu'était ce travail et à quel point de vue Saint-Simon l'avait entrepris après la promotion de décembre 1735, entre 1738 et 1740, mais certainement avant de se mettre aux *Légères notions*. L'original autographe paraît n'avoir pas subsisté ; mais la copie faite par l'un des secrétaires de Saint-Simon est excellente. Elle n'occupe pas moins de vingt-sept feuillets, presque la valeur d'un volume moderne de dimensions moyennes.

I

Remarques sur l'ordre du Saint-Esprit institué par Henri III à la fin de 1578[1].

« Deux choses engagèrent Henri III à établir un nouvel ordre, outre son goût pour les cérémonies et les pompes. La première fut la prodigieuse multiplication de l'ordre de Saint-Michel et son entière décadence par l'indignité des sujets qui y étoient admis ; la seconde, la nécessité où il se crut de s'attirer beaucoup de gens considérables par l'espérance, et de se faire plus de créatures, et celle de paroître bon et zélé catholique. L'événement le trompa sur tous ces points, et

1. Vol. *France* 189, fol. 26-30.

comme il l'avoit été dans tous les autres de sa conduite depuis son retour de Pologne; et cet ordre si religieux d'une part, et si brillant de l'autre, ne fit que fournir de nouvelles armes domestiques à ses ennemis. Ce malheureux prince et les agitations de son règne, leurs causes et leurs funestes progrès sont assez connus; ces remarques ne doivent pas contenir une histoire, mais se renfermer dans les bornes de la[1] matière.

« Henri III crut remédier à la multiplication et à l'avilissement de l'ordre de Saint-Michel en fixant le nombre des chevaliers de son nouvel ordre et en les soumettant aux preuves de noblesse; mais il ne prit pas garde qu'il vouloit concilier deux vues contradictoires : aussi ne put-il, par là, remplir aucune des deux. Le besoin de se faire des créatures et de s'en disposer par l'espérance l'engagea à fixer un grand nombre, et ce grand nombre rendit la grâce plus commune, à portée de plus de gens, moins précieuse et plus propre à former trop de prétendants, et conséquemment beaucoup de mécontents. Les preuves, qu'il rendit, par ce qu'il prescrivoit, trop aisées, pour être plus en liberté d'admettre qui il voudroit, avilirent l'Ordre, qui ne devoit être que pour la première noblesse, puisqu'il ne l'établissoit que pour réparer la dégradation où celui de Saint-Michel étoit tombé. C'est le seul des grands ordres qui demande des preuves, parce que les instituteurs des autres les ont jugées peu dignes des leurs et de la naissance de ceux qui y seroient admis, et qui en effet se sont conservés très purs, pendant plusieurs siècles, par le choix des chevaliers. Ces courtes preuves et l'abus qui s'en fit dès les premières promotions, celui qui s'ensuivit dans les suites, et qui se voit maintenant accru de plus en plus, ne démontre que trop la vérité de ces méprises sur le nombre et sur les preuves. Il paroît qu'Henri III s'en aperçut dès l'institution. Accoutumé à mollir partout, et cherchant à regagner à force de foiblesse, il crut se parer du refus des audacieux et du dépit des refus, et flatter et intéresser les chevaliers au maintien de la dignité de l'Ordre en leur communiquant le pouvoir de se choisir des confrères : c'est ce qui produisit, après la première promotion, une élection pour les suivantes. Comme elle s'est abolie insensiblement, à mesure que nos Rois ont repris leur force et leur autorité, il faut expliquer comment elle se faisoit, et ce qui en résultoit[2].

« Lorsque le Roi vouloit faire une promotion, il assembloit le chapitre dans son cabinet, déclaroit le nombre de places vacantes qu'il avoit résolu de remplir, et présentoit une liste d'un beaucoup plus grand nombre de sujets; les chevaliers donnoient leurs voix sur-le-champ, et tout haut, à ceux qu'ils jugeoient devoir être admis; ceux qui avoient le plus de voix étoient nommés, et aussitôt proclamés; ceux qui avoient eu le moins de voix étoient remis pour être proposés à un autre chapitre, mais avec peu ou point d'espérance d'y être jamais

1. *Sa*, au manuscrit. — 2. Voyez le chapitre de 1619, ms. Fr. 3968, p. 176-179.

admis, comme l'expérience l'a montré. Henri III espéroit bien être le maître des voix; mais il éprouva, dans la suite, que la Ligue lui força souvent la main et récompensa ses serviteurs, par ce moyen, aux dépens de ceux du Roi, comme il arrivoit de toutes les autres grâces.

« C'est apparemment ce qui introduisit l'abus de consoler les exclus par une expédition de promesse de l'Ordre en la prochaine promotion, qui dégénéra bientôt en expédition de nomination anticipée, dont aucune n'a jamais eu lieu, et qui a mis des titres trompeurs dans des familles qui produisent des chevaliers du Saint-Esprit morts avant d'avoir reçu le collier, mais peut-être dix, quinze et vingt ans depuis la date de ces expéditions, c'est-à-dire après dix ou douze manquements, très volontaires, de paroles, en autant de promotions.

« Ce même esprit d'Henri III qui vouloit tout ménager lui fit accorder les marques journalières de son nouvel ordre aux officiers d'icelui; ce sont les seuls de tous les grands ordres qui les portent. Il en fit quatre charges, qu'il destina à la décoration de ses ministres, et qui, pour l'amour d'eux, ne devoient point faire de preuves. Ce fut une adresse des Guises pour se les attacher, et qui en récompensèrent MM. de Villeroy et de Verderonne; mais il arriva que M. de Rhodes, pour qui la charge de grand maître des cérémonies de France venoit d'être érigée, craignant que celles-ci ne l'emportassent sur les anciennes par le goût de la nouveauté, préféra d'être prévôt et maître des cérémonies de l'Ordre à être chevalier, comme sa naissance très distinguée lui en fit donner le choix, et que, comme les chevaliers, il voulut faire des preuves. Le chancelier de Cheverny, quoique si disproportionné de Rhodes, voulut par émulation, les faire aussi; et de là est venu que ces deux charges font preuve comme les chevaliers. Soit que les deux autres les pussent faire ou non, il n'en fut pas question. En cinquième avec eux, passa Amyot, évêque d'Auxerre, homme de rien, mais de grande érudition, et qui, ayant été précepteur des enfants d'Henri II, avoit conservé leur amitié et leur confiance. Ils l'avoient récompensé d'un évêché, et l'avoient, de plus, élevé à la charge de grand aumônier de France. En sa faveur, le Roi attacha à cette charge celle d'aumônier du nouvel ordre, et sans preuves, pour le porter comme les quatres prélats qui y sont associés. On reviendra à ces officiers.

« La première atteinte que l'intérêt et l'autorité des Guises donna au fruit qu'Henri III avoit espéré de tirer de cet ordre fut d'en diminuer le nombre. Ce nombre, qui a toujours été de cent, étoit non compris le Roi, les ecclésiastiques, les étrangers non regnicoles et les officiers. Cela donnoit treize places fixes de plus à disposer dans l'Ordre, sans compter celles dont on pourroit disposer au dehors, et dont le Roi auroit été d'autant plus libéral qu'il auroit, par là, décoré son ordre et augmenté le nombre de ses créatures, sans diminuer aucune[1] des cent

1. *Aucun*, au manuscrit.

places destinées pour le dedans. Mais ce n'étoit ni l'intérêt de la Ligue, ni celui des ministres en particulier. La Ligue, qui savoit faire valoir toutes choses, et qui, de ruse ou de force, s'assuroit d'avoir le plus de part en toutes les promotions, trouvoit le nombre plus que suffisant, et craignoit surtout Rome et l'Italie, dont elle tiroit, après l'Espagne, ses intelligences et ses secours les plus utiles, et où elle ne vouloit pas que la facilité d'y obtenir l'Ordre ruinât ses mesures et acquît des serviteurs au Roi. Les ministres, qui ne faisoient qu'éclore du bas état qui les avoit jusqu'alors tenus en disproportion si marquée en toutes choses des gens de qualité, fiers de la signature du Roi que l'Aubespine avoit obtenue le premier des secrétaires d'État, sous la fin d'Henri II, plus orgueilleux encore par les deux premières alliances que ces mêmes secrétaires d'État avoient contractées par le crédit des Guises, et qu'ils ne purent néanmoins multiplier que du temps après, comblés enfin de porter les mêmes marques que le Roi et que l'élite de sa cour, quoique sur des habits alors, et si longtemps depuis, très différents de ceux de la noblesse, ces ministres voulurent faire un commencement de parité et de corps avec elle en se faisant comprendre dans le nombre fixé des chevaliers du Saint-Esprit. La Ligue, pour masquer son dessein, fit créer le cardinal de Bourbon, son fantôme et son jouet, le cardinal de Guise, le cardinal de Birague, esclave des Guises et chancelier de leur façon, et l'évêque de Paris, frère de Monsieur de Metz, leur créature presque autant que [de] Catherine de Médicis. Le respect de ces prélats, l'idée de catholicité qui avoit fait mettre huit places dans l'Ordre affectées moitié à des cardinaux, moitié à des prélats, tout cela l'emporta sur Henri III, qui, malgré lui, consentit qu'en tout et partout l'Ordre seroit composé de cent, et que le grand maître seul seroit par-dessus ce nombre.

« C'est cette idée de catholicité qui, ayant fait donner Henri III dans tant de processions, de confréries et de pratiques monacales, y asservit aussi ses nouveaux chevaliers, et qui leur fit peut-être commettre d'étranges sacrilèges par les communions où les Statuts les obligent aux trois fêtes de l'Ordre tous les ans, outre la Pascale, et qu'Henri III leur fit faire exactement en commun avec lui. Sur cet exemple, Henri IV n'osa s'en dispenser, et Louis XIII, qui la trouva ainsi établie. C'est ce qui leur fit imposer l'obligation de ne communier jamais qu'avec le collier de l'Ordre, qui ne contribue guères au recueillement et à l'humilité qui doivent accompagner cette grande action, et celle de réciter tous les jours un petit office du Saint-Esprit et, à la fin de l'un ou de l'autre office, un chapelet d'un dixain; et avant leur réception, une information juridique de leurs mœurs et religion catholique devant un des prélats de l'Ordre, et la profession de foi à genoux devant le grand aumônier, qui est, après, signée de l'admis. L'obligation de réciter tous les jours ce petit office se fait par un vœu très exprès et particulier entre les mains du Roi, après avoir reçu de lui le collier; les autres obligations se contractent par le serment d'observer les statuts où elles sont contenues, l'instant avant que de recevoir le cordon bleu des mains du Roi. Quoi qu'on puisse dire, ce sont des serments et des vœux. On peut juger comment on s'en acquitte. La communion en commun a été constamment observée jusqu'en 1661, qui fut la première grande cérémonie de Louis XIV, qui n'en a fait aucune depuis qu'en habit court, et à Versailles, et sans communion. Il ne s'en fallut rien qu'elle ne fût rétablie en 1724, à la première grande promotion du Roi d'aujourd'hui, qui la fit à Versailles, en grands habits de l'Ordre, et qui n'en a fait depuis qu'en habits courts; mais l'obligation particulière ne laisse pas de demeurer à chacun, ainsi que de réciter l'office. Pour le collier en communiant, ils se délivrent de cette importunité avec une dispense du Roi.

« L'appui et le prétexte de ces pratiques religieuses fut les commandes que les cent de l'Ordre devoient posséder chacun, à l'exemple des commanderies des ordres d'Espagne, parce que c'étoient des abbayes et des prieurés qu'Henri III avoit dessein de prendre pour cela, comme on avoit pris des bénéfices pour ces ordres de Saint-Jacques, d'Alcantara, de Calatrava et de Christ qui enrichissent la première noblesse d'Espagne et de Portugal, et font subsister la plupart de la petite. Mais le clergé n'eut garde de souffrir qu'on le dépouillât de rien. La Ligue avoit un double intérêt d'empêcher que le Roi n'eût ce moyen de répandre des bienfaits utiles qui ne lui coûteroient rien, et de s'acquérir sur le clergé, avec qui elle étoit unie et dont elle espéroit ce qu'elle en tira dans la suite de si capital pour elle, l'obligation de le protéger à Rome dans une affaire si intéressante; et Rome, si fertile en difficultés, et si attachée à l'intérêt de son autorité et de son profit par les bulles, n'eut pas de peine à un refus obstiné en faveur de gens déjà si liés avec elle. C'est donc ce dessein avorté d'Henri III, et jamais repris depuis, qui a fait donner le nom de commandeurs aux cent membres de l'ordre du Saint-Esprit. On verra dans la suite tout l'usage que les officiers en ont su tirer. En attendant la formation des commandes, qu'on attend encore, et qu'on attendra toujours, on a fixé des gages aux officiers, et mille écus aux chevaliers, prélats et cardinaux de l'Ordre, qui, malgré ces privilèges que le Roi jure d'entretenir, ne laissent pas de payer la capitation, etc.

« L'audace des Guises croissant avec la puissance et la force de la Ligue, ils forcèrent Henri III de changer les statuts des rangs jusqu'à deux différentes fois, et d'y mettre le sceau par un troisième changement qui les égalât aux princes du sang. Ceux-ci avoient déjà, lors de l'institution de l'Ordre, cette déclaration d'Henri III qui leur donne le nom, titre, qualité, rang, séance, fonctions de pairs-nés, même sans posséder de pairie, à titre de leur naissance, en rang d'aînesse entre eux et avant tous autres pairs de France : chose qu'on est toujours surpris qui n'ait pas toujours été dans le seul des royaumes où la loi salique subsiste depuis sa fondation et en fait toute la force et la gloire. Par le statut des rangs, ces princes avoient le premier lieu, et, après eux, les ducs et pairs en leur rang d'ancienneté entre eux, et, après eux, les princes issus de maison souveraine. Les Guises n'y firent aucune difficulté, et, en la première de toutes les promotions, les ducs de Nevers, Gonzague, de Mercœur, frère de la Reine, d'Uzès et d'Aumale Lorraine passèrent ainsi qu'ils sont ici écrits en leur rang d'ancienneté de pairie. Les Guises ne pouvant plus, à titre de plus anciens pairs ou de pairs, précéder nulle part les princes du sang comme ils avoient fait aux trois sacres des rois et partout ailleurs, et comme le duc d'Uzès avoit précédé le prince de Condé aux cérémonies de l'ordre de Saint-Michel, ils firent faire le premier changement, qui, entre ducs et pairs, donne la préséance aux princes sur les gentilshommes, sans égard à l'ancienneté; puis, le second, qui donne la préséance aux princes non ducs sur les ducs, chose sans exemple dans l'ordre de Saint-Michel, ni nulle part ailleurs. Cela fut exécuté de la sorte. Henri IV ne mit aucun prince de maison souveraine dans l'Ordre. On remet à la fin de chaque règne à faire les observations particulières, qui mèneraient trop loin sur chacune, parmi les générales.

« Ce grand pas fait donna lieu à un autre plus audacieux. L'âge pour être chevalier du Saint-Esprit n'avoit point été fixé, et on en trouve plusieurs non seulement au-dessous de trente-cinq ans, mais fort jeunes, dans les premières promotions, sans dispense. Les Guises le voulurent fixer, sous prétexte d'écarter beaucoup de jeunes gens et de rendre l'Ordre plus décent et plus choisi. Henri III, dont les affections ne tomboient pas sur les vieillards, eut grand peine à y condescendre; mais, vaincu partout pied à pied, il le fut encore ici. L'âge donc, pour les gentilshommes, fut fixé à trente-cinq ans, et, pour les princes, à vingt-cinq, sans autre exception : tellement que, fils de France, princes du sang, Lorrains, tout se trouva confondu, et est resté à ce même niveau, et les bâtards qui depuis ont été admis dans l'Ordre sur le pied des princes.

« Ce n'est pas que, par un usage dont Henri IV est le premier auteur, les fils de France portent le cordon bleu à l'instant qu'ils sont nés. Le grand trésorier de l'Ordre le leur passe au col sitôt qu'ils sont arrivés dans leur appartement; mais ils ne reçoivent le collier et ne sont faits chevaliers de l'Ordre qu'à âge compétent, comme il sera expliqué en son lieu.

« Henri III non seulement ne donna aucun rang dans l'Ordre aux officiers de la couronne, et encore moins aux gouverneurs de province, ni aux grands officiers de sa maison, mais il affecta de les mêler, en même promotion, parmi des seigneurs qui n'avoient point d'établissement, ou qui n'en avoient que de médiocres. Il s'en falloit bien aussi que les maréchaux de France y fussent tous admis. L'Ordre étoit institué pour la première noblesse et pour la décoration de la cour et des provinces: il ne le fut point pour être une récompense militaire; mais, dès sa première enfance, le fondateur le laissa altérer en faveur de gens dont il croyoit avoir besoin pour ses goûts ou pour ses affaires, et se laissa depuis forcer la main là-dessus par la Ligue, comme elle lui avoit forcé pour le nombre, pour le rang et pour l'âge. Henri IV, court de récompenses, et qui avait tant de gens à récompenser, glissa dans ses promotions quelques gentilshommes purement militaires qui s'étoient signalés sous ses yeux en plusieurs actions, et qui lui avoient rendu de grands services. C'est ce qu'on remarquera légèrement; mais, pour les maréchaux de France, dont le bâton est la récompense expresse de la vertu militaire, sans aucun autre égard, leur office ne leur donna jamais aucun droit à l'Ordre comme on se l'est imaginé dans ces derniers temps, avec beaucoup d'autres choses aussi peu fondées. C'est ce qui rendra exact, sur leurs promotions, à coter toutes celles où il y a eu des princes, des ducs, ou des maréchaux de France, et des chevaliers qui depuis le sont devenus, et on expliquera en son lieu ce qui a donné lieu à cette fausse idée que l'Ordre soit dû au bâton. On verra, au contraire, qu'il l'a toujours été aux ducs jusqu'à la toute-puissance de Monsieur le Duc, qui nomma toute la première grande promotion du Roi d'aujourd'hui. A l'égard de la prétention des fils de France et des princes du sang de présenter, les premiers deux sujets, et les autres un, au Roi, aux promotions, pour y être compris, on n'en voit aucun vestige dans les Statuts, et il ne s'en trouve aucun exemple dans pas une des dix promotions qu'Henri III a faites. Henri IV fut plus complaisant. M. le comte de Soissons lui avoit fait beaucoup de peine; il n'avoit tenu ni à lui, ni à la sœur unique d'Henri IV, qu'ils ne s'épousassent malgré lui, et il s'étoit mis, avec le cardinal son frère, à la tête du tiers parti. Henri IV s'en vengea dans les suites; mais il le ménagea dans les bagatelles, et fit Claude Gruel, sieur de la Frette, à sa prière, le pénultième de sa seconde ou première grande promotion, en 1595. M. le comte de Soissons n'étoit, et ne fut jamais premier prince du sang, quoiqu'il ait bien prétendu l'être, et c'est pourtant le seul exemple d'Henri IV. Ce qui s'est passé là-dessus depuis, on le remarquera en son temps. Il suffit ici de remarquer que cette prétention est sans le plus léger fondement, et que, si elle a eu lieu dans les suites, ce n'a été que dans des promotions très nombreuses, par conséquent très rares, où les Rois pouvoient bien accorder quelques colliers dans ces multitudes, et que jamais il n'en a été mention dans pas une autre. Outre que le droit manque pour celles-là mêmes, et l'exemple pour toutes les autres, l'impossibilité s'en reconnoît en ce que ces princes feroient, à la longue, presque autant de chevaliers que le Roi, si, à chaque fois qu'il leur plaît d'en faire, ils y avoient leurs nominations. Le duc d'Alençon ne put jamais être persuadé d'avoir la complaisance pour le Roi son frère de prendre l'ordre qu'il instituoit, et s'en tint jusqu'à la mort à porter celui de Saint-Michel seul : aussi ne songea-t-il jamais à procurer celui du Saint-Esprit à personne, encore moins à prétendre d'y pouvoir présenter de droit deux chevaliers.

« Henri III, qui aimoit les cérémonies, l'ordre et l'éclat dans celles qu'il faisoit, régla les chapitres de l'Ordre, les festins de l'Ordre, et l'un et l'autre s'observent encore dans tous les grands ordres; et ce même esprit de confrérie et de catholicité lui fit ajouter, tous les ans, un service pour les chevaliers défunts. Comme il ne reste plus de trace des deux premiers, et une très superficielle de la dernière, il n'est pas inutile d'en renouveler la mémoire et d'expliquer leur abolition.

« Le chapitre se tenoit pour toutes les affaires de l'Ordre, c'est-à-dire les promotions, les nominations et les dégradations des chevaliers, car il y en a eu plusieurs, les privilèges et les choses pécuniaires de l'Ordre. Le Roi y étoit assis dans son fauteuil, au haut bout de la table du Conseil, les cardinaux et les prélats de l'Ordre assis derrière lui en demi-cercle, et les chevaliers des deux côtés de la table, dans leur rang de l'Ordre, sur une ou plusieurs lignes, tous assis sur des bancs et couverts. Au bas bout de la table, vis-à-vis du Roi, étoit le chancelier de l'Ordre, aussi assis et couvert. Derrière lui, debout et découvert[s], le prévôt et maître des cérémonies, le grand trésorier et le greffier, tous en manteau court. Les petits officiers, comme l'intendant, le généalogiste, les trésoriers, se tenoient derrière les grands officiers, lorsqu'on avoit besoin d'eux, sinon ils n'entroient point; le hérault de même, et l'huissier, comme il fait encore aujourd'hui, déplaçoit celui du cabinet du Roi et en tenoit la porte. Là, chacun opinoit sur chaque affaire proposée par le Roi ou par celui des grands officiers qui la proposoit ou rapportoit, et le greffier, sans s'asseoir, faisoit sa fonction sur les registres qu'il avoit sur le bas bout de la table. Le festin se faisoit après chacune des trois cérémonies de l'année, au sortir de la grand messe. On trouvoit dans une des pièces de l'appartement du Roi trois tables disposées en réfectoire. Celle du haut bout, élevée d'une marche ou deux, étoit pour le Roi seul, et son buffet à côté, servi par ses officiers du gobelet. Le long de la muraille, des deux côtés, deux longues tables pour les cardinaux, prélats et chevaliers, dans leurs rangs de l'Ordre, tous le dos à la muraille, et personne vis-à-vis à la même table; leur vin, eaux et verres, par deux à deux, sur la table, tous servis, et leurs plats de même pour deux. Il y en avoit plusieurs pour chaque service, et, de services, plusieurs aussi. Au bas du bout vis-à-vis du Roi, et en travers comme la sienne, une petite table pour le chancelier seul, servi comme les chevaliers. Le grand aumônier, placé en son rang parmi les cardinaux ou les prélats, disoit le *Benedicite* et les Grâces. Dans une autre pièce mangeoient ensemble, à table ronde ou ovale, et en même temps, les trois autres grands officiers, avec les petits officiers de l'Ordre. Le repas fini, on alloit tout de suite à vêpres dans le même ordre qu'on avoit été à la grand messe; le même prélat de l'Ordre officioit, et on reconduisoit le Roi dans son cabinet dans l'ordre qu'on observe encore aujourd'hui, mais tous en grand habit de l'Ordre.

« Cet exposé explique tout seul la cause de l'abolition tacite des chapitres et des festins. La disproportion des grands officiers y étoit trop marquée. Tout le crédit pencha de leur côté à mesure que nos

Rois s'affermirent. Henri IV, qui étoit tout militaire, ne supportoit les cérémonies qu'à regret. Il devint le maître par la chute de la Ligue, par la paix de Vervins, par la vieillesse, les mauvais succès, et enfin la mort de Philippe II. Ses ministres en devinrent plus considérables ; ils laissèrent leurs emplois à des successeurs qui les firent encore moins valoir. Ces ministres étoient grands officiers de l'Ordre, et, quoique bien loin encore de ce qu'on a vu depuis, ils furent assez impatients de cette différence des chevaliers avec eux, et assez puissants pour la vouloir saper. Et en effet, ils parvinrent à s'asseoir au chapitre, et à manger au réfectoire du Roi. Les chevaliers s'en émurent à leur tour. Il y avoit encore alors des seigneurs qui l'étoient d'effet et de nom : c'est ce qui fit tomber ces deux cérémonies en désuétude, sans que les chanceliers de l'Ordre, qui avoient si grand intérêt à les maintenir dans la règle, osassent choquer pour cela des confrères ministres dont eux-mêmes avoient besoin tous les jours, et qui, d'ailleurs, n'étant chanceliers de l'Ordre que par accident et de la même sorte que les autres grands officiers par nature, le préférèrent, pour les leurs, au passager d'un intérêt personnel. De là l'abolition du festin, dont on ne fit plus que rarement la cérémonie dans la fin du règne d'Henri IV, et dont le dernier s'est fait à la grande promotion de Louis XIII de 1633, sans qu'il en ait été question depuis.

« De là encore, le néant des chapitres, et pour la cérémonie tombée à ce qu'on voit aujourd'hui, en confusion, debout, découverts, sans mention d'opiner sur quoi que ce soit. Et, si on rapporte quelque chose, c'est, en deux mots, ce que les grands officiers ont fait agréer au Roi, à quoi personne ne dit un seul mot, et pour le fonds, dont toute l'autorité et toute l'administration a été usurpée par les grands officiers. Ils ont même porté les choses à ce point que les trois chevaliers ou prélats commissaires de l'Ordre nommés et changés de temps en temps au chapitre ne sont que leurs assesseurs muets, qui ignorent ce que les grands officiers font, et qui, pour la forme, donnent leurs signatures. Personne ne veut entreprendre, pour un intérêt si général, de lutter avec des ministres puissants, personne n'a osé leur disputer la moindre chose, et l'usage établi par cette autorité s'est maintenu par la durée entre les mains des grands officiers, qui n'ont pas le même crédit. L'exemple continuel, qui dispense d'examiner et de juger, tourne en loi : aucun commissaire ne se veut charger d'un procès et d'une haine personnelle, dont l'Ordre profiteroit du succès, mais dont chaque chevalier est disposé à rire et à désavouer, si la chose ne réussit pas. Ainsi les grands officiers demeurent les maîtres de ce dont leurs prédécesseurs ont su s'emparer, et disposent en propriétaires des deniers de l'Ordre et de tout ce qui en dépend, jusqu'à s'en faire rembourser leurs brevets de retenue, comme il est arrivé en 1732, et à donner des pensions à qui ils veulent, et à faire d'autres dépenses à leur gré, aux dépens de l'Ordre. Monsieur le Duc s'en émut, et en dit son avis au duc de Brancas, lors un des commissaires. Des chevaliers en nombre ne le trouvèrent pas meilleur ; mais pas un n'osa dire un mot, ni au premier ministre, ni au chapitre, où cela fut rapporté en deux mots, et les grands officiers sont demeurés de plus en plus les maîtres absolus. On reviendra à eux; maie il faut parler du service pour les chevaliers défunts.

« Il se faisoit une fois l'année, la veille ou le lendemain du premier jour de l'an; il y avoit des premières vêpres, des vigiles, une grand messe. Le Roi, en violet, ainsi que les cardinaux, les prélats, et les chevaliers en noir, avec le collier, y assistoient, et un prélat de l'Ordre officioit. Au milieu du chœur étoit un catafalque fort éclairé; les armes des chevaliers morts depuis le dernier service étoient aux cierges de l'autel et du catafalque, et, sur la représentation, leurs colliers, chacun sur un carreau. Le prélat faisoit l'absoute autour, avec les aspersions et les encensements, et la cérémonie finissoit par l'eau bénite jetée par le Roi et tous les chevaliers. Cette cérémonie a paru trop lugubre. Louis XIV ne l'a faite qu'une seule fois, en 1661; on parla de la rétablir en 1724, mais sans succès. Enfin M. l'abbé de Pomponne, chancelier de l'Ordre, fit tant de représentations au premier ministre, que, moyennant un peu d'accommodement, on la rétablit, estropiée, en 1733, c'est-à-dire uniquement une grand messe célébrée par un prélat de l'Ordre en présence du Roi et des cardinaux en violet et en colliers, et des prélats et chevaliers de l'Ordre en noir, collier et manteau court, sans vêpres, vigiles, catafalque, ni armes ou marque aucune des chevaliers défunts.

« Revenons aux grands officiers. M. de Cheverny, qui avoit été chancelier particulier d'Henri III étant duc d'Anjou, et fort dans sa confiance, fut chancelier de l'Ordre à son institution. Il y avoit trois mois alors qu'il avoit été fait garde des sceaux de France, lorsqu'on les ôta au chancelier de Birague à sa promotion au cardinalat, et chancelier de France à la mort de ce cardinal, cinq ans après. Lui-même ne mourut qu'en 1599. Il fut toujours en crédit auprès d'Henri III, jusqu'en 1588, que, moins par dégoût que par concomitance, il fut congédié avec les autres ministres, très suspects d'attachement à la Ligue, et les sceaux de France donnés à Montholon. Henri IV les lui rendit en 1590, et il demeura jusqu'à sa mort en principale considération, et toujours chancelier de l'Ordre. Cette charge passa, à sa mort, au frère bâtard d'Henri IV, archevêque de Rouen, fort aimé de ce prince, et pour lequel le Pape, qui ne put se résoudre à le faire cardinal à cause de sa bâtardise, et ce n'auroit pourtant pas été peut-être le vingtième, fit une chose sans exemple ni devant ni depuis : ce fut de lui donner en forme tous les honneurs, rang, privilèges et marques extérieures de cardinal, sans l'être, et dont il jouit toute sa vie. De tels chanceliers agrandirent leurs charges de tout ce qu'ils voulurent. Les chevaliers commissaires de l'Ordre allèrent sans difficulté chez eux, quand il s'agissoit d'affaires de l'Ordre, et ne leur disputèrent rien. M. de Châteauneuf succéda à l'archevêque de Rouen, qui se démit de sa charge pour devenir un des quatre prélats de l'Ordre : ce qui n'avoit pas été hasardé d'abord. Châteauneuf étoit ministre d'État, fils de l'Aubespine, ministre et secrétaire d'État, le premier qui les avoit mis hors de page, qui avoit signé : *Pour le Roi,* et s'étoit appelé secrétaire d'État au lieu de secrétaire des finances et de commandements, qui étoit leur nom auparavant. Il étoit, de plus, beau-frère de Villeroy secrétaire d'État et ministre très considéré, et dans l'union avec lui la plus étroite. Il conserva aisément ce titre d'usage que ses prédécesseurs avoient conquis par autorité. Ceux-là, à titre, l'un d'officier de la couronne, l'autre de jouissant de tous les honneurs du cardinalat, étoient peu à peu entrés en carrosse dans la cour intérieure des palais du Roi. On dit peu à peu, parce que cette entrée n'étoit pas ancienne, même pour les princes du sang, ni pour les ducs. Châteauneuf prétendit le même honneur. La réponse fut aisée. On n'assurera pas positivement ce qui en arriva ; mais, au bout de cinq ans, il se démit de sa charge en faveur de son fils, qui fut depuis garde des sceaux de France, et qui s'en alloit alors en ambassade auprès des Archiducs des Pays-Bas.

« Le père fut réservé à faire les fonctions de sa charge de l'Ordre en l'absence de son fils, et, en cas de mort, à y rentrer : tellement qu'il garda les marques de l'Ordre pendant vingt-trois ans qu'il vécut encore. Le fils fut en de continuelles ambassades jusqu'à la fameuse journée des Dupes, qui, avec tant d'autres, perdit MM. de Marillac, dont Châteauneuf eut les sceaux de France, le 14 novembre 1630 ; mais, en février 1633, ayant été arrêté et dépouillé des sceaux de France, il le fut aussi de ceux du Saint-Esprit, qui furent donnés à Bullion surintendant des finances, avec le titre de surintendant de l'Ordre et l'expectative de la charge de chancelier de l'Ordre, si Châteauneuf venoit à mourir.

« Bullion obtint deux grandes choses dans cette charge de l'Ordre. Ce fut lui qui, certainement par une cote mal taillée sur la prétention ci-dessus, entra en carrosse dans toutes les cours réservées des maisons royales lorsque la personne du Roi en étoit absente, même lorsque celle de la Reine s'y trouvoit : distinction qui n'a été devant ni depuis qu'au chancelier ou garde des sceaux de l'Ordre, et qui lui en donne une grande sur les chevaliers. Elle subsiste encore aujourd'hui, et n'a jamais été contestée : aussi la charge n'a presque jamais passé qu'à des ministres fort accrédités, ou à des gens qui, par leurs évêchés-pairies ou leurs offices de chanceliers de France, effaçoient ce privilège par les honneurs du Louvre qu'ils avoient d'ailleurs.

« L'autre chose qu'obtint le surintendant fut l'introduction d'un abus qui a bien été multiplié depuis. Trois ans après la disgrâce du garde des sceaux de Châteauneuf, il vendit au premier président le Jay la dépouille qu'il en avoit eue, et qui ne lui avoit rien coûté, et obtint en même temps de conserver les marques extérieures de l'Ordre.

« M. de Rhodes, fils et frère cadet des deux premiers prévôts et maîtres des cérémonies de l'Ordre, avoit mieux fait dès 1619, qu'il vendit cette charge à M. de Loménie, secrétaire d'État. Rhodes, en faveur de sa naissance, obtint une de ces nominations vaines et caduques à l'ordre du Saint-Esprit à la première promotion qui s'en feroit, par des lettres expresses du mois de mars 1619, sans toutefois qu'il fût question de le faire à celle du dernier décembre de cette année, quoique de cinquante-neuf chevaliers. Loménie, moins de trois ans après, vendit cette même charge à un autre Loménie son cousin, secrétaire du cabinet, et, bien que si disproportionné de M. de Rhodes, eut le même traitement : tellement qu'il tourna ainsi peu à peu en coutume, et qu'on se fit passer l'Ordre sur le corps à des personnes incapables, par leur état, d'être chevaliers, en leur donnant des charges de grands officiers pour peu de temps, puis des lettres de promesse d'être faits chevaliers à la première promotion, lorsqu'ils se défaisoient de ces charges, avec certitude pourtant qu'ils ne le seroient jamais, et dont pas un ne l'a jamais été, mais avec la permission, en attendant, de continuer à porter l'Ordre. L'abus, dans les suites, en fut porté bien plus loin, par ce qu'on n'appelle pas mal à propos du nom de *râpé*. C'est que, pour donner la décoration de l'Ordre à quelqu'un de faveur, mais qui ne pourroit être chevalier, lorsqu'un grand officier vendoit sa charge à un autre qui en avoit l'agrément, il simuloit cette même vente auparavant à celui qu'on vouloit gratifier, qui, en conséquence, reçoit le cordon bleu des mains du Roi en prêtant le serment de la charge; puis, au bout de huit ou quinze jours, simuloit la vente de cette même charge au véritable acquéreur, qui la payoit au premier qui en avoit traité véritablement avec lui, et celui qui l'avoit gardée une quinzaine entre-deux avoit des lettres de promesse d'être fait chevalier à la première promotion, et de permission, en attendant, de continuer à porter l'Ordre ainsi que le véritable vendeur. C'est de cette sorte qu'à peine, dans les quatre charges, s'en trouvera-t-il deux ou trois qui soient demeurées vingt ans sur une seule et même tête; qu'on a vu trois, quatre, et quelquefois jusqu'à six ou sept, de ces sortes de vétérans parés de l'Ordre sans charge, et deux ou trois par la même, et qu'il y a très peu d'exemples, même des disgrâces, qui aient fait perdre les marques de l'Ordre à ceux qui ont vendu leurs charges, même par force. Monsieur d'Agde, chancelier de l'Ordre, à la disgrâce de M. Foucquet, son frère, en 1661, et l'abbé son frère, dont il avoit eu cette charge, M. de Villeneuve, prévôt et maître des cérémonies, quand il vendit à la Bazinière, trésorier de l'Épargne, aussi en 1661, et ce dernier quelques années après, dans sa déroute, et M. de Montjeu dans la sienne, en 1683, qui étoit greffier, sont les seuls qui aient perdu leurs marques de l'Ordre. Lorsque, au commencement de 1724, MM. Crozat et de Montargis eurent ordre de vendre leurs charges de trésorier et greffier à MM. Dodun, contrôleur général des finances, et de Maurepas, secrétaire d'État, on fut sur le point de leur ôter les marques de l'Ordre; mais, à la fin, ils les conservèrent comme tous les autres, et à même titre de promesse ou nomination anticipée pour la première promotion.

« Les petits officiers de l'Ordre en portoient la marque à la boutonnière par une petite croix et un petit ruban bleu étroit. L'intendant de l'Ordre est le premier de ces petits officiers, et cette charge a souvent été remplie par des ministres et d'autres gens de considération. M. Bouthillier, étant surintendant des finances et secrétaire d'État, l'eut de M. de Beaumarchais, trésorier de l'Épargne, en 1632, et ne fut grand trésorier de l'Ordre qu'un an après. On ne parle point de son fils, parce qu'il eut en même temps les deux survivances, ni de M. de Bullion fils du surintendant, parce qu'il étoit greffier de l'Ordre avant d'en être intendant ; mais, après lui, M. de Saint-Pouenge, dont les gens d'âge ont vu l'autorité avec laquelle il travailloit à tout ce qui étoit du département de la guerre tant qu'il a vécu, la distinction du feu Roi pour lui et la considération où il a toujours été à la cour et dans le monde, a eu, trente ans durant, cette charge d'intendant de l'Ordre, dont il portoit la marque à la boutonnière, et, après trente ans, il eut la charge de grand trésorier de l'Ordre, quand M. de Torcy, ministre et secrétaire d'État des affaires étrangères, qui l'étoit, devint chancelier de l'Ordre par la mort de M. de Barbezieux. Saint-Pouenge étoit frère de Villacerf, très bien avec le Roi, qui étoit surintendant des bâtiments et premier maître d'hôtel de la Reine, parent assez proche de M. Colbert et de son même nom, et fils de la sœur du chancelier le Tellier, et lui et son frère dans toute la confiance de M. de Louvois et de toute sa famille. Il vendit, depuis qu'il fut grand trésorier, sa charge d'intendant à un partisan nommé la Cour, qui en accommoda ensuite un de ses neveux, maître des requêtes et intendant en diverses provinces, appelé la Neuville. Celui-ci, pendant la minorité dernière, obtint de M. le duc d'Orléans régent la permission de porter une croix d'or de la grandeur de celle des chevaliers et grands officiers, pendue au col à un large cordon bleu, comme le portent les grands officiers, quand ils sont de robe. Il n'osa demander la croix en broderie cousue sur les habits, pour ne pas tant faire crier les grands officiers, qui ne laissèrent pas de se plaindre beaucoup, et les chevaliers même de trouver cette nouveauté étrange. Il se licencia, en Franche-Comté, où il étoit intendant pour lors, de passer son cordon bleu en écharpe, mais par-dessus son habit. Pour à Paris, il ne l'a pas encore hasardé. Depuis ce temps-là, les autres petits officiers ont d'eux-mêmes mis leur croix à leur col, mais avec un ruban étroit.

« Pas un d'eux ne le porte plus à ses armes ; car il est remarquable qu'ils l'y portoient avec un cordon noir, quoique, en effet, il fût bleu à leur boutonnière. C'étoit à la distinction des grands officiers, qui la portoient à leurs armes comme le font encore aujourd'hui les prélats de l'Ordre ; mais cela n'a pas duré. Il ne laisse pas d'être encore ainsi aux Jacobins de la rue Saint-Jacques, à la chapelle de MM. de l'Aubespine, au château de Verderonne, et en bien d'autres lieux. Mais le chancelier prétendit bientôt pouvoir mettre le collier à ses armes, parce qu'il est brodé autour de son manteau comme à ceux des chevaliers. Il ne laisse pas néanmoins d'en être formellement exclu par le Statut, qui en fait une sorte d'excuse parce que le collier ne convient pas à un homme de robe longue, tel qu'est réputé le chancelier. Le prévôt et maître des cérémonies, qui, comme lui, fait les mêmes preuves que les chevaliers, l'imita bientôt en prenant le collier à ses armes, quoiqu'il ne l'ait pas brodé à son manteau, et, aussitôt après, les deux autres grands officiers suivirent ce même exemple.

« Il fut trouvé plaisant qu'ils parassent leurs armes d'un collier qu'ils n'avoient point; mais ce fut tout. C'étoit des ministres : ils l'ont osé, on l'a souffert, et ils l'ont continué jusqu'à présent. Mais, dans la suite, ils ont plus fait : plusieurs, entre autres M. Colbert à Saint-Eustache à Paris, M. de la Vrillière le bonhomme à Châteauneuf-sur-Loire, sont représentés en marbre, sur leurs tombeaux, avec le grand manteau des chevaliers de l'Ordre, quoique le leur de prévôt et maître des cérémonies et de grand trésorier en soient totalement différents, et avec le collier de l'Ordre par-dessus, comme de véritables chevaliers de l'Ordre. On le voit, on en murmure; mais on le souffre paisiblement.

« Jusqu'à la dernière grande promotion de 1724, les grands officiers n'avoient jamais porté de bouquet de plumes à leur chapeau, bien que la différence des chevaliers à eux soit bien plus marquée par le collier, qu'ils n'ont pas, et que les chevaliers portent à toutes les cérémonies de l'Ordre par-dessus le grand manteau ou par-dessus le manteau court. Celle du bouquet de plumes, que les chevaliers portent aussi, parut aux grands officiers devoir être abolie. Il n'y avoit pas moyen de prendre des colliers; mais ils osèrent porter pour la première fois des bouquets de plumes. L'abbé de Pomponne, chancelier, n'y prit point de part. Les chevaliers s'en tinrent à la surprise, et cet usage s'est ainsi introduit, et est demeuré depuis.

« L'Ordre, dans son institution, se portoit au col comme tous les grands ordres y ont été portés d'abord, et comme la Toison s'y porte encore. M. d'Épernon, sous Henri IV, se cassa une dent en galopant, par une choc de sa croix. Cela lui donna lieu d'allonger son cordon et de le passer en écharpe lorsqu'il montoit à cheval. Cela parut commode à plusieurs chevaliers, qui l'imitèrent, et peu à peu, dans les commencements de Louis XIII, on s'accoutuma à porter l'Ordre en écharpe en tout temps; mais, comme cela n'étoit point de l'institution, il n'y avoit point de règle de le porter d'un côté plutôt que de l'autre : de là vient qu'il reste encore plusieurs portraits où l'Ordre est mis tantôt de droite à gauche, tantôt de gauche à droite, parce que cela étoit alors indifférent. A la fin, on ôta la bigarrure, et, pour n'imiter pas la Jarretière et l'Éléphant, il fut réglé que tous le porteroient de droite à gauche.

« Les justaucorps ayant enfin aboli les pourpoints, on continua de porter l'Ordre par-dessus ce nouvel habit, comme on faisoit par-dessus l'autre. Le feu Roi est peut-être un des premiers qui ait commencé à le porter entre le justaucorps et la veste. Son exemple fut imité, et ne fut pas trouvé bon par lui-même : de sorte qu'il le défendit, sans néanmoins changer sa coutume. Il fut encore imité malgré les défenses réitérées, et, à la fin, chacun a fait ce qu'il a voulu. Monseigneur, Messeigneurs ses fils, Monsieur, Monsieur son fils, tous les princes du sang l'ont toujours porté par-dessus, et la plupart de tous les chevaliers de l'Ordre et le peu de ceux qui restent du Roi le portent encore ainsi; mais, depuis la grande promotion de 1724, il n'y a presque aucun des chevaliers faits par le Roi d'aujourd'hui qui ne le porte[1] par-dessous. Est-ce honte dans quelques-uns, fausse modestie dans d'autres, vanité dans certains? Quoi que ce soit, l'usage s'en confirme tous les jours, contraire à celui de tous les grands ordres de l'Europe et de celui-ci.

« Après ces remarques générales, il faut descendre aux particulières. Elles se donneront à la fin de chaque règne, et, pour celui du feu Roi, après chacune de ses deux grandes promotions de 1661 et de 1688[2]. A l'égard du règne présent, on les placera à la fin de 1735, qui est après la dernière promotion que, jusqu'à présent, le Roi a faite.

« Pour bien voir le tableau de l'Ordre et ses diverses couleurs et ombres jusqu'à présent, on cotera toutes les promotions. On y détaillera celles où il y aura eu des ecclésiastiques, des princes, des ducs et des maréchaux de France, ou des seigneurs qui, ensuite de leur promotion dans l'Ordre, le seront devenus, pour en faire un total exactement divisé à la fin de chaque règne. Les autres chevaliers et les grands officiers, on se contentera de les coter en gros, et on mettra l'âge auquel le sang royal aura été admis dans l'Ordre. L'âge des premières promotions avant qu'il fût fixé, et celui auquel on a donné depuis des dispenses, seroit curieux ici; mais il demanderoit trop de recherches dans les papiers des maisons où cela s'est accordé. On se contentera donc du peu qu'on en peut savoir avec certitude.

« On aura soin de marquer les ducs et les maréchaux de France qui, dans chaque règne, n'auront point été chevaliers du Saint-Esprit, et, dans les promotions, le rang où chaque officier de la couronne et chaque grand officier de la maison du Roi y aura été reçu, et pareillement les ducs à brevet, qui le disputent aux officiers de la couronne.

« Comme, à la fin, l'usage a prévalu, dans l'Ordre, en faveur des princes issus de maison souveraine ou des bâtards de nos Rois sur les ducs, ce qui sera expliqué à mesure outre ce qui a été dit du double changement des Statuts, on met ces princes avant les ducs, et on les distingue d'eux, excepté la première promotion, où le statut original eut son exécution dans la préséance par l'ancienneté des ducs sur les princes, même ducs aussi. On en use de même, et par la même raison, en mettant ici les ducs en rang de duché, non de pairie.

« On remarquera aussi le rang qu'ont eu dans les promotions ceux dont les descendants de même maison sont parvenus depuis au rang de prince, ou à se former des prétentions.

« Tous les ecclésiastiques y seront exprimés, par la curiosité et leur petit nombre; puis, le sang royal, les princes, les ducs, les seigneurs qui le sont devenus depuis, les maréchaux de France, ceux qui le sont

1. *Portent*, au manuscrit. — 2. *1668*, au manuscrit.

devenus depuis, et, à la fin de chaque règne, les grands officiers, et le total. Sur quoi il faut prendre garde que les mêmes seront quelquefois répétés plus d'une fois dans les diverses classes ou colonnes : à quoi on ne doit pas avoir égard pour le total juste des chevaliers de chaque promotion et de chaque règne. On ajoutera en dernière colonne les gens dont la postérité de même maison ont eu depuis des rangs ou des distinctions, ou même des prétentions ; et, à la fin de chaque règne, on fera le total de chaque colonne, et enfin le véritable total.

« On ne marquera point d'autres officiers de la couronne, pour le rang, autres que maréchaux de France, parce que ceux qui les précèdent ont été possédés, depuis que l'ordre du Saint-Esprit existe, par des personnages par eux-mêmes de rang supérieur à ces offices, et que ceux qui les suivent n'on eu ni pu prétendre plus que cela en obtenant celui de maréchal de France.... »

II

Grands officiers[1].

« Le chancelier de Cheverny[2], Philippe Hurault, qui se voit mieux ci-devant, aux *Chanceliers*[3]. Il l'étoit, après le cardinal de Lorraine, de l'ordre de Saint-Michel, et, comme les preuves de l'ordre du Saint-Esprit sont des plus minces, il se piqua de vouloir les faire, et, depuis, les chanceliers de l'Ordre ses successeurs y sont demeurés obligés. Son office de chancelier de France valut de grandes distinctions aux chanceliers de l'ordre du Saint-Esprit :

« Le vêtement tout pareil à celui des chevaliers, excepté le collier d'or émaillé, encore avec cette excuse, énoncée dans les Statuts, que le collier n'est pas convenable aux personnes de robe longue ; mais ils l'ont brodé autour de leur manteau et mantelet, tout comme les chevaliers ;

« D'être assis et couvert vis-à-vis du Roi, au bas bout de la table du chapitre, et d'y rapporter et opiner de la sorte, tandis que tous les autres grands officiers y sont debout et découverts autour de lui, et sans voix ;

« De manger à la dernière place des chevaliers en réfectoire avec le Roi, aux jours des cérémonies de l'Ordre, tandis que les autres grands officiers mangent avec les petits officiers dans une chambre séparée. Ces autres grands officiers, s'étant toujours trouvés des personnages fort autorisés par leurs places et leur crédit, mais n'ayant pu se faire admettre comme le chancelier, ont au moins fait abolir peu à peu ces repas de cérémonie, et fait en sorte que les Rois ne se sont plus assis

1. Ci-dessus, p. 171 et suivantes.

2. Vol. *France* 189, *Légères notions des commandeurs, chevaliers et grands officiers de l'ordre du Saint-Esprit*, fol. 67. Voyez ci-dessus, p. 178-185.

3. C'est plus loin, au contraire (fol. 80 v°), qu'il est revenu sur ce chancelier : ci-après, p. 460.

ni converts aux chapitres, qui se tiennent en foule, sans ordre et sans rang, depuis la première promotion exclusivement de Louis XIV, aux Grands-Augustins, à Paris ;

« D'entrer en carrosse dans la cour intérieure de tous les palais que le Roi n'habite pas actuellement, même la Reine y étant présente : c'est un genre d'honneur que nul autre ne partage avec lui ;

« De tenir chez lui les assemblées pour les comptes et autres affaires de l'Ordre, où les commissaires, cardinaux, prélats, ducs, princes et autres, sont obligés de se trouver, et lui chez aucun ;

« De proposer au Roi les commissaires pour l'année, et d'indiquer les assemblées chez lui, lorsqu'il en est besoin.

« M. de Cheverny fut chancelier en 1583, et mourut le 30 juillet 1599.

Prévôts et grands maîtres des cérémonies.

« M. DE RHODES[1], Guillaume Pot, homme de grande qualité, et dont un ancêtre Pot eut la Toison à la première promotion de Philippe le Bon, duc de Bourgogne, instituteur de cet ordre, étoit grand maître des cérémonies de France, charge qu'Henri III venoit d'ériger pour lui. Ce prince lui donna le choix de cette charge de l'Ordre, ou d'en être chevalier. Le génie courtisan lui fit opter la charge dans la crainte que le goût du Roi pour les cérémonies ne se tournât plus vers les nouvelles de l'Ordre, et qu'il n'en fût d'autant reculé par celui qui en auroit la charge ; mais il voulut faire les preuves comme les chevaliers, et je ne sais pourquoi pour un homme de sa naissance. C'est ce qui y a obligé depuis tous ses successeurs. Il mourut en 1603. Son manteau de l'Ordre est plus chargé de flammes que ceux du grand trésorier et du greffier, qui, entre eux deux, sont tout semblables et pareils.

Grands trésoriers.

« M. DE VILLEROY[2], secrétaire d'État, qui se verra mieux ci-après aux *Duchés-pairies*, titre de VILLEROY[3]. Sa femme, qui le fit secrétaire d'État, étoit l'Aubespine. Il mourut à Rouen, pendant l'assemblée des Notables, 12 novembre 1617, à soixante-quinze ans. Il fut grand-père du premier maréchal-duc de Villeroy, au titre duquel on verra, aux *Duchés-pairies*, sa maison, puisqu'elle l'est devenue.

« M. DE BEAULIEU[4], Martin Ruzé, seigneur de Beaulieu et de Longjumeau et de Chilly, étoit fils de Guillaume, receveur général des

1. Ci-dessus, p. 185. — 2. Ci-dessus, p. 190, 193, etc.

3. Il n'a pas conduit jusque-là les *Duchés-pairies existants*.

4. Ci-dessus, p. 197. L'*Histoire généalogique*, tome IX, p. 320, n'avait consacré que neuf lignes à ce trésorier ; Saint-Simon s'est servi du livre de Fauvelet du Toc, l'*Histoire et origine des secrétaires d'État* (1668), qui figure sous le numéro 854 dans le catalogue de sa bibliothèque, et où se trouve, p. 169-174, la notice de M. de Beaulieu. Il avait primitivement

finances en Touraine, et de Marie Testu. Son frère aîné, qui s'étoit fait prêtre et docteur de la maison de Navarre, fut confesseur de Charles IX et d'Henri III, qui le nomma à l'évêché de Saint-Malo, et, incontinent après, à celui d'Angers, dont il préféra la résidence à son dangereux emploi, et où il se fit généralement aimer et respecter. Il se trouva au concile de Tours, 1585[1], dont il fit imprimer la profession de foi en françois. Il fut estimé de savants de son temps, et mourut en 1587, à Paris, où les affaires de son diocèse l'avoient amené. Il peut avoir mis son frère en train de la fortune qu'il fit.

« Celui-ci fut secrétaire d'Henri III[2] et le suivit en Pologne, qui, à son retour, le fit secrétaire des finances avec entrée au Conseil, chose alors inouïe pour ces Messieurs-là. Il engagea aussi la Reine sa mère à le prendre pour secrétaire de ses commandements. Henri III, après les étranges Barricades de Paris, ayant enfin résolu de se délivrer des Guises, il éloigna le chancelier de Cheverny et MM. de Villeroy, Brûlart et Pinart, secrétaires d'État bien plus à eux qu'à lui; il donna les sceaux à Montholon, simple avocat, mais d'une grande réputation, et les trois places de secrétaires d'État aux sieurs de Beaulieu, Revol et de Gesvres. Le sieur de Beaulieu fut fort employé le reste de ce règne, et ce fut lui qui dressa les actes qui précédèrent et suivirent la mort d'Henri III touchant ses dispositions particulières et la succession d'Henri IV à la couronne, auquel il s'attacha. Henri III, fort peu de mois avant sa mort, c'est-à-dire 10 avril 1589, qui lui avoit donné la place de M. de Villeroy dans ses affaires, lui donna aussi celle de grand trésorier de l'Ordre qu'avoit son prédécesseur.

« Il continua à servir dans sa charge sous Henri IV[3], dont il obtint la survivance pour soi en la remettant en 1606 à M. de Loménie, et continua à l'exercer jusqu'à sa mort, arrivée 6 novembre 1613, à quatre-vingt-six ans.

« Il n'avoit jamais eu d'enfants de Geneviève Araby, sa femme : tellement que, en 1609, il fit un testament par lequel il donna et substitua tous ses biens à M. d'Effiat mort maréchal de France, fils de Gilbert Coiffier et de Gilberte Gautier, et petit-fils d'autre Gilbert Coiffier et de Bonne Ruzé sa sœur, à condition d'en porter le nom et les armes. Comme M. d'Effiat n'avoit qu'à y gagner, et rien à perdre, la condition s'est soutenue jusqu'à son petit-fils inclusivement, premier écuyer de Monsieur et de M. le duc d'Orléans, que nous verrons chevalier du Saint-Esprit en 1688, et mort le dernier de sa race depuis peu d'années[4].

placé la notice qu'on va lire soixante-deux feuillets plus loin, à la fin du règne d'Henri IV, et, ici, il n'avait d'abord écrit que trois lignes, puis les avait biffées, avec renvoi à l'autre article.

1. Avant cette date, il a biffé *dont il fit.*

2. Martin Ruzé avait été contrôleur général des fortifications, vivres et munitions sous Henri II, commissaire ordinaire des guerres sous Charles IX.

3. Le manuscrit porte : *H. III.* — 4. En 1719.

Greffier.

« M. de Verderonne[1], Claude de l'Aubespine. Il étoit greffier de l'ordre de Saint-Michel et président en la Chambre des comptes, cousin germain de M. de Châteauneuf chancelier de l'Ordre, ci-dessus, père du garde des sceaux de France, et cousin germain de la femme de M. de Villeroy, ci-dessus, enfants des deux frères. Il fut gendre de M. de Rhodes, ci-dessus : de manière que toutes ces charges de l'Ordre tombèrent ainsi dans les plus proches les uns des autres. M. de Verderonne eut deux fils, et une fille, mariée à Jean de Montberon, seigneur de Fontaine-Chalendray, premier écuyer de Madame duchesse d'Orléans. La quatrième génération de ce M. de Verderonne est le seigneur de Verderonne, capitaine des gendarmes anglois, gendre sans enfants de M. de Virville Groslée, et la seconde femme de M. de Pontchartrain fils du Chancelier, dont elle a eu la duchesse de Nivernois.

« Ces deux dernières charges de l'Ordre ne font point preuves, et leurs manteaux sont en quelque chose inférieurs à celui du prévôt et grand maître des cérémonies.

« Ces grands officiers, n'ayant point de collier, ne le mettoient point autour de leurs armes. Longtemps après, vers la minorité de Louis XIV, le chancelier de l'Ordre, qui, seul des grands officiers, l'a brodé autour de son grand manteau et mantelet, hasarda là-dessus de mettre le collier à ses armes comme les chevaliers. Les autres grands officiers, fondés sur ce que le chancelier n'avoit point le collier d'or émaillé non plus qu'eux, et cependant le mettoit à ses armes, en environnèrent aussi les leurs. En France, on n'a qu'à entreprendre, surtout des ministres et gens en grandes places et crédit, comme étoient ces grands officiers. On les laissa faire, et cela est demeuré depuis à leurs successeurs, qui, non contents de cette usurpation, se sont fait peindre, puis représenter en statues et sur leurs tombeaux avec le collier d'or émaillé au col comme les chevaliers, et avec le collier autour de leurs manteaux et mantelets comme le chancelier de l'Ordre : tellement que, hors les jours de cérémonies de l'Ordre, il n'y a plus, quant à tout ce qui est extérieur, aucune sorte de différence entre les chevaliers et les grands officiers.

« On a mis les grands officiers en suite de cette première de toutes les promotions, parce qu'ils furent déclarés en même temps. Désormais, ils se trouveront à la suite de la dernière promotion de chaque règne.

« On a réservé ici le rang de grand aumônier, parce qu'il ne prétend pas être d'avec les grands officiers. Il n'est pas non plus du nombre des huit cardinaux ou prélats de l'Ordre, et si peu, que, lorsque des cardinaux commandeurs de l'Ordre sont devenus grands aumôniers, comme il est arrivé aux cardinaux de Coislin et de Janson sous Louis XIV,

1. Ci-dessus, p. 193, 200 et 214.

qui sont les deux seuls qui le soient devenus, leur place de commandeur de l'Ordre a vaqué par là, et il y a été nommé en leur place. Désormais, on mettra les grands aumôniers à la tête des grands officiers de chaque règne. Henri III unit, par les Statuts de l'Ordre, la charge de grand aumônier de l'ordre du Saint-Esprit à celle de grand aumônier de France, et sans faire de preuves, en faveur du célèbre Amyot, par son savoir et ses ouvrages, qui étoit fort éloigné de pouvoir faire des preuves. Depuis lui, cette union a subsisté, et sans preuves, en sorte que tout nouveau grand aumônier de France, prêtant serment au Roi de cette charge dans son cabinet, y reçoit en même temps de ses mains le cordon bleu comme grand aumônier de l'Ordre.

Grand aumônier.

« M. Amyot, évêque d'Auxerre[1]. Il étoit fils d'un habitant de Melun, et on ne lui a connu ni oncles, ni neveux, ni frères, ni parents. Il fut connu de M. Bochetel, secrétaire d'État fort en crédit, et, comme il avoit beaucoup de lettres, il lui procura à Bourges une place de lecteur public en grec et en latin, qu'il exerça dix ans avec tant de réputation, qu'il en eut l'abbaye de Bellozane, et il se fit extrêmement connoître sous ce nom. Il fut envoyé à Venise, puis au concile de Trente, de la part du Roi, où il harangua les Pères avec un grand applaudissement, et y montra une grande érudition. Le cardinal de Tournon, qui aimoit les savants, le protégea, et lui procura la place de précepteur des enfants de France, desquels il se fit fort aimer, quoique en les instruisant. Charles IX, parvenu à la couronne, lui donna l'abbaye de Saint-Corneille de Compiègne, et, le 6 décembre 1560[2], le fit grand aumônier de France par la mort de M. d'Humières évêque de Bayeux, et, dix ans après, lui donna l'évêché d'Auxerre. Henri III ne l'aima pas moins, et unit en sa faveur, sans preuves, la charge de grand aumônier de l'ordre du Saint-Esprit, en son institution, à celle de grand aumônier de France. Sous ces deux règnes, il fut en grand crédit; mais, sur la fin du règne d'Henri III, et surtout après les derniers états de Blois en 1588, il passa pour être corrompu par la Ligue et débauché par les Guises de la reconnoissance pour son bienfaiteur. Il se retira à Auxerre, où Henri IV le priva de sa charge de grand aumônier, en 1591. Ce surcroît de disgrâce le livra à la mauvaise humeur de son clergé et de sa ville. Il y vécut d'ennuis le reste de ses jours, et y mourut, 6 février 1593, à soixante-dix-neuf ans. Il ne reçut l'Ordre que le dernier décembre 1579, à la seconde promotion[3].

1. Ci-dessus, p. 172. Comparez l'*Histoire généalogique*, tome VIII, p. 283-284.
2. Le manuscrit porte : *1660.*
3. Cet article n'est que la paraphrase abrégée de celui de l'*Histoire généalogique*.

« On ne sait quel jour les cardinaux de Bourbon, de Guise et Birague ont reçu l'ordre du Saint-Esprit; mais il est sûr que ce ne fut point le dernier décembre 1578, jour de la première promotion. On les met ici à la seconde, où ils ont paru comme commandeurs de l'Ordre pour la première fois, et où il y a preuve que les premiers prélats y ont été reçus[1].... »

Le cardinal Birague[2].

« Le cardinal BIRAGUE[3], chancelier de France, évêque de Lavaur, abbé, etc., étoit de Milan. Il fut retenu au service de François Ier, auprès duquel il avoit été envoyé pour affaires importantes. Sa mère étoit Trivulce, et sa femme Balbiano. Il fut successivement conseiller au parlement de Paris, premier président au sénat de Turin, puis lieutenant général en Piémont, naturalisé, avec sa fille unique, 1565, puis gouverneur de Lyonnois, Forez et Beaujolois, 1570[4]. M. de Morvillier, évêque d'Orléans, qui avoit refusé les sceaux à la mort du chancelier Olivier, 1560, et qui les reçut enfin malgré lui, lorsque, en 1568, les Guises chassèrent enfin ce grand chancelier l'Hospital, étant mort à soixante-onze ans, à Tours, 23 octobre 1577[5], ils furent donnés en titre à M. de Birague dès 1573, qui les avoit par commission dès 1570[6], parce que M. de Morvillier les avoit absolument voulu remettre quoique demeurant jusqu'à sa mort au timon des affaires avec grand crédit, et précédant même au Conseil M. de Birague garde des sceaux. La même année 1573, M. de Birague fut chancelier à la mort du chancelier de l'Hospital en son exil dans sa maison de Vigny, près d'Étampes. Il consentit à céder les sceaux à M. de Cheverny, son ami[7] particulier[8], dès qu'il se vit cardinal de la même promotion du précédent[9]. Il venoit de perdre sa femme, et eut en même temps son évêché et trois abbayes. C'étoit un homme sans aucun savoir, sans justice, et peut-être sans religion, vendu à la fortune, aux Guises, aux volontés des plus puissants, et qui n'avoit point honte de se dire chancelier du Roi, et non chancelier de France; du reste, capable en affaires d'État et adroit en intrigues, point pillard, meilleur pour ses amis que pour soi, et pauvre pour avoir fait une si grande fortune[10]. Il mourut à Paris, assez peu

1. C'est ce que dit l'*Histoire généalogique* : ci-dessus, p. 178, note 5.
2. Ci-dessus, p. 179.
3. Vol. *France* 189, fol. 68; *Histoire généalogique*, tome VI, p. 492 et 493.
4. L'*Histoire généalogique* dit : « Le roi Charles IX.... l'établit gouverneur en Lyonnois, Forez et Beaujolois, le mena en Guyenne en 1570.... »
5. *Ibidem*, p. 490. — 6. Ces sept derniers mots sont en interligne.
7. Il a biffé ici un second *son ami*.
8. Ci-après, p. 460. — 9. Le cardinal de Guise, 1578.
10. L'*Histoire généalogique* donnait ce portrait d'après les « Mémoires pour l'histoire de France par l'Estoile, seigneur de Gland, » c'est-à-dire le *Registre-journal de P. de l'Estoile* (éd. nouvelle, tome II, p. 140).

considéré, 24 novembre 1583, à soixante-dix-sept ans[1]. Sa fille unique fut mariée trois fois : au maréchal de Bourdillon, Imbert de la Platière ; au marquis de Nesle, Jean de Montfort, dit de Laval, qu'elle perdit en septembre 1578 ; enfin, au comte d'Aubijoux, Jacques d'Amboise, tué, 20 octobre 1587, à la bataille de Coutras. Le père et le frère de ce cardinal servirent François Ier et passèrent ensuite au service de Charles V.

« Ces Biragues étoient déjà gouverneurs d'Alexandrie, et en d'autres places considérables de leur pays de Milan, avant 1420 ; ils ont fait plusieurs branches[2]... »

Le chancelier Cheverny[3].

« Le chancelier de CHEVERNY[4], dont il nous reste d'excellents Mémoires, quoique un peu courts[5] et partiaux, est un personnage[6] illustre, mais si connu par là même, et qui a tant et si grandement figuré, qu'on ne fera que coter les époques principales de sa vie. A vingt-six ans, il fut[7] conseiller clerc au parlement de Paris, et, huit ans après, maître des requêtes. Autres huit ans après, en 1570, il s'en défit, et fut chancelier du duc d'Anjou, depuis Henri III. Attaché aux Guises, le cardinal de Lorraine se défit en sa faveur de la charge de chancelier de l'ordre de Saint-Michel[8]. Birague, chancelier de France, fut son plus intime ami, et étoit créature abandonnée aux Guises[9]. Devenu cardinal 1578, les Guises eux-mêmes lui firent quitter les sceaux comme incompatibles avec la pourpre par la nécessité qui se pouvoit présenter de sceller des déclarations et d'autres choses contraires aux prétentions de la cour de Rome ; mais, les voulant faire tomber à un autre lui-même, et fort agréable aux Guises, il fut convenu que Cheverny les auroit, et il fut fait garde des sceaux en titre[10]. Puis, à[11] l'institution de l'ordre du Saint-Esprit dans le même temps, il en fut fait chancelier, comme l'étant déjà de Saint-Michel. Le cardinal Birague étant mort à Paris, à soixante-dix-sept ans, 24 novembre 1583,

1. Selon son épitaphe, il avait soixante-seize ans neuf mois et vingt-six jours. Son oraison funèbre, par Renaud de Beaune (ci-après, p. 465), fut imprimée. Nous avons la représentation de son monument funéraire dans les mss. Clairambault 1111, fol. 240 v°, et 1115, fol. 194 ; la statue de bronze qui en faisait le principal ornement est actuellement au musée du Louvre.
2. La filiation est donnée ensuite d'après l'*Histoire généalogique*.
3. Ci-dessus, p. 179, etc.
4. Vol. *France* 189, fol. 80 v°. Comparez l'*Histoire généalogique*, tomes VI, p. 501. Voyez aussi, au Cabinet des titres, le dossier bleu 9476, fol. 75.
5. Mot douteux. — 6. *Persongе*, dans le manuscrit.
7. Après *fut*, il a biffé : *M[e] des Req[tes], ce qui estoit beaucoup alors.*
8. A la fin du mois de septembre 1575, la cour étant à Lyon.
9. Ci-dessus, p. 459.
10. Le 1er octobre 1578.
11. Après *à*, il a biffé *la mort du card. Birague.*

son office de chancelier de France fut donné à M. de Cheverny, qui lui fit faire un beau tombeau. L'orageuse année 1588 ayant enfin acculé et poussé à bout Henri III, il se résolut à perdre les Guises et à changer tout son Conseil, qui étoit à eux. Le chancelier de Cheverny fut congédié comme les autres, et par même raison, et les sceaux donnés à Montholon[1], qui n'avoit jamais eu aucune charge de judicature, mais qui s'étoit fait une grande réputation dans sa profession d'avocat au Parlement et dans ses places de directeur des affaires d'Éléonor, veuve du roi François Ier, sœur de Charles V, et de procureur général de la reine Élisabeth d'Autriche, veuve de Charles IX. Montholon, garde des sceaux, fit l'ouverture des derniers états de Blois, 16 octobre, où, deux mois après, les duc et cardinal de Guise trouvèrent la fin de leurs vies et de leurs crimes. Il tint les sceaux jusqu'à la mort d'Henri III, qu'il les remit, de son propre mouvement, au cardinal de Vendôme, chef du Conseil du Roi, et, resté à Tours, il y mourut, un an après et plus, en octobre 1590. Le cardinal de Vendôme ne scella qu'en plein Conseil. En décembre même année, Henri IV, étant[2] au siège du Mans, lui envoya demander les sceaux par Beaulieu Ruzé, secrétaire d'État[3], et les rendit au chancelier de Cheverny, qui, dès le mois d'août précédent, avoit été rappelé de sa maison d'Éclimont, en Beauce, où il avoit passé tout le temps de son exil. Il les conserva le reste de sa vie, avec beaucoup de considération et de crédit. Il mourut en cette même maison d'Éclimont, 30 juillet 1599, à soixante-onze ans. Il s'étoit détourné de la route de la cour, qui faisoit un voyage, pour y passer quelques jours. Il portoit depuis longtemps une descente, auxquelles alors on ne connoissoit guères de remèdes : il lui en arriva un accident, et il en mourut assez promptement[4]. M. de Bellièvre fut chancelier de France après lui.

« M. de Cheverny, quoique chancelier de France, étoit gouverneur d'Orléanois dans toute la vaste étendue de ce gouvernement[5], étoit savant, et encore plus homme liant, adroit, d'esprit et d'intrigue, et ne haïssoit pas le beau sexe. Il s'appeloit Philippe Hurault.

« Cette famille est connue, avec filiation suivie, dès avant 1350. Elle a fait huit branches ou rameaux, et c'est un mélange singulier de bas emplois de finances et de robe avec d'honnêtes, d'emplois militaires, des ambassades[6], de grands et nombreux bénéfices, et d'alliances basses, honnêtes et considérables[7], et de quelques-unes grandes, qu'on va tâcher de dépouiller légèrement[8]....

« Le chancelier de Cheverny, gendre et beau-frère de ces grands

1. Celui-ci a sa notice dans l'*Histoire généalogique*, tome VI, p. 519.
2. Le commencement d'*estant* surcharge *luy*. — 3. Ci-dessus, p. 455-456.
4. Ces détails ne sont pas pris de l'*Histoire généalogique*.
5. Décembre 1581. Il eut aussi le gouvernement du pays Chartrain en 1591.
6. Ces deux mots sont en interligne.
7. Avant *considérables*, il a biffé *grandes*.
8. Nous passons cette paraphrase de l'*Histoire généalogique*.

hommes le premier président de Thou et le président de Thou qui a laissé une si parfaite Histoire latine, laissa trois fils et trois filles[1]. L'aînée épousa : 1° le marquis de Nesle-Montfort, dit Laval, tué sans enfants des blessures reçues à la bataille d'Ivry, 1590, dont elle eut Maillé pour ses conventions; 2° le brave Givry, Anne d'Anglure, tué devant Laon, 1594; 3° Arnault le Dangereux, sieur de Beaupuy, à qui elle apporta Maillé, qu'il vendit à M. de Luynes, qui le fit[2] ériger en duché-pairie sous le nom de Luynes. Le fils de ce dernier mariage est mort sans alliance, imbécile, après avoir figuré fort au-dessus de son état parmi les Frondeurs pendant la minorité de Louis XIV, et été l'un des plus principaux de leur Conseil et de ce qu'on appeloit alors la cabale des Importants.

« La seconde épousa : 1° le premier marquis de Royan la Trémoïlle, chevalier du Saint-Esprit; 2° M. de la Guerche Rostaing, comte d'Onzain, fils du chevalier du Saint-Esprit ci-dessus, p. 16[3], où se voient leurs enfants.

« La troisième mourut sans enfants de M. d'Alluyes Escoubleau, ni du maréchal[4] d'Aumont.

« Les fils, pour commencer par le troisième, ne parut point et n'eut point d'enfants. Le second fut évêque de Chartres et premier aumônier de la Reine épouse de Louis XIII, avec quatre grosses abbayes. L'aîné, comte de Cheverny, gouverneur de Chartres et Blois, et lieutenant général au gouvernement d'Orléanois, parut fort dans le monde, mais sans fortune. Il n'eut pas d'enfants de Françoise Chabot, fille du comte de Charny, grand écuyer de France, dont il se défit par jalousie. Elle étoit sœur de la duchesse d'Elbeuf, etc. Il se remaria mal. Ses fils moururent sans alliance[5].... »

Le marquis d'Alincourt[6].

« M. D'ALINCOURT[7], Claude[8] de Neufville, fils de M. de Villeroy vivant lors ministre et secrétaire d'État et grand trésorier de l'Ordre, et père du premier maréchal-duc de Villeroy, n'ayant guères que trente ans lorsqu'il fut chevalier de l'Ordre, puisqu'il mourut à Lyon dans sa soixante-seizième année, 18 janvier 1642. On verra les NEUFVILLE aux *Duchés-Pairies*, titre de VILLEROY[9]. On se contentera de remarquer ici le contraste des deux derniers chevaliers de l'Ordre de cette promotion. Celui-ci le fut par son père, qui avoit toujours été entièrement attaché aux Guises et ligueur passionné tant qu'il avoit pu. Cela même fit la

1. *Histoire généalogique*, tome VII, p. 507-509.
2. Le manuscrit porte : *qu'il fit*. — 3. Vol. *France* 189, fol. 70 v°.
4. Au lieu de *du Ml*, lisez *du fils du maréchal*, ou bien *du marquis*.
5. La suite a été publiée dans notre tome VI, appendice XIX.
6. Ci-dessus, p. 194 et suivantes. — 7. Vol. *France* 189, fol. 94.
8. Lisez : *Charles*. — 9. Cette notice n'a point été faite.

fortune de sa famille, et une fortune alors inouïe. La Ligue et la liaison des Robertets[1], si protégés des Guises, fit le mariage d'Alincourt, en 1588, au plus fort de la toute-puissance des Guises, avec la fille de Mandelot, et arracha d'Henri III, prêt à périr de leur main, la survivance importante du gouvernement de Lyon, Lyonnois, Forez et Beaujolois, qu'avoit Mandelot, en faveur de ce mariage; et ce même gouvernement tenta si fort le connétable de Lesdiguières, pour s'en accroître en Dauphiné et en Provence, où il régnoit, qu'il préféra le marquis de Villeroy, survivancier de son père, à tous les plus grands partis qui s'offroient à sa petite-fille, et força le maréchal de Créquy, son gendre, à en faire le sien, quoi qu'il lui pût dire sur la disproportion des conditions[2] : ce qui, outre la décoration de l'alliance, a, par l'événement, fait tomber les biens immenses de Créquy et de Lesdiguières dans les Villeroy. Le vieux ministre et secrétaire d'État, en qui les chefs de la Ligue avoient toute confiance, s'en servit habilement pour soi et pour eux, quand il vit leur parti sans ressource, et, de concert avec le président Jeannin, qui y alloit de meilleure[3] foi et avec désintéressement, et qui pouvoit beaucoup sur le duc de Mayenne, fit pièce à pièce leur accommodement avec Henri IV, et, de banni de la cour, du ministère et d'avec les vrais François, errant de lieu en lieu sans savoir où s'arrêter, sut rentrer dans sa charge et dans toute la confiance du ministère, y tenir tête aux seigneurs, et en particulier à Rosny, qui avoit le cœur, la confiance et la bourse du Roi; et lui, qui, à l'institution de l'Ordre sous les Guises, ses intimes protecteurs, avoit cru se décorer beaucoup en prenant une charge de l'Ordre sans preuves, fit faire son fils chevalier de l'Ordre longtemps avant l'âge et les emplois, car la charge de grand maréchal des logis de la maison du Roi, ni un gouvernement qu'il avoit eu par survivance, ne pouvoient suppléer à une naissance que l'état de son père rendoit si évidente, ni opérer une grâce sans exemple et qui n'en a pas eu depuis le père secrétaire d'État vivant, et qui, le père secrétaire d'État mort, n'en a eu de trente années après, et jusqu'à cette heure encore si rares, qu'il ne s'en peut compter que trois. Le vieux Villeroy vit son fils, vingt ans durant, chevalier de l'Ordre, et lui procura une ambassade à Rome, où il retourna encore une fois depuis. S'il eût vu son petit-fils duc et pair à peine pourtant l'auroit-il osé croire. »

L'archevêque de Rouen frère d'Henri IV[4].

« L'ARCHEVÊQUE DE ROUEN[5], frère bâtard d'Henri IV, que le roi de Navarre avoit eu de Mlle du Rouet, fille d'honneur de Catherine de

1. *Robertes,* dans le manuscrit. — 2. *Condions,* dans le manuscrit.
3. *Meilleur,* au masculin, dans le manuscrit. — 4. Ci-dessus, p. 187.
5. Vol. *France* 189, fol. 96 v°. Comparez l'*Histoire généalogique,* tomes I, p. 144, et IX, p. 302.

Médicis, qu'il aima jusqu'à la mort, et dont la Reine mère se servoit pour tirer ses secrets. Cette damoiselle étoit fille de Louis de la Béraudière, seigneur de l'Ile-Rouet, en Poitou, et de Madeleine du Fou du Vigean.

« Ce bâtard fut nommé si jeune à l'évêché de Cominges, qu'il se trouva avec cette qualité, à quinze ans, dans l'armée des Princes, à la bataille de Jarnac, 13 mars 1569, et y fut pris par les royaux. Il eut en 1590 l'évêché de Lectoure[1], et Henri IV lui donna en 1594 l'archevêché de Rouen[2]. Il ne fut ordonné prêtre que le 26 décembre 1597, n'ayant eu ses bulles qu'en mars précédent, et, deux jours après être prêtre, fut sacré archevêque. Au mois de juin précédent, il obtint, par une bulle de Clément VIII Aldobrandin, une grâce sans exemple jusqu'alors, et qui n'a été depuis accordée à personne. Le Roi son frère avoit fait grande instance pour qu'il fût cardinal, et Rome, si facile pour les bâtards des Papes, pour ceux de la maison de Médicis et pour beaucoup d'autres, ne put être fléchie pour celui-ci ; mais, par accommodement, cette bulle lui en concéda l'habit, la calotte, le bonnet, le chapeau, le rang, les honneurs, les privilèges et les distinctions, dont il usa jusqu'à sa mort : en sorte que, hors les fonctions, qui ne se trouvent qu'à Rome, et le nom, il étoit en tout et partout cardinal. En 1599, à la mort du chancelier de Cheverny, il fut fait chancelier et garde des sceaux de l'Ordre. Il s'en démit en 1606, et en conserva les marques[3]. Deux ans auparavant, c'est-à-dire 1604, il s'étoit démis de son archevêché pour demeurer à la cour auprès du Roi son frère, auquel il étoit le plus tendrement attaché, et duquel aussi il étoit fort aimé. Il l'étoit de tout le monde. C'étoit un très bon homme, franc, gai, généreux, et, avec de la piété à sa mode, fort considéré, et toujours avec la meilleure compagnie. Il fut si sensiblement touché de la mort d'Henri IV, qu'il ne put lui survivre que quelques semaines. soupirant, gémissant, pleurant sans cesse, et mourut ainsi de pure douleur, sans autre maladie, en son abbaye de Bourgueil[4], incontinent après cette mort, pour y demeurer entièrement en solitude[5]. Il en avoit plusieurs autres. »

1. On ne le connut longtemps que sous son nom d'évêque. Il avait eu en 1588 le prieuré de Saint-Orens d'Auch.

2. Comme successeur de Charles de Bourbon-Condé (1562-1584), d'abord cardinal de Vendôme (1583), puis cardinal de Bourbon *le Jeune*, qui lui-même avait remplacé à Rouen son oncle le prétendu Charles X (ci-dessus, p. 178, note 5).

3. L'*Histoire généalogique*, en parlant de lui comme chancelier de l'Ordre, dit qu'après sa démission il fut nommé un des quatre prélats commandeurs ; cependant il ne figure ni dans la promotion de 1606, ni dans celle de 1608.

4. Lisez : *Marmoutier*. Cette abbaye lui avait été donnée en 1604, ainsi que Saint-Florent.

5. Voyez les *Journaux de P. de l'Estoile*, tome X, p. 300-301. Cette mort arriva le 15 juin 1610.

Renaud de Beaune, grand aumônier[1].

« RENAUD DE BEAUNE, grand aumônier de France[2].

« Il naquit à Tours en 1527. Il fut conseiller au parlement de Paris 1555, président des enquêtes 1559, et maître des requêtes 1563, et, dans tous ses emplois, brilla également par son esprit, son savoir, sa probité, et son cœur vraiment françois. De là il embrassa l'état ecclésiastique, et eut deux abbayes et l'évêché de Mende. Il fut aussi chancelier du duc d'Alençon, qui le remercia en 1580, et, l'année suivante, il eut l'archevêché de Bourges. Il demeura attaché à Henri III et inflexible à la Ligue, qui avoit séduit presque tout le clergé du Royaume. Il ne s'attacha pas moins à Henri IV dès qu'Henri III fut mort, et le servit publiquement en tout ce qu'il put. Ce prince aussi fut si persuadé de sa fidélité et de ses talents, que, s'étant résolu d'ôter la charge de grand aumônier à M. Amyot, évêque d'Auxerre, passionné ligueur, comme on l'a vu ci-devant sur ce prélat, p. 10[3], il en pourvut notre archevêque[4], et, en même temps, commit le premier maréchal de Biron pour lui donner le cordon bleu, comme grand aumônier, le même jour que, par autre commission d'Henri IV non encore catholique, il donna le collier de l'Ordre à son fils qui fut depuis maréchal de France, amiral, duc et pair, et enfin décapité.

« L'archevêque eut part aux plus importantes affaires, et fut des plus roides à rejeter les procédures que Rome attenta. Toutefois, et en évêque et en homme d'État, il sentit combien la nécessité de la conversion du Roi étoit urgente, et il s'y appliqua tout entier; et, dès qu'il en prit la résolution, l'archevêque regarda comme un coup de partie de ne pas attendre l'absolution ni la permission de Rome, et il eut le courage de recevoir l'abjuration du Roi publiquement, dans l'église de Saint-Denis, le dimanche 25 juillet 1593, de lui donner l'absolution, de l'ouïr tout de suite en confession, et, à l'instant, de dire la messe et lui administrer la sainte communion : action qui déconcerta la Ligue, l'Espagne et Rome plus que les plus signalées victoires, mais qui mit Rome, à qui la fortune du Roi et de l'État venoit d'échapper par là, dans une telle colère, que jamais, quoi qu'Henri IV pût faire dans toute la suite des temps, il ne put parvenir à obtenir le cardinalat pour l'archevêque, quelques soins qu'il s'en donnât, et que sa translation de Bourges à Sens, en 1602, ne s'obtint que par un effort de crédit et autorité, chose qui, pour tout autre, auroit été de soi-même. Il passa le reste de sa vie dans la plus haute considération du Roi et du public,

1. Ci-dessus, p. 173.
2. Vol. *France* 189, fol. 95 v°. Comparez l'*Histoire généalogique*, tome VIII, p. 284. Voyez aussi une notice au Cabinet des titres, dossier bleu 1701, fol. 21, et la *Gallia christiana*, tome II, col. 99. On a plusieurs portraits de ce prélat, avec le collier de l'Ordre, faits aux deux crayons.
3. Ci-dessus, p. 458. — 4. Le 12 juillet 1591.

et mourut à Paris, 17 septembre 1606, à soixante-dix-neuf ans. Il se fit admirer, même des Espagnols et des Ligueurs, dans cette fameuse et délicate conférence de Suresnes, en mai 1593, où il portoit la parole pour le parti du Roi, dont il ne soutint pas moins grandement la majesté avec ceux qui ne la vouloient pas reconnoître, qu'avec toute l'adresse pour se prévaloir de tout, de toute la finesse sans tromperie pour esquiver à propos, et de toute la délicatesse pour gagner au Roi ceux du contraire parti : en quoi il réussit admirablement. Ses actions publiques, comme harangues, discours, oraisons funèbres, ont toujours eu l'applaudissement général, et, quoique détourné par les affaires d'État et par la confiance intime d'Henri IV jusqu'à sa mort à lui, appliqué pourtant à son diocèse et le gouvernant soigneusement et bien. Ce qui est incompréhensible, c'est que ce prélat ait pu fournir à se rendre si savant, si éloquent, si instruit de son état d'évêque, si capable d'affaires d'État tout à la fois, et y vaquer à tous[1], avec une servitude d'appétit qu'il a eu toute sa vie, et qui l'obligeoit à faire tous les jours cinq repas de viande ou de poisson. Comme il n'aimoit point à manger seul, et qu'il vivoit en grand seigneur avec force gentilshommes et aumôniers à lui, il les partageoit, pour lui tenir compagnie, à son premier déjeuner à cinq heures du matin, à son second sur les huit heures, et, sur le minuit ou une heure après, à son second souper, qui étoient des repas entiers et solides. A dîner et à souper, il avoit toujours la meilleure compagnie de la cour, et on ne sait de quoi être plus surpris, d'un estomac qui dure soixante-dix-neuf ans dans ce régime, ou d'un esprit que cette quantité de vivres et de digestions laisse dans une entière et parfaite liberté de ses fonctions toute sa vie, ou d'un homme qui, avec tant de temps perdu pour la piété, pour son diocèse, pour l'étude, pour les affaires d'État, en trouve pour tout et demeure toujours au-dessus de sa besogne. Et ce qui est de plus étonnant, c'est que ce n'étoit point de petits ou de légers repas : ce qui s'apprend de ce fait-ci. Le jeune prince de Condé, élevé à la cour d'Henri IV et bien instruit par le comte de Belin, son gouverneur, cherchoit fort à plaire à ceux qui étoient sur un grand pied de distinction auprès du Roi et de considération dans le monde. Notre archevêque, qui étoit de ceux-là, recevoit mille avances de ce jeune prince, en étoit souvent invité à dîner ; et toujours il s'en excusoit. A la fin l'en pressant un jour avec aussi peu de succès : « Je vois bien, lui « dit-il, que j'ai beau faire pour m'attirer vos bonnes grâces, que vous « ne m'aimez point jusqu'à ne pouvoir vous résoudre à venir dîner « chez moi. — Monsieur, répondit l'archevêque, vous me poussez trop « agréablement à bout pour ne vous pas dire enfin à quoi il tient : c'est « que vous autres princes, vous mangez vite. Votre maître d'hôtel ne « compte que vous, vous regarde, et, dès que vous cessez de manger, « il dessert. Ainsi de chaque service. Moi, je vous l'avoue, et on le

1. Ainsi au manuscrit.

« sait bien, j'ai besoin de manger ; je veux manger beaucoup et à mon « aise, et ne me pas suffoquer pour ne pas encore manger mon saoul. « Voilà ce qui fait que je m'excuse, et que je ne mange que chez moi, « ou chez mes amis avec qui je suis en liberté là-dessus. » Monsieur le Prince le prit au mot, lui promit que son appétit régleroit le service, qu'on ne desserviroit rien qu'il ne mangeât plus, et que son maître d'hôtel auroit ordre bien précis de ne se régler que sur lui. A ces conditions, l'archevêque y fut dîner, et y mangea souvent depuis. Quelque bagatelle que soit cette anecdote, sa singularité unique a engagé à s'y étendre. C'est le dernier grand aumônier qui n'ait pas été cardinal avant d'être nommé à cette charge.

« Ce prélat, comme on l'a vu, ne l'avoit pas toujours été : aussi il avoit été jeune. Il eut un bâtard nommé Florimond, seigneur de Goulioux et de la Rue, qui eut, en 1583, des lettres pour jouir des privilèges de la noblesse, et il fut un des cent gentilshommes de la maison du Roi. Il se maria et eut un fils, grand mathématicien, conseiller au présidial de Blois, mort sans alliance en 1652[1]. »

M. de Sceaux, secrétaire d'État[2].

« M. DE SCEAUX[3], Antoine Potier, secrétaire d'État, fut greffier de l'Ordre en 1608, par démission de M. de Verderonne. Il étoit secrétaire d'État dès 1606, en survivance de M. de Gesvres son père[4], et il eut beaucoup de part aux affaires sous la régence de Marie de Médicis, qui l'envoya ambassadeur en Espagne pour la ratification du traité de Verceil. Il étoit frère cadet de M. de Tresmes, capitaine des gardes du corps en 1614[5], que nous verrons chevalier du Saint-Esprit en 1619, duc à brevet en 1648, et duc et pair en 1663[6]. M. de Sceaux mourut en Languedoc, pendant le siège de Montauban, en 1621[7], sans enfants d'une sœur de M. d'Aumont qui fut, longtemps après, maréchal de France, et duc et pair en 1665, et que nous verrons chevalier de l'Ordre en 1661. Mme de Sceaux se remaria au comte de Lannoy que nous verrons chevalier du Saint-Esprit, et qui étoit premier maître d'hôtel du Roi. »

1. *Histoire généalogique*, tome VIII, p. 286; le mathématicien a un article dans le *Moréri*.
2. Ci-dessus, p. 200.
3. Vol. *France* 189, fol. 97. Comparez l'*Histoire généalogique*, tomes IV, p. 770, et IX, p. 332.
4. L'*Histoire généalogique* donne la date de 1606 à l'article du père, 1604 à l'article du fils.
5. Lisez : *1611* (18 janvier).
6. L'érection de 1648, faisant suite à un brevet du 21 août 1643, était en duché-pairie ; il n'y eut que des lettres de surannation, pour l'enregistrement au Parlement, en 1663.
7. Le 13 septembre.

M. de Puysieulx, secrétaire d'État[1].

« M. DE PUYSIEULX, Pierre Brûlart[2], fils du chancelier de Sillery....

« M. de Sillery, depuis chancelier, fut une des meilleures têtes et des plus honnêtes hommes de son temps....

« Le fils fut M. de Puysieulx cause de cet article[3]. Il suivit son père à Rome, et, à son tour, il fut admis à travailler sous M. de Villeroy. Cet habile homme de cour et d'État, qui avoit été chassé après les Barricades de Paris, 1588, à cause de la Ligue, dont il étoit grand fauteur, et sa charge donnée au sieur Ruzé de Beaulieu, avoit [su] si bien faire, que, par cette même Ligue tombante par pièces devant Henri IV, il sut entrer dans sa confiance par ses services et redevenir secrétaire d'État en 1594, par la mort du sieur Revol, et reprendre plus de crédit [que] jamais, jusqu'à sa mort à la fin de 1617. M. de Puysieulx lui plut dans son travail, et il en fit le mariage, 1606[4], avec une fille du premier lit de son fils d'Alincourt, et lui et M. de Sillery, dès lors garde des sceaux, obtinrent en même temps la survivance de la charge de M. de Villeroy de secrétaire d'État pour M. de Puysieulx, et, l'année suivante, 1607, la charge de grand trésorier de l'Ordre, sur la démission du sieur Ruzé de Beaulieu, secrétaire d'État.

« Après la mort d'Henri IV, il eut toute la confiance de la Reine régente pour le double mariage d'Espagne, où il fut ambassadeur extraordinaire. Le maréchal d'Ancre, jaloux du poids de ce triumvirat dans les affaires, du Chancelier et de M. de Villeroy, qu'il appeloit *les Barbons*, et de Puysieulx en troisième, fit chasser le Chancelier et son fils, et fit secrétaire d'État Mangot à sa place, qui, au bout de quatre mois, ayant eu les sceaux, M. de Richelieu, évêque de Luçon, fut secrétaire d'État, puis congédié au bout de cinq mois, à la mort du maréchal d'Ancre, et M. de Puysieulx rétablit dans sa charge, et son père rappelé en même temps, c'est-à-dire 1er mai 1617, jusqu'en 1624[5], que le cardinal de Richelieu fit chasser le père et le fils pour la dernière fois. M. [le] Beauclerc fut pourvu de sa charge de secrétaire d'État sans démission. On se contenta d'offrir les cent cinquante mille livres de brevet de retenue qu'avoit M. de Puysieulx, dont il ne voulut pas ouïr parler, non plus que de se démettre. M. Servien en ayant été[6] pourvu, tout à la fin de 1630, par la mort de Beauclerc, M. de Puysieulx refusa encore de donner sa démission, et, M. des[7] Noyers l'étant devenu par

1. Ci-dessus, p. 201.
2. Vol. *France* 189, fol. 98 v° et 99. Comparez l'*Histoire généalogique*, tomes VI, p. 527, et IX, p. 321.
3. L'article biographique qui suit n'emprunte que les dates à l'*Histoire généalogique*. Comparez les *Secrétaires d'État* de Fauvelet du Toc, p. 201-206.
4. Cette date est en interligne.
5. Selon d'autres, du 24 avril 1617 au 5 février 1624.
6. Il a répété deux fois *esté*. — 7. Ainsi, au lieu de *de*.

la démission de M. Servien en 1636, et le Roi ayant fixé la charge à deux cent mille livres, qui étoit cinquante mille livres de plus que le brevet de retenue qu'en avoit M. de Puysieulx, il persista opiniâtrement dans son refus. Il passa tout le reste de sa vie à la campagne, et y mourut en avril 1640[1]. Il n'eut point d'enfants de la fille de M. d'Alincourt, qui mourut en 1613. Il se remaria en 1615 à la fille de M. d'Estampes-Valençay que nous verrons chevalier de l'Ordre 1619. On a vu aux *Cardinaux françois*, sur le cardinal de VALENÇAY[2], quelle étoit cette Mme de Puysieulx, sa faveur auprès de la Reine régente Anne d'Autriche jusqu'à sa mort, son maintien et sa considération dans le monde, et ses dépenses qui ruinèrent elle et ses enfants. Elle conserva son orgueil et son autorité toute sa vie, et dans sa famille, et dans le monde, jusqu'à sa mort en 1677, à quatre-vingts ans[3]. Ses enfants furent le marquis de Sillery, auquel nous reviendrons, un chevalier de Malte, et deux ecclésiastiques chargés d'abbayes, une abbesse et une fille mariée à M. de Mauny, fils du maréchal d'Estampes, mère du marquis d'Estampes capitaine des gardes de Monsieur, puis de M. le duc d'Orléans, que nous verrons chevalier de l'Ordre en 1688.... »

M. de l'Aubespine, évêque d'Orléans[4].

« L'évêque d'Orléans, Gabriel DE L'AUBESPINE[5], frère aîné de M. de Châteauneuf qui fut garde des sceaux à la disgrâce du garde des sceaux de Marillac, à la fin de 1630, qui fut la fameuse journée des Dupes. [On] a vu[6] sa famille parmi celle des *Chanceliers et gardes des sceaux de France de Louis XIV*[7], qui les lui rendit, dans sa minorité, pour peu de temps. Notre prélat[8] fut évêque d'Orléans en 1604 et sacré à Rome, 28 mars de la même année, de la main du pape Clément VIII Aldobrandin[9]. Il tint une des premières places du clergé de France par sa doctrine et sa capacité en affaires, et l'illustra par sa piété et son assiduité à ses fonctions épiscopales. Il étoit l'âme des assemblées du clergé et de toutes les affaires de doctrine en Sorbonne et parmi les évêques. Entre plusieurs ouvrages qu'il a faits, son traité sur *l'Eucharistie* a

1. Le 22 avril, à cinquante-sept ans. Il avait eu promesse d'être fait duc-pair et chevalier des ordres pour avoir procuré la réduction de Montpellier en 1622. Voyez le *Mercure* de janvier 1705, p. 10-12.
2. Vol. *France* 200, fol. 161 v°.
3. Voyez notre tome V, p. 87-88, et la suite des *Mémoires*, éd. 1873, tome IV, p. 191-192.
4. Ci-dessus, p. 189.
5. Vol. *France* 189, fol. 100. Comparez l'*Histoire généalogique*, tome VI, p. 560.
6. *A veu* est en interligne, au-dessus d'*on verra*, biffé.
7. Vol. *France* 200, fol. 143.
8. Né le 26 janvier 1579.
9. Il était nommé à l'évêché depuis le mois d'avril 1599.

rendu sa réputation immortelle[1]. Il mourut à Grenoble, peu avancé en âge, mais consommé d'étude et de travail, 15 octobre 1630, député, avec d'autres prélats de l'assemblée du clergé, vers le Roi, qui étoit lors à Lyon. »

M. de la Vrillière, secrétaire d'État[2].

« M. DE LA VRILLIÈRE[3], Louis Phélypeaux, secrétaire d'État après son père, en juin 1629, acheta la charge de l'Ordre de M. d'Achères, 1er avril 1643, six semaines avant la mort de Louis XIII. Il étoit second[4] fils de Raymond, seigneur d'Herbault et de la Vrillière, lequel[5] Raymond étoit frère aîné de Paul, seigneur de Pontchartrain, secrétaire d'État, et, quoique aîné, le survécut et eut sa charge de secrétaire d'État, qu'il transmit à son fils, duquel il s'agit ici, qui eut dans son département toutes les affaires de la religion prétendue réformée. Ce M. de la Vrillière est père de M. de Châteauneuf, grand-père de M. de la Vrillière, bisaïeul de M. de Saint-Florentin, tous secrétaires d'État de la même charge jusqu'à celui d'aujourd'hui, et que nous verrons tous greffiers de l'Ordre ; et Paul, seigneur de Pontchartrain, secrétaire d'État, eut cette charge en avril 1610, qu'avoit M. Forget, seigneur de Fresnes, par la protection de la reine Marie de Médicis, dont il étoit secrétaire des commandements[6], un mois avant la mort d'Henri IV, et a été le premier secrétaire d'État de cette famille. Il mourut à Castelsarrasin, en 1621, pendant le siège de Montauban, à cinquante-deux [ans], et laissa un fils de huit ans, à qui sa charge de secrétaire d'État fut donnée, et l'exercice à son oncle jusqu'à ce qu'il eût un âge compétent. L'oncle la garda, et la fit passer à sa postérité jusqu'à aujourd'hui. Le neveu fut président en la Chambre des comptes, et c'est le père du chancelier de Pontchartrain, qui ne l'a jamais oublié, et qui, venu en places principales à la cour, n'avoit que des bienséances avec M. de Châteauneuf, dont celui-[ci], en bien moindre posture, étoit fort embarrassé. A sa mort pourtant, il servit de père à son fils, et l'amitié s'y remit, mais non pas sans lui avoir ouï reprocher plusieurs fois à M. de la Vrillière le rapt de la charge de son père, entre sérieux et plaisanterie, et plus d'aigre que de doux, au grand embarras de l'autre[7].

1. Tous ces détails ne sont empruntés ni à l'*Histoire généalogique*, ni au *Moréri* (ce dernier dictionnaire ne parle que de divers ouvrages sur l'antiquité ecclésiastique), mais se retrouvent dans l'*Histoire de Berry*, par la Thaumassière, p. 831. Voyez les *Lettres inédites de G. de l'Aubespine à Peiresc*, publiées, en 1883, par M. Tamizey de Larroque.
2. Ci-dessus, p. 214-215.
3. Vol. *France* 189, fol. 118. Comparez l'*Histoire généalogique*, tome IX, p. 314, où il n'y a qu'une filiation abrégée, en une quinzaine de lignes. La généalogie complète donnée par le *Moréri* sert à notre auteur.
4. Il a ajouté *2d* en interligne. — 5. *Lequel* surcharge *et f[rère]*.
6. Ce membre de phrase est ajouté en interligne.
7. Comparez la notice donnée dans notre tome VI, appendice XIV.

« Celui dont nous parlons étoit fils d'une Gobelin. Il épousa, 1635, Marie Particelli, de ces partisans italiens, dont le père s'appeloit M. d'Hémery, étoit intendant des finances, et une espèce de sous-ministre. M. de la Vrillière mourut aux eaux de Bourbon, en mai 1681, à quatre-vingt-trois ans, volontairement retiré des affaires depuis quelques années, et sa charge exercée par M. de Châteauneuf, son fils, qui lui succéda. »

Le premier président le Jay[1].

« M. LE JAY[2], Nicolas, premier président au parlement de Paris, d'une famille obscure. Son grand-père, secrétaire du Roi, eut d'une Hotman Nicolas le Jay, correcteur des comptes, père du premier président, et eut la Maison-Rouge, sur le chemin de Fontainebleau, de Madeleine Gron, sa femme, et laissa quantité d'enfants, d'où viennent ceux qui restent de cette famille[3].

« Celui dont il s'agit ici fut conseiller aux requêtes du Palais en 1600, procureur du Roi au Châtelet ensuite, puis lieutenant civil[4], en 1613 président aux enquêtes, président à mortier en 1630, et, sept mois après, succéda à M. Bochart de Champigny[5], premier président au Parlement, et ne lui ressembla pas. En 1636, il s'accommoda avec le surintendant Bullion de sa charge de l'Ordre, et mourut comme lui en 1640. Il avoit épousé Madeleine Marchand, dont il n'eut point d'enfants; mais il laissa une troupe de bâtards. C'étoit une homme souple, liant, habile, sans mœurs, et avec peu d'autres considérations que celle de sa fortune; du reste, aimable, obligeant, magnifique jusqu'au plus grand luxe. L'évêque de Cahors, le P. le Jay[6], jésuite savant et de réputation[7], tous deux morts, et M. le Jay qui vit encore, est capitaine aux gardes et a marié sa fille unique[8] à M. de Brou conseiller d'État, intendant d'Alsace, sont les petits-fils d'un frère de ce premier président. »

M. de Loménie de Brienne, secrétaire d'État[9].

« M. DE LOMÉNIE[10], Henri-Auguste, secrétaire d'État après M. de la Ville-aux-Clercs son père, prévôt et grand maître des cérémonies de l'Ordre en 1619, qu'il acheta de M. de Rhodes.

1. Ci-dessus, p. 203-204.
2. Vol. *France* 189, fol. 117. Comparez l'*Histoire généalogique*, tome IX, p. 304.
3. Ces détails sont fournis par le *Moréri*. — 4. Serment du 7 juillet 1609.
5. *De Champigny* surcharge *de Sarron*.
6. Mort en 1693. — 7. Il a une notice à part dans le *Moréri*.
8. En 1729. — 9. Ci-dessus, p. 200-201.
10. Vol. *France* 189, fol. 117 v°. Comparez l'*Histoire généalogique*, tome IX, p. 312, le *Moréri*, art. LOMÉNIE, et surtout l'*Histoire des secrétaires d'État*, par

« Ces Loménie sont si peu de chose, qu'on n'en connoit rien avant le père du premier secrétaire d'État. Ce père étoit Martial Loménie, sieur de Versailles et de la Grange-Lessart, secrétaire du Roi et greffier du Conseil[1].

« Versailles n'étoit qu'un rien en terre et n'avoit qu'un moulin à vent dans ce qui est aujourd'hui la cour de Marbre, et une hôtellerie seule au-dessous, où il ne passoit que des rouliers, lorsque Louis XIII, et ses courtisans plus que lui, fatigués de longues retraites à Saint-Germain des chasses dans les bois de Chevreuse et de Saint-Léger, et obligés quelquefois à passer la nuit dans cette hôtellerie, y bâtit une petite maison de chasse, que Louis XIV a transformée en ce qu'on y voit.

« Ce greffier du Conseil s'étoit intrigué chez le roi de Navarre et fut tué à la Saint-Barthélemy. A ces titres, ce prince prit son fils chez lui, et, dans les suites, lui trouvant de l'esprit, le fit secrétaire de son cabinet et s'en servit en ses différentes affaires, et le continua en ces mêmes emplois après que, par la mort d'Henri III, il fut parvenu à la couronne. Sa confiance même alla jusqu'à lui confier la garde de la cassette et de la clef des sceaux, et à lui faire mettre le *visa* aux expéditions, quand il ne le mettoit pas lui-même, depuis décembre 1589, que le cardinal de Vendôme les lui renvoya, jusqu'en août suivant, qu'ils furent rendus au chancelier de Cheverny. Passant pays en 1592, il fut pris par ceux de la Ligue et mené à Pontoise, dont M. de Villeroy étoit gouverneur pour ce parti, et il profita de cette aventure pour conférer de la paix avec lui. En 1605, il alla ambassadeur en Angleterre pour presser Élisabeth du secours promis pour délivrer Calais assiégé par les Espagnols, et, en 1606, il obtint la survivance de M. Ruzé de Beaulieu, qui n'avoit point d'enfants, et fut ainsi secrétaire d'État. Il en obtint la survivance pour son fils en 1615, avec qui il continua de l'exercer jusqu'à sa mort, à quatre-vingt-deux ans, 17 janvier 1638[2].

« D'Anne Aubourg, il eut un seul fils, Henri de Loménie, cause de cet article, et deux filles. L'aînée épousa : 1° André de Vivonne, seigneur de la Châtaigneraye, grand fauconnier, qu'on a vu p. 35[3], frère et oncle de deux chevaliers de l'Ordre, sa fortune et sa famille ; 2° Jacques Chabot, marquis de Mirebeau, que nous avons vu chevalier de l'Ordre p. 55[4], en 1597, dont elle fut la seconde femme sans enfants. Sa sœur épousa M. de Rothelin fils du bâtard de Longueville.

Fauvelet du Toc (1668), dont notre auteur va se servir encore pour cet article. On y trouve, p. 195-197, la notice de M. de la Ville-aux-Clercs père, p. 223-229, celle de son fils, et, p. 311-316, celle de son petit-fils le jeune Brienne.

1. Voyez notre tome V, p. 98, note 5, et le ms. Dupuy 511, fol. 64 et suivants. Les *Mémoires de Luynes*, tome XII, p. 486, donnent le texte du certificat de noblesse (remontant à 1470) qui fut produit pour l'Ordre en 1619.

2. Comme il s'était fait recevoir conseiller d'épée d'honneur au Parlement, on disait qu'il portait une écritoire à la cour, une épée au Palais (Papiers du P. Léonard, Arch. nat., MM 825, fol. 152).

3. Vol. *France* 189, fol. 80. — 4. *Ibidem*, fol. 90.

« M. de Loménie dont il s'agit ici eut successivement tous les emplois de son père et sa survivance de secrétaire d'État, 1615, qu'il n'avoit que dix-neuf ans. Il eut en 1622 la capitainerie des Tuileries par la mort du connétable de Luynes, et fut ambassadeur en Angleterre, 1624, pour régler les articles du malheureux mariage de la sœur de Louis XIII avec le prince de Galles, qui ne s'accomplit que lorsqu'il fut roi. Il fut aussi employé à apaiser la Reine mère en 1630, après la journée des Dupes, et encore à tâcher de la résoudre d'aller de Compiègne, d'où elle sortit pour toujours du Royaume, à Moulins. Il ne laissa pas de tomber en disgrâce au commencement de 1643, que, le 20 février, il fut obligé de céder sa charge à M. de Guénegaud; mais, au mois de juin, le Roi mort, et la Reine régente, conduite par le cardinal Mazarin, obligea M. de Chavigny de vendre sa charge de secrétaire d'État du département des affaires étrangères à M. de Loménie, laissant Chavigny dans le Conseil, où il ne fit plus que palpiter. M. de Loménie eut la confiance dans tous les troubles de la Régence. La Reine, qui avoit toujours [souvenir] que son attachement pour elle avoit eu grand part à sa disgrâce, et qui le remit en même et plus importante place dès qu'elle fut la maîtresse, lui donna, en 1651, la survivance de sa charge pour son fils M. de Brienne[1]. Il continua dans le même crédit et la même confiance jusqu'au voyage du mariage du Roi, qu'il fut laissé à Paris chargé des affaires en l'absence de la cour. Il survécut la Reine mère, sa protectrice, de quelques mois, et mourut à Paris, 5 novembre 1666, à soixante-onze ans, avec la douleur de voir sa charge et ses travaux perdus avec l'esprit de son fils.

« Il avoit fait, en 1623, un mariage très inégal, non tant en soi que par l'étrange inégalité de celui de son beau-père. C'étoit la fille de Bernard Béon, seigneur du Massez, gouverneur de Saintonge et Aunis, et de la sœur du duc à brevet de Brienne, dernier de cette branche de Luxembourg, beau-frère du duc d'Épernon que nous avons vu chevalier de l'Ordre p. 55, en 1595[2], et il en eut le comté de Brienne, d'où il fut plus ordinairement appelé M. de Brienne que M. de Loménie. Il en eut le comte de Brienne, son aîné et son survivancier de secrétaire d'État, l'évêque de Coutances, mort extrêmement vieux, en 1720, le doyen des prélats du Royaume, et Mme de Gamaches, dont nous verrons le mari chevalier de l'Ordre en 1661, amie intime de Mme la princesse de Conti Martinozzi, et dans toutes les meilleures compagnies de son temps[3]. Il laissa aussi un chevalier de Malte, qui eut des commanderies et ne laissa pas d'être consul d'Alexandrie[4]. Ce secrétaire d'État a laissé des manuscrits des événements les plus remarquables des règnes de Louis XIII et de Louis XIV. Les *Mémoires de Brienne,* imprimés en

1. Voyez notre tome V, p. 93-94.
2. Vol. *France* 189, fol. 90. Voyez notre tome II, p. 23.
3. Voyez notre tome V, p. 98, etc.
4. Ce dernier détail n'est donné que par Fauvelet du Toc, p. 229.

Hollande[1], qui sont curieux, sont tirés[2] d'autres manuscrits du même, depuis 1630 jusqu'en 1660[3]. Sa femme mourut en [septembre] 1667.

« Henri-Louis de Loménie[4] eut la survivance de secrétaire d'État de son père et du département des affaires étrangères à seize ans, en août 1651. L'année suivante, il entreprit le voyage de toute l'Europe, et s'arrêta deux ans à Mayence pour y achever ses études et apprendre l'allemand et les langues du Nord. En 1654, il commença tout de bon ses voyages; il parcourut l'Allemagne, la Hollande, la Pologne, le Danemark, la Suède, la Laponie, repassa par l'Autriche et la Bavière, et se promena par toute l'Italie, et rapporta une relation latine de ce qu'il avoit vu, très exacte et très élégante; et, à son retour, il entra dans les fonctions de sa charge, même seul aux voyages de la cour, lorsque son père demeuroit à Paris[5], et fut commissaire du Roi en plusieurs traités et affaires importantes.

« Il avoit épousé, en 1656, la fille de feu[6] M. de Chavigny secrétaire d'État, fils de M. Bouthillier, surintendant des finances[7], mort en 1652. M. de Brienne la perdit en 1663[8], et la tête lui en tourna, en sorte que son père, âgé lors de soixante-huit[9] ans, et qui ne voyoit personne dans sa famille pour le remplacer, ne fit pas de grands efforts pour parer à M. de Lionne, dont la capacité, et, en dernier lieu, son traité de Madrid, la paix des Pyrénées, dont il avoit ménagé toute la gloire au feu cardinal Mazarin, et le mariage du Roi, l'objet de tous les vœux de la Reine mère, [le] destinoient à la première grande place vacante, dont aucune ne lui convenoit mieux que celle de secrétaire d'État ayant le département des affaires étrangères.

« M. de Brienne se retira donc à Paris, aux Pères de l'Oratoire, qui ne lui permirent que tard, et à regret, de prendre leur collet et le sous-diaconat. La dévotion se dissipa en poésies, car il étoit grand poète françois, et surtout latin; le regret de sa charge et son érudition s'exhala en ouvrages en vers et en prose de toutes sortes. Mais bientôt, se trouvant trop resserré et souvent contredit sur ses poésies, il prit le large, gagna l'Allemagne, y fit des personnages honteux, et s'y attira de fâcheuses affaires. De retour à Paris, la cour et sa famille, de concert, le firent arrêter et conduire en l'abbaye Saint-Germain-des-

1. En 1717. — 2. *Tiré*, sans pluriel, au manuscrit.

3. La belle collection des manuscrits de Brienne, sur les affaires d'État, est maintenant à la Bibliothèque. Saint-Simon l'avait fait copier ou analyser en partie. Montfaucon et M. Léopold Delisle en ont donné l'inventaire sommaire.

4. Le *Moréri* a consacré cinq colonnes à celui-ci. Comparez notre tome V, p. 93-99. Fauvelet du Toc ne va que jusqu'à la retraite de 1663.

5. Le volume *France* 278, au Dépôt des Affaires étrangères, renferme les dépêches rédigées par lui pendant le voyage de la cour à Lyon, en 1658-59.

6. *Feu* est en interligne. — 7. Ici, il a biffé *dès lors chassé des affaires*.

8. Dans les *Mémoires* (notre tome V, p. 95), il a dit : *1664*, comme l'indiquent les généalogies; mais la mort de Mme de Brienne dut arriver en novembre 1663, et est fixée à cette date par Fauvelet du Toc, p. 315. Un service eut lieu le 7 novembre à Auxerre (*Gazette*, p. 1117).

9. Le nombre *68* surcharge *plus*.

Prés, puis en celle de Saint-Benoît-sur-Loire, après à Saint-Lazare, à Paris, enfin en l'abbaye de Saint-Séverin de Château-Landon, où il mourut à soixante ans, 17 avril 1698, après avoir bien écrit des volumes en prose et en vers sur toutes sortes de sujets, et vainement réclamé tous ceux qu'il avoit pu pour être mis en liberté[1].

« Ce malheureux secrétaire d'État laissa deux filles mariées : l'une, à M. de Gamaches, fils de sa sœur, qui a été mis un temps à la suite de M. le duc de Chartres, puis d'Orléans, et après à celle de Mgr le duc de Bourgogne, et est mort fort vieux et lieutenant général en 1735[2], père de M. de Cayeux qui a épousé Mlle de Pomponne petite-fille du ministre d'État ; l'autre, à M. de Poigny d'Angennes, dont le fils unique a été tué sans enfants, gendre de M. de Vaubourg, conseiller d'État, frère de M. Desmaretz contrôleur général des finances ; et un fils, dit le comte de Brienne, qui a des enfants de la fille de Nicolas Brûlart, premier président du parlement de Dijon, sœur d'un premier lit de la duchesse de Luynes dame d'honneur de la Reine. »

M. de Rhodes, grand maître des cérémonies de France[3].

« M. DE RHODES[4] l'étoit[5] à la mort de Louis XIII[6]. Son bisaïeul, pour qui Henri III la créa, son grand-père, le frère aîné de son père et son père l'avoient été avant lui, qui la transmit à son fils, M. de Rhodes, dernier de son nom, qui étoit Pot, qui, par rapport aux Potiers, avoit fait dire que l'ouvrage valoit mieux que l'ouvrier. C'étoit une maison ancienne et illustre, grandement alliée, qui avoit fort figuré sous les ducs de Bourgogne, et été de la première promotion de la Toison d'or. Lorsqu'Henri III créa l'ordre du Saint-Esprit, il donna le choix à M. de Rhodes d'en être chevalier, ou prévôt et maître des cérémonies. Il préféra le dernier, parce qu'Henri III aimoit les cérémonies, et que, ayant déjà toutes les autres sous la charge qui avoit été créée pour lui, il voulut encore avoir celles-là ; mais il voulut faire preuves comme les chevaliers : ce qui est demeuré attaché à cette charge de l'Ordre, que tous MM. de Rhodes ont possédée avec la leur, jusqu'aux deux derniers. »

III

CHANGEMENTS AUX STATUTS[7].

« L'institution de l'ordre du Saint-Esprit, par ses statuts originaux et

1. Voyez ce qui a été dit dans les *Mémoires*, à l'occasion de cette mort, tome V, p. 98-99.
2. Le 2 décembre 1736. — 3. Ci-dessus, p. 185-186, 193, 200-201, 449 et 455.
4. Vol. *France* 200, fol. 191, chapitre du *Grand maître des cérémonies*.
5. Grand maître des cérémonies de France.
6. Il a répété deux fois ces huit mots, et a biffé la répétition.
7. Vol. *France* 189, fol. 82. Voyez ci-dessus, p. 191-192, et comparez les préliminaires du tome IX de l'*Histoire généalogique*, p. 2.

par leur exécution en la première promotion de cet ordre, donna aux ducs la préséance sur les princes étrangers ou de maison souveraine, et cela ne fit ni dispute ni difficulté. Le duc d'Uzès l'avoit eue[1] plus anciennement, dans l'ordre de Saint-Michel, sur le prince de Condé même, parce qu'il n'étoit pas pair, qui se fit depuis huguenot, et MM. de Guise avoient précédé aux sacres les seigneurs du sang, comme on les appeloit lors, et, en dernier lieu, le duc de Montpensier, comme moins ancien pair que M. de Guise, son beau-frère, qui lui fit quitter Reims après une forte dispute que M. de Montpensier avoit formée pour la première fois. C'est ce qui engagea, avec grande raison, Henri III, au sacre duquel cela étoit arrivé, et la prétention des seigneurs du sang, formée pour la première fois, de faire cette déclaration si juste et si sage dans un royaume où la loi salique règle et décide de la succession à la couronne, par laquelle la préséance en tous actes, lieux, cérémonies, fonctions, etc., est donnée aux princes du sang capables par naissance de succéder à la couronne, sur tous les ducs, pairs, dignités et offices de la couronne, et princes de quelque maison souveraine que ce soit, et sont déclarés pairs-nés par la dignité de leur sang, plus anciens et précédant tous autres, et avec toutes fonctions de pairs.

« La date en étoit encore trop fraîche en 1578 pour que le rang des ducs souffrît d'ailleurs, et que les Guises, qui en avoient fait la base et les degrés de leur grandeur, innovassent à cet égard sans s'égaler aux princes du sang; mais, quand leur Ligue commença à lever la tête un peu plus hardiment, cette crainte d'égalité aux princes du sang se changea en audace de le faire, et cette audace, appuyée de leur force et de leurs ressorts, réussit aussitôt qu'elle se montra.

« Ils firent donc changer le statut de la préséance, et la firent donner, entre ducs, à ceux de maison souveraine moins anciens, sur les ducs gentilshommes plus anciens.

« La puissance de la Ligue croissant, il se fit un second changement, qui donna aux princes de maison souveraine non ducs la préséance sur les ducs gentilshommes; entre princes de maison souveraine non ducs, la préséance sur les ducs gentilshommes. Entre princes de maison souveraine ou bâtards de France, ce qui fut en faveur de la maison de Longueville, qui, bien que bâtards d'Orléans, étoient peu à peu arrivés au parangon des Guises, la préséance seroit aux ducs sur ceux qui ne le seroient pas, et, entre ces ducs, par leur ancienneté, et, entre ceux de même promotion qui ne seroient pas ducs, par âge.

« Henri IV ne crut pas devoir toucher à ce qu'il n'avoit osé d'abord entreprendre; mais il ne fit aucun prince de maison souveraine chevalier du Saint-Esprit.

« Les Guises, sous qui tout plioit, en faisant ce second changement de préséance, non contents d'attaquer la dignité des princes du sang en s'égalant à eux par la préséance par naissance, poussèrent l'audace

1. *Eu*, au masculin, dans le manuscrit.

jusqu'à leurs personnes. Ils prirent prétexte de l'indécence de la promotion du comte du Bouchage, frère du duc de Joyeuse, et depuis capucin, à l'âge de seize ans, pour fixer un âge, et ils le mirent à trente-cinq ans pour les gentilshommes, et à vingt-cinq ans pour les princes. Par ce terme de princes, sans y rien ajouter, ils se comprirent et se confondirent avec les princes du sang, sans en distinguer aucun, pour se mettre, en tout et partout, en parfait niveau avec eux ; et, jusqu'à aujourd'hui, cela se souffre.

« En même temps, pour diminuer les places de l'Ordre, qu'Henri III avoit mis à cent, pour se faire plus de créatures, et pour s'attacher de plus en plus et récompenser le dévouement qu'ils éprouvoient des ministres, la plupart grands officiers de l'Ordre, ils les firent admettre et comprendre dans le nombre de cent dont l'Ordre doit être composé, et avec eux les huit ecclésiastiques, qui tous n'en étoient pas.... »

IV

REMARQUES DIVERSES SUR L'ORDRE[1].

« Sous ces trois règnes[2], l'ordre du Saint-Esprit s'étoit maintenu assez passablement[3] dans sa forme extérieure. Quelques interversions de rang n'y blessoient que les particuliers, non plus que le mélange de plusieurs chevaliers de grâce, qui faisoient toujours la très petite partie, à proportion des autres, dans chaque promotion. Mais il s'étoit établi peu à peu un abus, dont les grands officiers de l'Ordre profitèrent d'autant plus aisément, que tous ou presque tous occupoient les premières places dans le gouvernement. Voici l'origine de cet abus.

« Henri III avoit établi, par[4] les Statuts, des chapitres de l'Ordre où toutes les choses qui le concernoient étoient traitées et décidées à la pluralité des voix comme dans un conseil. Le Roi y présidoit dans un fauteuil, au bout d'une table longue ; les chevaliers, le long de la table des deux côtés, assis sur des formes et couverts ; le chancelier de l'Ordre vis-à-vis du Roi, assis et couvert aussi, rapportant ce qu'il y avoit à délibérer ; à ses côtés, les autres grands officiers de l'Ordre, mais debout et découverts ; derrière lui, le héraut de l'Ordre, et l'huissier de l'Ordre tenant la porte du cabinet fermée, lui en dedans[5], et, s'il arrivoit quelque chose d'important ou de secret à délibérer, on faisoit sortir le héraut et l'huissier, qu'on rappeloit ensuite. Le Roi recueilloit lui-même les voix, ordonnoit qu'on opinât librement, et traitoit les chevaliers de *confrères :* ce qui s'est passé de la sorte en

1. Vol. *France* 189, fol. 122, sans titre. Comparez ci-dessus, p. 183-185, 194, 201, etc.
2. Henri III, Henri IV et Louis XIII. — 3. Le manuscrit porte *passblement*.
4. *Par* surcharge *da[ns]*.
5. Saint-Simon avait d'abord écrit *deded[ans]*, qu'il a corrigé par mégarde en *dedeans*, l'*a* surchargeant le troisième *d*.

tous les chapitres jusqu'à Louis XIII inclusivement. Lorsqu'il y avoit promotion, le Roi avoit une liste de moitié plus que de places à remplir, et c'est ce qui commença l'altération des chapitres, parce que, peu à peu, cette moitié fut diminuée, et réduite enfin à quelques noms plus que de vacances. Ceux de la liste qui avoient le plus de voix s'écrivoient à mesure par le greffier de l'Ordre, et, quand elle étoit complète, il la portoit signer au Roi, la contresignoit à l'instant, puis la donnoit à l'huissier et au héraut de l'Ordre, qui l'alloit lire tout haut, contre la porte en dehors, aux courtisans qui attendoient. Quand je dis le double des places, j'entends de celles que le Roi vouloit remplir, parce que rarement il les remplissoit toutes, pour laisser lieu à l'espérance et aux grâces; mais il disoit que, ayant résolu de faire dix chevaliers, par exemple, quoiqu'il y eût beaucoup plus de places vacantes, ou quatre ou trois, selon qu'il le vouloit, la liste étoit du double, et, peu à peu, de quelques personnes de plus. Ceux qui, pour avoir moins de voix, demeuroient proposés sans être de la promotion, recevoient une consolation, qui étoit une patente qui s'expédioit pour chacun après le chapitre, signée, scellée du sceau de l'Ordre, visée et contresignée, par laquelle celui à qui on la donnoit étoit déclaré admis dans l'Ordre avec promesse d'y être reçu à la première promotion; et quelquefois on alloit jusqu'à leur donner deux chevaliers commissaires pour examiner leurs preuves comme s'il s'étoit agi de les recevoir, devant qui, en effet, ils les produisoient. C'est ce qui a fait tant de ces titres pris de « chevaliers « du Saint-Esprit nommés, » et puis, de « chevaliers du Saint-Esprit morts « avant d'avoir reçu le collier; » et la vérité est qu'aucun de ceux-là n'a jamais été chevalier de l'Ordre, quoique plusieurs d'entre eux aient survécu à plusieurs promotions. Ceux qui sont effectivement compris dans les promotions, dont l'absence ou la maladie empêche la réception, ont tous, peu de jours après, une patente portant permission de porter l'Ordre jusqu'à ce qu'ils puissent être reçus; et c'est de ceux-là seulement, lorsqu'ils meurent auparavant, qu'il est vrai de les dire « chevaliers de « l'Ordre morts avant d'avoir reçu le collier, » comme, depuis peu, il est arrivé au prince de Monaco, et, en dernier lieu, à M. de Rottenbourg[1].

« C'étoit un abus que ces patentes consolatoires de promesse à des gens qu'on ne vouloit jamais faire chevaliers de l'Ordre, et un titre au moins d'en avoir été jugés dignes et d'avoir été effectivement proposés pour l'être; mais cet abus en a enfanté un autre, qui a encore fait des petits. Les grands officiers de l'Ordre, profitant de leurs places de ministres, de chanceliers ou de gardes des sceaux de France, de surintendants des finances et de secrétaires d'État, trouvèrent commode de vendre leurs charges de l'Ordre, et fort agréable d'en conserver l'ornement; et, sur l'exemple de ces promesses qu'on vient d'expliquer, ils

1. Conrad-Alexandre, comte de Rothenbourg, ancien ambassadeur et maréchal de camp, fut nommé dans le chapitre du 1er janvier 1731, et ses preuves admises le 13 mai suivant, avec permission de porter le cordon bleu; mais il mourut le 4 avril 1735, sans avoir été reçu.

ne se contentèrent plus de la permission verbale du Roi de continuer à porter l'Ordre vendant leurs charges, se firent expédier, sans passer par le chapitre, de semblables promesses, avec permission de continuer à porter l'Ordre en attendant qu'ils fussent reçus chevaliers. Pas un d'eux n'a jamais songé ni espéré de l'être ; mais ce titre les a flattés, et a si bien passé en usage, que cela va tout seul, et qu'il ne se vend plus de charge de l'Ordre autrement. De là l'abus de cette multiplication de grands officiers sans charge, de ces *râpés*, qu'on a depuis introduit : c'est-à-dire que Pierre vend sa charge à Jean ; mais Paul fait semblant de l'acheter, en prête serment, et reçoit le cordon bleu du Roi, et, quatre jours après, la rend à Jean, qui prête serment de même : ce qui fait un cas de ce qu'on appelle *vétérans*, qui sont des gens qui, à titre d'avoir été grands officiers de l'Ordre, sont parés pour toujours du cordon bleu et de la croix brodée. Cela commença sous Henri IV, et n'a fait que croître de plus en plus depuis, en sorte que j'en ai vu dix-sept vivants à la fois[1].

« Ce n'est pas tout. Les grands officiers n'ont point le collier[2]. Le chancelier, seul, l'a brodé autour de son manteau comme les chevaliers de l'Ordre ; les autres trois ne l'ont point, et celui du prévôt ne l'a point non plus, quoique avec quelque distinction sur les deux autres, de flammes semées plus près à près sur le sien. Il ne portoient tous que le cordon bleu autour de leurs armes, comme[3] font encore les cardinaux et prélats commandeurs de l'Ordre, et cela se voit encore aux maisons et aux sépultures des anciens, comme au château de Verderonne et à la chapelle de la sépulture de MM. de l'Aubespine aux Jacobins de la rue Saint-Jacques à Paris ; et, aux autres, on n'a pas songé encore à les ôter ou changer. Sous Henri IV, contents de s'être fait donner ces patentes de promesse et de permission, en attendant, de porter l'Ordre, ils ont doucement sous-entendu que c'étoit comme les chevaliers ; et comme, pour l'extérieur ordinaire des personnes, les grands officiers portent l'Ordre comme les chevaliers tous les jours qu'on ne met pas le collier, aussi se sont-ils prétendu autorisés à mettre le collier à leurs armes, puisque, avec la promesse en[4] patente d'être faits chevaliers de l'Ordre à la première promotion, ils avoient la permission de le porter. On sent le faux et le gauche d'un abus si absurde ; mais ils étoient en place et en crédit : cela a passé. Puis, à leur exemple, les grands officiers en charge en ont fait autant, et depuis il n'y a plus d'autre usage.

« Du moins pouvoient-ils bien en demeurer là. Mais ils ont voulu davantage, et se sont fait peindre et sculpter, eux-mêmes ou leurs pères, en vrais chevaliers de l'Ordre, avec tout l'habit, le grand manteau ayant le collier autour, et le collier de l'Ordre autour de leurs

1. Comparez la rédaction des *Mémoires*, ci-dessus, p. 209, et l'Appendice p. 441.
2. Comparez ci-dessus, p. 211-215 et 451.
3. Ce mot surcharge d'autres lettres effacées du doigt.
. L'*e* surcharge un *d*.

épaules. D'abord cela s'est hasardé en cachettes. Le bonhomme la Vrillière est ainsi représenté à Châteauneuf, sur son tombeau fait à Rome, et qui est parfaitement beau ; et je l'ai vu. Depuis, on s'est enhardi, et tout Paris voit M. Colbert sur son tombeau dans Saint-Eustache, en pareille mascarade ; et ces deux-là ne sont pas les seuls : il y en a quantité d'autres.

« A la promotion de 1633, ils prétendent avoir obtenu deux choses dont ils sont exclus par les Statuts, et, comme ils sont les maîtres des registres, dont on montrera la fausseté sur la promotion de 1688, qui peut bien n'être ni la première ni la seule, il faut les en croire sur leur parole : c'est que tous les grands officiers de l'Ordre furent assis et couverts au chapitre, et que les trois derniers furent admis avec les chevaliers et le chancelier au festin du Roi, lequel chancelier y a toujours mangé, à la différence[1] [des] trois autres grands officiers, qui mangeoient à part, avec les petits officiers de l'Ordre, dans une autre pièce. Ils prétendent encore avoir eu, sur cet exemple, les mêmes avantages au chapitre et au festin de la grande promotion que Louis XIV fit aux Augustins, à Paris, en 1661 ; mais, quoi qu'il en soit, cette prétention a mis les chapitres sur le pied de foule en l'air qu'ils sont aujourd'hui, debout et en confusion, et a aboli le festin.

« Il est à remarquer que le chapitre de la promotion de 1633 est le dernier où le Roi ait fait l'honneur, en l'ouvrant et[2] en adressant la parole aux chevaliers, de leur dire : *Messieurs et confrères* ; et de leur ordonner d'opiner librement, tant sur la promotion que sur les autres choses qui s'y traitèrent.

« Il y en eut deux principales : l'affaire du duc de la Trémoïlle, et celle du duc d'Elbeuf et du marquis de la Vieuville.

« M. de la Trémoïlle, plus ancien duc vérifié, 1er octobre 1565, que M. de Ventadour, 13 mai 1578, et celui-[ci] pair 24 janvier 1594, avant l'autre, qui ne le fut que le 7 décembre 1599, prétendoit précéder en cette promotion, où tous deux étoient reçus chevaliers de l'Ordre. M. de Ventadour prétendoit aussi précéder M. de la Trémoïlle par toutes les raisons péremptoires qui mettent le pair au-dessus du duc. Cette question, qui n'en fut jamais une aux états généraux, aux assemblées de notables, aux Parlements, aux Conseils, aux sacres, et en toutes les fonctions ou cérémonies de l'État et de la couronne, avoit été élevée, pour celles simplement de la cour, par MM. de Longueville, avant qu'ils[3] eussent osé lever les yeux au rang où, peu à peu, ils parvinrent depuis, auquel cette question, qu'ils emportèrent, servit de premier degré, et d'exemple à la prétention de M. de la Trémoïlle. Mais il avoit une protection bien supérieure[4]. Le cardinal de Richelieu,

1. Ces trois mots sont en interligne, au-dessus d'*et les*, biffé ; mais Saint-Simon a oublié *des*.
2. *Et* surcharge *d'*. — 3. *Il*, au singulier, dans le manuscrit.
4. L'anecdote qui va suivre se retrouvera dans les *Mémoires*, au milieu d'une grande digression sur la maison de la Trémoïlle : éd. 1873, tome V, p. 356-357. Comparez le registre du greffe, ms. Fr. 3968, p. 213-215 et 228.

qui se piquoit d'exceller en tout depuis la théologie jusqu'au commandement des armées, et depuis la science du gouvernement politique jusqu'à celle de faire des vers et des pièces de théâtre, regardoit M. de la Trémoïlle comme son prosélyte, et l'aima toujours comme tel. Pendant l'absence du Roi du siège de la Rochelle, où le cardinal étoit demeuré généralissime sur les princes et les maréchaux de France, M. de la Trémoïlle, qui avoit résolu de se faire catholique, eut l'adresse de se présenter au cardinal, comme au plus grand théologien et au plus versé controversiste, pour obtenir de lui des éclaircissements et des instructions. Le cardinal, qui en avoit fait le métier avant sa première fortune et pendant sa disgrâce, se sentit flatté de la proposition de M. de la Trémoïlle : l'instruction fut bientôt faite, et la conversion aussi. L'abjuration se fit donc entre ses mains, avec toute la pompe qui convient à un homme qui joint le premier rang de l'Église au plus souverain pouvoir, et qui est au milieu de son camp, y donnant ses ordres aux généraux-nés des armées et aux plus grands de l'État. La récompense suivit de près. Le bonhomme la Curée fut si bien tourné et cajolé, qu'il céda à M. de la Trémoïlle sa charge de mestre de camp général de la cavalerie, que ce dernier exerça pendant le reste du siège et longtemps depuis[1]. En cette occasion-ci de l'Ordre, il avoit affaire à M. de Ventadour, outré de la mort de M. de Montmorency, son cousin germain et son beau-frère, et qui en avoit vu passer tous les immenses biens à Monsieur le Prince, leur beau-frère, sous prétexte de confiscation, et qui, pour un si grand objet, avoit laissé couper la tête à M. de Montmorency sans trop importuner de ses prières, qui demeurèrent au deçà même des bienséances. Le cardinal, qui en avoit fait le marché, savoit à quoi s'en tenir avec M. de Ventadour, et ne le ménagea point. Outre l'amitié qu'il avoit pour M. de la Trémoïlle, celui-[ci] et Monsieur le Prince étoient enfants du frère et de la sœur, et Monsieur le Prince, qui sentoit son procédé, étoit plus que peiné contre[2] M. de Ventadour et toute cette parenté de ce qu'ils avoient des yeux et du sentiment. Le cardinal, homme à longues vues, ménageoit d'autant plus Monsieur le Prince que le Roi étoit sans enfants et Monsieur marié hors du Royaume, et que dès lors il songeoit à s'appuyer solidement de lui en illustrant sa famille par une alliance avec lui. Ainsi, avec son éloignement et celui de Monsieur le Prince pour M. de Ventadour, son affection et la préférence secrète de Monsieur le Prince pour M. de la Trémoïlle, sa préséance ne toucha pas terre et fut aussitôt décidée que proposée au chapitre, sans qu'il y fût seulement question de savoir ce que M. de Ventadour auroit à alléguer contre.

« Après cette affaire vuidée en un moment, la dégradation de l'Ordre fut proposée à l'égard du duc d'Elbeuf et de M. de la Vieuville[3]. Pour M. d'Elbeuf, cela alloit tout seul. Il avoit suivi Monsieur en toutes ses

1. La suite ne reviendra pas dans les *Mémoires*.
2. La première lettre de ce mot surcharge l'abréviation de *que*.
3. Cette affaire-ci ne reviendra pas non plus dans les *Mémoires*. Compa-

sorties du Royaume et en[1] toutes ses prises d'armes ; il y avoit des jugements à mort rendus contre lui. Cette dégradation n'étoit donc qu'une suite naturelle de toutes ces choses. Pour M. de la Vieuville, l'autorité et la puissance suppléèrent à ce qui pouvoit manquer du fonds. Il avoit chassé le chancelier de Sillery et Puyzieulx, son fils, qui l'avoient fait entrer dans le Conseil et lui avoient procuré la surintendance des finances. Lui, pour plaire à la Reine mère, et plus encore pour s'appuyer, facilita très efficacement l'entrée du Conseil au cardinal de Richelieu. Mais ce bâton qu'il prit lui perça la main, et un ingrat en trouva un autre : le cardinal voulut n'avoir à compter avec personne, et, dès qu'il fut entré, chassa la Vieuville ; et, comme il ne fit jamais rien à demi, en grand et habile politique qu'il étoit, il le fit accuser de malversation dans les finances, et le poussa si loin, que, ne s'en croyant pas quitte pour l'exil et la confiscation de ses biens, il sortit du Royaume pour se mettre à l'abri d'un tout-puissant persécuteur. Dans cette situation de l'un et de l'autre, on peut juger de l'intérêt qu'avoit le cardinal en sa dégradation de l'Ordre. Aussi fut-elle décidée fort aisément au chapitre, avec celle de M. d'Elbeuf. Le seul M. de Traînel opina qu'on leur envoyât redemander l'Ordre ; mais il ne fut pas écouté. La dégradation se fit donc de la manière la plus solennelle. Les tableaux de leurs armes furent attachés en leur rang parmi ceux des autres chevaliers, au-dessus de leurs chaires, ces deux-là restant vuides. La cérémonie commencée par les vêpres, et le Roi et tous les chevaliers en place, le prévôt de l'Ordre eut commandement du Roi de faire son office, et celui-ci ordonna au héraut de l'Ordre de faire le sien et d'exécuter ce qui venoit d'être arrêté au chapitre. Alors, le comte d'Harcourt sortit de la chapelle, en ayant eu permission du Roi, pour n'être pas témoin de la dégradation de son frère. Le héraut détacha les armoiries du duc d'Elbeuf, les montra à l'assemblée, puis les déchira, les jeta par terre, les foula aux pieds, enfin les porta hors la chapelle, où, les jetant par terre, il proclama la dégradation. Il rentra aussitôt, avec un tableau noir, inscrit en lettres blanches de l'arrêt de mort du Parlement contre M. d'Elbeuf et de l'acte de sa dégradation, qu'il attacha au même lieu où il avoit pris les armoiries[2]. Ensuite il en fit autant de celles de M. de la Vieuville. Et ce pendant vêpres se disoient toujours. Puis le comte d'Harcourt rentra[3]. Au *Magnificat* desquelles, le Roi s'alla mettre près de l'autel, et y commença à l'ordinaire à donner l'Ordre aux novices, commençant par le cardinal de Richelieu et le cardinal de la Vallette et par les autres prélats à recevoir.

« C'est la dernière fois qu'un cardinal ait officié aux cérémonies de l'Ordre. Celui de Lyon, grand aumônier, y pontifia solennellement à

rez le registre du greffe, ms. Fr. 3968, p. 210-212, 222, 228 et 230, et la *Gazette*, p. 201, 202, 219, 220.

1. Le manuscrit porte *en en*, au lieu d'*et en*.
2. *Armoires*, dans le manuscrit.
3. Cette phrase a été ajoutée en interligne.

vêpres, et le lendemain encore à la grand messe, où le Roi et tous les chevaliers communièrent de sa main. Il n'eut point de dais ; il n'y en eut que sur le fauteuil et l'estrade où le Roi reçut les chevaliers. C'étoit pourtant alors que les cardinaux en prétendoient et en emportoient davantage. Ceux de Lorraine et de Guise avoient frayé le chemin aux entreprises et aux conquêtes ; la puissance et la faveur du cardinal de Richelieu les avoit dès lors comblées, par son amour extrême de sa pourpre. Mais, comme ce qui n'est fondé en rien qu'en orgueil et en vouloir va toujours en avant, je crois qu'ils ont prétendu un dais dans la suite, et je le crois par trois raisons : la première, que, depuis cette promotion, les cardinaux ont entièrement cessé d'officier devant le Roi en quelque fête ou occasion que ç'ait été, et que le grand aumônier, communiant le Roi par sa charge, ne dit jamais alors devant qu'une messe basse ; la seconde, c'est que, en 1661, le Roi se fâcha contre les cardinaux, et que, toutes leurs places étant vacantes dans l'Ordre, ainsi [que] des prélats, il ne fit aucun cardinal commandeur de l'Ordre, et, sans laisser aucunes places ecclésiastiques vacantes, les remplit toutes à la fois, en cette promotion, de quatre archevêques et de quatre évêques ; la troisième, c'est que, les cardinaux d'Estrées et de Janson ayant eu l'Ordre longues années après, et le cardinal d'Estrées, qui fut le premier cardinal à qui il donna l'Ordre, et ce ne fut qu'en 1688, ils offrirent tous deux d'officier aux jours de l'Ordre : ce que le Roi ne voulut pas accepter, comme dépité de ce qui s'étoit passé autrefois, et y tint ferme, quoiqu'ils l'en eussent pressé à divers[es] reprises. Enfin, en dernier lieu, une bagatelle m'y a confirmé[1] ; car le plaisant est que ce soit un mystère[2]. Lors de la canonisation de M. Vincent, il y a un an ou deux[3], instituteur des Pères de la Mission ou de Saint-Lazare, ces Pères, qui desservent la cure, prièrent le cardinal de Polignac d'officier chez eux à cette solennité. La Reine, qui en fut avertie, s'y en alla sur-le-champ. Elle trouva le cardinal sous un dais ; il ne s'en ôta point : ce qui fut trouvé fort étrange. On en murmura fort haut ; mais comme celui qui nous gouverne est cardinal lui-même[4], il n'en fut autre chose, quoiqu'il n'aime point du tout celui-là, et il n'y en eut pas même la plus légère excuse.

« Un prélat de l'Ordre officia, le soir, à l'office des Morts, et, le lendemain, à la grand messe de *Requiem*. Il y eut, comme à l'ordinaire, un catafalque, et les plus proches des chevaliers morts dans l'année étoient proche, avec les panonceaux des armes de ces chevaliers dans leurs mains. À la fin de la messe, l'évêque officiant y fit l'absoute et les encensements ordinaires, et les chevaliers, deux à deux, en grands manteaux et colliers de l'Ordre le premier jour, et en noir et le Roi en violet, le collier sur leurs manteaux courts de deuil, allèrent

1. *Confirmée* corrigé en *confirmé*.
2. Cette anecdote ne se retrouve pas non plus dans les *Mémoires*.
3. En juin 1737. — 4. Fleury.

après le Roi, deux à deux, à l'offrande, les plus grands les premiers, ayant chacun un cierge à la main, qu'on leur présenta en leurs places, ayant un écu d'or attaché et l'écu de leurs armes. Les grands officiers, à l'ordinaire, ne furent point à l'offrande : ce qui l'a fait supprimer depuis la promotion de 1661, excepté pour le Roi seul. Cette cérémonie de 1661 se fit dans tout son appareil : chapitre assis et couvert, le Roi et les anciens chevaliers en grands manteaux de l'Ordre, les armoiries sur les places de chacun et à leurs cierges pour l'offrande, communion du Roi et de tous les chevaliers et novices, festin, office des Morts et catafalque. C'est la dernière fois que la cérémonie ait été faite en son entier et aux Augustins. Depuis, elles se sont toutes faites dans les chapelles des châteaux de Saint-Germain et de Versailles, personne en habit de l'Ordre en aucune fête de l'Ordre, pas même les jours de promotion, excepté les nouveaux chevaliers faits ces jours-là, qui alloient en habit de novices et revenoient en[1] grands manteaux de l'Ordre; plus de chapitre que debout et en confusion, plus rien qui y ait été proposé, et, aux promotions, la liste lue sans aucun autre que ceux qui devoient être faits, le Roi passant la vue sur les chevaliers, et eux s'inclinant pour approuver sans dire un mot; plus d'armoiries, plus d'offrande que pour le Roi seul, plus de festin, plus d'office des Morts. »

V

Sur la manière de porter l'ordre du Saint-Esprit[2].

« Les ordres ne sont faits que pour distinguer ceux qui les ont, et par conséquent pour paroître. Aucun chevalier de la Jarretière n'en porte le cordon que par-dessus. Ils ont tous une patte d'argent uniforme sur l'épaule, même à leurs surtouts, pour y tenir le cordon, et cette patte d'argent est tellement un ornement de l'Ordre, qu'elle se porte sur les habits du plus grand deuil. L'Éléphant, que son ancienneté, son petit nombre et le choix singulièrement illustre de ceux qui l'ont composé peut faire compter parmi les grands ordres, ne s'est jamais porté, et ne se porte encore que par-dessus. La Toison d'or, qui se porte au col, est très visible ; la plupart des chevaliers la portent par-dessus la cravate, ou la passent du col par une boutonnière. Il n'y a pas jusqu'à l'Annonciade, qui ne se porte de même, et, au nouvel ordre de Russie, qui ne se porte toujours par-dessus. Si le Czar le mettoit dessous à Paris, c'étoit pour conserver son prétendu *incognito*.

1. Au lieu d'*en*, le manuscrit porte *et*.
2. Vol. *France* 189, fol. 151. Voyez ci-dessus, p. 215. Ce morceau, autographe comme les nos II et III, est remarquable par l'écriture posée et sans corrections, qui en fait comme une mise au net destinée à être produite. Un autre morceau (fol. 178) est intitulé : *Chevaliers et commandeurs que je me souviens d'avoir vus portant l'Ordre.*

« L'institution de l'ordre du Saint-Esprit étoit de le porter au col. Lorsque l'incommodité qu'on y trouva le fit porter en écharpe, on étoit encore en pourpoint. Les justaucorps, devenus à la mode, firent peu à peu disparoître les pourpoints ; mais ils ne changèrent que longtemps après la coutume de porter le cordon par-dessus. On en accusa une fausse modestie, et plus encore une vanité recherchée, d'autant qu'on faisoit paroître le cordon par le côté de l'habit sur l'épée, et que cette mode de le porter par-dessous ne s'établit que lentement et peu généralement. Les chapitres ont, plusieurs fois depuis, réglé qu'on le devoit porter dessus, et que le mettre entre l'habit et la veste n'étoit pas le porter apertement ainsi que les Statuts le prescrivent. Tant que le Roi a vécu, il n'y a jamais eu un quart des chevaliers qui l'aient porté dessous, et ce nombre n'en est venu là que depuis les deux tiers de son règne. Quoique lui-même le portât dessous, aucun de la maison royale, en France et en Espagne, sans exception, de son vivant ni depuis, ne l'a porté autrement que dessus, et c'est aussi l'usage constant de tous les chevaliers du Saint-Esprit étrangers jusqu'à présent. Le feu Roi même et tous ceux qui l'ont dessus [*lisez* : dessous], l'ont toujours mis dessus aux cérémonies, aux noces et aux fêtes. On donne ici derrière, en colonne, la liste des chevaliers du Saint-Esprit qu'on se souvient d'avoir vus, et de la manière qu'ils ont porté l'Ordre. On se borne à ceux du feu Roi. Pour ceux du Roi d'aujourd'hui, on a la mémoire fraîche de ceux qui sont morts, et on a les autres sous les yeux. On remarquera seulement que presque tous ces derniers, excepté les étrangers, le portent par-dessous, mais que la plupart le font passer par-dessus leur cravate, qui est une mode que le feu Roi n'a jamais vue. »

Au verso de cette pièce, Saint-Simon a dressé la liste, en trois colonnes, des chevaliers qu'il avait vus porter l'Ordre par-dessous, par-dessus, et tantôt d'une façon, tantôt de l'autre. Il en compte vingt-huit dans le premier cas, quatre-vingt-quatre dans le second, douze dans le dernier, et finit par cette observation :

« Il faut ajouter que, de tout ce qu'il y a présentement de chevaliers de l'Ordre en France, il n'y en a plus que cinq ou six qui le portent dessus, savoir : M. de Châtillon l'oncle, M. le maréchal d'Estrées, M. le maréchal du Bourg et M. de Goësbriant, tous du feu Roi, et M. le duc de Tresmes et M. de Lassay ; et sept ou huit qui le portent tantôt dessus, tantôt dessous, mais la plupart de ceux-là fort rarement dessus, savoir : M. le duc de Brancas, M. le duc de Chaulnes, M. le duc de Tallard, M. de Beaune, M. d'Isenghien, M. de Roquelaure, M. le maréchal de Montmorency, M. de Belle-Isle. D'où il est aisé de juger que le porter dessus passera incessamment en totale désuétude. On laisse à juger de l'indécence dans le Royaume, et beaucoup plus aux yeux des étrangers. »

V

LES L'AUBESPINE DE CHATEAUNEUF[1].

(Fragment inédit de Saint-Simon[2].)

« 1650, 1er mars. M. DE CHATEAUNEUF, garde des sceaux une seconde fois. Il s'appeloit Charles de l'Aubespine. Il étoit petit-fils de Claude de l'Aubespine qui fut secrétaire du Roi et des finances en 1542, et qui, le premier de tous, s'appela secrétaire d'État, signa : HENRY, pour le Roi, et mit ces charges hors de page. Il fut de toutes les grandes négociations de son temps au-dedans et au-dehors, et fit une grande et constante figure jusqu'à sa mort, la reine Catherine de Médicis ayant tenu Conseil au chevet de son lit, lui mourant, le jour de la bataille de Saint-Denis. Il eut pour commis le célèbre Villeroy, à qui il trouva assez de mérite pour lui donner sa fille en mariage avec une de ses deux charges de secrétaire d'État : ce qui a fait le commencement de cette prodigieuse et rapide fortune de MM. de Villeroy. Ce premier secrétaire d'État l'Aubespine étoit frère du célèbre évêque de Limoges, ministre d'État comme lui, et qui avoit été souvent ambassadeur et chargé avec succès de négociations fort importantes en Allemagne, Hongrie, Angleterre, Pays-Bas et Suisse, et beaucoup au-dedans.

« Le fils aîné de ce premier secrétaire d'État le fut aussi, alla ambassadeur en Espagne, et mourut à vingt-six ans, sans enfants, en 1570.

« Son frère fut ambassadeur en Angleterre, ministre d'État, et chancelier de l'ordre du Saint-Esprit et de la reine Louise femme d'Henri III. Il épousa la sœur du premier maréchal de la Chastre, mourut en 1629, et laissa le garde des sceaux dont il s'agit ici, et plusieurs autres enfants.

« L'aîné, mort jeune, gendre du marquis de Saint-Chamond, Mitte de Miolans, chevalier de l'Ordre, ne laissa qu'une fille religieuse.

« Le second fut sacré évêque d'Orléans de la main du pape Clément VIII Aldobrandin, 28 mars 1604, chevalier de l'Ordre 1619, célèbre par ses synodes, par son *Traité de l'Eucharistie*, et par d'autres savants ouvrages ; mort à Grenoble, 15 août 1630, député au Roi, lors à Lyon, par l'assemblée du clergé tenant à Paris.

« Le troisième fut le garde des sceaux.

« Le quatrième et dernier fut le marquis d'Hauterive, lieutenant général des armées du Roi, commandant en chef les troupes auxiliaires

1. Ci-dessus, p. 189-191.
2. Extrait des *Chanceliers de France*, vol. *France* 200, fol. 143. Comparez l'*Histoire généalogique*, tome VI, p. 558, l'*Histoire de Berry*, par la Thaumassière (1689), p. 826-834, et le *Moréri*, art. AUBESPINE.

de France en Hollande, gouverneur de Breda, à qui la première disgrâce du garde des sceaux, son frère, coûta l'Ordre et le bâton de maréchal de France, qu'il étoit au moment de recevoir[1]. Il épousa l'héritière de Ruffec, de la branche aînée de la maison de Volvire[2], dont il eut deux fils obscurs et la mère du duc de Saint-Simon d'aujourd'hui. Le marquis d'Hauterive mourut en 1670 ; son petit-fils a épousé la sœur des ducs de Beauvillier et de Saint-Aignan, du vivant du premier.

« Leurs sœurs furent Mme de Leuville Olivier, et la femme de M. de Vauvineux Cochefillet, ou de Vaucellas, comme on le nomma depuis, chevalier de l'Ordre et ambassadeur en Espagne, et deux abbesses de Royaulieu, près Compiègne, et de Saint-Laurent de Bourges.

« M. de Châteauneuf-sur-Cher, dit le marquis de Châteauneuf, eut les abbayes de Massay, Préaux et Noirlac, et le gouvernement de Touraine, qu'il conserva toute sa vie, ainsi que la charge de chancelier des ordres du Roi qu'il eut, 1611, en survivance de son père. Il étoit déjà conseiller d'État, et avoit été ambassadeur extraordinaire en Hollande, 1609. Il le fut, 1611, vers les Archiducs à Bruxelles. Il négocia, en 1617, le retour des princes mécontents. En 1621, il fut troisième ambassadeur extraordinaire plénipotentiaire, avec le duc d'Angoulême et le comte de Béthune, vers l'Empereur, vers le prince de Transylvanie, et vers plusieurs princes d'Allemagne. A peine de retour, alla ambassadeur extraordinaire à Venise, puis, en la même qualité, en Angleterre, 1629[3]. A son retour, il reçut les sceaux de France de la main du Roi, à Versailles, 14 novembre 1630, qui les avoit ôtés la veille à M. de Marillac, perdu avec le maréchal son frère et plusieurs autres de la fameuse journée des Dupes, 11 du même mois et an. M. de Châteauneuf, quoique à cinquante ans, étoit bien fait et galand, homme de beaucoup d'esprit, de courage, de fermeté, de fidélité à ses amis, et de fort grands talents, qui le rendoient redoutable aux ministres et au cardinal de Richelieu même. Il étoit plus que très bien avec la fameuse duchesse de Chevreuse, et cette intimité avec elle, et sa liaison avec tout ce qui depuis figura le plus sous le nom de la Fronde, a duré jusqu'à sa mort. Il fut rendu suspect, arrêté 25 février 1633, et conduit au château d'Angoulême, où il demeura prisonnier jusqu'à la mort du cardinal de Richelieu, et n'en sortit qu'en janvier 1643 pour venir en sa maison de Montrouge près Paris. Mme de Chevreuse se sauva en Flandres, et ne revint qu'incontinent après la mort du Roi.

« M. de Châteauneuf, à son retour[4], demeura sept ans dans sa

1. Voyez notre tome I, p. 212-213 ; comparez l'*Histoire de Berry*, p. 833-834.
2. Saint-Simon a écrit : *Voluyre*.
3. *1629* corrige *1630*. L'*Histoire généalogique* disait : « en 1629 et en 1630. » Les dates, en plusieurs endroits, ne concordent pas avec celles de l'*Histoire de Berry*.
4. Ces trois mots ont été ajoutés en interligne.

maison de Montrouge, visité de beaucoup d'amis et de tout ce qu'il y avoit alors de plus grand et de plus considérable, consulté comme l'oracle de l'État, et comme l'homme des plus grands talents, de la plus grande probité, et de la plus grande expérience, et considéré comme le seul qui pût et dût succéder au cardinal Mazarin, qui le ménageoit, et l'éloignoit de tout tant qu'il pouvoit, avec une extrême crainte et jalousie. Tant d'amis et de réputation lui firent rendre les sceaux, 2 mars 1650, qui, pour cela seulement, furent ôtés au chancelier Séguier, mais avec ferme propos de ne les laisser que le moins qu'il seroit possible dans des mains si peu flexibles. C'étoit au fort des troubles et pendant la prison de Monsieur le Prince, que la Fronde triomphoit par le besoin que le cardinal Mazarin avoit eu d'elle pour frapper ce grand coup. Mais cette union se ruina bientôt, et cette Fronde, qui avoit causé la prison de Monsieur le Prince, fit sa délivrance, et y força le cardinal Mazarin, qui ne se crut en sûreté d'elle que par cette complaisance, et se concilier les princes en allant lui-même au Havre les tirer de prison. Toutes ses bassesses furent inutiles, et il demeura si mal avec les deux partis, qu'accablé de toutes parts, il sortit du Royaume, mais, de sa retraite, le gouverna toujours par la Reine, qui ne vivoit et ne respiroit que pour lui. Parmi tant de troubles, et Monsieur le Prince maître du terrain par la retraite du cardinal et l'absence de la cour, acheminée en Guyenne pour la réduire, on fit entendre à M. de Châteauneuf que le bien de l'État, dans la conjoncture présente, vouloit qu'on adoucît Monsieur le Prince, et qu'on flattât le Parlement qui s'étoit porté à de si grands éclats contre le cardinal Mazarin, et que cela ne se pouvoit qu'en donnant les sceaux à Molé, homme de bien et modéré, et qui étoit premier président du Parlement et intimement avec Monsieur le Prince. On lui donna la qualité nouvelle de président du Conseil d'État; on fit entendre que ce n'étoit que par un reste de ménagement pour le cardinal Mazarin qu'on ne lui donnoit pas dès lors le titre de premier ministre, mais que c'étoit l'être, et que ce cardinal proscrit ne pouvoit jamais revenir. Ce fut avec ce titre tout neuf, et tous les dehors de la plus intime confiance de la Reine, qu'il fit le voyage avec la cour; mais le sien fut abrégé par l'arrivée triomphante du cardinal Mazarin un an après sa fuite, et au moment où tout étoit le plus déchaîné contre lui. Il joignit la cour à Poitiers, [1er] février 1652[1], et, deux jours après, M. de Châteauneuf, et ceux de ses amis qui étoient à Poitiers, furent congédiés.

« Il se retira chez sa sœur, à Leuville, près Châtres, où il ne pensa plus qu'à son salut, et y mourut, 17 septembre 1653[2], à soixante-treize ans. »

1. Le quantième est en blanc dans le manuscrit.
2. Le 16 septembre, selon l'épitaphe rapportée par la Thaumassière, p. 832-833; le 26, selon la *Gazette*, p. 972.

VI

LA PRINCESSE DES URSINS A LA COUR D'ESPAGNE[1].

1. *Le roi Louis XIV à la princesse des Ursins*[2].

« Versailles, le 9 février 1703.

« Ma cousine, je vous ai choisie pour vous mettre auprès de la reine d'Espagne persuadé que rien ne lui convenoit mieux à elle et aux intérêts du roi mon petit-fils que la parfaite intelligence que vous entretiendriez avec mon ambassadeur à Madrid. Je n'estimois pas moins cet esprit d'union dont je croyois être assuré, que les autres qualités que je trouvois en vous. Mais votre lettre du 21e et du 26e de janvier détruit l'opinion que j'avois de votre bonne correspondance. Si elle ne peut se rétablir entre le cardinal d'Estrées et vous, je ne prétends point vous contraindre à essuyer tous les chagrins que vous prévoyez d'une division très nuisible au bien des affaires générales, et, plutôt que de vous exposer, comme vous le craignez, à de nouveaux embarras, je vous accorde dès à présent la permission de venir ici me rendre compte de toutes choses avant que d'aller à Rome, lorsque vous desirerez de vous y retirer pour votre repos. »

2. *La princesse des Ursins à M. de Torcy*[3].

« A Madrid, le 19 février 1703.

« Le courrier de M. le cardinal d'Estrées, Monsieur, m'a apporté trois lettres : celle que vous m'avez fait l'honneur de m'écrire, une de Mme la duchesse de Noailles, et la troisième, de M. le comte de Marcin. Je dirois qu'elles sont les plus dures qui se puissent écrire, si celles du Roi à LL. MM. Catholiques ne contenoient pas des choses encore plus accablantes pour moi. On m'y fait envisager que tout mon bien est en France, qu'on ne me permettra pas même d'aller à Rome en

1. Ci-dessus, p. 223-232. Les originaux des lettres qui suivent se trouvent au Dépôt des affaires étrangères. On a en outre, en dehors de cette série, les lettres aux Noailles (*Espagne*, mémoires et documents, vol. 125), et trois lettres fort importantes, au duc d'Harcourt, publiées par Hippeau dans les *Mémoires de l'Académie de Caen*, année 1862 (avec tirage à part), et datées du 22 avril 1703, du 17 novembre suivant, et du 1er janvier 1704.

2. Dépôt des affaires étrangères, vol. *Espagne* 121, fol. 362. La minute de cette lettre est écrite de la main de M. de Torcy.

3. Vol. *Espagne* 122, fol. 144. Voyez ci-dessus, p. 234, note 2, et p. 237, note 3.

sortant d'Espagne, qu'il faut que je fasse au plus vite toutes sortes d'avances pour regagner les bonnes grâces de MM. d'Estrées; et enfin j'y suis représentée comme une personne qui tend des pièges à LL. MM. Catholiques, et qui est intéressée à leur perte, ou au moins qui sert d'instrument à ceux qui peuvent avoir de si détestables desseins.

« Mon zèle à toute épreuve pour le service du Roi, ma droiture et mon désintéressement ne méritent pas, en vérité, Monsieur, des menaces si terribles, et il est bien honteux pour moi qu'on ait tant de facilité à croire des impostures qui me déshonorent.

« Je ne savois guères, lorsque le chevalier des Pennes partit d'ici, ce que MM. d'Estrées imaginoient contre moi, et il m'auroit été bien difficile, dans ce temps-là, de deviner à quoi tendoient leurs accusations. Je ne pouvois cependant douter qu'ils ne cherchassent à me perdre; mais la crainte d'être la première à annoncer au Roi une chose désagréable, et mon trop d'égards pour eux m'empêchèrent d'écrire.

« Vous aurez vu depuis, Monsieur, par les lettres que Vazet vous a rendues, en quoi consistent et sur quoi sont fondés les pièges qu'on m'accuse de tendre au roi catholique. Si on donne ce nom au soin que j'ai d'empêcher une révolte dans Madrid, je suis d'autant plus criminelle que je ferois encore la même chose, si c'étoit à recommencer, parce que je ne connois pas de devoir plus pressant que celui-là. Mais, comme il n'y a que MM. d'Estrées qui puissent condamner mon zèle, vous me permettrez de vous témoigner combien je suis rebutée par des reproches si injustes et si outrageants. Si l'expérience n'en étoit pas si dangereuse, je souhaiterois que M. le cardinal d'Estrées voulût encore tenter de tenir le *despacho* seul avec le roi. Il ne faudroit que vingt-quatre heures pour faire connoître qui, de lui ou de moi, mérite votre approbation. Mais, sans en venir à une épreuve si funeste, commandez, Monsieur, par ordre du Roi, aux François à qui vous pouvez vous fier davantage, de vous écrire la vérité, et vous saurez bientôt que MM. d'Estrées, s'appropriant toute l'autorité, enlèvent au roi catholique la gloire qui lui est due, pendant que je ne suis appliquée qu'à le faire aimer et estimer de ses sujets.

« Il paroît, par ce que vous me faites l'honneur de me mander, que M. le cardinal d'Estrées suppose que le roi catholique, trompé par une cabale ennemie, l'a exclus de son *despacho*, qu'il lui a annoncé cette exclusion avec hauteur, et qu'il n'a pas voulu écouter ses conseils. Souffrez, s'il vous plaît, que je vous demande, Monsieur, comment des faussetés si grossières ont pu faire la moindre impression sur votre esprit. Reconnoissez-vous la docilité du roi catholique et son respect infini pour le Roi notre maître dans le personnage qu'on lui fait faire? Et avez-vous pu croire que M. le cardinal d'Estrées se soit vu dans la crainte d'être moins considéré ici que l'ont été M. le duc d'Harcourt et M. le comte de Marcin? Je ne vous parle point de moi, car vous auriez assurément mieux pensé de S. M. Catholique, si je n'avois point été mêlée dans cette affaire, et c'est ce qui me mortifie encore davantage.

« La vérité est, comme je vous l'ai déjà écrit, qu'il étoit de toute nécessité de tenir le *despacho;* que M. le cardinal d'Estrées prétendoit y entrer seul, ne voulant pas figurer avec *ce coquin de président de Castille qui ne l'avoit pas été voir* (ce sont ses propres termes); que le roi lui en fit voir les conséquences dès la veille; que je lui en parlai le même jour, dans mon appartement; que le roi lui dit, avec toute la bonté et toute la circonspection possible, l'état embarrassant où il se trouvoit réduit, et qu'au contraire M. le cardinal d'Estrées traita S. M. d'une manière à mériter qu'elle en demandât satisfaction.

« Tout le reste est une pure calomnie, qui m'est d'autant plus sensible, Monsieur, qu'il faut nécessairement que je sois la personne qui a abusé de la facilité du roi catholique par des desseins intéressés à sa perte. . . . . . .

« Je ne vous répéterai point ce que je vous ai écrit dans mes précédentes. Vous aurez sans doute remarqué moins de passion et beaucoup plus de sincérité dans le récit simple et naturel que je vous ai fait, que dans les lettres de MM. d'Estrées, qui, étant fausses en tout, ne peuvent pas se soutenir contre la vérité. Mais qu'en dois-je attendre, si un ministre a le privilège d'inventer toutes sortes de noirceurs contre quelque personne que ce soit, sûr d'être soutenu, et sans craindre d'avoir à justifier ce qu'il avance ?

« Le nombre d'années que j'ai vécu dans les pays étrangers devroit m'avoir accoutumée à cette espèce d'injustice; car j'ai connu peu d'ambassadeurs qui n'aient fait un mauvais usage de leur autorité. Ces gens, qui ne sont jamais que de très méchantes copies des originaux qu'ils représentent, m'ont souvent donné occasion d'admirer la différence que la nature même a mise entre les rois et les autres hommes. Mais je vous avoue cependant que je n'ai rien vu, en ma vie, de plus hardi et de si téméraire que le procédé de MM. d'Estrées : je ne dis pas à mon égard, car je me soumets à la loi générale, mais à l'égard du roi catholique, le petit-fils de leur maître.

« Le *despacho* se trouve interrompu par la retraite du cardinal Portocarrero. Tout le monde convient du danger où cela expose le royaume. Le roi consulte plusieurs fois le cardinal d'Estrées, qui ne trouve point d'autre remède à un mal si pressant que de se charger seul de toutes les affaires, parce qu'il a ses raisons particulières pour éloigner le président de Castille. Le roi sait que toute l'Espagne se révoltera, si un ministre françois paroît avoir seul le gouvernement du royaume : il le représente au cardinal d'Estrées avec la douceur que vous lui connoissez; mais il ne le persuade pas, l'ambition l'aveuglant. S. M. m'ordonne de lui en parler; je le fais parce que lui-même m'en donne l'occasion : mes raisons l'assomment. Cependant il ne me répond qu'avec emportement. LL. MM. Catholiques, plus embarrassées par de nouveaux avis que je reçois de tous côtés, renvoient chercher le cardinal d'Estrées; elles lui font connoître que le péril augmente à toute heure, et le roi enfin lui dit que, dans la malheureuse situation où il se trouve, rien ne lui paroît moins dangereux que la résolution qu'il va prendre de tenir son *despacho* seul avec le marquis de Rivas jusqu'à ce qu'il sache de France les personnes qu'il doit y faire entrer avec lui. Il le prie, en même temps, d'expédier au plus tôt un courrier au Roi son grand-père pour lui demander les conseils dont il a tant de besoin, et l'assure d'un autre côté qu'il lui fera porter le *despacho* tous les jours, pour avoir son avis et sa décision sur toutes choses, ajoutant que, si cela ne suffit pas, il travaillera deux ou trois heures par jour avec lui dans son cabinet, se faisant un plaisir d'apprendre tout ce qu'il doit savoir d'un ministre si éclairé, et pour qui le Roi son grand-père a tant d'estime. La reine prend la parole, et dit mille gracieusetés à M. le cardinal d'Estrées, qui ne parle qu'avec fureur et pour dire des choses très offensantes à LL. MM. Le jour suivant, le roi, informé que le cardinal d'Estrées n'a pas voulu recevoir le *despacho*, et qu'il continue ses menaces, fait appeler M. Orry, et lui commande d'aller, de sa part, chez le cardinal d'Estrées, lui dire, dans les termes les plus obligeants, la peine qu'il souffre de son mécontentement, et le prier encore de venir tous les jours travailler avec lui. M. Orry exécute les ordres du roi, et revient sans oser rendre la réponse, tant elle lui paroît déraisonnable et peu respectueuse.

« Dieu m'est témoin, Monsieur, que cet exposé est vrai dans toutes ses circonstances. L'expérience a fait voir d'ailleurs qu'il étoit impossible de prendre un parti plus judicieux, puisque le roi catholique s'est acquis plus d'estime dans son royaume, par cette résolution, qu'il n'a peut-être fait depuis qu'il règne, et que toutes les affaires ont marché avec prospérité, celle des effets de la flotte, la plus grande et la plus difficile qui se soit vue en Espagne depuis plusieurs années, ayant eu son commencement et sa fin dans le temps que le roi a tenu seul son *despacho*. Malgré cela, le cardinal d'Estrées, ne pouvant digérer qu'on l'ait traversé dans l'idée fausse qu'il s'étoit faite de pouvoir se rendre maître absolu des gouvernements, entreprend de faire un crime à S. M. même, et, n'écoutant que sa passion, dont on connoît assez les effets, il retient cinq jours son courrier, et emploie tout ce temps à composer des invectives contre le roi catholique.

« J'étois présente, Monsieur, quand LL. MM. lurent la lettre du Roi. Je crus, ayant déjà lu la vôtre, qu'elles auroient besoin de consolation, et je ne me trompois pas; car, quoique je fusse outrée moi-même de ce qu'on m'impute, je vous avoue que je me trouvois bien plus sensible encore à l'accablement où je vis le roi catholique, lorsqu'il lut les reproches d'ingratitude, de présomption et de mollesse que M. le cardinal d'Estrées lui a attirés si mal à propos et avec tant d'injustice. Je vous assure que ce jeune monarque ne donnera jamais dans ces défauts; mais je prends, en même temps, la liberté de vous dire, Monsieur, que des lettres semblables, loin d'être utiles, ne sauroient jamais produire qu'un très mauvais effet. S. M. Catholique possède toutes les plus grandes qualités, sans le croire, et doit être bien plutôt animée à agir par elle-même, que retenue par la crainte de mal faire.

« C'est aussi par cette raison que je souhaiterois que MM. d'Estrées, moins avides de gloire, et plus attentifs à instruire ce jeune prince, voulussent, en lui communiquant la suite d'une affaire, lui apprendre à décider par lui-même, au lieu d'attendre à l'informer des choses lorsqu'il n'est plus question que de prononcer un *oui* ou un *non* qu'on lui prescrit. De cette manière, laborieux comme il est et ayant autant d'esprit qu'il en a, il seroit bientôt aussi habile que ses ministres, et il se rendroit respectable à ses sujets, qui ne l'estimeront jamais qu'autant qu'il sera capable de les gouverner par ses propres lumières.

« Pour revenir à ce qui me regarde, Monsieur, je ne puis m'empêcher de vous dire encore qu'il n'y a rien que je ne préfère à la situation où je me trouve. Depuis dix-huit mois que j'ai l'honneur d'être auprès de la reine, avec des incommodités et des dépenses infinies pour moi, vous avez toujours paru content de ma conduite; et effectivement elle a été assez bonne pour m'attirer l'approbation de toute l'Espagne, quand je devois craindre les plus terribles persécutions. Vous ne laissez pas cependant que de me condamner sans m'entendre, sur une lettre remplie d'impostures presque incroyables, et, comme si j'étois faite pour souffrir les indignités qu'il plaira à MM. d'Estrées de me faire, on me menace que les personnes sur qui je crois pouvoir compter m'abandonneront, si je ne fais pas toutes sortes d'avances pour regagner les bonnes grâces de ces Messieurs.

« Que dois-je attendre à l'avenir? Ces injustes ennemis, devenus plus hardis encore à tout entreprendre par la déférence que le roi catholique doit avoir à leurs volontés, et maîtres de toutes les grâces, ne révolteront-ils pas à la longue tout le monde contre moi, qui occupe une place si généralement enviée, et à qui il n'est pas même permis de parler en faveur d'un homme dont je connoîtrai le mérite et le zèle pour le service du roi? Ils poussent déjà si loin leurs malhonnêtetés à mon égard, que, le cardinal d'Estrées passant, il y a quelques jours, devant moi, dans la chambre du roi, où j'étois avec la reine, il affecta de ne me pas saluer, aimant mieux se faire moquer de tous les grands qui étoient présents, et de tout Madrid même, qui l'a su depuis, que de perdre une occasion de faire connoître combien il se soucie peu de moi.

« Je continue donc à vous supplier très humblement, Monsieur, de me faire avoir la liberté de retourner à Rome. Quoique mes affaires domestiques dussent m'obliger de faire un tour à Paris, je n'irai point, étant résolue de tout sacrifier à mon repos, que je saurai trouver, à force de raison et de dégoût du monde, dans quelque état où ma mauvaise fortune puisse me réduire.

« La reine écrivant elle-même au Roi, je ne vous parle point, Monsieur, de la colère où elle est contre MM. d'Estrées. Elle me disoit encore avant-hier qu'elle ne croyoit pas pouvoir faire jamais un plus grand sacrifice à S. M. que de se résoudre à leur parler après la cruelle mortification qu'ils viennent de lui attirer dans l'unique dessein de prendre sur le roi catholique et sur elle une autorité qu'il n'est pas nécessaire qu'ils aient, n'étant envoyés ici que pour les assister de leurs conseils, et non pas pour les assujettir à leurs volontés. Le roi n'a pu s'empêcher de dire au cardinal d'Estrées qu'il s'étonnoit fort qu'il eût pu écrire au Roi son grand-père des choses si éloignées de la vérité. La reine en auroit dit davantage; mais je la suppliai très humblement de se modérer, et elle me l'accorda comme une grâce.

« Je vous honore, Monsieur, plus que personne du monde, et j'ai toute la reconnoissance possible des assurances que vous voulez bien me donner de me continuer l'honneur de votre amitié. Je vous assure que vous ne l'accorderez jamais à personne qui soit plus véritable et meilleure sujette du Roi.

« La princesse des Ursins.

P. S. — « Je viens d'apprendre, par les lettres que le courrier ordinaire m'a apportées de Paris, que MM. d'Estrées supposent que c'est moi qui ai engagé M. le cardinal Portocarrero à refuser d'entrer au *despacho,* exprès pour avoir un prétexte de l'en exclure, dans le dessein de gouverner moi-même la monarchie avec le marquis de Rivas. Voilà, Monsieur, pousser bien loin la calomnie. Si tout cela est faux, n'avouerez-vous pas que LL. MM. Catholiques sont bien malheureuses d'être livrées à des gens capables d'inventer de telles noirceurs, et que MM. d'Estrées ne méritent guères la confiance dont le Roi les honore ?

« Dès que j'ai su la mission du cardinal d'Estrées, j'ai fait tous mes efforts pour la faire approuver au cardinal Portocarrero, qui ne s'est jamais bien ouvert là-dessus avec moi. Étonnée que le cardinal d'Estrées ne lui écrivît point, et m'apercevant de quelque aigreur dans l'esprit du cardinal Portocarrero, j'avertis le premier du mauvais effet que son silence causoit. Il reçut ma lettre à Figueras, et il écrivit pour lors, par mon conseil, une lettre que je rendis moi-même. Il ne peut nier ce fait, car je dois avoir sa réponse parmi mes autres papiers. D'ailleurs, Monsieur, je suis encore à deviner si le cardinal Portocarrero est bien aise ou non que je sois ici, l'application que j'ai eue à vivre également bien avec tout le monde l'ayant empêché, je crois, de me marquer toute la confiance que j'aurois dû espérer de notre ancienne amitié. MM. d'Estrées n'ignorent pas cette vérité, et ils l'avoueront un jour, s'ils peuvent en tirer quelque conséquence contre moi. Quelle opinion voulez-vous avoir, Monsieur, de gens qui sacrifient leur conscience et leur honneur au plaisir de se venger dans le premier chagrin qu'ils croient avoir reçu d'une amie qui, loin d'avoir jamais eu la moindre envie de les chagriner depuis qu'ils sont ici, proteste devant Dieu qu'elle a fait tout ce qu'elle a pu pour leur acquérir l'estime et l'amitié des Espagnols ? Le mal est que vous ne savez à qui croire, n'étant pas facile de vous imaginer l'artifice qu'ils emploient pour que vous ne soyez pas informé de la vérité, et moins encore qu'ils soient capables de tromper le Roi par de si noires suppositions inventées à plaisir. Dans ces circonstances, le plus foible doit céder au plus fort, et je suis la première à en convenir, espérant que Dieu, qui voit seul le cœur des hommes, rendra à chacun la justice qui lui est due.

« Le 22 février 1703.

« Le gentilhomme qui vous rendra cette lettre n'ayant pu partir dans le temps que je croyois, Vazet est arrivé tout à propos pour que je puisse vous remercier de la grâce que le Roi a la bonté de m'accorder. J'ai fait part aussitôt de cette nouvelle à LL. MM., à qui je n'avois rien dit encore de la permission que je demandois, pour ne leur pas anticiper ce chagrin. Je partirai immédiatement après Pâques, bien contente, je vous avoue, Monsieur, de m'éloigner de MM. d'Estrées, quoique ce soit un triomphe pour eux, et que d'ailleurs je sois très sensible au déplaisir de quitter la reine. Vous ne recevrez plus de mes lettres sur cette affaire; j'étois même fort tentée de déchirer celle-ci, car les menteries de ces Messieurs ont trop d'avantage sur les vérités que je puis vous dire. Si Dieu ne m'assistoit de ses grâces, je crois qu'une chose aussi honteuse pour moi m'auroit déjà fait mourir cent fois. J'irai droit à Paris, pour obéir aux ordres du Roi. Mon dessein est de voir l'Escurial et Aranjuez avant que de sortir d'Espagne. Faites-moi l'honneur, Monsieur, s'il vous plaît, de me mander, si je puis, en chemin faisant, prendre congé de la reine douairière.

(*Autographe.*) « Vous trouverez des termes dans cette lettre, Monsieur, que vous condamnerez peut-être; mais je ne sais quel autre nom donner au procédé de MM. d'Estrées, et, quand une femme comme moi est attaquée sur la fidélité qu'elle doit à son roi, elle n'a plus rien à ménager. »

3. *Le roi Louis XIV au roi d'Espagne*[1].

« Marly, le 7 mars 1703.

« J'ai reçu vos deux lettres du 18e et du 22e février. Je n'ai point été fâché de voir combien vous avez été sensible à celles que vous aviez reçues de moi. Je vous ai écrit en père qui vous aime tendrement, qui aime votre gloire et vos intérêts. Travaillez à l'un et à l'autre, et je serai content; mais je vous avoue que je ne le puis être, lorsque des bagatelles et des querelles particulières traversent les affaires essentielles. Oubliez les sujets que vous croyez avoir de vous plaindre du cardinal d'Estrées. Vous n'en avez point, je vous en assure. Suivez ses conseils. Je ne l'aurois point envoyé auprès de vous, si je n'avois su certainement que votre gloire et votre service seroient son unique vue. Au milieu de l'affliction que vous me témoignez, et qui doit présente-

1. Vol. *Espagne* 122, fol. 129.

ment cesser, je vois que Votre Majesté et la reine souhaitent que la princesse des Ursins demeure auprès d'elle. Je ne m'y oppose pas; mais obligez-la, pour votre bien, de vivre dans une grande intelligence avec mon ambassadeur. Il seroit peu convenable, et, pour ainsi dire, ridicule aux yeux de toute l'Europe, de changer à tous moments les ministres que j'emploie en Espagne....

« Parlez, je vous prie, à la reine dans le sens que je vous écris; elle est plus capable que personne de se rendre à la raison. Croyez tous deux que ma tendresse pour vous est très grande, et que je suis plus touché que vous ne le pouvez être des chagrins que je suis obligé de vous témoigner. Mais je ne vous aimerois pas comme je dois vous aimer, si je les déguisois[1].... »

4. *La reine d'Espagne au roi Louis XIV*[2].

« Madrid, le 8 mars 1703.

« Je souffre des peines si cruelles depuis le retour du roi, et l'on m'en prépare tant d'autres, que, si Votre Majesté n'a la bonté de me protéger, je serai effectivement la plus malheureuse princesse du monde. La princesse des Ursins, en qui j'avois mis toute ma confiance, est forcée à m'abandonner, et les mêmes personnes qui la persécutent avec tant d'injustice, après nous avoir manqué de respect au roi et à moi, ont encore eu le pouvoir, par leurs impostures, de faire passer auprès de vous pour un ingrat, un présomptueux, un efféminé, un prince que j'aime autant qu'il est aimable, et qui est votre petit-fils....

« Je ne sais si vous êtes bien informé du mauvais effet que produit le départ de la princesse des Ursins. Ou il n'y a ni homme ni femme raisonnable en Espagne, ou il faut avouer que je fais une perte très grande. Toutes les dames, qui n'avoient jamais vu dans le palais la tranquillité qu'elle y a mise, me pronostiquent mille cabales et des désordres infinis. Je ne puis cependant la forcer à rester; car je ne comprends que trop qu'il n'y a que vous qui puisse guérir mon esprit sur les outrages qu'on lui a faits et sur ce qu'elle a à craindre tant qu'il y aura ici des gens qui inventeront toute sorte de faussetés pour achever de la perdre.... »

5. *Le roi Louis XIV au cardinal d'Estrées*[3].

« A Madrid, le 9 mars 1703.

« Je vous ai marqué les raisons que j'avois de croire votre union nécessaire avec la princesse des Ursins. Je souhaite encore davantage

1. A la même date (fol. 200), M. de Torcy écrit à Mme des Ursins une longue lettre, où il développe toutes les raisons du roi Louis XIV pour soutenir son ambassadeur. Il paraît même l'accuser d'inspirer les lettres du roi d'Espagne, qui sont écrites d'un ton assez aigre, et finit par dire que les plus grands torts dans la rupture avec le cardinal viennent de son côté.

2. Vol. *Espagne* 122, fol. 305; copie. — 3. Vol. *Espagne* 114, fol. 302

que la bonne intelligence entre elle et vous se rétablisse depuis que j'ai lu les lettres du roi et de la reine d'Espagne.... Je vois que l'un et l'autre sont irrités, et que, si l'on ne prend soin de les apaiser, ils se laisseront engager à me faire des demandes très embarrassantes et très contraires au bien de mon service. Je considère aussi qu'il doit être plus facile de persuader à la princesse des Ursins de faire ce que son devoir demande d'elle, qu'il ne le sera de s'assurer d'une Espagnole qu'on mettroit en sa place.... Enfin, en retirant la princesse des Ursins, on perd certainement tout le fruit qu'il y avoit lieu d'attendre d'avoir mis une Françoise dans ce poste, et il n'y a presque pas lieu de croire que toute autre qu'on choisiroit pour l'occuper fît mieux qu'elle. On peut encore porter ses vues plus loin, et juger que, si l'on donne à la reine la mortification de lui ôter la princesse des Ursins, lorsqu'elle desire de la conserver auprès d'elle, elle se souviendra longtemps du peu d'égard que j'aurai eu pour elle, qu'il sera désormais impossible d'être informé de ses démarches, et qu'elle sera capable de faire prendre de mauvais partis au roi son mari avant qu'on en soit averti d'assez bonne heure pour l'empêcher....

« Enfin, si elle n'avoit plus la princesse des Ursins auprès d'elle, et qu'elle eût une Espagnole dans la charge de camarera-mayor, on verroit peut-être la reine faire venir, quelque temps après, une première femme de chambre piémontaise, et la correspondance deviendroit vive entre la reine d'Espagne et le duc de Savoie. Vous en pouvez assez prévoir la suite.

« Toutes ces raisons m'ont fait croire qu'après avoir fait connoître, comme je l'ai fait, l'intention que j'ai de vous soutenir, et combien je désapprouve la conduite que la princesse des Ursins a tenue à votre égard, il falloit ensuite lui donner un prétexte pour demeurer, en lui faisant voir cependant qu'elle ne le peut, si elle ne se réunit à vous....

« Enfin j'ai lieu de croire que j'en écris assez au roi et à la reine d'Espagne pour obliger la princesse des Ursins à faire toutes les démarches convenables pour cette réunion. J'attends aussi de votre zèle pour mon service que vous y apporterez, de votre part, toutes les facilités qui pourront dépendre de vous ; car je ne puis assez vous répéter que je crois qu'il est essentiel que ce différend finisse au plus tôt, en sorte que la princesse des Ursins demeure en Espagne et qu'on ne soit point obligé de mettre une Espagnole en sa place.... »

6. *Le cardinal d'Estrées au roi Louis XIV*[1].

« A Madrid, le 28 mars 1703.

« .... Après avoir traité (avec le roi) ces deux chapitres, je crus devoir venir à celui de Mme des Ursins. Je lui dis que j'avois appris, par les lettres de Votre Majesté, que la reine et lui avoient écrit fort

1. Vol. *Espagne* 115, fol. 168 v°.

pressamment pour retenir Mme des Ursins auprès de la reine.... J'ajoutai que Votre Majesté me faisoit l'honneur de m'écrire que la princesse des Ursins lui avoit demandé la permission de se retirer par deux fois; qu'elle la lui avoit accordée; que Votre Majesté avoit lieu de croire qu'elle ne l'avoit pas demandée sans la participation de LL. MM.; que Votre Majesté avoit reçu depuis des lettres pressantes, puisqu'elle consentoit qu'elle continuât de servir la reine; que Votre Majesté ajoutoit qu'ayant à demeurer auprès d'elle, il convenoit que la correspondance qu'elle avoit supposé ne pouvoir manquer entre nous se rétablit....

« Je continuai de lui demander comment la princesse des Ursins, connoissant que la reine et lui ne souhaitoient pas qu'elle se retirât, avoit pu demander cette permission si positivement, ou ne leur en avoit pas rendu compte avant de le faire. Il me répondit, en riant, ces mêmes paroles : « Elle savoit bien qu'elle ne s'en iroit pas, parce « que nous nous y opposerions. » Je souris encore plus que lui, et je lui dis : « Je vous remercie de tout mon cœur, Sire. Voilà la seule « confidence que vous m'avez faite depuis que j'ai mis le pied dans « Madrid; mais je lui promets que je lui garderai le seret, et que la « camarera-mayor n'en saura rien. »

« Je lui parlai, en riant tout de même, du mémorial des peuples pour la retenir ici.... Il dit : « Mais il paroît que le peuple l'aime; elle a des « qualités qui le méritent. » — « Je crois, continuai-je, que cet « écrit est l'ouvrage de quelque *frayle*, par toutes les comparaisons des « femmes illustres du Vieux Testament. Il y en a dont je n'entends pas « le rapport et l'application à cette dame, comme celle de la Sunamite « et d'Esther. Celle de Judith me feroit peur, et je devrois, si elle « l'étoit, craindre pour ma tête; mais je m'en mettrai à couvert par « la visite que je vais lui rendre.... »

7. *La princesse des Ursins à M. de Torcy* [1].

« A Madrid, le 10e avril 1703.

« Je ne marque point au Roi, Monsieur, le chagrin que j'ai d'être forcée à rester ici; mais, pouvant vous dire mes sentiments avec plus de liberté, je vous avouerai franchement que j'en suis au désespoir. Rien me peut-il être plus désagréable que de me voir exposée aux nouvelles calomnies qu'on voudra inventer contre moi, et de lire, dans toutes les lettres que l'on m'écrit, que S. M. ne consent à me faire demeurer en Espagne que parce que LL. MM. Catholiques le desirent? Voilà une belle satisfaction pour une femme qu'on a outragée, et qui se tue cependant pour faire son devoir! Il faut que j'aie autant de zèle que j'en ai, Monsieur, pour me résoudre à prendre un parti qui n'est pas moins préjudiciable à mon repos et à mes intérêts qu'à ma réputation. Je

1. Vol. *Espagne* 123, fol. 46.

prévois tout ce qui peut m'arriver, ayant à vivre avec des gens qui ne m'ont que trop fait connoître leur pouvoir et leur mauvaise volonté. Je sais que vous me condamnerez avec la même facilité, quelque nouveau tort qu'ils puissent avoir avec moi; je vois même qu'il est comme impossible que nous soyons d'accord ensemble, aux fausses démarches qu'ils font tous les jours. Malgré cela, vous voulez que je reste, et, si je ne le fais pas, vous me laissez envisager que j'agis contre le service du Roi. Quelle situation, bon Dieu! après toutes les peines que j'ai prises et tout ce que j'ai souffert depuis que je suis en Espagne dans la seule vue de mériter les bontés de S. M.!

« Vous me dites, Monsieur, dans votre lettre du 9 mars, que le Roi a fait attention que le style de la lettre du roi catholique est différent de celui dont les lettres de ce prince étoient écrites avant son arrivée à Madrid; qu'on me l'attribue, et qu'elle ne peut servir de preuve à ce que j'écris.

« On me croit bien méchante, et le roi catholique bien changé, si on s'imagine que je puisse lui faire avancer des faussetés. Je ne nie pas que je ne voie la plupart des lettres de LL. MM.; mais je puis vous assurer que je ne les fais pas, et, pour celle dont vous me parlez, elle auroit été encore bien plus forte, si je n'avois fait supprimer des articles entiers qui marquoient davantage son ressentiment contre MM. d'Estrées. Je changeai aussi quelque chose à l'arrangement, parce que le roi eut la bonté de me l'ordonner. Je ne crois pas cependant que cela doive ôter à la foi qu'elle mérite, ce prince étant incapable de trahir sa conscience pour quelque chose que je puisse être. Il ne me semble pas non plus que le Roi puisse trouver mauvais que je retouche les lettres de LL. MM., lorsqu'elles les ont faites. Je ne prends cette liberté que pour former leur style autant qu'il m'est possible, et, personne ne le sachant, tout le mal qu'il peut y avoir, c'est que je ne sois pas plus capable de leur rendre ce service. Faites-moi l'honneur, néanmoins, de me marquer si je dois m'en abstenir.

« Je ne vous dis rien du chagrin mortel que me causent les soupçons que le Roi témoigne sur ma probité. Ce sont des coups qui accablent, mais qu'il faut recevoir avec soumission, venant de la main du maître. Je ne suis pas mieux traitée quand on croit que j'ai irrité LL. MM. contre MM. d'Estrées. La vérité est que le roi catholique a été pénétré de douleur, et la reine outrée de colère contre ces Messieurs, en apprenant les faussetés qu'ils ont écrites en France. Si vous ne me croyez pas, Monsieur, c'est que vous ne faites pas apparemment réflexion que rien ne pouvoit être plus terrible que la lettre du Roi pour de jeunes princes qui ont de la gloire, et plus de tendresse encore pour S. M.

« Vous me dites, dans la même lettre, qu'il est honteux que deux personnes que le roi choisit comme les plus capables d'avoir ici sa confiance se brouillent dans le temps que le concert et l'union sont le plus nécessaires entre elles. Je suis de votre avis, et j'ai été très touchée que ce scandale m'ait ôté tout moyen de reprocher aux Espagnols, comme je le faisois continuellement, leurs divisions. Mais pourquoi ne me faites-vous pas la grâce de me marquer en même temps comment j'y ai contribué? Devois-je laisser entrer M. l'abbé d'Estrées chez la reine à sa fantaisie, et Monsieur son oncle seul dans le *despacho*? Est-ce là le passé que je dois songer à réparer, et est-ce là-dessus que je dois faire des réparations à des gens qui ont tâché de me perdre par des calomnies indignes d'eux et de moi? Permettez-moi de vous dire, Monsieur, que vous ne serez jamais bon juge dans cette affaire tant que vous croirez qu'il est de ce différend comme de ceux où les deux parties ont tort, et que, par prévention, vous mépriserez une infinité d'avis que vous devez avoir eus pour peu que vous ayez été curieux de savoir la vérité. MM. d'Estrées, s'il leur convient de se raccommoder avec moi, doivent s'estimer trop heureux que je les reçoive. Ils savent très bien que tout ce qu'ils ont écrit est faux, et que je n'ai pas eu la moindre intention de leur déplaire. Ils seroient très embarrassés à me dire ce qu'il y a à condamner dans ma conduite, et ils ne sauroient ne pas avouer que ceux qu'ils croient les plus affectionnés à la France et de leurs amis, tant femmes que hommes, ne se soient pas autant affligés de mon départ que les autres qu'ils regardent comme mal intentionnés.

« Enfin, Monsieur, ils sont venus me voir, et je leur ai fait les reproches qu'ils méritoient en présence du P. Daubenton. Il ne tiendra pas à moi que nous ne soyons toujours très unis pour le service du Roi, surtout s'ils s'appliquent à faire aimer et estimer le roi catholique de ses sujets; mais je ne serai jamais contente que vous ne m'ayez donné satisfaction. Je vous honore, Monsieur, plus que personne du monde.

« La princesse des Ursins.

P. S. — « Souffrez que je vous dise que qui que ce soit ne se hasardera de vous écrire la vérité tant que vous permettrez qu'on informe MM. d'Estrées de tout ce qu'on vous mande. Je ne sais par quel moyen il est revenu au cardinal que je vous ai écrit que son esprit est baissé. Comme il n'étoit pas du service du Roi qu'il sût cette circonstance, je ne puis m'imaginer que ce soit vous qui lui avez envoyé une copie de ma lettre. Il s'en est plaint au P. Daubenton, qui me l'a redit.... »

8. *Le duc d'Orléans à la princesse des Ursins*[1].

« Marly, le 23 juin 1703.

« Madame ma cousine, je croirois manquer à l'amitié que vous m'avez toujours témoignée, si je ne vous communiquois pas la prière que j'ai faite au roi d'Espagne de m'accorder un acte qui explique ce

1. Vol. *Espagne* 116, fol. 75 v°; copie jointe à celle des autres lettres écrites sur le même sujet.

qu'il peut y avoir d'obscur dans le testament du feu roi Charles II touchant le droit que tous les descendants de feu Monsieur ont à la succession d'Espagne[1]. L'année dernière, lorsque le Roi eut fait régler dans le Conseil le projet de la déclaration que je demande, je l'envoyai au roi catholique, qui étoit pour lors à Barcelone, qui le fit envoyer à M. le cardinal Portocarrero et à M. le président de Castille, qui le trouvèrent juste et sans aucune difficulté. Ce qui me fait plaisir dans l'obligation où je me trouve de faire cette poursuite, c'est que ce que je demande est aussi à l'avantage du roi catholique et de mes neveux de Savoie que de ma famille. D'ailleurs, j'espère que la reine donnera bientôt des héritiers au roi d'Espagne, qui rendront tout ceci fort inutile ; mais c'est un titre d'honneur qu'on a toujours raison de vouloir conserver. Vous n'avez pas besoin de toute votre pénétration pour voir tout ce que c'est. Si la reine.... avoit besoin de quelque éclaircissement, je me flatte que vous voudrez bien le lui donner, et n'oublier rien de ce qui pourra m'être utile.... »

9. *Le cardinal d'Estrées au roi Louis XIV*[2].

« Madrid, 10 août 1703.

« ..... Je n'ai pas ignoré, et je n'ai pas manqué de représenter à Votre Majesté les grandes difficultés que je croyois trouver ; mais je n'avois garde de m'imaginer que le plus grand, le plus dangereux et le plus irrémédiable de tous mes embarras seroit suscité par une personne que nous avions comblée d'obligations, mon frère et moi, qui vint à Rome veuve de son premier mari, que sa mère et sa famille ne pouvoient attirer en France, parce qu'elle n'y vouloit paroître que dans un rang distingué et pour lequel elle cherchoit, dans les cours d'Espagne et de Vienne, de la protection par le moyen des cardinaux Nithard, Portocarrero, et l'impératrice douairière de Mantoue ; que nous avions servie, pour ainsi dire, comme une espèce d'orpheline séparée de tous ses proches, et tant contribué, sous la protection de Votre Majesté, à l'établir dans le rang le plus élevé de la cour de Rome.... Ce qu'elle a fait de pire, et de plus contraire aux instructions que je portois et aux intentions de Votre Majesté, c'est que, pour acquérir du mérite dans la nation espagnole aux dépens de la nôtre, elle a non seulement abandonné les François, mais elle a conjuré avec les Espagnols de les renvoyer tous..... J'ai découvert, depuis quelque temps, qu'elle avoit pris soin de prévenir et d'aliéner l'esprit de la reine contre moi..., en lui disant que je venois, avec toute la confiance de Votre Majesté, avec un caractère et une humeur à ne vouloir pas souffrir qu'un autre eût la moindre part aux affaires.... Elle a mendié des lettres de quelques grands et d'autres particuliers contre moi... ; elle a dicté ou fait

1. Ci-dessus, p. 6-7; et ci-après, Additions et corrections, p. 557.
2. Vol. *Espagne* 117, fol. 438.

dicter toutes ces lettres si furieuses que Votre Majesté a vues, et qu'elle voit continuellement avec bonté et avec peine.... Depuis cinq ou six semaines, elle fait pompe de son autorité absolue et de celle de la reine, et, par là, fait tomber le roi dans un si grand décréditement, que c'est un mal irréparable.... »

10. *La princesse des Ursins au duc d'Orléans*[1].

« Madrid, le 21 octobre 1703.

« Monseigneur, le roi d'Espagne vient de signer l'acte que Votre Altesse Royale souhaitoit[2], et un courrier extraordinaire, qui va partir dans ce moment, en sera chargé. Les présidents m'ayant hier assuré que cette affaire finiroit aujourd'hui, j'ai malicieusement retardé son départ d'un jour, afin que Votre Altesse Royale pût avoir plus tôt le plaisir de voir que tous les conseils d'Espagne excluent avec joie la maison d'Autriche d'un droit qui les regarde autant que Votre Altesse Royale. Je n'ai que le temps, Monseigneur, de me donner l'honneur de vous assurer que personne au monde n'est avec un attachement plus sincère et plus respectueux, de Votre Altesse Royale, Monseigneur, etc.[3]. »

11. *Le roi Louis XIV à la reine d'Espagne*[4].

« 19 novembre 1703.

« Je n'ai pas douté de votre affliction lorsque vous seriez informée de la conduite du duc de Savoie[5], et je ne me suis pas trompé en jugeant que vous ne connoîtriez jamais d'autres intérêts que ceux du roi mon petit-fils. Je crois qu'il approuve, comme moi, que Votre Majesté continue d'écrire aux duchesses sa mère et grand mère. Vous me demandez mes conseils à l'égard du duc de Savoie : je crois que vous devez continuer à lui écrire ; je suis persuadé qu'il ne pourra tirer aucun avantage des sentiments que vous lui témoignez, et qu'une fille doit toujours conserver pour son père. Ne faites rien cependant sans les avis du roi d'Espagne, et recevez ceux que je vous donne comme une marque de la confiance et de la tendresse véritable que j'ai pour vous. »

12. *La princesse des Ursins à M. de Torcy*[6].

« A Madrid, le 30 novembre 1703.

« Vous avez raison, Monsieur, de désapprouver que M. l'ambassa-

1. Vol. *Espagne* 118, fol. 133; copie.
2. Ci-après, p. 557.
3. Dans une lettre du 11 novembre, le duc d'Orléans remercie la princesse des Ursins de la part qu'elle a prise à la reconnaissance de ses droits.
4. Vol. *Espagne* 118, fol. 62.
5. Ci-dessus, p. 272 et suivantes.
6. Vol. *Espagne* 118, fol. 313.

deur nous ait fait signer, à M. Orry et à moi, un mémoire pour le Roi. Je n'y mis mon nom qu'avec une répugnance infinie, et uniquement pour lui complaire. Son intention étoit bonne ; mais cette formalité ne convient pas au caractère dont il a l'honneur d'être revêtu.

« Au nom de Dieu ! faites-moi l'honneur de m'écrire aussi clairement que la volonté du Roi est que je ne me mêle que de la maison de la reine. Depuis le départ de M. le cardinal d'Estrées, M. l'ambassadeur et M. Orry m'ont fait entrer malgré moi dans presque tout ce qui s'est fait par leurs soins : le premier, en me disant qu'il s'en tiendroit aux seules affaires de l'ambassade, si je n'agissois pas de concert avec lui dans le reste, et l'autre, en me jurant qu'il demanderoit à se retirer, si je ne le soutenois pas. Il ne me convient point de partager avec eux ce qui est à leur charge, et je me serois bien gardée de le faire, s'ils ne s'étoient servis, pour m'y engager, de raisons auxquelles je ne sais jamais résister. Quand j'aurai l'ordre que je demande, ils trouveront facilement en eux-mêmes les secours qu'ils croient que je puis leur donner, et je ferai bientôt taire, je vous assure, quelques gens qui, pour mériter la protection de M. le cardinal d'Estrées, me rendent responsable en France de tout ce qu'ils désapprouvent ici sans raison...

P. S. — « Depuis ma lettre écrite, j'apprends des choses qui m'obligent à croire que l'intention de M. l'abbé d'Estrées a été très mauvaise en nous forçant, M. Orry et moi, à signer son mémoire. Voici, Monsieur, comme le fait s'est passé. Si vous ne m'en croyez pas, envoyez, s'il vous plaît, ma lettre à M. l'abbé d'Estrées et à M. Orry ; j'aurai soin de vous la renvoyer avec leur approbation.

« Il a été question de choisir des sujets propres à remplir les charges des quatre capitaines des gardes du corps et celle de colonel des gardes d'infanterie espagnole que S. M. a jugé à propos de créer dans les conjonctures présentes. M. l'ambassadeur et M. Orry m'ont consultée avant que de proposer ces sujets au roi d'Espagne. Je leur ai dit mon sentiment ; j'ai même procuré d'avoir dans notre parti les gens qui ont le plus de suite ici, et qui pouvoient donner un meilleur tour à ces nouveautés. Elles se sont enfin publiées, et S. M. Catholique a distribué en même temps quelques autres emplois considérables, avec une approbation quasi générale. M. l'abbé d'Estrées voulant en rendre compte au Roi, il me dit que, pour détruire tout ce que les donneurs d'avis pouvoient mander contre cette promotion, il lui paroissoit nécessaire que je signasse la lettre qu'il alloit écrire, et que je fisse de même dans toutes les affaires qui se présenteroient de cette nature, afin que S. M. fût assurée que nous agissions de concert et pour le mieux. Je rejetai cette proposition, parce qu'elle me parut ridicule ; mais je ne me figurai point que ce fût un piège qu'il me tendît. Le lendemain, il vint encore me faire la même instance, tâchant à me persuader par toutes sortes de raisons. Cependant il ne put me faire changer d'avis. Enfin il se servit de M. Orry, qui, m'ayant représenté de sa part que ce n'étoit point une dépêche, mais bien un mémoire de charges données, et que d'ailleurs cette complaisance pouvoit faire cesser les bruits qui couroient en France que nous étions plus désunis que jamais, me fit promettre de signer, à condition qu'il signeroit aussi.

« Ce fait, que j'avoue être contre les règles, raconté avec ces circonstances, pouvoit bien donner quelque étonnement; mais il ne devoit pas me faire passer auprès des ministres de S. M. pour une femme qui veut partager l'emploi de l'ambassadeur, comme je vois qu'on en a jugé : d'où je conclus que M. l'abbé d'Estrées doit avoir écrit, à son ordinaire, des choses qui aient donné lieu à cette idée, et j'en ai quasi une preuve, puisque, m'ayant voulu montrer un article de votre lettre, j'y ai lu que vous le porterez toujours à bien vivre avec moi, mais que vous ne lui conseillerez jamais de me faire signer les siennes pour y parvenir.

« Si la chose est comme je me la figure, je ne sais, Monsieur, ce que vous pouvez dire de ce nouveau procédé. Oserois-je vous supplier de me justifier auprès du Roi et de ses ministres sur une sottise que je suis au désespoir qu'on puisse me reprocher? C'est la première, je vous assure, que j'ai faite ici, et je vous assure que ce sera aussi la dernière.

« La princesse des Ursins.

« A Madrid, le 2 décembre 1703.

(*Autographe.*) « Je reçus hier matin, Monsieur, votre lettre du 25 du mois passé. Elle me confirme, avec bien du plaisir pour moi, tout ce que mon frère me mande dans la sienne. C'est tout ce que je puis vous dire présentement sur cet article, quoiqu'il soit si essentiel pour moi. Les troupes que le Roi a la bonté de nous promettre seront très nécessaires, si la désertion dont on nous donne avis par ce courrier a les suites qu'on peut appréhender. »

VII

CORRESPONDANCE DU MARQUIS DE LOUVILLE[1].

1. *La duchesse de Beauvillier à Louville.*

« A Versailles, ce 18me janvier [1703].

« Je ne vous écrirai que deux mots, car je suis accablée d'affaires par un mariage que nous faisons de Mlle de Saint-Aignan avec M. de Marillac[2]. L'affaire n'est pas si brillante que celle que vous nous auriez fait faire en Espagne ; mais elle est solidement bonne. Il est parfaitement honnête homme et généralement estimé. Il aura plus de soixante mille livres de rente ; et une famille de gens de bien, et reconnue pour être distinguée. Cette affaire nous fait un grand plaisir. Le Roi assure à la fille quatre mille francs de pension, et deux que nous lui assurons, dont nous cautionnons le fonds, si Madame sa mère ne les a pas. Voilà le détail dont je dois vous donner part par l'amitié que j'ai pour vous. Le chevalier prend le parti de vouloir être tout de bon chevalier de Malte, et M. de Beauvillier, après avoir bien combattu et fait examiner, y a consenti, voyant que c'est en connoissance de cause[3]. Ainsi, voilà cette famille postiche placée sans que l'Espagne en ait aucun.

« En vérité, ce qui vous est arrivé est bien dégoûtant. Soyez en repos : tout va bien. L'on vous a sauvé l'envoi d'un homme qui auroit remis dans le ministère d'Espagne celui qui n'y a pu être ici. Je crois que vous aurez pour les troupes celui que vous desirez, et c'étoit cette place que l'on vouloit donner à une de ses créatures. Je suis un peu contrainte dans mon discours[4]....

« Adieu, Monsieur; j'ai fort mal à la tête, et vous pouvez compter sur ma tendre amitié et ma parfaite estime.

« Je vous dirai, comme une chose incompréhensible, que notre mariage se fait mardi à Vaucresson. Je crois aussi le mariage fait de

1. Ci-dessus, p. 240-247. Des extraits de la même correspondance, pour l'année 1702, ont été donnés dans l'appendice du tome X, p. 437-452. Cette fois encore, nous choisissons de préférence quelques-unes des lettres qui ne figurent pas dans les *Mémoires secrets de Louville*, ou qui n'y sont représentées que par des fragments ou des arrangements libres.

2. Ci-dessus, p. 2-5.

3. Le duc rappela plus tard ce frère, au moment où il allait faire ses vœux à Malte, pour qu'il pût suivre la carrière des armes et recueillir la dignité ducale à défaut des fils qui venaient de lui être enlevés.

4. La suite est relative au payement des dépenses avancées pour le compte de Philippe V et des appointements de la maison française.

M. de Mortemart avec Mlle de Guiscard, qui a quatre cent mille écus de bien[1]. »

2. *Louville au duc de Beauvillier*[2].

« A Madrid, ce 27e janvier 1703.

« Quoique la voie du courrier de M. de Torcy soit sûre, à ce que je crois, et que je ne puisse m'imaginer qu'on fût assez hardi pour faire dévaliser ou assassiner ses courriers, il y a cependant des choses qui regardent le Roi qu'on ne peut se résoudre d'écrire sans chiffre. Je ne sais comment on prendra cette affaire-ci au lieu où vous êtes ; mais, si le Roi ne prend de promptes mesures pour tirer le roi catholique de l'esclavage où il est, il est perdu. Premièrement, il faut ôter Mme des Ursins : il n'y a pas, sur cela, à délibérer ; et exiler au moins Medina-Celi, parce que c'est le plus haut huppé et le plus insolent ; mais la question sera de le persuader au roi d'Espagne, car le roi de France ne le peut pas exiler. Il faut donc faire les choses l'une après l'autre ; et, si vous me demandiez mon avis, voilà comme je me conduirois, car je suppose prouvé qu'il faut ôter Mme des Ursins, et, si l'on en doute encore après ce que nous avons mandé, je le prouverai de reste. Je commencerois donc, je parle du Roi notre maître, par écrire une lettre à cheval au roi son petit-fils, et encore une bien plus forte à la reine sa petite-fille, dans laquelle il ne parût point que je voulusse gouverner l'Espagne, car, certainement, ils la montreront aux Espagnols, mais seulement agir de concert, pendant cette guerre, pour le bien de la cause commune ; et je ferois entendre que c'est bien la moindre chose que de me borner à avoir un homme de confiance dans les conseils du roi d'Espagne, pour être sûr des résolutions qu'ils prendront ; et je leur marquerois très fortement, à l'un et à l'autre, que, comme je me ruine uniquement pour eux contre toute sorte de bonne politique, je les abandonnerai sans miséricorde, s'ils ne prennent l'un et l'autre, avec le cardinal d'Estrées, qui est mon homme de confiance, toutes les mesures nécessaires[3] pour notre défense commune ; et je leur demanderois, pour première marque de confiance, de renvoyer Mme des Ursins pour leur avoir donné de mauvais conseils par des vues d'ambition particulière, et que, la reine étant trop jeune

1. Ci-dessus, p. 331, note 5.

2. Sur le feuillet de garde de cette minute, comme sur la minute de la lettre du 12 octobre 1702 donnée dans notre tome X, p. 443, le marquis du Roure a mis cette rubrique : « *Lettre capitale*, qui n'est pas seulement à extraire, mais presque entièrement à copier, où l'on voit la situation des affaires de l'État et de la cour passer entre les mains de la reine d'Espagne et de Mme des Ursins. » Cependant le marquis n'a donné que des fragments soudés ensemble des trois premières pages dans les *Mémoires secrets*, tome I, p. 376-379.

3. Cette première page a seule été reproduite, à peu près conforme à la minute, dans les *Mémoires secrets*.

pour gouverner elle-même, bien loin de pouvoir gouverner le roi ni l'État, je lui enverrois une autre Françoise de toute satisfaction, pour lui inspirer des sentiments plus convenables à nos intérêts communs. J'avoue que cet éclat est grand ; mais[1], outre que celui de rappeler M. le cardinal d'Estrées et tous les François n'est pas moins grand, c'est que tout est perdu pour la France, si l'on ne le fait pas ; car vous devez compter que les Espagnols attendent pour voir si l'on mollira ou non, et que, si l'on n'est pas ferme en cette occasion, vous n'obtiendrez jamais rien en Espagne. En offensant la reine à demi, vous n'en serez pas mieux avec elle, et c'est l'offenser à demi, et plus qu'à demi, que de ne pas rappeler le cardinal d'Estrées et tous les François ; car vous voyez bien que la haine qu'elle a n'est pas personnelle contre le cardinal d'Estrées, qu'elle n'a jamais vu, et qui est ami intime de Madame Royale, sa grand mère. Elle en veut donc à tous les François, plus ou moins à mesure qu'ils approchent plus ou moins de la personne du roi, et la reine, ainsi que la princesse, ont si bien compris qu'elle ne gouvernera pas absolument tant qu'il y aura des François ici, qu'ils ont résolu de n'en souffrir aucun. Elle sent que son mari est un imbécile, qui ne pense et ne veut rien par lui-même, et qu'il n'est question que de le tenir enfermé pour lui faire dire, écrire et penser tout ce qu'on voudra. Il faut donc le tenir absolument, et ne pas souffrir que la reine le tienne, puisque, si elle le tient, ce sera M. le duc de Savoie qui gouvernera l'Espagne, comme il la gouverne actuellement ; et je connois assez le roi pour vous assurer que, si la reine ou Monsieur son beau-père veulent, entre ci et un an, quand il n'y aura plus de François ici, lui faire faire un traité avec l'Angleterre, la Hollande et l'Empereur contre la France, avec la cession des Pays-Bas et tout ce qu'ils voudront pour leur commerce, il le fera sans hésiter, sans répliquer, et pourtant sans le vouloir. Voilà la raison pour laquelle on s'est si fort acharné contre tous ceux qui avoient sa confiance, et j'ose vous dire principalement contre moi. Je serois déjà tué et empoisonné, si on avoit cru qu'en me tuant et en m'empoisonnant, il n'y en eût pas eu d'autres à tuer et à empoisonner. Il ne faut jamais avoir ici pour (?) un seul François, mais plusieurs de chaque espèce, tant auprès du roi que de la reine, et, si l'on ne veut pas prendre ce parti-là, il n'y a qu'à tout abandonner, garder ce que l'on pourra par un bon traité pour le dédommagement de la guerre, et faire la paix à quelque prix que ce soit. Et voilà l'extrémité où nous réduit une malheureuse Françoise, qui veut, par son ambition particulière et de gaieté de cœur, désunir les deux nations et donner à un prince françois une aversion extraordinaire pour la France. Comptez que, malgré toute la dépendance avec laquelle le roi se laisse gouverner par la reine, si je pouvois lui parler une

1. Les sept lignes qui suivent ont été également reproduites, à la suite du premier fragment, sans que rien marque la suppression des six lignes d'entre-deux.

demi-heure par jour en particulier, et que je fusse soutenu par la France, je ferois échouer tous ses desseins, et l'obligerois à prendre tous les partis raisonnables[1]. Mais c'est un personnage que je n'ai guère envie de faire ; car vous me donneriez deux millions d'or et dix-huit grandesses pour rester en Espagne dans la situation présente, que je n'y demeurerois pas, car je crois que les peines que je sens sont immédiatement après celles de l'enfer. N'allez donc pas croire, je vous supplie, Monsieur, que je puisse rester en Espagne, et il ne faut songer qu'aux moyens les moins mauvais pour en sortir. Croira-t-on au moins, à présent, que j'étois utile au roi, après la conduite qu'il tient depuis qu'on me l'a ôté? Les grands et M. de Savoie le gouvernoient-ils l'année passée, quand j'étois tout seul auprès de lui, et ne faisoit-il pas tout ce qu'il plaisoit à la France? Et cependant, parce que je ne me vantois de rien, et que je ne voulois pas révéler sa turpitude, bien loin de m'en savoir quelque gré, on a fait ce qu'on a pu pour me chasser. Si j'osois appliquer les paroles de Jésus-Christ à un sujet aussi indigne que je le suis, je dirois volontiers : *Popule meus, quid feci tibi?* Je ne sais à présent si l'on aimera mieux que Mme des Ursins fasse ses lettres que moi; mais je sais bien que ce n'est pas le sentiment de M. le cardinal d'Estrées, et l'on avoit bien ses raisons quand on vous mandoit de Madrid qu'il ne falloit pas que je les fisse. Souvenez-vous toujours, et n'oubliez jamais qu'il faut que ce soit quelqu'un qui les fasse, et prenez vos mesures sur ce pied-là. Je suis à présent tellement hors de toute mesure avec le roi, que je ne suis pas seulement à portée de vous faire avoir une lettre pour votre grand maître, tant que ceci durera. L'abbé d'Estrées et moi, lui en avons parlé quatre ou cinq fois : il dit toujours que oui ; mais il n'en fait rien, et il ne le fera pas, car il n'ose me la faire écrire, et encore moins à Mme des Ursins. Appliquez, Monsieur, ce que je vous dis pour cette lettre aux grandes et aux plus petites choses, comme l'affaire de Duport et de l'homme de M. de la Rochefoucauld que vous voulez mettre auprès du roi ; car rien de tout cela ne se peut faire à présent. Au surplus, je vous renvoie, Monsieur, à la lettre que je me donne l'honneur d'écrire à M. le marquis de Torcy, pour tout ce qui s'est passé depuis ma dernière, et comptez certainement que Mme des Ursins n'auroit point souffert que les mousquetaires fussent venus à Madrid, où nous les attendons dans quatre jours, si elle n'avoit espéré faire donner cette compagnie-là à son neveu. On veut aussi renvoyer incessamment la meute, la musique et une partie de la bouche, et, si Mme des Ursins a le dessus, cela, et tout le reste certainement, s'en ira. Comptez, Monsieur, qu'on ne sauroit trop faire venir ici de troupes flamandes; en y mettant des officiers bien choisis, on en seroit absolument le maître, et on pourroit envoyer à la place des troupes qu'on lèvera ici. Ce que je crains le

1. Ces deux dernières phrases ont été à peu près textuellement reproduites dans les *Mémoires secrets*, qui ne vont pas plus loin.

plus est que, si on rappelle la princesse des Ursins, elle n'obéisse pas, et qu'on ne sache comment faire pour l'y contraindre, ayant le roi et la reine dans sa poche. Je voudrois bien que votre santé pût vous permettre de venir ici passer deux mois; vous y seriez bien utile pour ramener l'esprit du roi et pour parler ferme au roi et à la reine, et à tous ces gens-ci, de la part du Roi[1].

« Je viens de recevoir un petit billet de Mme la duchesse de Beauvillier, qui me mande m'avoir écrit par une autre voie; mais je n'ai point encore reçu cette lettre. Je suis à présent hors d'état, et jusqu'à ce que les choses changent, de rendre service à mon ami, non plus qu'au gendre. Je suis bien fâché que Puységur ne vienne point ici; il y auroit été bien utile, en supposant que les choses doivent changer. Je voudrois bien que Mme la duchesse me fît savoir réellement, et de fait, si elle a reçu les deux mille cinq cents louis d'or du billet du roi; cela est de conséquence avant que de les délivrer, dans les conjonctures présentes, et je ne donnerai pas un sol jusqu'à ce que je sache que non seulement on les y a promis, mais qu'elle les a reçus effectivement. Je la supplie aussi très instamment de m'envoyer au plus tôt les arrêtés et autres modèles de pièces nécessaires, tant pour sa sûreté que celle de M. le Fèvre et la mienne, afin que je les fasse écrire et signer au roi. Si je le peux, vous en sentirez bien la conséquence. Il ne seroit peut-être plus à temps d'y revenir, et l'on me feroit des affaires sur cela avec beaucoup plus d'apparence que sur l'affaire des mulets, dont je ne me confesserai pas non plus que de celle-là, étant très sûr que je n'ai assurément point de bien qui m'oblige à restitution, non pas même tant qu'il m'en entreroit dans l'œil. Je ne doute nullement qu'on ne vous ait envoyé Vazet, comme je le mande à M. de Torcy par la dépêche que je lui envoie, qui ne partira pas par cette voie, parce qu'elle n'est pas chiffrée, et que je lui enverrai par son courrier. Voilà l'homme important à qui le roi a mieux aimé donner sa confiance qu'à moi, quoique Monsieur le cardinal le lui ait suggéré! On l'a fait partir à son insu, comme le dépositaire de la reine et de Mme des Ursins : ce qui doit faire un bon effet à votre cour, pour peu qu'on y pense sensément; car ces manèges obscurs confiés à de la canaille ne devroient pas plaire, et je suis bien sûr que, si je me trouvois en une pareille circonstance, je serois certainement pendu. Rien ne marque mieux le peu de sens qu'ont ceux qui conduisent cette intrigue, que de voir la confiance qu'ils ont en de pareilles gens; car ce Vazet est un très grand fripon, qui n'a ni sens, ni probité, ni secret, je le sais par expérience, même contre ceux qu'il sert. On donne ici, sur son compte, une scène ridicule, car on le fait passer pour malade. La princesse des

1. Ici, la phrase suivante a été biffée sur la minute : « Je finis, Monsieur, par vous assurer que Mme des Ursins est la plus méchante femme du monde et la plus dangereuse pour la France, et que ceux qui ont cru qu'il falloit qu'elle gouvernât, et la reine aussi, ont été dans une grande erreur. »

Ursins lui envoie des bouillons, et, de trois heures en trois heures, savoir de ses nouvelles, lorsque tout le monde sait qu'il est bien loin d'ici. C'est la même scène qui se passa à l'égard de M. de Tessé, lorsque M. de Catinat envoyoit savoir de ses nouvelles; mais le cas étoit plus important.

« Je ne sais ce qui arrête ici au sujet de l'Amirante; mais je sais, à n'en pouvoir douter, que la cabale prédominante, à la tête de laquelle le roi, la reine et Mme des Ursins sont, est la même que la sienne, et qu'une partie des tracasseries que l'on fait est pour le sauver. Ce sont des voies impuissantes dont les grands d'Espagne savent se servir à merveille, et l'on n'en vient à bout que par frapper fortement.

« Vous ne sauriez imaginer, à moins que d'être ici, de quelle conséquence il est de faire faire le procès à cet homme-là, comme le conseil de Castille le veut avec grande raison, et même qu'on lui coupe la tête *por detras,* comme à un traître. Cette circonstance est essentielle pour faire impression parmi des peuples chez qui le nom de rebelle fait horreur. Mais souvenez-vous, Monsieur, que, dès qu'il sera condamné, il faut le faire demander au roi de Portugal en vertu d'un traité fait entre les rois d'Espagne et le roi Emmanuel, par lequel ils se rendent réciproquement les traîtres ou fugitifs, et, avant que de l'avoir fait demander, il faut mettre ici sa tête [à prix] et envoyer des gens d'ici, qu'on trouvera à milliers, à Lisbonne, pour le faire tuer, supposé que le roi de Portugal le refuse. C'est comme cela qu'on se fait craindre en ce pays-ci, et, plût à Dieu! fût-il quatre fois plus accrédité qu'il ne l'est en ce pays-ci, parce que le coup en seroit plus éclatant. Il faut aussi tomber rudement sur Medina-Celi, et vous ne sauriez croire jusqu'à quel point votre gouvernement est décrié par la mollesse avec laquelle on en a usé, tant à Naples qu'ici, depuis l'avènement du roi à la couronne d'Espagne. Je ne vous parle point en mon nom, mais au nom de tous les gens bien intentionnés et du public, qui est plus dévoué au roi qu'on ne l'est à Paris, et il n'y a rien du tout à craindre. Au nom de Dieu! Monsieur, si vous aimez le Roi, l'État et le roi d'Espagne, faites tuer l'Amirante dans le milieu de Lisbonne après qu'il sera condamné, châtiez cruellement Medina-Celi et deux ou trois de ses principaux complices, tous des plus haut huppés, par des exils et autres choses encore plus sévères, faites chasser au plus tôt Mme des Ursins, empêchez que la reine ne se mêle des affaires, mettez auprès du roi des gens sûrs et affectionnés, et soyez sûr que, dans dix ans, les deux rois seront maîtres de l'Europe; et, si vous ne le faites pas, je vous demande, pour toute grâce, de garder cette lettre, afin que vous voyiez ce qu'il vous arrivera d'une conduite opposée, qui est, autant que j'en puis juger, celle qu'on tiendra. Vous serez peut-être bien surpris de savoir que M. de Blécourt, à qui j'ai fait donner deux mille écus de pension sa vie durante, m'a rendu mille mauvais offices, tant auprès des Espagnols, de Mme des Ursins, qu'en France. Je n'aurois jamais cru un gentilhomme picard capable d'une pareille noirceur, et cela me fait comprendre qu'il y a ici une cabale, qui apparemment est celle du cardinal Portocarrero, qui veut avoir M. d'Harcourt; et je ne sais si celle de Mme des Ursins, pour se défaire du cardinal d'Estrées dans le moment, ne s'y joindroit pas, sauf, après, à tâcher de perdre M. d'Harcourt, car tous ceux qui connoissent S. A. disent que sa politique est de commencer par perdre ses ennemis, et ensuite ceux dont elle s'est servie pour les perdre.

« Le cardinal d'Estrées craint que, si l'on faisoit venir ici Madame Royale, ce qu'il croit qui seroit très bon, M. de Savoie ne lui ôtât ses pensions, parce qu'il appréhenderoit plus sa mère ici que qui que ce soit au monde; mais, d'un autre côté, on se flatte que l'envie qu'il a de s'en défaire le feroit peut-être passer par-dessus toutes autres considérations. On vous envoiera, je crois, incessamment le courrier de M. le marquis de Torcy; mais, en attendant, je vous prie de faire part de ceci à Mme la duchesse de Beauvillier et à M. le marquis de Torcy. »

3. *Louville à M. de Torcy.*

« Ce 3e février 1703.

« .... Depuis ma dernière lettre, les choses vont de pis en pis, avec un tel acharnement et un si grand éclat, qu'il n'y a personne qui ne soit informé, et qui ne dise publiquement que le roi et la reine ont résolu de ne plus souffrir aucun François à la cour d'Espagne : ce qui me met, comme vous pouvez croire, Monseigneur, dans une belle situation, les Espagnols n'ayant pas besoin, pour nous haïr, d'être autorisés par l'exemple du roi et de la reine. Je vous avoue même que je ne reconnois plus le roi depuis que Mme des Ursins lui a inspiré son double esprit. Il me parle, à son lever, qui est le seul temps où je puis le voir comme à l'ordinaire, avec la même gaieté sur tous les riens du monde, et il en use de même à l'égard de l'abbé d'Estrées et des autres François, mais jamais de quoi que ce soit qui puisse avoir rapport à la plus petite affaire, ni même à son service actuel. Il ne traite pas mieux les Espagnols, n'y ayant aucun de ses domestiques à qui il ait encore parlé depuis qu'il est de retour. Il n'y a que ceux que Mme des Ursins fait entrer par la porte secrète, qui sont en très petit nombre, qui aient accès auprès de lui, et je crois même que cela peut se réduire à Medina-Celi, qui dit, l'autre jour, dans une assemblée publique de femmes et de jeunes gens, que le cardinal d'Estrées n'entreroit plus dans les conseils du roi, qu'il en étoit enragé, et qu'il avoit envoyé en France pour s'en plaindre, mais que le parti du roi étoit pris, et qu'il se soucioit fort peu de ses plaintes et de ses remontrances....

« La reine obsède le roi en un tel point qu'elle ne lui permet qu'à peine d'aller à la chasse, par la seule raison que l'abbé d'Estrées et moi y allions quelquefois, et qu'elle appréhende que nous ne lui parlions. Il paroît même que le Roi, tout enivré qu'il est, s'aperçoit de cette obsession; car il ne put s'empêcher de me dire l'autre jour que, lorsqu'il voulut aller à la chasse, elle lui dit, d'un ton assez aigre, qu'il me contrefit : « Est-il possible qu'après un si long voyage, vous vouliez « toujours courir la pretentaine? » Or, cette pretentaine ne consiste pourtant qu'à aller, de deux jours l'un, à la chasse, et, tout le reste du temps, il est enfermé nuit et jour dans sa chambre, où qui que ce soit ne l'approche que la reine, Mme des Ursins et M. d'Aubigny.

« .... Le sieur Vazet est un des plus grands fripons que j'aie jamais connus, et il fait parfaitement bien ses affaires en ce pays-ci. Il est Provençal aussi bien que le chevalier des Pennes, de même humeur, et tous deux étroitement liés avec le sieur d'Aubigny, qui changea son nom de d'Aubigny, le jour que les pages de Mme des Ursins prirent la golille, en celui de *Don Luis*, et c'est ainsi, s'il vous plaît, que nous l'appellerons présentement, peut-être pour lui donner, en l'espagnolisant ainsi, plus d'entrée chez la reine. Ne croyez-vous pas, Monseigneur, que le notaire qui lui a donné le jour seroit bien surpris, s'il le voyoit ainsi dans sa gloire, et qu'il cédât en rien à l'étonnement de la femme de Sancho Pança? Quoi qu'il en soit, ledit Don Luis les protège l'un et l'autre, et je suis trompé si ce n'est ce même Vazet qu'on vous a envoyé; car sa maladie me paroît aussi feinte que celle de M. de Tessé, lorsque M. de Catinat lui envoyoit des bouillons pendant qu'il étoit avec M. le duc de Savoie.

« Tout ceci seroit fort burlesque, et il n'y auroit qu'à en rire, si le cas étoit un peu moins important; mais on est pénétré de douleur, et on n'a guère envie de rire, quand on est bien intentionné, lorsqu'on voit que toutes les affaires échouent par des partialités comme celles-ci, où l'on voit le roi, la reine, la princesse des Ursins et tous les grands mécontents, d'une part, déclarant la guerre à tous les François et au cardinal d'Estrées, qui est à leur tête, et tous les Espagnols bien intentionnés ouvrant de grands yeux, et n'osant se déclarer jusqu'à ce qu'ils apprennent le parti que le Roi notre maître aura pris. Je vous avouerai même que ce parti me paroît bien difficile à prendre pour qu'il soit exempt de très grands inconvénients, et que mes lumières sont trop courtes pour pouvoir pénétrer quel il peut être, car il est certain que, si l'on laisse ici Mme des Ursins gouverner le roi et la reine, tout est perdu sans aucune ressource, et qu'elle se verra elle-même, lorsqu'elle ouvrira les yeux, si tant est qu'elle les ouvre jamais, le jouet de la cabale qu'elle aura formée. Mais, d'un autre côté, je doute qu'elle soit facile à perdre sans que le Roi se compromette avec le roi son petit-fils, ce qui fera un éclat terrible et donnera une scène ridicule à toute l'Europe et un sujet de grande satisfaction à tous leurs ennemis, qui triompheront de cette division et la fomenteront tant qu'ils pourront : ce qui ne sera pas bien difficile en se servant de l'entremise de S. A. R. J'oserois même presque avancer que, si on lui ordonnoit de se retirer, elle ne le feroit pas. Et comment l'y forcer, si la reine, hautaine comme elle l'est, et gouvernant le roi absolument, s'avise de la soutenir? Pour moi, je tremble, quand j'envisage les suites du parti que l'on va prendre. Cependant il en faut prendre un, et il est même très nécessaire qu'il soit prompt. D'un autre côté, peut-on imaginer qu'il faille rappeler M. le cardinal d'Estrées et tous les François qui n'ont commis d'autre crime que d'être trop fidèles, afin de laisser le roi entre les bras des ennemis de la France, exposé à tous les artifices de la cour de Savoie et à la malice de tous les grands d'Espagne? En vérité, et pour parler franchement, de quelque côté que l'on se tourne, on ne trouve qu'embarras et inconvénients, et le mal est si grand, que je n'envisage pas même la perte de tous les particuliers. Quelques gens ont envisagé un expédient, qui peut-être ne seroit pas mauvais, supposé qu'on fût bien sûr de Madame Royale : ce seroit de la faire venir ici pour gouverner la reine, et choisir, pour remplir la place de Mme des Ursins, une Espagnole la moins mauvaise qu'on pourroit trouver, et dont on tâcheroit de s'assurer. Car comment séparer le roi de la reine, et comment lui inspirer d'autres sentiments que ceux qu'il a, tant qu'il en sera obsédé comme il l'est, et que personne n'en pourra approcher?

« Au reste, la haine que Mme des Ursins a pour les François et tout ce qui a rapport à la France est si publique et si peu nouvelle, que personne n'en est surpris; lorsque j'étois à Rome, on ne me parla d'autres choses. Elle a été élevée dans Charleville, au milieu de la Fronde, par un père rebelle, qui lui a apparemment donné une méchante éducation par rapport à ses devoirs. Elle a épousé un mari qui, après s'être battu en duel, se réfugia en Espagne. Tant qu'elle a été à Rome, elle a toujours ménagé les Espagnols, même quand nous étions en guerre avec eux, et, pendant ce temps-là, elle se ménageoit des honneurs à la cour de Vienne, et M. le cardinal d'Estrées en est convenu avec moi. Elle a été depuis en France, où elle a prétendu n'avoir pas été bien traitée, et, lorsqu'on la choisit pour être auprès de la reine, elle ne comptoit pas d'y retourner. Tout cela ne donne pas une grande opinion de son attachement pour la France. Et je sais bien que ni l'Amirante, ni M. de Cinq-Mars, ni M. de Biron n'ont jamais rien fait, dans leur temps, contre cette même France, de pareil à tout ce qu'elle fait ici. Je prie Dieu de ne me jamais faire aucune miséricorde, si je ne le pense comme je le dis et si elle ne me donne lieu de le penser aussi, et, quand je serois à l'article de la mort, je vous l'écrirois de même. »

4. *Louville au duc de Beauvillier.*

« A Madrid, ce 22e février 1703.

«..... Vazet est revenu. De la façon qu'il m'a parlé, il croit sa maîtresse perdue. J'ai su bien des choses, par lui, bien extraordinaires, que je ne savois pas encore, car c'est un grand parleur, et qui est aussi prêt de trahir ceux qui l'envoient que ceux contre qui il va. Il m'a dit des choses de la reine fort singulières et qui ne peuvent s'écrire. Si la princesse se retire, ce sera un homme à faire revenir pour le questionner. En ce cas, on pourra donner une dame d'honneur espagnole, la moins mauvaise qui se pourra, à qui on feroit bien sa leçon auparavant; mais il faut une première femme de chambre françoise, et qui ait beaucoup d'esprit et de savoir. Je n'en connois point, quant à moi, de plus propre que Mme Desgranges. Souvenez-vous seulement que la reine a autant de besoin qu'on éclaire ses mœurs que sa conduite, et, par conséquent, il faut une personne qui veille à l'un et à l'autre et qui soit d'une fidélité à toute épreuve. Le roi, la reine et la princesse ont beaucoup pleuré à l'ouverture des lettres, car ce sont trois têtes dans un bonnet. Vous saurez par M. le cardinal d'Estrées et par Monsieur l'abbé tout ce qu'ils ont proposé au cardinal Portocarrero pour le détacher du cardinal d'Estrées, ou pour rendre le ministère de celui-ci inutile. Comme cela m'a été confié sous le dernier secret, je ne puis pas même vous l'écrire....

« Je vois que MM. d'Estrées se rendent aux persuasions du cardinal Portocarrero pour ne point faire venir ici M. le prince de Tserclaës[1], ni les autres officiers, par conséquent, que vous vouliez envoyer pour former des troupes; mais, quoique je leur sois très dévoué, je ne puis pas être de leur sentiment sur cet article, et la chose me paroît d'une si grande conséquence, que je ne peux pas vous le dissimuler.... Si, par exemple, le prince de Tserclaës étoit désagréable personnellement au cardinal, certainement il ne faudroit pas le faire venir; mais, d'avoir assez de complaisance pour ce cardinal, lorsque les Anglois sont prêts à faire une descente en Espagne, et le Portugal à se déclarer, pour ne pas faire venir ici des gens qui soient capables de discipliner les troupes et de les commander, je vous avoue que je trouve la complaisance outrée. Or, il est certain qu'il n'y a ici aucun Castillan, ni en volonté, ni en capacité, en état de rétablir les troupes[2]....

« Un homme qui est certainement plus dans les intérêts de Mme des Ursins que dans ceux du cardinal d'Estrées, m'a dit aujourd'hui que la reine lui avoit demandé si le roi de France vouloit lui ôter de force sa camarera. Je lui ai répondu que le Roi son grand-père pourroit lui répondre si la reine d'Espagne pourroit l'obliger à entretenir tous les ans trois cent mille hommes pour son service sans en tirer aucun fruit. Je ne sais s'il lui dira ou non; mais, en tout cas, voilà ma réponse. Vazet a répandu ici, et a dit même au roi une chose qui m'a fort fâché, et avec raison, que toute la France disoit qu'il étoit un poltron. Vous pouvez juger de la tête du personnage. Mais, quoi qu'il en soit, ces François qui disent cela sont bien insolents et bien enragés, car assurément le roi ne mérite point qu'on tienne de pareils discours de lui, et, si on savoit qui tient de pareils discours, il seroit assurément bien bon d'en faire une justice exemplaire. Ce n'est même guère respecter le Roi que de tenir de pareils discours du roi son petit-fils contre

1. Ci-dessus, p. 315. — 2. Voyez ci-après, p. 572-573.

toute vérité. Mais cela ne peut venir que de ces malheureux officiers de l'armée d'Italie que le roi a accablés de bienfaits, et de ces petits-maîtres qui ont une langue maudite, et qui feroient le procès à Jésus-Christ même, s'il revenoit sur terre. Il y a malheureusement d'autres endroits où le roi donne prise; mais il faut être bien méchant pour en choisir un sur lequel il en donne si peu. Cela peut fort bien avoir été dit au roi pour lui faire haïr les François davantage, car je sais que cela l'a fort fâché.... »

5. *Louville à M. de Torcy.*

« A Madrid, ce 28e février 1703[1].

« .... Mme des Ursins fait ici des adieux de Médée, car, depuis qu'il lui a paru qu'on lui vouloit donner son congé, elle n'a cessé d'aigrir la reine contre nous et les François qui sont ici. J'avoue qu'elle n'a pas eu besoin d'un grand art, car elle trouve dans la reine des matières si bien disposées, qu'elle est toujours sûre du succès.

« A l'arrivée de Vazet, on versa beaucoup de pleurs; mais plusieurs lettres de la cour que la princesse a reçues depuis lui ont redonné du courage et une nouvelle audace, mêlée de fureur. Vazet m'a dit qu'elle avoit reçu une infinité de lettres, ou de ses amis, ou des ennemis du cardinal d'Estrées, qui lui mandoient de tenir ferme, et qu'on la soutiendroit. Il m'a dit, entre autres, que M. d'Harcourt lui avoit expressément ordonné de lui dire qu'elle n'avoit rien à craindre de tous les efforts qu'on faisoit pour la perdre; que le Roi étoit content d'elle, et qu'il n'y avoit pas quatre jours que le Roi lui avoit dit, dans une allée de Marly, en se promenant avec lui, que, s'il n'y avoit pas une femme comme Mme des Ursins pour mettre auprès de la reine, il l'achèteroit au poids de l'or.... Ce discours et plusieurs autres avis qu'elle a reçus l'ont fort encouragée, et il est certain que, quelque grimace qu'elle fasse, elle ne compte point de s'en aller.... »

6. *La duchesse de Beauvillier à Louville.*

« A Marly, ce 9e mars [1703].

«.... Je vous dirai tout simplement la situation des choses, et ce n'est pas sans une vraie affliction. La foiblesse du roi d'Espagne, la certitude qu'il sera gouverné par la reine fait que, quoique l'on soit très fâché de ce qui se vient de passer et des lettres qui ont été écrites par le roi et la reine, l'on croit qu'il faut agir avec ménagement et qu'il faut, de toute nécessité, que les haines particulières cèdent au bien du service. L'on attend de MM. d'Estrées qu'ils mettront du leur. A vous par-

1. Les *Mémoires secrets*, tome II, p. 16-24, donnent une grande partie de cette minute, mais non le passage qui suit. La lettre originale est au Dépôt des affaires étrangères.

ler franchement, Mme des Ursins a des amis puissants ici : M. d'Harcourt, Mme de Maintenon et M. Chamillart. Le premier est fort consulté et fort aimé sur les affaires d'Espagne, en sorte que je ne doute presque pas qu'il n'ait en vue d'y retourner, et il se ménage cette protection en faisant voir que si l'on ôte de force Mme des Ursins à la reine, qu'elle prendra une Piémontoise qui sera encore pis. L'on accorde au roi et à la reine qu'elle demeure, à condition qu'ils raccommoderont MM. d'Estrées avec elle. L'on doute qu'elle ait eu mauvaise intention ; mais l'on ne peut douter qu'elle n'ait écrit les dernières lettres qui sont venues. Toutes vos vues sont très bonnes pour gouverner l'Espagne ; mais l'on est plus éloigné de prendre ces partis que le ciel ne l'est de la terre, et je vois que Mme des Ursins demeurera quoi qui arrive. Prenez vos mesures là-dessus. Il s'agit donc, à votre égard, ou de vous raccommoder avec elle, ou de tirer du roi d'Espagne une somme qui vous puisse mettre à votre aise, et un gouvernement ; car, pour d'ici, je crains que vos ennemis ne vous aient fait plus de mal que vos amis ne vous ont pu faire de bien, et les derniers ne sont guères puissants. Pesez bien tout ce que je vous mande : ou accommodez-vous, ou revenez, et comptez, quand vous reviendrez, que vous aurez à souffrir ici ; mais il vaut mieux cela que d'être renvoyé, car le roi d'Espagne fera tout ce que l'on voudra sur vous. Tout ce que je vous mande ici, c'est sous les conditions d'un secret inviolable, et pour qui que ce soit au monde. Mais, ne vous y trompez pas, M. d'Harcourt, ceux que je vous ai nommés, et sa cabale, qui est forte à présent parmi le courtisan, sont pour Mme des Ursins, et vous aurez tout cela contre vous en revenant ici. Le Roi veut soutenir M. le cardinal d'Estrées et mande nettement au roi d'Espagne qu'il ne le fera point revenir ; mais, entre nous, on croit Mme des Ursins nécessaire et utile. M. de Marcin pense aussi comme cela, qui a été assez consulté, et c'est l'esprit qui règne ici.... »

7. *Louville au duc de Beauvillier.*

« A Madrid, ce 8e avril 1703.

« .... Je crois vous devoir.... dire que les choses vont de mal en pis depuis la prétendue réconciliation, la reine et Mme des Ursins ne gardant plus aucunes mesures, et les pauvres cardinaux étant sans aucune considération et sans aucune autorité. On a aussi renfermé le roi bien plus que par le passé, et l'on n'entre plus dans le palais. Et ce qui me fait saigner le cœur est que le roi est tellement méprisé, qu'on ne le nomme même pas dans les ordres qu'on donne. Il arriva même une chose, le jeudi saint, qui auroit dû le faire mourir de honte, s'il avoit une âme ainsi que ses bons serviteurs. C'est qu'allant à pied dans les rues, pour les stations, avec la reine, tout le peuple crioit : *Viva la reyna !* et personne : *Viva el rey !* Et le P. Daubenton, qui y étoit, m'a dit que les gardes de la cochille[1], indignés de cette honteuse préférence, crioient au peuple de crier : « Vive le roi ! » aux côtés du roi même, ce que très peu de gens vouloient faire, même après y être invités....

« Je vais, à présent, vous dire de belles choses, et qui vous feront comprendre dans quelle honteuse dépendance le roi vit par rapport à la reine. Hier, comme le roi sortoit de son lit pour s'habiller, Hersent lui demanda quel habit il vouloit mettre. Le roi lui répondit, avec cet air embarrassé que vous lui connoissez, qu'il ne savoit. Hersent lui répondit avec vivacité : « Mais, Sire, à qui voulez-vous donc que je le « demande ? » Il fut quelque temps interdit et sans réponse ; et puis il dit : « Attendez. » Il entra dans l'appartement de la reine, prit l'ordre d'elle ; et puis il vint répondre : « En golille. » Trois heures après, M. le duc de Medina-Sidonia lui vint demander s'il iroit à la chasse. Il fut dans le même embarras qu'avec Hersent. C'est le P. Daubenton, qui y étoit présent, qui me l'a raconté. Le duc lui redemanda par trois fois ; il ne lui répondit rien. Enfin il fut encore dans l'appartement de la reine, et puis il vint dire qu'il iroit. Le P. Daubenton m'a dit que M. de Medina-Sidonia leva les épaules, en se retirant, avec une indignation qui ne se peut exprimer ; et si c'est l'homme du monde le plus courtisan et le plus faux. L'après-dînée, le roi, qui avoit dit qu'il n'alloit à la chasse que parce que la reine l'avoit voulu et qu'il vouloit aller avec elle, tournoit auprès du P. Daubenton pour faire changer son ordre. Le Père, qui s'en aperçut, lui demanda si c'étoit qu'il ne voulût pas aller à la chasse. Le roi lui répondit tout doucement que non, et qu'il seroit bien aise d'aller avec la reine. Et le P. Daubenton fut si indigné de cette foiblesse et de la résistance que la reine y apportoit, qu'il ne put pas s'empêcher de dire tout haut et bien vivement, à ce qu'il m'a dit lui-même : « Oh bien ! Madame, que Votre Majesté ait donc la « bonté de souffrir encore le roi pour cette fois ! » Cela ne vous surprendra pas, quand vous vous souviendrez de la scène de la nuit que je vous ai mandée[2]....

« J'ai su que le roi avoit eu, ce matin, un nouveau démêlé avec la reine, et je crois même qu'ils se sont battus. J'en saurai des nouvelles plus précises, que je vous manderai par le premier ordinaire. Il est venu au *despacho* avec les yeux gros comme le poing, et les cardinaux s'en sont aperçus. Je savois déjà qu'il y avoit eu de cruelles brouilleries. Vous pouvez compter que je saurai cette affaire tout au long avec un peu de temps, et vous pouvez juger par là combien le roi est malheureux, et combien il est mécontent de ses chaînes, sans pourtant les pouvoir rompre.... »

1. Les hallebardiers : ci-dessus, p. 324.

2. Plus loin, il rend compte d'une audience que lui a accordée la princesse. Cette partie de la minute est donnée dans les *Mémoires secrets*, tome II, p. 43-48, mais en forme d'analyse, et non de lettre.

8. *Louville au duc de Beauvillier.*

« A Madrid, ce 11e mai 1703.

« .... Je viens à présent au principal sujet de cette lettre, qui est celui de notre réconciliation, sur la sincérité de laquelle je compterois fort, s'il y avoit dans tout le cœur de Mme des Ursins gros comme la tête d'un ciron de celui de Mme la duchesse de Beauvillier ou du vôtre; mais il s'en faut bien, et c'est par cette raison-là que je ne m'y fie guère, et que je ne m'y abandonnerai certainement pas. Tout ce que je desire, entre nous, est de profiter de cette bonace pour faire mes affaires, et de sortir d'ici avec honneur, sans être nécessité à le faire, en sorte que je puisse prendre mon parti comme je le jugerai à propos, supposé que les persécutions de Mme de Maintenon et de M. d'Harcourt me le permettent. Comme vous n'entendriez rien au mystère de notre réconciliation, si vous n'en connoissiez les motifs, il faut que je vous les explique tout du long. Vous saurez donc, Monsieur, que la princesse, Orry et le confesseur, qui sont trois têtes dans un bonnet, ayant vu qu'ils ne pouvoient se défaire par la force, ni par l'autorité du roi et de la reine d'Espagne, du cardinal d'Estrées, qui est le principal objet de leur aversion, aussi bien que celui du roi et de la reine, ont compris qu'en vain ils se déferoient de nous, et de moi en particulier, s'ils ne pouvoient pas se défaire de leur ennemi principal. Ils ont donc pris un autre parti, qui est d'essayer si, en proposant de mettre l'abbé en sa place, et en se réunissant par là avec toutes les cabales des Noailles et des d'Estrées, ils ne pourroient pas obliger l'oncle à se retirer honnêtement, en faisant surtout insinuer d'ailleurs, par tous les canaux qu'ils ont, et même par les nôtres, combien il étoit peu propre aux affaires, et surtout aux détails; et ils ont cru qu'ils y réussiroient facilement, puisqu'il ne paroît pas que personne doive s'y opposer. Pour revenir à leur but, ils ont commencé à faire écrire en France favorablement pour l'abbé. Orry a déjà écrit à M. de Chamillart, et je ne doute point que la reine et la princesse n'aient écrit de même à Mme de Maintenon, afin de se préparer des dispositions favorables. Ils ont imaginé aussi que, vous et M. de Torcy, étant ses amis, ne vous y opposeriez pas, et qu'au contraire ce seroit vous faire plaisir; et, sachant d'ailleurs les bontés dont vous m'honorez l'un et l'autre, et connoissant d'ailleurs les liaisons étroites que j'ai avec l'abbé, ils ont cru avec raison que je m'y porterois ardemment, parce que rien ne me conviendroit mieux; et c'est certainement une des plus fortes raisons qui les ont obligés à se réconcilier avec moi. Il y en a encore d'autres que je sais positivement que Orry leur a fait entendre; et je lui dois cette justice, sur ce qui me regarde, qu'il a dit à la princesse qu'elle n'auroit ni honneur ni profit à me perdre, puisque, outre que je lui pourrois être fort utile, si elle pouvoit m'attacher à elle, c'est qu'il n'y avoit ni amis ni ennemis qui ne convinssent que j'étois un homme sûr, et que mes plus cruels ennemis me rendoient cette justice; qu'ainsi, puisque aussi bien elle ne pouvoit me perdre, il étoit bien plus raisonnable qu'elle songeât à me gagner. Mais voici encore d'autres raisons secrètes. Ils n'ont certainement, ni les uns ni les autres, envie d'avoir M. d'Harcourt. Orry le connoît assez pour savoir qu'il laisse peu d'honneur et de profit à ses subalternes, et je ne le connois pas mieux que lui. Le confesseur le craint plus que le diable et sait qu'il l'a déjà voulu chasser; il sait même qu'il s'avisa de faire le janséniste pour plaire au parti dominant, lorsqu'il vint en Espagne. Pour la princesse, malgré toutes ses liaisons et les grands services qu'il lui a rendus dans cette affaire, elle le craint autant que le cardinal, et sait qu'il veut régner despotiquement aussi bien qu'elle. Elle sait de plus que, pour épargner deux ménages dans lesquels il faut bien du pain blanc, il ne manqueroit pas d'amener Madame sa femme ici, qui, étant doucette, sotte et insinuante, pourroit bien autant convenir, dans la suite, à l'humeur altière de la reine, que Mme des Ursins, qui ne laisse pas de vouloir être la maîtresse, et qui certainement l'embarrassera à la fin. Toutes ces raisons-là lui ont fait comprendre que, si elle chassoit les d'Estrées d'ici, ou qu'elle les rebutât, ou Mme de Maintenon enverroit un ambassadeur à sa guise, et ce seroit M. d'Harcourt, ou ce seroit M. de Torcy : en ce cas, elle seroit encore moins sûre de celui qu'on lui enverroit, quand bien même ce seroit M. de Tessé, à qui Orry a donné l'exclusion à cause des démêlés qu'il a eus avec lui. Voilà, Monsieur, les véritables motifs de cette réconciliation; auxquels j'ajouterai encore, pour ce qui me regarde, qu'ils n'ont pas laissé de craindre que je m'en allasse mécontent, qu'ils savent que je pourrois parler. Et, pour Orry, je puis vous assurer qu'il a été bien aise de se faire un mérite auprès de vous deux du service qu'il m'a rendu, où il trouve d'ailleurs son compte. Car, outre tout ce que je vous ai dit ci-dessus, comme l'abbé lui convient, et qu'il sait qu'il pense toujours comme je pense, je lui suis nécessaire pour appuyer ses projets et les lui faire goûter. Orry m'a avoué aussi que le roi embarrassoit fort la reine et la princesse, et qu'elles voyoient bien qu'elles ne pouvoient se passer d'un homme qui le fît parler et agir, lorsqu'il n'étoit plus avec elles, parce que, dès qu'elles ne le tenoient plus, la peine qu'il avoit à parler faisoit qu'il oublioit bientôt de dire les choses qu'elles lui avoient le plus expressément recommandées; que nul Espagnol n'étoit propre à un pareil emploi, et qu'elles avouoient qu'il n'y avoit que moi seul qui pût dire au roi ce qu'il falloit qu'il dît et qu'il fît, lorsqu'il n'étoit plus en leur présence. Et comme les cardinaux sont encore plus convaincus de cette vérité que la princesse, et qu'ils y ont un plus grand intérêt, chacun s'empresse à présent de me retenir, soit par nécessité ou autrement, et j'espère que, devant qu'il soit peu, tous les deux partis écriront également pour que je reste; et c'est là où j'en veux venir, afin d'avoir la satisfaction de confondre Mme de Maintenon et M. d'Harcourt, et de faire sentir au Roi l'injustice de ma persécution; car, pour rester, je vous assure que je n'en veux rien faire; mais je serois bien aise de m'en aller quand et comment il me plaira, sans que personne m'oblige à le faire. J'oubliois de vous dire qu'il arrive à la princesse ce qui arrive toujours aux gens qui occupent les premières places de la faveur ou du crédit : c'est que ses propres amis et tous les indifférents commencent à s'en prendre à elle de tout ce que le roi fait de mal et de tout le bien qu'il ne fait pas, ce qui lui attire beaucoup d'envie ; et ceux qu'elle ne récompense pas, ou qui se sont perdus pour elle, comme Medina-Celi, crient bien fort. Et ce dernier a grande raison ; car c'est de concert avec la princesse et la reine qu'il a donné sa démission pour embarrasser la France et les cardinaux, et vous avez jeté l'un et l'autre dans un merveilleux embarras, quand vous avez mandé qu'on l'acceptât : ce que j'avois toujours bien prévu, ainsi que je vous l'ai mandé plusieurs fois. Il y a quelques jours que le marquis de Leganès dit à Renau que la plupart d'eux croyoient que c'étoit moi qui empêchois le roi de leur parler, parce que j'avois sa principale confiance, mais qu'ils voient à présent qu'ils étoient des sots, et que le roi faisoit cent fois mieux, quand il étoit seul avec moi, qu'il ne fait à présent. Tous les gentilshommes de la chambre tiennent le même langage, et la duchesse d'Albe disoit, l'autre jour, qu'il sembloit que la princesse ne fût venue ici que pour faire voir combien j'étois nécessaire au roi. Le cardinal Portocarrero pense la même chose, et l'écrira, et je ne laisse pas d'être flatté quand je songe qu'il reviendra au Roi, de toutes parts, des choses bien différentes de celles qu'on lui a inspirées sur mon compte, et que j'aurai la satisfaction de quitter lorsque peut-être l'on voudra me retenir....

« J'ai aussi une autre demande à vous faire : c'est de savoir où il plaît à Mme de Maintenon que j'aille demeurer ; car, comme elle me fait sortir d'Espagne malgré le Roi et ses ministres, et à leur insu, elle pourroit encore plutôt me faire sortir de France, où elle a bien plus de crédit. Ainsi je crois que le plus court seroit de m'embarquer à Cadix pour m'en aller droit en Angleterre, où vraisemblablement elle n'en a point. Il n'y a qu'une chose qui m'embarrasse : c'est que, si j'ai un gouvernement en Flandre ou ailleurs, on pourroit me l'ôter, si je quittois les États du roi d'Espagne. Cependant je ne suis pas moins embarrassé, si je suis obligé de rester en France exposé aux mêmes persécutions, qui ne diminueront pas vraisemblablement par ma présence. Et je comprendrai difficilement comment une femme qui veut passer pour sainte s'acharne à perdre un homme qui ne lui a jamais rien fait, et exerce sur lui les rigueurs de l'Inquisition, sans approfondir de quoi il est coupable, ni lui déclarer de quoi on l'accuse. Et si, par les éclaircissements que j'ai eus depuis ma réconciliation avec Mme des Ursins, elle ne m'avoit pas mis au fait, je serois encore à le savoir. Elle m'a donc dit qu'on avoit bien écrit contre moi, et qu'elle m'avouoit qu'on avoit eu grande envie de me perdre, mais que ce qui me faisoit le plus de tort, ou plutôt la seule chose importante qu'on me reprochoit, étoit que la reine étoit persuadée que la confiance que le roi avoit en moi ne venoit que parce que je contribuois à ses plaisirs (vous savez, Monsieur, comme cela se nomme en françois); qu'on avoit dit à la reine qu'on avoit fait venir ici Mlle Marchand pour le roi, qui est cette chanteuse dont je vous ai déjà parlé; que la petite maison que j'avois prise étoit pour l'ÿ faire venir et la produire au roi quand il revenoit de la chasse, comme si le roi étoit sans témoin quand il revient de la chasse; et qu'en dernier lieu, j'avois amené de Milan un maître à danser et sa femme, qui est assez jolie, et dont je voulois faire le même usage. Vous pouvez compter, Monsieur, que les cornes me vinrent à la tête, comme l'on dit, quand elle me fit cette déclaration; car je ne me serois jamais avisé d'imaginer qu'on eût pu me soupçonner d'une pareille chose, ni qu'on eût cru que le roi en eût été capable. Je lui répondis cependant, sans m'émouvoir, que ce dont l'on m'accusoit là étoit si extravagant et si hors de vraisemblance, que cela ne méritoit pas que je me justifiasse; qu'on ne connoissoit guère le roi, mais que, puisque la reine ne le connoissoit pas mieux, il lui seroit facile d'en découvrir la vérité; qu'elles le tenoient l'un[e] et l'autre pendant les vingt-quatre heures du jour, et qu'elles n'avoient qu'à lui demander si j'avois jamais été capable de lui proposer une pareille chose; qu'il étoit surprenant qu'on voulût perdre un ancien domestique par la supposition d'une calomnie hors de toute vraisemblance et telle que celle-là; qu'en vain elle me disoit qu'*on* avoit dit cela à la reine, puisque cet *on*-là ne pouvoit être que d'elle, et qu'il n'y avoit qu'elle qui eût pu prendre une telle liberté. Elle s'en défendit assez mal, et me dit qu'il étoit vrai qu'elle l'avoit cru comme les autres. Je lui répondis que, pour Mlle Marchand, on l'avoit fait venir à mon insu à la musique; qu'elle avoit été environ quinze jours à Barcelone pendant que j'y étois, que je ne l'avois pas vue depuis, et que je ne la connoissois point; et que, pour la femme du maître à danser, je ne l'avois vue, ni connue, pas même de vue, et que c'étoit M. le duc de Medina-Sidonia qui, pour faire sa cour au roi, l'avoit amenée pour danser à la comédie italienne: ce qui est très vrai. Et voilà pourtant, Monsieur, les faits authentiques par où l'on me perd dans l'esprit de la reine, et que l'on répand en France par le Nonce et les autres créatures de Mme des Ursins, clandestinement et sans que j'en sois averti, et que la reine même a écrites à Mme de Maintenon, et peut-être à Mme la duchesse de Bourgogne. Il est vrai que cette princesse est si jalouse, qu'un pareil soupçon est capable de la faire entrer en fureur. Et si elle n'a encore que quatorze ans, et le Père confesseur m'a dit qu'elle lui vint dire l'autre [jour] qu'en conscience il ne devoit pas souffrir qu'il y eût des femmes qui dansassent devant le roi; mais ce n'est pas tant par les raisons que vous pourriez imaginer, que parce qu'elle appréhende qu'on ne le détache d'elle et qu'on ne lui diminue son crédit[1]. Et comme elle voit le roi éperdument amoureux d'elle, elle conclut qu'il pourroit aussi le deve-

1. L'historiette qui suit se retrouve, mais tout arrangée, dans les *Mémoires secrets*, p. 47-48.

nir d'une autre. Et, voyant de plus le roi obstiné à me conserver malgré tous ses efforts et la passion qu'il a pour elle, elle conclut que je ne lui suis cher que par ces raisons-là : ce qui lui a été bien suggéré par Mme des Ursins ; car voici où le bât la blesse, et j'en ai été même averti dès Barcelone, par M. de Marcin, qui est plein de vie et peut vous le dire, et cela m'a été confirmé, depuis que je suis ici, par plusieurs personnes dignes de foi : c'est que Mme des Ursins elle-même est jalouse et de la Marchand et de la Lévêque par rapport à M. d'Aubigny, qui leur est un peu plus cher qu'elle ne le desireroit, et que, croyant que je les avois amenées ici, elle a voulu les faire chasser, et moi aussi en même temps. Cependant il est vrai que, depuis plusieurs éclaircissements que j'ai eus avec elle, et depuis, apparemment, qu'elle aura eu questionné le roi, elle me paroît fort désabusée. Vous pouvez compter, Monsieur, que c'est par cette seule raison-là que la musique du roi a été chassée, et il n'y a pas un homme dans Madrid qu'il ne le sache. Il est triste que ce soit la même, ou la principale raison pour laquelle l'on me chasse aussi. J'ai fait confidence au roi de tout ceci, qui en a été plus surpris que moi-même ; mais il n'ose en faire ses plaintes à la reine, et regarde cela comme un effet de son amour pour lui.

« Au reste, Monsieur, vous serez surpris de voir combien Mme la princesse des Ursins paroît être revenue sur mon chapitre en si peu de temps ; car elle me paroît avoir grande envie que je reste, et m'a promis d'écrire bien du bien de moi.... Il n'y a point de jour que je ne sois enfermé au verrou des deux ou trois heures avec elle, et je vous avouerai, Monsieur, que, la première fois, j'en frissonnai ; car vous ne savez pas si bien que M. le marquis de Torcy, qui a voyagé en Espagne, à quoi y engage un tête-à-tête enfermé ; et je crois qu'à la fin je serai obligé de m'en expliquer avec elle, pour sauver mon honneur, et, si je ne craignois que vous y entendissiez malice, je vous dirois ingénument qu'elle me fait quelquefois l'honneur de me donner sa main à baiser : ce qui m'arrive presque toutes les fois que je la quitte. Mais ce qui me surprend encore bien plus que tout cela, c'est qu'elle m'a fait aujourd'hui des confidences si fortes et si secrètes, qu'il faudroit qu'elle fût enragée pour être fausse jusqu'à ce point-là. Je lui garderai pourtant le secret, quoi qui en arrive.... Je crois que la raison qui l'oblige à faire semblant de se raccommoder avec moi de bonne foi est que je lui ai signifié que, si elle ne vouloit pas se raccommoder, je m'en retournerois en France, et qu'elle appréhende, quelque mine qu'elle fasse, que je ne parle et que je ne sois bien dangereux, lorsque je partirai au désespoir et que je n'aurai plus rien à ménager, sachant bien qu'il est aussi sûr que M. d'Aubigny couche dans l'appartement des femmes attenant le sien au Retiro, et que M. de Medina-Sidonia et moi l'avons vu, ce matin, se lavant les dents à sa fenêtre, et que nous en avons ri ; que cela est aussi sûr, dis-je, qu'il est faux que je produise des filles au roi dans ma maison de campagne. Cela soit, Monsieur, entre nous ; car vous savez bien que nous sommes réconciliés de bonne foi, et ce que je vous en dis n'est que pour vous faire remarquer que, quand on a des mœurs à l'escarpolette, on ne doit pas attaquer son prochain aussi mal à propos qu'elle fait. Cependant elle va tête levée et attaque tout le monde sans rime et sans raison, comme si elle n'avoit rien à se reprocher. Et ce n'est pas moi seul qu'elle attaque ; car Orry m'avoua hier qu'on répandoit ici que M. l'abbé d'Estrées ne sortoit pas des vilains lieux : ce qui est tout aussi vrai qu'il est vrai que vous y allez. Et voilà à quoi l'on est exposé ici. Mais on sait que de décrier les mœurs des gens est une voie simple et courte pour les perdre, et l'on s'en sert.... »

9. *La duchesse de Beauvillier à Louville.*

[5 juin 1703.]

« .... Pour votre raccommodement, vous ne devez y compter que comme vous le faites ; car il ne peut être sincère. Ce qui se peut passer en ce pays-là ne peut rien faire pour vous y faire demeurer. L'on ne se veut point servir de vous ; le parti est pris, car c'est M. d'Harcourt qui décide de toutes les affaires d'Espagne, secondé par Mme de Maintenon et M. Chamillart. Je vous avouerai, par cette voie, qui est sûre, que cela afflige fort M. de Beauvillier et M. de Torcy, qui ne sont point comptés dans tout ce qui regarde ce chapitre : ce qui est très affligeant pour la chose, car elle ira toujours de pis en pis, les idées d'ici étant absolument celles de M. d'Harcourt, qui sont tout le contraire de ce qu'il faudroit[1]....

« Nous ne savons point si Mme des Ursins sait quelque chose de votre retour ; mais je n'en doute guère, car la confiance de Mme de Maintenon pour M. d'Harcourt lui aura fait dire, et apparemment il l'aura mandé ; mais tout cela n'est que par conjecture : il est aux eaux depuis trois semaines ou un mois.

« Nous croyons que M. d'Harcourt veut gouverner d'ici l'Espagne, et qu'il a su que le Roi ne veut pas que jamais ses ambassadeurs aient la prétention de la grandesse. Cela étant, qu'y feroit-il ? Il vous y feroit sans doute moins de mal.... »

Il est tout à fait étonnant que notre auteur ne parle pas, à la suite de la réconciliation temporaire[2], du voyage que Louville fit alors à la cour de France en compagnie d'Orry. Ce dernier avait été désigné, dès la première retraite du cardinal Portocarrero, en janvier, pour aller porter des explica-

1. On avait espéré avoir M. de Villeroy ; mais, dès le 3 décembre 1702, la duchesse écrivait à Louville : « Vous ne devez point compter sur les bons offices du maréchal de Villeroy. Je vois qu'il a parlé contre votre charge de chef de la maison françoise, disant que cela choque tous les Espagnols, et l'on m'a assuré que le duc de Villeroy s'étoit déchaîné contre vous.... »

2. Ci-dessus, p. 245-246 et 248, note 7.

tions au Roi. C'est de concert avec Mme des Ursins que les deux Français se mirent en route après la fin de mai : Orry avait pour mission d'achever l'écrasement du cardinal d'Estrées, dont la princesse ne voulait plus à aucun prix, et Louville devait empêcher l'envoi du maréchal d'Harcourt, Mme des Ursins estimant qu'on pourrait s'accommoder aisément avec l'abbé d'Estrées, pourvu qu'il restât seul[1]. Les deux envoyés devaient également rendre compte de bien des symptômes inquiétants qui se produisaient soit dans l'Espagne même, soit à l'extérieur, du côté du Portugal, et on les avait associés l'un à l'autre comme ayant des vues contraires sur chaque point. Louville accepta de partir, mais en stipulant expressément qu'il reviendrait encore une fois à Madrid avant de prendre cette retraite définitive dont il avait lui-même fait pressentir l'imminence à son prince. Arrivé à Paris au milieu de juin[2], avec un très long et capital mémoire de Philippe V, Louville eut une dernière audience du Roi le 23, devant repartir quarante-huit heures après[3]. Il avait trouvé Torcy très découragé, tout prêt à lâcher pied. On discuta cependant, et il fut résolu de laisser le cardinal d'Estrées à Madrid jusqu'à ce qu'il demandât lui-même son rappel, mais de donner à son neveu une part directe dans les affaires, d'avouer les délibérations prises par les conseillers espagnols dans le *despacho*, et de n'envoyer qu'en 1704 une armée et un maréchal de France, lorsque la réorganisation financière, militaire et administrative aurait été préparée par Orry, à qui Chamillart recommanda plus de souplesse[4].

Cette absence produit nécessairement une lacune dans notre correspondance ; mais, de Madrid, Mme des Ursins, de moitié avec son fidèle d'Aubigny, eut soin de tenir les deux envoyés au courant de tout ce qui se passait à la cour et dans le *despacho*, réduit au roi seul avec Rivas, après quelques sorties violentes du cardinal d'Estrées. Ces comptes rendus ont été retrouvés par M. Geffroy au Dépôt de la guerre et publiés dans son recueil de *Lettres inédites*, p. 147-156. La correspondance recommence, dans le recueil communiqué par Mgr d'Hulst, par une lettre de la duchesse de Beauvillier à Louville, 4 juillet.

1. Lettre de Mme des Ursins à la maréchale de Noailles, 3 juin, dans le recueil de M. Geffroy, p. 144-146.

2. Dangeau dit, le 15 juin (p. 214) : « Louville et Orry sont arrivés de Madrid, et ne sont pas fort contents de gouvernement de ce pays-là, où les affaires vont très lentement. » Et l'auteur des *Mémoires de Sourches* (p. 106) : « Le soir, on vit le comte (*sic*) de Louville arriver d'Espagne, ayant été précédé de quelques jours par Orry, et on disoit qu'ils devoient bientôt s'en retourner l'un et l'autre. » L'annotateur de ces *Mémoires* dit que Louville venait « plaider la cause du cardinal d'Estrées, » et Orry celle de la princesse contre le cardinal.

3. *Dangeau*, p. 221 ; *Sourches*, p. 110.

4. *Mémoires secrets de Louville*, tome II, p. 79-83 ; *Mémoires de Noailles*, p. 150-153 ; Baudrillart, *Philippe V*, tome I, p. 155-158.

10. *Louville au duc de Beauvillier.*

« A Madrid, ce 28e juillet 1703.

« .... Vous pouvez compter que cet homme-là [le P. Daubenton] veut se mêler de tout et gouverner absolument le roi, pendant que la princesse gouvernera la reine, dont ils se répondent mutuellement. Il n'y a aucune affaire dont il ne se mêle : guerre, politique, finances, distribution de charges, rien ne lui échappe. Il est au palais depuis le matin jusqu'au soir, chez la reine ou chez la princesse, et ce sera bientôt un second P. Nithard[1]. Il fut très peiné hier de ce que la princesse nous fit assembler, l'abbé d'Estrées, moi et Orry, pour parler de ses projets, et il demanda aigrement à l'abbé : « Est-ce que M. de « Louville y étoit? » Ce fut Orry qui dissuada la princesse de l'y faire trouver, et qui lui dit avec fermeté que, comme son serviteur, il étoit obligé de lui dire qu'il n'étoit pas à propos que ni le confesseur ni M. d'Aubigny entrassent publiquement avec nous dans ces sortes de choses, et que c'étoit bien assez que le roi, la reine et elle leur en rendissent compte ensuite. Pour l'abbé, il le ménage, parce qu'il a pris le parti de faire le chien couchant, et qu'il en a besoin, et aussi par la crainte de M. d'Harcourt, que vous lui avez très sagement, et j'ose dire même très subtilement, inspirée....

« Laissons là le P. Daubenton pour vous dire que je suis très content de Orry et que je vous dois les bons offices qu'il me rend ; que je vous supplie de lui témoigner, lorsque vous lui écrirez. Ses projets sont bons ; mais, s'ils ne sont fortement soutenus de la France, et avec des troupes, rien ne s'exécutera. Je suis même obligé de vous dire, pour le bien du service et malgré moi, que le cardinal, qui est désespéré, les croisera tant qu'il pourra. Orry n'est certainement pas sans défaut; mais il peut être fort utile, car il a de la capacité et de la force....

« M. le duc d'Orléans[2] a eu une envie de suivre le roi à Naples. Seroit-il hors de propos qu'il pensât à venir en Espagne commander l'armée, avec un maréchal de France sous lui, et faire, à la tête de l'armée, assurer ses droits sur la couronne? Peut-on trop assurer cette succession dans le cas présent? Ce prince feroit ici une grande figure : il a beaucoup de valeur, et imposeroit par là aux Espagnols, et combattroit encore plus pour ses intérêts que pour sa gloire ; et, s'il avoit des succès, et qu'il conquît le Portugal, on l'adoreroit. Que sait-on ce qu'il peut arriver de M. le duc de Berry, de la grosseur énorme dont il est? Enfin, je ne crois point que ce soit là une vision ; mais, au contraire, cela me paroîtroit fort à propos.... »

1. Ces premières phrases ont été arrangées dans les *Mémoires secrets*, tome II, p. 91.
2. Ce qui suit a encore été arrangé dans les *Mémoires secrets*, p. 92.

11. *Louville à M. de Torcy.*

« A Madrid, ce 15e août 1703[1].

« .... Vous seriez, Monsieur, j'ose vous le dire, dans une erreur des plus grossières, si vous vous imaginiez que le parti qu'il semble qu'on a pris de laisser ici gouverner despotiquement Mme des Ursins sous le nom de la reine puisse jamais subsister; car, outre que les Espagnols même ne le souffriront pas, quand ils se seront défaits des autres François qui leur font quelque ombrage, c'est qu'il seroit trop dangereux de le faire, et que qui connoîtra la reine et la princesse ne peut jamais vous donner un pareil conseil sans trahir l'État. Comme vous devez connoître la princesse par tout ce qui vous en est revenu et par tout ce qu'elle fait tous les jours, il est inutile de vous en faire le portrait, ni de vous faire sentir combien elle est dangereuse pour la France. Mais comptez que la reine ne l'est pas moins, que vous la pouvez déjà considérer comme la plus dangereuse princesse qu'il y ait au monde, la plus ennemie de la France et des François, et la plus attachée à sa maison. Jugez ce que ces sentiments peuvent produire dans une petite personne de quatorze ans, d'une présomption et d'une ambition démesurée, fausse, avare, malfaisante, dissimulée à l'excès, conduite par Mme des Ursins, gouvernée par M. de Savoie, excitée par les Espagnols à faire des choses qui sont également et de leur goût et du sien, et qui peut tout sur l'esprit d'un mari foible, timide, irrésolu, qui n'a jamais de volonté, peu de sentiment, qui doit être décidé à chaque moment sur chaque action individuelle, non faute d'esprit et de connoissance, mais parce que le ressort qui détermine les hommes n'est pas en lui, et parce que Dieu lui a donné un esprit subalterne et, si je l'ose dire, subjugué, qui le fera toujours dépendre de quelqu'un. Vous en convenez, Monsieur, et vous m'en paroissez convaincu de reste; mais les conséquences qu'il paroît que l'on en veut tirer en France, et qui sont inspirées d'ici malicieusement et par art, sont bien différentes de celles que les bons serviteurs du Roi qui sont ici et qui voient les choses sur les lieux en tirent.

« Le roi est timide, irrésolu, décidé (*sic*), ne peut se déterminer par lui-même, dit-on en France : donc il faut que la reine, qui a un esprit supérieur, le gouverne. Rien de plus faux, à mon avis, que ce raisonnement, et au contraire; car, outre qu'il est ridicule et insoutenable qu'une femme, et une femme de quatorze ans, mène son mari absolument par le nez en aucun cas et gouverne une monarchie aussi étendue que celle d'Espagne, le caractère de la reine, dont je viens de vous faire le portrait sans passion et sans humeur aucune, étant connu sur ce pied-là, il n'y a rien qu'on ne doive faire de concert pour rendre l'ascendant qu'elle peut avoir sur l'esprit de son mari absolument inutile. Qu'on me nie donc que la reine n'est pas telle que je la

1. Voyez ci-dessus, p. 228, note 3, et 231, note 2.

dépeins, si on l'ose et si on le peut ; mais, si l'on en convient comme on n'en peut pas disconvenir, et comme je m'offre à le prouver de reste, en cas qu'on en doute, et par faits prouvés et par témoins irréprochables, ou je ne me connois plus en raison, ou il faut qu'on convienne avec moi que de laisser gouverner la reine est la même chose que de vouloir perdre le roi et la monarchie d'Espagne, la livrer aux ennemis de la France, y faire régner M. de Savoie, et sa maison après lui, ou, pour le moins, dissoudre pour jamais cette union si nécessaire entre les deux branches de la maison de France.

« Il ne faut pas que vous croyiez non plus, Monsieur, qu'il y eût quelqu'un ici qui pensât autrement, si les intérêts particuliers ne les obligeoient de céler ces vérités essentielles ; mais, comme le gouvernement de Mme des Ursins dépend de celui de la reine, et que c'est par là seul qu'elle prétend se rendre nécessaire, ses émissaires se contentent de répandre partout cette prétendue nécessité du gouvernement de la reine, contre leur conscience et leur honneur, pour affermir le sien ; et la France est, par là, absolument sacrifiée aux intérêts de cette femme. Mais, me dira-t-on, comment donc faire pour gouverner le roi ? Ôter Mme des Ursins par les mêmes voies secrètes que j'ai déjà eu l'honneur de vous proposer à Dampierre, et qui sont infaillibles, y laisser mettre une Françoise ou une Espagnole à sa place, telle qu'elle soit, se servir du prétexte de la guerre du Portugal pour faire passer ici des troupes étrangères, avoir quelque François de confiance auprès de la personne du roi, par qui on lui puisse faire passer les conseils du Roi son grand-père ; rien de plus simple, de plus naturel et de plus aisé que ce que je propose, et tout est réparé....

« Si le roi est timide, foible, irrésolu, indéterminé, est-ce une raison pour le laisser gouverner à la maison de Savoie ? Un prince de ce caractère est-il mieux gouverné par deux femmes ambitieuses et qui ont des intérêts opposés aux nôtres, que par de fidèles ministres et de bons conseillers d'État ? Ce prince, au contraire, n'a-t-il pas de bonnes qualités qui naissent ordinairement de ces défauts ? N'est-il pas doux, soumis, traitable, bon, facile, attaché aux volontés du Roi son grand-père, ayant pour lui toute l'estime et la vénération qu'il doit ? N'aime-t-il pas sa maison, la France et les François ? Et n'est-il pas aussi desirable pour la France, en le supposant de ce caractère, et ayant des gens sûrs auprès de lui qui le conduisent, que s'il étoit vif, hardi, entreprenant et résolu, comme il seroit à souhaiter pour lui qu'il le fût ? Qu'y a-t-il donc à faire pour que ce soit un prince à votre gré, que de lui donner les gens qu'il lui faut, et de lui ôter ceux qui lui nuisent ? Mais, de plus, qu'a fait ce pauvre prince, et que pouvoit-il faire, quand il auroit beaucoup plus de résolution et d'esprit qu'il n'en a ? Suivons cela, Monsieur, pied à pied, je vous supplie, et nous le condamnerons ensuite, s'il le mérite. Considérez, je vous prie, un jeune prince de dix-neuf ans, amoureux de sa femme, ravi de la revoir, et qui arrive avec elle à Madrid, où il se trouve enfermé, dès le premier jour qu'il arrive, entre les bras d'une femme habile, fausse, artificieuse et expérimentée, qui l'a circonvenu par tous les côtés et qui l'obsède par tous les bouts. Ce prince, dans cet état, n'est pas plus tôt arrivé, qu'on emploie tous les artifices et tous ceux de la reine pour lui persuader que le cardinal d'Estrées est un homme ambitieux, haut, intraitable, qui voudra le dominer avec sévérité et dureté; qu'il radote et qu'il est plein d'humeur, qu'il est haï de tous les Espagnols, et surtout des grands, qu'il faut qu'il ménage, qu'il ne faut point qu'il s'en laisse gouverner, que le Roi son grand-père veut qu'il décide par lui-même : ce qui vaut autant que de dire qu'il veut qu'il soit gouverné par la reine et par elle ; que l'amitié et la familiarité qu'il a avec les François lui fait tort dans l'esprit de ses sujets, qu'il faut qu'il se conforme aux étiquettes de sa couronne, et, par là, tout d'un coup et dès ce moment, on ne le voit plus ; qu'il ne faut jamais qu'il souffre que le cardinal ni l'abbé d'Estrées, ni aucun de ses domestiques, aille chez la reine, où, par parenthèse, il sera pourtant toujours; qu'il faut qu'il ôte incessamment sa maison françoise, qui est odieuse aux Espagnols, aussi bien que sa compagnie des mousquetaires; qu'il a à la tête de cette maison un homme qui est haï des Espagnols, qui est suspect à la reine et qui a pris trop d'autorité sur lui ; qu'on ne sait pas même s'il est honnête homme, et qu'on a lieu d'en douter; qu'il est ridicule qu'il fasse ses lettres, et qu'il vaut bien mieux que ce soit la reine, ou elle, ou le R. P. confesseur, secrètement chez la reine. Là-dessus, on lui fait voir des lettres du Roi son grand-père qui approuvent une partie de ces choses, et qui laissent les autres sans décision. Il n'y a que l'article du cardinal d'Estrées qu'on lui insinue par voie de confidence. Le peu de scélérats qui l'environnent sont tous gens gagnés et dans les mêmes principes. Ce prince, dans cet état, ne sort plus et ne voit plus personne. Le seul domestique qui lui parloit avec liberté n'a plus d'accès auprès de lui, il est lui-même perdu. Le cardinal et l'abbé n'en sauroient prendre : la voie leur en a été interdite; il est toujours chez la reine, enfermé avec leurs ennemis. Que fera donc ce pauvre prince dans cet état où je le suppose, et où il est effectivement? Qui lui fera sentir ses chaînes, si personne ne l'approche et si l'amour les lui fait souffrir, non seulement avec patience, mais avec goût? Doit-il même se défier de son amour? Est-il en âge de le faire? Cet amour est-il injuste? Est-il criminel? N'est-il pas raisonnable et permis? Ce prince sans expérience et amoureux à l'excès peut-il en sentir le poison et les suites funestes? Est-il en état, lui seul, de démêler tous les filets qu'on lui a tendus depuis un an? Si vous aviez jamais été amoureux, Monsieur, vous le plaindriez dans la situation où je vous le représente, et certainement vous l'excuseriez. Mais ce n'est pas tout. Qui peut lui donner à penser et à croire qu'il fait mal, lorsque la princesse lui fait voir toutes les lettres qu'elle reçoit de France, et qui semblent concourir à son dessein et autoriser sa conduite? Il n'y remarque que des applaudissements continuels sur la nécessité dont elle est auprès de la reine et auprès de lui. On lui fait sentir avec art tous ces endroits favorables, qui lui confirment que la conduite qu'il tient est bonne et approuvée. Et qui, jusqu'ici, a encore osé lui dire qu'il faisoit mal, que l'intention de la princesse n'étoit pas droite, et que c'étoit les conseils du cardinal d'Estrées qu'il devoit suivre, hors peut-être sur les affaires qui ont rapport à la France? Et je connois assez le roi pour oser vous assurer que, si quelqu'un, autorisé et soutenu par le Roi son grand-père, osoit lui parler, et lui portât une lettre de S. M. où ses véritables sentiments fussent expliqués, et qui lui fît comprendre de qui il doit se défier et à qui il doit se fier, il changeroit de sentiment sur l'heure. Mais vous saurez, Monsieur, que cela n'est pas encore arrivé jusques ici, et que je ne vois pas même qu'on s'y dispose.

« Au nom de Dieu ! Monsieur, faites tout ce qu'il dépendra de vous, si vous aimez le bien des deux monarchies, comme je n'en doute pas, pour donner à ce prince les secours dont il aura besoin dans sa foiblesse, sans vous décourager par cette même foiblesse, qui vous fournit au contraire tous les moyens nécessaires pour le bien gouverner. Vous pouvez m'en croire sur ce qui le regarde : je le connois mieux que personne, et je sais ce qu'on lui peut faire faire. Faites seulement en sorte qu'on lui puisse parler impunément, et on vous le rendra tel que vous le pouvez desirer, c'est-à-dire que l'ambassadeur de France aura sur lui le même ascendant que la princesse a à présent. Mais il faut, avant toutes choses, la lui ôter, et mettre en sa place auprès de la reine une femme qui ne se puisse maintenir par elle-même et qui soit trop heureuse de gagner les bonnes grâces de la France en observant la reine, comme il est du devoir d'une camarera-mayor et comme c'est l'usage en Espagne. Si le Roi jugeoit à propos de prendre ce parti, qui est le premier remède que l'on doit apporter, avant toutes choses, à cette monarchie, parce qu'il fera cesser d'abord la désunion et les cabales formées contre la France, que S. M. ait la bonté d'écrire au roi son petit-fils, et qu'une personne sûre et fidèle lui remette cette lettre en lui expliquant plus particulièrement ses intentions; qu'on l'oblige, par exemple, à avoir un appartement à lui, où l'on puisse le voir et lui parler, ce qui sera aisé dès que la princesse n'y sera plus; que l'ambassadeur de France lui rende les lettres du Roi à mesure qu'il les reçoit, non pas dans l'appartement de la reine, comme le fait la camarera; qu'il ait une cassette dans son appartement, où il les serre, et que cette cassette soit entre les mains de la Roche, homme sûr et fidèle, comme cela devroit être; que le roi d'Espagne ait enfin un homme auprès de lui qui assiste à ses lettres, tel qui puisse être, dont le Roi notre maître n'ait pas sujet de se défier, et qu'il fasse ses réponses hors de la présence de la reine et de ceux qui la gouvernent. Le Roi, pour lors, pourra écrire au roi son petit-fils avec toute la sûreté et la liberté avec laquelle il est nécessaire qu'il lui écrive, et le roi d'Espagne, de son côté, mandera au Roi son grand-père tout ce qu'il pense, au lieu que, depuis son retour à Madrid, il n'a su au vrai les intentions du Roi son grand-père, qui ont toutes été déguisées ou dissimulées, ni le Roi notre maître n'a reçu aucune lettre du roi son petit-fils, mais bien celles de la princesse et de Orry; car je puis vous assurer que j'en ai vu les minutes chez Orry même, et qu'il les envoie à mesure chez la princesse pour que le roi les transcrive sans y changer un seul mot : ce qui est, comme vous le pouvez croire, détestable de toutes façons, puisqu'outre tous les inconvénients que je viens de déduire, cela accoutume si peu le roi à penser et à s'appliquer, contre les intentions du Roi son grand-père, que, si on continue à le conduire ainsi, il ne sera pas encore, dans dix ans, capable de composer une lettre de quatre lignes. Vous m'allez peut-être dire, Monsieur, ou du moins vous le penserez, que, quand vous écrivîtes au roi pour qu'il m'ôtât ses lettres et qu'il les donnât à faire à son Père confesseur, comme il a fait depuis, voire même ses lettres tendres et amoureuses, ainsi que le roi catholique me l'a avoué, le même inconvénient arrivoit, et vous ne douterez pas, en second lieu, que tout ce que je vous dis là ne soit pour les ravoir. A quoi je vous répondrai, Monsieur, premièrement, qu'il est faux et très faux que j'en usasse avec le roi comme en usent M. Orry, la princesse et le Père confesseur, et que, loin de lui dicter ses lettres ou de les lui envoyer toute dictées comme ils font, je l'obligeois à penser, de telle sorte que je lui refusois même de lui dire certains mots et certains tours de phrases que je voyois qu'il pouvoit trouver tout seul, et que je me flattois de le réduire par là peu à peu, malgré sa paresse d'esprit, à écrire dans la suite ses lettres entières par lui-même : ce qui, à la fin, lui auroit été fort utile. Et c'est ce que doit faire tout homme qui sera chargé de pareilles choses auprès du roi d'Espagne, si on ne veut pas le perdre, et avoir soin surtout de lui demander ce qu'il pense et ce qu'il veut répondre avant de lui faire sa lettre; car c'est ce qui lui coûte le plus, ayant quatre fois plus d'esprit qu'il n'en faut pour bien écrire, quand il aura pris sur lui de se résoudre à penser. En second lieu, j'espère vous guérir à fond de la pensée qu'on pourroit avoir que je desirerois qu'on me rendît ses lettres, par le parti que vous me verrez prendre incessamment, et vous verrez pour lors si aucune vue particulière m'a obligé de vous écrire tout ceci[1].... »

1. La suite de la lettre a trait aux relations de la reine et de Mme des Ursins avec la Savoie, aux dangers qui en pouvaient résulter, et aux mesures qu'il eût convenu de prendre. — Par une lettre séparée du même jour, Louville s'excusait d'avoir écrit des « vérités aussi fortes, » et demandait qu'on les supprimât, si le Roi ne semblait pas être « en disposition de les entendre. » Puis, sur les rapports conjugaux des deux époux, il entrait dans les détails auxquels font allusion ci-dessus les notes de la page 231, détails dénaturés dans les *Mémoires secrets*, tome II, p. 97-99.

12. *Louville à M. Chamillart.*

« A Madrid, ce 23e août 1703.

« .... Ce qui fait notre mal présent, et qu'on n'y a apporté jusques ici aucun remède, vient de ce que toutes les personnes qu'on a envoyées ici ou avec caractère, ou sans caractère, ont tous pensé différemment sur les maux de cette monarchie et sur les remèdes qu'on y devoit apporter, et en ont envoyé en France des relations si différentes, que nos ministres, déjà accablés de leurs propres affaires, n'ont pu démêler le vrai d'avec le faux : d'où il est arrivé qu'on a été obligé de changer d'ambassadeurs à tous moments, ainsi que d'instructions, suivant les idées présentes, c'est-à-dire suivant celles qui subsistoient lors de leur départ; qu'à peine l'ambassadeur a-t-il été arrivé, qu'instruit grossièrement et superficiellement des principales affaires, on lui a donné un successeur : d'où il est arrivé que les subalternes ou les autres personnes employées et honorées de la confiance de la France y ont fait passer leurs avis, souvent contraires à ceux des ambassadeurs; que chacune de ces personnes-là en particulier a prétendu avoir plus de connoissance des affaires que les ministres que nous avons eus jusques ici, en supposant, comme il est vrai, qu'ils n'ont pas eu le temps de s'en instruire. Et de là sont venus une infinité d'avis qui n'ont servi qu'à embrouiller les matières : d'où il est encore arrivé que, depuis trois ans que nous sommes ici, on n'a pas seulement songé à remédier à aucun des maux de cette monarchie, en sorte qu'on peut compter que tout le temps que nous avons employé jusques ici a été entièrement perdu[1].... Ces avis si différents, qui ont presque tous prévalu chacun à leur tour, ont établi des maximes et fait prendre des résolutions qui ont presque été aussitôt détruites que mises en exécution. On crut d'abord que les Espagnols, montrant tant d'empressement pour avoir un fils de France, afin d'empêcher par là le démembrement de leur monarchie, avoient tous la même envie et le même intérêt de maintenir un prince qu'ils avoient tant desiré et qui leur étoit si nécessaire. De là on établit des maximes générales, belles et bonnes en apparence, et l'on conclut que, personne n'ayant plus d'intérêt que les Espagnols même au maintien de leur monarchie, ayant d'ailleurs en général de l'esprit et de la fidélité, et devant être mieux instruits de leurs propres affaires que des étrangers nouveaux venus, on ne pouvoit mieux faire que de les laisser gouverner à leur mode, afin d'adoucir par là cette jalousie qui subsiste depuis si longtemps entre les deux nations.

« Cette conduite, qu'on a tenue pendant quelque temps, n'a pas produit le fruit qu'on en auroit dû espérer, et c'est celui qu'on tire presque toujours de ces maximes générales qui supposent les gens à qui on a à faire ou tels qu'ils devroient être, ou tels qu'on souhaiteroit qu'ils fussent, mais jamais tels qu'ils sont. En effet, toutes ces notions

1. La suite a été arrangée dans les *Mémoires secrets*, tome II, p. 102-104.

qu'on prétendoit avoir des Espagnols et de leur situation présente étoient fausses. Ces Espagnols, j'entends ceux qui avoient part aux affaires et presque tous les grands, n'ayant jamais desiré un fils de France pour leur roi, et ne l'ayant pris au contraire que par force, dans la crainte que leur fit le traité de partage qui les démembroit et qui les mettoit tout d'un coup dans un état qui les rendoit la plus méprisée nation de l'Europe, ces grands, dis-je, n'ont jamais aimé ce roi ni pris ses intérêts à cœur, et, bien loin par conséquent de l'aider, de le soutenir, de songer à le rendre puissant et autorisé, dès que leur peur a été passée et que le Roi notre maître a été engagé d'honneur à les soutenir, ils ont regardé ce prince, qui, dans le fond, a été leur libérateur, comme leur plus dangereux ennemi, par la seule raison qu'il étoit François et qu'ayant dans les mains l'autorité du Roi son grand-père, il ne manqueroit pas d'acquérir sur ses sujets de l'autorité qui ne pourroit se former ni se soutenir qu'aux dépens de la leur, comme la leur ne s'est formée et soutenue que sur le débris de celle des rois fainéants prédécesseurs de celui-ci. Voilà, Monsieur, en deux mots, d'où sont sortis tous les obstacles que l'on a rencontrés à tous moments, le concert de ces gens-là ayant été si grand qu'il n'y a pas eu moyen de songer au rétablissement des affaires, le roi d'Espagne, qui est celui seul qui y auroit pu apporter quelque remède, n'ayant ni l'âge ni l'expérience qui lui auroient été nécessaires pour vouloir et pour ordonner malgré eux toutes les choses qui auroient pu contribuer au bien de son service.

« Il y a encore une autre chose qui n'a guère moins apporté de préjudice aux affaires : c'est qu'on a confondu les grands avec les Espagnols, comme si ces grands, si méprisés et si méprisables, composoient toute la nation, et que plaire aux grands ou aux Espagnols dût paroître en France la même chose ; au lieu qu'il n'y a rien au monde de plus différent. En effet, toute l'habileté de ces gens-là, depuis plus de cent ans, a été de profiter de l'imbécillité de leurs rois en les enfermant et les obligeant à régner par là sous leur bon plaisir, parce que, l'autorité des rois étant plus respectée en Espagne qu'en lieu du monde, ceux qui ont été plus à portée de se servir de leur nom se sont rendus maîtres des autres. Et c'est une erreur bien grossière, qui nous a pourtant fait tirer jusques ici de très fausses conséquences, que les grands aient toute l'autorité, comme s'ils l'avoient par eux-mêmes et qu'on ne pût la leur disputer ; au lieu qu'il n'y a qu'une seule autorité en Espagne, qui est celle du roi, et que les grands tomberont en poussière dès qu'ils auront un roi qui aura seulement la force de desirer qu'ils y tombent. Je vous avoue, Monsieur, qu'il faut avoir été sur les lieux pour être pleinement convaincu de cette vérité, parce que les préjugés en faveur des grands ont pris une grande force dans tous les lieux où ils ne sont pas connus, et qu'on ne s'est pas accoutumé ni embarrassé ailleurs à démêler d'où leur venoit cette autorité, d'autant qu'on n'y avoit aucun intérêt.

« Il est bien certain cependant que les grands sont également haïs et méprisés en Espagne ; que leur autorité, séparée de celle du roi, n'est rien, et c'est pour cela qu'ils ont tant de peur qu'on ne l'approche, et qu'ils l'enferment sous tant de clefs ; qu'il n'y a chez eux que de la gloire, de la misère, de la paresse et de la vérole ; qu'ils n'ont ni éducation ni aucune espèce de connoissance ; qu'ils haïssent la guerre et détestent tous ceux qui s'attachent à cette profession ; qu'ils n'ont, par conséquent, ni troupes à eux, ni places fortifiées, ni argent pour former tous ensemble un seul régiment d'infanterie ; qu'ils ne peuvent, par conséquent, faire aucun parti dans le royaume, ni soulever le peuple en leur faveur, dont ils sont haïs à l'excès, et qui seroit prêt à les mettre en pièces, si le roi paroissoit le desirer. Ce sont pourtant ces gens-là seuls, Monsieur, pour qui nous avons eu toutes sortes de complaisances, parce qu'ils président aux conseils et qu'on n'a rien osé faire contre leurs avis. Et c'est cette complaisance pernicieuse qui a été cause qu'on n'a rien réglé jusques ici, parce qu'ils ne subsistent que par le désordre, et que l'Espagne est entièrement à votre charge (je dis à la vôtre, Monsieur, en particulier), sans troupes, sans argent, sans marine, en un mot dénuée de tout ce qui peut avoir rapport à la défense d'une monarchie aussi étendue que celle-ci.

« Au lieu que, si, depuis que nous sommes ici, on ne s'étoit point embarrassé d'eux et de leurs remontrances vaines et intéressées, que l'on eût ici des troupes étrangères en petit nombre, mais suffisant pour faire respecter l'autorité du roi et suppléer à la force qui lui manque, on auroit retranché une infinité d'abus et de pilleries excessives, qui auroient fort contribué au soulagement du peuple et à l'entretien de bonnes troupes ; et, en rétablissant le commerce des Indes, à quoi les conseils s'opposeront toujours, le roi catholique auroit été en état de soulager le Roi son grand-père d'une partie des frais immenses d'une guerre qui ne se fait que pour lui....

« Et pour reprendre en deux mots ce que je n'ai pu m'empêcher de vous expliquer un peu au long, je crois qu'il faut avoir toutes sortes de ménagements pour les Espagnols, c'est-à-dire travailler au soulagement du peuple, au rétablissement du commerce, former des troupes, les bien discipliner, en avoir ici d'étrangères, s'attacher le peuple, ménager le clergé et le second ordre de l'État par des bienfaits, aimer et protéger les gens de guerre, remettre cette profession-là en honneur : à quoi je trouve qu'une partie des plans de M. Orry peut servir infiniment, s'ils sont soutenus et protégés par la France. Et voilà ce que j'appelle ménager les Espagnols qui sont ceux-là précisément dont on a besoin et qui sont fidèles au roi, attachés à ses intérêts et desirant sa puissance. Mais, si l'on entend, par ménager les Espagnols, qu'il faut que le roi catholique suive tous les usages de ses prédécesseurs, bons et mauvais ; qu'il soit toujours enfermé avec les grands, livré à toutes les règles d'une folle étiquette, n'ayant de commerce qu'avec eux, qui sont ses véritables ennemis, déférant à toutes leurs volontés, leur renvoyant toutes les affaires, n'ayant point de gardes pour faire respecter son autorité, ni le mettre à couvert de toutes leurs insultes; qu'il faille que, pour leur plaire, il soit inaccessible à tous ses autres sujets ; que le roi n'ait point d'officiers à lui pour mettre à la tête de ses troupes, et que ses bureaux, ses secrétaires, ses régiments ne soient remplis que des valets de ses grands ou gens à leur dévotion; qu'il éloigne d'auprès de sa personne tous les François et ne fasse aucune part de ses grâces ni de ses autres emplois à aucuns de ses autres sujets, mais aux seuls Castillans; si, dis-je, on prétend que ce soit là ménager les Espagnols, et qu'il faille que le roi tienne une pareille conduite, j'aime trop le roi pour en convenir jamais, et on m'écorchera tout vif avant que de m'y pouvoir obliger.... Pour le peuple, je vous garantis hardiment, Monsieur, qu'on vous trompe, si l'on vous dit qu'il ne pense pas comme nous. Le clergé, la noblesse et le tiers état pensent comme les François sur le redressement des affaires; les grands seuls pensent autrement. Il faut choisir et voir quels sont les intérêts des uns et des autres. Il n'y a pas jusqu'aux mousquetaires, si haïs des grands, que les peuples n'aiment, quoiqu'étrangers, parce qu'ils disent que cette troupe seule ne dépend point des grands. Les peuples veulent un roi absolu; les grands veulent un roi en peinture qui paroisse leur roi, mais qui soit leur esclave, et il le sera toujours tant qu'il n'y aura qu'eux qui l'approcheront et qu'il n'aura point de troupes à lui. Enfin il n'y a ni ruses ni manèges dont ils ne se servent, et ne se serviront par la suite, pour empêcher l'établissement des troupes, et surtout de troupes étrangères. Et je vous avouerai, Monsieur, de bonne foi, qu'il faudroit qu'ils aimassent bien leur roi pour tenir une autre conduite, puisqu'ils ont toutes sortes d'intérêts à s'y opposer; et c'est, je crois, par là seul, si on ne veut point se tromper, qu'il faut juger des hommes. Mais ne croyez pas, Monsieur, qu'ils se découvrent jamais sur la conduite qu'ils veulent tenir. Ils sont, au contraire, quelquefois les premiers à crier avec le peuple qu'il faut des troupes; mais, comme ils sont présidents de tous les conseils, ils nous attendent à l'exécution, et la diffèrent tant qu'ils peuvent.... »

13. *Louville à M. de Torcy.*

« A Madrid, ce 28e août 1703.

«.....L'idée de premier ministre d'Espagne attachée à M. Orry n'est pas ce qu'il y a de plus burlesque dans le parti qu'on a pris. Il est vrai que cela est ridicule; mais, au bout du compte, c'est encore le moins mauvais, car il vaut beaucoup mieux qu'il le soit que M. d'Aubigny ou le R. P. Daubenton, parce que, certainement, il a plus d'esprit, de capacité et d'une sorte de probité que ces deux Messieurs. Il est François, d'ailleurs, de naissance et d'inclination: ce que tous les autres ne sont pas. Il compte de se soutenir par la France: et les autres non. Il ne fera rien de contraire aux intérêts de la France. Il veut conserver les François, et les autres les veulent perdre. Il a d'ailleurs des vues et des talents, et est d'un travail infatigable. Il seroit excellent et très utile sous un bon ambassadeur. Et ne comptez pas, Monsieur, qu'il soit, sur bien des choses, de même avis que Mme des Ursins, ni que le P. Daubenton, ne s'étant attaché à elle que pour se soutenir contre le cardinal. Et pour vous faire voir combien je vous dis la vérité sans feinte et sans prévention, je vous avouerai qu'il a eu tous les torts du monde de ne se l'être pas attaché, car il n'a tenu qu'à lui, et il s'est jeté à sa tête. S'il l'avoit fait, ils auroient perdu Mme des Ursins, qui, avec MM. d'Aubigny et Daubenton, auroit échoué dans ses projets, n'ayant que du manège tous les trois, et point du tout de capacité, et n'ayant, comme vous le pouvez croire, aucune idée ni de troupes ni de finances; au lieu que Orry auroit suppléé à tout ce qui manquoit à Monsieur le cardinal, à qui la connoissance et l'application pour les détails manquent absolument. Il auroit pu même se faire honneur des découvertes de Orry, et je vous assure qu'il n'a tenu ni à l'abbé d'Estrées, ni à moi, que cela n'ait été. Mais, à vous parler franchement, Monsieur le cardinal n'est pas fait pour avoir des subalternes, ni Orry pour avoir des maîtres, sinon dans le cas de nécessité où il se trouvoit. Après cela, Orry, outré et rebuté par Monsieur le cardinal, s'est jeté à corps perdu entre les bras de Mme des Ursins. Il en a usé avec Monsieur le cardinal comme je voudrois qu'on en usât avec M. de Savoie, c'est-à-dire qu'il n'a plus songé qu'à l'accabler. Il n'a plus gardé de mesures, il a poussé l'insolence à l'excès à cet égard; mais enfin, tout compté et rabattu, à l'intérêt près, sur lequel certainement Orry n'est pas irréprochable, il pourra servir très utilement le roi d'Espagne, s'il est soutenu par la France, et si Mme des Ursins ne l'embarrasse point par des vues toutes contraires aux siennes, et par l'envie qu'elle a de ménager toujours les Espagnols pour elle, parce qu'elle a fait de l'appui des Espagnols et de la protection de la reine son cheval de bataille, et qu'elle compte bien de n'avoir de protection que par là[1]....

« Je suis trompé si M. le cardinal Portocarrero ne quitte pas les affaires : ce qui va faire encore un grand fracas et préjudiciera infiniment aux affaires du Roi dans les conjonctures présentes; et je doute que Mme la princesse des Ursins ait un règne paisible. Je ne doute point non plus que toutes les cabales ne se réunissent contre elle à la fin.

« M. de Medina-Sidonia me disoit ce matin que le crédit de la France étoit perdu pour jamais en Espagne. Il m'a dit même quelque chose de plus fort; mais je n'ose vous l'écrire. Je lui ai répondu que le Roi vouloit ménager la reine. A quoi il m'a répondu qu'il la falloit ménager en lui envoyant des marionnettes de Paris et des bonbons, et qu'il étoit

1. La suite, sur la santé de la reine et sur le ménage d'Albe, a été donnée ou arrangée en partie dans les *Mémoires secrets*, p. 107-108. Voyez ci-dessus, p. 329.

ridicule de laisser gouverner une petite personne de quatorze ans. Voilà ce que le plus délié et le plus souple de tous les courtisans n'a pu s'empêcher de me dire.... »

14. *Le duc de Beauvillier à Louville.*

« A Marly, ce 9 septembre 1703[1].

« Vous verrez, par le courrier qu'on dépêche au roi catholique pour lui donner avis de la prise de Brisach, que nous ne sommes pas incorrigibles, et que M. de Torcy a profité de ce que vous lui avez mandé sur une omission faite autrefois en cas à peu près semblable. Cette place d'une si grande réputation en Europe s'est rendue au quatorzième jour de tranchée, et Landau tint trois mois devant le roi des Romains. M. le duc de Bourgogne, de vous à moi et sans en vouloir faire accroire, s'y est trop exposé et a fait ce que les généraux ne font pas ordinairement; mais je ne saurois lui en savoir mauvais gré, puisqu'il s'en porte bien, quoiqu'il n'ait pas déféré aux remontrances vives et sincères du maréchal de Vauban. Les premiers jours, d'aller visiter les travaux étoit un danger médiocre, car il ne s'agissoit que de quelques coups de canon et de s'exposer des moments à ceux de mousquet, lorsqu'il s'élevoit pour voir par-dessus le revers de la tranchée; mais, à la fin, cela étoit plus sérieux, car, au pied de la contrescarpe, il alloit voir travailler les sapeurs, et ne s'arrêtoit qu'au dernier gabion. Je vous assure sans flatterie que, cette année, il s'est fait aimer encore plus que la campagne passée. M. de Marcin me mande que, plusieurs fois, M. Moreau (qui le suivoit partout) a pleuré de joie entendant, quand le prince étoit passé, ce que les soldats disoient de lui entre eux. Une chose qui lui a beaucoup fait d'honneur, c'est qu'il a déterré certains officiers d'un mérite distingué, mais, comme cela est assez ordinaire, moins empressés que d'autres à se produire, et qu'après les avoir connus sur de bons et fidèles témoignages, il les a toujours traités depuis avec distinction. Vous jugez aisément de l'émulation que donne une pareille conduite, et ce qu'elle fait juger d'un prince qui l'a. Je ne vous parle pas de ses libéralités : elles ont été comme elles devoient être, surtout aux blessés qu'il trouvoit en son chemin, à qui il parloit et qu'il questionnoit avec toute l'humanité possible. Au reste, il n'y a eu aucun entrepreneur pour la nourriture ni les remèdes de l'hôpital; tout aussi y a été excellent, et l'intendant, homme de tête qui se nomme M. de la Houssaye, n'y a rien oublié. Je vous prie de communiquer ceci à M. l'abbé d'Estrées en lui rendant ma lettre, où je ne répète pas ce détail. Si vous dites ce que je vous mande en tout ou partie, comme vous le pouvez, n'étant pas un secret, je vous demande de ne pas laisser faire de copie. M. le duc d'Humières, votre ami, vous écrit avec

1. Cette lettre a été très inexactement reproduite dans les *Mémoires secrets*, tome II, p. 110-111, et donnée comme étant de la duchesse.

la confiance établie entre vous ; je suis très sûr qu'il ne vous mandera rien qui me contredise. Pour les affaires du lieu où vous êtes, je me remets de tout à ce que M. de Torcy juge à propos de vous en mander, et finis en vous assurant de mon tendre et parfait dévouement. »

15. *Louville au duc de Beauvillier.*

« A Madrid, ce 8e octobre 1703[1].

« Nous sommes dans le lieu *ubi nullus ordo et sempiternus horror inhabitat.* Je ne saurois mieux vous expliquer notre situation présente. Notre société est une société léonine, et je vous avoue qu'il faudroit avoir une tête de fer pour résister à toutes les attaques que l'on nous porte et à toutes les tromperies que nous essuyons.

« Nous découvrons tous les jours choses nouvelles. La tête tourne aux gens qui nous gouvernent, et ils ne savent plus de quel bois faire flèche. La princesse, Orry et d'Aubigny veulent perdre tout le monde et se servir des uns pour perdre les autres. C'est, je crois, ce qui nous pourra arriver à l'égard du P. Daubenton. Je ne sais ce qu'on a écrit contre lui en France, ni si l'on a envoyé le courrier qu'on projetoit ; car tout est fausseté et supercherie, et, quoique ses friponneries soient connues et qu'on en soit très convaincu, la crainte qu'on a de s'attirer les jésuites fera peut-être qu'on se réconciliera avec lui pour quelque temps afin de nous perdre. C'est ce que le retour de ce prétendu courrier dont on nous a leurrés nous apprendra. Quoi qu'il en soit, Monsieur, comptez certainement qu'on me veut perdre aussi bien que l'abbé d'Estrées, et la question consiste seulement à savoir si nous serons mangés des premiers ou des derniers ; et c'est sur ce pied-là que je vous prie de me donner vos conseils, pour prendre mes mesures. J'ai découvert pareillement qu'on vouloit se servir de vous et de M. de Torcy contre M. de Chamillart, et pareillement de M. de Chamillart contre vous, et qu'on a été très peiné d'une lettre que mondit sieur de Chamillart a écrite à Orry, dans laquelle il marque qu'il ne veut point se mêler dans les tracasseries de cette cour, et qu'il compte d'avoir commerce avec M. l'abbé d'Estrées. On m'a paru pareillement très mortifié de la place qu'on a donnée à M. Desmaretz. On intercepte toutes nos lettres, même plusieurs de celles que nous vous avons écrites par la voie des courriers. Le P. Daubenton nous l'a dit dans sa colère, ainsi que je vous l'ai mandé par la voie de M. Brochet, et je vous ai mandé combien nous avions raison de soupçonner le sieur de Montaigu. En dernier lieu, les lettres que nous avions écrites par ce prétendu dernier courrier, qui regardent le P. Daubenton et le *despacho*, et que nous avions confiées à Orry, ont été ouvertes et portées à la princesse. Vous pouvez par là juger de la bonne foi du personnage ; car le fait est cer-

1. Cette lettre a été entièrement travestie par l'auteur des *Mémoires secrets*, p. 122-126. Nous en supprimons cependant les dernières pages.

tain, et, comme je suis plus défiant que l'abbé, je m'en étois douté, et je n'ai rien écrit qui ne pût être vu. Je lui dis même qu'il en falloit user ainsi; mais la confiance qu'il avoit en son Orry ne lui permit point de me croire, et il a écrit des choses qui ont fort déplu, quoique légères. Je suis persuadé que cela n'aura pas peu contribué à faire changer d'avis sur le P. Daubenton, afin de différer sa perte pour ne pas s'attirer tout le monde à la fois. Il n'y a rien de pareil à la conduite qu'on a tenue avec l'abbé dès le premier jour de son ambassade. Un marmiton ne voudroit pas être ambassadeur à ce prix-là; je vous le dis en homme d'honneur. On lui cache tout, je dis même Orry, petites et grandes choses sans exception, pendant qu'on n'a rien de caché ni pour le Nonce, ni pour l'ambassadeur de Savoie. Rivas apporte tous les papiers chez la reine; il sort, et ensuite on dépêche avec Orry et d'Aubigny seuls, après que les papiers ont été examinés chez eux et entre eux. Si cette forme de gouvernement vous convient, j'en suis bien aise; mais je vous réponds d'avance qu'elle va faire soulever toute la monarchie, et que cela est absolument insoutenable. La reine et la princesse appellent l'abbé d'Estrées M. l'ambassadeur de France, avec un air de mépris et de dérision que je ne puis vous exprimer, et je crois qu'on veut le déshonorer pour faire venir ici l'abbé de la Trémoïlle, ou plutôt (car cet abbé n'est pas ami de d'Aubigny) que l'on veut que Orry reste ici seul envoyé de France, sans ambassadeur; et je ne vous le dis pas en l'air, car le même Orry me dit, il n'y a pas quinze jours, que c'étoit une vue qu'avoient eue Blondel et Aubert, et il ne la désapprouvoit pas; et, pour me faire goûter cette belle vue, il m'ajouta que cela le tireroit des pattes de M. Chamillart. Je vous prie que ceci soit secret; car, si cela revenoit à ces Messieurs, ils lui manderoient sans doute, et il verroit bien que je vous l'aurois mandé. Imaginez-vous que nous sommes, l'abbé et moi, en situation de ne pouvoir vous écrire ni recevoir de vos lettres, ni même de celles du Roi, sans qu'elles soient vues; car on ne souffrira point qu'il dépêche de courrier: ce qui sera fort agréable et fort honorable pour lui. Et sur quoi en dépêcheroit-il, s'il n'a pas connoissance de la moindre affaire, surtout s'il n'entre pas dans le *despacho?* On a empêché M. le prince de Tserclaës de voir M. le cardinal et l'abbé, et de leur rendre même une visite de simple honnêteté: ce qui fait un bon effet parmi les Espagnols et donne un grand relief à l'ambassadeur de France, qui a certainement moins de considération ici que l'envoyé de Lucques. Aussi n'est-il pas à se repentir de n'avoir pas suivi mon conseil, qui étoit de ne pas accepter l'ambassade: ce qui lui auroit fait un honneur infini, au lieu qu'il n'évitera jamais d'être déshonoré et perdu. Pour moi, qui voudrois bien n'être ni l'un ni l'autre, s'il étoit possible, aux risques de manquer mon gouvernement de Flandres, je vous prie de trouver bon que je m'en aille incessamment sous prétexte d'affaires, de mariage ou autrement, et sans dire mes véritables raisons. Il n'y a que la venue de l'Archiduc qui m'embarrasse. Et je vous supplie de m'honorer de votre conseil et de m'en faciliter les moyens; car, en vérité, il n'y a pas moyen de demeurer davantage avec d'aussi méchantes gens que ceux-ci. Une chose qui vous paroîtra bizarre, c'est que je doute qu'on veuille me laisser aller, parce qu'on me craint plus en France, auprès de vous, qu'ici, et que mon voyage de Paris, dans lequel je n'ai pas été perdu comme on le comptoit, a fait faire des réflexions! C'est de plus un conseil de Orry, qui a persuadé à la princesse que, supposé qu'il y eût un ambassadeur, l'abbé d'Estrées lui convenoit mieux qu'un autre, parce que ce seroit un homme de paille, et que, pour moi, en me laissant ici, cela seroit cause que vous la ménageriez; et que, si elle nous chassoit, l'abbé et moi, M. de Torcy ni vous n'auriez plus de mesures à garder avec elle, outre, comme je vous l'ai déjà dit, que nous lui ferions beaucoup plus de mal en France que nous ne lui en ferions ici. Et, pour vous parler franchement, si on nous laissoit parler au roi et lui dire tout ce que nous savons, nous en aurions quatre fois plus qu'il n'en faut pour la perdre à jamais; au lieu que, tant que personne n'aura la liberté de rien dire et de rien écrire, et qu'elle seule et les siens dépêcheront les courriers et feront les lettres sans aucun contredit, ils feront accroire tout ce qu'ils voudront, et la chose ne sera pas égale : ce qui jette le roi dans des erreurs dont il est impossible qu'il se relève, et tout sera perdu avant qu'il le sache. En vérité, Monsieur, on joue gros jeu en France, et ceci devient bien sérieux. Il est étonnant que les ministres du Roi qui sont ici voient le mal, et n'osent le mander à leur maître. Il est bien vrai que tous ces gens-ci sont perdus et qu'ils ne peuvent l'éviter; mais ils le seront avec l'État. J'oubliois de vous dire que vous ne soyez point surpris, si vous recevez des lettres de nous sur un autre ton par les courriers de Mme des Ursins; car elle fait écrire quelquefois de force en sa présence, comme cela arriva l'autre jour à l'abbé d'Estrées, à qui elle fit écrire une lettre à M. de Torcy, qu'elle a dit pourtant qu'elle n'avoit pas envoyée; mais je ne sais ce qui en est. Vous me direz peut-être qu'il ne falloit pas le faire? Mais que fera-t-il donc, que de s'attirer tous les jours de nouvelles persécutions, et que peut faire un homme à qui on ne laisse pas même les moyens d'écrire et de se justifier? Pour moi, je ne comprends pas comment on veut avoir ici un ambassadeur pour être si inutilement exposé à toutes ces violences. Et, s'il demande son congé en entrant dans l'ambassade, il passera pour un sot, et moi-même, qui lui ait conseillé de ne la pas accepter, je suis forcé de lui conseiller à présent de souffrir toutes sortes d'infamies, et de lui dire pour toute consolation, trente fois par jour : « Vous l'avez voulu, « George Dandin. »

« J'attendrai votre conseil et celui de M. le marquis de Torcy pour prendre mon parti, afin de ménager mon congé, et il sera bon, dans ce temps-là, de m'envoyer quelques lettres ostensibles. Vous en pourrez juger mieux que moi-même par ce que vous saurez qu'on mandera d'ici, dont je ne serai pas certainement averti. Vous voyez que Orry vous tient mal la parole qu'il vous avoit donnée sur mon sujet, et à moi aussi, de vous avertir des menées de la princesse contre moi, ou si je lui convenois ou non. Ce qui m'embarrasse le plus est mon frère, qui certainement ne subsistera pas ici sans moi. Il est vrai, car il faut tout vous dire, que, soit art ou autre chose, on ne paroît pas m'en vouloir tant qu'à l'abbé ; mais ces choses-là ne sont que par comparaison, et, en général, on déteste tous les François à l'exception de Orry et de d'Aubigny, également odieux aux deux nations, avec lesquels on veut faire sa main au plus tôt, pour se retirer à Rome en cas d'adversité. Le confesseur de la princesse, qui est un moine augustin ivrogne et fripon, buvant l'autre jour avec un homme qui est dans ma confidence, lui dit, en parlant de son avarice, que cela ne devoit pas le surprendre ; que d'Aubigny étoit marié avec la princesse, et qu'ils épargnoient l'un et l'autre jusqu'à un sol, ce sont ses termes, pour aller vivre avec éclat à Rome. Jugez par là de la tête du confesseur, et de celle de la pénitente, de se fier à un pareil homme. Pour la reine, je n'ai rien à vous en dire : c'est pis que jamais ; elle est plus fausse, s'il se peut, que la princesse, et accoutume le roi à le devenir. Vous pouvez croire qu'elle fera de beaux progrès, étant aussi bien conduite.

« Les troupes de la frontière de Portugal désertent à force, et cela n'est pas surprenant, car elles ne sont point payées ni logées, et le pain qu'on leur donne ne vaut rien. Enfin j'envisage de toutes parts un étrange avenir, et les nouvelles d'Allemagne ne sont guère consolantes. Il est désagréable d'attendre une décision aussi complète avec des forces si inégales, et j'imagine M. de Bavière où étoit Charles VIII lors de la bataille de Fornoue. Dedans et dehors nous avons grand besoin des secours du ciel et de plusieurs miracles. Je suis très aise de la place qu'on a donnée à M. Desmaretz, et je crois que vous n'en doutez pas, car vous savez combien je l'ai souhaité ici. Je suis persuadé pourtant qu'il sera fort inutile en second, outre qu'il donnera bientôt de l'ombrage à son chef. »

16. *Louville à la duchesse de Beauvillier.*

« A Madrid, ce 15e octobre 1703.

« .... J'ai toujours oublié de vous demander ce qu'on fait du grand portrait du Roi que le roi avoit fait faire. J'ai ouï dire en France qu'on nous l'avoit envoyé, et je n'en ai point entendu parler depuis.

« .... Notre cour est bien consternée de la perfidie de M. de Savoie[1]. Il y étoit fort aimé et estimé. Il n'y a que deux jours qu'on répondoit encore de lui corps pour corps et âme pour âme. Et comment en auroit-on pu douter, puisque l'ambassadeur de Savoie et le Nonce, en qui on a une confiance aveugle, en répondoient ? Il n'y avoit pourtant rien de

1. Comparez les *Mémoires secrets*, tome II, p. 124-125.

bon à faire avec ce prince que ce qu'on a fait ; mais il faut achever, et ne pas frapper à demi, en suivant la maxime de M. le cardinal de Richelieu, qui est de faire le mal tout à la fois, et les grâces peu à peu. Pavillon a dit autrefois qu'il prioit Dieu de le préserver d'un gendre comme le prince d'Orange, et moi, je le prie de me préserver d'un beau-père tel que M. de Savoie. Je ne connois que le R. P. Daubenton qui puisse l'égaler en ingratitude, aussi bien que le roi de Portugal.... »

17. *Louville au duc de Beauvillier.*

« A Madrid, ce 16e octobre 1703[1].

« .... D'Aubigny a poussé l'insolence jusqu'au comble. J'ai fait avouer à Orry, parce que je le savois d'ailleurs, que c'étoit lui qui faisoit tout décider contre les François, qu'il haïssoit, et qu'en dernier lieu, il avoit fait ordonner par la reine que, quand elle iroit avec le roi, les mousquetaires ne suivroient point, parce que d'Aubigny vouloit aller à cheval à la portière droite du carrosse, et qu'il ne vouloit pas céder cette place au capitaine des mousquetaires. Le même Orry m'a avoué, et à l'abbé aussi, qu'il perdoit la princesse par ses conseils et par son insolence, qu'il décidoit tout avec une autorité absolue, et que la princesse même n'osoit souffler. Toutes les rues sont pleines de pasquinades et de vers contre lui et la princesse, et, qui pis est, contre le Roi notre maître, de ce qu'il souffre un pareil scandale avec sa petite-fille, étant nuit et jour enfermé avec la reine, même pendant tout le temps que le roi est à la chasse : ce qui est plus contre les mœurs d'Espagne que si on faisoit assassiner tous les hommes dans la rue. On vous envoie un volume de ces pasquinades, et on est surtout indigné de ce qu'on lui a donné l'appartement des Infantes, qui est celui où la reine Marie-Thérèse d'Autriche a été élevée. A la vérité, il en a fait sa secrétairerie, et on dit que ce n'est qu'un appartement de jour ; mais il en devroit au moins ôter le lit de repos, et il est bon de savoir que son appartement communique par le dedans à celui de la reine et de la princesse, sans pouvoir être vu de personne : ainsi il y peut être tout le jour seul, et la nuit, s'il le veut, sans que personne le sache, et il n'y a ni gardes, ni huissiers, ni duègnes qui s'en puissent apercevoir. Ce qui est de plus ridicule est que cette communication n'étoit point faite, et qu'on l'a fait faire en ôtant les garçons de la chambre du roi : ce qui montre la corde. Mais, quand il n'y auroit aucun mal, un pareil scandale, ou, si vous voulez même, une pareille indécence, dans un pays comme celui-ci, avec une jeune reine de quatorze ans, suffiroit, sans parler de ce qui a rapport à la camarera, et, en France même, où l'on est plus libre, je ne crois pas qu'on souffrît une pareille liberté avec Mme la duchesse

1. Lettre arangée en une page dans les *Mémoires secrets*, p. 123, au milieu d'autres lettres du même mois. Elle ne partit que le 29, entre les mains de l'ambassadeur Rouillé.

de Bourgogne. Ainsi les Espagnols ne me surprennent point. On sait de plus ici, et je ne le sais que depuis très peu de jours, que le frère de d'Aubigny est actuellement aux galères de Sicile ; mais il faut garder le secret pour en avoir la preuve et s'en servir quand on voudra. Vous pouvez juger de l'effet que cela fait pour un premier ministre, un favori et un amant déclaré. Le pis est qu'on se prend de tout cela au Roi notre maître par l'autorité qu'il donne, qu'il est attaqué sur cela dans toutes les chansons et dans toutes les conversations, et que le cardinal Portocarrero, tout sage qu'il est, ne put pas s'empêcher de dire l'autre jour que le Roi avoit perdu cinquante ans de réputation par une conduite pareille. Ainsi comptez que cela ne peut pas durer et qu'il faut que tout crève. Il n'y a que moi que vous ne trouverez plus dans les chansons : mon état ne fait plus d'envie, et voilà au moins ce que j'en retire. La liaison que la princesse et d'Aubigny avoient avec l'ambassadeur de Savoie est intime, aussi bien que celle qu'ils ont avec le Nonce, et vous serez surpris que d'Aubigny eut l'insolence de s'opposer hier que l'on arrêtât l'ambassadeur de Savoie comme la France l'avoit ordonné : de sorte que Orry fut obligé de lui dire qu'il seroit bien hardi s'il prenoit une pareille chose sur lui. J'ai [su] cela sous le dernier secret, et vous savez de quelle conséquence cela est. En vérité, Monsieur, et par rapport au gouvernement et au sanctuaire du palais, ce scandale-ci est affreux, et, si on veut que la princesse gouverne, il faudroit au moins lui ôter un si mauvais conseiller. Cela la livreroit à Orry, qui certainement est bon François, et ce seroit un bien moindre mal, sans parler qu'il a plus d'esprit et de capacité que l'autre, qui est une bête brute et qui n'a aucune sorte de connoissance, quoique ce soit lui qui règle tout, et la princesse, qui en a beaucoup plus que lui, lui est soumise aveuglément. Quand l'abbé d'Estrées porta à la princesse la nouvelle de M. de Savoie, elle se mit à pleurer ; elle fut enragée, car il n'y avoit que deux jours qu'elle tomba sur tous ceux qui parloient mal de M. de Savoie, de la conduite duquel elle répondoit sur la parole que lui en avoient donnée l'ambassadeur et le Nonce. On dit aussi que la reine en est extrêmement fâchée. Sa gloire souffre fort de l'affront qu'on a fait à son père, quoiqu'il mérite cent fois pis. Je ne sais si je vous ai mandé que la reine avoit fait dire au roi tout ce que le P. Daubenton lui disoit à confesse, et cela vous doit faire déplorer le malheureux état de ce prince, qui, foible et obsédé comme il est, n'a aucun secours et ne sait à qui parler, tout le monde ayant ordre de ne lui rien dire, les Espagnols craignant la reine, et les François étant retenus par la France, comme si tout conspiroit à le réduire et à le rendre ridicule aux yeux de tous ses peuples, qui ont pour lui le dernier mépris....

« Je vous dis nettement que le roi devient faux et menteur, et que lui, qui n'avoit menti de sa vie, ment à présent depuis le matin jusques au soir. On a, sur cela, déjà gâté le plus beau naturel du monde, et c'est à la reine et à la princesse à qui on le doit, qui sont l'une et l'autre encore plus méchantes et plus fausses que je ne puis vous le dire. Ne croyez pourtant pas que ce soit par goût que le roi devienne tel : ce n'est que par peur et à cause des menaces qu'on lui fait. Je vous réponds encore, sur ma part de paradis, car je ne saurois vous laisser tromper dans un point si essentiel, que la reine ne pense pas un mot de ce qu'on lui fait écrire par rapport à la France et sur le sujet de son père, qu'elle aime avec fureur et estime infiniment plus. Il est vrai pourtant qu'elle seroit fâchée d'être détrônée; mais je mettrois ma tête dans le feu que l'ambassadeur de Savoie ou quelque autre lui fera entendre sous main que ce n'est qu'à la France à qui on en veut, et que tout ce qu'on veut de là, c'est de procurer en Italie quelque avantage à sa maison, qu'elle aime plus que sa propre vie. Et je ne vous dis pas cela en l'air, car c'est ce qu'on répand parmi les Espagnols; et, comme l'on dit à Lisbonne que ce n'est point à la France à qui on en veut, mais à l'Espagne, de même, à Turin et à Madrid, les émissaires de M. de Savoie, qui sont tous les amis de la princesse, font courre le bruit, et ils sont crus de tous les malintentionnés, que M. de Savoie cherche réellement quelque avantage pour sa maison, mais qu'au surplus il est le meilleur ami et le plus fidèle allié qu'ait la couronne d'Espagne en tant que désunie d'avec la France, et que c'est seulement ce que l'on veut, et tirer cette monarchie hors de tutelle. Ne croyez point encore que la princesse, ni même Orry, quoique dans des principes, à la vérité, différents sur ce qui a rapport à la France, veuillent sincèrement des troupes françoises, quelques mines qu'ils fassent et quelques choses qu'ils écrivent. Ces troupes-là ne dépendroient point d'eux, et je doute qu'un maréchal de France, tel qu'il fût, même le patelin Tessé, s'accommodât d'être le commis et le petit valet de MM. Orry et d'Aubigny; et certainement tout ce qu'il y auroit d'officiers ici écriroient le diable de la princesse et du gouvernement. Cependant, s'il vient des troupes étrangères contre nous, le roi d'Espagne est perdu à moins qu'on envoie des troupes françoises[1], et le seul fruit que vous aurez retiré de la succession d'Espagne, ce sera d'y avoir fait commander despotiquement pendant deux ans M. d'Aubigny, à moins que le ciel, par des miracles continuels et par des batailles gagnées partout ailleurs, ne détourne le coup qui nous menace ici. Je vous répète encore une fois que, s'il y a un voyage, on pourra faire rouvrir les yeux au roi, ce qu'on n'a osé tenter par retenue, si vous empêchez de là-bas que M. d'Aubigny ne vienne l'obséder : ce qui seroit la chose du monde la plus honteuse et qui feroit le plus crier les Espagnols avec raison. Il est bon de vous avertir encore, et certainement il ne tiendra pas à moi que vous ne sachiez tout, qu'un nommé le Roy, gentilhomme servant, parent de d'Aubigny, est encore un bureau d'adresse de la princesse indépendant d'Orry. Jugez en quelles mains on met tout le secret de l'État et de cette cour, et ce

1. Voyez ci-après, Additions et corrections, p. 572-573.

n'est qu'après la Croix et lui que M. de Torcy reçoit les nouvelles; encore il s'en faut bien qu'on ne lui mande tout ce qu'ils savent. A présent que M. de Torcy est au fait, il n'aura qu'à faire de ces choses-là l'usage qu'il voudra.... »

18. *La duchesse de Beauvillier à Louville.*

« A Fontainebleau, ce 23e octobre [1703].

« Nous avons été, M. de Beauvillier et moi, trois jours à Montargis, et, en arrivant ici, nous avons trouvé ce qui vous regarde décidé sans qu'il ait été question de rien. Il y a contre vous des machines souterraines puissantes[1]. Vous croyez bien combien votre fait particulier me touche; mes expressions ne sont pas nécessaires : vous connoissez mon cœur pour vous. Ceci est à peu près l'exécution de vos résolutions. L'Archiduc, qui vous embarrassoit, n'est plus une raison. Je vois avec douleur en quel état sont toutes choses, et j'en suis fort touchée. Mme de Croissy garde le diamant et le billet jusques à ce que vous lui ayez mandé le contraire. Si vous pouvez vous faire payer en Espagne, cela sera bon; vous aurez toujours ce recours.... »

La veille, M. de Beauvillier écrivait : « Je n'aurois pu remédier, quand j'aurois été présent, la partie étant trop fortifiée, quand j'aurois voulu tenter les derniers efforts. Je prends un parti inébranlable de ne plus me mêler directement ou indirectement des affaires d'Espagne que pour en dire mon avis au Conseil en homme d'honneur et zélé pour le service du Roi et du roi catholique. Passé cela, je n'écrirai ni ne répondrai sur rien. Je me réserve de parler en ce lieu-là, et devant le Roi, avec la sincérité dont je fais profession, et que S. M., à qui mes intentions sont connues, ne peut désapprouver.... »

1. Ci-dessus, p. 247, note 7.

VIII

BRANTÔME[1].

(Fragment inédit de Saint-Simon[2].)

« .... Le célèbre Brantôme étoit dernier fils du frère de ce cardinal (Hélie de Bourdeille), duquel il ne paroît pas s'honorer beaucoup, quoiqu'il fasse volontiers grand cas de ses proches, témoin de tout ce qu'il dit de la sénéchale de Poitou sa grand mère, femme[3] d'André de Vivonne, seigneur de la Châtaigneraye, desquels sa mère étoit fille, et tout ce qu'il dit sur les Jarnacs et sur le duel célèbre où le frère de sa mère fut tué. Ses mémoires, si curieux, si singuliers, si instructifs, sont trop connus pour en rien dire ici, et l'ont trop fait connoître pour s'étendre ici sur lui. A la mode du temps, il avoit l'abbaye de Brantôme[4], parce qu'elle joignoit Bourdeille[5]; il en portoit le nom comme d'une terre et vécut toute sa vie en soldat et en courtisan séculier. Il s'ennuya de sa vieillesse et de la perte de ses amis et de tout ce qu'il avoit vu et connu, et mourut chagrin, dans une retraite de dégoût, mal content de sa fortune, 15 juillet 1614, fort vieux, en Périgord, en son château de Richemont[6]. Il avoit été un des gentilshommes de la chambre de Charles IX et d'Henri III[7], et chambellan du duc d'Alençon, leur frère, qu'il suivit en ses étranges expéditions de Flandres. Il étoit chevalier de Saint-Michel, et on voit combien l'avilissement de cet ordre, et de n'avoir pas été de celui du Saint-Esprit, lui tenoit au cœur. On voit encore son adoration pour tout ce qui étoit Guise : ce qui n'est pas un petit inconvénient pour ses Mémoires. Il vécut jusqu'à quatre-vingt-sept ans[8], et il étoit frère du père de notre chevalier du Saint-Esprit[9]. »

1. Ci-dessus, p. 289.
2. Extrait des *Chevaliers du Saint-Esprit*, vol. *France* 189, fol. 103 v°, notice Bourdeille.
3. *Femme*, en interligne, corrige *fille*, biffé.
4. Il en fut pourvu en 1556, et succéda en outre au capitaine son frère comme doyen de Saint-Yrieix et prieur de Royan et de Saint-Vivien.
5. Ici, *Bourdeilles*.
6. Du moins, c'est là qu'il avait fait son testament en 1613.
7. De 1564 à 1582, époque où il se retira de la cour.
8. On ignore la date de sa naissance.
9. Henri, vicomte de Bourdeille, dont c'est ici la notice.

IX

LA COMTESSE DE BÉTHUNE, SON MARI ET SON BEAU-PÈRE[1].

(Fragments inédits de Saint-Simon[2].)

« La comtesse de BÉTHUNE. Quoiqu'on n'ait qu'à voir aux *Pairs existants*, ci-après, p. , titre de SULLY, on dira en gros que ce comte de Béthune étoit fils aîné d'autre comte de Béthune si distingué par sa capacité et ses ambassades à Rome, en Italie, en Espagne, en Allemagne, etc., chevalier de l'Ordre 1619, frère puîné du célèbre duc de Sully surintendant des finances d'Henri IV, etc.[3].

« Celui-ci fut aussi ambassadeur à Rome, conseiller d'État d'épée 1657, chevalier de l'Ordre 1661, et chevalier d'honneur de la Reine, à la disgrâce du duc de Bournonville, jusqu'à sa mort 1665, en septembre, et si connu par ce grand nombre d'excellents et rares manuscrits recueillis par son père et par lui, qu'il donna au Roi, et qui font un des plus curieux et considérables ornements de sa bibliothèque[4].

« Sa femme étoit sœur du comte, depuis duc de Saint-Aignan. Il l'épousa à la fin de 1629. La considération de son mari, et peut-être autant celle de son frère, premier gentilhomme de la chambre, la fit dame d'atour de la Reine à son mariage, et elle la fut jusqu'à la mort de cette princesse, avec qui elle fut toujours très bien. Elle mourut cinq ans après la Reine, 12 novembre 1688, à Paris.... »

« Le comte de BÉTHUNE[5], Hippolyte, fils du célèbre ambassadeur qu'on a vu ci-devant, p. 84[6], chevalier de l'Ordre en 1619, lequel étoit frère du premier duc de Sully. Celui-ci, dont la mère étoit le Bouteiller de Senlis, fut, de la part du Roi, remercier le Pape de la dispense qu'il avoit accordée pour l'infortuné mariage de la sœur de Louis XIII avec Charles Ier, roi d'Angleterre, 1625, servit aux guerres de Languedoc, fut conseiller d'État d'épée 1657, et, cette même année, chevalier d'honneur de la Reine, comme on l'a vu aux *Grandes charges*. Il est célèbre pour avoir donné au Roi et enrichi sa bibliothèque de plus de deux mille cinq cents volumes manuscrits recueillis par son père et par lui, qui sont fort estimés, et ne sont connus que sous le nom de manuscrits de Béthune.... »

1. Ci-dessus, p. 296-297.
2. Extrait des *Dames d'atour*, vol. *France* 200, fol. 183.
3. La notice de celui-là, comme chevalier des ordres, est dans le volume *France* 189, fol. 101 v°. C'est l'auteur du livre d'économie politique intitulé : *le Conseiller d'État* (1633, 1641, etc.).
4. Comparez son article, comme chevalier des ordres, ci-dessous.
5. Extrait des *Légères notions des.... chevaliers.... de l'ordre du Saint-Esprit*, vol. *France* 189, fol. 124 v°.
6. *Ibidem*, fol. 101 v°.

X

MORT DE MADAME DE FRÉMONT.

Saint-Simon n'a pas parlé de la mort de la grand'mère de sa femme, Mme de Frémont, décédée subitement à Paris, le 19 août 1703, quoiqu'il y en eût mention dans le *Journal de Dangeau*[1]. Est-ce un oubli volontaire? Voici l'acte d'inhumation, relevé jadis par feu M. Rochebilière, sur les registres paroissiaux de Saint-Roch, aujourd'hui détruits[2] : « Du mercredi 22, dame Geneviève Damond, âgée de soixante et huit ans, veuve de Mre Nicolas de Frémont, chevalier, seigneur marquis de Rosay et autres lieux, conseiller du Roi, grand audiencier de France honoraire et ci-devant garde du Trésor royal de S. M., décédée le 19, rue Neuve-Saint-Augustin, en cette paroisse, a été inhumée en la cave de sa chapelle en cette église. Présents : Mre Nicolas de Frémont, chevalier, marquis de Rosay et autres lieux, conseiller du Roi en ses conseils et maître des requêtes ordinaire de son hôtel, demeurant dites rue et paroisse, et fils de ladite défunte ; et très hauts et très puissants seigneurs Mgr Louis, duc de Saint-Simon, pair de France, et Mgr Antoine-Nompar de Caumont, duc de Lauzun, pair de France, tous deux petits-fils, à cause de leurs épouses, de ladite défunte ; le premier demeurant rue Saint-Père, paroisse Saint-Sulpice, et le second rue Saint-Honoré, de cette paroisse. — DE FRÉMONT. LAUSUN. LOUIS, DUC DE SAINT-SIMON. GAUCHER. BRUNET. »

La défunte « avoit été fort belle, et en avoit des restes[3]. » Les carnets de Hyacinthe Rigaud[4] nous apprennent que ce grand peintre avait fait deux portraits d'elle en 1693 et en 1695, le premier payé seulement cent dix livres.

Mme de Frémont, dont notre auteur a fait un très bel éloge en 1695, avec les restrictions obligées[5], n'était pas seulement une tendre épouse, une mère toute dévouée à sa famille, qui le lui rendait en amitié, en considération, en respect, en gratitude pour les soins donnés à l'éducation de ses deux petites-filles, Mmes de Saint-Simon et de

1. Tome IX, p. 274 ; comparez les *Mémoires de Sourches*, tome VIII, p. 156, qui placent la mort au 21, et l'article nécrologique du *Mercure* de septembre, p. 276-279.
2. Bibl. nat., ms. Nouv. acq. fr. 3617, n° 3518.
3. Tome II, p. 267.
4. A la bibliothèque de l'Institut.
5. « Se conduisant avec tant de modestie,... qu'elle avoit fait oublier ce qu'elle étoit née et à la famille du maréchal, et à la cour, et au monde, où elle s'étoit acquis une estime parfaite et une considération personnelle » (tome II, p. 265-266).

Lauzun, mais aussi un rare modèle de piété et de charité, et j'ai raconté sommairement[1] ce qu'elle fit, avec le concours de son mari, pour les jeunes filles pauvres de sa paroisse de Saint-Roch et pour les sœurs des petites écoles qu'elle avait appelées à diriger leur enseignement; j'ai dit que, dans ses tout derniers jours, elle prit des mesures pour s'assurer, ainsi qu'à sa fille la maréchale, une retraite sur l'un des terrains contigus à cette maison des Filles de Sainte-Anne[2].

J'ai rappelé également que le couvent de la Visitation de Chaillot fut redevable aux deux époux de la construction d'une église placée sous le vocable de l'Immaculée Conception. C'est à l'occasion de la prise d'habit d'une fille du premier lit dans ce monastère, — le 25 juillet 1685, avec une prédication de Bourdaloue[3], — qu'ils entreprirent cette construction, la supérieure du lieu étant alors une cousine des Frémont, Mme Marie-Louise Croiset, et l'épitaphe de Mme de Frémont, placée plus tard dans cette même église, rappela leur généreuse libéralité[4]. Gabrielle, la religieuse qui en avait été l'occasion, parvint plus tard à la dignité de supérieure; Saint-Simon parlera d'elle en très bons termes en 1709, mais sans prononcer le nom de Frémont, affectant toujours de le couvrir de celui de Lorge.

L'autre fille issue du même premier mariage de Frémont avec sa cousine Élisabeth Catelan, et nommée Suzanne, avait fait profession chez les bénédictines de Jarcy, près Brie-Comte-Robert[5], avec une pension viagère de trois cents livres; sa belle-mère porta cette pension à cinq cents livres par un contrat du 10 octobre 1699[6].

1. Tome III, appendice XXII, p. 493-496. Depuis l'achèvement de nos premiers volumes, M. Ernest Bertin a consacré aux Frémont quelques pages de ses *Mariages dans l'ancienne société française*, p. 538-540.

2. La dernière donation à cette maison est du 18 juin 1703; il y en a une expédition au Cabinet des titres, *Pièces originales*, dossier 27821, fol. 40-44.

3. La prise de voile de Gabrielle de Frémont eut lieu le 14 novembre suivant, et sa profession le 30 décembre 1686 ou le 2 janvier 1687 (Gazette du P. Léonard, ms. Fr. 10265, fol. 67 v° et 83 v°; *Journal de Dangeau*, tome I, p. 438; Arch. nat., Y 251, fol. 136 v°).

4. Le couvent occupait l'emplacement actuel du Trocadéro. Une partie des terrains avait été vendue par Marie Damond, veuve de M. Croiset (tome II, p. 267, note 2), et la maison primitive, celle où avaient jadis habité Catherine de Médicis, puis Bassompierre, avait été achetée par la reine Henriette d'Angleterre en 1651. Bossuet avait prêché dans la première église. La nouvelle, comme on le voit, ne fut pas bâtie par la maréchale de Lorge, ainsi que l'ont dit Lebeuf (*Diocèse de Paris*, tome III, p. 58-59), puis son commentateur Cocheris (tome IV, p. 331-336). L'erreur vient de ce que la construction n'était que commencée quand Mme de Frémont mourut. C'est là que la reine d'Angleterre Marie d'Este se fit enterrer. Il y avait, dans les salles du couvent, beaucoup de portraits, que Cocheris a énumérés en partie, un, entre autres, de la maréchale de Lorge, et un du maréchal de Villars.

5. Antérieurement, elle avait été religieuse à Nevers.

6. Arch. nat., Y 273, fol. 88.

Les généalogies donnent aussi, comme frère de M. d'Auneuil et de la maréchale de Lorge, un Frémont qui était jésuite en 1713 ; l'entrée de celui-ci dans la Société, ainsi que celle des deux sœurs consanguines au couvent, réduisait à deux parts seulement l'héritage de M. et Mme de Frémont.

Les actes relatifs à la succession de cette dernière sont actuellement conservés dans le minutier de Me Galin, auquel nous avons fait déjà de si fructueux emprunts. La pièce principale est son testament, en date du 14 décembre 1700, avec des codicilles contenant nombre de legs pieux qu'il serait intéressant de faire connaître en détail à l'appui de ce qui vient d'être dit de cette femme de bien. Ce testament est joint à l'inventaire après décès fait le 27 août 1703 et les jours suivants. Le 25 juillet précédent, Mme de Frémont avait, par un acte particulier, délaissé à son petits-fils, le duc de Quintin, la jouissance de la maison qu'elle habitait dans la rue Neuve-Saint-Augustin, à côté de l'hôtel de Lorge. Antérieurement encore, Mme de Lorge avait pris en location, par bail du 10 mai 1703, la maison de Mme de Frémont qui était attenante à celle des Métayer, et cette location dura au moins jusqu'en 1713[1].

L'argent comptant qui provint de cette succession ne suffit pas, selon toute apparence, pour régler les dettes arriérées du ménage Saint-Simon, puisque, le 6 septembre, trois semaines après la mort de Mme de Frémont, son petit-gendre dut constituer à Jean-Baptiste Boucher, maître sellier demeurant rue Sainte-Anne, pour quatre mille livres de fournitures faites depuis l'année 1700, une rente de deux cents livres, que le secrétaire Claude de Maubreul ne remboursa, pour son maître, que le 18 mai 1707.

Enfin, dans l'Appendice du tome III[2], j'ai expliqué comment le second gendre des Lorge, Lauzun, avait été amené à engager un procès contre Mme de Frémont. L'affaire était encore en suspens en 1703. « On ne croit pas, dit Dangeau, que cela (la mort de Mme de Frémont) rende le procès de M. de Lauzun avec la famille plus aisé à finir[3]. » Les choses tournèrent mieux, pour le beau-frère de notre auteur, qu'on ne l'avait pensé tout d'abord[4], et, en juillet 1704, les juges reconnurent que certains effets de la succession de M. de Frémont avaient été détournés. Non seulement Lauzun put se faire payer de la somme de cent mille écus promise à sa femme, mais on estima qu'il lui reviendrait en outre cinquante mille écus de plus[5]. La sentence des requêtes du Palais qui lui donna gain de cause le 7 juillet 1704 fut confirmée par deux arrêts du conseil d'État en date du 9 décembre suivant et du 25 janvier 1705, sur le rapport de MM. Voysin, de la Reynie et de Ribeyre[6].

1. Cabinet des titres, dossier 27821, fol. 30, 38 et 48.
2. Pages 491-493. — 3. *Journal*, tome IX, p. 274.
4. Voyez notre tome III, p. 492-493.
5. Lettre de Mme d'Huxelles au marquis de la Garde, 4 juillet 1704.
6. Arch. nat., E 1932, fol. 36-41.

XI

SAINT-SIMON ET LA PAIRIE.

Dans le courant de l'année 1703, Saint-Simon, à peine reçu duc et pair, eut deux occasions de prendre rang comme défenseur attitré et autorisé des privilèges de ses collègues. Quoiqu'il n'en dise mot dans ses *Mémoires*, notre devoir est de faire connaître ici, à leur date même, les documents qui révèlent ses débuts dans ce rôle.

En premier lieu, au commencement de l'année, l'abbé Bignon, chargé de la Librairie par son oncle le Chancelier, lui communiqua le manuscrit d'un ouvrage qui avait pour titre : *Remarques sur les rangs des princes et des seigneurs de la Chrétienté, sur quelques cérémonies qui se font entre eux, et sur les titres qu'on leur donne.* Notre duc « jeta à la marge quelques petites observations, » et M. de Chevreuse, qui s'était constitué l'intermédiaire entre lui et Clairambault, généalogiste des ordres, envoya à celui-ci manuscrit et observations, avec la lettre qui suit, et qui se retrouve dans les registres de la Pairie[1] :

« A Versailles, ce lundi au soir [12 mars 1703].

« Voici, Monsieur, les remarques de M. le duc de Saint-Simon, qu'il souhaite que je vous envoie, touchant le livre qu'on est prêt d'imprimer. Ce livre paroît traiter superficiellement les matières qu'il entame, et l'on auroit pu n'y pas faire d'attention; cependant il est toujours bon qu'il n'y ait rien dans les livres nouveaux qui soit contraire à la vérité sur ce qui regarde les rangs et prérogatives des ducs et pairs. Ainsi je crois que la peine que vous prendrez de réformer dans celui-ci les endroits du mémoire de M. le duc de Saint-Simon que vous verrez marqués de croix ne sera pas inutile. Vous connoissez la vivacité de son style, et vous vous servirez par conséquent des expressions que vous jugerez les plus convenables, sans rien faire voir de ces remarques qui sont de sa main. Quand je parle de réformes dans le livre, j'entends seulement d'écrire sur une feuille de papier de quelle manière doivent être les endroits du livre à changer. C'est la vigilance infatigable de M. le duc de Saint-Simon qui vous engage à ce petit travail, et me donne cette occasion de vous faire souvenir combien je suis toujours entièrement à vous.

« Le duc de Chevreuse.

« M. le duc de Saint-Simon vous prie de lui envoyer ce que vous aurez fait, afin qu'il le donne (sans vous nommer) à M. l'abbé Bignon,

1. Arch. nat., KK 600, p. 861.

dont il a tiré parole que le livre ne sera imprimé qu'avec les changements qu'il lui doit remettre entre les mains. »

Suivent, sur deux colonnes, les passages allégués de l'ouvrage et les observations auxquelles ils avaient donné lieu. Presque toutes ces dernières n'ont trait qu'à des questions de cérémonial, d'étiquette, de protocole, particulièrement aux empiétements du Saint-Siége et de ses représentants en France, aux prétentions de l'épiscopat, des princes étrangers, etc. Comme la rédaction primitive de Saint-Simon a disparu sous celle de Clairambault, ainsi que M. de Chevreuse l'avait souhaité, il serait superflu de donner cette dernière, et nous nous contenterons de renvoyer les lecteurs au brouillon du généalogiste[1].

Quant à l'ouvrage lui-même, nos recherches et celles de l'obligeant M. Blanchet, conservateur adjoint à la Bibliothèque nationale, n'ont produit aucun résultat. Il se peut que le manuscrit examiné par Saint-Simon et par Clairambault n'ait pas été livré à l'impression.

Une autre question, qui tenait encore plus au cœur de Saint-Simon, celle des rangs dans l'ordre du Saint-Esprit, le mit en mouvement quelques mois plus tard. Il était question de faire une nouvelle édition des Statuts. Saint-Simon voulut essayer une tentative suprême pour que l'on revînt à l'observation du texte primitif, au moins en ce qui concernait le rang des princes étrangers. Il n'en a rien dit dans les *Mémoires*, sauf peut-être une ou deux allusions détournées qu'on rencontrera plus tard, et ce silence se peut attribuer soit à l'insuccès complet de ses efforts, soit au secret que son ami le duc de Chevreuse eut le bon goût de lui recommander; mais Clairambault, que ses fonctions de généalogiste des ordres appelèrent à entrer dans la question, conserva la correspondance échangée à ce sujet, et il la classa dans sa collection du Saint-Esprit. Le volume où elle se trouvait appartient à une série qui a particulièrement souffert du vandalisme révolutionnaire, et il ne paraît en avoir rien subsisté; mais, heureusement pour nous, l'abbé Georgel en avait eu communication lorsqu'il préparait sa *Réponse à un écrit anonyme intitulé* Mémoire sur les rangs et les honneurs de la cour[2] (1771), et il a donné les parties les plus importantes de la correspondance de 1703, avec l'explication historique qui suit, où l'on verra que l'abbé Georgel parle en serviteur tout dévoué de la maison de Rohan, de celles de Lorraine et de Bouillon, et des autres princes étrangers[3].

1. KK 600, p. 863-867.

2. Ce mémoire était l'œuvre de Joseph-Balthazar Gibert, membre de l'Académie des inscriptions et belles-lettres et garde du Dépôt de la Pairie.

3. Ouvrage cité, Appendice, p. 172-180. J'ai déjà inséré ces extraits dans le tome XXI et supplémentaire de l'édition de 1873, p. 387-390.

« M. de Pontchartrain donna ordre, en 1703, à M. de Clairambault, généalogiste du Roi, de faire imprimer au Louvre les Statuts de l'ordre du Saint-Esprit. Un de ces statuts donne, en propres termes, la préséance aux princes issus de maison souveraine sur les ducs non princes. Quelques ducs, excessivement jaloux des privilèges qu'ils croyoient dus à leur dignité, s'intriguèrent alors pour faire insérer dans l'édition qu'on préparoit quelques additions qui pussent affoiblir la trop grande impression de cette préséance. M. le duc de Saint-Simon se montra le plus ardent; M. le duc de Chevreuse, sans faire paroître autant de chaleur et de vivacité, mit plus de suite dans cette espèce de trame secrète. Ils engagèrent enfin M. de Clairambault, qui s'y prêta avec peine, à faire un Avertissement qui, placé à la tête de l'édition, rempliroit les vues des ducs. Cet Avertissement, minuté d'abord par le généalogiste, fut ensuite revu par les ducs, et corrigé de la propre main de M. de Chevreuse; et, tel qu'il sortit alors de leurs plumes, on nous l'offre aujourd'hui, et on nous le cite comme une autorité qui doit faire loi. Quelle loi ?

« Nous savons qu'en 1688, c'est-à-dire cent huit ans après que le statut de la préséance des princes de naissance sur les ducs gentilshommes eut été fait, ces derniers portèrent pour la première fois leurs prétentions aux pieds du trône. Louis XIV, après avoir examiné les mémoires respectifs, décida contradictoirement et définitivement en faveur des princes issus de maisons souveraines. Il n'y eut, dans ce jugement, aucune réserve favorable aux nouvelles prétentions de MM. les ducs gentilshommes pour le rang dans l'ordre du Saint-Esprit, mais seulement pour les difficultés qui pourroient s'élever entre les princes et les ducs hors de l'Ordre, le Roi ayant déclaré que ce qui seroit réglé pour l'Ordre ne tireroit à aucune conséquence hors de l'Ordre. Il est vrai que Louis XIV ajouta.... « qu'il ne prétendoit régler, dans ce rôle, les rangs « que les ducs prétendent les uns sur les autres.... » Est-ce être fidèle et exact que d'appliquer cette réserve, qui ne regarde que les contestations des ducs gentilshommes entre eux, à la décision si précise du Roi en faveur de la préséance des princes de maisons souveraines ?

« Nous savons surtout, sans crainte d'être démentis, que les termes de la « réserve si favorable aux ducs, » et citée par l'Anonyme, p. 42, comme étant de Louis XIV, ne sont point de ce monarque, et ne sont qu'un projet de protestation imaginé par les ducs pour être inséré un jour dans les registres[1]. M. de Clairambault, dans le VIe tome du recueil de la Pairie, p. 489, etc., a inséré une esquisse de la manière dont cette réserve devoit être énoncée. On y voit beaucoup d'embarras, des expressions équivoques, des ratures. Il y est dit : « ....Le Roi permit à « MM. les ducs de faire des protestations pour la conservation de leurs « droits, et ils me donnèrent celle qui suit.... » Et il ajoute, après

1. Ici, Georgel indique en note, dans le portefeuille 2 de Lancelot et dans les mss. Clairambault, sept formules différentes proposées par les ducs.

avoir raturé quelques mots : « qui se trouve dans mes registres. » Or, dans les registres[1], cette protestation ne se trouve point : on se contente de renvoyer à l'Avertissement de 1703, que l'on cite comme preuve. On voit par là de quel prix est cet Avertissement pour les prétentions de MM. les ducs.

« Voilà l'historique de cette manœuvre ; voici les preuves.

Lettre de M. le duc de Saint-Simon à M. de Clairambault.

« 12 juin 1703.

« M. de Pontchartrain m'a dit ce soir, Monsieur, que M. de Torcy « lui avoit demandé de faire imprimer au Louvre les Statuts de l'ordre « du Saint-Esprit.... Vous m'avez dit qu'on en a les originaux, où les « ducs sont nommés avant les princes, et vous savez qu'on les a falsi- « fiés, et, sur iceux, fait jurer le Roi en son sacre.... Voyez, au nom « de Dieu ! ce qu'il y faut faire, et, si l'abbé Bignon y peut faire « quelque chose, mandez-moi comment il s'y faut prendre ; car je lui « écrirai, et quitterai même tout pour aller à Paris, s'il le falloit. Je ne « sais si l'impression est commencée.... Dieu veuille que je ne sonne « pas cette fois un tocsin inutile !

« Le duc de Saint-Simon. »

Réponse de M. de Clairambault.

« 13 juin 1703.

« Il est vrai, Monsieur, qu'on doit réimprimer les Statuts et preuves « de l'ordre du Saint-Esprit.... Dans ces réimpressions, on se sert ordi- « nairement de la dernière impression, que l'on renouvelle. Cette der- « nière impression est fort différente des originaux qui sont entre les « mains du grand trésorier ; mais ces changements sont autorisés par « les délibérations des chapitres depuis plus de cent ans. »

Lettre de M. de Clairambault à M. de Pontchartrain.

« 13 juin 1703.

« Monseigneur,

« J'ai reçu ce matin une lettre de M. le duc de Saint-Simon.... Je « connois sa vivacité.... Ce seroit une furieuse discussion d'entrer dans « l'examen de la différence des Statuts, et je crois que le Roi ne seroit « pas de ce goût. »

Réponse du ministre.

« Ce n'est point à M. de Saint-Simon à savoir ce que l'on veut faire « à l'égard des Statuts de l'Ordre.... Pressez l'impression. Je n'ai

1. Georgel parle des registres de l'Ordre ; mais Clairambault ne parlait-il pas de ceux de la Pairie?

« point à rendre compte à M. de Saint-Simon. Est-il établi synd c des « ducs ?... »

Lettre de M. le duc de Chevreuse à M. le duc de Saint-Simon.

« 15 juin 1703.

« Il n'est pas possible, Monsieur, d'ôter au public la connoissance « d'une préséance actuellement existante, quoique abusive, et qu'il « voit tous les jours. Aussi l'impression des Statuts de l'ordre du Saint- « Esprit aux galeries du Louvre n'y ajoutera rien de nouveau et de « réel. Ces Statuts sont d'ailleurs certainement approuvés par le Roi, « et, pour dire plus, tout le monde sait que S. M., ses prédécesseurs « et l'Ordre entier les ont exécutés, depuis plus de cent ans, comme « leur unique règle. Il me paroît donc que le mieux est de laisser « imprimer maintenant ces Statuts, et d'y ajouter, par forme d'*Avis au* « *lecteur*, qu'ils avoient été faits autrement dans l'institution..., qu'ils « furent changés sept ans après, par des raisons des temps.... Après « quoi, on mettra tout du long le statut qui nous regarde.... Ce sera « le moyen.... de tourner en bien le mal que nous craignons.... En ce « cas, vous aurez la bonté de le dire à M. de Clairambault, afin qu'il « en dresse le projet. »

Lettre de M. le duc de Saint-Simon à M. de Clairambault.

« 16 juin 1703.

« Je vous envoie, Monsieur, la réponse que m'a faite M. de Che- « vreuse.... Je vous supplie de vouloir bien travailler à ce qui vous est « demandé, parce qu'en cas de refus, cela vaut toujours mieux que « rien. »

Lettre de M. de Clairambault à M. le duc de Chevreuse.

« 7 juillet 1703.

« Il paroît de conséquence de ne pas réveiller une querelle qui ne « plairoit pas au Roi.... Il n'est pas aisé de mettre sur le papier ce « qu'il peut y avoir pour et contre.... Je crois qu'il est de conséquence « de ne pas mettre ce fait en dissertation dans le public, ni avec per- « sonne de ceux qui ne sont pas obligés au secret. »

Réponse de M. le duc de Chevreuse.

« 13 juillet 1703.

« Après avoir proposé les additions favorables aux prétentions des ducs, il continue ainsi :

« Voilà, Monsieur, ce que je pense sur cette matière ; si vous y trou- « vez quelques difficultés, je m'y rendrai. Au reste, le secret sera

« gardé pour le passé, hors à l'égard de M. le duc de Saint-Simon..., « et, pour l'avenir, ni lui ni personne (hormis M. de Torcy) ne saura, « si vous le souhaitez, que ce soit vous qui ayez fait la petite addition « que je viens d'expliquer. »

« Envoi à M. de Chevreuse de l'Avertissement projeté pour mettre à la tête des Statuts de l'ordre du Saint-Esprit à imprimer, par M. de Clairambault, le 27 septembre 1703.

« Cet Avertissement est le même que celui qu'a cité l'Anonyme, aux six dernières lignes près, que M. de Clairambault avoit tracées ainsi :

« Le Roi a suivi les Statuts qu'on lui a fait jurer à son sacre, qui « sont les mêmes qui vont être imprimés, et a permis à chacun de « faire des protestations pour la conservation de ses droits. »

« Ce dernier article fut barré par M. le duc de Chevreuse, et, en marge, on trouve écrits de sa main, les propres termes qu'on lit aujourd'hui dans l'Avertissement imprimé et cité par l'Anonyme, p. 42.

Lettre de M. le duc de Chevreuse à M. de Clairambault, en lui renvoyant l'Avertissement corrigé.

« 16 octobre 1703.

« L'Avertissement que je vous renvoie me paroît très bien. J'ai « changé quelque chose à la fin, qui n'est rien en soi, mais qui fait « beaucoup pour les parties intéressées. »

« Les pièces originales des extraits fidèles que nous venons de donner se trouvent dans les manuscrits de Clairambault, au titre : *Recueil de l'ordre du Saint-Esprit*, vol. 118, p. 7554, etc. »

La nouvelle édition des *Statuts de l'ordre du Saint-Esprit estably par Henri IIIme du nom roy de France et de Pologne, au mois de décembre l'an MDLXXVIII*, fut donnée par l'Imprimerie royale en 1703. Outre les Statuts, portés au nombre de quatre-vingt-quinze articles, elle contenait toute la série des déclarations, édits, arrêts, etc., intéressant l'Ordre. Comme il avait été proposé par M. de Chevreuse en guise de transaction, et aussi de consolation pour son ami, un Avis préliminaire reconnut que des changements sur les articles de l'âge, des non-regnicoles, du nombre des membres, et enfin des rangs de préséance, avaient été introduits depuis 1588, « par les délibérations du chapitre de l'Ordre, pour les rendre plus complets ou pour se conformer aux temps, suivant le dernier article des Statuts, qui le permet ainsi. » Quant à la préséance, cet Avis s'exprimait ainsi : « Dans l'article des rangs, lequel, suivant les statuts originaux et les premiers imprimés, donne, après les princes du sang, la préséance aux ducs, et qui a été changé suivant l'article LXXXII, il a été fait des plaintes et remontrances, à l'occasion de cet article, aux promotions de 1619, 1633, 1662 et 1688. Le Roi a suivi les statuts qui vont être rapportés parce qu'il les a jurés à son sacre, et S. M. a permis aux parties intéressées en ce changement de faire des protestations pour la conservation de leurs droits. » Quoi qu'en eût Saint-Simon, l'article LXXXII consacrait donc la préséance des « princes issus de maison souveraine qui sont ducs, puis des princes qui ne seront ducs, » sur les « ducs qui ne seront que gentilshommes. » Georgel dit que les ducs ne se tinrent pas pour battus, et parvinrent à faire « insérer adroitement dans l'édition de 1740 l'Avertissement insidieux, contraire aux registres du greffe de l'Ordre, préparé avec art dès l'année 1703. » Cet *Avertissement* est cependant le même dans l'une et l'autre édition[1].

On peut comparer, dans notre tome V, p. 581, le procès-verbal officiel de 1688, où les ducs avaient obtenu l'insertion de leur protestation disant que la préséance accordée aux princes étrangers, dans les circonstances racontées par Saint-Simon, ne pouvait préjudicier pour l'avenir aux ducs, « S. M. n'ayant prétendu rien décider sur leurs droits de préséance, qui demeureront toujours en leur entier.

1. Voyez le *Mémoire* de Gibert, p. 41-42.

ADDITIONS ET CORRECTIONS

Page 7, note 2. Les Archives possèdent (K 1684, n° 1) l'original de la déclaration signée par Philippe V le 29 octobre 1703, et contresignée par le *despacho*. Le nom du duc d'Orléans n'y est point prononcé, comme on va le voir :

« Don Phelipe, etc. Reconoccendo que el rey Carlos segundo, nostro zio (que esta en el cielo), en su thestamento de dos de octobre del anno pasado de mil y setecientos (devaso de cuia disposicion murio), y observando las leyes de estos regnos, me instituyo y nombro por subceior y heredero de ellos, y, faltando mi posteridad, o poseyendo la corona de Francia, subceda en estos regnos el duque de Berri, mi hermano, y, despues de el, en los mismos cáuos, hizo los llamamentos que expresa el thestamento referido, tomando uno de cada vama de los llamados a esta subcesion ; y siendo de mi obligacion y conciencia el declarar con mas extencion los llamamentos que comprehende la voluntad del rey mi zio, y en consequencia de las leyes fundamentales de estos reynos que tengo juradas, y el derecho que, par ellas y la posession y dominio en que estoi de estos reynos, como heredero lexitimo de ellos, me compete, por la presente, declaro que, evaquada la subceeion de la ser^{ma} reyna de Francia doña Maria-Theresa mi abuela, estan llamados los subceiores de la ser^{ma} reyna de Francia doña Anna mi visabuela, y despues las demas ligneas explicadas por el rey mi zio, par conforme a su voluntad y a las leyes de estos regnos, para cuia observancia he querido hacer (como la hago) esta declaracion ante el infrascripto mi secretario de Estado y del despacho universal, y quiero y mando se ponga original en el Archevio de Simancas, junta con el thestamento del rey mi zio, y pasando copia authorizada de ella anni consejos de Estado, Castilla, Aragon e Italia, y ani lo otorgo y firmo siendo festigos, don Manuel Arias, arcobispo de Sevilla y governador del Consejo, don Antonio de Toledo, marques de Mancera, mi gentilhombre de camara y presidente de el de Italia, y don Juan Alonso Claros de Guzman-el-Bueno, duque de Medina-Sidonia, gentilhombre de mi camara y mi cavallerizo mayor (todos de mi consejo de Estado). En Madrid, a veynte y nueve de octoubre de mil setecientos y tres.

« Yo el Rey.

« Man., arc. de Sev^{a}. El marques Mancera. Medina-Sidonia.

« Ante mi :

« Antonio de Ubilla y Medina. »

Page 13, note 2. Mme de Scudéry écrivait à Bussy-Rabutin, le 12 mars 1679 : « Le marquis de Chamilly vient d'épouser Mlle de Villeflix, qui a huit cent mille livres de bien. Ces Chamilly-là sont bien heureux ! » Bussy répond : « Si Mlle de Villeflix avoit cent mille livres de bien, Chamilly seroit bien heureux. Il l'est toujours beaucoup. » (*Correspondance de Bussy*, tome IV, p. 328 et 330.) Comparez le *Mercure* d'avril 1679, p. 159-162.

Page 14, note 5. On voit, dans la même *Correspondance*, tome I, p. 29, que Chamilly avait rempli les fonctions d'aide de camp auprès du Roi en mai 1667. Il y est aussi parlé de sa glorieuse défense de Grave (tome II, p. 386-387 et 406-407). L'évêque de Verdun écrivant à ce propos (p. 407) : « Que pensez-vous de cet homme-là ? L'avez-vous vu servir ? J'ai ouï dire à des gens du métier que c'étoit un brave homme ; et puis c'est tout ; » Bussy, jaloux de ce succès, répond (p. 409) que ce sont des combinaisons favorables de la fortune, du côté des assiégeants comme du côté des assiégés, qui ont fait considérer, par presque tout le monde, la défense de Grave comme une merveille, et que cependant « tous les braves gens du Royaume qui auroient été ignorants auroient fait autant que Chamilly. »

Page 37, note 6. Effacez la fin, à partir de : et *la Milice*, etc.

Page 41, note 2, ligne 2. Au lieu de *la*, lisez : *le*.

Page 74, note 5. Ajoutez l'indication : *Mémoires de Sourches*, tome VIII, p. 51.

Page 89, note 4. Le P. Léonard nous a conservé (Arch. nat., M 766, n° 1) la lettre suivante de M. du Héron, l'officier général blessé mortellement trois mois plus tard, à Münderkingen, sur l'expédition de la vallée de la Kinzig :

« Du 7e mai 1703.

« Nous sommes à la veille de joindre M. l'électeur de Bavière. M. de Montigny, avec cent cinquante chevaux, est venu apporter à Monsieur le maréchal la nouvelle que ce prince est à Ehingen, sur le Danube, au-dessus d'Ulm, avec un corps de troupes, et qu'il a fait préparer du pain pour huit jours pour l'armée du Roi, et de l'avoine pour la cavalerie. Il ne s'avancera pas davantage, pour ménager la sienne, qui est aussi fatiguée des longues marches qu'elle a faites que la nôtre. M. de Monasterol et M. de Siméoni partiront demain avec M. de Montigny. M. le maréchal de Villars les suivra apparemment après-demain, avec M. le comte du Bourg, pour s'aboucher avec ce prince. Il commence à respirer.

« M. Schlick est aux environs de Passau, et n'ose entrer en Bavière, où l'Empereur lui a défendu de faire des hostilités. Les Saxons l'ont quitté ; ils sont cependant encore dans le Palatinat. Il y a bien de l'apparence que, sur la nouvelle de notre jonction, ils se retireront. Les troupes de Franconie sont retournées chez elles après avoir bombardé inutilement pendant dix ou douze jours. Le comte de Stirum est à Suabischegemund. L'Empereur n'a pas voulu ratifier le traité de neutralité de la ville de Ratisbonne. M. l'Électeur y a deux mille hommes, commandés par M. de Santini. On dit que l'évêque de Passau ne veut plus permettre aux troupes impériales de passer dans sa ville. M. l'électeur de Bavière mande à M. de Monasterol qu'il a des idées réjouissantes, qui lui font digérer les couleuvres qu'il a avalées. On croit qu'il étendra son armée et celle du Roi le long du Danube, pour la laisser reposer et rétablir nos chevaux, qui ont besoin de repos. Les Impériaux ne pouvoient pas croire qu'il nous fût possible de pénétrer au travers des montagnes que nous avons passées. Il n'a tenu qu'à eux de nous en empêcher, s'ils avoient su ou voulu profiter des avantages que la situation des lieux où nous avons marché leur fournissoit. Il est étonnant que, grands remueurs de terre qu'ils sont, ils n'en aient pas remué, ou du moins abattu des arbres dans des endroits fort étroits, et qu'ils auroient rendus, par ce moyen, impraticables. Il est constant que, s'ils avoient pris cette précaution, qu'ils eussent eu quelque infanterie qui eût voltigé dans les montagnes, il eût été difficile, pour ne pas dire davantage, de surmonter ces obstacles.

« M. de Blainville, qui avoit l'avant-garde, a poussé toujours leurs troupes devant lui. Le commandant de Hasslach voulut se défendre : il fut obligé de se rendre prisonnier de guerre, avec sa garnison de cent quatre-vingts hommes. Les troupes qui étoient dans les redoutes proches de cette ville se retirèrent à la vue de celles de M. de Blainville. Il s'avança à Hausach, où les ennemis avoient des lignes qui n'étoient pas encore perfectionnées, avec un petit fort à cinq bastions. Ils ne les soutinrent pas, et se retirèrent sans attendre qu'on les attaquât. Les lignes étoient clayonnées, pour soutenir les terres, avec un art et une propreté admirable. M. le maréchal de Villars joignit en cet endroit M. de Blainville. Il pouvoit prendre la route de Wolfach, ou celle de Hornberg. Il a paru que le comte Prosper de Fürstenberg avoit plus d'attention à celle de Wolfach : Monsieur le maréchal la laissa à sa gauche, et s'avança vers Hornberg, où la vallée s'étrécit beaucoup. Il trouva des retranchements, à la portée du mousquet de la ville, qui occupoient toute la largeur de la vallée. Du côté de la gauche des ennemis, ils étoient continués jusqu'à la moitié de la montagne ; le reste étoit seulement tracé par un abatis d'arbres. Sur leur droite, ils ne s'étendoient pas fort loin ; mais ce qui en étoit fait étoit palissadé. Mais les ennemis occupoient une petite plate-forme qui étoit au sommet de la montagne sur laquelle ces retranchements étoient commencés. Monsieur le maréchal fit monter huit compagnies de grenadiers, les brigades de Champagne et de la Reine, sur sa gauche, celle de Dauphin sur sa droite. Il n'y eut que cette dernière qui put joindre un détachement des ennemis, qu'elle surprit, ayant fait le tour des montagnes. A la vue de ces troupes, les ennemis se retirèrent dans les montagnes, où on en a pris environ une centaine, un major, trois capitaines et un enseigne.

« Lorsque l'on est à Hornberg, on trouve deux gorges de montagnes.

L'une mène à Freyberg. Les ennemis l'avoient coupée par un retranchement, dont les pièces de bois de sapin, d'environ six pieds de longueur, soutenoient les terres. Ils avoient négligé d'en faire une sur la route de Villingen. Pour la suivre, il faut monter par des chemins très étroits, où il eût été impossible de faire passer des chariots et des caissons, et même des mulets, si nous avions trouvé bien des bois abattus et les chemins rompus. Au haut de la montagne, les ennemis avoient élevé un retranchement contre M. l'électeur de Bavière. La descente de cette montagne, en allant vers Villingen, eût été au moins aussi difficile que la montée, si les ennemis avoient voulu y travailler. Monsieur le maréchal alla camper d'Hornberg à Saint-Georges, où les gros équipages commencèrent à le joindre, le lendemain, à Münchweiler, où tout ce qui n'a pas été rompu se joignit avec l'arrière-garde, que M. de Lannion commandoit. Il y a séjourné un jour à Münchweiler pour l'attendre. Pendant ce jour de séjour, il fit tirer quelques volées de canon à Villingen, et même quelques boulets rouges, que je crois avoir été mal rougis. Le gouverneur ne se laissa point épouvanter. Monsieur le maréchal ne jugea pas à propos de s'amuser à l'attaquer dans les formes ; il vint hier camper à Donaueschingen, petite ville appartenant au prince de Fürstenberg, fameuse par la source du Danube. Elle est dans la cour du château, dans une enceinte de murailles d'environ trente pieds en carré. Elle coule dans un canal au travers de la cour et va joindre de petits ruisseaux qui viennent de Saint-Georges et de Münchweiler, qui lui cèdent l'honneur de donner le nom au plus grand fleuve de l'Europe. Le ruisseau qui passe à Saint-Georges va à Villingen. Cette ville est de figure ovale ; elle a deux enveloppes : les murailles des maisons font une partie de l'intérieure ; l'extérieure est terrassée jusqu'à une certaine hauteur. Elle n'a pour défense que des créneaux, et n'est flanquée que de mauvaises tours, fort éloignées les unes des autres. Les ennemis avoient fait des redans devant les portes et les avoient palissadés. Le fossé est revêtu ; il y coule de l'eau. Il n'y a aucun dehors ; elle est commandée de tous côtés. Elle n'eût pas tenu vingt-quatre heures, si Monsieur le maréchal l'avoit attaquée. Un commissaire provincial y a été emporté d'une volée de canon, et un autre blessé. M. de Lannion n'a pas été inquiété dans son arrière-garde. »

Page 91, note 5. Le même recueil de *Lettres historiques concernant l'histoire civile de France* formé par le P. Léonard (Arch. nat., M 766, n° 1) contient une copie de la lettre qui suit, écrite de Meringue (Möhringen), le 15 ou le 17 mai 1703. Une autre lettre, du 15, rapporte exactement les mêmes faits. On remarquera que la première donne la date du 11 mai pour la jonction, tandis que Saint-Simon place au 12, ainsi que Dangeau, la première entrevue de Villars avec l'Électeur, et que ce serait le 9 selon les *Mémoires militaires* de Pelet, p. 582. La seconde des lettres recueillies par le P. Léonard donne aussi la date du 12, de même que la *Gazette*, p. 252. Sur la copie de celle qu'on va lire, la date de quantième 17 a été corrigée en 15.

« Il n'est point parti de courier depuis le 8 dernier, et ce fut le 11 que se fit l'entrevue de M. l'électeur de Bavière et de M. le maréchal de Villars. J'y étois. M. de Villars ne devoit arriver chez M. l'Électeur qu'à midi, et, ce jour-là, il pleuvoit beaucoup. Cependant, dans l'impatience où étoit M. l'Électeur de voir Monsieur le maréchal, il monta à cheval dès le matin, et s'avança de hauteur en hauteur, avec une assez grosse escorte, envoyant courrier sur courrier pour en apprendre des nouvelles. Enfin, dès qu'il le sut à une lieue, il doubla le pas, et, dès qu'il vit nos troupes, il se mit au galop; et enfin, reconnoissant de loin M. de Villars, il poussa droit à lui à toute jambe, et, sans lui donner le loisir de descendre de cheval, il se jeta à son col et l'embrassa tendrement, mais avec tant de vivacité, que nous crûmes un moment qu'ils alloient tous deux tomber par terre.

« Ce furent des démonstrations de joie de part et d'autre, qui faisoient plaisir à voir. M. l'Électeur laissa même paroître quelques larmes, et dit à Monsieur le maréchal qu'il n'y avoit rien qui ne fût au-dessous du service qu'il venoit de lui rendre, qu'il ne lui devoit pas moins que ses États et le salut de sa famille. Monsieur le maréchal eut à peine le loisir de lui dire que les ordres du Roi étoient si précis, non seulement de tout tenter, mais de tout hasarder pour venir à son secours, et que les troupes et les officiers qu'il avoit l'honneur de commander étoient si dévoués au service et à la gloire de S. M., qu'il avoit toujours espéré que rien ne leur seroit impossible ; que d'ailleurs l'ancien et respectueux attachement qu'il avoit toujours eu pour S. A. Él. avoit redoublé l'ardeur qui étoit nécessaire pour surmonter tous les obstacles. M. l'Électeur lui dit poliment : « C'est à Frédéric-Barberousse « que ma maison doit l'électorat; c'est à vous, Monsieur le maréchal, « à qui j'en dois la conservation. Je l'ai vu perdu, ajouta-t-il, et vous « me le rendez. » Il lui conta alors le terrible désespoir où l'avoit jeté, six jours auparavant, une lettre interceptée de M. de Bade au cardinal Lamberg, où il marquoit que M. de Villars s'étoit retiré de devant ses retranchements, et que tout autre passage étoit impossible. « Quelle « joie ai-je eue, dit-il, d'apprendre, le même jour, que vous aviez enfin « heureusement passé les montagnes ! Je n'en aurai jamais une pareille « de ma vie. » Monsieur le maréchal lui présenta ensuite les officiers de considération qui l'avoient accompagné, et il les reçut avec toute la politesse du monde ; chacun étoit charmé des manières de ce prince. Il n'est pas fort grand, mais bien fait, et l'air tout à fait gracieux. C'étoit une joie universelle. On se mit en marche, et on les laissa s'entretenir seuls, tandis que les François et les Bavarois s'embrassoient et faisoient connoissance par l'entremise de M. de Monasterol et de M. Siméoni.

« Nous trouvâmes l'armée bavaroise en bataille. M. l'Électeur, pour faire honneur à Monsieur le maréchal, ordonna trois salves de toute l'artillerie et de toute la mousqueterie, et, pour signal de chaque salve, M. l'Électeur crioit : « Vive le Roi ! » en jetant son chapeau en l'air.

On dîna, et l'on but de bon cœur à la santé du Roi. C'étoit un plaisir de voir la joie des officiers bavarois peinte sur leur visage, et avec quel empressement, au sortir de table, chacun d'eux se montroit à Monsieur le maréchal, et comment ils le dévoroient des yeux. Si cette journée fut si agréable pour nous, jugez ce qu'elle fut pour lui, vif et sensible comme il est.

« Les jours suivants, M. l'Électeur a eu de grandes conférences avec Monsieur le maréchal. Tout ce que nous voyons nous promet entre eux une longue et parfaite intelligence. Le quartier de M. l'Électeur est à une demi-lieue d'ici. On dit que nous serons encore trois semaines dans ce pays-ci, qui est excellent pour raccommoder les troupes. Ce temps peut être bien nécessaire pour convenir de quelque chose avec les Cercles. Vous saurez plus tôt que nous leurs dispositions, et ce seront peut-être des nouvelles pour vous tandis que ce sera encore un mystère pour nous. L'eau du Danube est belle ici; mais nous croyons qu'elle est encore plus belle à cent cinquante lieues. »

Page 93, note 2. Le chevalier d'Hautefeuille était, en 1654, lieutenant des gardes du duc de Guise, sous les ordres du chevalier de Forbin (*Gazette* de 1655, p. 50).

Page 103, note 1. Mme de Scudéry annonça en ces termes, à Bussy-Rabutin (*Correspondance*, tome V, p. 217), la fin du comte de Brancas, en janvier 1681 : « Il est mort fort chrétiennement. On demanda, au coucher du Roi, s'il n'avoit point fait de testament; ce badin de comte de Gramont répondit que oui, et qu'il avoit fondé un hôpital pour tous les princes et les ducs de France ruinés. » Bussy réplique, quelques jours plus tard (p. 220), qu'il ne sait à quoi le défunt a pu manger le bien de sa femme.

Page 120, note 5. Nous savons déjà que l'archevêque de Reims avait une situation difficile à cause de ses anciennes relations avec Arnauld, et que les jésuites le poursuivaient de leur rancune. Fut-il compromis réellement dans l'affaire de mai 1703? C'est ce qui semble résulter de la lettre que Fénelon écrivit le 4 juin suivant à son confident l'abbé de Langeron. Nous y lisons ces phrases : « Si on peut trouver (dans les papiers de Quesnel) des gens comme M. Boileau, M. du Guet et le P. de la Tour, il faut les écarter et ôter toute ressource de conseil à M. le cardinal de Noailles. Si M. l'archevêque de Reims n'est pas attaqué sur sa lettre à M. Vivant, il faudroit au moins lui faire dire d'aller résider dans son diocèse. Les docteurs du parti seroient étonnés faute de chef.... Noubliez pas de faire savoir au Bon duc (de Beauvillier) et au P. de la Chaise ce qu'on doit chercher dans les papiers saisis à Bruxelles.... »

Le curé Vivant dont Fénelon parle était syndic de la Faculté de théologie. Ce fut un des plus actifs collaborateurs du cardinal de Noailles, et il engagea avec M. Petitpied, sur le *Cas de conscience*, une correspondance qui fut rendue publique en 1704. Après avoir été des premiers à signer le *Cas*, il en devint le proscripteur le plus acharné.

Mais Fénelon ne parlait que des papiers saisis à Bruxelles, et non de ceux d'Hautvillers. Dans cette dernière maison, on voit, par les pièces publiées dans le recueil des *Archives de la Bastille*, tome XI, p. 126-131, que le religieux dont Saint-Simon ne donne pas le nom était dom Thierry de Viaixnes, un des auteurs présumés du *Problème* de 1698. Le 7 août, on découvrit ses papiers cachés dans sa paillasse, et quelques écrits de lui chez le sous-prieur. Saint-Simon dira, en 1706, que ces papiers étaient les originaux du *Problème*, écrits de la main de l'abbé Boileau de l'Archevêché, celui dont il nous a longuement parlé à ce sujet (tome VI, p. 98-104).

Effectivement, un autre récit de l'arrestation de dom Thierry à Paris, le 6 août, et de la saisie des papiers d'Hautvillers (Arch. nat., L 14, nº 1, fol. 49-50), porte que le lieutenant général d'Argenson fut chargé d'examiner ces papiers et y trouva l'original du *Problème*, mais écrit par un autre bénédictin de Saint-Vannes, dom Barthélemy Senac, qui était mort depuis, et seulement corrigé par dom Thierry.

En outre, il n'était plus question du *Problème* en 1703, mais bien du *Cas de conscience*, c'est-à-dire de cette consultation mise en circulation depuis 1701, qui permettait, moyennant des réserves implicites, d'adhérer au Formulaire de 1684 et à la condamnation du livre de Jansénius. L'affaire, faisant trop de bruit, a été déférée à Rome en février 1703, immédiatement jugée par Clément XI, et un arrêt du Conseil du 5 mars a imposé le silence absolu de part et d'autre : de là sortiront, deux ans plus tard, la bulle *Vineam Domini*, et, en 1713, la bulle *Unigenitus* ou Constitution.

Dom Thierry de Viaixnes, qui, depuis 1696, dirigeait à Hautvillers une sorte de conférence sur les sciences religieuses, était en correspondance avec Quesnel et en communauté d'idées avec l'archevêque de Reims. En 1697, il a écrit une défense de l'ordonnance de celui-ci contre les doctrines de Molina soutenues par les jésuites (notre tome V, p. 1-5); mais n'a pas fait imprimer ce mémoire. En 1699, il lui a fourni des citations pour faire exiler le jésuite Flavet, comme coupable de nestorianisme. En 1700, il lui a fourni également, pour les produire à l'assemblée du clergé et au Roi lui-même, les cahiers d'enseignement d'un jésuite de Pont-à-Mousson, où il était dit qu'un roi pouvait faire assassiner un autre souverain qu'il savait se préparer à lui faire la guerre. Ce sont ces dénonciations et les Préfaces qu'il a fait paraître en 1701, en tête du livre de Lemos sur la Congrégation *de Auxiliis*, puis, en 1702, en tête d'une nouvelle édition du livre de Richer *De ecclesiastica et politica potestate*, qui lui ont valu de puissantes inimitiés. Son arrestation fut motivée (*Nouvelles ecclésiastiques* de 1735, p. 200) de ce que les écrits de Richer prétendaient soumettre le Roi aux états généraux, comme le Pape au Concile. D'autres arrestations eurent lieu en même temps, ou peu après. La principale fut celle d'un bénédictin apostat qui était allé se réfugier auprès de Quesnel, dom Gabriel Gerberon, auteur d'une *Histoire générale du jansé-*

nisme publiée en 1700, et l'un de ceux aussi à qui on avait attribué le *Problème* (ci-dessus, p. 117, note 1); puis, en octobre 1703, celle de Germain Willaert ou Vuillart, qu'on appelait le « procureur général de l'ordre des jansénistes, » celle du prieur des bénédictins de Meulan, dom Jean Thiroux, celle enfin du Poitevin P.-Fr. d'Aremberg du Plessis, qui avait fait évader Quesnel des prisons de Bruxelles. Tous furent envoyés en prison : Vuillart passa le reste de ses jours à la Bastille, dom J. Thiroux sept ans, d'Aremberg dix; dom Gerberon, livré aux agents de la France, fut enfermé, malgré son très grand âge, dans la citadelle d'Amiens, puis au château de Vincennes, et n'en sortit que moyennant abjuration de ses erreurs, au bout de dix années; le sous-prieur d'Hautvillers fut seulement invité, par un ordre secret du Roi, à venir se disculper à Versailles; mais dom Thierry, arrêté le 6 août à Paris, resta en prison ou en observation jusqu'à la mort de Louis XIV. Il se retira alors à l'abbaye de Beaulieu, dans l'Argonne.

On possède, dans un manuscrit de Port-Royal, un certain nombre de lettres autographes qu'il écrivit de là à Mme de Caumartin, son ancienne et fidèle protectrice. M. Gazier a bien voulu me les communiquer. Le religieux y répète à plusieurs reprises que la saisie de ses manuscrits, remis aux jésuites ses ennemis, l'a absolument ruiné. Dans celle du 19 janvier 1716, il dit : « Un libraire m'offrit dix mille francs des seuls onze volumes in-folio écrits de la propre main de Richer, à condition de les faire copier et de me rendre les originaux, quand le tout seroit imprimé et en vente. On m'a tout enlevé, sans que jamais, pendant plus de douze ans de persécution, quatre ans d'exil et plus de huit ans de prison, on ait osé me faire juridiquement aucun reproche contre ma foi ni mes mœurs. » Ces papiers et tous les autres, il en réclamait la restitution, et demandait pour cela les bons offices de M. d'Argenson, qui lui avait été déjà favorable. Dans une autre lettre du 18 juin suivant, où il détaille encore les papiers objet de ces réclamations, nous lisons : « On me mande de Paris, le 29 mai, que M. le Régent a donné ordre à M. d'Argenson de faire porter tous les manuscrits de Richer qui m'ont été enlevés à la Bibliothèque du Roi, que cela n'est point exécuté, sans qu'on en sache la raison, et que, quand ils seront en ce dépôt, je serai bien reçu à faire mes demandes.... »

Page 127, note 1. Le P. Léonard a recueilli cette lettre, sur la mort de Gourville, qui se trouve aujourd'hui dans le registre des Archives nationales coté MM 825, fol. 54 :

« De Saint-Maur, ce jeudi 28 juin 1703.

« M. de Gourville, sur la minuit, sentant une grande colique, appela son valet de chambre, qui fit chauffer des linges. La colique apaisée, pour témoigner qu'il se portoit bien, il se mit à chanter une chanson à sa manière, et renvoya son valet de chambre; mais, une heure après, il le rappela. « Je sens, dit-il, que mon mal devient sérieux; faites « venir du secours, appelez mon neveu; je suis pressé. Mettez-moi

« dans mon fauteuil. » Plusieurs personnes entrent au bruit dans la chambre ; on le met près du feu, on lui donne de l'eau de la reine de Hongrie. M. de Gourville, dont je tiens ce détail, prend la main de son oncle ; il cherche son pouls, il ne le trouve point. Le mouvement des mains fait lever la tête à M. de Gourville : il regarde son neveu sans rien dire ; la tête retombe. Les médecins arrivent, et M. de Gourville meurt sur les quatre heures du matin. On l'a ouvert ; on ne lui a trouvé aucune cause de mort. Il s'étoit beaucoup appliqué, depuis quelque temps, à revoir ses Mémoires ; on croit que cette grande application d'un homme de quatre-vingt-deux ans a précipité la mort.

« M. de Gourville n'avoit aucune étude, mais beaucoup d'esprit, de bon sens et d'application, d'ordre et d'économie. Il étoit né pour gouverner un État. Ses amis disent qu'il avoit le mérite et le génie de feu M. Colbert, surintendant des finances. On sait qu'il a mis un grand ordre dans la maison de Monsieur le Prince et fait valoir ses droits et revenus. M. de Gourville avoit été dans les affaires et employé par M. Foucquet ; on lui fit même son procès : il y a une requête terrible donnée contre lui par M. Talon. M. de Gourville a fait des Mémoires qui courent depuis un an dans le monde. L'abbé de Caumartin les a vus et examinés, et son jugement est qu'ils sont mal arrangés et écrits sans style, que les faits en sont certains, que M. de Gourville n'y parle que des choses qu'il a vues ou traitées lui-même, qu'il a fait l'histoire de sa vie et de sa fortune, qu'il rapporte des choses vraies, mais qui ne lui sont point d'honneur, ni à sa famille, comme d'un vol considérable qu'il fit en Flandre, accompagné de six bandits, chez un homme qui venoit de recevoir de l'argent, et dont il a depuis fait la restitution, même des intérêts. Après cela, il n'y a pas lieu de croire que les héritiers de M. de Gourville veuillent donner ses Mémoires au public.

« Sire Jean Hérault, seigneur de Gourville, conseiller du Roi en tous « ses conseils, surintendant des maison et affaires de Monsieur le « Prince, » voilà les qualités que l'on a données à M. de Gourville dans son billet d'enterrement. M. de Gourville a laissé vingt-cinq ou trente neveux ou petits-neveux. Il a fait son légataire universel M. Maret, intendant de la maison de Monsieur le Prince. Il a donné, il y a plusieurs années, la terre de Gourville au fils de son frère, à la charge de porter le nom de Gourville. Feu Monsieur le Prince avoit donné à vie, à M. de Gourville, la terre de Saint-Maur, à la charge de lui rembourser toutes les augmentations et améliorations qu'il pourroit y avoir faites quand on la retireroit de ses mains. Monsieur le Duc d'aujourd'hui, qui n'aime point Chantilly, a retiré la terre de Saint-Maur, et, au lieu de la restitution des avances faites, qui montoient à plus de quatre cent mille francs, faites sur la terre de Saint-Maur, M. de Gourville s'est contenté de vingt mille livres de rente de pension viagère, à condition que le sieur de Gourville, son neveu, demeurera capitaine du château de Saint-Maur avec une pension de dix mille livres qui auroit cours après l'extinction de celle de vingt mille francs.

« M. de Gourville, capitaine du château de Saint-Maur, âgé d'environ quarante-cinq ans, n'est point marié ; il a beaucoup d'esprit et de politesse ; il a été envoyé du Roi à Hanovre, il a fait une belle dépense, il joue avec Monsieur le Duc, avec M. le prince de Conti et avec tous les gens de sa cour, il mange avec Monsieur le Duc, il est de tous ses plaisirs ; il a plus de vingt-cinq mille livres de rente, dont la terre de Gourville fait partie. M. Ranchin, secrétaire du Conseil, avoit une fort belle maison dans Saint-Maur : Monsieur le Duc l'a achetée, et en a fait présent à M. de Gourville. »

Page 136, note 2, ligne avant-dernière, lisez : « Jean, fait cardinal en 1641, par Paul V, mourut, etc. ».

Page 137, note 6, Jean-Casimir, dernier prince de la dynastie des Jagellons, fils cadet de Sigismond III et frère de Ladislas VII, roi de Pologne, avait d'abord secondé celui-ci dans ses projets de ligue contre la France ; mais, poussé par la tempête sur les côtes de Provence, où il fut arrêté (*Gazette*, 1638, p. 369-371) et retenu en prison jusqu'en 1640, il n'avait recouvré sa liberté qu'à condition de ne plus servir contre nous. C'est alors que, comme cadet et par vocation, il se destina à la vie religieuse. Après avoir voulu se faire capucin à Vienne (*Gazette* de 1642, p. 1049), il alla prendre l'habit de la Société de Jésus à Lorette, le 23 septembre 1643, obtint des dispenses pour faire son noviciat et recevoir la prêtrise (*Gazette*, p. 934, 989 et 1049-1050), se rendit à Rome pour cet effet, y passa trois ans auprès du Pape, et fut déclaré cardinal par Innocent X le 28 mai 1646 (*Gazette*, p. 487, 529, 530 et 562), mais retourna auprès du roi son frère, qui n'approuvait pas sa prise d'habit (*Gazette* de 1644, p. 402, et de 1646, p. 1106), et, en mourant le 19 mai 1648, Ladislas le désigna pour recueillir la couronne de préférence à son autre frère Charles. Conformément à cette volonté, Casimir renvoya son chapeau au Pape (*Gazette* de 1648, p. 502 et 1030), prit tout de suite le titre de roi de Suède, comme héritier des Jagellons (il le conserva jusqu'en 1655), et, avec l'appui des représentants de la France, qui étaient alors le comte d'Arpajon et M. de Brégy, il fut élu par les Polonais le 20 novembre (*ibidem*, p. 1520-1523, 1618, 1657, 1693, 1705, 1717-1728, 1745 et 1746 ; *Gazette* de 1649, p. 202-204 et 209-211). Relevé de ses vœux, le nouveau roi Jean-Casimir, ou Casimir V, épousa la veuve de son frère (contrat du 1er mars 1649 : Arch. nat., KK 597, fol. 165-174), et il eut avec elle un règne assez brillant. Néanmoins, ses goûts de retraite et de piété reprenant le dessus, Louis XIV visa à obtenir qu'avant d'abdiquer la couronne, il l'assurât à un prince français, le fils du grand Condé, marié en 1663 avec une nièce de la reine. C'est dans ce sens que Monsieur de Béziers fut chargé d'agir, avec recommandation de ne point laisser risquer l'abdication, si l'élection n'était assurée pour la France (Arch. nat., K 1312 ; recueil des *Instructions aux ambassadeurs en Pologne*, tome I, p. 51-84). La reine Marie jouait le premier rôle dans cette négociation, et c'est elle qui fit désigner Bonsy pour recevoir la nomination de Pologne dans la prochaine promotion de cardinaux, comme le prouve cette lettre de Louis XIV, datée du 31 décembre 1666 (*Catalogue de la vente des autographes de M. Renard*, 18 mai 1889, n° 87) : « Madame ma sœur, je n'entreprendrai pas ici de vous faire des remerciements de la nomination du sieur évêque de Béziers à la dignité de cardinal; ils seroient trop au-dessous d'un présent si considérable en soi et par ses circonstances. Ce que je puis dire est que je sens cette marque d'amitié dans toute son étendue, et que je n'aurai point de plus grande joie que de m'en pouvoir acquitter pleinement selon mon desir. Vous confirmant au surplus qu'il est impossible d'être avec plus d'estime que je suis, etc. » La cour de Pologne sut très mauvais gré au pape Alexandre VII de n'avoir pas tenu compte de cette nomination, et, lorsque Clément IX fut élu, Jean-Casimir eut soin de la renouveler (*Gazette* de 1667, p. 500, 524 et 752). Sur ces entrefaites, la reine étant venue à mourir le 9 mai 1667, et Casimir ne songeant plus qu'à une retraite immédiate, Louis XIV lui fit offrir un asile en France, avec les riches bénéfices que le duc de Verneuil allait abandonner, à condition qu'il reporterait son appui, non plus sur un Condé, mais sur M. de Neubourg, l'un des principaux contractants de la défunte ligue du Rhin. Casimir abdiqua enfin en juin 1668, et Bonsy prit congé de lui tout aussitôt. Le roi le suivit à quelques mois de distance, et fut pourvu immédiatement des huit abbayes de Saint-Germain-des-Prés, Fécamp, Saint-Taurin d'Évreux, Ourscamp, Tiron, Bonport, la Valasse et les Vaux-de-Cernay, formant un revenu de près de deux cent mille livres (Chambord, 13 octobre 1668). Jean-Casimir vécut encore quatre ans, revenu des grandeurs du monde, et il mourut le 16-17 décembre 1672, non pas dans un de ses riches bénéfices, mais dans l'hôtel abbatial de Saint-Martin de Nevers, tenu alors par l'abbé Pierre de Vienne (*Gazette*, p. 1277). Les Archives nationales possèdent, dans les papiers des princes de Condé (K 1312), une liasse de pièces relatives à la maladie, à la mort et au testament du roi. D'autres documents français ont été produits dans le livre publié en polonais, en 1889, par M. K. Waliszewski, sous ce titre : *les Relations diplomatiques entre la France et la Pologne, 1644-1667*.

Page 137, note 9. Dans sa seconde mission (*Instructions aux ambassadeurs en Pologne*, tome I, p. 85-110), Bonsy arriva à Varsovie en avril 1669. L'élection ayant tourné, contre l'attente de tous, au profit du piaste Wisniowiecki, sans que Bonsy y eût été pour rien, Louis XIV continua cependant à solliciter pour son ambassadeur la nomination du nouveau monarque. On a le texte de la lettre écrite à cette occasion, avec une note du président Rose qui ferait croire que Bonsy avait donné de grosses gratifications à M. de Lionne pour rédiger la dépêche en termes pressants, et à la mère du roi régnant, pour appuyer la proposition (*Œuvres de Louis XIV*, tome V, p. 448); d'autre part, les *Mémoires de l'abbé de Choisy* révèlent (tome II, p. 158-162) comment cette intrigue faillit empêcher la promotion du futur cardinal de Bouillon. Le duc de Chaulnes fut chargé d'appuyer les titres de Bonsy.

Page 142, note 1. Il y a, dans le recueil des *Pièces intéressantes et peu connues* de 1781-1790, tome VIII, p. 365-371, quelques rectifications au récit fait par Gayot de Pitaval dans ses *Causes célèbres*.

Page 147, note 3, ligne 2. Lisez : *Mercure* du mois, p. 203-208 ; *Gazette*, p. 383.

Page 151, note 4. Ajoutez en tête : « Tome IV, p. 146. »

Page 165, note 4. La locution *être dans la bouteille* m'a fait remarquer dans la *Gazette* de 1651, p. 445, une correspondance de Rome où il est dit qu'un imposteur a été promené et fustigé dans les rues de cette ville, « portant pendue à son col une bouteille dans laquelle étaient deux chandelles allumées, et, sur icelle, la figure dont on dépeint le diable, et, outre cela, derrière et devant, deux tableaux avec ces mots : LE ROI DES SORCIERS ET LE PRINCE DES ENCHANTEURS. »

Page 175, note 5. Henri IV, s'adressant aux magistrats du Parlement en 1599, disait, à ce que rapporte P. de l'Estoile (*Journaux*, tome VII, p. 164) : « Je viens parler à vous, non point en habit royal, ni avec l'épée et la cape..., mais vêtu comme un père de famille, en pourpoint, pour parler franchement à ses enfants. » Saint-Simon raconte (tome XXI, p. 65) que le vieux Beringhen ne quitta jamais « l'habit de son temps, c'est-à-dire le pourpoint et le manteau, le rabat, les roses aux souliers et aux jarretières, et son cordon bleu au col, comme le portent les prélats. »

Page 182, note 3. Sur le chancelier Cheverny et sa famille, il faut voir aussi Bernier, *Histoire de Blois* (1682), p. 497-503. Ronsard a célébré « les esprits demi-dieux des Huraults ses ancêtres. »

Page 194, note 3. L'Estoile rapporte, en 1577, ce couplet d'une mascarade de vendangeurs (*Journaux*, tome I, p. 226) :

> Vous cuvez trop votre vendange ;
> Vous n'aurez que du ripopé.
> Pour faire quelque doux mélange,
> Vous faut trouver un bon râpé.

Page 230, note 7. Louville écrivait à M. de Torcy, le 12 décembre 1702, au milieu d'une très longue lettre : « Vous saurez qu'à Luzzara, où le roi s'ennuyoit beaucoup parce qu'il n'avoit rien à faire et qu'on l'empêchoit tous les jours de monter à cheval (que cela soit dit entre nous, s'il vous plaît, et ce qui, par parenthèse, me faisoit accuser d'aimer l'équitation ; c'étoit le terme dont on se servoit pour me brocarder, parce que je conseillois toujours de monter à cheval), à Luzzara, dis-je, le roi, après dîner, qui étoit l'heure ordinairement où je n'allois pas chez lui, faisoit beaucoup d'enfances, et faisoit entrer, pour cela, beaucoup d'enfants et d'idiots, pour badiner avec lui, et, entre autres, un M. de Francine, qui est un fat s'il y en eut jamais, et un petit prince d'Elbeuf, qui s'y introduisoit malgré le roi, car il ne le pouvoit souffrir, et avoit raison. Tous ces idiots et enfants, rassemblés ensemble, faisoient mille impertinences : on se crachoit au visage, on faisoit des potages, on les mangeoit, on se battoit quelquefois, et [on] faisoit mille choses de cette nature ; et, pendant qu'on faisoit ce badinage très indécent, le roi, qui vouloit badiner quoiqu'il méprisât fort la plus grande partie de ceux avec qui il badinoit, appréhendoit fort que je ne vinsse pendant ce temps-là, et que je ne le surprisse en flagrant délit ; et, pour cela, il faisoit mettre des sentinelles dans toutes les avenues par où je pouvois aborder.... »

Page 260, note 3. Joachim du Bellay disait, au seizième siècle :

Des âmes peu communes,
Pour allonger leur gloire, accourcissent leurs ans.

Pages 279 et 280. Malgré l'abondance des documents réunis par M. le marquis de Vogüé, il n'est pas facile d'établir le partage des responsabilités entre l'Électeur et Villars. Celui-ci, dans les lettres publiées jadis par Soulavie (*Pièces inédites*, tome I, p. 244-292), ou dans ses propres *Mémoires* (tome II, p. 87-95, 108, 110 et suivantes), se plaint tantôt que ce sont les conseillers de l'Électeur qui veulent rester seuls maîtres des contributions, et qu'ils sont tout gagnés à l'Empereur ; tantôt, que le prince lui-même, songeant toujours à un accommodement plus avantageux avec Vienne, barre tous les projets ; tantôt, que ses conseillers et ses généraux se laissent soudoyer par le Tyrol, plutôt que de le mettre à contribution et d'en tirer pour le moins cinq cent mille écus ; tantôt, que ses refus de marcher en avant donnent à croire ou qu'il a déjà conclu son pacte avec Vienne, ou qu'il est détourné de son vrai devoir par le dévouement de sa femme aux Impériaux, etc., etc. Mais l'Électeur ne récrimine pas moins aigrement, ni moins constamment, et ses lettres, celles de Monasterol, ou même celles de notre représentant officiel Ricous et du marquis d'Usson, présentent les faits sous un jour tout autre, et Saint-Simon semble s'être fait leur écho. Le 10 septembre, Monasterol écrit à Usson : « Les extravagances de Monsieur le maréchal vont trop loin. Il ruine les affaires du Roi et désespère S. A. Él. L'affaire d'Augsbourg manquée par ses menées fait ouvrir les yeux à ceux qui vouloient bien les tenir clos sur d'autres sujets. Enfin nous avons tous levé le masque.... » Chacun se hâte alors de répondre qu'on a tout fait pour retenir Villars et qu'il n'est que trop vrai que ces divisions achèveront peut-être de ruiner les affaires. De son côté, Villars sollicite son rappel et multiplie ses lettres au Roi, à Chamillart, au duc de Bourgogne, à Tallard (10 septembre). C'est un congé qu'il veut à toute force, et être dégagé des fautes qui vont se commettre ; peu lui importe qu'on dise : « Il ne pense qu'à sa femme, et ne veut qu'elle. » Sur ces entrefaites, le 12 septembre, l'aigreur empire sur la question de savoir s'il ne vaudrait pas mieux perdre la communication avec Ulm que de s'éloigner de la Bavière, et, le Conseil de guerre s'étant déclaré à l'unanimité pour Ulm, peut-être par condescendance pour Villars, l'Électeur protesta violemment. C'est sur ces entrefaites qu'eut lieu le combat d'Hochstedt, et, toujours préoccupé pour lui-même, l'Électeur ne voulut point qu'on se rabattît sur Ulm et Villingen pour opérer la jonction avec Tallard, mais exigea que l'armée victorieuse se retournât vers Augsbourg et le prince de Bade. Contraint et forcé, Villars exécuta de mauvaise grâce cette opération, et ne sut point contraindre le prince de Bade au combat. De part et d'autre, les courriers partirent de nouveau pour Versailles et Paris. L'Électeur écrivait alors à son cher Monasterol : « Il n'y a point de milieu à chercher entre le maréchal de Villars et moi, quand il s'agit de prendre un parti que je connois pour le meilleur et approuvé des généraux, quand le maréchal y est contraire par ses vues particulières, qui sont deux : la première, de faire connoître à toute l'armée qu'on exécute ce qu'il veut malgré mes sentiments au contraire ; et la seconde, son intérêt et ses commodités. Il en faudroit venir à l'extrémité de commander aux lieutenants généraux à l'exclusion du maréchal, et je sais bien que personne [ne] refuseroit à m'obéir : je ne me flatte pas sans raison que je suis considéré et estimé de toute l'armée, et crois n'en être pas haï autant que le maréchal de Villars.... Je supplie le Roi très instamment de vouloir rappeler le maréchal de Villars de cette armée, ou de trouver bon que je lui abandonne tout, famille, États et armée, et que, pour ma personne, je passe avec une escorte en Suisse.... » Cette lettre était du 30 septembre ; le 3 octobre, Villars, en réponse à celles qu'il avait écrites le 10, reçut du Roi (avant que celui-ci eût connu la victoire d'Hochstedt) l'autorisation de reculer sur le Rhin, laissant l'Électeur libre de traiter avec Vienne, s'il ne lui restait d'autre ressource, et, de Chamillart, l'avis qu'il n'obtiendrait son congé qu'après avoir mené cette opération à bien. Sans dire franchement à l'Électeur ce qui le concernait dans ce plan, il ne lui laissa d'autre alternative que de suivre son mouvement rétrograde, et force fut au pauvre prince, après avoir pris Ricous à témoin de cette violence, de déclarer à ses généraux qu'il laisserait le comte d'Arco protéger ses États, et accompagnerait l'armée française. Il s'épancha dans une nouvelle lettre à Monasterol (12 octobre), où se trouve racontée, à peu près conforme au récit de Saint-Simon, la scène que nous avons ci-dessus, p. 279-280. Mais Monasterol était déjà allé voir le Roi, ayant en main la lettre du 30 septembre ; il avait trouvé le terrain tout préparé, Torcy gagné à l'Électeur par la correspondance de Ricous, et, sur la simple lecture des principaux articles, le Roi ordonna de rappeler Villars et d'envoyer Marcin à sa place. Torcy fit une dépêche dans ce sens, le lendemain même, 14 octobre, dépêche que Tressemanes emporta. En annonçant le fait, Dangeau recueillit ce bruit (p. 320) que « l'Électeur ne s'accommodoit pas de M. de Villars aussi bien qu'il eût été à souhaiter pour le service du Roi. » Mais le secret fut gardé sur les résolutions prises le 14, et l'on ne sut le remplacement de Villars par Marcin que quinze jours plus tard, lorsque ce dernier était déjà parti de l'armée de Landau (*ibidem*, p. 336). Dans l'intervalle, le Roi avait écrit de nouveau (21 octobre) que, si l'Électeur ne voyait pas jour à préserver autrement ses États menacés par le prince de Bade, il eût à « travailler à faire son accommodement avec l'Empereur plutôt que de les perdre, et, dans cet accommodement, procurer une entière sûreté pour que l'armée du Roi pût rentrer en Alsace. » Ces lettres ont été publiées par Grimoard d'abord, puis, en partie, par Soulavie. Il n'est donc point exact, comme l'a écrit Villars dans ses propres *Mémoires* (tome II, p. 125), qu'on l'eût informé de traités déjà conclus sous main entre l'Électeur et l'Empereur.

Toutefois, il eut bien soin de soutenir que l'Électeur n'avait pas sollicité son rappel; que c'est lui-même qui, « par dégoût, avoit demandé son congé avec la plus grande instance, ne voulant point sacrifier sa gloire à toutes les fausses démarches qu'il étoit forcé de faire et à l'impossibilité de détacher le prince des traîtres qui n'étoient, chaque jour, occupés qu'à le vendre à l'Empereur » (*Mémoires*, tome II, p. 113). Et, tandis que Monasterol et Ricous se portaient garants des sympathies unanimes pour Max, lui, Villars, se vantait également d'être regretté et pleuré de toute l'armée. Il faut lire, là-dessus, dans le livre de M. de Vogüé, sa réponse du 21 octobre aux condoléances de Mme de Maintenon, et surtout sa lettre du 4 novembre à son beau-frère Maisons-Poissy. Dans celle-ci, il prétend que ses relations n'ont jamais cessé d'être les plus amicales et les plus suivies avec l'Électeur, le « meilleur prince du monde ; » que, s'il a demandé et voulu son rappel, c'est, non point pour s'être brouillé avec le prince ou lui avoir déplu par instants, quand il avait tort, mais afin de ne pas garder la responsabilité d'événements faciles à prévoir. Tout le mal est venu de Monasterol.

En chemin, il reçut l'offre d'aller remplacer M. de Vaudémont contre Stahremberg; mais il la déclina dès son arrivée. Peut-être eût-il accepté d'aller en Portugal.

Quant à l'Électeur, très satisfait d'être délivré, il en remercia vivement Monasterol, mais sans se dissimuler les horreurs que Villars ne manquerait pas de débiter sur son compte.

Ils ne devaient plus se revoir que sur le sol français, après les désastres de 1709.

Page 287, note 5. L'Électeur écrivait à Monasterol, le 12 octobre : « Je laisserai à d'autres d'informer le Roi de ce qui se passe touchant les sauvegardes et autres vilainies de cette façon qui feront périr l'armée, si on n'y remédie. J'en parlerai aujourd'hui à l'intendant. Il seroit bon qu'on réglât les sauvegardes.... Sachez qu'en Piémont le maréchal de Catinat ne les a jamais données, et, quand on lui en demandoit, il renvoyoit aux aides de camp du duc de Savoie. » Un mois plus tard, il se plaint que Villars ait « énervé » tout le pays par ses levées de contributions et empêché qu'on préparât les approvisionnements nécessaires ; c'est au moins sept cent mille florins d'Allemagne qu'il emporte en France (*Villars d'après sa correspondance*, tome II, p. 397 et 415).

La *Gazette d'Amsterdam*, dans son n° CI, annonça de la frontière suisse que le maréchal venait de passer à Bade avec un million de profit rapporté de la Souabe. C'était beaucoup plus selon les gazettes : ci-dessus, p. 154, fin de note. Ricous, nous dit M. de Vogüé (*Villars d'après sa correspondance*, tome I, p. 257), faisait une évaluation inférieure : deux cent mille écus; Villars n'avoua jamais que deux cent dix mille livres, et son historien penche à croire le chiffre exact. J'ai déjà cité (p. 432) les lettres du maréchal à Chamillart publiées jadis par Soulavie. Dans celle du 23 octobre, il prétend (p. 290-291) n'avoir reçu que cent soixante-cinq mille livres depuis le 1er mai, à peine de quoi se dédommager d'une partie de ses frais d'équipage et de campagne, tandis que le maréchal de Boufflers, selon lui, avait fait cinq cent mille livres en deux mois de 1702. A cette date de mai 1703, le correspondant de Francfort écrivait à la *Gazette* (p. 273) : « Le maréchal de Villars fit demander de grandes contributions aux États de Souabe, principalement à ceux qui appartiennent à l'Empereur et qu'on appelle l'Autriche antérieure, et on assure que l'Électeur a fait dire aux cercles de Souabe et de Franconie qu'ils eussent à lui payer le contingent en argent qu'ils avoient accordé de fournir à la caisse militaire des alliés, puisqu'il n'est armé que pour maintenir les droits et les libertés de l'Empire. » A son tour, autorisé à couvrir sa dépense de général, M. de Marcin eut pour premier soin (*Mémoires de Sourches*, p. 266) d'assurer à ses troupes de délicieux quartiers d'hiver par des contributions qu'il imposa au Würtemberg. Madame rapporte cette édifiante conversation entre les deux collègues (recueil Jaeglé, tome II, p. 5-6) : « Villars seul s'est enrichi, dans le Palatinat. Le maréchal de Marcin lui a dit un jour, en face, que ses richesses n'étaient que du bien mal acquis. « Ce n'est pas du bien mal acquis, répondit Villars, puisque le « Roi me l'a donné. » — « Le Roi ne saurait vous donner ce qui n'est « pas à lui, répondit Marcin, et je ne voudrais pas avoir autant à me « reprocher. » Nous reviendrons sur ce sujet en 1707. En somme, Villars avouait avoir prélevé pour lui-même une grosse part, mais sur les ennemis seulement (*Siècle de Louis XIV*, p. 340). C'est ainsi qu'il put payer l'acquisition de Vaux et ses magnifiques embellissements.

Page 305, note 3. Ajoutez : « La belle défense de 1703 valut au comte de Frise un titre de mestre de camp général impérial, le commandement de l'artillerie vacant par la mort du comte de Soissons, et un grade de lieutenant général anglais. En 1704, blessé à Donauwerth, il redevint commandant de Landau, que les alliés avaient repris. Passé feld-maréchal général en 1706, il mourut de maladie, à Rastadt, le 28 août 1706. — Son fils, Henri-Frédéric, né le 26 août 1681, était, en 1703, colonel d'un régiment du contingent hollandais. Il passa colonel des gardes du corps de l'électeur palatin, puis prit du service en Russie, revint à la cour de Saxe en 1712, fut ministre et favori du roi Auguste, dont il épousa la bâtarde en 1725, mais alla ensuite mourir en France, à Cette, le 6 décembre 1739. C'est le fils de celui-là qui, servant chez nous comme maréchal de camp, sous les ordres du maréchal de Saxe, et étant fort bien en cour, hérita en 1750 du domaine de Chambord, où il mourut en 1755. L'histoire de ces comtes a été publiée en 1870, à Liepzig, par M. Henri de Friesen. »

Pages 316, note 5, et 514, note 2. A la fin de la lettre écrite de Perpignan, le 12 décembre 1702, à M. de Torcy, et qui n'a été qu'indiquée dans les *Mémoires secrets,* tome I, p. 371, Louville exposait comme il suit son avis sur la nécessité d'une intervention armée : « Au reste, quand on devroit m'accuser de me mêler de ce que je n'ai que faire, je ne puis m'empêcher de vous demander si l'on songe actuellement à ce qui peut arriver en Espagne l'année prochaine, où apparemment les ennemis, avec leur nombreuse armée navale, viendront soit par le Portugal, l'Andalousie, la Galice, ou même par la Catalogne. En supposant donc qu'ils feront de grands efforts de ce côté-là, quelle ressource aura le Roi pour s'y opposer ? car ne comptez pas, je vous prie, sur les troupes d'Espagne de nouvelle levée, comme seront celles-là. Il faut donc des troupes étrangères, et il en faut absolument pour émeuter (?) les autres. Autrement, vous pouvez compter que rien ne s'opposera aux troupes angloises ; et, si vous n'envoyez pas dix bataillons d'infanterie françoise ou irlandoise, avec trois ou quatre bons régiments de cavalerie ou de dragons, pour joindre à une demi-douzaine de vieux bataillons et autant d'escadrons de vieilles troupes qui restent en Espagne, et faire une première ligne de cela, vous pouvez compter que toutes vos milices ne tiendront point, y eût-il cinquante mille hommes. Mais ce n'est pas le tout. Où prendrez-vous des généraux en Espagne ? Confierez-vous le commmandement de ses troupes à l'illustre marquis de Leganès, dont la fidélité répond à la capacité ? Le donnerez-vous à Villadarias, qui est un brave officier, mais qui est un très petit général ? Et de plus, peut-il être partout ? Il n'y [a] pourtant que ces deux hommes-là qui aient vu la guerre. Las Torrès est encore un brave officier, et, s'il n'étoit question que de valeur, vous n'en pourriez pas trouver un meilleur, même en France ; mais il faut bien se donner de garde de le faire commander en chef, car il n'en est pas capable. De plus, ne faut-il qu'un homme ? Ne faut-il pas, sous lui, des officiers généraux ? Or, il n'y en a point en Espagne. Ainsi, je crois qu'un maréchal de France seroit bien employé en Espagne pour être à la tête de tous ses bizarres commandements. Le maréchal de Choiseul, le maréchal de Catinat, si l'on ne veut plus s'en servir en France, M. de Tallard, tout cela seroit fort bon pour nous, et il ne faut pas moins certainement, car il faut un homme qui ait un ordre supérieur, pour que les Espagnols lui obéissent sans répugnance, avec trois ou quatre bons officiers généraux sous lui ; car, si les ennemis font leurs efforts du côté de l'Espagne la campagne prochaine, comme il y a tout sujet de le croire, peut-on seulement imaginer que le roi doive rester à Madrid pendant ce temps-là ? Quelle honte seroit-ce pour lui, et quel affront pour les Espagnols, qui ont vu comme il a couru à la défense de l'Italie, et qui le verroient tranquille lorsqu'il s'agiroit de la défense de l'Espagne ? Pour moi, j'aimerois mieux le voir mort; et j'ai trop bonne opinion de lui pour croire qu'il fût possible de le retenir à Madrid. Cependant, si vous ne lui envoyez ni troupes, ni généraux françois, il faut qu'il y reste, et il n'y a pas à hésiter; car il n'y a pas moyen de le confier à des généraux qui n'ont ni capacité, ni expérience, ni l'exposer à la tête des milices, toujours prêtes à fuir.... »

Page 534. La lettre n° 13, du 28 août 1703, dont nous n'avons donné que des fragments, contient, au troisième feuillet, ce passage sur le duc Victor-Amédée, que l'auteur des *Mémoires secrets* a réduit à six ou huit lignes :

« Monsieur le cardinal m'a fait confidence de ce que vous lui avez mandé au sujet de M. le duc de Savoie, et de la négociation qu'on veut entamer avec lui. Et n'est-ce point aussi pour plaire à S. A. R. qu'on veut ménager cette habile femme ? Cela seroit assez plaisant. Si vous me permettiez, Monsieur, de me mêler de ce dont je n'ai que faire, je vous dirois franchement que j'ai bien mauvaise opinion de cette négociation ; qu'elle ne se fait apparemment que pour faire plaisir à Phélypeaux, son grand admirateur ; que je suis très persuadé qu'elle ne réussira pas ; que, quand elle réussiroit, comme il lui faudra donner quelque chose, dès qu'il aura obtenu ce quelque chose, il fera contre vous ce qu'il veut faire aujourd'hui, avec encore plus d'audace et de sûreté ; qu'amusés par cette négociation, nous manquerons le temps de le perdre, et que, au lieu de cela, il y auroit deux choses excellentes à faire : l'une, de lever des troupes, à quelque prix que ce soit, pour s'emparer de ses États, à condition de ne les lui jamais rendre et de sacrifier plutôt à cette entreprise le royaume de Naples et de Sicile ; l'autre, d'arrêter ses troupes à la fin de la campagne, et de les envoyer en Berry et en Anjou, et de l'enlever lui-même, s'il étoit possible, pour le conduire dans le château de Loches, et de le substituer au duc de Milan. C'est tout ce qu'il y a de bon à en faire. »

TABLES

I

TABLE DES SOMMAIRES

QUI SONT EN MARGE DU MANUSCRIT AUTOGRAPHE

(1703.)

II

TABLE ALPHABÉTIQUE

DES NOMS PROPRES

ET DES MOTS OU LOCUTIONS ANNOTÉS DANS LES *MÉMOIRES*

N. B. Nous donnons en italique l'orthographe de Saint-Simon, lorsqu'elle diffère de celle que nous avons adoptée.

Le chiffre de la page où se trouve la note principale relative à chaque mot est marqué d'un astérisque.

L'indication (Add.) renvoie aux Additions et Corrections.

A

B

D

E

G

H

I

J

K

L

M

N

O

P

Q

R

S

U

V

W

Y

III

TABLE DE L'APPENDICE

PREMIÈRE PARTIE

ADDITIONS DE SAINT-SIMON AU *JOURNAL DE DANGEAU.*

(Les chiffres placés entre parenthèses renvoient au passage des *Mémoires* qui correspond à l'Addition.)

SECONDE PARTIE

I

II

III

IV

V

VI

VII

VIII

IX

X

XI

TABLE DES MATIÈRES

CONTENUES DANS LE ONZIÈME VOLUME.

FIN DU TOME ONZIÈME.

CHARTRES. — IMPRIMERIE DURAND, RUE FULBERT.

www.ingramcontent.com/pod-product-compliance
Ingram Content Group UK Ltd.
Pitfield, Milton Keynes, MK11 3LW, UK
UKHW012140240726
13966UKWH00001B/85